TERAPÉUTICA en MEDICINA INTERNA

Tomo 2

QUINTA EDICIÓN

Editor
José Agustín Caraballo-Sierra
MD, PhD, Internista. Profesor de Medicina.
Universidad de Los Andes. Mérida, Venezuela.

Universidad de Los Andes
Consejo de Publicaciones
Colección Ciencias de la Salud
Serie Medicina

Terapéutica en medicina interna
Tomo 2

Editor:
   José Agustín Caraballo-Sierra
   agustincaraballo@yahoo.com
   joseagustincs@gmail.com

Colección: Ciencias de la Salud
Serie: Medicina
1ª edición. 1991
2ª edición. 1995
3ª edición. 2004
4ª edición. 2016
5ª edición. 2023

Reservados todos los derechos
© José Agustín Caraballo-Sierra

Diseño editorial:
   Reinaldo Sánchez Guillén
   vandrakor@gmail.com

A los estudiantes de medicina,
a los médicos noveles
y a nuestros pacientes,
que nos enseñan diariamente
sobre las enfermedades.
Al pilar omnipresente de la familia.

Mi especial agradecimiento al profesor Mario Patiño Torres.
Gracias a su notable liderazgo y energía, se logró fusionar en un texto
a los mejores especialistas de Venezuela, para ofrecer en cada capítulo
un extracto de los aspectos más actualizados y basados en evidencia
científica de cada especialidad.

Al doctor *Carlos Chalbaud Zerpa* (†), pionero de esta
Terapéutica en Medicina Interna y ejemplo
para las futuras generaciones de escritores médicos.

Hoy en día poseemos instrumentos de precisión en número cada
vez mayor, con los cuales nosotros y nuestros asistentes del hospital,
a un costo no revelado, hacemos pruebas y observaciones.
En su gran mayoría, estas son simplemente suplementarias y de ningún
modo comparables al estudio cuidadoso del enfermo cuando lo lleva
a cabo un observador sutil que sabe emplear sus ojos, oídos, dedos
y unos pocos instrumentos auxiliares.

—HARVEY CUSHING (1869-1939)

CONTENIDO

TOMO 1

Colaboradores • 8

Prólogo • 12

Sección Uno - HEMATOLOGÍA

1. Síndrome anémico • 14
2. Anemia hemolítica • 31
3. Aplasia medular • 47
4. Leucemias agudas • 63
5. Leucemia mieloide crónica • 75
6. Leucemia linfocítica crónica • 87
7. Mieloma múltiple • 102
8. Linfoma de Hodgkin • 121
9. Linfoma no Hodgkin • 135
10. Púrpura trombocitopénica inmune • 150
11. Enfermedades hemorrágicas hereditarias • 161
12. Síndrome mielodisplásico • 181
13. Transfusión de componentes sanguíneos • 194

Sección Dos - GASTROENTEROLOGÍA

14. Hepatitis vírica • 203
15. Cirrosis hepática • 214
16. Ascitis • 224
17. Litiasis biliar • 234
18. Pancreatitis aguda • 239
19. Absceso hepático amebiano • 251
20. Enfermedades hepáticas en el embarazo • 257
21. Enfermedades del esófago • 273
22. Enfermedad por úlcera péptica • 291
23. Síndrome diarreico • 303
24. Síndrome de intestino irritable • 314
25. Estreñimiento • 322
26. Diverticulosis del colon • 335
27. Enfermedad de Crohn • 341
28. Colitis ulcerosa • 349

Sección Tres - NEUROLOGÍA Y PSIQUIATRÍA

29. Cefaleas • 358
30. Epilepsia en adolescentes y adultos • 383
31. Enfermedad cerebrovascular isquémica • 401
32. Miastenia gravis • 414
33. Temblores • 421
34. Enfermedad de Parkinson y síndrome parkinsoniano • 428
35. Trastorno mental y del comportamiento debido al consumo de alcohol • 437
36. Trastorno neurocognitivo mayor (Demencia) • 454
37. Trastornos afectivos • 477
38. Trastornos esquizofrénicos • 488
39. Trastornos de ansiedad • 501
40. Trastornos por síntomas somáticos • 507
41. Trastornos disociativos • 514

Sección Cuatro - ENDOCRINOLOGÍA

42. Estados hipertiroideos • 521
43. Hipotiroidismo • 533
44. Bocio simple • 541
45. Tiroiditis • 545
46. Carcinoma y nódulo solitario de la glándula tiroides • 550
47. Enfermedades de la glándula paratiroides • 556
48. Hiperfunción corticosuprarrenal • 566
49. Insuficiencia suprarrenal • 577
50. Diabetes insípida • 587
51. Obesidad • 592
52. Dislipidemias • 603
53. Diabetes mellitus • 618
54. Amenorreas e hirsutismo • 658
55. Síndrome climatérico y menopausia • 672
56. Hipogonadismo masculino • 677

Sección Cinco - INFECTOLOGÍA

57. Fiebre de origen desconocido • 684
58. Infecciones en el paciente neutropénico • 697
59. Estado de choque (*shock*) • 705
60. Infecciones por estafilococos • 719
61. Infecciones por estreptococos • 727
62. Infección por pseudomonas • 735
63. Infecciones por gérmenes anaeróbicos • 739
64. Fiebre tifoidea • 746

Abreviaturas • 750

Índice alfabético • 754

CONTENIDO

TOMO 2

Sección Cinco - INFECTOLOGÍA

65. Meningitis infecciosa • 784
66. Infección del tracto urinario • 794
67. Brucelosis • 804
68. Leptospirosis • 809
69. Tuberculosis • 813
70. Lepra (enfermedad de Hansen) • 830
71. Malaria (paludismo) • 842
72. Toxoplasmosis • 851
73. Lehismaniasis visceral o Kala-Azar • 861
74. Esquistosomiasis • 868
75. Micosis profundas • 876
76. Infecciones de transmisión sexual • 890
77. Síndrome de inmunodeficiencia adquirida • 906
78. Enfermedades producidas por virus • 917
79. Mononucleosis infecciosa • 935
80. Parasitosis intestinal • 940
81. Cefalosporinas • 954
82. Aminoglucósidos • 958
83. Trimetoprim-sulfametoxazol (cotrimoxazol) • 965
84. Terapia antimicrobiana • 970
85. Enfermedad por Coronavirus • 987

Sección Seis - DERMATOLOGÍA

86. Lehismaniasis tegumentaria americana • 1005
87. Acné • 1011
88. Escabiosis, pediculosis y larva *migrans* cutánea • 1019
89. Psoriasis • 1029
90. Micosis superficiales y subcutáneas • 1043
91. Infecciones de la piel • 1058
92. Pénfigo • 1062
93. Eritema multiforme • 1068
94. Lupus eritematoso cutáneo • 1074
95. Síndrome de Stevens-Johnson y necrólisis epidérmica tóxica • 1084

Sección Siete - NEFROLOGÍA

96. Nefropatías glomerulares • 1091
97. Insuficiencia renal aguda • 1100
98. Enfermedad renal crónica • 1110
99. Síndrome nefrótico • 1121
100. Litiasis renal • 1125
101. Nefritis intersticial • 1136
102. Pielonefritis crónica • 1141
103. Nefropatía en el embarazo • 1145

Sección Ocho - REUMATOLOGÍA

104. Artritis reumatoide • 1152
105. Lupus eritematoso sistémico • 1165
106. Esclerosis sistémica • 1183
107. Miopatía inflamatoria • 1191
108. Osteoporosis • 1199
109. Síndrome vasculítico • 1213
110. Dorsolumbalgias • 1227
111. Reumatismo de partes blandas • 1234
112. Fibromialgia • 1244
113. Hiperuricemia y gota • 1250
114. Estados de hipercoagulabilidad • 1259
115. Emergencias reumatológicas • 1271

Sección Nueve - NEUMONOLOGÍA

116. Asma • 1281
117. Enfermedad pulmonar obstructiva crónica • 1288
118. Cáncer pulmonar • 1299
119. Derrame pleural • 1306
120. Neumonías • 1321

Sección Diez - CARDIOLOGÍA

121. Hipertensión arterial sistémica • 1339
122. Cardiopatía isquémica • 1353
123. Enfermedad de chagas (miocardiopatía chagásica) • 1368
124. Insuficiencia cardíaca crónica • 1377
125. Fiebre reumática aguda • 1390
126. Endocarditis infecciosa • 1395
127. Arritmias cardíacas • 1405
128. Pericarditis • 1425
129. Trombosis venosa profunda de los miembros inferiores • 1434
130. Tromboembolismo pulmonar • 1443
131. Enfermedad arterial periférica • 1452
132. Terapia antitrombótica • 1465
133. Calcioantagonistas • 1482
134. Cardiopatía en el embarazo • 1486
135. Miocardiopatías • 1495

Anexos. Antibióticos/antimicóticos/antivirales • 1512
Abreviaturas • 1514
Índice alfabético • 1518

COLABORADORES

Acosta-Aranzazu Leticia. Médico dermatólogo. Profesora, Universidad de Buenos Aires. Hospital José de San Martin, Buenos Aires, Argentina. Profesora de postgrado de Medicina Interna, Hospital Luis Razetti, Barcelona, Anzoategui.

Acuña-Izcaray Agustín Alejandro. Médico neumólogo. Jefe de Neumología del Hospital Universitario de Caracas. Profesor de neumología, Universidad Central de Venezuela.

Agostini-Landaeta María Isabel. Médico internista-endocrinólogo-enfermedades metabólicas. Profesora de endocrinología de la Universidad Central de Venezuela.

Aguirre-Betancourt Lilian José. Médico cardiólogo-ecocardiografista. Profesora de cardiología, Universidad Central de Venezuela.

Albarracín-Sánchez Zaida Lorena. Médico internista-gastroenterólogo. Eldercare and Palliative Medicine/Hospice at The Permanente Medical Group in Sacramento. California. EE.UU.

Aldana-Delgado Leyda J. Médico gastroenterólgo. Profesora de gastroenterología, Universidad Central de Venezuela.

Ball de Picón Elizabeth. Médico dermatólogo. Profesora de dermatología, Universidad Central de Venezuela.

Baptista-Troconis Trino José. Médico psiquiatría-especialista en análisis transaccional. Profesor emérito de fisiología, Universidad de Los Andes. Mérida.

Basanta-López Victoria Estefanía. Médico internista. Profesora, Universidad Central de Venezuela.

Betancourt de Adarmes Luisa (†). Médico Internista-reumatólogo. Exprofesora de la Universidad de Los Andes. Mérida.

Bettiol-Menegaldo Adrianna A. Médico internista. Profesora, Universidad de Los Andes. San Cristóbal, Táchira.

Bonelli-Natera Andrea Alejandra. Médico internista. Profesora de medicina-terapéutica, Universidad Central de Venezuela.

Bouchard Morella. Médico internista-inmunólogo clínico. Instituto de Inmunología Clínica. Profesora de inmunología, Universidad de Los Andes. Mérida.

Bravo-Acosta María Olga. Médico internista-neumólogo. Profesora de la Universidad Nacional Experimental Francisco de Miranda. Coro, Falcón.

Calatroni María Inés. Médico internista-infectólogo. Jefe de la cátedra de clínica médica y terapéutica. Profesora, Universidad Central de Venezuela.

Caldera Jocays del Valle. Médico infectólogo-micólogo. Profesora de postgrado y de microbiología, Universidad Central de Venezuela.

Calebotta Adriana. Médico dermatólogo-sifilógrafo. Profesora, Universidad Central de Venezuela.

Camejo-Ávila Natasha Andreína. Bioanalista-maestría en microbiología básica. Instituto Venezolano de Investigaciones Científicas (IVIC). Altos de Pipe, Miranda.

Caraballo-Sierra José Agustín. Médico internista PhD. Profesor emérito de la Universidad de Los Andes. Mérida.

Caraballo-Arias Yohama A. Médico especialista en medicina ocupacional. Investigadora de la Universidad de Bolonia. Italia.

Cárdenas-Caballero Claudio César. Médico internista-neurólogo-experto en medicina del sueño. Presidente de la Academia Venezolana de Medicina del Sueño AVEMSU. Profesor de medicina, Universidad Central de Venezuela.

Cárdenas-Dávila Carlos Guillermo. Médico cardiólogo. Profesor emérito de la Univerdsidad de Los Andes. Mérida.

Carrillo-Rivas Carolina Isabel. Médico psiquiatra-psicoanalista. Profesora de psiquiatría y clínica mental, Universidad Central de Venezuela.

Carrión-Nessi Fabián Stevens. Médico infectólogo. Instituto de Investigación Biomédica y Vacunas. Ciudad Bolívar.

Casanova-Araque Gerardo A. Médico internista-gastroenterólogo-intensivista. Profesor emérito de la Universidad de Los Andes. Mérida.

Castellano Carlina. Médico gastroenterólogo. Profesora, Universidad Central de Venezuela.

Castillo-Yánez Ramón Antonio. Médico gastroenterólogo-hepatología. Profesor, Universidad Central de Venezuela.

Cedeño-Morales José R. Médico internista-infectólogo. Profesor emérito de la Universidad Centro Occidental Lisandro Alvarado. Barquisimeto, Lara.

Cerro-Moreno Milady María. Médico infectólogo-ampliación profesional en VIH SEIA-Coordinadora del Fellow-VIH-Sida. Profesora, Universidad Central de Venezuela.

Cevallos-Vega Diana Julissa. Médico gastroenterólogo. Profesora, Universidad Central de Venezuela.

Chacón-Fonseca Nathalie. Médico inmunólogo-sección de geohelmintiasis. Instituto de Medicina Tropical. Exprofesora de la Universidad Central de Venezuela.

Chalbaud-Zerpa Carlos (†). Médico endocrinólogo-historiador-cronista de la Sierra Nevada de Mérida. Profesor emérito de la Universidad de Los Andes. Mérida.

Cheme-Clevel Ramón Enrique. Médico gastroenterólogo. Profesor, Universidad Central de Venezuela.

Chuki-Rivas Elías. Médico internista-endocrinólogo. Profesor, Facultad de Odontología, Universidad Central de Venezuela.

Cifelli Mary Carmen. Médico internista. Profesora, Universidad Central de Venezuela.

Colmenares-Facenda Ana Mercedes. Médico dermatólogo. Universidad Central de Venezuela.

Contreras de Bonadies María Carolina. Médico psicólogo-neuropsicólogo. Profesora de clínica mental y psiquiatría, Universidad Central de Venezuela.

Dávila Adalgis. Médico psiquiatra. Profesor de psiquiatría, Universidad de Los Andes. Mérida.

Delgado Carmen Julia. Médico internista-neumólogo. Profesora de Medicina Interna del Hospital General del Este "Dr. Domingo Luciani". IVSS. Caracas.

Delgado C. Gabriel S. Médico gastroenterólogo. Fellow en hepatología. Profesor, Universidad Central de Venezuela.

Delgado-Machado Pedro José. Médico psiquiatra-adiccionólogo. Miembro de la Academia Americana de Psiquiatría de las Adicciones. Profesor emérito de la Universidad Central de Venezuela.

COLABORADORES

Del Pino-Tróconis Fabiola Inés. Médico pediatra-dermatólogo. Profesora, Universidad Central de Venezuela.

Duque-C. Julio V. Médico internista-reumatólogo. Profesor, Universidad Central de Venezuela.

Durán-Castillo Maritza de Jesús. Médico internista. Profesora, Universidad Central de Venezuela.

Escaray José Ángel. Médico internista-gastroenterólogo. Profesor, Universidad Central de Venezuela.

Fernández-Bermúdez Saturnino José. Médico internista-gastroenterólogo-hepatólogo PhD. Gerente en servicios asistenciales de Salud. Profesor y jefe de gastroenterología, Universidad Central de Venezuela.

Ferreiro Mary Carmen. Médico dermatólogo-sifilógrafo. Profesora, Universidad Central de Venezuela.

Flores-Cadena Yirys. Médico internista. Profesora, Universidad Central de Venezuela.

Forero-Peña David A. Médico infectólogo. Profesor de salud pública, Universidad Central de Venezuela. Fundador y director científico del Instituto de Investigación Biomédica y Vacunas Terapéuticas. Ciudad Bolívar, Bolívar.

Franco-Useche Antonio. Médico internista. Profesor, Universidad Centro-Occidental Lisandro Alvarado. Barquisimeto, Lara.

Fung Liliana. Médico internista-endocrinólogo-enfermedades metabólicas. Profesora y directora del postgrado de endocrinología y enfermedades metabólicas y perfeccionamiento en gineco-endocrinología reproductiva, Universidad Central de Venezuela. Presidente de la Sociedad Venezolana de Menopausia y Osteoporosis (SOVEMO).

García-Hernández Eleonora Belen. Médico radiólogo Unidad de Tomografía Computarizada y Resonancia Magnética, Centro Médico de Caracas.

García-Rivas Hayleen Geraldine. Médico internista. Profesora, Universidad Central de Venezuela.

García-Taveras Yoel. Médico infectólogo. Profesor de Clínica Universitaria Unión Médica del Norte. República Dominicana.

Giansante de Marinucci Elda. Médico dermatólogo. Presidente de la Red de Sociedades Médicas Venezolanas. Profesora, Universidad Central de Venezuela.

Gómez Mancebo José Ramón. Médico cardiólogo. Profesor, Universidad Central de Venezuela.

González de Cerrada Nelsy Coromoto. Médico cardiólogo. Jefe de imagen cardiovascular de CT Scanner México. Ciudad de México. Exprofesora, Universidad de Los Andes. Mérida.

Guevara Rafael Napoleón. Médico internista-infectólogo. Profesor, Universidad Central de Venezuela.

Gutiérrez G. Luis Arturo. Médico internista-reumatólogo. Centro Nacional de Enfermedades Reumáticas (CNER). Profesor, Universidad Central de Venezuela.

Guzmán-Ainagas Amador. Médico internista-gastroenterólogo-hepatólogo. Miembro de AASLD y EASL. Profesor, Universidad Central de Venezuela.

Hernández Elizabeth Maurice. Médico internista. Coordinadora de postgrado de Medicina Interna. Profesora, Universidad Central de Venezuela.

Hernández-Marchena Evelyn Nail. Médico endocrinólogo-enfermedades metabólicas. Profesora, Universidad Central de Venezuela.

Hernández-Polachini Ana Teresa. Psicólogo clínico. Profesora de clínica mental y psiquiatría, Universidad Central de Venezuela.

Hurtado-Bencomo Lyn Eyleen. Médico internista. Profesora, Universidad Central de Venezuela.

Indriago-Colmenares Jean Carlos. Médico internista. Profesor, Universidad Central de Venezuela.

Jiménez-Benitez Álvaro. Médico internista-cardiólogo. Profesor, Universidad Central de Venezuela.

Khalil-Bittar Rosa María. Médico internista-infectólogo. Profesora, Universidad Central de Venezuela.

Landaeta-Nezer Isis. Médico internista-cardiólogo. Jefe de cuidados coronarios del Hospital Universitario de Caracas. Profesora, Universidad Central de Venezuela.

Landaeta María Eugenia. Médico-infectólogo. Directora del postgrado Hospital Universitario de Caracas. Profesora, Universidad Central de Venezuela.

Lander-González Bernardo. Médico radiólogo-radiólogo-intervencionista. Profesor, Universidad Central de Venezuela.

Louis-Pérez Cesar Edesio. Médico internista-gastroenterólogo. Profesor, Universidad Central de Venezuela.

Lozada-Sánchez Carla Elizabeth. Médico internista-medicina del embarazo. Jefe de la cátedra de semiología médica, Ciudad Hospitalaria Dr. Enrique Tejera. Profesora en perinatología y medicina materno-fetal, Universidad de Carabobo.

Maldonado-Bastidas Irama. Médico reumatólogo. Profesora emérito de la Universidad de Oriente. Jefe del Departamento de Medicina. Complejo Hospitalario Universitario Ruiz y Páez. Ciudad Bolívar. Bolívar.

Maricuto Madruga Andrea Luisana. Médico infectólogo. Profesora, Universidad Central de Venezuela.

Martínez-Araujo Danilo Jesús. Médico psiquiatra. Profesor, Universidad Central de Venezuela.

Méndez-Borges Astrid. Médico internista-gastroenterólogo. Fellow en endoscopia digestiva y colangiopancreatografia retrograda endoscópica. Profesora, Universidad Central de Venezuela.

Mendoza Gaviria Carlos. Médico Internista-hematólogo. Profesor de Histología, Universidad de Los Andes. Mérida.

Mora Arfilio. Médico hematólogo. Hospital Universitario de Los Andes. Mérida.

Morante-Hernández Nisa Valentina. Médico pediatra-dermatólogo. Profesora, Universidad Central de Venezuela.

Moy de S. Francia. Médico internista-infectólogo. Profesora de medicina interna del Hospital Central de la Fuerza Armada Nacional "Dr. Carlos Arvelo". Caracas.

Noguera Alberto. Médico internista-reumatólogo PhD. Profesor, Universidad de Los Andes. Fundador de la Unidad de Reumatología de Mérida. Master of Rheumatology.

Noya-González Oscar Octavio. Médico-PhD en medicina tropical y parasitología médica. Jefe de la sección de Biohelmintiasis del Instituto de Medicina Tropical. Profesor,

Universidad Central de Venezuela. Coordinador del Centro para estudios sobre malaria del Instituto de Altos Estudios Dr. Arnoldo Gabaldón del MPP, Director del postgrado nacional de parasitología.

Nuñez-Sánchez Ingrid. Médico neumólogo. Profesora, Pontificia Universidad Católica de Chile. Coordinadora del programa manejo integral y multidisciplinario de pacientes con EPOC de alto riesgo. UC Christus. Santiago de Chile. Profesora de Neumología y Cirugía, Universidad Central de Venezuela.

Núñez-Sotelo Concepción Morelia. Médico internista-reumatólogo. Decanato Ciencias de la salud. Profesora, Universidad Centroccidental Lisandro Alvarado. Barquisimeto, Lara.

Ochoa-Melendez Cesar Antonio. Médico cardiólogo-intervencionista-intensivista. Profesor de cardiología, Universidad Central de Venezuela.

Olivares-Chacón Magaly Aurora. Médico psiquiatra. Profesora de psiquiatría y clínica mental, Universidad Central de Venezuela.

Omaña P. Ana Margarita. Médico psiquiatra-psicólogo. Profesora de psiquiatría, Universidad Central de Venezuela.

Ortega-Moreno María Eugenia. Inspector de salud pública del Instituto de Biomedicina "Dr. Jacinto Convit". Sección de leishmaniasis. Asistente editorial de la Revista Dermatología Venezolana. Profesora, Universidad Central de Venezuela.

Osuna-Ceballos Jesús Alfonso. Médico PhD. Endocrinólogo-medicina de la reproducción-miembro de la Academia Nacional de Medicina. Profesor emérito de la Universidad de Los Andes. Mérida.

Patiño-Torres Mario J. Médico internista PhD-FACP. Profesor, Universidad Central de Venezuela.

Pedrique Genoveva. Médico internista-endocrinólogo. Postgrado en endocrinología. Hospital Universitario de Los Andes. Mérida.

Peñalver de Moreno Marlyn Cecilia. Médico cardiólogo-ecocardiografista. Profesora de cardiología y Curso de Ampliación de Electrocardiografía, Universidad Central de Venezuela.

Pereira De Abreu Carlos Alberto. Cardiólogo intervencionista. Unidad de Exploraciones Cardiovasculares y Radiología Intervencionista "Dr Ricardo Baquero", Centro Médico de Caracas.

Piña-Bueno Ana Zullys. Médico internista. Profesora, Universidad Nacional Experimental Francisco de Miranda. Coro, Falcón.

Pulido Febres María Alejandra. Médico psiquiatra. Profesora de psiquiatría y clínica mental, Universidad Central de Venezuela.

Quiñones Magaly. Médico internista. Profesora, Universidad de Los Andes. Mérida.

Ramírez Clara Isabel. Médico neurólogo. Profesora emérito de la Universidad de Los Andes. Mérida.

Rengel-Colina Yvonne. Médico internista-reumatólogo-ecografista musculoesquelético.

Redondo María Carolyn. Médico infectólogo. Servicio de Enfermedades Infecciosas Adultos (SEIA). Coordinadora del Comité de Inmunizaciones de la Sociedad Venezolana de Infectología. Editora svinfectologia.org; www.infectologiahoy.com.ve

Rincón-Díaz Tito. Médico hematólogo. Hospital Universitario de Los Andes. Mérida.

Rivas Iván. Médico internista-gastroenterólogo. Profesor, Universidad de Los Andes. Mérida.

Rivera-Prosperi Mario Salvador. Médico infectólogo. Profesor de la Escuela de Ciencias de la Salud, Universidad de Oriente. Ciudad Bolívar.

Rodríguez Ernesto. Médico internista-psiquiatra. Adjunto al servicio de reumatología. Curso de ampliación de conocimientos en trastornos de la conducta alimentaria. Profesor, Universidad Central de Venezuela.

Rodríguez-Fuentes Marienn Carolina. Médico cardiólogo-ecocardiografista. Profesora de cardiología. Hospital Dr. Domingo Luciani/IVSS. Curso de ecocardiografía avanzada, Universidad Central de Venezuela.

Rodríguez-Gómez Ledwin Misael. Médico internista. Universidad Central de Venezuela.

Romero-Sandoval Hildebrando. Médico hematólogo. Jefe de la Unidad de Hematología, Hospital Universitario de Los Andes. Profesor, Universidad de Los Andes. Mérida.

Rondón-Lugo Antonio José (†). Médico dermatólogo. Profesor emérito del Instituto de Biomedicina. Universidad Central de Venezuela.

Rondón-Malavé, Carlos Alberto. Médico internista-reumatólogo. Profesor de Medicina Interna del Postgrado IVSS-MPPS Dr. Raúl Leoni. Ciudad Bolívar, Bolívar.

Rondón Mauricio. Médico cardiólogo. Profesor, Universidad Central de Venezuela.

Rondón-Nucete Miguel. Médico nefrólogo. Profesor, Universidad de Los Andes. Mérida.

Saenz de Cantele Ana María. Médico dermatólogo-sifilógrafo. Editora de la Revista Dermatología Venezolana, órgano divulgativo de la SVDMQ. Profesora, Universidad Central de Venezuela.

Salazar Matos Virginia. Médico internista-patología médica del embarazo. Profesora de medicina interna del Hospital Central Militar Dr. Carlos Arvelo. Caracas.

Salazar-Pérez Freddy David. Médico internista-infectólogo. Profesor Hospital Universitario Militar Dr. Carlos Arvelo y de la Cátedra de Microbiología, Universidad Central de Venezuela.

Sánchez-Angarita Efraín José. Médico neumólogo. Director médico Centro de Investigación respiratorio (CIR), Guayaquil, Ecuador. Profesor de neumología y cirugía torácica, Universidad Central de Venezuela.

Sánchez-Iriarte Nairé. Médico gastroenterólogo. Profesora, Universidad Central de Venezuela.

Sandoval de Mora Marisol. Médico internista-infectólogo. Profesora, Universidad de Oriente. Ciudad Bolívar, Bolívar.

Santamaría de Pool Nelissa Cristina. Médico psiquiatra. Profesora de fisiología, Escuela de Salud Pública y de Psiquiatría, Universidad Central de Venezuela.

Sarabia-Boada Silvana. Médico internista-gastroenterólogo. Profesora, Universidad Central de Venezuela.

Sedán-Jaimes Jennifer Karina. Médico cardiólogo-ecocardiografista. Cardiólogo de la unidad de cuidados coronarios del Hospital Universitario de Caracas. Profesora, Universidad Central de Venezuela.

Simanca-Ortiz Karins del Valle. Médico internista-gastroenterólogo. Profesora, Universidad Central de Venezuela.

Solano María Alejandra. Médico dermatólogo. Profesora de dermatología y sifilografía, Universidad Central de Venezuela.

Soto-Ávila Lily Mariana. Médico internista-infectólogo. Fellow en vih/sida. Profesora de enfermedades infecciosas del adulto, Universidad Central de Venezuela.

Stojakovic S. Dayana. Médico cardiólogo. Egresada del Instituto de Cardiología, Universidad de Los Andes. Mérida.

Suárez-Blandenier Liliana Elizabeth. Médico internista PhD. Profesora y coordinadora docente, Universidad Central de Venezuela.

Suárez-Pérez Francis Mariel. Médico cardiólogo-fellow en marcapasos y arritmias. Profesora de cardiología, Universidad Central de Venezuela.

Tarazona Carlos. Médico internista. Profesor, Universidad Central de Venezuela.

Torres-Roa Liliana de la Consolación. Médico endocrinólogo-enfermedades metabólicas. Profesora, Universidad Central de Venezuela.

Ureña-Burgos Francisco Antonio. Médico infectólogo. Egresado SEIA-HUC. Servicio Infectología La Vega. Republica Dominicana.

Uzcátegui-Díaz María Gabriela. Médico dermatólogo-sifilógrafo. Profesora, Universidad Central de Venezuela.

Velásquez-González Viledy Lemar. Médico internista-infectólogo. Profesora de infectología en el Hospital Luis Razetti. Barcelona.

Verde-Acosta Jose Gregorio. Médico internista-intensivista. Miembro de la Comisión Coordinadora de Postgrado en Medicina Crítica del Adulto CHET, Universidad de Carabobo.

Villegas Yollany. Médico pediatra-dermatólogo. Profesora de postgrado, Universidad Central de Venezuela.

Villasmil Gustavo. Médico internista. Profesor, Universidad Central de Venezuela.

Viso-Barroso René Guillermo. Diagnóstico por imágenes-neurointervencionista. Servicio de Imágenes del Hospital de Comunidad. Mar de plata, Buenos Aires, Argentina.

Vivas Olga. Médico internista. Hospital Universitario "Dr. Alfredo Van Grieken". Profesora, Universidad Nacional Experimental Francisco de Miranda, Coro.

Zerpa Olga. Médico dermatólogo y sifilógrafo. Excoordinadora de la sección de Leishmaniasis, Instituto de Biomedicina, Universidad Central de Venezuela. Caracas.

PRÓLOGO

> «Initium sapientiae timor Domini»
> "El principio de la sabiduría es el temor del Señor"
> DEL SALMO 111:10, *motto*

El advenimiento de la quinta edición de *Terapéutica en Medicina Interna,* testimonia una vez más la todavía robusta salud de nuestra especialidad en Venezuela. Salida a la luz por primera vez en 1991, *Terapéutica en Medicina Interna,* muy pronto se posicionó en un lugar preferente entre los estudiosos, no solo Mérida y toda Venezuela, sino más allá, en el ámbito de la comunidad médica hispanoamericana. Su concreción en el abordaje de temas complejos, lo actualizado de sus enfoques y, sobre todo, la perspectiva histórica que le provee su larga tradición marcada por cuatro ediciones previas, le han conferido a esta obra una densidad que supera de lejos muchos manuales y "*handbooks*" que se ofrecen como meras traducciones del estado del arte en la materia. Densidad que deriva de la reflexión continua sobre los tópicos que permite contrastar críticamente los aportes más novedosos con la experiencia acumulada en el paso de los años.

Esta 5ª edición nos entrega, en 1.500 páginas, diez secciones y 135 capítulos, la terapéutica más concerniente del internista. Se agregaron nuevos capítulos, como COVID-19, pénfigo, síndrome de Stevens-Johnson, eritema multiforme y lupus cutáneo. Especial atención se prestó a la uniformidad semántica del texto, los criterios diagnósticos, así como a lo actualizado de los contenidos, su brevedad, sentido práctico y pertinencia, con base en las particularidades del medio hispanoamericano. Se evitó abundar en contenidos hipotéticos, especulativos o controversiales que no siempre ayudan cuando de lo que se trata es de ofrecer enfoques terapéuticos con base en la mejor evidencia disponible. Igualmente, se prestó atención en las patologías propias del trópico por sobre otras que, por infrecuentes o ajenas a nuestro quehacer, y que no son del interés práctico del internista en ejercicio.

Terapéutica en Medicina Interna fue concebida hace cuatro décadas en la Universidad de Los Andes, casa fundada en 1785 por el obispo Juan Ramos de Lora como Real Colegio Seminario de San Buenaventura de Mérida. La convocatoria de colaboradoreres científicos ha sido posible gracias a la consecuente y tenaz iniciativa de su fundador, el profesor José Agustín Caraballo-Sierra. En esta edición la incorporación de más de cien profesores de la Universidad Central de Venezuela, Instituto Venezolano de Investigaciones Científicas, Universidad de Oriente, Universidad Experimental Francisco de Miranda, Universidad Centroccidental Lisandro Alvarado y otras prestigiosas instituciones en el extranjero, han hecho posible la grata culminación de la 5ª edición.

Ya sea que entendamos tal deber como mandato cívico o –de ser creyentes– como mandato de fe, nunca como ahora tomó tanta vigencia el noble *motto* de la *docta* Universidad de Los Andes: "el principio de toda sabiduría es el temor de Dios". Porque nada como no sea lo trascendente nos redimirá en medio de los recios tiempos que estamos viviendo. Convencidos de tal verdad, dejamos las presentes páginas a la consideración del lector estudioso.

—GUSTAVO J. VILLASMIL-PRIETO

SECCIÓN CINCO

INFECTOLOGÍA

CAPÍTULO 65
MENINGITIS INFECCIOSA

MARÍA INÉS CALATRONI, JOSÉ CEDEÑO-MORALES,
HAYLEEN GERALDINE GARCÍA-RIVAS

INTRODUCCIÓN

La meningitis es una infección de las leptomeninges (piamadre y aracnoides) que puede ser causada por bacterias, virus, hongos, bacilo tuberculoso y espiroquetas, entre otros. De ahí se puede propagar a través del líquido cefalorraquídeo (LCR) por el espacio subaracnoideo a cualquier área del sistema nervioso central (SNC) como ventrículos, cerebro, médula espinal y nervios (craneales y raquídeos). La meningitis se puede desencadenar a través de tres mecanismos:

Invasión hematógena. Se produce a partir de focos infecciosos primarios alejados, como rinofaringe, vías urinarias o pulmón. Esta es la forma más frecuente (80% al 90% de los casos) y generalmente es producida por un solo germen: *Streptococcus pneumoniae* (neumococo), *Neisseria meningitidis* (meningococo), *Haemophilus influenza* o *Listeria monocytogenes*.

Contigüidad de focos vecinos: otitis, mastoiditis, sinusitis, osteomielitis de los huesos del cráneo, traumatismos craneoencefálicos (fractura de la base del cráneo), procedimientos neuroquirúrgicos y lesiones cutaneomucosas como la celulitis periorbitaria. Esta sucede en el 10% al 20% de los casos; suele ser polimicrobiana, por gérmenes como *Staphylococcus aureus* y *S. epidermidis*; anaeróbicos: *Bacteroides fragilis*, *Fusobacterium* y *Streptococus microaerófilico*; y bacterias gramnegativas como *E. coli*, *Klebsiella*, *Enterobacter*, *Proteus mirabilis*, *Pseudomonas*, *Serratia*, *Citrobacter*, *Acinetobacter*, *Salmonella* y *Shigella*.

Punción lumbar. Es mucho más rara y se debe a hongos del medio ambiente. Ocurre a través de la punción lumbar, como ocurre en la meningitis por inyección de corticoesteroides o citostáticos en el espacio epidural.

La frecuencia de los gérmenes ha cambiado debido a la inmunización por vacunas para el *H. inluenzae* y *S. pneumoniae*. El 80% de las meningitis en el adulto son causadas por *S. pneumoniae*, *N. meningitidis*, *H. influenzae* y *L. monocytogenes*. La meningitis por *H. influenzae* tipo B es más frecuente en jóvenes mayores de 15 años de edad; *N. meningitidis* es común en niños y adultos jóvenes, y es la única meningitis transmitida de forma epidémica; *S. pneumoniae* en jóvenes y mayores de 30 años y *L. monocytogenes* en neonatos, mayores de 55 años, pacientes con sida e inmunodeprimidos.

Actualmente, la mortalidad promedio de la meningitis es del 20% a pesar del avance de la antibioticoterapia. La meningitis por gérmenes gramnegativos y estafilococos tiene una mortalidad del 70% y generalmente es intrahospitalaria; se observa en lactantes, ancianos, pacientes que han presentado fracturas abiertas del cráneo o procedimientos neuroquirúrgicos (cirugía, *shunts* ventrículo-peritoneal), pacientes debilitados, asplenia, tras punciones lumbares repetidas y en la sepsis.

Los virus más frecuentes son enterovirus, los cuales representan el 90% de los casos en que se aísla un patógeno; seguido por virus de polio, adenovirus, herpes simple-2, varicella-zóster virus, influenza A y B, VIH, Epstein-Barr virus y arenavirus (coriomeningitis linfocítica). El virus de la parotiditis es causa frecuente de meningitis aséptica en pacientes no inmunizados; es importante resaltar que solo un 50% de los casos se presenta con inflamación de las glándulas parótidas, el sexo masculino supera al femenino en una relación de 5 a 1; además, en ocasiones, se ha relacionado con la aplicación de la vacuna.

La gravedad y el mal pronóstico de la meningitis están relacionados con el deterioro del estado de la consciencia, edades extremas de la vida, alcoholismo, diabetes mellitus, cirrosis hepática, enfermedades malignas y uso de fármacos inmunosupresores. Un tercio de los pacientes adultos con meningitis puede presentar complicaciones o secuelas; las más frecuentes son las convulsiones en un 17%, enfermedad cerebrovascular isquémica 14%-25%, pérdida de la audición 22% y sepsis grave 15%. Se debe evaluar la función auditiva al ingreso, y en caso de aparecer hipoacusia se debe solicitar la asistencia especializada.

MANIFESTACIONES CLÍNICAS

En el adulto, los síntomas clásicos de fiebre, cefalea, rigidez de nuca y alteración del estado mental se presentan en un 41%-51% de los pacientes. Una erupción petequial se puede ver en un 20%-52% de los pacientes y es indicativa de infección por meningococo en un 90% de los pacientes. Las manifestaciones clínicas habituales de la meningitis son poco características en las edades extremas de la vida (lactantes y senilidad); razón por lo que debe haber un alto índice de sospecha para poder detectar estos casos de meningitis. Las convulsiones son poco frecuentes y pueden suceder por irritación cortical, empiema o trombosis venosa. Otros síntomas incluyen vómitos, irritabilidad, fotofobia, raquialgia (dolor de la columna), confusión mental, delirio, letargia, convulsiones y coma. En la meningitis por virus pueden aparecer síntomas premonitorios como náuseas, vómitos, síntomas respiratorios superiores (coriza), malestar general o anorexia.

En el examen físico se debe constatar la presencia de fiebre; una evaluación neurológica cuidadosa comprende: el estado de consciencia, rigidez de nuca, signos neurológicos focales, expresiones de irritación meníngea como el **signo de Brudzinski** (flexión de los muslos cuando se intenta flexionar el cuello) y el **signo de Kernig** (dolor en la pantorrilla y la región lumbar al tratar de levantar extendida la pierna). Aunque estos son signos clásicos tienen poca sensibilidad: rigidez de nuca 31% (común en la osteoartrosis de la columna cervical), Brudzinski 9%, Kernig 11%, lo que sugiere que la ausencia de estos signos no descarta la existencia de una meningitis. La posición en "gatillo", observada en niños, es poco frecuente en el adulto.

En la meningitis meningocócica puede ocurrir un síndrome purpúrico, principalmente en las extremidades inferiores; caracterizado por máculas eritematosas que evolucionan rápidamente a una fase petequial y manchas purpúricas, con una necrosis gris-metálica en el centro (**FIG. 46**); además, insuficiencia suprarrenal aguda (síndrome de Waterhouse-Friderichsen). La meningitis por *H. influenzae* puede cursar con ataxia y laberintitis. La meningoencefalitis vírica es de evolución aguda y benigna; se caracteriza por fiebre, astenia, mialgias, exantema morbiliforme, conjuntivitis, coriza y pleurodinia. La meningitis tuberculosa y micótica (*Cryptococcus* y *Coccidoides*) son de evolución crónica y tórpida; puede cursar con papiledema, movimientos extrapiramidales, signos neurológicos focales y; por ser de localización basilar, afectar los nervios craneales III, IV, V, VI y VII. La meningitis infecciosa debe diferenciarse de la hemorragia subaracnoidea; esta se presenta con una cefalea de aparición brusca, deterioro de la consciencia, irritación meníngea, ausencia de fiebre y sangre en el espacio subaracnoideo, demostrada en el LCR y la TC del cráneo.

Las complicaciones más frecuentes de la meningitis bacteriana son el empiema o derrame subdurales, el edema cerebral con hipertensión intracraneana, la trombosis de los senos venosos, el absceso cerebral, la hidrocefalia hipertensiva de naturaleza obstructiva, la parálisis de nervios craneales (IV, VI y VIII) y la instalación de signos neurológicos focales. Las secuelas más notables son epilepsia, deterioro intelectual, déficit motor, trastornos del lenguaje, déficit de la visión, sordera, insomnio, cambios de la personalidad y demencia.

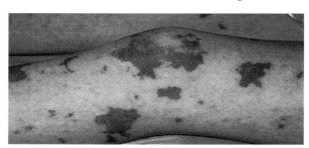

FIG. 46. Manifestaciones cutáneas de la meningococcemia.

DIAGNÓSTICO

La edad, las condiciones del huésped, la presencia de algún grado de inmunocompromiso, las anomalías congénitas como el mielomeningocele, las intervenciones neuroquirúrgicas, los traumatismos craneales y las fístulas (ORL y raquídea), entre otros, son factores que orientan hacia las causas más probables de meningitis, así como también el tiempo de evolución de los síntomas. Por ej., la evolución de un día casi siempre habla en favor de meningitis aguda bacteriana o vírica; si está entre 1 y 7 días, se califica como subaguda y más de una semana hace pensar en meningitis crónica tuberculosa, sifilítica, micótica y, ocasionalmente, originada por algunos virus.

El interrogatorio epidemiológico puede orientar el diagnóstico. Por ej., una persona que tenga fiebre después del contacto con un paciente que presente síntomas similares debe orientar la sospecha de meningitis vírica o por meningococo. Los antecedentes de viajes a zonas de alta prevalencia de micosis e historia de ciertas exposiciones a roedores sugieren coriomeningitis linfocítica vírica y leptospirosis; si son animales de granja (vacas, cerdos) o de ingesta de leche no pasteurizada, sugiere *Brucella* o *Listeria monocitogenes*. En la **FIG. 47** se muestra un algoritmo para la aproximación diagnóstica y terapéutica de pacientes adultos con sospecha de meningitis bacteriana.

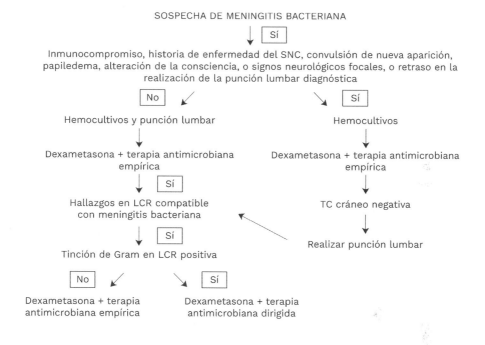

FIG. 47. Algoritmo de aproximación diagnóstica y terapéutica inicial para pacientes adultos con sospecha de meningitis bacteriana.

El análisis minucioso del LCR a través de la punción lumbar es la "prueba de oro" para confirmar el diagnóstico de una meningitis. Es importante recordar algunas normas sobre este procedimiento:

1. Practicar un fondo de ojo previo para descartar un papiledema como signo de hipertensión intracraneal.
2. Usar una aguja fina (N° 20 a 22) para evitar la salida brusca de LCR.
3. Medir las presiones de apertura y cierre. En caso de hipertensión intracraneal con una presión de apertura mayor de 180 mm de agua se debe obtener solo 1 a 5 mL para evitar la descompresión súbita y herniación del cerebro. Recolectar 3 tubos de ensayo con 2 o 3 mL de líquido, cada uno debidamente identificado y enumerado del 1 al 3. En caso de obtener un líquido sanguinolento se debe descartar si es de origen traumático; en cuyo caso debe observase el aclaramiento progresivo del líquido, igualmente el recuento eritrocitario en los tubos 2 y 3; de lo contrario se trataría de una hemorragia cerebral, en la cual también se observan glóbulos rojos crenados, sobre todo si es un sangrado reciente. Se debe analizar exhaustivamente el LCR desde el punto de vista citoquímico, citomorfológico y microbiológico.

Estudio citoquímico. Es importante para hacer la orientación inicial de los diferentes tipos de meningitis. Su precisión depende directamente si el paciente ha recibido antibióticos previamente y la duración de los síntomas **(TABLA 83)**.

TABLA 83. Líquido cefalorraquídeo en los diferentes tipos de meningitis.

	Glucosa mg/dL	Proteínas mg/dL	Predominio celular	Aspecto	Presión mm Hg	Cloruros
Normal	50% de la glucemia	20-40	Linfocitos y monocitos <5%	Agua de roca	70-180	120-130 mEq/dL o 600 mg%
Bacteriana	< de 35	80-500	PMN >100	Turbio	↑↑	Normal
Vírica	Normal	40-80	Linfocitos >100*	Claro	↑	Normal
Tuberculosa	Normal o baja	300-400	Linfocitos 100-1.000	Película sobrenadante	↑↑	Bajos
Micótica	Normal	130-150	<500 linfocitos	Claro	↑↑	Normal

PMN: polimorfonucleares; ↑: Aumentada; ↑↑: Muy aumentada; *: En el inicio del proceso pueden predominar los neutrófilos.

Los niveles de lactato en LCR son una alternativa económica, disponible y útil. Su precisión diagnostica pudiera ser mejor que los niveles de leucocitos en LCR. Valores de lactato mayores de 4 mmol/L tienen una sensibilidad del 84% y una especificidad del 100%, con un valor predictivo positivo del 100%.

Coloración de Gram, Ziehl-Neelsen y Grocott. El Gram se usa con la finalidad de hacer una orientación rápida del agente etiológico bacteriano y en general tiene una especificidad del 97%. Es un examen rápido, económico y altamente específico. La sensibilidad del Gram depende del microorganismo causal: 25%-35% en *L. monocytogenes*; 50% en *H. influenzae*; 70%-90% en meningococo y 90% en neumococo. Las coloraciones iniciales del LCR orientan el diagnóstico en un 80% de los pacientes, pero se reduce a un 50% si se han administrado antibióticos previamente. Cuando exista la sospecha de tuberculosis se debe practicar la coloración de Ziehl-Neelsen, y si se sospecha un hongo, solicitar la coloración con tinta china o Grocott.

Cultivo estándar del LCR. Es positivo en 60%-90% de los pacientes con meningitis bacteriana. La precisión del cultivo disminuye en un 10%-20% si los pacientes que han recibido tratamiento antibiótico previo. Cuando se sospeche etiología tuberculosa, se recurre a cultivos para BK en medio de Lowenstein y si de hongos, en medio de Sabouraud.

Reacción en cadena de la polimeras en el LCR. Se reporta una sensibilidad de 79%-100% para *S. pneumoniae*, 91%-100% para *N. meningitidis* y 67%-100% para *H. influenzae*. Tiene una especificidad del 95%-100% para todos los microorganismos. Posee un mayor valor diagnóstico comparado con la coloración de Gram y el cultivo.

Aglutinación por látex. Se han desarrollado muchas pruebas rápidas para ayudar al diagnóstico temprano de la meningitis bacteriana. Se usa el suero con anticuerpos de los polisacáridos de la cápsula de los patógenos causantes de meningitis. Esta prueba es simple de hacer y se pueden obtener resultados en menos de 15 minutos. Tiene una sensibilidad de 78%-100% para *H. influenzae* serotipo b; de 67% al 100% para *S. pneumoniae*; de 69%-100% para *Streptococcus agalactiae* y de 50% al 93% para *N. meningitidis*.

Determinación de la ADA en LCR (*adenosina desaminasa*). Es una prueba útil para el diagnóstico oportuno y adecuado de tuberculosis extrapulmonar. Esta prueba colorimétrica se basa en la cuantificación del amonio que surge como resultado de la acción de la enzima *adenosina desaminasa*. Un **valor** de **ADA** mayor o igual a 10 UI/L tiene una sensibilidad del 94,7%, y una especificidad del 90,47%; con un valor predicitivo positivo del 90% y un valor predictivo negativo del 95%.

Multiplex viral. Se realiza PCR-RT para los virus más frecuentes, como herpes simple 1 y 2, varicela zóster, EBV, parotiditis, sarampión, enterovirus y dengue. En EE. UU. se incluye el virus del Nilo. El resultado dependen directamente de la presencia del virus en el LCR y esto ocurre en la primera semana del inicio de los síntomas.

Exámenes prioritarios. Se deben realizar estudios de imágenes como radiografías del tórax, senos paranasales y cráneo lo más pronto posible, tras la admisión del paciente para detectar procesos infecciosos y fracturas del cráneo, cuando el caso lo amerite. La TC del cráneo es útil para descartar edema cerebral, hidrocefalia, abscesos y empiemas. Adicionalmente, los criterios recomendados para pacientes adultos con sospecha de meningitis bacteriana, a los que se les debe hacer una TC de cráneo, previa a la punción lumbar son los pacientes inmunocomprometidos, manifestaciones clínicas del SNC, primoconvulsión, papiledema, deterioro de la consciencia y déficit neurológico focal.

A todos los pacientes se les deben realizar exámenes complementarios de rutina tales como: hemocultivo, urocultivo, hemograma básico, glucemia, creatinina y electrólitos. Los reactantes de fase aguda como PCR y procalcitonina pueden ser útiles para diferenciar una meningitis bacteriana de una vírica.

TRATAMIENTO

El tratamiento de elección y el éxito de la estrategia utilizada dependen de la prontitud del diagnóstico, la identificación del germen y el inicio del antibiótico. Se trata de una emergencia médica y es mandatorio actuar con rapidez; realizar un minucioso examen físico, seguido de una punción lumbar que incluya la coloración de Gram, toma de hemocultivos y muestras sanguíneas para el laboratorio. Todo con la finalidad de instalar de inmediato un tratamiento ideal y obviamente, basado en el resultado de la coloración de Gram.

El objetivo principal es salvaguardar la vida del paciente, particularmente en la meningitis bacteriana aguda que es la más amenazante. Se recomienda el inicio del tratamiento antibiótico lo más rápido posible. El periodo entre el ingreso del paciente a la emergencia y el inicio del tratamiento antimicrobiano no debería exceder a una hora.

En vista de que la meningitis bacteriana del adulto generalmente es causada por *N. meningitidis, S. pneumoniae* y *H. influenzae* se recomienda el uso empírico de alguna cefalosporinas de tercera generación (ceftriaxona 2 g IV c/12 h o 4 g c/24 h o cefotaxima 2 g c/4-6 h), asociada a vancomicina 10-20 mg/kg c/12 h; estos son antibióticos bactericidas que penetran muy bien la barrera hematoencefálica y alcanzan adecuadas concentraciones en el LCR **(TABLAS 84 y 85)**.

TABLA 84. Recomendaciones para la terapia antimicrobiana en pacientes adultos con identificación presuntiva de patógenos por tinción de Gram positiva.

Microorganismo	Terapia recomendada	Terapia alternativa
Streptococcus pneumoniae	Vancomicina + cefalosporina de tercera generación	Meropenem, fluoroquinolona
Neisseria meningitidis	Cefalosporina de tercera generación	Penicilina G, ampicilina, cloranfenicol, fluoroquinolona, aztreonam
Listeria monocytogenes	Ampicilina o penicilina G	Trimetoprim-sulfametoxazol, meropenem
Streptococcus agalactiae	Ampicilina o penicilina G	Cefalosporina de tercera generación
Haemophilus influenzae	Cefalosporina de tercera generación	Cefepima, meropenem, cloranfenicol, fluoroquinolona
Escherichia coli	Cefalosporina de tercera generación	Cefepima, meropenem, aztreonam, fluoroquinolona, trimetoprim-sulfametoxazol

TABLA 85. Recomendaciones para la terapia antimicrobiana empírica para la meningitis purulenta según la edad del paciente y la condición predisponente específica.

Factor predisponente	Patógenos bacterianos comunes	Terapia antimicrobiana
2-50 años	N. meningitidis, S. pneumoniae	Vancomicina + cefalosporina de tercera generación
>50 años	S. pneumoniae, N. meningitidis, L. monocytogenes, bacilo aeróbico gramnegativo	Vancomicina + ampicilina + cefalosporina de tercera generación
Traumatismo craneal Fractura de la base del cráneo	S. pneumoniae, H. influenzae, Streptococccus grupo A β-hemolítico	Vancomicina + cefalosporina de tercera generación
Trauma penetrante	Staphylococcus aureus, Staphylococcus coagulasa-negativo (especialmente S. epidermidis), bacilo aeróbico gramnegativo (incluye P. aeruginosa),	Vancomicina + cefepima, Vancomicina + ceftazidima, Vancomicina + meropenem

Cuando hay sospecha de *L. monocytogenes* (edades extremas de la vida, enfermos crónicos, trasplantados, oncológicos, inmunocomprometidos, embarazo) se debe incluir en el esquema de antibióticos la ampicilina o amoxicilina 2 g c/4 h. Es necesario recordar que muchos antibióticos no atraviesan la barrera hematoencefálica y otros lo hacen solo cuando hay inflamación, ya que esta interrumpe las uniones endotelio-capilares. En líneas generales, se debe obtener una concentración terapéutica en el LCR diez veces mayor que la concentración bactericida mínima (CBM).

La duración de la terapia antimicrobiana para meningitis bacteriana basada en el patógeno aislado es la siguiente: *Neisseria meningitidis* 7 días; *Haemophilus influenzae* 7; *Streptococcus pneumoniae* 10-14; *Streptococcus agalactiae* 14-21; Bacilo aeróbico gramnegativo 21; *Listeria monocytogenes* ≥21. Sin embargo, La duración del tratamiento depende de la evolución clínica del paciente (la fiebre y los signos meníngeos), y de la normalización del LCR.

La meningitis asociada a los cuidados de salud, incluye las infecciones ocasionadas por derivaciones de LCR, drenajes cerebroespinales, tratamientos intratecales, neurocirugía y traumas craneales. Estas infecciones pueden ser difíciles de diagnosticar debido a que los cambios en el LCR son sutiles; lo que hace difícil asociar pequeños cambios a un proceso infeccioso. El tratamiento inicial para este tipo de situaciones es vancomicina más un betalactámico *anti-Pseudomona* (como cefepima, ceftazidima, o meropenem) por 10 días.

Meningitis vírica. Cuando se sospecha se debe iniciar aciclovir a razón de 15 a 30 mg kg/día IV dividida en tres dosis. Según la mejoría se puede continuar con 800 mg VO cinco veces al día. Otra alternativa es el famciclovir 500 mg VO c/8 h o valaciclovir 1 g VO c/8 h por 7 a 14 días. Para *citomegalovirus* en pacientes inmunocomprometidos existen dos alternativas: el ganciclovir, a razón de 5 mg/kg c/12 h asociado o no al foscarnet, a razón de 60 mg/kg IV c/8 h y de mantenimiento 90 a 120 mg/kg IV c/24 h. Recordar que la combinación de ganciclovir y foscarnet puede ocasionar insuficiencia renal aguda, supresión de la médula ósea, encefalopatía y convulsiones.

Meningitis por *M. tuberculosis*. Se debe utilizar una combinación de isoniacida 300 mg/día; rifampicina 600 mg/día; pirazinamida 15 a 30 mg/kg/día; etambutol 15 a 25 mg/kg/día y estreptomicina 7,5 mg/kg IM c/12 h; asociada a corticoesteroides (ver esquemas de tratamiento de la TBC).

Meningitis por *Cryptococcus neoformans*. El tratamiento para pacientes no inmunocomprometidos, se debe utilizar anfotericina B 0,7 a 1 mg kg/día IV más flucitosina 100 mg kg/día VO dividida en 4 dosis por dos semanas. El tratamiento de consolidación se debe continuar con fluconazol 400 mg/día VO por 10 semanas. En **pacientes con sida**, el tratamiento de inicio es anfotericina B más flucitosina por dos semanas. Tratamiento de consolidación: fluconazol, 400 mg/día VO por dos meses y de mantenimiento 200 mg VO diaria. Se debe evaluar periódicamente la función renal cuando se usa anfotericina B y flucitosina. En caso de dificultad para el uso de los antimicóticos mencionados se puede usar el posaconazol, 2 g VO c/6 h por 7 días seguido de 400 mg VO c/12 h.

Meningitis por sífilis. El tratamiento es con penicilina cristalina 24 millones de unidades IV dividida en 6 dosis por 10 a 14 días.

Tratamiento antiinflamatorio. La acción antiinflamatoria de la dexametasona se debe a la inhibición de la síntesis de IL-1 y FNT y a la estabilización de la barrera hematoencefálica. Se ha empleado en la meningitis con edema cerebral importante, deterioro mental o hipertensión intracraneal grave. Previene las secuelas de sordera y el compromiso neurológico (sobre todo en niños), pero no disminuye la mortalidad. Se ha demostrado su utilidad, previo al uso de antibióticos, solo en la meningitis causada por *H. influenzae, S. pneumoniae* y *M. tuberculosis*. La dosis de dexametasona es de 10 mg IV c/6 h por 4 días, al inicio de los antibióticos.

Tratamiento profiláctico. Está indicado en personas adultas que han estado en contacto con pacientes afectados con meningitis meningocócica; especialmente para los que habitan la misma vivienda y el personal médico a cargo de pacientes sospechosos o diagnosticados como tal. Se utiliza ciprofloxacino 500 mg VO en una sola toma; rifampicina 600 mg VO dos veces diarias por 4 dosis o ceftriaxona 250 mg IM en dosis única.

Vacunación. Es importante contra ciertas cepas de *H. influenzae* en niños, y contra neumococos y serogrupos de meningococos (A, C, Y, W-135) en ancianos y personas debilitadas. La profilaxis de la meningitis con vacunas contra el meningococo se recomienda en la población sometida a alto riesgo, en epidemias, zonas endémicas y personal militar (reclutas). Debido a que el riesgo de recurrencia de meningitis por neumococo es del 1%-5% se sugiere la vacunación contra el neumococo después de un episodio.

Bibliografía

Beckham JD, Tyler KL. Initial management of acute bacterial meningitis in adults: summary of IDSA guidelines. Rev Neurol Dis Spring. 2006; 3(2): 57-60.

Brouwer MC, Heckenberg SG, de Gans J, Spanjaard L, Reitsma JB, van de Beek D. Nationwide implementation of adjunctive dexamethasone therapy for pneumococcal meningitis. Neurology. 2010; 75(17): 1533-9.

Bystritsky RJ, Chow FC. Infectious meningitis and encephalitis. Neurol Clin. 2022 Feb; 40(1): 77-91. doi: 10.1016/j.ncl.2021.08.006.

Hasbun R. Progress and challenges in bacterial meningitis: a review. JAMA. 2022 Dec 6; 328(21): 2147-2154. doi: 10.1001/jama.2022.20521.PMID: 36472590 Review.

Huynh J, Donovan J, Phu NH, et al. Tuberculous meningitis: progress and remaining questions. Lancet Neurol. 2022 May; 21(5): 450-464. doi: 10.1016/S1474-4422(21)00435-X.PMID: 35429482 Review.

Kainer MA, Reagan DR, Nguyen DB, et al. Fungal infections associated with contaminated methylprednisolone in Tennessee. N Engl J Med. 2012; 367: 2194-2203.

Perfect JR, Dismukes WE, Dromer F, Goldman DL, et al. Clinical practice guidelines for the management of cryptococcal disease: 2010 update by the Infectious Diseases Society of America. Clin Infect Dis. 2010; 50: 291-310.

Seupaul RA. Evidence-based emergency medicine/rational clinical examination abstract. How do I perform a lumbar puncture and analyze the results to diagnose bacterial meningitis? Ann Emerg Med. 2007; 50(1): 85-7.

Silva GD, Guedes BF, Junqueira IR, et al. Diagnostic and therapeutic approach to chronic meningitis in Brazil: a narrative review. Arq Neuropsiquiatr. 2022 Nov; 80(11): 1167-1177. doi: 10.1055/s-0042-1758645.

Van de Beek D, de Gans J, McIntyre P, Prasad K. Steroids in adults with acute bacterial meningitis: a systematic review. Lancet Infect Dis. 2004; 4(3): 139-43.

Van de Beek D, de Gans J, Tunkel AR, Wijdicks EF. Community-acquired bacterial meningitis in adults. N Engl J Med. 2006; 354(1): 44-53.

Van de Beek D, Drake JM, Tunkel AR. Nosocomial bacterial meningitis. N Engl J Med. 2010; 362: 146-150.

Van de Beek D, Cabellos C, Dzupova O, Esposito S, Klein M, Kloek AT et al. ESCMID guideline: diagnosis and treatment of acute bacterial meningitis. Clin Microbiol Infect. 2016; 22: S37-S62.

Ziai WC, Lewin JJ. Update in the diagnosis and management of central nervous system infections. Neurol Clin. 2008; 26(2): 427-68.

Ziai WC, Lewin JJ 3rd. Advances in the management of central nervous system infections in the ICU. Crit Care Clin. 2006; 22(4): 669-675.

CAPÍTULO 66
INFECCIÓN DEL TRACTO URINARIO

DAVID A. FORERO-PEÑA, FABIÁN S. CARRIÓN-NESSI,
RAFAEL NAPOLEÓN GUEVARA

INTRODUCCIÓN

La infección del tracto urinario (ITU) constituye una de las infecciones bacterianas más frecuentes independientemente de la edad, tanto en pacientes ambulatorios como en hospitalizados (generalmente asociadas al cateterismo vesical). De hecho, aproximadamente el 50% de las mujeres presentan una infección urinaria en algún momento de su vida y hasta una cuarta parte experimentan una recurrencia. La ITU se define como la presencia de un significativo número de microorganismos patógenos en la orina como consecuencia de una afectación en cualquier parte de la vía urinaria (uretra, vejiga, riñón o próstata); *Escherichia coli* produce la gran mayoría de las infecciones urinarias. Tanto el diagnóstico como el manejo de las infecciones urinarias presentan desafíos en la práctica clínica debido a su alta prevalencia y recurrencia, y al aumento mundial de la resistencia a los antibióticos. Entre el 5%-10% de las mujeres adultas sufren de ITU recurrente: la recidiva ocurre cuando la infección es por el mismo germen como consecuencia de una falla terapéutica (litiasis o anomalía estructural), y la reinfección se refiere a una infección por otro germen (o el mismo, pero de otro serotipo) y generalmente ocurre de 1 a 6 meses después del tratamiento.

La ITU en adultos se clasifica como cistitis o pielonefritis. Tanto en hombres como en mujeres, el diagnóstico diferencial incluye uretritis e infección de transmisión sexual. En los hombres, el espectro de la ITU abarca la prostatitis bacteriana aguda y crónica. Las infecciones relacionadas en los hombres incluyen epidimitis, orquitis y orquiepididimitis. Es necesario conocer algunos conceptos, frecuentes en la práctica clínica y los factores predisponentes:

Bacteriuria asintomática. Presencia de una o más especies de bacterias que crecen en la orina en recuentos cuantitativos específicos ($\geq 10^5$ unidades formadoras de colonias UFC/mL o $\geq 10^8$ UFC/L), en ausencia de signos o síntomas atribuibles a una ITU.

Cistitis no complicada. Infección de la vejiga en una mujer premenopáusica sana, o no embarazada, con un tracto urinario normal.

Cistitis complicada. Infección de la vejiga asociada con factores que aumentan el riesgo de resultados graves o disminuyen la eficacia del tratamiento. Esto incluye: cistitis más un cuerpo extraño (como un catéter o un cálculo en las vías urinarias), instrumentación reciente, anormalidades en las vías urinarias o reflujo vesicoureteral. También incluye la cistitis en hombres, mujeres embarazadas y pacientes con trasplante renal u otras causas de un estado inmunosuprimido, y las ITU debidas a organismos atípicos o bacterias multirresistentes.

Pielonefritis no complicada. Infección renal que ocurre en una paciente sana o no embarazada con un tracto urinario normal.

Pielonefritis complicada. Infección renal que ocurre durante el embarazo o en un paciente con otros factores de complicación (como se señaló anteriormente en la cistitis complicada), que generalmente requiere hospitalización.

ITU recurrente. Definida como dos o más infecciones urinarias en 6 meses; o tres o más infecciones urinarias en 1 año.

Factores predisponentes

Sexo. La ITU es más frecuente en la mujer que en el hombre en proporción 10:1; debido a las características anatómicas de la uretra: más corta, recta y localizada en las cercanías de la vagina. Por otra parte, la colonización perineal con microorganismos fecales y los malos hábitos higiénicos predisponen a la mujer a este padecimiento. En el caso de las mujeres premenopáusicas sanas, el riesgo de cistitis aguda y de ITU recurrente aumenta con la actividad sexual frecuente y con el uso de espermicidas, lo que implica un mayor riesgo de colonización periuretral por microorganismos patógenos. La ITU se observa hasta en un 7,5% de las embarazadas, ocurre con mayor frecuencia en el tercer trimestre de la gestación y está asociada a complicaciones maternas (pielonefritis, parto pretérmino, corioamnionitis, preeclampsia) y fetales (prematuridad, bajo peso al nacer, muerte fetal).

Edad. La ITU es también frecuente en los hombres mayores de 65 años y, en particular, mayores de 80 años debido a factores que predisponen a la bacteriuria, como la hiperplasia prostática, la orina residual, la estrechez uretral postinfecciosa, las sondas vesicales permanentes, las manipulaciones instrumentales y las alteraciones mentales; en la mujer postmenopáusica, por el prolapso genital y el estado hipoestrogénico.

Condiciones urológicas que predisponen a la infección. Las causas más frecuentes son el reflujo vesicoureteral (frecuente en niños con anomalías anatómicas de las vías urinarias), la hiperplasia prostática, la vejiga neurógena (por lesiones de la médula espinal, diabetes mellitus, alcoholismo crónico, esclerosis múltiple), la litiasis renal, tumores, la estenosis uretral y las valvas uretrales. Todas ellas conducen a estasis de orina que puede resultar en hidronefrosis con multiplicación de bacterias y resistencia de la infección al tratamiento, hechos que llevan a la pielonefritis complicada. En la mujer embarazada se detectan infecciones urinarias entre el 2%-8% debidas a la disminución del tono y peristaltismo ureteral, así como a la incompetencia temporal de las válvulas vesicoureterales.

La mayoría de las infecciones urinarias (95%) son adquiridas por vía ascendente mediante el desplazamiento retrógrado de las bacterias desde la uretra hasta la vejiga. Luego, las bacterias se internalizan en las células epiteliales superficiales (facetarias) de la vejiga, se multiplican dentro del citoplasma y producen las manifestaciones clínicas. La vía por contigüidad se refiere a la extensión directa de enfermedades infecciosas en órganos vecinos del tracto urinario (abscesos apendiculares, diverticulitis, abscesos perivesicales, cervicitis, vaginitis e inflamación de las glándulas de Skene y vestibulares mayores, antes Bartholin). Es posible que la comunicación de estos focos con el árbol urinario se produzca a través de los vasos linfáticos. La vía descendente o hematógena resulta de una bacteriemia o fungemia proveniente de un foco infeccioso distante que infecta los riñones, y es frecuente en pacientes debilitados, crónicamente enfermos o que reciben terapia inmunosupresora.

Los gérmenes que más frecuentemente causan ITU son los gramnegativos procedentes de la flora intestinal del paciente. *E. coli* (particularmente los grupos O, K y H) produce hasta el 80% de las infecciones urinarias ambulatorias y hasta el 43% de las intrahospitalarias. Estas cepas tienen factores de virulencia, como adhesinas, toxinas y sideroforos, que les ayudan a sobrevivir dentro del tracto urinario y evadir las respuestas inmunitarias del huésped. En pacientes hospitalizados también son frecuentes *Proteus*, *Klebsiella*, *Enterobacter*, *Citrobacter*, *Serratia* y *Pseudomonas*. Estos gérmenes se adquieren por sondas vesicales, instrumentación urológica y cirugía del árbol urinario. La complicación más frecuente y temida de la infección urinaria por gramnegativos es la septicemia. *Proteus* es altamente patógeno para el epitelio urinario y favorece la producción de cálculos por su propiedad de alcalinizar la orina por encima de un pH de 7,5. Al ser productor de *ureasa*, hidroliza la urea en amoníaco, lo que atrapa iones H^+, alcaliniza el medio y favorece la precipitación de fosfatos, sales de calcio y magnesio, que generan los cálculos de estruvita. Igualmente ocurre con la *Klebsiella* por la producción de "barro" y polisacáridos, los cuales predisponen a la formación de cálculos. *Pseudomonas* se asocia con infecciones urinarias complicadas con una alta morbimortalidad, en parte debido a sus factores de virulencia, formación de biopelículas y tendencia a la resistencia antibiótica.

Los gérmenes grampositivos más frecuentes son los enterococos (específicamente *Enterococcus faecalis*) y *Staphylococcus saprophyticus*. El aislamiento de *S. aureus* en la orina plantea la posibilidad de una infección renal por bacteriemia, sobre todo si hay fiebre y signos de sepsis. Es común la colonización de la orina por *Candida albicans* y otras especies de hongos en pacientes con catéteres urinarios, diabéticos, con terapia antibiótica prolongada e inmunosuprimidos. Algunas veces pueden progresar a una infección invasiva sintomática. Microorganismos como *Chlamydia tracomatis*, *Ureaplasma urealyticum*, bacilo tuberculoso y *Neisseria gonorrhoeae* son poco frecuentes y a veces no presentan manifestaciones clínicas, cursan con piuria sin bacteriuria (piuria estéril) y no responden a la terapia convencional. Más infrecuentes aún son los anaerobios debido al alto contenido de O_2 en la orina; sin embargo, se ven en casos de patología obstructiva, abscesos renales o prostáticos.

MANIFESTACIONES CLÍNICAS

Las manifestaciones clínicas dependen del segmento del árbol urinario infectado. La presencia significativa de bacterias ($\geq 10^5$ UFC/mL) en una muestra de orina no centrifugada, de medio chorro y recogida limpia, de una persona sin síntomas se considera bacteriuria asintomática. Ocurre en el 30%-50% de los adultos mayores, especialmente en hogares de ancianos. Los pacientes con catéteres permanentes crónicos tienen un riesgo particular de desarrollar bacteriuria asintomática.

En infecciones urinarias inferiores (*cistitis, uretritis, prostatitis*), las molestias son consecuencia de la inflamación e irritación de la mucosa vesical, uretral o de la próstata y se deben descartar la vulvovaginitis y las infecciones de transmisión sexual. La cistitis y la uretritis cursan con disuria, polaquiuria y urgencia miccional. Algunos pacientes presentan tenesmo, hematuria macroscópica, orinas turbias y dolor en la región del hipogastrio. Esta clínica se puede confundir con la de enfermedad inflamatoria pélvica, apendicitis, embarazo ectópico y ruptura de un quiste ovárico. La prostatitis aguda cursa con fiebre, escalofríos, disuria, urgencia miccional, dolor perineal o lumbar bajo, y es notable una próstata dolorosa al tacto.

Se debe sospechar de pielonefritis aguda en pacientes que presentan síntomas típicos de una ITU inferior (disuria, polaquiuria, urgencia miccional) asociados con fiebre, escalofríos, dolor lumbar o en flancos, náuseas o vómitos. Ciertos grupos de pacientes cursan con fiebre prolongada inexplicable; esto se ve especialmente en niños, ancianos, enfermos mentales, diabéticos y mujeres embarazadas. La puñopercusión y la hipersensibilidad de los puntos ureterales, costomusculares y costovertebrales son positivas. En algunos casos se observa espasmo de los músculos lumbares. Hay que estar alerta con los ancianos ya que pueden cursar con deterioro del sensorio, fiebre, hipotensión arterial y síndrome séptico sin manifestaciones urinarias, aunque muchas veces se manifiestan solo con anorexia y somnolencia. Las complicaciones como necrosis papilar aguda, abscesos renales y perinefríticos, y pielonefritis enfisematosa suelen observarse en individuos con una anomalía estructural o funcional de las vías urinarias (sonda urinaria permanente, obstrucción urinaria, cálculos renales) o una condición subyacente (embarazo, diabetes, estado inmunosuprimido), lo que aumenta el riesgo de fracaso del tratamiento. Clínicamente existe la sintomatología de la pielonefritis aguda junto a la palpación de una masa con edema y eritema de la piel en la región lumbar; el compromiso del músculo psoas-ilíaco hace que el paciente mantenga el muslo flexionado sobre el abdomen (signo del músculo psoas).

DIAGNÓSTICO

El diagnóstico de una ITU se hace con base en la historia clínica (interrogatorio y examen físico) y se complementa con un examen de orina, en el cual se identifica una bacteriuria y/o una piuria por microscopía. Uno de los factores predictivos considerado de mayor valor durante el interrogatorio es la sospecha de que se trata de infección urinaria. Eso, junto a una prueba de nitritos positivos, probablemente constituye una serie de los elementos más importantes en el diagnostico presuntivo. Con esta evidencia, el paciente puede ser tratado empíricamente sin urocultivo alguno.

La presencia de flujo vaginal sugiere más bien vaginitis, cervicitis o enfermedad inflamatoria pélvica como causa de disuria o de dolor abdominal bajo, más aún si hay historia de relaciones sexuales recientes o de múltiples parejas sexuales; en estos casos, es imprescindible el examen ginecológico. Con relación al examen físico general, el paciente con cistitis se muestra incómodo, pero no tóxico; por el contrario, en caso de pielonefritis, el estado general luce más afectado y frecuentemente hay fiebre, escalofríos, náuseas y vómitos. Es importante resaltar que hasta un 50% de las mujeres ancianas con cistitis presenta pielonefritis asociada. Si la clínica y/o los hallazgos del examen de orina no son típicos, se sospecha una ITU superior o estamos en presencia de una ITU complicada; el urocultivo se hace imprescindible antes de iniciar el tratamiento. En caso de sospecha de prostatitis, es útil el valor del antígeno prostático específico; usualmente se eleva. A continuación, describimos los exámenes auxiliares que se utilizan en la investigación diagnóstica de las infecciones urinarias:

Hemograma. Usualmente es normal en las infecciones urinarias inferiores no complicadas. En las infecciones invasivas, especialmente las del tracto urinario superior, se pueden observar leucocitosis con neutrofilia y aumento de la VSG. El reporte de leucopenia en pacientes de edad o en inmunosuprimidos es un signo de mal pronóstico.

Examen de orina. La presencia de leucocitos en orina no centrifugada >10 leucocitos/campo sugiere una ITU. La prueba de *esterasa leucocitaria* positiva en la tira reactiva se correlaciona con más de 8 leucocitos/campo de alta resolución. La piuria consiste en la aglomeración de 2 o más "leucocitos deformados" por campo, que en condiciones normales no debe existir en la orina. La **bacteriuria** se refiere a la presencia de bacterias en la orina. La tira reactiva positiva para *nitritos* se correlaciona con una bacteriuria importante; no obstante, su sensibilidad es baja; solo un 25% es positiva en infecciones urinarias y es negativa cuando hay bacterias que no producen *nitrato reductasa*, como estafilococos, enterococos y pseudomonas. En la **eritrocituria** o **hematuria microscópica** pueden encontrarse normalmente de 1 a 3 glóbulos rojos/campo, y la presencia de 4 o más constituye por lo general un signo de organicidad. Un examen más confiable del sedimento urinario es el recuento minutado de orina recogida en 3 horas (se desecha la orina a las 5 a.m. y se recoje hasta las 8 a.m.). Las cifras normales son glóbulos rojos <1.000 por minuto; glóbulos blancos <1.000; células epiteliales <50; cilindros hialinos <3 y piocitos ausentes.

Urocultivo. Es el examen más importante para el diagnóstico microbiológico y el tratamiento específico de la ITU. Se recomienda en pacientes con síntomas sugestivos y factores riesgo para ITU (trasplantados, cirugías urológicas recientes, pacientes con antecedente de infección por microorganismos resistentes, ITU recurrente y en las edades extremas de la vida). En ocasiones no es necesario en mujeres con cistitis no complicadas. En el caso de pacientes asintomáticos, unicamente se recomienda realizar en pacientes que serán sometidos a intervención urológica y en mujeres embarazadas (en la primera consulta). Para la recolección de la muestra se sugiere la siguiente técnica:

1. Lavado del glande o región anogenital de la mujer. No deben usarse antisépticos porque reducen el número de colonias.
2. Rechazar el prepucio en el hombre o separar los labios mayores en la mujer. Recoger 10 mL de orina en un recipiente estéril. Se recomienda la primera micción de la mañana después de vaciar parcialmente la vejiga; o sea, "en la mitad del chorro". A veces es necesario recurrir al sondeo vesical o a la punción de la vejiga suprapúbica (pacientes ancianos, deterioro de la conciencia, niños).
3. La muestra debe ser enviada al laboratorio en un lapso no mayor de 30 minutos. En su defecto puede ser almacenada en una nevera 4 °C y transportada en un recipiente con hielo.

El urocultivo puede ofrecer los siguientes resultados: **Más de 10^5 UFC/mL.** Es suficiente para establecer el diagnóstico de infección urinaria. Sin embargo, en presencia de síntomas, se ha establecido un contaje >10^3 para cistitis y >10^5 para pielonefritis. Incluso valores tan bajos como 10 y 10^2 han sido considerados significativos, particularmente si el germen aislado es *E. coli*; generalmente, estos contajes son interpretados como negativos. Una estimación del número de colonias es posible mediante la coloración de Gram. El hallazgo de una sola bacteria en una orina no centrifugada es equivalente a 10^4 bacterias/mL de orina y esa misma tinción de una orina centrifugada (5 mL a 2.000 rpm durante 5 minutos) identifica menores recuentos. Cualquier recuento bacteriano es significativo en una muestra obtenida por punción vesical suprapúbica.

Es importante hacer urocultivos de control (mensual por 3 meses) para confirmar la curación definitiva del paciente. Si una coloración de Gram y un urocultivo no identifican un agente específico en presencia de "piuria estéril", se debe pensar en microorganismos de difícil aislamiento como bacilo tuberculoso, *Chlamydia trachomatis*, *Micoplasma*, *Candida*, *Neisseria gonorrhoeae* y virus del herpes simple. De igual manera, la exploración genital, rectal (próstata) y urológica se imponen en todo cuadro de ITU a repetición que no responda a las medidas específicas.

Estudios de imágenes. Realmente este tipo de estudios no es necesario en la evaluación ordinaria de pacientes con cistitis. Es útil en casos de anomalía estructural del tracto urinario o cuando se sospecha infección complicada y formación de abscesos. La radiografía simple del abdomen puede mostrar imágenes radiopacas (litiasis) en el tracto urológico o patrón anormal de gas que sugieran tumores o abscesos.

Ultrasonido. Actualmente constituye un método diagnóstico de primera línea y permite evaluar el tamaño y la morfología renal. También puede determinar anomalías congénitas, presencia de litiasis y descartar obstrucción dada por pielocaliectasia; así como evaluar el grosor de la pared de la vejiga y medir el volumen residual postmiccional. También se puede medir la próstata.

TC con contraste (uro-TC). Debe hacerse en tres fases: 1. *Fase sin contraste*: en esta se evalúa el tamaño renal, la posibilidad de litiasis, gas, hemorragia, obstrucción o tumor; 2. *fase con contraste*: produce una excelente caracterización de la corteza y médula renal y 3. *fase de eliminación*: en esta se evalúa el sistema colector y el retardo en la eliminación; esta es la mejor fase para el diagnóstico de abscesos tanto intra como extrarrenales.

Urografía de eliminación. Se ha sustituido progresivamente por el ultrasonido y la uro-TC. Esta permite obtener una información anatómica y funcional de las vías urinarias. Se pueden reconocer alteraciones que perpetúen la infección urinaria, como anomalías congénitas, obstrucción del árbol urinario o litiasis.

Evaluación urológica. Debe ser efectuada en casos seleccionados como pacientes femeninas con infecciones urinarias recurrentes, historia de infecciones urinarias en la infancia, litiasis, hematuria indolora o pielonefritis recurrente. La mayoría de los hombres con ITU deben ser evaluados por urología. La prostatitis suele ser la causa más común en jóvenes y la hiperplasia prostática en adulto mayores.

Hemocultivos. Son de gran ayuda en casos de sepsis, bien como causa de la ITU (descendente) o como consecuencia (secundaria) de ella. Se calcula que es positivo entre el 10%-40% de los pacientes con pielonefritis, abscesos perinefríticos y cólico nefrítico.

TRATAMIENTO

Medidas generales

Se recomiendan analgésicos y antiespasmódico para disminuir los síntomas urinarios. Es necesario un buen aporte de líquidos (alrededor de 3 L en 24 horas) para garantizar una buena diuresis y la eliminación de bacterias. En líneas generales, y si es posible, para comenzar el tratamiento antibiótico específico se debería esperar el resultado del urocultivo, con excepción de los pacientes gravemente enfermos, con muchas molestias urinarias o cuyo examen de orina sea francamente patológico. La falta de respuesta al tratamiento está generalmente asociada a resistencia del microorganismo, presencia de litiasis renal u otra uropatía asociada (congénita o adquirida), enfermedades de base como diabetes mellitus y pacientes inmunosuprimidos.

Son importantes las medidas profilácticas para disminuir el riesgo de infección asociada a sondas vesicales. Lo primero es evaluar la verdadera necesidad de su uso; después, la técnica rigurosa de su instalación (usar guantes, limpieza de genitales con antisépticos locales, usar un sistema cerrado entre la sonda y el colector); y tercero, mantenerla por el mínimo tiempo posible. En sondas permanentes debe cambiarse por lo menos cada 15 días o antes si hay infección.

Antibióticos

La bacteriuria asintomática se debe entender que es un hallazgo común en muchas poblaciones, incluidas mujeres sanas y personas con anomalías urológicas subyacentes. La Sociedad de Enfermedades Infecciosas de EE. UU. (IDSA, en inglés) recomienda que la bacteriuria asintomática debe ser examinada y tratada solo en mujeres embarazadas o en un individuo antes de someterse a procedimientos urológicos invasivos. Estudios prospectivos aleatorizados sugieren que el tratamiento antimicrobiano no confiere ningún beneficio en niños, mujeres sanas, poblaciones de mayor edad, pacientes con catéteres permanentes o intermitentes crónicos y pacientes diabéticos con bacteriuria asintomática. Por el contrario, aumentan el riesgo de resultados como la resistencia a los antimicrobianos y la infección por *Clostridioides difficile* y, en algunos casos, aumentan el riesgo de ITU poco después de la terapia.

El tratamiento de la ITU depende de los factores del huésped (como el sexo, el sistema inmunitario comprometido o las anomalías urológicas), la gravedad de la enfermedad y el riesgo de resistencia a múltiples fármacos. La prevalencia de la resistencia en las comunidades ha aumentado y debe tenerse en cuenta, incluso en los pacientes ambulatorios. En las mujeres con síntomas de cistitis sin fiebre ni signos de infección sistémica se recomienda una terapia antibiótica oral ambulatoria. El médico tratante debe preguntar sobre los factores que pueden influir en la elección del agente antimicrobiano, como el embarazo y la lactancia, el uso de otros medicamentos, los antecedentes de alergia a fármacos, la terapia antibiótica reciente, otras infecciones recientes o resultados de cultivos positivos y los viajes recientes. También se debe revisar los estudios microbiológicos previos, ya que puede ser útil para predecir la resistencia a múltiples fármacos del patógeno actual. Asimismo, se deben tener en cuenta los factores de complicación, ya que el tratamiento de la cistitis no complicada difiere de la pielonefritis y la ITU complicada.

La IDSA ha publicado directrices para el tratamiento de la cistitis y la pielonefritis no complicadas, específicamente en mujeres premenopáusicas y no embarazadas sin anomalías urológicas conocidas o condiciones comórbidas. Más recientemente se han publicado recomendaciones para el tratamiento que tienen en cuenta las tasas actuales de resistencia y otras poblaciones. El tratamiento de la ITU se ve afectado por la creciente prevalencia de microorganismos resistentes y el potencial de propagación de la resistencia entre la flora normal del huésped con el uso de antibióticos de amplio espectro. Se recomiendan cuatro agentes para el tratamiento de primera línea: nitrofurantoína, trimetoprim-sulfametoxazol, pivmecillina y fosfomicina trometamol. Los agentes alternativos son los betalactámicos y las fluoroquinolonas. Cabe destacar dos modificaciones importantes respecto a las recomendaciones anteriores. En primer lugar, el trimetoprim-sulfametoxazol debe utilizarse con precaución como agente empírico de primera línea porque la resistencia está muy extendida. Los clínicos deben considerar su uso en el contexto de una susceptibilidad conocida basada en la microbiología previa o en la práctica en un área de baja prevalencia de resistencia. En segundo lugar, las fluoroquinolonas se han trasladado a la última clase de agentes (después de los betalactámicos) y solo deben utilizarse cuando no se disponga de otras opciones orales, debido a la advertencia de la FDA de que el riesgo de daños graves supera los beneficios. Si se considera el diagnóstico de prostatitis aguda, la duración de la terapia antimicrobiana (primera elección: cefalosporinas de 3ª o 4ª generación; segunda elección: fluoroquinolonas) debe ser de 2-4 semanas.

En líneas generales los antibióticos más empleados son los siguientes:

Trimetoprim-Sulfametoxazol (TMP-SMX). El bajo costo, buena tolerancia y fácil dosificación le han llevado a ser uno de los antimicrobianos más utilizados en este tipo de infección. Para una cistitis aguda postcoital no complicada se usa TMP: 160 más SMX, 800 mg VO c/12 h por 3 días (para una pielonefritis aguda no complicada se recomienda por 10-14 días) y en mujeres que sufren ITU a repetición se recomiendan dosis bajas por tiempo prolongado (TMP, 80 mg / SMX, 400 mg VO a la hora de acostarse o 3 veces por semana).

Nitrofurantoína monohidrato/macrocristales. Indicada para el tratamiento y profilaxis de la infección urinaria causada por coliformes y enterococos. Para una cistitis aguda no complicada se usa 100 mg c/12 h VO por 5 días. Es útil en el embarazo; sin embargo, debe evitarse cerca del parto, en la lactancia y en la insuficiencia renal.

Fluoroquinolonas. Son bactericidas contra la gran mayoría de los gramnegativos aerobios. Puede usarse cualquiera de las fluoroquinolonas (ciprofloxacino 500 mg VO c/12 h por 5-7 días o levofloxacino 750 mg/día VO por 5-7 días). No se recomiendan en el embarazo.

Betalactámicos. No se utilizan de primera línea debido a los altos porcentajes de resistencia de los gérmenes gramnegativos. Sin embargo, son de considerar en el tratamiento de infecciones por enterococo y lo más importante es que se puede usar en el embarazo. Se usa ampicilina/sulbactam 750 mg c/6 h VO o amoxicilina/ácido clavulánico 875 mg VO c/12 horas por un lapso de 5 a 7 días.

Fosfomicina trometamol. Es apropiada para selección terapéutica debido a la baja frecuencia de efectos adversos. Está indicada en sitios donde se encuentra disponible para infecciones no complicadas por *E. coli* y *E. faecalis*. Se usa una dosis única diaria de 3 g VO.

Aminoglucósidos, cefalosporinas y carbapenémicos: gentamicina (80 mg IV c/8 h), ceftriaxona (1-2 g/día IV), aztreonam (1 g c/8 h IV) o imipenen combinado con un aminoglucósido. Estos esquemas de tratamiento son para pacientes con enfermedad grave, sospecha de pielonefritis aguda o urosepsis. La terapia puede administrarse por 7 días y posteriormente ser guiada según la respuesta clínica del paciente y el uso de reactantes de fase aguda. Se recomienda un urocultivo de control cada 2-4 semanas después de terminar el tratamiento para comprobar la curación de la ITU. Los aminoglucósidos deben usarse bajo el control de la función renal y la audición. En el tratamiento de la cistitis aguda no complicada o complicada, se puede considerar el uso de cefalosporinas orales (cefalexina 500 mg VO c/12 horas, cefadroxilo 1-2 g VO c/24 horas en una dosis o fraccionados cada 12 horas, cefuroxima 500 mg VO c/12 horas, cefixima 400 mg VO c/24 horas en una dosis o fraccionados cada 12 horas). En áreas de elevada resistencia antimicrobiana, se puede considerar el uso de un aminoglucósido IV en dosis única (solo en cistitis no complicada).

Bibliografía

Abrahamian F, Moran G, Talan D. Urinary tract infections in the emergency department. Inf Dis Clin N Am. 2008; 22: 73-87.

Anger J, Lee U, Ackerman AL, Chou R, Chughtai B, Clemens JQ, et al. Recurrent uncomplicated urinary tract infections in women: AUA/CUA/SUFU guideline. J Urol. 2019; 202(2): 282-289.

Bettcher CM, Campbell E, Petty LA, Rew KT, Zelnik JC, Lane GI, et al. Urinary tract infection. Ann Arbor (MI): Michigan Medicine University of Michigan; May 2021.

Borregales L, Giordano F, Contreras L. Primer consenso venezolano de infección urinaria 2011. Editorial ATEPROCA. Caracas.

Falagas ME, Kotsantis IK, Vouloumanou EK, Rafailidis PI. Antibiotics versus placebo in the treatment of women with uncomplicated cystitis: a meta-analysis of randomized controlled trials. J Infect. 2009; 58(2): 91-102.

Falagas ME, Vouloumanou EK, Togias AG, Karadima M, Kapaskelis AM, Rafailidis PI, et al. Fosfomycin versus other antibiotics for the treatment of cystitis: a meta-analysis of randomized controlled trials. J Antimicrob Chemother. 2010; 65(9): 1862-77.

Guideline Gould CV, Umscheid CA, Agarwal RK, Kuntz G, Pegues DA. Guideline for prevention of catheter-associated urinary tract infections 2009. Infect Control Hosp Epidemiol. 2010; 31(4): 319-26.

Guideline Gupta K, Hooton TM, Naber KG, et al. International clinical practice guidelines for the treatment of acute uncomplicated cystitis and pyelonephritis in women: A 2010 update by the Infectious Diseases Society of America and the European Society for Microbiology and Infectious Diseases. Clin Infect Dis. 2011; 52(5): e103-20.

Gupta K, Grigoryan L, Trautner B. Urinary tract infection. Ann Intern Med. 2017; 167(7): ITC49-ITC64.

Hooton TM. Uncomplicated urinary tract infection. N Engl J Med. 2012; 366: 1028-37.

Hooton TM, Roberts PL, Cox ME, and Stapleton AE. Voided midstream urine culture and acute cystitis in premenopausal women. N Engl J Med. 2013; 369: 1883-1891.

Knottnerus BJ, Geerlings SE, Moll van Charante EP, ter Riet G. Toward a simple diagnostic index for acute uncomplicated urinary tract infections. Ann Fam Med. 2013; 11(5): 442-451.

Nicolle LE, Gupta K, BradLey SF, Colgan R, DeMuri GP, Drekonja D, Siemieniuk R. Clinical practice guideline for the management of asymptomatic bacteriuria: 2019 update by the Infectious Diseases Society of America. Clinical Infectious Diseases. 2019; 68(10): e83-e110.

McLellan LK, Hunstad DA. Urinary tract infection: pathogenesis and outlook. Trends Mol Med. 2016; 22(11): 946-957.

Mehnert-Kay SA. Diagnosis and management of uncomplicated urinary tract infections. American Family Physician [serial online]. August 1, 2005; 27/No.3: 1-9. Accessed September 22, 2010. Available at http://www.aafp.org/afp/2005/0801/p451.htmL.

Olson RP, Harrell LJ, Kaye KS. Antibiotic resistance in urinary isolates of Escherichia coli from college women with urinary tract infections. Antimicrob Agents Chemother. 2009; 53(3): 1285-6.

Wagenlehner FME, Bjerklund Johansen TE, Cai T, Koves B, Kranz J, Pilatz A, et al. Epidemiology, definition and treatment of complicated urinary tract infections. Nat Rev Urol. 2020; 17(10): 586-600. doi:10.1038/s41585-020-0362-4.

CAPÍTULO 67
BRUCELOSIS

JOSÉ AGUSTÍN CARABALLO-SIERRA

INTRODUCCIÓN

La brucelosis es una de las zoonosis más frecuentes en el mundo. Es causada por cocobacilos, aeróbicos, gramnegativos del género *Brucella*, que se divide en varias especies según la preferencia de los diferentes reservorios que infectan y enferman: ganado vacuno *B. abortus*; porcinos *B. suis*; caprinos *B. mellitensis*; ovinos *B. ovis* y, menos frecuentemente, caninos *B. canis*. La especie predominante en latinoamérica es *B. abortus*, mientras que en otras latitudes es *B. melitensis*.

La infección se adquiere por exposición a esos animales o a sus productos; en consecuencia es más frecuente en matarifes, carniceros, ganaderos, veterinarios, ordeñadores, e igualmente en la población que consume productos lácteos no pasteurizados o carnes no controladas por los organismos de salud. El contagio ocurre por las secreciones y excreciones de animales enfermos que al ponerse en contacto con el huésped permiten la entrada de bacterias a través de pequeñas abrasiones de la piel o por las mucosas intactas, bien del ojo, tracto digestivo, tracto respiratorio (trabajadores de la lana) e incluso genital, mediante contacto venéreo (zoofilia). También se describe la vía intrauterina al bebé y a través de la lactancia. De todas ellas, la vía más común de transmisión es la digestiva mediante la ingestión de carnes, leche cruda o sus derivados.

Es importante resaltar la capacidad de sobrevivencia de estos gérmenes en el medio ambiente, pues se conservan vivos por meses en la tierra, sobre todo cuando se hallan en lugares frescos y sombreados. También sobreviven en el agua e inclusive en los alimentos refrigerados. En efecto, *B. abortus* vive hasta cinco meses en la mantequilla y hasta dos meses en los quesos fermentados. Sin embargo, estos microorganismos son muy sensibles al calor y se destruyen a temperaturas de 60 °C durante 20 minutos.

El período de incubación es sumamente variable y difícil de precisar, generalmente es de 1 a 2 semanas para la enfermedad aguda y, hasta de meses para la enfermedad crónica. Una vez que los microorganismos penetran la piel o las mucosas son fagocitados por leucocitos polimorfonucleares y macrófagos tisulares, en donde se multiplican y son trasportados por vía sanguínea para, finalmente, colonizar el sistema mononuclear fagocítico (médula ósea, hígado y bazo) y formar granulomas. Dependiendo de las condiciones del huésped, la magnitud del inoculo y el retraso en iniciar el tratamiento, la *Brucella* se pueden diseminar también a otros órganos como huesos, articulaciones, SNC, endocardio y riñones.

La infección por *Brucella* provoca la activación del sistema inmune del huésped; los linfocitos B producen inmunoglobulinas con poca capacidad defensiva por ser un germen intracelular y, desempeñan obviamente un papel importante en el diagnóstico serológico. Sin embargo, el mecanismo defensivo fundamental depende de la activación de los linfocitos T, que capacitan los linfocitos B para la síntesis de inmunoglobulinas específicas que tienen actividad lítica y activan los macrófagos y células asesinas naturales (NK), hechos que aumenta la capacidad para destruir estos microorganismos. En este proceso es crítico el papel desempeñado por diversas citocinas, el interferón gamma y el factor de necrosis tumoral.

MANIFESTACIONES CLÍNICAS

El espectro clínico de la brucelosis comprende las formas agudas clásicas, subclínicas, crónica y recidiva por tratamientos ineficientes o reinfecciones. Las formas subclínicas son prácticamente asintomáticas y prevalecen en empleados de mataderos y veterinarios. Los síntomas en la forma clásica son de aparición insidiosa; al inicio simulan un cuadro viral grave (fiebre nocturna precedida de escalofríos seguida de sudoración profusa y postración; cefalea, epistaxis, astenia, mialgias, anorexia, pérdida de peso, artralgias, artritis y lumbalgias). La fiebre no sigue un patrón definido, se ha descrito como la clásica "fiebre ondulante" y algunos autores señalan como muy significativa una "sudoración fétida"; estos dos signos, de estar presentes, son elementos de valor diagnóstico.

No existen signos específicos de localización al examen físico; los más resaltantes son linfadenopatías y hepatoesplenomegalia. La brucelosis está incluida en la lista de infecciones que producen bradicardia relativa. Raras veces la enfermedad evoluciona a un compromiso grave de un órgano en particular como artritis piógena monoarticular, tendinitis, osteomielitis, espondilitis, sacroileítis, orquitis (que no deja esterilidad), meningoencefalitis, absceso epidural, nefritis, neuritis óptica, uveítis y endocarditis; pero cuando se focaliza, toma de preferencia la estructura osteoarticular, especialmente la columna lumbar (disco intervertebral "discitis"), a diferencia de la tuberculosis (columna dorsolumbar y cuerpo vertebral). En las embarazadas son frecuentes los abortos, partos prematuros y muerte fetal.

Las formas crónicas duran más de un año y se deben generalmente a tratamientos inadecuados de la enfermedad aguda o persistencia de lesiones focales supuradas en los huesos, columna vertebral, hígado o bazo. Cursan con síntomas inespecíficos como fatiga, malestar, febrícula, depresión y son rebeldes al tratamiento. Las recidivas se observan en pacientes que han recibido un tratamiento aparentemente no correcto, y generalmente aparecen de 6 a 24 meses después de la infección inicial; esta forma es difícil de distinguir de las reinfecciones en pacientes expuestos.

DIAGNÓSTICO

Clínicamente debe pensarse en brucelosis ante un paciente con fiebre prolongada y el antecedente epidemiológico de exposición a los reservorios antes mencionados. Es importante tener presente que la brucelosis ha sido considerada, al igual que la sífilis, como una gran imitadora. El diagnóstico específico no es fácil, y generalmente se fundamenta en determinaciones serológicas.

Exámenes generales. Se puede encontrar anemia, leucopenia con linfocitosis relativa, trombocitopenia, aumento de la VSG, proteica C reactiva y de las enzimas hepáticas. La biopsia del hígado puede revelar pequeños granulomas no caseificados. El líquido sinovial muestra leucocitos entre 4 y 40 x 10^9/L a predominio de neutrófilos. El LCR revela una meningitis linfocitaria. La gammagrafía ósea puede identificar precozmente artritis y osteomielitis. Son muy útiles la TC y RM para detectar lesiones en la columna y articulación sacroilíaca.

Serología. El estudio del suero es esencial para el diagnóstico de la brucelosis; se busca la presencia de anticuerpos específicos, que se generan a partir de la segunda semana, como respuesta a la infección por el género *Brucella*. Las pruebas más útiles para el diagnóstico de la enfermedad son: la prueba de rosa de Bengala, la aglutinación estándar con 2-mercaptoetanol, la prueba con tira inmunocromatográfica, ELISA, prueba de fijación del complemento, y la detección molecular (microARN). Los niveles altos de anticuerpos IgG expresan una brucelosis activa y, su rápida disminución se relaciona con el éxito del tratamiento.

- **Prueba de placa de rosa de Bengala.** Es útil para la detección rápida de anticuerpos IgG e IgM de *Brucella*; tiene alta sensibilidad pero menos especificidad.
- **Prueba de aglutinación estándar con 2-mercaptoetanol.** Es la más popular en el mundo por su simplicidad y economía. Al poner en contacto antígenos bacterianos con el suero del paciente, se detectan los anticuerpos IgG específicos.
- **Prueba con la tira inmunocromatgráfica.** Es rápida y permite detectar anticuerpos contra *Brucella*. Tiene una sensibilidad de 98% y especificidad de 94%.
- **ELISA.** Es una prueba que detecta anticuerpos y mide los niveles de IgA, IgG e IgM. Tiene una sensibilidad del 100% y especificidad 99%. Es muy útil para el diagnóstico de neurobrucelosis.
- **Prueba de fijación del complemento.** Prueba específica que detecta solo los anticuerpos IgM e IgG1. Sin embargo, la presencia de anticuerpos tipo IgG2 impiden la fijación del complemento, lo que resulta en falsos negativos.

Cultivos. El diagnóstico definitivo requiere el aislamiento de la bacteria de una muestra de sangre o tejidos. Los hemocultivos se deben hacer en las primeras fases de la enfermedad; y en etapas más avanzadas, los cultivos de médula ósea y ganglios linfáticos. El mielocultivo es el procedimiento de elección debido a la concentración de brucelas en el sistema mononuclear fagocítico. Aislar y cultivar brucelas no es fácil, además de ser peligroso. Generalmente se hace en medios bifásicos (botella de Castañeda) y son necesarios repiques hasta por 45 días porque en un 2% de los casos crecen después de 1 mes. Son consistentes con el diagnóstico la presencia de colonias no hemolíticas, translúcidas y puntiformes, en placas de agar sangre; son positivas a las pruebas de catalasa, oxidasa y ureasa y a la tinción de Gram los cocobacilos gramnegativos.

Reacción en cadena de la polimerasa (PCR). La utilización de secuencias de ARN es un método muy sensible y específico para identificar especies de *Brucella* y sus biotipos; lamentablemente, no es de fácil accesibilidad.

TRATAMIENTO

Conociendo la sensibilidad de las brucelas al calor, es conveniente como medida preventiva importante la buena cocción de alimentos de origen animal. Es importante la prevención de la enfermedad en el hombre mediante la eliminación de la brucelosis en el ganado (sacrificar los animales enfermos, vacunarlos periódicamente y titular muestras serológicas con frecuencia). Usar guantes, máscaras y lentes en el personal veterinario y en los mataderos. Pasteurizar la leche y los productos lácteos.

El tratamiento de la brucelosis depende del cuadro clínico; si es generalizada o localizada; por esta razón, no existe un tratamiento estándar, sino diferentes alternativas que se describen a continuación:

1. **Enfermedad generalizada:** doxiciclina 100 mg VO cada 12 horas por 6 semanas más gentamicina 5 mg/kg IV por 7 días; como alternativa la doxiciclina más rifampicina: 600-900 mg/día VO por 6 semanas. La gentamicina se puede sustituir por ciprofloxacino 500 mg VO cada 12 h por 6 semanas.
2. **Enfermedad localizada (osteoartritis, espondilitis o sacroileítis).** Se emplea la triple terapia: doxiciclina más rifampicina por 3 meses; más gentamicina por 7 días. También se puede usar la combinación de ciprofloxacino 750 mg VO cada 12 h, más rifampicina por al menos 3 meses.
3. **Neurobrucelosis:** doxiciclina más rifampicina más ceftriaxona 2 g IV cada/12 horas hasta que se normalice el LCR.
4. **Endocarditis:** gentamicina por 2 a 4 semanas más: rifampicina, doxiciclina y TMP-SMX por 6 semanas a 6 meses. Frecuentemente el reemplazo valvular es necesario.
5. **Embarazo menor de 36 semanas:** TMP-SMX 5 mg kg del componente TMP más rifampicina por 4 semanas. Si el embarazo es mayor de 36 semanas se usa solo la rifampicina hasta el parto.

Bibliografía

Bodur H, Erbay A, Akinci E, et al. Neurobrucellosis in an endemic area of brucellosis. Scand J Infect Dis. 2003; 35(2): 94-97.

Buzgan T, Karahocagil MK, Irmak H, et al. Clinical manifestation and complications in 1028 cases of brucellosis. A retrospective evaluation and review of the literature. Int J Infect Dis. 2010; 14(6): 69-78.

Craighead L, Meyer A, Chengat B, Musallam I, Akakpo J, Kone P, Guitian J, Häsler B. Brucellosis in west and central Africa: a review of the current situation in a changing landscape of dairy cattle systems. Acta Trop. 2018 Mar; 179: 96-108.

Franco MP, et al. Human brucellosis. Lancet Infect Dis. 2007; 7: 775.

Guzmán-Hernández RL, Contreras-Rodríguez A, Ávila-Calderón ED, Morales-García MR. Brucellosis: a zoonosis of importance in Mexico. Rev Chilena Infectol. 2016 Dec; 33(6): 656-662.

Harrison ER, Posadar. Brucellosis. Pediatrics in Review. 2018; 39(4): 222-225.

Hatipoglu CA, Yetkin A, et al. Unusual clinical presentations of brucellosis. Scand J Infec Dis. 2004; 36(9): 695-698.

Hayoun MA, Muco E, Shorman M. In: StatPearls (Internet). Treasure Island (FL): Stat Pearls Publishing; 2020.

Novoa-Montero D. Estudio preliminar de la brucelosis humana en el distrito Colón, estado Zulia. Tesis doctoral. Mérida, Venezuela, 1975.

Pappas G, Akritidis N, Bosilkovski M, Tsianos E. Brucellosis. M Engl J Med. 2005; 352: 2325-36.

Queipo-Ortuno MI, et al. Usefullness of a quantitative real-time PCR assay using serum samples to discriminate between inactive, serologically positive and active human brucellosis. Clin Microbiol Infect. 2008; 14: 1128.

Shen MW. Diagnostic and therapeutic challenges of childhood brucellosis in a nonendemic country. Pediatrics. 2008; 121(5): 1178-1183.

Skalsky K, Yahav D, Bishara J, et al. Tratamiento de la brucelosis humana: revisión sitemática y meta-análisis de ensayos controlados aleatorios. BMJ. 2008; 336: 701-704.

Unuvar GK, Kilic AU, Doganay M. Current therapeutic strategy in osteoarticular brucellosis. N Clin Istanb. 2019; 6(4): 415-420.

Yagupsky P, Morata P, Colmenero JD. Laboratory diagnosis of human brucellosis. Clin Microbiol Rev. 2019; 33(1): e00073-19.

CAPÍTULO 68
LEPTOSPIROSIS

MARISOL SANDOVAL DE MORA

INTRODUCCIÓN

La leptospirosis es una zoonosis de distribución global, causada por la infección con espiroquetas patógenas del género *Leptospira*. Tiene un subregistro, particularmente en países tropicales; recientes ensayos de vigilancia sugieren ser una de las zoonosis más frecuentes. En la pasada década la leptospirosis emergió como una enfermedad infecciosa de importancia universal. Ocurre en el medio ambiente urbano de países industrializados, en países en vías de desarrollo y en áreas rurales de todo el mundo. La mortalidad permanece significativamente alta debido a la poca sospecha clínica, la respuesta inmunopatológica del hospedero determinada genéticamente; retardo en el diagnóstico, falta de infraestructura de los laboratorios y la posible patogenicidad de algunas cepas de *Leptospiras*. Los animales infectados eliminan de forma crónica leptospiras en la orina (leptospiruria); contamina suelos y aguas y se infectan a través de la vía oral, piel, mucosas, los animales y el hombre.

Leptospira son espiroquetas que pertenecen al orden *Spirochaetales*, familia *Leptospiracea*, género *Leptospira* con más de 21 especies: *L. interrogans, L. noguchi, L. borgpetersenii, L. santarosai, L. kirschneri, L. weilli, L. alexanderi, L. alstonii*, entre otras y de 250 *serovars*, los cuales se agrupan en serogrupos. El *serovars* es el taxón básico de nomenclatura. Son espiroquetas enrolladas, en espiral, delgadas, 0,1 μm de ancho por 6 a 20 μm de largo, tiene extremos puntiagudos incurvados en gancho. La motilidad se produce por rotación de 2 flagelos axiales cercanos a la membrana de envoltura. Crecen en medios que contienen albúmina: EMJH, Fletcher's, Korthof's, Tween-80. Medios artificiales que contienen: 10% de suero de conejo, 1% de albúmina de suero bovino y ácidos grasos de cadena larga, a un pH: 6,8 a 7,4 y temperatura de 28-30 °C. Se deben incubar por 4 semanas o más.

La leptospirosis tiene una amplia distribución mundial, en humanos la incidencia es más elevada en el trópico que en regiones templadas. En regiones endémicas es frecuente la forma asintomática o subclínica. Es más frecuente en adultos que en niños y en hombres que en mujeres, por mayor riesgo de exposición.

Riesgo ocupacional: trabajadores de arrozales, campos de caña de azúcar, graneros, alcantarillas, cañerías, plomeros, bomberos, agricultores, trabajo de ganadería, mataderos, veterinarios, laboratoristas, mineros, soldados en maniobras, criadores de animales y albañiles.

Riesgo recreacional: baños en ríos de escasa corriente, piscinas, contacto prolongado con aguas estancadas. *Boy scouts,* deportes acuáticos, viajeros internacionales y locales.

El período de incubación es de 7 a 12 días (rango 2 a 26 días). Penetran a través de la piel lesionada o piel sana reblandecida y por mucosas intactas (ocular, oral, nasofaríngea), aerosol (gotitas de Flügge), ingestión, genital, materno-fetal y lactancia materna. Se disemina a través del torrente sanguíneo, linfático, líquidos (LCR y humor acuoso) y a múltiples órganos (riñón, hígado, sistema vascular, músculos, pulmones). Se genera una vasculitis de pequeños vasos con pérdida de líquido vascular y hemorragias importantes (manifestación característica de la leptospirosis), que puede ocasionar hemorragia pulmonar, isquemia de tejido renal con necrosis tubulointersticial y necrosis del parénquima hepático con ictericia.

MANIFESTACIONES CLÍNICAS

La enfermedad se inicia de forma aguda, con escalofríos, fiebre alta, malestar general, mialgias acentuadas, artralgias, cefalea, disnea, vómitos y diarrea. La **enfermedad de Weil** es la forma grave de la leptospirosis; se caracteriza por combinaciones variables de ictericia, insuficiencia renal aguda, estado de *shock* y hemorragias y con frecuencia hemoptisis. Desde el punto de vista clínico se puede presentar la forma asintomática, la anictérica e ictérica. La infección por leptospiras se asocia a un amplio espectro de gravedad, que varía desde enfermedad subclínica, hasta dos síndromes reconocidos clínicamente: enfermedad sistémica autolimitada, que se ve en el 90% de las infecciones y una enfermedad grave, potencialmente mortal que se acompaña de insuficiencia renal aguda y hepática, neumonitis y diátesis hemorrágica. Las manifestaciones clínicas más graves son:

Hemorragias. Hemoptisis, epistaxis, hematemesis, melena, hemorragia subconjuntival, equimosis y petequias. Se deben a una vasculitis difusa, asociada a trombocitopenia e hipoprotrombinemia.

Ictericia. Puede ser de diferentes grados, con predominio de la bilirrubina directa, que puede alcanzar niveles elevados en presencia de moderada elevación o niveles normales de aminotransferasas. Este patrón, que simula una ictericia obstructiva, se debe a la dificultad del hepatocito para la excreción de la bilirrubina. La histopatología revela colestasis, necrosis celular y proliferación de las células de Kupffer.

Insuficiencia renal aguda. Aparece a la semana del inicio de la enfermedad y es consecuencia de necrosis tubular aguda, nefritis intersticial y en menor grado, glomerulonefritis mesangial. Son notables el aumento de urea y creatinina, junto a un sedimento urinario anormal: proteinuria, cilindruria, hematuria, mioglobinuria y piuria.

Afectación del sistema nervioso central. Puede ocurrir meningitis aséptica; caracterizada por pleocitosis importante que puede ser a predominio de neutrófilos o mononucleares, aumento de proteínas y leve disminución de la glucosa. Otras manifestaciones menos frecuentes son hipertensión intracraneal, encefalitis, mielitis, neuropatía periférica y neuritis óptica.

Hallazgos poco frecuentes. Dilatación de vasos conjuntivales, uveítis, iridociclitis, erupciones maculopapulares o urticarianas en el tronco, hepatoesplenomegalia, linfadenopatías, colecistitis aguda, pancreatitis aguda, miocarditis (cambios en el segmento ST-T, arritmias, bloqueos AV e insuficiencia cardíaca), neumonitis hemorrágica, infiltrados alveolares y SDRA.

DIAGNÓSTICO

Debe hacerse en base a los datos epidemiológicos, clínicos y de laboratorio (generales, cultivo, métodos moleculares y serología).

Hemograma completo. Puede revelar anemia por sangrado y hemolisis intravascular, VSG elevada, trombocitopenia importante en aproximadamente 50% de los caso, leucocitosis y neutrofilia.

Otros exámenes. Elevación de CPK, e incremento leve de las aminotrnasferasas hasta 200 U/L, hiperbilirrubinemia a expensas de la fracción directa y retención de azoados en más del 50%.

Cultivos. Es un método insensible y lento, se requieren medios de cultivo especiales y tardan varias semanas en crecer; por lo que no son de utilidad práctica. Se puede aislar en la sangre y LCR los primeros 10 días de la enfermedad y hasta 4 semanas en la orina. Si no hay la posibilidad de hacer cultivos, se debe hacer un examen directo de la orina por la técnica con microscopio de campo oscuro; observar las espiroquetas, requiere la experiencia del observador.

Métodos moleculares. La reacción en cadena de la polimerasa (PCR) es muy sensible, puede diferenciar entre cepas patogénicas y saprófitas; lamentablemente no está a la disposición de los laboratorios clínicos cconvencionales.

Serología. Es el método utilizado con mayor frecuencia y se evalúa la presencia del antígeno termorresistente y la prueba de aglutinación microscópica. Es una prueba estándar de referencia para el diagnóstico de leptospirosis, por su elevada sensibilidad y especificidad; se incuba una cantidad estándar de leptospiras con el suero del paciente sospechoso en una laminilla de microaglutinación y luego se detecta la aglutinación con microscopio de campo oscuro. Los anticuerpos de leptospiras en sangre se detectan a partir del sexto día de inicio de los síntomas y los títulos más elevados a la tercera semana; se consideran positivos títulos mayores de 1/200 diluciones o aumento de cuatro veces los títulos durante la evolución de la enfermedad. El método de ELISA es útil para el diagnóstico rápido con positividad para anticuerpos IgM a partir del día 7 de evolución y siempre se aconseja verificar con la prueba de aglutinación microscópica.

TRATAMIENTO

El tratamiento con antibióticos se debe indicar tan pronto como se plantee la sospecha de la enfermedad. La leptospirosis grave se trata con penicilina cristalina a la dosis de 1,5 millones de U IV c/6 h y las formas leves con doxiciclina oral 100 mg VO c/12 h por 7 días. Se ha demostrado que la ceftriaxona 1 g IV una vez al día por 7 días, es tan eficaz como la penicilina. El tratamiento de soporte es fundamental en pacientes hospitalizados. En enfermos con insuficiencia renal aguda de "gasto alto" e hipopotasemia deben recibir líquidos intensivos y suplementos de potasio para evitar la necrosis tubular aguda y, en los pacientes con insuficiencia renal oligúrica, el inicio temprano de hemodiálisis reduce la mortalidad. Si presentan SDRA se deben manejar con intubación y ventilación mecánica en unidades de cuidados intensivos.

La prevención de la leptospirosis se logra al evitar las exposiciones de "riesgo elevado", adoptar medidas de protección, inmunización y el uso de quimioprofilaxis; dependiendo de las circunstancias ambientales y del grado de actividad humana. Se debe hacer la prevención en sitios de fuentes de infección, con intervenciones en las vías de transmisión y la prevención en los humanos.

Bibliografía

Araujo ER, Seguro AC, et al. Acute kidney injury in human leptospirosis: an inmunohistochemical study with pathophysiological correlations. Virchows Archives. 2010; 456: 367-375.

Bharti AR, Nally JE, Ricaldi J, et al. Leptospirosis: a zoonotic diseases of global importance. Lancet Infect Dis. 2003; 3(12): 757-771.

Cardona MN, Moros RM, López EA, Pérez JL, Hernández RC. Diagnóstico de Leptospirosis mediante la PCR en pacientes con síndrome febril icterohemorrágico. Rev SocVen Microbiol. 2008; 28: 24-30.

García A. Leptospirosis humana en pacientes febriles. Revista Cientifica FCV-LUZ. Venezuela. 1998; VIII (3): 273-281.

Haake DA, Levett PN. Leptospira species (Leptospirosis.) In: Mandell, Douglas and Bennett´s. Principles and practice of infectious diseases. 8th Ed. Philadelphia: Elsevier; 2015: 2864-2871.

Levette PN. Leptospirosis. Clin Microbiol Rev. 2001; 2(14): 296-326.

Lomar A, Diament D, Torres J. Leptospirosis in Latin America. Infect Dis Clin N Am. 2000; 14: 23-39.

Panaphut T, Domrongkitchaiporn S, Vibhagool A, et al. Ceftriaxone compared with sodium penicillin G for treatment of severe Leptospirosis. Clin Infect Dis. 2003; 36: 1507-13.

Sandoval M. Leptospirosis humana en el estado Bolívar. Análisis de 30 casos. 1983-1990. Trabajo de Ascenso. Esc Med. UDO. Ciudad Bolívar. Venezuela. 1991 (90 p).

Sandoval M. Contribución al estudio de la Leptospirosis humana en el estado Bolívar. 1983-1998. Trabajo de Ascenso. Esc Med. UDO. Ciudad Bolívar. Venezuela. 1999 (126 p).

Sandoval M. Espiroquetas Leptospiras. En: Nuñez M J, Gomez M J, Carmona O. Microbiología médica. Ediciones y Publicaciones Vicerrectorado Académico. UCV. Caracas. Venezuela. 1998: 431-440.

CAPÍTULO 69
TUBERCULOSIS

LILIANA ELIZBETH SUÁREZ-BLANDENIER, JOSÉ CEDEÑO-MORALES, LILY SOTO

INTRODUCCIÓN

La tuberculosis (TBC) es una enfermedad infectocontagiosa, granulomatosa, necrosante y crónica que compromete, en orden de frecuencia, pulmones y pleura, ganglios linfáticos, huesos y articulaciones, aparato urogenital, abdomen (gastrointestinal y peritoneal), pericardio y meninges; sin embargo puede afectar simultáneamente múltiples órganos, como ocurre con la tuberculosis diseminada (miliar). La TBC es frecuente cuando se asocian factores como los antecedentes familiares, el hacinamiento, desnutrición, diabetes mellitus, alcoholismo, el síndrome de inmunodeficiencia adquirida (sida), otros estados de inmunosupresión (uso de corticoesteroides o citostáticos), enfermedades pulmonares crónicas y trastornos mentales; circunstancias que reflejan la importancia de la condición del huésped, aunado también a factores bacteriológicos (genotipo bacteriano). La TBC es una enfermedad transmisible y una de las principales causas de morbilidad y mortalidad por causa infecciosa en el mundo; ocupa las 10 principales causas de muerte y la primera ocasionada por un solo agente infeccioso (superior al VIH/sida). En el 2019, cerca de 10 millones de personas desarrollaron TBC y 1,4 milliones fallecieron por esta causa en el mundo. La infección se produce comúnmente por vía aérea (inhalación de aire contaminado con gotitas de saliva (gotitas de Flügge), o de polvo con esputo desecado de pacientes tuberculosos) y por la ingestión de alimentos contaminados con el bacilo, particularmente la leche cruda de vaca.

La TBC es causada por bacterias ácido-resistentes (BAR) del género *Mycobacterium*. Existen varias especies de bacilos: *M. tuberculosis* (bacilo de Koch o BK) causante del 95% de los casos, y *M. bovis*. Otras especies de micobacterias son las, denominadas "atípicas", es decir, ni *M. tuberculosis* ni *M. bovis*, como *M. avium-intracellulare*, *M. fortuitum*, *M. kansasii*, *M. abscessus* y *M. ulcerans*, responsables de la micobacteriosis, entidades menos frecuentes y con una clínica diferente a la tuberculosis.

Desde el punto de vista clínico y de salud pública, los pacientes con tuberculosis se agrupan en infección latente por tuberculosis, que es un estado asintomático y no contagioso, y tuberculosis activa (tuberculosis pulmonar activa), que es transmisible y para su diagnóstico se deben usar procedimientos bacteriológicos, moleculares y cultivos.

MANIFESTACIONES CLÍNICAS

Desde el punto de vista clínico, la TBC puede presentarse en cuatro formas:

- **Primoinfección tuberculosa.** Representa el primer contacto con el BK. Consta de un foco neumónico muy pequeño, generalmente bilateral en campo medio o inferior pulmonar, subpleural y una linfadenitis paratraqueal. Tal localización obedece al mayor flujo aéreo que lleva a un gran inoculo bacteriano. En la mayoría de los casos, este período pasa inadvertido y deja como secuela una prueba de PPD positiva; sin embargo, un 5% de estos pacientes progresa rápidamente con manifestaciones clínicas de una neumonía tuberculosa. Posteriormente, a partir de la linfadenitis, los BK pueden llegar al torrente sanguíneo y diseminarse por el pulmón y otros órganos (diseminación linfohematógena), o producir una tuberculosis diseminada (miliar) con afectación simultánea de múltiples órganos. La llamada *tuberculosis extrapulmonar* ocurre principalmente al momento de la primo infección; puede ser por contigüidad (como un foco subpleural que invada la pleura) o por diseminación linfohematógena a otros órganos, especialmente aquellos sitios que favorecen la retención y multiplicación del bacilo (zona apical y posterior del pulmón, ganglios linfáticos, riñones, epífisis de huesos largos, cuerpos vertebrales y área yuxtaependimal de las meninges). La tuberculosis pulmonar representa el 80% del total de la enfermedad, y la localización extrapulmonar el 20%.
- **Tuberculosis posprimaria.** El mecanismo fisopatológico de la TBC posprimaria no es bien conocido. Se piensa que el microorganismo usa nuestra respuesta inmunológica para desarrollar neumonías necrosantes. La mayoría de los pacientes desarrollan una infección latente, acompañada de cicatrices o calcificación de los granulomas tuberculosos, que no siempre son visibles en las radiografías. Alrededor de un 5% de los pacientes, una disminución de la inmunidad celular, conduce a la reactivación de la infección latente, y da orígen a la tuberculosis posprimaria.
- **Tuberculosis latente.** Es un estado complejo y heterogéneo resultante de la interacción dinámica entre *Mycobacterium tuberculosis* y la respuesta inmune del huésped. La identificación temprana y el tratamiento de estos individuos son prioridades para el control de la enfermedad en grupos específicos de alto riesgo dentro de la población. Esto tiene un significado crucial en individuos recientemente infectados; tanto en la comunidad como en algunos entornos ocupacionales. La detección de la TBC latente y el tratamiento preventivo adecuado son elementos claves en la estrategia del control de la tuberculosis. Los métodos de diagnóstico actualmente disponibles para su diagnóstico son el PPD y la prueba de liberación de interferón gama (IGRA). IGRA ofrece la oportunidad para aplicar el tratamiento específico, en comparación con el PPD, pero es costosa y no disponible en muchos Centros.
- **Tuberculosis de reinfección.** Un 99% es endógena, es decir, ocurre a partir de un granuloma antiguo (del pulmón u otro órgano), en donde los BK se multiplican y producen una tuberculosis activa. En el pulmón se localiza predominantemente en lóbulos superiores, segmento posterior del lóbulo superior o segmento apical del lóbulo inferior. Tal predilección se ha aducido al estado hiperventilado de esas áreas, lo cual es apropiado para una bacteria aeróbica y al menor flujo linfático que llega a esa zona, lo que favorece la retención del bacilo. La TBC pulmonar puede diseminarse por las secreciones a órganos vecinos, como

la laringe o el tubo digestivo. A continuación se describen las manifestaciones clínicas más resaltantes de la TBC pulmonar y extrapulmonar (pleural, ganglionar, osteoarticular, renal genital, peritoneal, gastrointestinal, meníngea, pericárdica y diseminada).

Tuberculosis pulmonar. Los síntomas consisten en fiebre vespertina moderada, compromiso del estado general, disnea y tos con expectoración purulenta, hemoptoica o con franca hemoptisis. El examen físico revela signos de condensación pulmonar con presencia de estertores broncoalveolares y, en casos avanzados, un soplo anfórico por la presencia de cavernas. El diagnóstico diferencial se establece fundamentalmente con enfermedades pulmonares como micosis profundas, en especial histoplasmosis, aspergilosis, bronquiectasias, abscesos pulmonares, neoplasias (carcinomas y linfomas), enfermedad pulmonar intersticial y sarcoidosis. Cuando la TBC pulmonar se produce por una infección primaria o primoinfección, las lesiones radiológicas consisten en linfadenopatías hiliares y mediastinales, infiltrados pulmonares a predominio de lóbulos inferiores, atelectasia y, rara vez, cavitaciones; este tipo de TBC es frecuente en pacientes debilitados o con sida. En inmunocompetentes puede aparecer la infección sin evidencia de síntomas o signos, incluso con radiografía de tórax normal. Cuando la tuberculosis pulmonar es producto de una diseminación secundaria o reinfección, las lesiones se localizan preferentemente en los vértices pulmonares, son de tipo alveolar y a veces forman un bloque de condensación neumónica que se puede caseificar y/o licuar con formación de cavernas que contienen una enorme cantidad de bacilos (5 a 6 logaritmos más que en casos no cavitarios), que pueden dispersarse por el árbol bronquial.

Tuberculosis extrapulmonar. El diagnóstico de la tuberculosis extrapulmonar es a menudo difícil, especialmente en ausencia de tuberculosis pulmonar; un 19% de los casos, no se asocia con TBC pulmonar. Las pruebas diagnósticas no invasivas a menudo tienen menor sensibilidad en muestras no pulmonares por ser paucibacilares y, generalmente, se necesitan procedimientos diagnósticos invasivos.

Tuberculosis pleural. Se presenta con disnea, tos, fiebre vespertina, dolor pleurítico y síntomas constitucionales. El derrame es unilateral, aunque en un 10% puede ser bilateral. Los hallazgos físicos corresponden a un derrame pleural. El líquido consiste a un exudado con predominio de linfocitos. La presencia del BK es mínima, por lo que resulta difícil su visualización y el cultivo no siempre es positivo. El cultivo del líquido pleural o de tejidos tiene mejor positividad que la baciloscopia; con un resultado positivo hasta del 65%. El menor rendimiento del cultivo en el líquido pleural en comparación con los fragmentos pleurales, sugiere la presencia de bacilos viables en el tejido pleural; mientras que el derrame, frecuentemente resulta de una respuesta de hipersensibilidad a *Mycobacterium tuberculosis*. Es muy útil la cuantificación en el líquido pleural de la adenosindesaminasa (ADA), interferón (IFN-γ) y la reacción en cadena de la polimerasa. La ADA es una enzima que abunda en presencia de linfocitos T activados; niveles por encima de 90 UI/L hablan en favor de pleuritis tuberculosa con una sensibilidad cerca del 100%; asimismo, el interferón gamma (IFN-γ) producido por linfocitos T mayor de 140 pg/mL también sugiere la enfermedad. No existe una prueba precisa para el diagnóstico de tuberculosis pleural. Las pruebas como IFN-γ o IL-27 son valiosos biomarcadores; pero son de alto costo y tienen baja sensibilidad; por lo que se usan generalmente para confirmar la enfermedad. La biopsia pulmonar es otra alternativa.

Tuberculosis ganglionar. Los ganglios más afectados son los cervicales y mediastinales; luego, los axilares e inguinales. Las linfadenopatías son indoloras, firmes, adheridas a los planos profundos y con tendencia a fistulizarse; en menor frecuencia son dolorosas con signos inflamatorios. La biopsia mediante escisión para histopatología, el frotis de bacilo ácido-rápido, el cultivo y las pruebas moleculares, tienen una gran sensibilidad (80%) y deben considerarse si los hallazgos de un punción aspiración con aguja fina (PAAF) no son concluyentes o, si existe un diagnóstico diferencial importante, como: malignidad, linfoma y linfadenitis necrosante histiocítica (enfermedad de Kikuchi).

Espondilodiscitis tuberculosa o enfermedad de Pott. Frecuentemente es consecuencia de una siembra hematógena y esporádicamente por propagación del BK a partir de los ganglios linfáticos paravertebrales. Se confunde frecuentemente con metástasis y mieloma múltiple. En orden de frecuencia afectan la columna torácica, lumbar, cervical y sacra. Los síntomas son insidiosos, dolor frecuente en la zona afectada, fiebre y pérdida de peso. El examen físico puede revelar trayectos fistulosos en la región afectada y compromiso neurológico por compresión medular (paresias, paraplejia y trastornos sensitivos). La radiografía de columna puede mostrar rarefacción y destrucción del disco con pérdida del espacio intervertebral; osteomielitis con erosión de los cuerpos vertebrales y tendencia al colapso, que resulta en cifosis, además de abscesos fríos paraespinales de aspecto fusiforme (absceso osifluente). La RM es el procedimiento de elección para orientar la enfermedad y la "prueba oro" es la biopsia y el cultivo de BK, que definen el diagnóstico de la TBC con la observación de los granulomas caseosos.

Artritis tuberculosa. Se comprometen en orden de frecuencia caderas, rodillas, codos, hombros y pequeñas articulaciones de manos y pies. Por lo general es crónica, monoarticular, con dolor y rigidez, pero con escasos signos de flogosis. El hallazgo físico más llamativo es un aumento de volumen con escasos signos de inflamación; es común la denominación de "tumor blanco de la rodilla" para denotar mínimos signos de inflamación. El diagnóstico se logra mediante la biopsia y el cultivo. Las manifestaciones radiológicas, son estrechamiento del espacio articular, erosión de la superficie articular y lesiones osteolíticas, además de desmineralización importante.

Tuberculosis renal. Puede haber un compromiso renal único o bilateral. Los síntomas, generalmente son insidiosos y con frecuencia pasan inadvertidos. Se presenta con fiebre, dolor lumbar y/o de los flancos, disuria, polaquiuria y hematuria intermitente. Un resultado de orina que muestre pH ácido, hematuria y "piuria estéril" (presencia de piocitos con urocultivo negativo) hace pensar en TBC del árbol urinario. El *Ziehl-Neelsen* (ZN) de la orina (primera hora de la mañana) y el cultivo tienen una sensibilidad, 39% y 70%, respectivamente. La biopsia renal o vesical tienen una sensibilidad hasta del 94%. Se debe hacer el diagnóstico diferencial con malignidad y cistitis por *Mycobacterium bovis*. Con menos frecuencia, la tuberculosis puede generar enfermedad renal crónica por lesiones parenquimatosas. También puede ocurrir glomerulonefritis por esta infección y nefritis intersticial con el desarrollo de granulomas tuberculosos. La urografía de eliminación puede mostrar alteraciones como dilatación y destrucción de los sistemas pielocaliceales, deformidades de las siluetas renales con calcificaciones focales, pequeñas cavidades y defectos de llenado. A veces se producen grandes cavidades y exclusión renal. Son hallazgos característicos los uréteres "arrosariados" y la microvejiga. También se podría solicitar PCR para *Mycobacterium tuberculosis* en orina.

Tuberculosis genital en el hombre. La infección puede originarse desde un foco renal o ser una siembra linfohematógena desde el pulmón. Puede ocurrir en próstata, vesículas seminales, epidídimo y, con menos frecuencia, en testículo o pene (uretral periorificial), lo cual limita las relaciones sexuales. Se puede encontrar un nódulo duro e indoloro y a veces una masa inflamatoria (orquiepididimitis). Con el compromiso de la próstata se describen los síntomas irritativos de la prostatitis o prostatismo (disuria y polaquiuria) y la afección del epidídimo puede ocasionar fístulas. La biopsia de estas lesiones logra poner de manifiesto las lesiones granulomatosas características.

Tuberculosis genital en la mujer. Se inicia con una invasión hematógena a las trompas (anexitis) y de allí se disemina a ovarios y endometrio, aunque puede afectar independientemente cada órgano. Los síntomas más frecuentes son dolor abdominal, trastornos menstruales e infertilidad, generalmente irreversible. El diagnóstico se establece con el curetaje endometrial, el cultivo del sangrado menstrual y, muchas veces, la biopsia de los tejidos afectados por laparoscopía o laparotomía exploradora.

Tuberculosis peritoneal. La infección proviene del intestino afectado, desde un ganglio linfático mesentérico, trompas de Falopio o por implantación hematógena de un foco primario. El cuadro clínico consiste en fiebre, pérdida de peso, dolor abdominal y diarrea. Se produce una ascitis inexplicable de comienzo relativamente brusco, masas abdominales, hepatomegalia e ictericia. El diagnóstico se logra mediante el estudio del líquido ascítico, que revela un exudado con aumento de las proteínas por encima de 3,5 g% (gradiente de albumina sérica/albumina ascítica menor de 1,1) y células a predominio de linfocitos. Mediante la laparoscopía se logra ver un peritoneo engrosado, eritematoso, con múltiples nódulos de 2 a 5 mm diseminados, de color blanco amarillento. La investigación de BK es generalmente negativa, pero se puede llegar al diagnóstico mediante la medición de niveles de adenosina desaminasa (usualmente >40 U/L) o de gamma interferón (ver pleuritis tuberculosa), y también a través de la biopsia del peritoneo. Es más común en pacientes cirróticos

Tuberculosis gastrointestinal. Aunque puede ocurrir en cualquier parte del tubo digestivo, las áreas más afectadas son la región ileocecal y el colon. Se produce fiebre, dolor abdominal, sangrado oculto, signos de obstrucción, masa palpable en el cuadrante inferior derecho y fístulas intestinales. El diagnóstico se hace generalmente con la colonoscopia y laparoscopia para biopsia si es necesario.

Tuberculosis meníngea. Esta condición es usualmente consecuencia de la ruptura de un tubérculo subependimal dentro del espacio subaracnoideo, más que de una invasión hematógena directa. La invasión meníngea es más pronunciada en la base del cerebro, donde puede tomar el quiasma óptico y los nervios craneales. También es capaz de producir vasculitis de arterias y venas, que dan origen a aneurismas o trombosis. El cuadro clínico es de una meningitis crónica caracterizada por fiebre, cefalea, sordera, diplopía, ceguera, atrofia de papila, irritabilidad, náuseas, vómitos, confusión y cambios de la personalidad. Se producen signos de irritación meníngea con anormalidades de nervios craneales III, IV, VI, y VII y hallazgos de focalidad neurológica por lesiones vasculares o tuberculomas, que actúan como lesiones ocupantes de espacio del SNC. La hidrocefalia y el enclavamiento cerebral son complicaciones frecuentes. Puede haber convulsiones, trastornos de conciencia y coma. El LCR es claro y revela un aumento de la presión, y cuando se deja en reposo puede mostrar una "película o red" coagulada. El estudio citoquímico del LCR revela una pleocitosis de 100 a 1.000 por mm^3 a predominio de linfocitos, aumento de proteínas, disminución de la glucosa y los cloruros. El cultivo es positivo en un 75% de los casos, y la ADA es mayor de 10 U/L. La detección de ADN de *M. tuberculosis* (PCR) tiene una sensibilidad del 62% y especificidad de 98%; mientras que el GeneXpert (PCR en tiempo real), detecta tanto el ADN de *M. tuberculosis* como la mutación del gen rpoB; lo que indica una resistencia a la rifampicina; esta tiene una sensibilidad hasta un 66%. El diagnóstico diferencial es con la meningitis fúngica, bacteriana o vírica, neurobrucelosis, neurofífilis y meningitis neoplásica. Por otro lado, existen cepas de *Mycobacterium tuberculosis* capaces de generar TBC diseminada; la cepa Beijing (prevalente en Asia) está asociada al desarrollo de TBC meníngea. También se han descrito factores patogénicos que influyen en la diseminación extrapulmonar como la *adhesina hemaglutinina* unidora de heparina.

Pericarditis tuberculosa. Se produce un derrame pericárdico crónico con signos de pericarditis constrictiva (dolor torácico, disnea, hepatomegalia, edema de miembros inferiores, pulso paradójico y, a veces, un frote pericárdico). El diagnóstico se logra por cultivo del líquido pericárdico y su biopsia. El taponamiento cardíaco amerita la pericardiocentesis de emergencia. El líquido pericárdico generalmente es un exudado sanguinolento, linfocítico y con un nivel de ADA superior a 90 U/L.

Tuberculosis diseminada (tuberculosis miliar). Representa el 8% de todos los casos de TBC extrapulmonar y es frecuente en pacientes con sida. Puede ocurrir poco después de la primoinfección o ser producto de la reactivación de un foco tuberculoso años después. Generalmente, las manifestaciones clínicas no son específicas y consisten en pérdida de peso, astenia, fiebre, sudoración, cefalea, dolor abdominal, hepatoesplenomegalia y linfadenopatías. Las lesiones se localizan generalmente en pulmón, hígado, bazo, médula ósea, ganglios linfáticos y meninges. La mejor forma de diagnosticar la tuberculosis miliar es mediante la biopsia del hígado, ganglios linfáticos o de la médula ósea. Cuando se compromete el pulmón, la radiografía del tórax puede mostrar una imagen micronodular difusa de 1 a 2 mm de distribución simétrica y universal (imagen "miliar"), aunque su ausencia no descarta este tipo de tuberculosis. La TBC miliar puede ser aguda, críptica (curso prolongado) y no reactiva (muy poca reacción tisular); esta última adopta una forma clínica séptica o tifoidiana. La manifestación hematológica puede ser de anemia, leucopenia, trombocitopenia, reacción leucemoide o pancitopenia. Generalmente el diagnóstico de la TBC miliar se hace con muestras de los órganos involucrados, mediante el frotis y Z-N, cultivos, pruebas moleculares y citología/histología. En pacientes con VIH, una prueba de antígeno de orina, de bajo costo, es el ensayo lipoarabinomanano; que detecta el glucépido de la pared celular micobacteriana (lipoarabinomananos); este tiene una buena sensibilidad, especialmente si las células CD4 son <100 mm^3; además, el resultado se puede obtener en menos de una hora.

DIAGNÓSTICO

Para la detección de la enfermedad de tuberculosis activa, se utilizan cuatro metodos principales: técnicas de imagen (radiografías de tórax y TC), microscopía (ZN, auramina rodamina), métodos basados en el cultivo y pruebas moleculares. Escoger una herramienta diagnóstica para TBC depende de la utilidad de la prueba para el caso en estudio. Así, el diagnóstico de TBC se puede presentar como una TBC latente, TBC activa y la resistente a los fármacos antituberculosos.

Es sumamente importante la historia clínica del paciente para el diagnóstico de tuberculosis, sobre todo los antecedentes personales y familiares de la enfermedad (contactos). Siempre hay que pensar en TBC pulmonar cuando hay pacientes con enfermedad respiratoria infecciosa que persista por tiempo prolongado (más de 3 meses) con pérdida de peso. También con la aparición de fiebre prolongada, habitualmente de grado moderado, a predominio vespertino, que es una de las causas frecuentes de fiebre de origen desconocido, más aún en países con alta prevalencia de la enfermedad, en VIH positivos, diabéticos, usuarios de corticoesteroides, citostáticos o agentes biológicos (antifactor de necrosis tumoral). Las dificultades diagnósticas de esta enfermedad, se deben a la falta de microrganismos para el cultivo, sobre todo en la presentación extrapulmonar, (paucibacilar), el crecimiento lento en el cultivo, ausencia o malinterpretación de los hallazgos en la radiografía de tórax, e insuficiente material de tejido para la biopsia, entre otros. Desde el punto de vista clínico, los síntomas y signos de tuberculosis pueden ser fácilmente atribuidos a otras enfermedades. Dado que la localización pulmonar es la más prevalente, uno de los primeros estudios es la radiografía de tórax, en el cual se observa el complejo de Ghon (foco pulmonar asociado a una linfadenitis mediastínica de la TBP primaria), infiltrados o cavernas en lóbulos superiores, particularmente en los segmentos apical y posterior, y presencia de calcificaciones que indican un proceso inflamatorio crónico en la TBC posprimaria. Se recomiendan los siguientes estudios:

1. **Bacteriología.** La bacilocopia tiene una sensibilidad y especificidad de 32%-94% y 55%-99% respectivamente y no distingue entre *Mycobacterium tuberculosis* y micobacterias no tuberculosas. Los cultivos resultan positivos en el 85% de los casos; la identificación del germen se hace comúnmente con la coloración de Z-N y con la técnica fluorescente (auramina-rodamina) su positividad aumenta hasta el 96%, por cuya razón, muchos laboratorios prefieren hacer esta última. Las muestras deben ser procesadas en la mañana y repetidas 3 veces, aunque en pacientes hospitalizados puede ser tomada cada 8 horas y la última debe recogerse para cultivo. Una buena muestra proviene del árbol bronquial recogida de un esfuerzo de tos. Las muestras se deben procesar lo más rápido posible, y de no ser posible se puede guardar en nevera por un lapso de 7 días para la baciloscopia y 3 días para cultivo. Si no hay nevera se guarda en un lugar fresco protegido de la luz por un máximo de 48 horas. Cuando no se puede evaluar la muestra dentro de estos lapsos se hace un extendido en lámina, y si la muestra va a ser procesada solo para baciloscopia y hay que conservarla por unos días, se le puede agregar 5 gotas de fenol al 5%. El informe de la baciloscopia se reporta de la siguiente manera:

    - no se observan BAR, en 100 campos observados.
    + menos de 1 BAR por campo, en 100 campos observados.

++ de 1 a 10 BAR por campo, en 50 campos observados.

+++ más de 10 BAR por campo, en 20 campos observados.

El aislamiento de *M. tuberculosis* a partir de cultivos es la "prueba oro" para el diagnóstico definitivo de la TBC; este es un método mucho más sensible que el Z-N, ya que pocos bacilos (10-100 bacilos/mL de material concentrado) se pueden detectar; además, proporciona información adicional como la identificación de especies de *Mycobacterias* y pruebas de susceptibilidad antimicrobiana. El resultado del cultivo del BK se logra a las 4 o 6 semanas, y los medios más usados son los de Lowenstein-Jensen y el de MiddLebrook; su sensibilidad varia de 0% a 80% en los diferentes fluidos pulmonares y extrapulmonares.

2. **Hemograma completo**. La fórmula blanca puede ser normal, aunque a veces se observa una reacción leucemoide en la neumonía tuberculosa o en la sepsis tuberculosa. Puede encontrarse una anemia normocítica normocrómica.

3. **Prueba de la tuberculina o PPD** (derivado proteico purificado) RT23 SSI-Dinamarca (Técnica de Mantoux). Es una prueba prototipo de hipersensibilidad retardada que debe ser hecha por personal capacitado. Se inyecta 0,1 mL (2 unidades de tuberculina UT) intradérmica en el antebrazo izquierdo. Se lee el diámetro transverso de la induración a las 48-72 horas. Se puede encontrar una pápula con los siguientes valores: negativa (0 a 4 mm), dudosa (5 a 9 mm); producto de vacunación con BCG o hipersensibilidad relacionada con otras bacterias; y positiva (mayor de 10 mm), lo cual indica la presencia de infección tuberculosa. Esta prueba puede ser negativa en la TBC diseminada, meníngea y peritoneal y en los pacientes inmunodeprimidos o que reciben corticoesteroides, en cuyos casos se puede intentar el uso de un PPD reforzado *second strength* que tiene 250 UT. En líneas generales, el paciente debe ser evaluado para descartar enfermedad tuberculosa mediante el examen clínico, bacteriológico y radiológico. Si presentan un PPD de >10 mm, y están enfermos, deben recibir tratamiento para esta infección; si la evaluación es negativa para la enfermedad se les administra tratamiento para la infección tuberculosa latente (quimioprofilaxis), de acuerdo a las normas establecidas. La identificación y el tratamiento temprano de la tuberculosis latente (TBL), es prioridad para el control de la enfermedad en grupos específicos de riesgo dentro de la población: esto tiene un significado importante en casos de infección reciente tanto a nivel comunitario como en algunos entornos laborales. El diagnóstico de la TBL es indirecto y se basa en la detección de una respuesta inmunitaria contra los antígenos de Mycobacterium tuberculosis, suponiendo que la respuesta inmunitaria se haya desarrollado después de un contacto con el bacilo tuberculoso. La prueba cutánea de tuberculina (PPD) y la prueba de liberación de interferón gamma (IGRA) son las principales herramientas de diagnóstico para la tuberculosis latente, aprobados por la OMS. La PPD tiene un valor predictivo positivo limitado, está influenciada por la vacuna BCG y varias condiciones pueden reducir la reactividad de la piel; sin embargo la pronta identificación de la conversión de PPD debe orientar al inicio de la terapia preventiva de la tuberculosis latente. Por su su parte IGRA tiene una especificidad superior, no se ve afectado por M. bovis, la vacuna BCG y otras micobacterias ambientales. Recientemente se han desarrollado dos pruebas cutáneas (C-TBC y Diaskintest), que utilizan solo dos antígenos específicos de M. tuberculosis (ESAT-6 y CFP-10).

4. **Histología.** La biopsia es útil en los casos de TBC extrapulmonar; se observan granulomas caseosos con o sin bacilos ácido resistente.
5. **Metodos moleculares.** Son 4 métodos moleculares principales utilizados en los laboratorios clínicos:

- Uso de sondas de ADN para la confirmación del cultivo recuperado de especímenes clínicos.
- Empleo de la secuenciación de ADN para la identificación de micobacterias.
- Pruebas de amplificación de ácidos nucleicos (TAAN) para la detección directa de BK en muestras clínicas.
- Huella genética de ADN y tipificación de especies de *Mycobacterium*.

Las pruebas de amplificación de ácidos nucleicos (TAAN) pueden ser utilizadas para el diagnóstico rápido del complejo *M. tuberculosis* en especímenes respiratorios. Las recomendaciones actuales del CDC sugirieren que se analice al menos una muestra respiratoria con el uso de estas pruebas para pacientes con Z-N negativo, en los que se sospeche tuberculosis pulmonar activa. En muestras ZN positivas, la TAAN se puede utilizar para diferenciar *M. tuberculosis* de micobacterias no tuberculosas y tiene un valor predictivo positivo >95%. Sin embargo, cuando la TAAN es positiva pero el ZN es negativo, el juicio clínico debe ser utilizado en la interpretación de las pruebas.

El **lipoarabinomanano** (LAM) es un componente de las paredes de las Micobacterias y su detección ha sido clave para el diagnóstico de la TBC en los últimos años. Mide antígeno del bacilo y es una prueba rápida que puede ser hecha tanto en orina como en LCR. La sensibilidad de LAM en LCR es 21,9% y especificidad de 94,2% y, la sensibilidad en orina es 24,1% con una especificidad de 76,1%. Es importante destacar que hay baja sensibilidad para el diagnóstico de TBC miliar en todas las pruebas comparadas con el cultivo.

TRATAMIENTO

Es muy importante que las personas con enfermedad de tuberculosis reciban tratamiento, terminen todos sus medicamentos y los tomen exactamente como se les ha indicado; si dejan de tomarlos antes de lo previsto, pueden volver a enfermarse. Si no los toman en la forma correcta, las bacterias de la tuberculosis que todavía están vivas pueden volverse resistentes a esos fármacos; la tuberculosis resistente a los medicamentos es más difícil y más costosa de tratar. Al diagnosticar un paciente con tuberculosis debe iniciarse un tratamiento totalmente supervisado lo más pronto posible, es decir, el enfermo debe recibirlos bajo observación directa del personal de salud, una vez al día y en forma simultánea. El tratamiento debe ser descentralizado y, los más cercano posible a la residencia o trabajo del individuo. La comunicación con el paciente y su familia es fundamental para aclarar dudas, asegurar su cooperación durante el tratamiento y evitar la inasistencia o la pérdida del seguimiento. Para cada caso que inicie tratamiento se recomienda llenar una "Ficha epidemiológica", "Tarjeta de tratamiento" y realizar la prueba del VIH. Cuando se finalice, bien sea, por curación o fracaso, pérdida del seguimiento, muerte o cambio de domicilio; debe llenarse el "Informe final de evaluación del tratamiento". Las tabletas de dosis fija para el adulto, no deben ser partidas, masticadas ni disueltas en ningún líquido. El peso del paciente debe ser controlado quincenalmente con el propósito de ajustar las dosis. El tratamiento comprende varios medicamentos durante un período de 6 a 9 meses. En la actualidad hay 10 fármacos para el tratamiento de la tuberculosis, aprobados por la Administración de Alimentos y Medicamentos de USA (FDA). Sin embargo, los medicamentos de primera línea aprobados contra la tuberculosis, y que representan los principales esquemas posológicos de tratamiento, incluyen: isoniazida (INH o I), rifampicina (RIF o R), etambutol (EMB o E), pirazinamida (PZA o P).

Los esquemas posológicos para el tratamiento de la enfermedad de tuberculosis tienen una fase inicial de 2 meses, seguida de una fase de continuación, en la que se eligen varias opciones de tratamiento, con una duración de 4 o 7 meses (para un total de 6 a 9 meses). Existe un esquema posológico estándar y otros alternativos **(TABLAS 86 y 87)**.

Fase de continuación del tratamiento. La fase de continuación del tratamiento se administra por 4 o 7 meses. La de 4 meses se usa en la gran mayoría de los pacientes y la fase de 7 meses solo se recomienda para los siguientes tres grupos.

1. Pacientes con tuberculosis pulmonar que tienen lesiones cavernosas causada por micobacterias sensibles a los medicamentos y cuyo cultivo de esputo al finalizar dos meses de tratamiento, da resultados positivos.
2. Pacientes cuya fase inicial del tratamiento no incluyó la pirazinamida.
3. Pacientes que reciben tratamiento con isoniazida y rifapentina una vez a la semana, y cuyo cultivo de esputo al finalizar la fase inicial, da resultados positivos.

TABLA 86. Esquemas posológicos estándar para el tratamiento de la enfermedad de tuberculosis sensible a los medicamentos

Fase inicial	Fase de continuación
Isoniazida, rifampicina, pirazinamida y etambutol (8 semanas, 56 dosis diarias)	Isoniazida y rifampicina: 126 dosis diarias (18 semanas) o, isoniazida y rifampicina: 36 dosis, dos veces a la semana (18 semanas)

TABLA 87. Esquemas posológicos alternativos.

Fase inicial	Fase de continuación
Esquema 1	Esquema 1
Isoniazida, rifampicina, pirazinamida y etambutol: 14 dosis diarias (2 semanas), luego 12 dosis, dos veces a la semana (6 semanas)	Isoniazida y rifampicina: 36 dosis, dos veces a la semana (18 semanas)
Esquema 2	Esquema 2
Isoniazida, rifampicina y etambutol*: 24 dosis, tres veces a la semana (8 semanas)	Isoniazida y rifampicina: 54 dosis, tres veces a la semana (18 semanas)

*Se puede descontinuar el etambutol si los estudios de sensibilidad a los medicamentos demuestran sensibilidad a los medicamentos de primera línea.

El peso en estos pacientes debe ser controlado semanalmente con el objetivo de ajustar las dosis de los medicamentos. Se recomienda la evaluación por especialistas cuando existan comorbilidades asociadas, como: VIH, hepatitis, tratamiento con inmunosupresores, enfermedad renal crónica, diabetes mellitus, paciente con trasplante, tuberculosis grave, embarazo o micobacteriosis. No debe iniciarse el tratamiento a una mujer embarazada ni a un paciente con morbilidades, sin antes ser evaluados por especialistas.

Control bacteriológico del tratamiento. Para el control de los casos Z-N positivos (ZN+), se solicita una muestra al tercer mes del tratamiento; si esta es positiva se solicita un cultivo con pruebas de sensibilidad; y se repite otra baciloscopia al quinto mes. Si al quinto mes el paciente tiene dos baciloscopias positivas, se considera fracaso del mismo. Si la baciloscopia es negativa se realiza otra al finalizar el tratamiento (6 a 9 meses) y para tener certeza de que el paciente con tuberculosis pulmonar bacilífera se curó y es negativo, se realiza siempre una baciloscopia al concluir el tratamiento; aunque por falta de expectoración, la calidad de la muestra no sea adecuada. La muestra deberá traerla el paciente el mismo día que finaliza el tratamiento y será llevada a la Institución de salud para su control. Los pacientes con fracaso del tratamiento deben ser evaluados por personal médico especialista y ser notificados con un informe completo e historia detallada de los tratamientos recibidos; dirigido a los organismos competentes de cada región; para sugerencias terapéuticas y decisiones operativas concernientes al caso.

Las recaídas o recidivas con ZN+, posterior al egreso por "curación", se les inicia el mismo régimen utilizado en los casos nuevos; pero antes de hacerlo se solicita cultivo y prueba de sensibilidad, con el fin de vigilar la resistencia; y en caso de resistencia a algún fármaco se debe referir a los organismos correspondientes de vigilancia de cada región.

Reacciones adversas a fármacos antituberculosos (RAFA). La farmacovigilancia se refiere a la evaluación y actividades relacionadas con la detección, comprensión y prevención de los efectos adversos o cualquier otro problema relacionado con los fármacos. Es necesario destacar que las RAFA deben ser notificadas en un formato de programas establecidos para ello y, reportadas al sistema de vigilancia en su página web. Los fármacos esenciales (de primera línea) usados para el tratamiento de la TBC, generalmente son bien tolerados; algunos pacientes pueden presentar ciertos efectos secundarios o reacciones adversas que, de acuerdo a la severidad se clasifican en menores y mayores. La probabilidad de RAFA aumenta en la tercera edad, desnutridos, gestantes, puérperas, alcohólicos, patología hepática, enfermedad renal crónica, infección por VIH, TBC diseminada y avanzada, atopia, anemia y diabetes mellitus.

Las RAFA menores son las más frecuentes, algunas son transitorias y desaparecen con o sin tratamiento sintomático, o al ajustar las dosis de estos **(TABLA 88)**. Generalmente no ponen en riesgo la vida del paciente, por lo que no ameritan interrupción, ni modificación del esquema. La conducta básica es continuar administrando el medicamento y ajustar las dosis por kg de peso. Las RAFA mayores son poco frecuentes, requieren atención médica inmediata, y evaluación especializada, según el caso; hospitalización y suspensión temporal o definitiva de uno o más fármacos; de todas, la más frecuente es la hepatitis medicamentosa, generalmente por la rifampicina, isoniacida y pirazinamida. En todos los casos, debe suspenderse el medicamento y referirse al especialista. Es importante determinar con la mayor precisión posible, el o los fár-

Tabla 88. RAFA menor.

Reacción adversa	Medicamento	Conducta a seguir
Cefalea, insomnio, sensación urente en miembros inferiores	Isoniacida	Piridoxina 100 mg VO
Disnea, orinas oscuras, síndrome "flu" semejante a un resfriado; entre el tercer y sexto mes del tratamiento	Rifampicina	Tratamiento sintomático
Artralgias, hiperuricemia, gota	Pirazinamida	Antiinflamatorios no esteroideos
Anorexia, náuseas, vómitos, pirosis	Todos: predominantemente rifampicina y pirazinamida	Tratamiento sintomático. Si persite, investigar enfermedad biliar o gástrica
Parestesias peribucales o faciales transitorias	Estreptomicina	Vigilancia del paciente

macos responsables, con el fin de tomar las decisiones terapéuticas adecuadas y para el reinicio de los medicamentos, una vez controlada la reacción adversa.

Estudio de los contactos. Contacto es toda persona que conviva con el enfermo de tuberculosis. En la "Tarjeta de tratamiento", se anotan los nombres de los contactos, parentesco, edad y los resultados de los exámenes realizados a cada uno de ellos; se da prioridad a los contactos intradomiciliarios de pacientes bacilíferos. A los contactos de 15 años o más; tengan o no cicatriz de BCG, se les hace el interrogatorio; si presenta síntomas y tiene tos con expectoración se practica un examen del esputo. Si esta evaluación demuestra la existencia de enfermedad tuberculosa se indica tratamiento; en caso contrario se mantiene en observación.

Recuperación de la pérdida del seguimiento durante el tratamiento. Se aplica los siguientes criterios:

1. **Baciloscopia positiva o VIH positivo al reingresar.** Reiniciar el esquema que venía recibiendo. Solicitar cultivo y pruebas de sensibilidad del esputo.
2. **Formas extrapulmonares y baciloscopia positiva al reingresar.** Continuar el mismo esquema de tratamiento hasta completar las dosis faltantes.
3. **Si el paciente es recuperado 6 meses después de egresado por pérdida de seguimiento y está asintomático no se ofrece tratamiento.** Si presenta criterios de enfermedad tuberculosa activa, se pide cultivo y pruebas de sensibilidad del esputo y, se inicia un tratamiento nuevo completo, con el mismo esquema que abandonó. En estos casos, al finalizar el tratamiento se llena nuevamente el "Informe final de evaluación del tratamiento", indicando que es una recuperación por pérdida de seguimiento.

Tuberculosis latente. La exposición a *M. tuberculosis* genera dos respuestas en el individuo: eliminación del patógeno o, su persistencia. En el primer caso, el patógeno se elimina debido a una respuesta inmunitaria innata; en esta condición, las pruebas cutáneas de tuberculina (PPD) o la prueba de IGRA generalmente son negativas por una respuesta inmunitaria adaptativa. En el segundo caso, ocurre la infección por *M. tuberculosis* y este no se elimina; el patógeno persiste en un estado latente o inactivo y, por lo general, el individuo genera resultados positivos de PPD >15 mm (Asociación Torácica Americana) e IGRA, pero es asintomática. Con estas respuesta es obligatorio descartar la existencia de enfermedad tuberculosa; si están enfermos deben recibir el tratamiento específico, pero si no lo están, se les indica medicamentos para la infección tuberculosa latente (quimioprofilaxis), de acuerdo con lo normas establecidas. Es importante destacar que, un resultado positivo del PPD o IGRA no necesariamente implica TBC latente, ya que los individuos que eliminan la infección con éxito aún pueden ser PPD o IGRA positivos por la respuesta de las células T de memoria. Este hallazgo explica en parte, el bajo valor predictivo (pronóstico) del PPD y la IGRA. En líneas generales, los grupos a los cuales se les da prioridad para el tratamiento contra la infección de tuberculosis latente incluyen:

1. Personas sospechosas de tener tuberculosis, con un resultado positivo en el análisis de sangre de IGRA.
2. Personas con un PPD > de 15 mm y con las siguientes características: individuos que tuvieron contacto reciente con un enfermo de tuberculosis activa, personas con cambios fibróticos en la radiografía de tórax (indicativos de una tuberculosis previa), personas infectadas por el VIH o que han recibido trasplante de órganos.
3. Personas inmunodeprimidas por otras razones (por ej., que estén tomando el equivalente a >15 mg/día de prednisona durante 1 mes o más, o estén recibiendo quimioterapia o antagonistas del factor de necrosis tumoral alfa.
4. Personas con PPD > de 10 mm, que provengan de países donde existe alta prevalencia de tuberculosis.

En el caso de las personas que **no tengan factores de riesgo de tuberculosis conocidos**, se puede considerar el tratamiento contra la infección de tuberculosis latente si tienen un resultado positivo en una prueba de IGRA, o si su PPD es de 15 milímetros o más. Sin embargo, los programas selectivos de pruebas de detección de tuberculosis solo se deben implementar en grupos de alto riesgo. Todas las actividades en las que se realicen pruebas de detección deben acompañarse con un plan de seguimiento de los cuidados médicos para las personas que presenten infección de tuberculosis latente o la enfermedad.

A partir del 2016, existen cuatro esquemas posológicos para el tratamiento de la infección de tuberculosis latente recomendados por el CDC que usan isoniacida, rifapentina o rifampicina; todos estos tratamientos son eficaces. Los proveedores de atención médica deberían usar tratamientos cortos, que son los más convenientes, siempre que sea posible; hay más probabilidades que los pacientes completen los tratamientos cuando tienen una menor duración.

TBC resistente. La tuberculosis resistente a los medicamentos es causada por BK resistentes, por lo menos a un medicamento de primera línea contra esta enfermedad. La tuberculosis **multirresistente** (MDR TBC) es resistente a más de un medicamento o, por lo menos a la isoniazida o la rifampicina; los dos medicamentos más poderosos contra la tuberculosis. La tuberculosis **extremadamente resistente** (XDR TBC), es un tipo poco común de tuberculosis multirresistente; que es resistente a la isoniazida, a rifampicina, a todas las fluoroquinolonas y, por lo menos a uno de tres medicamentos inyectables de segunda línea (amikacina, kanamicina o capreomicina); los pacientes que tienen este tipo de afección solo cuentan con opciones terapéuticas que son mucho menos eficaces. Es complicado tratar y curar la tuberculosis resistente a los medicamentos y, el manejo inadecuado puede tener resultados potencialmente mortales. La tuberculosis resistente a los medicamentos debe ser tratada por expertos en la enfermedad y bajo supervisión estrecha. Aunque los pacientes que reciben fluoroquinolonas para la tuberculosis también tienen probabilidades de presentar los efectos adversos mencionados por la FDA, estas son absolutamente necesarias para algunos pacientes con enfermedad de tuberculosis resistente a los medicamentos o infección de tuberculosis latente resistente a ellos; o para quienes no puedan tolerar los medicamentos de primera línea. Para estos pacientes, no hay mejor alternativa, y en estos casos los beneficios de las fluoroquinolonas superan los riesgos, dado que la tuberculosis es una infección debilitante y potencialmente mortal.

La tuberculosis extremadamente resistente es resistente a los medicamentos más poderosos contra la tuberculosis; es motivo de preocupación particularmente para las personas con infección por VIH u otras afecciones que pueden debilitar el sistema inmunitario; si estas personas contraen la infección de tuberculosis, tienen más probabilidades de que se produzca la enfermedad y un mayor riesgo de mortalidad.

El paciente con caqexia tuberculosa al principio debe recibir una dosis baja de medicamentos antituberculosos según el kg/peso (ya que no se usa el peso ideal). A medida que el enfermo se recupera, la dosis debe aumentarse, de lo contrario, al emplear cantidades subterapéuticas dan la impresión de una falsa resistencia a estos fármacos.

TBC y VIH. Las personas que tengan la infección por VIH, tuberculosis latente o la enfermedad de tuberculosis pueden ser tratadas eficazmente. El primer paso es asegurarse que estas personas se hagan pruebas para confirmar la enfermedad de tuberculosis; el próximo paso es comenzar primero el tratamiento contra la infección de tuberculosis latente o la enfermedad de tuberculosis según los resultados de las pruebas.

Infección de tuberculosis latente y por el VIH. Una persona que tenga infección de tuberculosis latente no tratada e infección por el VIH tiene muchas probabilidades de presentar la enfermedad de tuberculosis en el transcurso de su vida; por lo que existen varias opciones de tratamiento eficaz para estos pacientes. Los proveedores de atención médica deben indicar los tratamientos más cortos: 12 semanas de isoniacida y rifapentina una vez a la semana, autoadministradas o mediante terapia por observación directa; este es el nuevo esquema posológico recomendado por el CDC para las personas que tengan una infección de tuberculosis latente y por el VIH; y que estén tomando medicamentos antirretrovirales con interacciones farmacológicas aceptables a la rifapentina. Otra opción de tratamiento es cuatro meses de rifampicina diaria; este esquema no debería usarse en personas que tengan la invección por VIH y estén tomando algunas combinaciones de terapia antirretroviral. En situaciones donde la rifampicina no pueda usarse, otro fármaco es la rifabutina. En el caso de las personas que estén tomando medicamentos antirretrovirales con interacciones farmacológicas clínicamente significativas con la rifapentina (tomada una vez por semana) o la rifampicina (diaria), un tratamiento alternativo es tomar la isoniacida diaria por nueve meses.

El tratamiento recomendado contra la enfermedad de tuberculosis en adultos infectados por el VIH es un esquema posológico diario, durante seis meses; que consiste en lo siguiente: Una **fase intensiva** de isoniacida, una rifamicina, pirazinamida y etambutol durante los primeros 2 meses. Una fase de continuación de isoniacida y una rifamicina durante los últimos 4 meses. Se debe considerar que seis meses es la duración mínima para el tratamiento de adultos que tengan el VIH, aun en pacientes con un cultivo de tuberculosis negativo. En el caso inusual de pacientes infectados por el VIH que no reciban terapia antirretroviral durante el tratamiento contra la tuberculosis, se recomienda prolongarlo a 9 meses (extender la fase de continuación de 7 meses). En los pacientes infectados por el VIH con respuesta tardía a la terapia (por ej., cultivo positivo después de 2 meses de tratamiento); se debe tener en consideración la posibilidad de prolongar el tratamiento a 9 meses.

Tuberculosis resistente a los medicamentos y el VIH. El tratamiento contra la tuberculosis resistente a los medicamentos en las personas infectadas por el VIH es el mismo que se usa para los pacientes que no tienen el VIH; sin embargo, el manejo de la tuberculosis relacionada con el VIH requiere de experiencia en el manejo tanto del VIH como de la tuberculosis.

Terapia antirretroviral durante el tratamiento contra la tuberculosis. En el caso de las personas que tengan la infcción por VIH y todavía no estén en terapia antirretroviral, el tratamiento contra el VIH debería iniciarse durante el tratamiento contra la enfermedad de tuberculosis; en lugar de hacerlo al final, para mejorar los resultados en los pacientes que tengan ambas infecciones. La terapia antirretroviral idealmente debería iniciarse dentro de las primeras 2 semanas del tratamiento contra la tuberculosis en pacientes con recuentos de células CD4 <50/mm^3, y de 8 a 12 semanas del inicio del tratamiento contra la tuberculosis en pacientes con recuentos de células CD4 ≥50/mm^3. Una excepción importante es el caso de los pacientes infectados por el VIH que tengan meningitis tuberculosa, en quienes la terapia antirretroviral debería iniciarse después de las 8 semanas de la terapia antituberculosa.

Interacciones entre medicamentos. A medida que surgen nuevos agentes antirretrovirales y más información farmacocinética, estos tratamientos se modifican continuamente. En todos los pacientes que tengan tuberculosis relacionada con el VIH se debe usar la terapia por observación directa (DOT, por sus siglas en inglés). La atención de los casos de tuberculosis relacionada con el VIH debe ser provista en consultas con expertos en el manejo de ambas enfermedades. El cuidado de estas personas debe incluir que se preste especial atención al cumplimiento del tratamiento antituberculoso y antirretroviral, sus interacciones farmacológicas, la reacción paradójica o síndrome inflamatorio de reconstitución inmunitaria (IRIS), los efectos secundarios de los medicamentos y la posibilidad de que el tratamiento de la tuberculosis no funcione o haya una recaída. Las rifamicinas, una categoría de fármacos para el tratamiento de la enfermedad de tuberculosis y de la tuberculosis latente, pueden interactuar con ciertos antirretrovirales usados para el VIH. Una preocupación es la interacción de la rifampicina con inhibidores de la proteasa e inhibidores no nucleósidos de la transcriptasa reversa. La rifabutina tiene menos interacciones problemáticas con estos fármacos, por lo que puede usarse como alternativa a la rifampicina en pacientes infectados por el VIH.

TBC extrapulmonar. Cualquiera que sea su localización, en esencia el tratamiento es el mismo que en la TBC pulmonar. La TBC genitourinaria responde muy bien porque la carga bacteriana es menor que la pulmonar y, además, los fármacos antituberculosos alcanzan muy buenas concentraciones en las vias urinarias, lo cual facilita que un tratamiento corto (6 meses) sea efectivo, siempre y cuando no haya resistencia. Para la meningitis TBC es necesario destacar que la isoniacida alcanza en el LCR concentraciones cerca del 90% del nivel sérico, con o sin inflamación. Estreptomicina, rifamicina, pirazinamida, etambutol y etionamida atraviesan la barrera hematoencefálica en presencia de inflamación de las meninges. Inicialmente se puede tratar con dos fármacos: isoniacida a la dosis maxima de 500 mg/día y rifamicina, 600 mg/día mas piridoxina, 50 mg/día (para prevenir la neuropatia periferica). En meningitis tuberculosa y formas miliares con insuficiencia respiratoria, se puede agregar la prednisona: 1 mg/kg/día VO por 4 a 6 semanas o hasta la normalización de la proteinorraquia, y posteriormente, disminución progresiva de la dosis. En pacientes graves se puede añadir la estreptomicina, 1 g IM/día por tres meses. El etambutol no es tan efectivo y solo penetra las meninges en presencia de inflamación; se debe usar dosis altas, lo que incrementa la posibilidad de efectos adversos y la duración del tratamiento es más larga (de 9 a 12 meses).

Bibliografía

Antonangelo L, Fariab CS, Sales RK. Tuberculous pleural effusion: diagnosis & management. Expert Review of Respiratory Medicine. 2019; 13(8): 747-759.

Acharya B, Acharya A, Gautam S, Ghimire SP, Mishra G, Parajuli N et al. Molecular biology reports advances in diagnosis of tuberculosis: an update into molecular diagnosis of Mycobacterium tuberculosis. Mol Biol Rep. 2020; 47(5): 4065-4075.

Arvind N, Beena PM, Devnikar AV, Mali S. A systemic review on tuberculosis. Indian Journal of Tuberculosis. 2020; 67(3): 295-311.

Asociación Torácica Estadounidense (ATS) y CDC. Estándares para el diagnóstico y la clasificación de la tuberculosis en adultos y niños. Am J Respir Crit Care Med [Internet]. 2000 [citado 2019 mayo 04]; 161. Disponible en: http://ajrccm. atsjournals.org/ content/161/4/1376.

CDC en español. Consultada el 11 de julio de 2021. Revisada el: 4 de septiembre de 2018 [En línea] Disponible en: https://www.cdc.gov/tb/esp/topic/treatment/tbhiv.htm.

Cox JA, Lukande RL, Kalungi S, Van Mark E, Lammens M, Van de Vijver et al. Accuracy of lipoarabinomannan and Xpert MTB/RIF testing in cerebrospinal fluid to diagnose tuberculous meningitis in an autopsy cohort of HIV-Infected adults. J Clin Microbiol. 2015; 53: 2667-2673. doi:10.1128/JCM.00624-15.

Geng E, Kreiswirth B, Burtynsky J, Schluger NW. Clinical and radiographic correlates of primary and reactivation tuberculosis a molecular epidemiology study. JAMA. 2005; 293(22): 2740-2745.

Global Tuberculosis Report. Geneva 2020: World Health Organization: Disponible en: https://apps.who.int/iris/bitstream/handLe/10665/336069/9789240013131-eng.pdf.

Guidelines for treatment of drug-susceptible tuberculosis and patient care, 2017 update. Geneva: World Health Organization; 2017. Disponible en: https://www.who.int/tb/publications/2017/dstb_guidance_2017/en/

Hunter RL. The pathogenesis of tuberculosis. The early infiltrate of post-primary (adult pulmonary) tuberculosis: a distinct disease entity. Front Immunol. 2018; 9: 2108.

Leonard JM. Central nervous system tuberculosis. Microbiol Spectr. 2017; 5(2): 1-10. doi: 10.1128/microbiolspec.TNMI7-0044-2017.

Luies L, du Preez I. The echo of pulmonary tuberculosis: mechanisms of clinical symptoms and other disease-induced systemic complications. Clinical Microbiology Reviews. 2020; 33(4): e00036-20.

Lyon SM, Rossman M. Pulmonary tuberculosis. Microbiol Spectrum. 2017; 5(1): 1-13.

Melo L, Hernández T, Mejía F, Matos D, España M. Viceministerio de Redes de Salud Colectiva. Dirección General de Programas de Salud. Dirección de Salud Segura. División de Salud Respiratoria. Norma Oficial Venezolana del Programa Nacional Integrado de Control de la Tuberculosis. Noviembre, 2016. Disponible en: https:// sovetorax.org.ve.

Nava O, Prieto L. Diagnóstico bacteriológico de tuberculosis pulmonar (revisión). Kasmera. 14 de mayo de 2001 [citado 16 de mayo de 2021]; 29(1). Disponible en: https://produccioncientificaluz.org/index.php/kasmera/article/view/4678.

Natali D, Cloatre G, Brosset C, et al. What pulmonologists need to know about extrapulmonary tuberculosis. Breathe. 2020; 16(4): 1-18.

Observatorio Venezolano de la Salud. Centro de Estudios del Desarrollo. (CENDES)UCV. La tuberculosis gana terreno en Venezuela. 2017. [En línea] Disponible en: tbc (ovsalud.org).

Pai M, Behr MA, Dowdy D, Dheda K, Divangahi M, Boehme C, et al. Tuberculosis. Nature Reviews Disease Primers. 2016; 2: 1-23.

Siddiqui OK, Birbeck GL, Ghebremichael M, Mubanga E, Love S, Bubach C, et al. Prospective cohort study on performance of cerebrospinal fluid (CSF) Xpert MTB/RIF, CSF lipoarabinomannan (LAM) Lateral Flow Assay (LFA), and urine LAM LFA for Diagnosis of Tuberculous Meningitis in Zambia. J Clin Microbiol 2019 (Consulta: 2021, Octubre 2); 57:e00652-19. Disponible en: https://doi.org/10.1128/JCM.00652-19

Suárez I, Fünger SM, Kröger S, Rademacher J, Fätkenheuer G, Rybniker J. Dtsch Arztebl. The diagnosis and treatment of tuberculosis. Dtsch Arztebl Int. 2019; 116: 729-735. DOI: 10.3238/arztebl.2019.0729.

Thakur K, Das M, Dooley KE, Gupta A. The global neurological burden of tuberculosis. Semin Neurol. 2018; 38: 226-237.

Zellweger JP, Sotgiu G, Corradi M, Durando P. The diagnosis of latent tuberculosis infection (LTBI): currently available tests, future developments, and perspectives to eliminate tuberculosis (TB). Med Lav. 2020; 111, 3: 170-183.

CAPÍTULO 70
LEPRA (ENFERMEDAD DE HANSEN)

MARY CARMEN FERREIRO, OLGA ZERPA

INTRODUCCIÓN

La lepra es una enfermedad crónica, granulomatosa, neurodermotrofa, infectocontagiosa y endémica en muchos países y se conoce también como *enfermedad de Hansen*, mal de Lázaro, mal de San Antonio, mal de Job y Cocobe. Es ocasionada por el Complejo *Mycobacterium leprae* (*M. leprae*) que incluye a esta especie y a *Mycobacterium leprosis* (*M. leprosis*) diferentes en su secuencia de DNA; generadores de un cuadro clínico variado que depende de la respuesta inmunológica del huésped. Pertenece al orden de los *Actinomicetales*, familia Micobacteriáceas, intracelular estricto, tiene forma de bastón y mide de 5 a 8 mμ de largo, es ácido alcohol resistente (BAAR), Gram positiva, dopa positiva. Crece a 27 ºC - 33 ºC, lo que refuerza la teoría de su predisposición a distribuirse más eficientemente en áreas más frías del cuerpo.

La OMS propuso eliminar la lepra como problema de salud pública por el advenimiento de efectivas terapias a base de multifármacos. En año 2000 se logró el objetivo con una reducción de la prevalencia a 1 caso por 10.000 habitantes en el mundo. La estrategia mundial para la lepra 2016-2020 consistió, entre otros objetivos, detener la enfermedad y sus complicaciones. Para el momento actual, las tasas de detección en Venezuela se encuentran en descenso **(FIG. 48)**; para 2018 fueron 0,08 x 10.000 habitantes ocupando el quinto lugar en Latinoamérica con 245 casos, Brazil reportó 28.660 casos, Paraguay 345, Colombia 324 y Argentina 269.

Afecta todos los grupos etáreos, con picos entre 10-14 y 30-60 años; predomina en el sexo masculino (2:1), se ha encontrado relación entre la edad al momento del contagio y la respuesta TH1. El estudio de marcadores genéticos ha confirmado su influencia en la evolución de la enfermedad; específicamente genes asociados con inmunidad innata como TLR1, NOD2 y PARK2 o en respuesta de inmunidad adaptativa como: IL10, IFNG y LTA/TNF/HLA.

La principal fuente de infección es el hombre, a través de las secreciones de la mucosa nasal, piel con soluciones de continuidad e insectos vectores. El humano es el principal reservorio aunque se ha encontrado lepra natural en armadillos, ardillas y algunos primates.

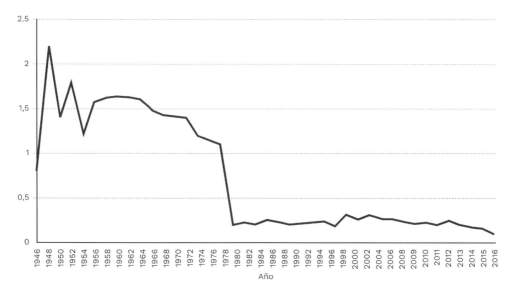

FIG. 48. Tasas de detección lepra (Venezuela 1946-2016).

MANIFESTACIONES CLÍNICAS

Las formas clínicas de la lepra dependen de la respuesta de la inmunidad celular del individuo ante la presencia del Complejo *M. leprae*; por lo tanto, en estos enfermos se puede encontrar un espectro clínico e histopatológico que va a depender de su respuesta inmunológica. Ridley y Joplin clasifican en 5 grupos las formas clínicas de la lepra y su correlación con el estado inmunológico: lepra indeterminada, lepromatosa, *borderline* o dimorfa (lepromatosa, *borderline*, tuberculoide) y tuberculoide. La OMS la clasifica como paucibacilar si se presta con menos de 5 lesiones y multibacilar si presenta más de 6.

Lepra indeterminada (LI)

Un 20% a 30% de los pacientes comienza con esta forma de lepra; como su nombre indica, los fenómenos inmunológicos y la forma clínica no se han definido. Después de un tiempo variable, la persona puede desarrollar fenómenos de inmunidad celular y se define hacia alguna de las formas clínicas o con resolución espontánea. El examen físico revela una o pocas manchas hipocrómicas, mal definidas, con trastornos sensitivos (hiperestesia, hipoestesia o anestesia) y la prueba de la histamina es anormal **(FIG. 49)**. La histopatología muestra un infiltrado inflamatorio linfohistiocitario perivascular, perineural y perianexial; con bacilos muy escasos, tanto que deben buscarse exhaustivamente en los nervios como anexos, especialmente en el músculo piloerector. El frotis de la lesión cutánea es BAAR negativo. Las pruebas de inmunidad celular *in vitro* e *in vivo* dan resultados variables.

Lepra lepromatosa (LL)

Es la forma difusa de la enfermedad, está asociada a un defecto de la inmunidad celular; hay formación de fagosoma sin destrucción bacteriana, permite su persistencia intracelular con una multiplicación exagerada que conlleva a la invasión de la piel, nervios periféricos y compromiso de órganos internos, excepto pulmón y SNC. En el curso crónico de esta forma de lepra se presentan fenómenos agudos de naturaleza inmunológica tipo 2, producidos por títulos altos de anticuerpos, denominados fenómenos reaccionales.

En la LL se observa lesiones predominantemente infiltrativas, difusas y simétricas: máculas, pápulas, nódulos o placas eritematopigmentadas con un color ocre característico, piel con infiltración difusa, generalizada, de mayor intensidad en la cara, involucra pabellones auriculares (facies leonina) y pérdida de vellos; la madarosis la más característica. Nódulos aislados o confluentes que forman placas (lepromas), duros y brillantes que no llegan a los planos profundos **(FIG. 50)**. Daño neural lento y progresivo, los nervios periféricos de miembros superiores e inferiores están afectados, en casos de larga evolución anestesia con distribución en "botas y guantes". Otras manifestaciones son: perforación del tabique nasal, "nariz en silla de montar", uveítis, orquitis con trastornos de la función sexual (impotencia e infertilidad) y amiloidosis que lleva a la insuficiencia renal y hepática.

La reacción de Mitsuda (lepromina), antígeno soluble y las pruebas *in vitro* de inmunidad celular son persistentemente negativas. Alta titulación (95%) de anticuerpos séricos IgM contra GPL-1 (antiglicolípido fenólico 1 o anti-GLP-1). Coloración de Fite-Faraco de 4-6+ y frotis de piel positivos entre 5-6+ para BAAR. Las lesiones están en la dermis reticular (la dermis papilar está respetada) y existe una banda de colágeno subepidérmica, aunque estas se pueden encontrar en todas las estructuras de la piel. El cuadro histológico se caracteriza por un infiltrado granulomatoso difuso, con macrófagos espumosos (con diferentes grados de vacuolización) repletos de abundantes bacterias, escasos linfocitos (0-1+), predominio de los linfocitos T CD8+ sobre los T CD4+ colaboradores en la proporción 2:1 y ausencia de células gigantes multinucleadas tipo Langhans **(FIG. 51)**. En los nervios periféricos, *M. leprae* invade las células de Schwann, lo cual lleva a una mielinización degenerativa espumosa, degeneración axónica y luego, de tipo walleriano.

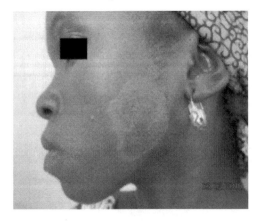

FIG. 49. Lepra indeterminada.

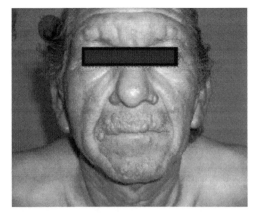

FIG. 50. Lepra lepromatosa.

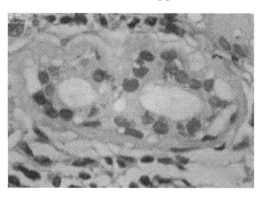

FIG. 51. Biopsia de lepra lepromatosa. Se observan macrófagos espumosos repletos de abundantes bacterias, escasos linfocitos y ausencia de células gigantes multinucleadas tipo Langhans.

Lepra *Borderline* (LB)

Esta puede ser *borderline*-lepromatosa, *borderline-borderline* y *borderline*-tuberculoide.

Lepra *borderline*-lepromatosa (BL). Lesiones similares en cuanto a infiltración y color, menos numerosas, distribución bilateral pero asimétrica. Puede haber hipoestesia o anestesia sobre todo en el centro de las lesiones y en casos avanzados anestesia en "botas y guantes" **(FIG. 52)**. El cuadro histológico se caracteriza por un granuloma macrofágico con diversos grados de vacuolización y escasos linfocitos. Coloración de Fite-Faraco entre 4 y 5+ con distribución irregular de bacilos y frotis de piel para BAAR positivo 4 a 5+. La reacción de Mitsuda, antígeno soluble, pruebas *in vitro* de inmunidad celular negativos. Se encuentra un alto título de anticuerpos contra el GLP-1.

Lepra *borderline-borderline* (BB). Las lesiones son intermedias entre LL y LT. Las placas en número variable son rojizas o "asalmonadas", ovales o redondas; la típica lesión BB es una placa de centro regresivo con un borde de infiltración variable, contorno interno muy bien limitado y externo difuso; puede haber anestesia, sobre todo en el centro de la placa **(FIG. 53)**. Los nervios periféricos son frecuentemente afectados. Los cortes histológicos muestran un granuloma de células epitelioides focalizados o rodeados de linfocitos con numerosas células gigantes. Los nervios y anexos están infiltrados. La histopatología revela células epitelioides difusamente esparcidas en el granuloma sin células gigantes, macrófagos indiferenciados, linfocitos distribuidos irregularmente y los nervios están infiltrados pero reconocibles. Coloración de Fite-Faraco 3 a 4+. Frotis de piel para BAAR 1 a 3+. La reacción de Mitsuda, generalmente es negativa, pero en algunos casos puede ser débilmente positiva. El antígeno soluble y las pruebas *in vitro* de inmunidad celular son negativos. Los títulos de GLP-1 son moderadamente positivos.

Lepra *borderline*-tuberculoide (BT). Presencia de máculas o placas en número variable, bastante bien limitadas, asimétricas, pardo rojizas o hipocrómicas. Borde infiltrado con centro regresivo **(FIG. 54)**. Los nervios periféricos son frecuentemente afectados. Los cortes histológicos muestran un granuloma de células epitelioides focalizados o rodeados de linfocitos con numerosas células gigantes. Los nervios y anexos están infiltrados pero reconocibles. Infiltrado granulomatoso difuso se muestra detalle de macrófagos espumosos repletos de abundantes bacterias, escasos linfocitos y ausencia de células gigantes multinucleadas tipo Langhans. En la

FIG. 52. Lepra *borderline*-lepromatosa.

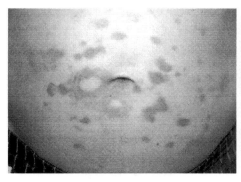
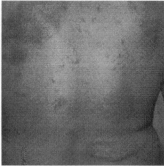

FIG. 53. Lepra *borderline*-borderline.

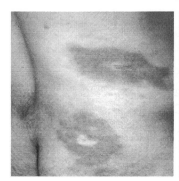
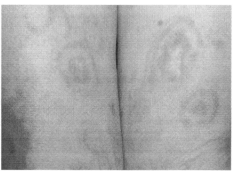

FIG. 54. Lepra *borderline*-tuberculoide.

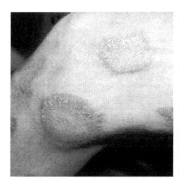
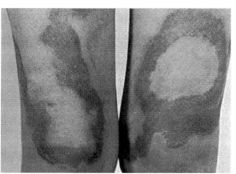

coloración de Fite-Faraco se observa la presencia de bacilos escasos predominantemente en los nervios. Los frotis bacteriológicos de la piel para BAAR son negativos o ligeramente positivos de 1 a 2+. La reacción de Mitsuda y el Antígeno Soluble pueden ser positivos. Las pruebas *in vitro* de inmunidad celular son positivas y los anticuerpos son débilmente positivos.

Lepra tuberculoide

Las lesiones son generalmente únicas: máculas o placas rojizas o parduzcas y en algunos casos hipocrómicas, redondeadas u ovales, bordes bien definidos; superficie limpia y brillante, puede haber placas circulares eritematosas o violáceas, cuya región central puede ser hipocrómica y mostrar atrofia con centro regresivo (ausencia de glándulas sudoríparas y folículos pilosos). La piel en la lesión es seca, generalmente escamosa, alopécica, anhidrótica y con anestesia marcada **(FIG. 55)**. En la LT predomina la neuropatía periférica; la hipoestesia/anestesia afecta el tacto discriminatorio, el dolor y la temperatura, pero respeta la sensibilidad profunda (vibración, presión y posición). La lesión del nervio cubital ocasiona mano en garra de los dedos cuarto y quinto, atrofia hipotenar con anestesia en la zona de distribución; el mediano atrofia tenar con dificultad de la oposición del pulgar con el mñique; el radial "mano caída"; safeno interno y tibial posterior (anestesia plantar) con úlceras plantares en los sitios de apoyo de borde hiperqueratósico con diversos grados de profundidad, pudiendo llegar al hueso (Mal perforante plantar). Puede afectarse el nervio retroauricular y presentarse la articulación de Charcot. A veces, la lepra tuberculoide se presenta inicialmente con solo un nervio infiltrado y abscedado muy aumentado de tamaño, o con una zona anestésica, atrofia muscular por neuropatía periférica.

FIG. 55. Lepra tuberculoide.

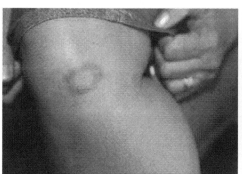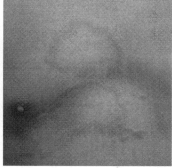

En la LT, la lesión neural es importante; las células T dañan el perineuro, hay destrucción de las células de Schwann y los axones con fibrosis del epineuro, sustitución del endoneuro por granulomas epiteliales y necrosis caseosa. Los nervios pueden resultar irreconocibles, mayor compromiso en dermis y nervios de las extremidades.

El cuadro histológico se presenta como un denso granuloma formado por células epitelioides, (macrófagos diferenciados con alto poder de fagocitar y eliminar bacilos), una notable corona de linfocitos. Las células de Langhans pueden estar presentes en gran número y predominan los linfocitos T CD4+ colaboradores sobre los T CD8+ en la proporción 2:1. Los nervios y anexos están muy infiltrados, en la coloración de Fite-Faraco no se encuentran bacilos o son muy escasos. El frotis bacteriológico de la piel es negativo. La reacción de Mitsuda es fuertemente positiva; tanto el antígeno soluble como las pruebas *in vitro* de inmunidad celular son positivas. Los anticuerpos contra GLP-1 son negativos o muy débiles.

COMPLICACIONES DE LA LEPRA

Los estados reactivos leprosos abarcan varios cuadros inflamatorios, por lo general debidos a mecanismos inmunes que pueden ocurrir antes del diagnóstico de la enfermedad o una vez instalado el tratamiento. Estas son las reacciones leprosas de tipo 1 y 2:

Reacciones leprosas tipo 1

1. **Por deterioro de la inmunidad celular.** Formas *borderline* que se inclinan hacia el polo lepromatoso (LL). Clínicamente, ocurre infiltración y edema de las lesiones preexistentes con mayor eritema y/o pigmentación. Lesiones nuevas similares, numerosas y poco características.
2. **Por estímulo de la inmunidad celular.** Inclinación hacia el polo tuberculoide (TT) Reacción reversa o Fenómeno de reversión. Clínicamente, las lesiones son poco numerosas, de bordes bien definidos, distribución asimétrica. En la reacción grave puede haber descamación, erosión o ulceración con afectación del estado general y edema de cara, manos y pies.

Reacciones leprosas tipo 2

Son episodios reaccionales que se producen por modificación de la inmunidad humoral (vasculitis por inmunocomplejos). Ocurren en la lepra lepromatosa y *borderline*-lepromatosa; se describe el eritema nudoso, eritema polimorfo, fenómeno de Lucio, manifestaciones en otros órganos (nervios, ojo y ganglios linfáticos, entre otros).

1. **Eritema nudoso.** Se presenta como nódulos infiltrados, eritemato-violáceos, dolorosos, predominantemente en miembros inferiores; aunque puede comprometer los miembros superiores. Se presentan por brotes con toque al estado general y fiebre. Neuritis frecuentes con intenso dolor y pérdida funcional por parálisis y atrofia muscular.
2. **Eritema polimorfo.** Se manifiesta por máculas, pápulas, placas o nódulos e incluso ampollas de configuración "en diana"; preferentemente en miembros superiores y generalmente asociadas a eritema nudoso leproso.
3. **Fenómeno de Lucio (lepromatosis difusa).** Se presenta con una vasculitis necrosante cutánea, afectación sistémica, y se manifiesta con extensas placas eritemato-violáceas, infiltradas de aspecto geográfico, ulceración necrótica central "esfacelo" con afectación sistémica (artritis, nefritis y esplenomegalia).

El diagnóstico diferencial de la lepra incluye:

1. Enfermedades que cursan con máculas hipocrómicas *per se* (pitiriasis alba, pitiriasis versicolor, nevus acrómico) o con lesiones residuales (hipocromías postinflamatorias y lesiones residuales de psoriasis).
2. Enfermedades que presenten una o pocas placas eritematosas que puedan confundirse con la lepra tuberculoide o *borderline*-tuberculoide: granuloma anular, tiña corporis, pitiriasis rosada, psoriasis activa, esclerodermia, lupus eritematoso subagudo y sarcoidosis.
3. Enfermedades que evolucionan con numerosas lesiones de tipo máculas, placas y nódulos que pueden ser confundidas con lepra lepromatosa o con el grupo intermedio como leishmaniasis difusa anérgica, neurofibromatosis, sífilis, xantomatosis, linfoma, sarcoidosis, lupus eritematoso sistémico, micosis profunda, eritema nudoso de diferentes etiologías, eritema multiforme y granuloma por sustancias inertes (polímeros).

DIAGNÓSTICO

Para un adecuado diagnóstico de la enfermedad de Hansen, se deben considerar diferentes aspectos: epidemiología, clínica, bacteriología, histopatología e inmunológicos.

Epidemiología. Paciente procedente o residente de área endémica y haber mantenido contacto estrecho, masivo y prolongado con caso contagiante, bacilífero y multibacilar.

Clínica. Recordar siempre que se trata de una enfermedad dermoneurotropa, cuyo espectro clínico cutáneo va desde la mácula anestésica, característica de la lepra indeterminada, que cursa por los diferentes polos que van desde el benigno (LT) con una o pocas lesiones infiltradas de color rosado-parduzco, hasta el maligno (LL) con lesiones múltiples de diferentes morfologías, infiltradas, generalizadas con afectación de anexos (madarosis), infiltración de cara y pabellones auriculares (facies leonina). El compromiso de los nervios periféricos con engrosamiento, dolor y fibrosis en sus lugares de emergencia entre las masas musculares; cuya consecuencia es la pérdida de la sensibilidad superficial primero térmica; luego táctil y dolorosa.

Bacteriología. El examen bacteriológico se efectúa mediante la toma de linfa de las lesiones cutáneas y en sitios establecidos internacionalmente; se colorean con Ziehl-Neelsen o Fite-Faraco; los frotis son reportados de 1+ a 6+, según la cantidad de bacilos.

Histopatología. Los cambios dependen de la capacidad reconocimiento de la micobacteria como antígeno, la estimulación macrofágica y la respuesta linfocitaria. En la LT infiltración granulomatosa con capacidad de fagocitosis y lisis bacteriana; y en la LL infiltración macrofágica incapaz de eliminar la bacteria. Entre estas dos, las formas *borderline* de gran variabilidad inmunopatológica.

Inmunológicos. Para la inmunidad celular *in vivo* se usan las pruebas intradérmicas (Mitsuda y antígeno soluble). Las pruebas *in vitro* incluyen la transformación linfocitaria (LTT), inhibición de migración macrofágica (MIF), células supresoras, determinación de linfocinas y la inmunidad humoral (GLP-1). Las serologías se utilizan para monitorizar la respuesta terapéutica y las recaídas. Se deben agotar todos los recursos para lograr el diagnóstico de lepra en un enfermo, porque "es preferible hacer el diagnóstico de lepra sin encontrar la enfermedad, que dejar de tratar a un paciente leproso".

1. **Mitsuda.** También llamada lepromina; se prepara con tejido humano o armadillos infectados experimentalmente. Se inocula intradérmicamente 0,1mL en la cara interna del antebrazo, su lectura a las 48 horas se denomina reacción de Fernández y es positiva una induración mayor o igual a 10 mm e indica sensibilización previa a *M. leprae*. La lectura a los 30 días se llama reacción de Mitsuda y es positiva 6 mm; el 75% de las personas normales son positivas y es negativa en los pacientes con formas multibacilares.
2. **Antígeno soluble.** Prueba intradérmica; se utiliza solución proteica derivada de bacilos de lepra purificados, obtenidos de lesiones experimentales de armadillos. Se lee a las 48 horas, positividad con induración de 10 mm o más.
3. **Reacción a la histamina.** Esta prueba consiste en una inyección intradérmica de 0,1 mL de una soluciónde histamina al 1 x 1.000; determina la llamada triple respuesta de Lewis, que consiste en eritema inicial, eritema reflejo secundario y pápula edematosa. Se considera

prueba normal cuando la tríada se presenta en su totalidad y anormal o patológica cuando falta el eritema reflejo secundario, lo cual indica que hay lesión en las terminaciones nerviosas.

Otras pruebas. Las que pueden alterarse de forma cruzada son la hipergammaglobulinemia policlonal, VDRL falso positivo, AAN+ y factor reumatoide positivo.

TRATAMIENTO

El Grupo de Estudio de la OMS sobre Quimioterapia de la Lepra (Ginebra, 1981) establece regímenes multifármacos y clasifica los pacientes en multibacilares si los frotis de piel son positivos para BAAR, o en paucibacilares si son negativos. Los objetivos del tratamiento son la eliminación de *M. leprae* en el menor tiempo posible, así como prevenir la aparición de cepas resistentes, factores que evitan el fracaso terapéutico y las recidivas. A continuación se describen los medicamentos actualmente usados en el tratamiento de la lepra.

Clofazimina (Lamprén). Es un colorante débilmente bactericida para *M. leprae*, con efecto antiinflamatorio, que se deposita principalmente en el tejido celular subcutáneo y en las células del sistema mononuclear fagocítico. La droga se vincula a la base guanina del ADN de *M. leprae* y por tanto bloquea la función del ADN por lo que inhibe la proliferación bacteriana. También aumenta la actividad de la fosfolipasa A2, lo cual lleva a liberación y acumulación de lisofosfolípidos, que son tóxicos e inhiben la proliferación bacteriana. Los efectos adversos son hiperpigmentación pardo negruzca (reversible varios meses después de suspender el medicamento), xerosis, ictiosis, prurito, fototoxicidad y erupciones acneiformes; además, náuseas, vómitos, dolor abdominal, anorexia, pérdida de peso y pigmentación conjuntival que no interfiere con la agudeza visual.

Rifampicina. Es un bactericida producido por *Streptomyces mediterranei* que inhibe la ARN polimerasa dependiente del ADN de *M. leprae* al vincular la subunidad β previniendo la transcripción al ARN y su traslación a las proteínas. Se absorbe rápidamente por el tracto gastrointestinal y se elimina por la bilis y la circulación enterohepática. Los efectos adversos son eritema, prurito, dolor abdominal, náuseas, diarrea, "síndrome gripal" con fiebre, escalofríos, mal estado general, cefalea, dolores de las extremidades, dificultad respiratoria y elevación de las enzimas hepáticas. La ictericia es rara, al igual que la aparición de púrpura, anemia hemolítica e insuficiencia renal. La dosis terapéutica recomendada es de 4,8 mg/kg. La rifampicina a la dosis de 600 mg VO mensuales es tan eficaz como la administración diaria y elimina el 99% de bacilos.

Dapsona (4,4diaminodiphenilsulfone, DDS). La dapsona es una sulfamida que inhibe la síntesis bacteriana del dihidrofolato o DHF; actúa al inhibir la síntesis del ácido dihidrofólico y tiene una acción competitiva con el paraaminobenzoato (PABA) por el lugar activo de la dihidropteroato sintetasa. La dapsona también tiene efectos antiinflamatorios mediante inhibición de la mieloperoxidasa neutrofílica. Los efectos adversos más comunes son metahemoglobinemia y hemólisis en grado variable, acentuada en pacientes con déficit de *glucosa-6-fosfato deshidrogenasa*, además anorexia, náuseas, vómitos, cefalea, insomnio, visión borrosa, parestesias, neuropatía periférica, psicosis, prurito, toxicodermia y un síndrome parecido a la mononucleosis infecciosa.

Actualmente, los regímenes recomendados, conocidos como terapia de multifármacos son:

- Lepra multibacilar en adultos: rifampicina 600 mg VO una vez al mes supervisada; dapsona 100 mg VO día (autoadministrada); clofazimina 300 mg VO una vez al mes (supervisada) y 50 mg día (autoadministrada) durante 24 meses.
- Lepra paucibacilar en adultos: rifampicina 600 mg VO una vez al mes (supervisada); dapsona 100 mg VO día (autoadministrada) durante 6 meses.
- Lepra multibacilar en niños de 10 a 14 años: rifampicina 450 mg VO mensual; dapsona 50 mg VO día y clofazimina 50 mg VO interdiarios y 150 mg VO una vez al mes durante 2 años.
- Lepra paucibacilar en niños de 10 a 14 años: rifampicina 450 mg VO mensual y dapsona 50 mg VO día durante 6 meses.
- Lepra en niños menores de 10 años: rifampicina 10 a 15 mg VO kg/día; dapsona 1 a 2 mg VO kg/día durante 6 meses.

Tratamiento de las complicaciones de la lepra

Las complicaciones de la lepra mejoran de una manera notable al liberar el enfermo de la inmensa carga bacilar presente en la lepra multibacilar.

Fenómenos reaccionales tipo 1. Cuando los fenómenos de reversión comprometen los nervios, ojos, hígado y riñón, se usa prednisona, 1 mg/kg/día VO con disminución progresiva semanal por 3 a 6 meses. También se puede usar la clofazimina por su efecto antiinflamatorio, a la dosis altas: 200-300 mg/día.

Fenómenos reaccionales tipo 2 (reacciones agudas). El eritema nudoso con afectación del estado general, fiebre y otros órganos responde a la prednisona, 40-60 mg/día VO por una a dos semanas. En caso de persistir o reaparecer las manifestaciones clínicas se usa talidomida (imida del ácido naftaliglutámico), derivado del ácido glutámico. En casos graves se comienza con 400 mg VO diarios hasta que los signos y síntomas disminuyan, es preferible dividirla en dos tomas (mañana y noche) en pacientes hospitalizados y en horas nocturnas en enfermos con actividad laboral. La dosis habitual es de 300 mg diarios con disminución cada tres días si la evolución es satisfactoria; su mantenimiento es de 50-100 mg diarios hasta lograr una dosis interdiaria por 3 a 6 meses. Se deben tomar precauciones por su efecto teratogénico (focomelia) y la neuritis. Los pacientes que no pueden recibir talidomida deben ser tratados con dosis altas de clofazimina, 300 mg en la noche, asociada a la prednisona.

Inmunoprofilaxis e inmunoterapia. La búsqueda de un tratamiento que complemente la poliquimioterapia de la lepra que actúe sobre la respuesta TH1, necesaria para la erradicación de la enfermedad y sus complicaciones, ha sido continua y llena de retos. Jacinto Convit y sus colaboradores iniciaron el camino hace más de 40 años; en los años 70 desarrollaron una inmunoterapia con *M. leprae* muertos por calor más BCG, en busca de modificar la respuesta inmune en pacientes con formas difusas de la enfermedad; una década después se confirmó el efecto inmunoestimulador con estudios histopatológicos pre y postratamiento. En estudios posteriores se demostró que más del 50% de esta respuesta era imputable a la BCG; se comenzó así la profilaxis de la lepra con esta vacuna. Con el avance de la biología molecular y al haber descifrado el mapa genético de las micobacterias, se avanza en el camino hacia la elaboración de vacunas profilácticas y terapéuticas utilizando otras especies y componentes antigénicos de la pared celular. Al utilizarse los coadyuvantes monofosfiril lipídico A (MPL) y el glucopiranosil lípido A (GLA) se logra respuesta favorable TH1. Hoy en día Immunovac/Cadi-5 (*Mycobacterium indicus pranii*) es comercializada como terapia complementaria para lepra y TBC de difícil tratamiento; sin embargo, su eficacia protectora sigue siendo inferior a BCG.

Al menos 3 vacunas más se están estudiando; LepVax es tal vez la más prometedora, una vacuna de subunidad que comprende proteínas recombinantes (4 antígenos); en estudios con armadillos produjo respuesta TH1 específica y redujo significativamente la carga infecciosa. En estudio de seguridad e inmunogenicidad en humanos se documentó fuerte producción de IgG circulante y respuesta TH1 específicas. Esperamos que el "sueño de Convit" esté cerca de hacerse realidad.

Bibliografía

Bennassar A, Palou J, Ferrando J. Aspectos histopatológicos de la lepra. Piel (Barc. Ed. Impr.). 2010; 25(10): 580-585.

Britton WJ, Lockwood DN. Leprosy. Lancet. 2004; 363: 1209-1219, https://doi.org/10.1016/S0140-6736(04)15952-7.

Cardoso CC, Pereira AC, De Sales Marques C, Moraes MO. Leprosy susceptibility: genetic variations regulate innate and adaptive immunity, and disease outcome. Future Microbiol. 2011; 6: 533-549.

Contreras M, Crespo L, Rada E, Borges R, Aranzazu N. Características clínicas, epidemiológicas, histológicas y bacteriológicas en Hansen Infantil. Servicio Central de Dermatología Instituto de Biomedicina Dr Jacinto Convit. Dermatol Venez. 2014; 52: 26-31.

Convit J, Sampson C, Zúñiga M, Smith PG, Plata J, Silva J, Molina J, Pinardi ME, Bloom BR, Salgado A. Immunoprophylactic trial with combined Mycobacterium leprae/BCG vaccine against leprosy: preliminary results. Lancet. 1992 Feb 22; 339(8791): 446-50. doi: 10.1016/0140-6736(92)91056-e. PMID: 1346818.

Convit J, Sampson C, Zúñiga M, Smith PG, Plata J, Silva J, Molina J, Pinardi ME, Bloom BR, Salgado A, Fajardo TT, et al. A comparative clinical trial in multibacillary leprosy with long-term relapse rates of four different multidrug regimens. Am J Trop Med Hyg. 2009; 81: 330-4.

Crespo L, Rada E, Gutiérrez J. Lepra en Venezuela: Puesta al día. Tribuna del Investigador. Volumen 21, No 2, Año 2020. Obtenible: http://www.tribunadelinvestigador.com/ediciones/2020/2/art-7/.

De Sales Marques C, Brito-de-Souza VN, Guerreiro LTA, Martins JH, Amaral EP, et al. Toll-like Receptor 1 N248S. Single-nucleotide polymorphism is associated with leprosy risk and regulates immune activation during mycobacterial infection. J Infect Dis. 2013; 208: 120-129.

Durán-Rondón N, Rada E, Reyes-Jaimes O, Crespo L. Avances sobre una vacuna para la enfermedad de Hansen. Tribuna del Investigador. Volumen 21, No. 2, Año 2020. Obtenible en: http://www.tribunadelinvestigador.com/ediciones/2020/2/art-9/.

Fava VM, Sales-Marques C, Alcais A, Moraes MO, Schurr E, da Silva, SA et al. HLA-DR and HLA-DQ alleles in patients from the south of Brazil: markers for leprosy susceptibility and resistance. BMC infectious diseases 9, 134, https://doi.org/10.1186/1471-2334-9-134 (2009).

Fava VM, Sales-Marques C, Alcais A, Milton O, Moraes MO, Schurr E. Age-Dependent Association of TNFSF15/TNFSF8. Variants and Leprosy Type 1 Reaction. Frontiers in Immunology. 8, 155, https://doi.org/10.3389/fmmu. 2017.00155.

Guevara J, Ortega-Moreno M, Rodríguez F, Sosa R. Actualización epidemiológica de la lepra en Venezuela. Período 2006-2016. Dermatol Venez. 2017; 55(1): 21-25.

Reyes-Flores O. Lepra y afecciones relacionadas. Editorial Creser Publicidad 2014 C.A. 2010. Primera Edición. Bogotá.

RidLey DS, Jopling WH. Clasification of leprosy according to inmunity a five group sistem. Int J Lepr. 1966; 34: 255-273.

RidLey DS. Histological classification and the immunological spectrum of leprosy. Bull Health Organ. 1974; 51: 451-65.

The 2009 report of the WHO. Technical advisory group on leprosy control stated. Who expert committee on leprosy: seveth report. WHO Tech Rep Ser No. 874. Geneva, World Health Organization, 1998.

WHO. Weekly epidemiological record, global leprosy update, 2017: reducing the disease burden due to leprosy.

WHO. Global leprosy strategy: accelerating towards a leprosy-free world. 2016.

WHO. Multidrug therapy (MDT), http://www.who.int/lep/mdt/en/ (2018).

WHO. A guide for surveillance of antimicrobial resistance in leprosy: 2017 update.

CAPÍTULO 71
MALARIA (PALUDISMO)

MARIO SALVADOR RIVERA-PROSPERI, OSCAR OCTAVIO NOYA-GONZÁLEZ

INTRODUCCIÓN

La infección malárica acompaña al hombre desde tiempos ancestrales y ha sido evidenciada en muestras obtenidas de momias egipcias, mediante la detección de ADN de parásitos malaricos. Además, existe amplio registro de personajes célebres de la historia como Alberto Durero y Alejandro Magno, entre otros, quienes padecieron o murieron de entidades febriles, posiblemente de malaria.

La malaria (término internacionalmente aceptado) o paludismo es causada por un protozoario del grupo Apicomplexa y el género *Plasmodium*; este presenta el complejo apical, órgano responsable de la invasión a las células. Cuatro especies infectan al hombre; en Suramérica *P. vivax*, responsable de la mayoría de los casos (75%), *P. falciparum*, segundo en frecuencia (20%), y un 5% de los casos se debe a *P. malariae* y *P. ovale*. En Venezuela, *P. vivax* y *P. falciparum* ocasionan el 98% de las infecciones maláricas (70% *P. vivax* y 28% *P. falciparum*). El *P. ovale* se ha descrito en América, solo casos importados, el más reciente en Venezuela procedente de la República Centroafricana. Cuatro especies de simios están recientemente infectando a humanos, con alta prevalencia en el sudeste asiático como son *Plasmodium knowlesi* y *P. cynomolgi* y en América, otras dos especies de importancia secundaria, *P. simium* y *P. brasilianum*. Esta ultima especie también se ha demostrado en Venezuela.

La infección se adquiere cuando un mosquito hembra del género *Anopheles*, infectado unos 7 a 12 días antes con una persona malárica, inocula desde sus glándulas salivales *esporozoitos* al hombre sano durante la succión de sangre para alimentarse. Pocos minutos después, estos *esporozoitos* invaden el hígado, penetran al hepatocito e inician un período de reproducción asexual. Mediante este proceso de amplificación denominado *esquizogonia intrahepática (preeritrocítica o tisular)* da origen al *esquizonte hepático*, que en un tiempo promedio de 15 días (1 a 3 semanas) rompe al hepatocito y libera al torrente sanguíneo miles de *merozoitos*. Una pequeña fracción de las formas intrahepáticas no se divide de inmediato, sino que se torna quiescente o "durmiente" (*hipnozoitos*) y permanece inactiva por meses o años; este estado explica las frecuentes recidivas observadas con *P. vivax* y *P. ovale*.

Al ingresar los merozoitos a la circulación sistémica parasitan los eritrocitos y se convierten en trofozoitos (típicamente en forma de anillos), y a medida que estos aumentan de tamaño adquieren una forma ameboide que en 48 horas para *P. vivax*; 36 a 48 horas para *P. falciparum* y 72 horas para *P. malariae* ocupa gran parte del eritrocito y recibe el nombre de *esquizonte*, que después de múltiples divisiones nucleares se transforma en la *esquizogonia hemática* o *eritrocítica*, la cual, al romperse, libera merozoitos a la sangre, causantes de la fiebre y escalofríos propios de la enfermedad, además de liberar también pirógenos endógenos y citocinas. Estos merozoitos invaden a su vez otros eritrocitos que prolongan y perpetúan la infección malárica. Las repeticiones de ambos ciclos, hepático (solo en el caso de *P. vivax* y *P. ovale*) y eritrocítico, poseen gran poder de amplificación de la infección (10 a 20 veces) y enorme capacidad de generar inmunidad en las personas infectadas, que les permiten tolerar mejor la enfermedad, contrariamente a los pacientes sin antecedentes de infecciones previas, quienes pueden presentar manifestaciones de malaria grave y morir si no son diagnosticados y tratados a tiempo. Algunos merozoitos del glóbulo rojo pueden desarrollar las formas sexuales del parásito, que son los *gametocitos* masculinos y femeninos, los cuales permanecen dentro del eritrocito hasta ser ingeridos por la hembra del mosquito anófeles. En la pared intestinal del insecto sigue un ciclo sexual de fertilización que da origen al cigoto; este, al madurar (ovoquiste), origina millares de esporozoitos que migran a las glándulas salivales en espera del momento propicio para ser inoculados al humano y repetir así el ciclo evolutivo. Es de señalar que también puede ocurrir transmisión vertical al feto, por transfusiones, contaminacion de agujas e inyectadoras y transplante de órganos.

En el caso de *P. falciparum*, a partir de la fase de trofozoito maduro, los eritrocitos empiezan a expresar antígenos del parásito: proteína *P. falciparum Erythrocyte Membrane Protein 1* (PfEMP1); esto condiciona que los eritrocitos infectados se vuelvan "pegajosos" y se adhieran al endotelio y a los eritrocitos sanos, lo que permite la formación de "rosetas". Ambos eventos, ocasionan la obstrucción del flujo sanguíneo en los microcapilares, que llevan a la isquemia e hipoxia tisular, exclusivo de la infección por *P. falciparum* y, uno de los mecanismos que genera su mayor malignidad.

MANIFESTACIONES CLÍNICAS

El período de incubación de la malaria oscila entre 7 y 14 días según la especie, en cambio, en la malaria inducida (agujas, soluciones o jeringas contaminadas), este período es breve. La tríada clínica clásica, fiebre intermitente, escalofríos y sudoración profusa, pasa luego a un período variable de "relativo" bienestar. Esta triada simple se modifica algunas veces por la inmunidad adquirida en repetidas infecciones; otras veces ocurren manifestaciones raras, aparatosas y graves en personas inmunodeficientes, tales como manifestaciones del SNC (cefalea, coma o convulsiones), respiratorias (SDRA), alteraciones de la coagulación y falla renal. Para cada una de estas presentaciones hay criterios diagnósticos precisos de malaria grave o complicada establecidos por la OMS. En nuestro medio se establecen en orden de frecuencia la insuficiencia renal aguda, la CID, la malaria cerebral y la SDRA. La alternancia de los paroxismos febriles (fiebres tercianas, cada 2 días por *P. vivax* y cuartanas, cada 3 días por *P. malariae*) en la actualidad no se observa, posiblemente por el solapamiento de reinfecciones sucesivas y la ocurrencia de varios ciclos simultáneos. En el caso de *P. falciparum*, inicialmente los episodios de fiebre pueden tener un patrón séptico-remitente, que posteriormente, al sincronizarse los diferentes estadios, adquieren un patrón intermitente. La cefalea ha sido reportada como muy frecuente; así como dolor retrocular, mialgias, poliartralgias, lumbalgia, náuseas, vómitos, mareos y tos seca; al menos el 50% de los pacientes con malaria.

Las manifestaciones de malaria grave o complicada son exclusivamente causadas por *P. falciparum* que, pueden llevar a la falla multiorgánica: insuficiencia renal aguda, SDRA, anemia grave, insuficiencia (hepática y suprarrenal), malaria cerebral y trastornos de la coagulación como consecuencia de la CID. El enfermo presenta ictericia, palidez, hipotensión arterial e hipoglucemia; esta última más evidente en los niños y las embarazadas. Los hallazgos al examen físico más resaltantes son hipotensión arterial, palidez cutáneo-mucosa acentuada por anemia (Hb <7 g%), hepatomegalia dolorosa y esplenomegalia, desde un polo palpable (grado I), que es lo más frecuente, hasta llegar al ombligo (grado III), catalogada como esplenomegalia malárica hiperreactiva y también llamada "esplenomegalia tropical". Esta última complicación de la malaria, solo se ha observado en comunidades amerindias del Amazonas, asociado a infecciones crónicas o reinfecciones frecuentes. Las manifestaciones de malaria grave o complicada incluyen coma, sangramiento espontáneo por mucosas o venipunturas (alteración de las pruebas de coagulación), ictericia, elevación de las aminotransferasas y creatinina > de 3 mg% (que persiste luego de la expansión hidrosalina), *shock*, hipoglucemia (principalmente en niños y embarazadas) y, en pocos casos, ruptura esplénica espontánea, particularmente por *P. vivax*.

Uno de los exámenes de laboratorio que mayor confusión crean en el diagnóstico clínico de los pacientes con malaria, es la trombocitopenia, que ocurre en el 60%-70% de los pacientes por *P. vivax*. Además, la asociación con mialgias, fiebre, dolor retroocular e hipotension arterial, se diagnóstica erróneamente como dengue. Sin embargo, en la mayoría de los casos, trombocitopenias tan bajas como 18×10^9/L, no generan hemorragias y la prueba del torniquete es negativa. En los casos de malaria grave por *P. falciparum*, las plaquetas participan en los fenómenos tromboembólicos de malaria cerebral.

DIAGNÓSTICO

Es importante investigar la parte epidemiológica del paciente, si proviene de una zona endémica de malaria o viajó a esas áreas. La tríada trombocitopenia-linfocitosis atípica-elevación de la LDH asociados a los síntomas y signos clínicos antes mencionados, deben hacer pensar en malaria. La confirmación se hace con una muestra de sangre capilar obtenida generalmente del lóbulo de la oreja, en la cual se observa al microscopio el *Plasmodium* intraeritrocitario. El parásito puede ser encontrado en cualquier momento, independientemente de la crisis febril, y la visualización del parásito en sangre periférica depende de la densidad parasitaria y de su biomasa, aunque se ve más frecuentemente en los períodos febriles; sin embargo, en caso de no ser observado y persistir la sospecha es recomendable tomar muestras cada 8 horas por 2 a 3 días, preferiblemente durante la fase febril; que corresponde a la fase de trofozoitos jóvenes o anulares de *P. falciparum*, que todavía no se han adherido al endotelio vascular. Durante la fase afebril, que corresponde a la evolución desde el trofozoito maduro o ameboide al esquizonte segmentado, no se pueden observar los parásitos; por lo tanto se debe utilizar las pruebas rápidas que detectan antigenemia. En *P. falciparum*, solo se ven los estadios de trofozoíto anular y los gametocitos ya que los intermedios están adheridos al endotelio capilar; no así, en el resto de las especies, que todos los estadios están presentes en los frotis de sangre. Mediante coloración de Wright o Giemsa se demuestra la presencia de los "anillos" de *Plasmodium* en la gota gruesa de sangre (extendido grueso); seguidamente, la observación del frotis o extendido fino permite precisar la especie según la morfología del eritrocito parasitado, el número de anillos en su interior y la presencia o no de granulaciones de Schuffner, en el caso de *P. vivax*. La gota gruesa y el extendido de sangre periférica continúan siendo el estándar oro para el diagnóstico de la malaria. Se debe señalar que *P. falciparum* puede concentrarse en la microvasculatura o lechos vasculares del cerebro, pulmón, placenta y el cordón umbilical; y no detectarse en la sangre periférica. Actualmente hay otras pruebas diagnósticas como detección de antígenos utilizando anticuerpos monoclonales contra la proteína rica en histidina (HRP), lactato dehidrogenasa (LDH) específicas para *P. falciparum* y LDH para el diagnóstico de *P. vivax*. En la actualidad hay otras pruebas de detección rápida de antígenos con tarjetas o tiras colorimétricas, igualmente más sensibles y específicas que el estudio microscópico, y que tienen la ventaja que pueden emplearse hasta 2 semanas de iniciar el tratamiento, por la persistencia de antígenos circulantes, aunque son menos efectivas cuando los niveles de parasitemia están por debajo de 100 parásitos/μL de sangre. Para cuantificar la parasitemia y evaluar la respuesta al tratamiento se utiliza el porcentaje de eritrocitos parasitados por campo observado. Otros hallazgos de laboratorio son anemia normocítica normocrómica, trombocitopenia por hiperesplenismo, elevación de aminotransferasas, hipoglucemia, principalmente en niños y embarazadas. La malaria es una de las patologías en la cual se produce una activación policlonal de la respuesta inmune, por lo que los pacientes producen anticuerpos contra diferentes blancos, que van desde autoanticuerpos contra los tejidos del propio enfermo, como contra otros agentes patógenos y confunden a los médicos, como son las enfermedades autoinmunes y falsos positivos de dengue, VDRL, entre otros.

TRATAMIENTO

Existe una relación altamente significativa entre el retardo de iniciar el tratamiento y la mortalidad por malaria, debido a la aparición de las complicaciones. Es necesario determinar el tratamiento de la malaria no complicada y la grave; en la primera se utilizan esquemas por vía oral, y en la segunda debe ser parenteral, oportuno, estrictamente dosificado (kg/peso), con tiempo estipulado y según la especie involucrada. En ambos casos, el seguimiento debe ser semanal: evaluación clínica, gota gruesa y extendido de sangre periférica, hasta el día 28, cuando culmina el control. Los pacientes con paludismo por *P. falciparum,* síntomas graves, manifestaciones del SNC y con elevada parasitemia (>5% de glóbulos rojos infectados) deben ser hospitalizados.

Los medicamentos específicos orales y parenterales actualmente utilizados para el tratamiento de la malaria son distribuidos por entes de salud; inclusive antibióticos con actividad antimalárica como doxiciclina y clindamicina. Existen preparados orales y parenterales.

Vía oral. Existen tabletas con la siguiente concentración: cloroquina (tabletas de 250 mg, con 150 mg de fosfato de cloroquina base), primaquina (7,5 mg pediátricas y 15 mg para el adulto), artesunato (100 mg), mefloquina (250 mg), quinina (500 mg), doxiciclina (100 mg), clindamicina (300 mg), artemeter/lumefantrina (20 /120 mg).

Cuando se utiliza la primaquina se debe informar al paciente del riesgo de hemólisis; de manera que en caso de presentar ictericia o coluria, se debe suspender la primaquina y realizar el despistaje de la deficiencia de la enzima glucosa-6-fosfato-deshidrogenasa (G-6-PD). En caso de demostrarse esa deficiencia, establecer el esquema de primaquina 0,75 mg/kg semanal durante 8 semanas. La mefloquina debe evitarse en pacientes con problemas neuropsiquiátricos porque desencadena ansiedad, depresión, confusión y paranoia, además de vértigo, tinnitus, convulsiones y pérdida del balance, los cuales pueden permanecer después de suspender el tratamiento.

Vía parenteral. Existen ampollas con las siguientes concentraciones: clorhidrato quinina (2 mL, 250 mg base); no olvidemos que la quinina puede desencadenar hipoglucemia con síntomas neurológicos que podrían confundirse con malaria cerebral (control periódico de la glicemia), artemeter (amp 80 mg), artesunato (1 mL/60 mg), clindamicina (600 mg). El gluconato de quinidina, congénere de la quinina, se ha utilizado por vía endovenosa para casos de malaria grave; también es posible utilizar la vía oral bajo la forma de sulfato de quinidina.

En Venezuela, desde hace 3 décadas, se ha demostrado resistencia de *P. falciparum* a la cloroquina, posteriormente a la mezcla de sulfadoxina más pirimetamina (Fansidar®) y más recientemente a la quinina, circunstancias que han obligado a actualizar los esquemas terapéuticos. *P. vivax* presenta con relativa frecuencia recidivas en semanas o meses luego de finalizado el tratamiento, lo cual se explica por la reactivación de los hipnozoitos hepáticos, pero también puede deberse a una forma de resistencia del parásito a los medicamentos antimaláricos. Es importante recordar que cuando se planifica el tratamiento debe considerarse la posibilidad de que la infección haya sido producida por más de una especie.

Esquemas establecidos

Malaria por *P. vivax* no complicada (tratamiento oral). Cloroquina (3 días): 10 mg/kg (días 1 y 2) y 5 mg/kg (día 3) + primaquina (14 días): 0,25 mg/kg. Para un paciente de peso promedio de 70 kg: cloroquina: 4 tabletas primero y segundo día, y 2 tabletas el tercer día + primaquina: una tableta diaria por 14 días **(TABLA 79)**.

Malaria por *P. vivax* complicada (clínico o de laboratorio). Debe tratarse como malaria por *P. falciparum*. Se considera una situación excepcional que se debe tratar con tabletas de artemeter 20 mg+ lumefantrina 120 mg. En el adulto, como *P. falciparum*, usar 4 tabletas VO cada 12 horas durante 3 días, pero administrar una sola dosis de primaquina 0,50 mg/kg como gametocida, ya que no tiene la fase de hipnozoito en el hígado.

Malaria por *P. malariae*. Debe ser tratado con el mismo esquema de cloroquina para *P. vivax*; pero administrar solo una dosis de primaquina a razón de 0,50 mg/kg como gametocida, en virtud que no tiene la fase de hipnozoito en el hígado.

Malaria por *P. falciparum* no complicada:
- **Primera elección**: artemeter + lumefantrina: 4 tabletas cada 12 horas durante 3 días. Se debe tomar preferiblemente con alimentos grasos.
- **Segunda elección**: quinina: 10 m/kg cada 8 horas por 7 días+ clindamicina (cápsulas de 300 mg) 10 mg/kg cada 12 horas VO por 7 días o +doxiciclina (cápsulas 100 mg) VO 4 mg/kg/día por 7 días + primaquina: 15 mg VO por 3 días.

Malaria por *P. falciparum* complicada (para el paciente adulto). Deben establecerse los criterios clínicos y de laboratorio de malaria complicada establecidos por la OMS **(TABLA 89 y 90)**.
- **Primera elección:** artesunato: 2,4 mg/kg en bolo IV c/12 horas hasta que se tolere la vía oral. Después de la tercera dosis, usar la misma cantidad cada 24 horas por un máximo de 7 días. Luego se completa el esquema de artemeter/lumefantrina por tres días. De acuerdo a la respuesta, se puede agregar clindamicina 10 mg/kg IV cada 12 horas.
- **Segunda elección:** clorhidrato de quinina: dosis de carga: 20 mg/kg diluidos en 500 mL de solución dextrosa 5% IV en 4 horas para evitar la hipoglucemia inducida por la quinina. Dosis de mantenimiento: 10 mg/kg en 500 mL de solución dextrosa al 5% en 4 horas, cada 8 horas, hasta que el paciente tolere la vía oral (alrededor de las 48-72 h) y se pueda hacer el cambio a vía oral: quinina: 500 mg VO cada 6 horas hasta cumplir 7 días. Añadir clindamicina a la dosis de 30 mg/kg/IV diaria, repartidos cada 8 horas + primaquina15 mg VO durante 3 días.

Malaria en mujeres embarazadas. Por *P. vivax*: cloroquina, 150 mg/día VO por 3 días; luego, 300 mg semanales hasta el parto. En embarazadas están contraindicadas la primaquina, doxiciclina y tetraciclinas.

Malaria en mujeres lactantes. En el caso de *P. vivax*, se continua con la cloroquina a razón de 2 tabletas semanales de 150 mg de cloroquina base, hasta cumplir los primeros 6 meses de lactancia. A partir de esa fecha se suministra de nuevo el tratamiento radical con cloroquina más primaquina. En el caso de que sea *P. falciparum*, no hay contraindicación a suministrarle desde el primer trimestre del embarazo la combinación de artemeter + lumefantrina a la dosis estándar de 4 tabletas cada 12 horas durante 3 días. Con esta especie, ya que no hay hipnozoitos no se indica la primaquina. En el resto de los pacientes solo se indica una dosis de primaquina como gametocida.

Malaria producida por *P. Vivax*

TABLA 89. Esquema simplificado en Venezuela.

Peso (kg)	Día 1		Día 2		Día 3		Día 4 al 14
	Cloroquina 10 mg/kg	Primaquina 0,25 mg/kg	Cloroquina 10 mg/kg	Primaquina 0,25 mg/kg	Cloroquina 5 mg/kg	Primaquina 0,25 mg/kg	Primaquina 0,25 mg/kg
35-49	3 tabl	2 tabl	3 tabl	1 tabl	2 tabl	1 tab	1 tabl
50-64	4 tabl	2 tabl	4 tabl	1 tabl	2.5 tabl	1 tabl	1 tabl
65-78	5 tabl	2 tabl	5 tabl	1 tabl	2.5 tabl	1 tabl	1 tabl
79-94	6 tabl	2 tabl	6 tabl	2 tabl	3.5 tabl	2 tabl	2 tabl
95-100	6.5 tabl	2 tabl	6.5 tabl	2 tabl	3.5 tabl	2 tabl	2 tabl

Presentación en tabletas: artesunato, 100 mg; mefloquina, 250 mg; primaquina, 5 y 15 mg; cloroquina, 150 mg.

Malaria producida por *P. Falciparum*

El esquema simplificado para el tratamiento de la malaria producida por *P. falciparum* con artemeter-lumefantrina es el siguiente: para adultos mayores de de 34 kg: 4 tabletas VO c/12h por 3 días, más el esquema ya descrito para dosificar la primaquina.

TABLA 90. Alternativa simplificada para malaria por *P. falciparum* (si es malaria complicada dosis IV).

Primera		
Droga	Nº días	Días (del 1 al día 7)
Quinina (VO o IV)	7	20 mg/kg (carga): mantenimiento, 10 mg/kg c/8h en 4 horas
Doxiciclina (VO)	7	4 mg/kg/día
Primaquina (VO)	3	0,25 mg/kg
Segunda (modificada)		
Quinina (VO o IV)	7	20 mg/kg (carga): mantenimiento, 10 mg/kg c/8h en 4 horas
Clindamicina (IV)	7	10 mg/kg IV c/12 h
Primaquina (VO)	3	0,25 mg/kg

Quimioprofilaxis

No es recomendada debido a que no asegura la protección, incrementa la resistencia a los fármacos antimaláricos, riesgo de efectos tóxico y la posibilidad de dificultar el diagnóstico en casos complicados. Internacionalmente está aceptada y, se le administra a quien la solicite. Se usa la primaquina a la dosis de 15 mg VO/día, o doxiciclina 100 mg VO día. La profilaxis se inicia una semana antes de penetrar al área malárica, durante la estadía y 2 semanas después de haber salido.

Medidas adicionales:

1. Tratar la hipovolemia, hipoglucemia y trastornos electrolíticos (hiponatremia e hipopotasemia).
2. Concentrado globular (10 mL/kg) en caso de anemia grave (hemoglobina menor de 7 g/dL) La anemia debe corregirse antes de iniciar la infusión de quinina.
3. Usar plasma fresco congelado (15 mL/kg) en caso de alteración de las pruebas de coagulación (PT, PTT). En sangrado activo con plaquetas <30 x 10^9/L se usa el concentrado plaquetario: 1 unidad por cada 10 kg de peso. Debe limitarse su uso por el elevado riesgo de reacciones inmunológicas que inactiven el futuro el uso plaquetas y la mayor probabilidad de inducción de infecciones.
4. Vitamina K1: 10 mg IV cada 12 horas; protección de la mucosa gástrica con inhibidores de bomba de protones; profilaxia con anticonvulsivantes (difenilhidantoína, fenobarbital, clonazepam).
5. Trasladar al paciente a UCI si existen criterios clínicos, radiológicos y gasométricos para SDRA por malaria.
6. Alcalinizar la orina con bicarbonato intravenoso, si existe hemoglobinuria.

Quimioprofilaxis para viajes a regiones endémicas

Muchos medicamentos pueden ser usados para prevenir la malaria, por lo que el uso de la quimioprofilaxis es una práctica habitual en viajeros (por corto tiempo) a zonas endémicas de alto riesgo. La quimioprofilaxis consiste en el uso de dosis subterapéuticas, es decir, no curativas. Hay evidencias en niños de países endémicos de que la quimioprofilaxis continua disminuye la incidencia de enfermedad clínica, sobre todo en las formas graves. Sin embargo, esto ha sido considerado impráctico por varias razones: costo, efectos adversos, resistencia a los medicamentos, así como disminución de la inmunidad adquirida en forma natural. Por tanto, la quimioprofilaxis se reserva para individuos vulnerables o grupos de personas expuestos a la malaria por períodos de tiempo definidos. Las mujeres embarazadas son particularmente susceptibles a padecer de malaria, y junto con los niños tienen mayor tendencia a desarrollar complicaciones. Los esquemas utilizados son los siguientes:

- **Doxiciclina**: 100 mg/día VO. Iniciar un día antes y mantenerla durante el tiempo de permanencia en el área hasta una semana después de abandonar el área malárica.
- **Primaquina**: 15 mg/día VO. Igualmente, iniciar un día antes y mantenerla durante la permanencia en el área malárica, hasta una semana después de abandonar el área. Brinda menor protección contra *P. vivax*.
- **Cloroquina**: 300 mg de la droga base, VO semanalmente por 1 a 2 semanas antes del viaje para probar la tolerancia y alcanzar un buen nivel sérico; continuar con igual dosis durante la permanencia en la región y durante cuatro semanas después de salir del sitio de exposición. En caso de intolerancia a la cloroquina se puede dividir la dosis dos veces por semana y tomarla con los alimentos o mefloquina: 250 mg VO semanal.

Dentro de las medidas preventivas se incluyen la protección de la picadura por mosquitos (ropa larga y de colores claros, mosquiteros, utilización de repelentes y evitar el uso de perfumes y colonias). En algunos sitios se han empleado mallas protectoras que contienen permetrina y artemisina, pero ya se han reportados casos de anófeles resistentes.

Vacunas

Clyde en 1975 demostró que era capaz de inducir una inmunidad protectora al exponerse a picadas sucesivas de mosquitos irradiados e infectados con *Plasmodium vivax* y *P. falciparum*. Experimentalmente los esposos Nussenzweig, inmunizaron ratones con péptidos sintéticos de la proteína circumspozoito de *Plasmodium berghei*; lograron proteger estos ratones de retos con esporozoitos de esta especie. El gran salto cualitativo lo dió Patarroyo en 1988; fue el primero en publicar la posibilidad de proteger humanos de la malaria. Inyectó una vacuna sintética, hecha químicamente (lSPf66), en monos del género *Aotus* y posteriormente en soldados. En Venezuela (1989) Noya et al., aplica esta vacuna por primera vez en la población civil; siendo el primer estudio fase 3 de una vacuna químicamente hecha contra la malaria; la cual reveló una eficacia del 55% para *P. falciparum*. Al mismo tiempo, se ha evaluado la vacuna recombinante RTS,S/AS01 en niños africanos; pero su eficacia ha sido alrededor del 30%; además, se ha presentado un aumento inusitado de meningitis y un fenómeno de rebote, ya que posteriormente se incrementó la transmisión en el grupo vacunado y la eficacia descendió al 4,4%. Recientemente el grupo de Patarroyo, publicó una vacuna sintética de segunda generación contra *P. falciparum*, la cual genera una gran expectativa por su compleja composición antigénica.

Bibliografía

Ally Olotu. Seven-year efficacy of RTS,S/AS01 malaria vaccine among young african children. N Engl J Med. 2016; 374: 2519-2529. doi: 10.1056/NEJMoa1515257

Centers for disease control and prevention. CDC Health information for travel 2009. Atlanta: US Department of Health and Human Services. Public health service. 2010.

Centers for Disease Control and Prevention. Notice to readers: malaria rapid diagnostic test. Centers for Disease Control and Prevention. Available at http://www.cdc.gov/mmwr/preview/mmwrhtmL/mm5627a4.htm. Accessed September 30, 2011.

Clyde DF. Immunization of man against P. falciparum and P. vivax malaria by use of attenuated sporozoites. Am J Trop Med Hyg. 1975; 24(3): 397-401. doi: 10.4269/ajtmh.1975.24.397).

Cox-Singh J, Davis TM, Lee KS, et al. Plasmodium knowlesi malaria in humans is widely distributed and potentially life threatening. Clin Infect Dis. 2008; 46: 165-71.

Donati D, Zhang LP, Arnaud QCh, Flick K, Nystrom M, Bejarano MT. MaIdentification of a polyclonal B-Cell activator in Plasmodium falciparum Wahlgren. Infec and Immune. 2004 Sep; 72(9): 5412-8. doi: 10.1128/IAI.72.9.5412-5418.2004.

Gebreweld A, Erkihun Y, Getacher-Feleke D, Hailu G, Fiseha F. Thrombocytopenia as a diagnostic marker for malaria in patients with acute febrile illness. Hindawi. J Tropical Med. 2021. Article ID 5585272, 6 pages https://doi.org/10.1155/2021/5585272.

Manuel E. Patarroyo, Roberto Amador, Pedro Clavijo, Alberto Moreno, Fanny Guzman, Pedro Romero, Ricardo Tascon, Antonio Franco, Luis A. Murillo, Gabriel Ponton & Gustavo Trujillo. A synthetic vaccine protects humans against challenge with asexual blood stages of Plasmodium falciparum malaria. Nature. 1988; volume 332: 158-161.

Manuel Elkin Patarroyo, Adriana Bermúdez, Manuel Alfonso Patarroyo. Structural and immunological principles leading to chemically synthesized, multiantigenic, multistage, minimal subunit-based vaccine development. Chem Rev. 2011 May 11; 111(5): 3459-507. doi: 10.1021/cr100223m.

Ministerio de Salud (MPPS). Tratamiento general para infecciones de malaria complicada y no complicada en el Territorio Nacional.

Nerlich AG, Bettina B, Dittrich S, Jelinek T, Zink AR, Nerlich G, Schraut B. Plasmodium falciparum in ancient Egypt. Emerg Infect Dis. 2008; 14(8): 1317-1319.

Noya O, Gabaldón-Berti Y, Alarcón de Noya B, Borges R, Zerpa N, Urbáez JD, Madonna A, Garrido E, Jimenez MA, Borges RE, et al. A population-based clinical trial with the SPf66 synthetic Plasmodium falciparum malaria vaccine in Venezuela. J Infect Dis, 170 J Clin Microbiol. 1989; 46(11): 3714-3720.

Rivera P. Tratamiento de la malaria en el foco meridional de Venezuela. Consideraciones actuales. Revista SABER Muldisciplinaria del Consejo de Investigación de la UDO. Memorias del V Congreso Científico de La Universidad de Oriente, 18-22 Octubre de 2004.

Rivera PM, Conde J, Fuentes C. Malaria grave en el estado Bolívar. Características, tratamiento, evolución. Bol Venezolano de Infectología. Vol 16 Nº 1 enero-julio 2005.

RTS, S Vaccine Clinical Trials Partnership. A phase 3 trial of RTS,S/AS01 malaria vaccine in african infants. N Engl J Med. 2012; 13: 367(24): 2284-95. doi: 10.1056/NEJMoa1208394.

Sandoval M, Rivera M. Revista SABER UDO Características clínicas del paludismo en el foco meridional de Venezuela: complicaciones y tratamiento. Año III, Vol III, Nº 3 Sept. 1990.

Schlagenhauf P. Malaria: from prehistory to present. Infec Dis Clin N Am. 2004; 18: 19.

Trape JF, Tall A, Diagne N, Ndiath O, Ly AB, Faye J, et al. Malaria morbidity and pyrethroid resistance after the introduction of insecticide-treated bednets and artemisinin-based combination therapies: a longitudinal study. Lancet Infect Dis. 2011 Dec; 11(12): 925-32.

US Food and Drug Administration. FDA Drug Safety Communication: FDA approves label changes for antimalarial drug mefloquine hydrochloride due to risk of serious psychiatric and nerve side effects. FDA. Available at http://www.fda.gov/downloads/Drugs/DrugSafety/UCM362232.pdf. Accessed2013.

White NJ. A vaccine for malaria (editorial). N Engl J Med. 2011; 365: 1925-1927.

CAPÍTULO 72
TOXOPLASMOSIS

FHABIÁN S. CARRIÓN-NESSI, DAVID A. FORERO-PEÑA,
MORELLA BOUCHARD

INTRODUCCIÓN

La toxoplasmosis es una zoonosis causada por el parásito *Toxoplasma gondii*, un protozoo intracelular obligado, de forma semilunar y perteneciente a la clase Sporozoa que afecta cerca de un tercio de la población mundial, aunque generalmente no ocasiona manifestaciones clínicas en individuos inmunocompetentes. Sin embargo, este microorganismo tiene el potencial de causar una enfermedad importante en lactantes e individuos inmunocomprometidos a través de una infección primaria o reactivación de una infección latente. Estudios realizados en poblaciones de riesgo en Venezuela, como embarazadas, niños y adultos en situación de calle, donantes de sangre y poblaciones indígenas, muestran una alta prevalencia de IgG específica para *T. gondii* (42%-65%). Sin embargo, debido a que la toxoplasmosis no es una enfermedad de reporte obligatorio, existe un subregistro importante. La transmisión de la infección a menudo ocurre a través de la ingestión de quistes tisulares en carnes crudas o cocidas incorrectamente, o la ingestión de ooquistes en alimentos y agua contaminados. También puede ocurrir transmisión vertical y por trasplante de órganos. El tratamiento está indicado en todos los pacientes inmunocomprometidos, así como en pacientes inmunocompetentes con síntomas graves. La combinación de pirimetamina y sulfadiazina es el régimen preferido para el manejo terapéutico de la toxoplasmosis.

T. gondii tiene un ciclo de vida complejo que requiere un huésped definitivo y un huésped intermediario para completar los ciclos sexual y asexual, respectivamente. Los miembros de la familia *Felidae* son los únicos huéspedes definitivos conocidos de este organismo. Los gatos pueden infectarse por la ingestión de ooquistes infectados o quistes tisulares a través del consumo de huéspedes intermediarios (frecuentemente ratones). Los gatos infectados eliminan millones de ooquistes no esporulados en las heces durante aproximadamente 1 a 3 semanas. Los ooquistes tardan de 1 a 5 días en transformarse en ooquistes infecciosos, que pueden permanecer infecciosos en el medio ambiente durante aproximadamente un año. Cuando se ingiere carne cocida incorrectamente o alimentos contaminados con heces de gato, la pared externa del quiste que rodea a los esporozoítos y bradizoítos es proteolizada por el jugo gástrico en el sistema digestivo del huésped. Estos esporozoítos y bradizoítos sin recubrimiento entran en el epitelio del intestino delgado y se diferencian en taquizoítos, formas de *T. gondii* que se multiplican rápidamente. Los taquizoítos pueden penetrar en cualquier célula nucleada, incluidas las células dendríticas, los monocitos y los neutrófilos, lo que provoca su diseminación. Con el inicio de la respuesta inmunitaria del huésped, estos taquizoítos son reprimidos y finalmente se convierten en formas de replicación lenta denominadas bradizoítos. Los bradizoítos generan una gruesa pared de quiste a su alrededor, formando un quiste tisular que encierra miles de bradizoítos. Estos quistes permanecen en forma latente en el huésped inmunocompetente; sin embargo, pueden reactivarse cuando el sistema inmunitario del huésped se ve comprometido. Los seres humanos pueden contraer la infección por *T. gondii* de cuatro maneras: 1. transmisión alimentaria: ingestión de quistes tisulares a través del consumo de carne cruda o poco cocida; 2. transmisión zoonótica: ingestión de ooquistes a través del consumo de alimentos y agua contaminados con heces felinas; 3. transmisión vertical: la madre infectada provoca una infección congénita a través de la placenta; y 4. transmisión por transfusión de sangre o trasplante de órganos.

MANIFESTACIONES CLÍNICAS

La toxoplasmosis puede presentarse en forma aguda o crónica, sintomática o asintomática. La mayoría de las personas infectadas permanece asintomáticas; sin embargo, algunos pacientes inmunocompetentes con la infección aguda pueden presentar síntomas como fiebre, escalofríos, cefalea, faringitis, mialgias, exantema e incluso se puede encontrar hepatoesplenomegalia. *T. gondii* puede causar morbilidad significativa y mortalidad en dos situaciones: en individuos inmunocomprometidos por la primoinfección o reactivación de la forma latente, y en el desarrollo del feto durante la primoinfección de la mujer embarazada. El compromiso ocular es la forma clínica más frecuente de la toxoplasmosis y por ende de impacto epidemiológico.

Personas inmunocompetentes. En adultos y niños inmunocompetentes, el 90% de las infecciones primarias son asintomáticas; la presentación sintomática suele ser autolimitada y en pocas situaciones requiere tratamiento. Las manifestaciones clínicas son inespecíficas, como linfadenopatías cervicales o generalizadas e indoloras, fiebre, mialgias, astenia y cefalea, además un exantema maculopapular. Rara vez se observa hepatoesplenomegalia, miocarditis, polimiositis, neumonitis, meningoencefalitis o hepatitis. En ocasiones pueden observarse linfadenopatías prolongadas, hasta por seis meses.

Personas inmunocomprometidas. Se consideran en este caso personas con el virus de la inmunodeficiencia humana (VIH)/síndrome de inmunodeficiencia adquirida (sida) y el uso de citotóxicos (pacientes con cáncer o recipientes de trasplantes de órganos). Generalmente se presenta como consecuencia de la reactivación de una infección crónica latente. Los pacientes con el VIH/sida comúnmente se presentan con síntomas neurológicos, aunque también puede ocurrir la enfermedad extracerebral. La encefalitis toxoplásmica generalmente se presenta con síntomas neurológicos según la región del cerebro involucrada y el número de lesiones. Los síntomas pueden incluir fiebre, convulsiones, cefalea, cambios en la visión, alteración del estado mental, déficits neurológicos focales, disfunción cognitiva, ataxia y movimientos involuntarios. La encefalitis dada por múltiples focos de necrosis y nódulos de la microglía puede ocasionar desde un proceso subagudo que evoluciona en semanas hasta un estado confusional agudo con fiebre, convulsiones, hemiparesia, hemianopsia, trastornos cerebelosos y sensitivos. Los pacientes con VIH/sida pueden presentar múltiples abscesos cerebrales. La reactivación de *Toxoplasma* asociado al VIH/sida ha disminuido considerablemente después de la introducción de la terapia antirretroviral de gran actividad (TARGA) en países de ingreso alto; sin embargo, todavía es muy frecuente en los países de ingreso bajo sin acceso a la TARGA. La toxoplasmosis extracerebral generalmente se presenta como neumonitis (fiebre, tos, disnea) y coriorretinitis (cambios de la visión, fosfenos o dolor ocular); sin embargo, también pueden ocurrir enfermedades cardíacas, gastrointestinales, genitourinarias, musculoesqueléticas y diseminadas.

Toxoplasmosis congénita. La toxoplasmosis congénita se desarrolla por la invasión transplacentaria de taquizoítos al feto. Esta forma de infección ocurre cuando la mujer embarazada desarrolla una infección aguda o primaria. El riesgo de infección aumenta con la edad gestacional, de 6% en la semana 13 a 72%-80% en la semana 36. Si ocurre tempranamente puede ocasionar un aborto espontáneo (nunca abortos a repetición) o muerte fetal en el útero. En los nacidos vivos puede ocasionar hidrocefalia, microcefalia, meningoencefalitis, calcificaciones intracraneales y coriorretinitis, o signos de infección generalizada como hepatoesplenomegalia, ictericia, erupción cutánea, anemia y trombocitopenia. Si ocurre al final del embarazo puede producir una toxoplasmosis congénita subclínica en el recién nacido (88%) que ocasiona, meses o años después, lesiones oculares. Por lo general, las madres que dan a luz un hijo con toxoplasmosis congénita no saben que han sufrido la infección durante el embarazo y en las gestaciones subsiguientes el riesgo de tener otro caso similar es inexistente. Esto significa que una mujer embarazada con serología negativa para la toxoplasmosis debe extremar las medidas profilácticas durante el embarazo para evitar la infección; y la serología positiva previa indica que no hay riesgo de primoinfección.

Toxoplasmosis ocular. Puede ser el resultado de una infección aguda, reactivación de la forma crónica o consecuencia de la infección congénita. Es responsable del 30% al 50% de la uveítis posterior en individuos inmunocompetentes. La manifestación más frecuente es la coriorretinitis, que se presenta de forma recurrente con focos de retinitis aguda adyacentes a cicatrices de lesiones antiguas. Estas reactivaciones se presentan cuando, por factores no claramente identificados, los parásitos contenidos en los quistes oculares son liberados hacia las células retinianas, en donde originan una respuesta inflamatoria local. Las manifestaciones clínicas son visión borrosa, fotofobia, dolor ocular, ojo rojo, presión ocular alta y ceguera.

DIAGNÓSTICO

La toxoplasmosis es una enfermedad de difícil diagnóstico clínico y parasitológico, pues se debe demostrar el agente causal y establecer la relación entre la infección y la enfermedad. El diagnóstico se basa principalmente en métodos indirectos como los serológicos, pero también en métodos de detección directa del parásito. En muchos casos es necesario combinarlos para lograr una adecuada evaluación.

La respuesta inmunitaria en la infección primaria se caracteriza por la aparición de IgM específica, que suelen ser detectable a partir del 5º día después de la infección, alcanza niveles máximos en 1 a 2 meses y en ocasiones puede ser de 2 años. La IgA tiene una duración más corta, entre 4 y 5 meses, aunque puede persistir positiva más de un año. La IgG se detecta después de 1 semana de la infección, alcanza niveles máximos en 3 a 6 meses y puede durar de por vida.

La presencia de una serología positiva solo para IgG indica la exposición previa al parásito y, en efecto, excluye la infección aguda. En el caso del diagnóstico de infección aguda, el problema es más complejo, dado que los resultados falsos positivos y la persistencia de títulos de IgM por años dificultan una correcta interpretación. Títulos altos de IgM con títulos de IgG negativos o bajos sugieren una infección aguda; por el contrario, títulos bajos de IgM con títulos altos de IgG sugieren una infección crónica. Estos anticuerpos IgG pueden ser detectados después de 3 semanas de la infección por técnicas como prueba de tinción o Dye de Sabin-Feldman, hemoaglutinación indirecta, ELISA o inmunofluorescencia indirecta. Recientemente se ha introducido la determinación de la avidez de la IgG, que se basa en el incremento a través del tiempo de la afinidad funcional (avidez) entre la IgG específica de *T. gondii* y su antígeno. Valores bajos de avidez (<30%) indican una formación de anticuerpos inferior a 3 meses, y una alta avidez (>70%) orienta hacia una infección crónica **(TABLA 91)**.

TABLA 91. Resultados de estudios serológicos en la detección de anticuerpos específicos y avidez de la IgG anti-*T. gondii*.

IgM	IgA	IgG	Avidez	Diagnóstico
Negativo	Negativo	Negativo	NR	No existe infección, tomar medidas preventivas
Positivo	Negativo	Negativo	NR	Probable infección aguda
Positivo	Positivo	Negativo	NR	Probable infección aguda
Positivo	Positivo	Positivo	Baja	Probable infección aguda
Positivo	Positivo	Positivo	Alta	Infección crónica
Positivo	Negativo	Positivo	Alta	Infección crónica
Negativo	Negativo	Positivo	Alta	Infección crónica

NR: no realizado

El diagnóstico neonatal es complicado porque los anticuerpos IgM e IgA y la PCR en sangre y LCR pueden ser falsamente negativos. En estos casos puede hacerse mediante la demostración de un ascenso significativo de los anticuerpos IgG o su persistencia después del año de vida.

La detección directa del parásito puede hacerse mediante su visualización en el frotis de cualquier líquido o tejido (sangre, esputo, LCR o muestras de órganos), lo cual es posible en raras ocasiones, o por métodos de inoculación del ratón y cultivos celulares. Estos métodos tradicionales tienen la desventaja de ser poco sensibles, además de arrojar resultados tardíos que duran hasta 6 semanas para obtener un diagnóstico. En la actualidad, la identificación molecular por la amplificación de un segmento de ADN del parásito (PCR) en sangre y otros fluidos corporales ofrece la ventaja de una mayor sensibilidad y rapidez.

En el compromiso del SNC se debe practicar una TC o RM del cráneo. Los hallazgos muestran múltiples áreas hipodensas con lesiones anulares en el cerebro. Los cambios inflamatorios mínimos observados durante las primeras etapas pueden no apreciarse bien en la TC; por lo tanto, se prefiere la RM para diagnosticar lesiones cerebrales en la toxoplasmosis cerebral. La

PET-TC por emisión de fotón único o la TC por emisión de positrones tienen una alta especificidad para hacer diagnósticos diferenciales. El LCR muestra pleocitosis linfocitaria (10 a 15 células/mm^3), ligera hiperproteinorraquia y aumento de las gammablobulinas. Aunque la biopsia proporciona un diagnóstico definitivo al demostrar taquizoítos y quistes tisulares de *T. gondii*, por lo general no se hace. Está indicada una biopsia para descartar otros diagnósticos diferenciales en individuos que no muestran una mejoría clínica o radiológica de los síntomas después de 14 días, posteriores al inicio de la terapia.

TRATAMIENTO

El objetivo del tratamiento es limitar la replicación del parásito durante la infección activa. El tratamiento está indicado en individuos inmunocompetentes con síntomas graves o prolongados, así como en todos los pacientes inmunocomprometidos, con infección congénita y mujeres embarazadas. No se recomienda tratamiento en pacientes con linfadenopatías y moderados síntomas constitucionales, muy comunes en la práctica clínica diaria; estos son sometidos a tratamientos farmacológicos innecesarios, presionados en ocasiones por el paciente, la familia y el "amable" consentimiento del médico. Los mejores tratamientos son la combinación de pirimetamina más sulfadiazina, por su sinergismo; como alternativa de la sulfadiazina están trimetropim/sulfametozaxol (TMP/SMX), clindamicina, macrólidos o dapsona. La espiramicina se emplea en la mujer embarazada porque la pirimetamina es teratogénica. Estos medicamentos eliminan los taquizoitos, pero no tienen efecto sobre los quistes tisulares.

Pirimetamina. Se utiliza en la toxoplasmosis aguda, congénita, ocular y cerebral. Antagoniza la síntesis de ácido fólico, necesaria para el desarrollo del parásito. Por esta razón, para evitar en el paciente la aparición de glositis, trombocitopenia, leucopenia y anemia megaloblástica por déficit de ácido fólico, se le administra ácido folínico (no el ácido fólico porque este, más bien, inhibe la acción de la pirimetamina) a la dosis de 5 a 20 mg VO tres veces por semana, hasta una semana después de haber suspendido la pirimetamina. La dosis de pirimetamina recomendada es de 200 mg VO el primer día, y luego 50 mg VO diarios en pacientes <60 kg y, 75 mg VO diarios en >60 kg.

Fluoroquinolonas. Son bactericidas contra la gran mayoría de los gramnegativos aerobios. Puede usarse cualquiera de las fluoroquinolonas (ciprofloxacino 500 mg VO c/12 h por 5-7 días o levofloxacino 750 mg VO diarios por 5-7 días). No se recomiendan en el embarazo.

Se deben combinar con la sulfadiazina, que es la sulfa que ofrece el mejor sinergismo con la pirimetamina; la dosis es de 1 g VO c/6 h (pacientes <60 kg) y 1,5 g VO c/6 h (pacientes >60 kg) por 6 semanas. Es indispensable la ingestión de líquidos abundantes. El tratamiento inicial debe ser seguido por una terapia de mantenimiento prolongada. Si existe coriorretinitis o meningitis se agrega prednisona durante la fase aguda.

Clindamicina. También se emplea como alternativa a la sulfadiazina, combinada con la pirimetamina, particularmente en pacientes con VIH/sida que padezcan toxoplasmosis cerebral. La dosis es variable según la gravedad del paciente, generalmente de 600 mg VO o IV c/6-8 horas.

Espiramicina. Se usa en la mujer embarazada. La dosis es de 1 g VO c/8 horas, con el estómago vacío, hasta el parto (reduce la infección fetal hasta un 60%).

Corticoesteroides. Se deben emplear solo en toxoplasmosis congénita, meningoencefalitis, pacientes con VIH/sida y coriorretinitis aguda. La prednisona se usa a la dosis de 1 mg/kg VO diarios hasta la normalidad del LCR o haya cedido la inflamación amenazante de la visión.

Las recomendaciones para las diferentes formas clínicas son las siguientes:

Prenatal. Persigue dos objetivos: disminuir el riesgo de infección fetal y reducir las secuelas de los fetos infectados. La transmisión vertical es menor con el uso de espiramicina cuando se inicia en las tres semanas siguientes a la seroconversión. Hay que mantenerla hasta la semana 16 o 18, seguida de al menos 4 semanas de terapia combinada de pirimetamina, sulfadiazina y ácido folínico, ya que la espiramicina no es tan efectiva como la pirimetamina para eliminar los taquizoitos.

Congénita. Depende, si es sintomática o asintomática **(TABLA 92)**.

TABLA 92. Tratamiento de la toxoplasmosis congénita.

Características de la infección	Tratamiento	Dosis	Duración
Infección congénita sintomática (apropiada para bebés <12 meses de edad)	P	Inicio: 2 mg/kg/día (máximo 50 mg/dosis) durante 48 h. Luego: 1 mg/kg/día (máximo 25 mg/dosis) durante seis meses. Finalmente: 1 mg/kg (máximo 25 mg/dosis) tres veces por semana (lunes, miércoles y viernes) durante seis meses	12 meses
	S	100 mg/kg/día, repartidos en dos dosis	12 meses
	AF	5-10 mg 3 días por semana	12 meses y una semana
Infección congénita sintomática con afectación del LCR o coriorretinitis activa con trastornos de la visión[a]	P+S+AF	Igual que en el apartado anterior	Igual que en el apartado anterior
	Corticoesteroides	1 mg/kg/día, repartidos en dos dosis	Hasta normalización del LCR o reducción de la inflamación de la retina
Infección congénita asintomática	P+S+AF[b]	Igual que en el primer apartado. En esta situación a partir del mes 2-6 puede pasarse a administrar dosis de pirimetamina en días alternos hasta el mes 12	12 meses
Infección dudosa	P+S+AF	Igual que en el primer apartado	Se mantiene hasta descartar la infección (seguimiento de IgG). De confirmarse, la pauta se mantendrá durante 12 meses

AF: ácido folínico P: pirimetamina S: sulfadiazina. a. Se considera que el LCR está alterado si las proteínas son >1 g/dL. Coriorretinitis activa que afecte a la mácula o esté cerca de ella. b. No hay información sobre el tratamiento de la infección asintomática. La mayoría de los expertos recomienda tratamiento durante 12 meses. Una alternativa en esta situación sería plantear un tratamiento corto de 3 meses siguiendo las recomendaciones de los autores daneses. Tomado de Baquero-Artigao y col, 2013.

Inmunocomprometidos

Tratamiento de la encefalitis por *T. gondii*

Régimen preferido

Pirimetamina: 200 mg VO diarios, seguido de una dosis basada en el peso corporal:

Peso corporal ≤60 kg: pirimetamina 50 mg VO diarios + sulfadiazina 1.000 mg VO c/6 h + leucovorina 10-25 mg VO diarios (puede aumentar a 50 mg una o dos veces al día)

Peso corporal >60 kg: pirimetamina 75 mg VO diarios + sulfadiazina 1.500 mg VO cuatro veces al día + leucovorina 10-25 mg VO al día (puede aumentar a 50 mg una o dos veces diarias).

Nota: si no se dispone de pirimetamina o hay un retraso en su obtención, debe utilizarse TMP-SMX en lugar de pirimetamina-sulfadiazina. Para los pacientes con antecedentes de alergia a las sulfas, se debe intentar la desensibilización a las sulfas utilizando una de las varias estrategias publicadas. Se debe administrar atovaquona hasta que se alcancen dosis terapéuticas de TMP-SMX.

Regímenes alternativos

Pirimetamina (leucovorina) + clindamicina 600 mg IV o VO c/6 h; alternativa preferida para pacientes intolerantes a la sulfadiazina o que no responden a la pirimetamina-sulfadiazina; debe añadirse un agente adicional para la profilaxis de la neumonía por *Pneumocystis jiroveci*

- TMP-SMX (TMP 5 mg/kg y SMX 25 mg/kg) (IV o VO) c/12 h, o
- Atovaquona 1.500 mg VO c/12 h + pirimetamina (leucovorina), o
- Atovaquona 1.500 mg VO c/12 h + sulfadiazina, o
- Atovaquona 1.500 mg VO c/12 h.

Duración total del tratamiento de la infección aguda

- Al menos 6 semanas; mayor duración si la enfermedad clínica o radiológica es extensa o la respuesta es incompleta a las 6 semanas.

Una vez finalizado el tratamiento agudo, todos los pacientes deben continuar con el tratamiento crónico de mantenimiento que se describe a continuación:

Terapia crónica de mantenimiento para la encefalitis por *T. gondii*

Régimen preferido

Pirimetamina 25–50 mg VO al día + sulfadiazina 2.000–4.000 mg VO al día (en 2 a 4 dosis divididas) + leucovorina 10–25 mg VO al día.

Régimen alternativo

- Clindamicina 600 mg VO c/8 h + (pirimetamina 25–50 mg + leucovorina 10–25 mg) VO al día; debe añadirse un agente adicional para prevenir la neumonía por *P. jiroveci*, o
- TMP-SMX 160-800 mg c/12 h, o
- TMP-SMX 160-800 mg día, o
- Atovaquona 750-1.500 mg VO c/12 h + (pirimetamina 25 mg + leucovorina 10 mg) VO diaria, o
- Atovaquona 750–1.500 mg VO c/12 h + sulfadiazina 2.000-4.000 mg VO al día (en 2 a 4 dosis divididas), o Atovaquona 750-1.500 mg VO c/12 h.

Interrupción del tratamiento de mantenimiento crónico

Haber completado con éxito la terapia inicial, permanecer asintomático de signos y síntomas de encefalitis toxoplásmica, y recuento de CD4 >200 células/mm^3 durante >6 meses en respuesta al TARGA.

Criterios para reiniciar la profilaxis secundaria/mantenimiento crónico

Recuento de CD4 <200 células/mm^3.

Ocular. El objetivo del tratamiento es detener la replicación del parásito durante el periodo activo de la retinocoroiditis y minimizar el daño de la retina y el disco óptico. El medicamento ideal debería ser capaz de eliminar parásitos, quistes, alcanzar concentraciones óptimas en el segmento posterior y tener un perfil de tolerancia aceptable. Ninguna de los disponibles actualmente cumple estos criterios. Debido a la naturaleza autolimitada de la enfermedad y las reacciones de hipersensibilidad a los medicamentos se sugiere tratar a los pacientes con lesiones en la arcada vascular del polo posterior (zona 1), vitritis densa o inflamación ocular grave. En estos casos, el esquema clásico por un mes de pirimetamina, sulfadiazina y corticoesteroides sigue siendo el más recomendado.

Tratamiento profiláctico de encefalitis toxoplásmica

El tratamiento profiláctico contra *T. gondii* se inicia en los pacientes con VIH/sida que son positivos a *T. gondii* con IgG y con recuentos de células CD4 <100 células/μL. El TMP-SMX es el fármaco de elección para prevenir la reactivación de la infección latente. La profilaxis puede suspenderse cuando el recuento de CD4 es >200 células/μL durante al menos 3 meses, y la carga viral está suprimida.

Prevención del primer episodio de encefalitis por *T. gondii* (profilaxis primaria)

Indicaciones para iniciar la profilaxis primaria:

Pacientes positivos a *T. gondii* con IgG y con recuento de CD4 <100 células/μL.

Nota: Todos los regímenes recomendados para prevenir el 1er episodio de toxoplasmosis son también eficaces para prevenir la neumonía por *P. jirovecii*.

Régimen preferido
TMP-SMX 160-800 mg VO al día.

Regímenes alternativos
- TMP-SMX 160-800 mg VO tres veces por semana, o
- TMP-SMX 80-400 mg VO al día, o
- Dapsona 50 mg VO al día + (pirimetamina 50 mg + leucovorina 25 mg) VO semanal, o
- (Dapsona 200 mg + pirimetamina 75 mg + leucovorina 25 mg) VO semanal, o
- Atovaquona 1.500 mg VO al día, o
- (Atovaquona 1.500 mg + pirimetamina 25 mg + leucovorina 10 mg) VO al día

Indicación para suspender la profilaxis primaria
- Recuento de CD4 >200 células/µL durante >3 meses en respuesta a la terapia antirretroviral; o
- Puede considerarse si el recuento de CD4 es de 100-200 células/µL y los niveles de ARN del VIH permanecen por debajo de los límites de detección durante al menos 3-6 meses.

Indicación para reiniciar la profilaxis primaria
Recuento de CD4 <100 a 200 células/µL.

Educación del paciente
Los pacientes pueden reducir su riesgo de infectarse con las siguientes medidas:

1. Cocinar alimentos a temperaturas seguras o congelar carnes durante varios días a temperaturas bajo cero antes de cocinarlas.
2. Lavar o pelar a fondo todas las frutas y verduras.
3. Lavar a fondo las superficies que han estado en contacto con carne cruda, aves, mariscos y frutas o verduras sin lavar.
4. Evitar la leche de cabra sin pasteurizar.
5. Usar guantes y realizar una higiene de manos adecuada, después del contacto con arena y después del contacto con cualquier arena o tierra que pueda haber estado en contacto con heces de gato.

Bibliografía

Alarcón de Noya B, Romero J, Sánchez E, Jesús L, Salinas R, Ortiz L Pacheco M, Díaz-Bello Z, Mauriello L, Soto M, Díaz MP, López-Mora JA. Despistaje de toxoplasmosis y enfermedad de chagas en la consulta prenatal del Hospital Universitario de Caracas. Rev Obstet Ginecol Venez. 2010; 70(2): 75-81.

Baquero-Artigao F, del Castillo Martín F, Fuentes Corripio I, Goncé Mellgren A, Fortuny Guasch C, de la Calle Fernández-Miranda M, et al. Guía de la Sociedad Española de Infectología Pediátrica para el diagnóstico y tratamiento de la toxoplasmosis congénita. An Pediatr (Barc). 2013; 79(2): 116.e1-116.e16.

Bodaghi B, Touitou V, Fardeau C, Paris L, LeHoang P. Toxoplasmosis: new challenges for an old disease. Eye (Lond). 2012; 26(2): 241.

Castillo F. Toxoplasmosis congénita. Una enfermedad con demasiadas interrogantes. Ann Pediatr. 2004; 61: 115-117.

De la Rosa M, Bolívar J, Pérez H. Toxoplasma gondii infection in amerindians of venezuelan Amazon. Medicina (B Aires). 1999; 59: 759-62.

Diaz-Suárez O, Estevez J. Seroepidemiology of toxoplasmosis in women of childbearing age from a marginal community of Maracaibo, Venezuela. Rev Inst Med Trop Sao Paulo. 2009; 51(1): 13-7.

Filisetti D, Candolfi E. Immune response to Toxoplasma gondii. Ann Ist Super Sanità. 2004; 40: 71-80.

Hotop A, Hlobil H, Gross U. Efficacy of rapid treatment initiation following primary Toxoplasma gondii infection during pregnancy. Clin Infect Dis. 2012; 54(11): 1545-52.

Lappalainen M, Hedman K. Serodiagnosis of toxoplasmosis. The impact of measurement of IgG avidity. Ann Ist Super Sanità. 2004; 40: 81-88.

Madireddy S, Rivas Chacon ED, Mangat R. Toxoplasmosis. 2021. StatPearls [Internet]. Treasure Island (FL): StatPearls Publishing

Martínez-Méndez D, Martínez-Leal E, Oberto, Navas P. Seroprevalencia de la toxoplasmosis en mujeres que asistieron al Hospital "Dr. Rafael Gallardo". Coro, estado Falcón. Rev. Soc. Ven. Microbiol. 2009; 29(1): 49-51.

Mendoza Millán DL, Quintero Rodríguez A, Alarcón de Noya B, Díaz Bello Z, Mauriello L, Colmenares C, et al. Toxoplasmosis y enfermedad de chagas: seroprevalencia y factores de riesgo en embarazadas del HUC. Bol. Venez. Infectol, 2020; 31(1): 29-36.

Montoya J & Liesenfeld O. Toxoplasmosis. Lancet. 2004; 363(9425): 1965-76

Park YH, Nam HW. Clinical features and treatment of ocular toxoplasmosis. Korean J Parasitol. 2013; 51(4): 393-9.

Panel on Opportunistic Infections in Adults and Adolescents with HIV. Guidelines for the prevention and treatment of opportunistic infections in adults and adolescents with HIV: recommendations from the Centers for Disease Control and Prevention, the National Institutes of Health, and the HIV Medicine Association of the Infectious Diseases Society of America. 2022. Available at https://clinicalinfo.hiv.gov/en/guidelines/adult-and-adolescent-opportunistic-infection/

Rorman E, Zamir Ch, Rilkis I & Ben-David H. Congenital toxoplasmosis-prenatal aspects of Toxoplasma gondii infection. Reprod Toxicol. 2006; 21: 458-72.

Seddon J and Bhagani S. Antimicrobial therapy for the treatment of opportunistic infections in HIV/AIDS patients: a critical apprasail. HIV AIDS (Auckl). 2011; 3: 19-33.

Suzuki Y. Immunopathogenesis of cerebral toxoplasmosis. The Journal of Infectious Diseases. 2002; 186: 234-240.

Switaj, K, Master A, Skzypczak M and Zaborowski P. Recent trends in molecular diagnostic for Toxoplasma gondii infections. Clin Microbiol Infect. 2005; 11: 170-76.

Thiébaut R, Leproust S, Chêne G, Gilbert R. SYROCOT (Systematic Review on Congenital Toxoplasmosis) study group. Effectiveness of prenatal treatment for congenital toxoplasmosis: a meta-analysis of individual patients' data. Lancet. 2007; 369(9556): 115-22.

Triolo-Mieses M, Traviezo-Valles L. Seroprevalencia de anticuerpos contra Toxoplasma gondii en gestantes del municipio Palavecino, estado Lara, Venezuela. Kasmera. 2006; 34(1): 07-13.

Urdaneta H, Ramírez A, Muñoz J. Toxoplasmosis: Evaluación seroepidemiológica efectuada en Trujillo. Boletín de la Dirección de Malariología y Saneamiento Ambiental. 1990; XXX: 39-47.

CAPÍTULO 73
LEISHMANIASIS VISCERAL O KALA-AZAR

OLGA ZERPA, MARÍA CAROLYN REDONDO, LILY MARIANA SOTO-ÁVILA

INTRODUCCIÓN

La leishmaniasis visceral o kala-azar (fiebre negra) es una zoonosis potencialmente mortal con amplia distribución geográfica tanto en el viejo como en el nuevo mundo. Su permanencia es asegurada por la existencia de una cadena epidemiológica constituida por fuentes de infección, agentes transmisores y hospedadores susceptibles. Es endémica en el medio rural y no es raro que aparezcan varios pacientes en una misma casa o en el vecindario durante el lapso de semanas o meses; además ha ocurrido un desplazamiento del hombre a zonas urbanas marginales. Tiene como reservorio animales selváticos y como huéspedes accidentales el hombre y el perro. Esta enfermedad afecta especialmente a los niños y adolescentes del sexo masculino, ocasionalmente al adulto desnutrido y a pacientes con sida.

La leishmaniasis visceral es endémica en al menos 12 países de centro y sur America, donde se han registrado 63.331 casos nuevos del 2001 al 2018, con un promedio de 3.518 casos por año (OPS 2019). En Venezuela la incidencia de leishmaniasis visceral en pacientes diagnosticados por sintomatología clínica ha alcanzado hasta los 50 casos anuales donde el subregistro de casos puede ser del orden de tres veces más del número reportado. Se conocen focos dispersos en las áreas central, sureste y oeste del país (Feliciangeli, 1991; Zulueta et al., 1999). En estudios epidemiológicos realizados en la Isla de Margarita, estado Nueva Esparta (Zerpa et al., 2000), señaló un importante aumento en la incidencia de la enfermedad en esta área, con potencial magnitud epidemiológica si se compara con la incidencia de casos reportados en otros estados del país. En Venezuela, desde el año 1997 hasta el 2018 se notificaron 803 casos de leishmaniasis visceral humana, con una tasa de incidencia promedio de 0,15 por 100.000 habitantes (Instituto de Biomedicina, 2020) de los cuales, 178 (23%) correspondían a casos reportados en el estado Nueva Esparta.

La enfermedad es producida por protozoarios flagelados pertenecientes a la familia *Trypanosomatidae*, género *Leishmania* y subespecie *Leishmania*. Son parásitos eucariotas intracelulares obligados que atacan los macrófagos y dañan el sistema mononuclear fagocítico de muchos órganos (bazo, hígado, médula ósea y ganglios linfáticos). Presentan una forma flagelada o promastigote, que se multiplica en el tubo digestivo del insecto vector y una forma no flagelada o amastigote que se reproduce en los tejidos de los hospederos vertebrados. En Venezuela fue identificada *L. chagasi* (*L. infantum* en el viejo mundo) en muestras de pacientes y perros del estado Nueva Esparta y Trujillo. *L. amazonensis, L. columbiensis* y *L. mexicana* se ha reportado ocasionalmente como productoras de leishmaniasis visceral en América. En Europa, *L. infantum* es el agente etiológico más importante, y *L. donovani* en África y la India.

Como reservorio y fuente de infección se han identificado los cánidos; en el viejo mundo, el lobo (*Canis lupus*) y el chacal (*Canis aureus*), pero por la distancia entre ellos y los humanos no se les considera una fuente de infección importante. En América se encuentra infectado el zorro cangrejero (*Cerdocyon thous*) y los marsupiales didélfidos; sin embargo, el perro doméstico (*Canis familiaris*) es el reservorio y fuente de infección más importante en el viejo y nuevo mundo.

La enfermedad es trasmitida por un díptero mal volador perteneciente a la familia *Psychodidae*, género *Lutzomyia*, llamado comúnmente *flebotótomo*, cuyo nombre autóctono varía en las diferentes zonas geográficas. Las especies *Lutzomyia longipalpis* y *L. evansi* están involucradas en la transmisión de la enfermedad en Aragua, Carabobo y Nueva Esparta. La transmisión puede ser antroponótica (el vector transmite la infección de un ser humano infectado al hombre sano), en tanto que en el nuevo mundo la transmisión es zoonótica (de un reservorio animal al humano). El mosquito hembra transmite la enfermedad por una picadura dolorosa y pruriginosa; cuando la persona la percibe, aplasta el insecto y al rascarse favorece la penetración del parásito flagelado (promastigote) a través de la pequeña abrasión. El período de incubación de la enfermedad es de aproximadamente 1 a 12 meses, aunque se han reportado períodos de incubación de hasta 10 años.

MANIFESTACIONES CLÍNICAS

Un alto porcentaje de individuos infectados por *Leishmania* que habitan en áreas endémicas puede presentar una enfermedad subclínica sin manifestaciones clínicas evidentes o síntomas muy leves y vagos que generalmente pasan desapercibidos y un aumento transitorio de anticuerpos antileishmania. Un 5% de los casos presenta una forma cutánea de leishmaniasis después del tratamiento denominada *leishmaniasis dérmica post-kalazar*, caracterizada por la presencia de máculas, placas y nódulos generalizados que contienen abundantes parásitos

El inicio de la leishmaniasis visceral puede ser repentino, como ocurre frecuentemente en niños pequeños, o insidioso en los infantes más grandes, adolescentes y adultos. Sin embargo, generalmente, la enfermedad comienza con fiebre insidiosa y prolongada a predominio nocturno, posteriormente se hace irregular u ondulante, en ocasiones con dos picos máximos diarios (mañana y tarde) acompañados de sudoración. Otros síntomas son anorexia, adelgazamiento, astenia, epistaxis, vómito, diarrea y tos. A veces cursa con episodios psicóticos y depresión. El examen físico revela un abdomen globoso, hepatomegalia moderada (66%-93%), esplenomegalia gigante blanda e indolora (95%-100%), linfadenopatías generalizadas no dolorosas, firmes y móviles (36%-84%) y edema de miembros inferiores por hipoalbuminemia.

Puede presentarse una púrpura trombocitopénica, ictericia, anemia grave, leucopenia, hipergammaglobulinemia (fundamentalmente IgG) y, eventualmente, hipertensión portal por fibrosis hepática. Son complicaciones frecuentes las infecciones, en particular la bronconeumonía, las hemorragias y la glomerulonefritis por complejos inmunes. Las recaídas de la enfermedad ocurren hasta en un 50%, inclusive un año después de haber culminado el tratamiento con meglumina. Son inusuales la amiloidosis secundaria y la fibrosis hepática que llevan a la hipertensión portal. La enfermedad se confunde fácilmente con paludismo, fiebre tifoidea, leptospirosis, linfoma de Hodgkin y leucemias.

DIAGNÓSTICO

El diagnóstico consiste en pruebas generales, métodos para identificar el parásito y pruebas inmunológicas.

Pruebas generales

1. **Anemia**. Generalmente es mixta (microcítica, macrocítica o normocítica, con anisocitosis, poiquilocitocis y policromtofilia). Puede haber hemólisis autoinmune, trombocitopenia porhiperesplenismo y hemorragias digestivas.
2. **Leucopenia** ($2\text{-}3 \times 10^9/L$), agranulocitosis y linfocitosis relativa.
3. **Inversión del índice albúmina/globulina**: hipoalbuminemia marcada con hipergammaglobulinemia policlonal. La relación albúmina/globulina se encuentra invertida.
4. **Proteinuria y hematuria**, si existe una glomerulonefritis.
5. **Pruebas hepáticas**. Pueden encontrarse elevadas las aminotransferasas hasta 5 veces sus valores normales, y la GGT hasta 3 veces. Las cifras de bilirrubina total y directa suelen ser normales.
6. **Varias**. Pueden encontrarse complejos inmunes circulantes (AAN+) y factor reumatoide.

Métodos de identificación del parásito

1. **Tinción con Giemsa**. Se hace un extendido de una muestra de aspirado, biopsia de bazo, médula ósea, ganglios linfáticos y se tiñe. Se observan las formas amastigotes del parásito en el interior de los macrófagos o dispersos, por la ruptura de estas células; tiene una sensibilidad en el frotis del bazo de 95%, médula ósea 60% y ganglios 55%.
2. **Cultivo**. La leishmania crece en cultivos de agar-sangre de conejo al 10%. Se observan los parásitos en las formas promastigotes.
3. **Biopsia ganglionar y la punción esplénica**. Pueden mostrar el parásito en el 60% de los pacientes.

Inmunodiagnóstico

1. **ELISA**. Es altamente sensible pero poco específica. El objeto de esta técnica es la detección de anticuerpos circulantes contra *L. chagasi* en el suero del paciente, para lo cual se utilizan antígenos específicos (promastigotes) de *L. donovani*.
2. Prueba indirecta de anticuerpos inmunofluorescentes (IFAT).
3. **Prueba antigénica**. Se realiza mediante inmunocromatografía; se trata del antígeno kr39 propio de *L. donovani*. Es una prueba rápida, y con especificidad del 100% y valor predictivo positivo del 100%. Esta prueba se hace de forma rutinaria en el Instituto de Biomedicina-UCV-Caracas.

4. **Prueba cutánea con la leishmanina (prueba de Montenegro).** Se basa en un tipo de sensibilidad tardía contra antígenos de leishmania que se hace positiva a las 6 u 8 semanas después de adquirir la enfermedad, razón por la que se usa para diagnósticos tardíos. Consiste en la inyección intradérmica 0,1 mL de promastigotes muertos, cuya reacción es positiva cuando a las 48 horas se produce una pápula indurada > de 5 mm.
5. **Reacción en cadena de la polimerasa.** Su objetivo es la detección del ADN del parásito infectante. Esta técnica permite la identificación de la especie pero está limitada a laboratorios especializados.

TRATAMIENTO

Antes de iniciar el tratamiento deben ser estabilizadas las condiciones clínicas del paciente, como anemia, desnutrición e infecciones concomitantes. Los medicamentos utilizados son los compuestos de antimonio pentavalente (antimoniato de meglumina y estibogluconato de sodio), anfotericina B, paromomicina, miltefosina, pentamidina e interferón γ.

Antimoniato de meglumina o N-metil-glucamina (Glucantime). Es el tratamiento de elección para la leishmaniasis visceral. Es un antimonio pentavalente cuyo mecanismo de acción es inhibir la *fosfofrutocinasa* del amastigote, por lo que se bloquea la producción de ATP y, no se absorbe por el tubo digestivo. Cuando se usa en las etapas iniciales de la enfermedad se obtiene una curación hasta del 90%. La dosis recomendada por la OMS es de 20 mg/kg/día (máximo, 4 ampollas; cada una de 5 mL, que contiene 425 mg de antimonio pentavalente) IM o IV por 30 días continuos, y si el paciente no presenta completa mejoría puede extenderse hasta por 40 días. La vía IM es recomendada para niños en una dosis única diaria. En adultos que requieren una dosis mayor se recomienda administrar las ampollas en una infusión diluida en 100 mL de dextrosa al 5%, IV en 10 minutos. Las dosis mayores de 3 ampollas deben dividirse en dos aplicaciones diarias. En los casos de recidiva de la enfermedad se debe repetir un segundo tratamiento con la misma dosis por 40 días antes de considerarse la resistencia al tratamiento con antimoniales.

El glucantime, en el 40% de los casos produce fatiga, mialgias, artralgias, diarrea, tos, erupción cutánea, hemorragias, pancreatitis, agranulocitosis, neumonía y está contraindicado en el embarazo. Dado que es hepatotóxico, nefrotóxico y cardiotóxico es preferible el tratamiento hospitalario y controles seriados de bilirrubina, enzimas hepáticas, creatinina y evaluación cardiovascular continua. El ECG puede revelar elevación cóncava del segmento ST, aplanamiento de la onda T y prolongación del QTc > de 0,5 seg, lo que advierte una arritmia ventricular y muerte súbita. Los criterios de cura son desaparición de la fiebre y disminución de la visceromegalia (el bazo disminuye un 50% al final del tratamiento). Si el paciente es refractario al tratamiento y se ha confirmado que este se ha cumplido regularmente, deben utilizarse los otros medicamentos.

En pacientes con leishmaniasis visceral y sida, el tratamiento de elección sigue siendo la meglumina y para evitar recaídas se debe administrar anfotericina B, 1 mg/kg/día IV, máximo 50 mg por aplicación, dos veces por semana por tiempo indefinido.

Anfotericina B convencional. Antibiótico poliénico derivado del cultivo del *Streptomyces nodosum* que se emplea solo cuando hay resistencia o toxicidad con el uso de los antimoniales pentavalentes o, la paromomicina. Con una sola serie se obtiene una curación de hasta el 98%. La droga se une a las membranas celulares que contienen colesterol. La dosis es de 1 mg/kg IV diario por 15-20 días o cada tercer día por 8 semanas (para un total de 15 a 20 mg/kg). La primera dosis diaria debe ser de 0,5 mg/kg IV en solución dextrosa al 5% para observar la tolerancia; al cuarto día, si es tolerada, se aumenta a 0,5 mg/kg hasta 1 mg/kg/día (revisar las técnicas de administración de este medicamento: como es fotolábil se debe proteger con papel aluminio o carbón). Los efectos adversos son flebitis, cefalea, fiebre, astenia, mialgias, artralgias, vómitos e hipotensión. En vista de poseer un gran efecto hepatotóxico, nefrotóxico y hematológico, es conveniente controlar cada 2 a 3 días aminotransferasas, fosfatasa alcalina, bilirrubina, creatinina, electrólitos y orina.

Anfotericina B liposomal. Aprobada por la FDA en huéspedes inmunocompetentes. Posee menos efectos adversos que la anfotericina convencional sin embargo se puede observar fiebre, escalofríos, vómitos, flebitis local, falla renal, hipopotasemia, miocarditis e hipoplasia medular. Posee una semivida terminal aproximado de 150 h. La dosis es de 3 mg/kg IV diaria en una a dos horas, los días 1 al 5, 14 y 21 (dosis total: 21 mg/kg). Otros regímenes alternos son 10 mg/kg los días 1 y 2 o 10 mg/kg como dosis única.

Paromomicina (aminosidina). Es un aminoglucósido antileishmánico que puede actuar de forma sinérgica con los antimoniales pentavalentes. La dosis sugerida es 11 mg/kg/día IM por 21 días, conjuntamente con antimoniato de meglumina, 20 mg/kg/día por el mismo período de tiempo, en inyecciones separadas. El efecto adverso más importante es hepatotóxico y nefrotóxico, por lo que se recomienda evaluar la urea y creatinina antes y durante el tratamiento.

Miltefosina. Es un fosfolípido alquilado análogo de la fosfocolina que inhibe las señales transmembranas y la síntesis de la membrana celular. Tiene una vida media aproximada de 150-200 h. Originalmente se desarrolló como droga antineoplásica. Ha sido usado en India para el tratamiento de leishmaniasis visceral a la dosis de 2-2,5 mg/kg/día (máximo, 150 mg/día) VO por 28 días. Tiene una buena tolerancia y una tasa de curación de 95%, pero tiende a crear resistencia. Los efectos adversos más frecuentes son vómitos, diarrea, elevación de la AST y de la creatinina sérica. Se han descrito efectos teratogénicos en animales y anormalidades oftalmológicas en roedores; sin embargo, estudios multicéntricos en la India no observaron alteraciones oftalmológicas en pacientes tratados con esta droga.

Pentamidina. Es otra alternativa en caso de dificultades con los medicamentos anteriores. Es una diamina aromática que posee efectos adversos importantes como anorexia, astenia, vómitos, hipotensión, hipoglicemia, pancreatitis, arritmias cardíacas, discrasias sanguíneas y nefrotoxicidad reversible. La dosis es de 2 a 4 mg/kg IM o IV en días alternos durante 5 semanas. En la leishmaniasis cutáneomucosa se emplea por 5 días.

Interferón γ. En pacientes resistentes a los antimoniales pentavalentes y los otros medicamentos, así como en individuos severamente enfermos, se ha usado la combinación de meglumina a la dosis habitual con interferón γ recombinante humano, lo que incrementa la muerte intracelular del parásito a la dosis de 100 mg por m^2 IM diarios por 10 a 20 días, según la respuesta del paciente.

Terapia combinada. Dada la resistencia a los fármacos usados para la leishmaniasis visceral, sus efectos adversos y las recidivas de la enfermedad, actualmente se estudia la posibilidad de ofrecer una combinación de los medicamentos antileishmania. Con el uso de varios fármacos se lograría reducir tiempo, dosis, efectos adversos, recidivas, costos e instancia hospitalaria. Es probable que en un futuro prefieran utilizar el tratamiento multidroga para esta enfermedad.

Medidas generales. Reposo en cama, hidratación, transfusiones sanguíneas en caso de anemia, trombocitopenia y leucopenia. Antibioticoterapia para las infecciones intercurrentes. Es importante recordar las medidas profilácticas de la enfermedad en las áreas endémicas (detectar y destruir animales y perros infectados y fumigar con plaguicidas específicos).

Bibliografía

Alvar J, et al. The relationship between leishmaniasis and AIDS: The second 10 years. Clin Microbiol Rev. 2008; 21: 334.

Añez N, Rojas A, Vargas-Díaz E, Medina V, Crisante G, Yépez JY. Estudio epidemiológico sobre leishmaniasis visceral en la región semiárida del occidente de Venezuela con especial referencia a la detección de infecciones inaparentes. Bol Mal Salud Amb [Internet]. 2012 Ago [citado 2022 Feb 06]; 52(2): 245-256. Disponible en: http://ve.scielo.org/scielo.php?script=sci_arttext&pid=S1690-46482012000200006&lng=es.

Araujo J. Epidemiología molecular de leishmaniasis visceral en Falcón Venezuela. Estudio retrospectivo sobre el semiárido falconiano en Venezuela con énfasis en infecciones inaparentes (Spanish Edition), Editorial Académica Española (11 julio 2019).

Balducci V, Colmenares J, Ventin MD, Rodríguez Y, Quiñones M y Salha Abdul-Hadi S. Hipertensión portal como complicación infrecuente de leishmaniasis visceral. Med Intern (Caracas). 1998; 14(4): 209-213.

Bi K, Chen Y, Zhao S, Kuang Y, John Wu CH. Current visceral leishmaniasis research: a research review to inspire future study. Biomed Res Int. 2018; 9872095. Published 2018 Jul 10. doi:10.1155/2018/9872095.

Chappuis F. Visceral leishmaniasis: What are the needs for diagnosis, treatment and control? Nat Rev Microbiol. 2007; 11: 873-878.

Delgado O, Orihuela R, Scorza JV, et al. Especificidad y sensibilidad de las técnicas de contrainmunoelectroforesis e inmunofluorescencia indirecta en el diagnstico de la leishmaniasis visceral. Boletín Venez Infect. 1992; 3(1,2): 13-16.

Den Boer ML. Developments in the treatment of visceral leishmaniasis. Expert Opin Emerg Drugs. 2009; 14: 395-399.

García Oronoz G, Pedraza-Arévalo LC, Henao-Martínez AF, Franco-Paredes C, Suárez JA. Visceral leishmaniasis in the island of Margarita, Venezuela: a neglected parasitic infection in the Caribbean. Ther Adv Infect Dis. 2021 Jul 27;8:20499361211031714. doi: 10.1177/20499361211031714. PMID: 34377462; PMCID: PMC8320547.

Guerin PJ, Olliaro P, Sundar S, et al. Visceral leishmaniasis: current status of control, diagnosis, and treatment, and a proposed research and development agenda. Lancet Infect Dis. 2002; 2: 494-501.

https://www.dndial.org/es/enfermedades/leishmaniasis/tratamientos-actuales/

OPS-OMS-MPPS. (2019). "Programa de control de Leishmaiasis: normas, pautas y procedimientos para el diagnóstico y control". p 196.

OPS. Manual de procedimientos para vigilancia y control de las leishmaniasis en las Américas https://iris.paho.org/bitstream/handLe/10665.2/50524/9789275320631_spa.pdf

Organización panamericana de la salud (OPS) y OMS (2019). "Leishmaniasis: informe epidemiológico de las Américas". Washington, D.C. http://iris.paho.org/xmLui/handLe/

República Bolivariana de Venezuela, Ministerio del Poder Popular para la Salud; Organización Panamericana de la Salud; Representación de la OPS/OMS en Venezuela (Caracas, OPS, 2019-12) Programa de control de leishmaniasis. Normas, pautas y procedimientos para el diagnóstico y control.

Sundar S, et al. Single-dose liposomal amphotericin B for visceral leishmaniasis in India. N Engl J Med. 2010; 362: 504-508.

Van Griensven J, Diro E. Visceral leishmaniasis: recent advances in diagnostics and treatment regimens. Infect Dis Clin North Am. 2019 Mar; 33(1): 79-99. doi: 10.1016/j.idc.2018.10.005. PMID: 30712769.

Zerpa O, Ulrich M, Negrón E, Rodríguez N, Centeno M, Rodríguez V, Barrios RM, Belizario D, Reed S, Convit J. Canine visceral leishmaniasis on Margarita island (Nueva Esparta, Venezuela). Trans R Soc Trop Med Hyg. 2000 Sep-Oct; 94(5): 484-7. doi: 10.1016/s0035-9203(00)90059-2. PMID: 11132371.

CAPÍTULO 74
ESQUISTOSOMIASIS

NATHALIE CHACÓN-FONSECA, MARÍA CAROLYN REDONDO

INTRODUCCIÓN

La esquistosomiasis o bilharziasis es una infección parasitaria causada por trematodos del género *Schistosoma*. Hay en la actualidad 77 países endémicos, la mitad de los cuales clasificados como los más pobres del planeta. Se calcula que hay 240 millones de personas infectadas (OMS, 2014) por esquistosomiasis; 700 millones viven en zonas endémicas y el 85% habita en África subsahariana con más de 200.000 muertes por año. El número de personas tratadas con esta enfermedad aumentó de 12,4 millones en el 2006 a 33,5 millones en 2010. La esquistosomiasis intestinal, causada por *Schistosoma mansoni*, prevalece en África, el Caribe, Oriente Medio y Sudamérica (Brasil, Venezuela, Surinam e islas del Caribe). Otras formas de esquistosomiasis son causadas por *S. japonicum* y *S. mekongi*, que prevalecen en Asia y regiones del Pacífico. *S. intercalatum* se encuentra en África (OMS, 2012). La mayor prevalencia de la esquistosomiasis ocurre en menores de 30 años de edad, etapa de mayor productividad socioeconómica y la mayor gravedad se presenta en escolares.

En Venezuela, la principal zona endémica de *S. mansoni* es la región centronorte del país (la de mayor densidad de población) y abarca los estados Carabobo, Aragua, Vargas, Distrito Capital y norte del estado Guárico. Entre los caracoles, hospedadores intermediarios transmisores de la enfermedad se encuentran, en orden de frecuencia, las especies *Biomphalaria glabrata*, *Biomphalaria prona* y *Biomphalaria stramínea*. Para 1981, la población expuesta era de unos 4.000.000 de habitantes y en 1987 había alrededor de 50.000 personas infectadas. En los últimos años, la verdadera prevalencia de la enfermedad en Venezuela está subestimada (Incani N, 1987). La eliminación de alrededor de 100 huevos/gramo de heces por cerca del 80% de individuos infectados podría ser la responsable del mantenimiento del foco endémico, hecho que limita las medidas de control (Alarcón de Noya y *cols*, 1999).

La reducción de la morbilidad y mortalidad, la menor intensidad de la carga parasitaria, el control de *Biomphalaria glabrata* y el uso de la serología han sido los logros más importantes en los programas de control en los últimos quince años. Actualmente han mejorado las pruebas inmunológicas para el diagnóstico temprano mediante el uso de enzimas como antígenos (*antigenicity by the alkaline phosphatase immunoassay* APIA) y péptidos sintetizados derivados de las moléculas de parásitos, tanto en ensayos indirectos para determinar anticuerpos como para ensayos directos orientados a la captura de antígenos circulantes. Los focos de esquistosomiasis en Venezuela se pueden clasificar en:

- *Transmisión pasada.* Se caracteriza por escasos caracoles y pocos casos activos.
- *Riesgo potencial.* Presencia de fuentes de aguas contaminadas con material fecal de humanos infectadas con *Schistosoma*, cuyos miracidios son capaces de infectar caracoles. Esta zona se caracteriza por la presencia de personas jóvenes infectadas.
- *Reemergente.* Igual al anterior y se han reportado casos activos previamente.

Ciclo de vida del parásito. Los esquistosomas poseen un ciclo de vida complejo que comprende un caracol como hospedador intermediario y hospedadores definitivos como el hombre y algunos roedores silvestres. De los huevos expulsados con las heces del hospedador definitivo (hombre infectado) emergen *miracidios* que penetran en el cuerpo del molusco, allí se transforman en esporoquistes primarios, luego, en esporoquistes secundarios y finalmente emergen como *cercarias* (*fase asexual del ciclo*). Las *cercarias* emergen por el manto del caracol, estimuladas por la elevación de la temperatura y el aumento de la intensidad de la luz del medio ambiente, nadan y pueden penetrar e infectar al hombre u otro vertebrado. Durante la penetración en la piel del hospedador, la *cercaria* pierde la cola y sufre una serie de cambios que la transforman en *esquistosómulos*; estos permanecen alrededor de 48 horas en la piel y migran luego por vía sanguínea hacia los pulmones, en donde se acumulan cerca del 5° o 7° día. Los parásitos salen de los pulmones a la circulación general para ubicarse en el sistema porta, en donde continúan su crecimiento hasta diferenciarse en vermes adultos (machos y hembras). Después de aparearse (*fase sexual del ciclo*), migran hacia su hábitat definitivo: para la esquistosomiasis intestinal es a las venas mesentéricas y para la urinaria a las venas cercanas a la vejiga. Alrededor de 6 a 7 semanas después de iniciar la infección, la hembra comienza a depositar sus huevos; un 50% atraviesa la pared intestinal y pasa a las heces, que al ser eliminadas en las corrientes de agua dulce, los huevos pueden eclosionar y liberar los *miracidios* para iniciar un nuevo ciclo. La otra mitad de los huevos no logra salir al exterior y queda atrapada en los tejidos, principalmente en el intestino, vejiga, pulmones o hígado, que depende de la especie de *Schistosoma*, en donde ocasionan las lesiones inmunopatológicas que caracterizan la enfermedad.

Las lesiones observadas en la infección son causadas por la acción directa del parásito, pero mayormente por la respuesta inmunomoduladora del huésped definitivo. Las principales manifestaciones clínicas derivan de la reacción inflamatoria que se genera alrededor de los huevos atrapados en los tejidos y secundariamente por las *cercarias* y *esquistosómulos*. Por estos mecanismos se conocen cuatro eventos inmunopatológicos en la esquistosomiasis intestinal: dermatitis cercariana, toxemia (síndrome de Katayama), síndrome nefrótico y granulomas bilharzianos **(TABLA 93)**. Clínicamente se reconocen cinco fases de la enfermedad: toxémica, intestinal, hepatointestinal, hepatoesplénica compensada y hepatoesplénica descompensada.

La hipersensibilidad tipo IV, en la fase crónica de la enfermedad determina la formación de granulomas alrededor de los huevos en el intestino, hígado y pulmón. La fibrosis hepática producida por los múltiples granulomas ocasiona hipertensión portal con circulación venosa adversa y hemorragia digestiva superior por ruptura de várices esofágicas. De igual manera, estas vías anastomóticas portocava establecen un cortacircuito que facilita el transporte de los huevos directamente de las venas intestinales hacia los pulmones y otros órganos. La oclusión de los vasos pulmonares puede conducir en forma progresiva a hipertensión pulmonar, dilatación e hipertrofia ventricular derecha, insuficiencia cardíaca y, finalmente, *cor pulmonale* esquistosomótico.

TABLA 93. Formas inmunopatológicas de la esquistosomiasis.

Fase	Clínica	Inmunopatología
I Dermatitis cercariana	Lesiones papulares, eritema, prurito Pulmón (síndrome de Löeffler)	Hipersensibilidad tipo I
II Toxémica	Fiebre, esplenomegalia, linfadenopatías, urticaria, eosinofilia	Hipersensibilidad tipo III
III Glomerulonefritis	Síndrome nefrótico	Hipersensibilidad tipo III
IV Granulomas y fibrosis bilharziana	Hipertensión portal	Hipersensibilidad retardada tipo IV

MANIFESTACIONES CLÍNICAS

La esquistosomiasis en los niños puede causar anemia, retraso del crecimiento y problemas de aprendizaje; generalmente reversibles con el tratamiento específico. En el adulto, la esquistosomiasis crónica afecta la capacidad laboral del individuo y en algunos casos es mortal. En Venezuela, la enfermedad por *S. mansoni* puede ser asintomática debido a la baja carga parasitaria o, sintomática con manifestaciones agudas o crónicas **(TABLA 94)**.

Manifestaciones agudas

1. **Dermatitis cercariana.** La penetración por la piel de las cercarias puede determinar exantema, prurito y otras manifestaciones alérgicas locales mediadas por hipersensibilidad tipo I. Se caracteriza inicialmente por un infiltrado local de polimorfonucleares y luego por linfocitos y macrófagos. Las lesiones son transitorias y varían en gravedad, según la inmunidad del individuo y el número de reinfecciones ocurridas.
2. **Fiebre y/o toxemia.** Se presenta en zonas de alta endemicidad. Cursa con astenia, fiebre, dolor en epigastrio, linfadenopatías, cefalea y hepatoesplenomegalia dolorosa. El laboratorio revela leucocitosis, eosinofilia, VSG aumentada y prueba de Kato-Katz negativa para huevos en heces.

Manifestaciones crónicas

1. **Hepatointestinal (insidiosa).** Puede cursar con diarrea en un 50% de los pacientes, ciclos de disentería, fatigabilidad, dispepsia, sensación de llenura y hepatomegalia moderada.
2. **Hepatoesplénica con crisis diarreicas.** Se presenta con diarreas, debilidad, cansancio, palidez, palpitaciones, dolor en hipocondrio derecho, hemorragia digestiva superior (hematemesis y melenas), red venosa adversa, hepatomegalia dura de borde "cortante", esplenomegalia discreta y ascitis.

3. **Pulmonar.** Los mecanismos de hipersensibilidad producen alteraciones en las paredes de los vasos pulmonares (arteritis, endarteritis y oclusión vascular), que finalmente los obstruyen y crean hipertensión de la circulación pulmonar, repercusión cardíaca y *cor pulmonale*.
4. **Mielitis transversa.** Afecta sobre todo la médula espinal lumbosacra.
5. **Nefropatías glomerulares.** Un 12% a 15% de los pacientes con hepatoesplenomegalia cursa con hipertensión arterial, proteinuria y enfermedad renal crónica irreversible, debido a una glomerulonefritis difusa o esclerosante por acumulación de inmunocomplejos circulantes en los glomérulos. Esta se caracteriza por engrosamiento del mesangio, alteraciones de la membrana basal y proliferación celular.
6. **Otras patologías,** ocurren por ubicación de la respuesta inflamatoria en el miocardio, páncreas, vesícula biliar, piel, suprarrenales y SNC.

TABLA 94. Formas clínicas de la esquistosomiasis.

Tipo	Clínica
0 Toxémica	Dermatitis cercariana Fiebre Síntomas pulmonares Diarrea
I Intestinal	Asintomática Diarrea Disentería Dolor abdominal
II Hepatointestinal	Diarrea Dolor en epigastrio Dolor en hipocondrio derecho Hepatomegalia
III Hepatoesplénica compensada	Hepatomegalia Bazo palpable
IV Hepatoesplénica descompensada	Esplenomegalia Hígado pequeño (fibrótico) Red venosa adversa Hematemesis Ascitis

DIAGNÓSTICO

El diagnóstico de la esquistosomiasis se orienta por la epidemiología, la clínica y los exámenes paraclínicos. El diagnóstico epidemiológico se basa en los antecedentes de baños en fuentes de agua dulce (ríos, acequias, quebradas) de áreas endémicas 1 a 2 meses antes del inicio de la enfermedad. El diagnóstico de laboratorio de certeza, incluye **métodos directos** Kato-Katz y biopsia de tejidos y **métodos indirectos***: PPCO (Prueba de precipitación circumoval), ELISA-MPS (ELISA con metaperiodato de sodio), IEFA (Inmunoensayo de la fosfatasa alcalina) e IgM por inmunofluorescencia indirecta (IFI) o por *Dot*-ELISA. El diagnóstico por imágenes se logra con el ultrasonido abdominal. Según los resultados de las pruebas de laboratorio se utilizan criterios para definir los casos de esquistosomiasis. En Venezuela, la razón por la cual se emplean estos criterios es porque los pacientes positivos excretan menos de 100 huevos por gramo de heces. La baja intensidad de la infección y la poca carga parasitaria impiden el diagnóstico parasitológico y clínico precoz. En países con áreas endémicas de baja transmisión, como Venezuela y Brasil, el Kato-Katz es un método poco sensible, por lo que la combinación de los métodos diagnósticos (directos e indirectos) mejora la sensibilidad y la detección de los casos positivos. Los criterios de laboratorio utilizados para el diagnóstico son:

- **Criterio I:** huevos de *S. mansoni* presentes en las heces y positividad de las pruebas PPCO, ELISA-MPS y IEFA.
- **Criterio II:** heces sin huevos de *S. mansoni* y PPCO positiva en individuos que no hayan recibido tratamiento en los últimos 12 meses.
- **Criterio III:** heces sin huevos de *S. mansoni*, PPCO negativa, ELISA-MPS y IEFA positivas en individuos que no hayan recibido tratamiento en los últimos 12 meses.

*En Venezuela, las pruebas inmunológicas se pueden hacer en:

1. Infección con parásitos atenuados por irradiación o fármacos (cercaria-esquistosómulo); rango de protección: 75% y 90%.
2. Inmunización con extractos crudos de esquistosómulos por inoculación subcutánea (22% a 48%).

TRATAMIENTO

Existen los tratamientos farmacológicos, quirúrgicos y preventivos.

Tratamiento farmacológico

Praziquantel (PZQ). Se usa para *S. mansoni*, *S. haematobium* y *S. intercalatum*. La dosis estándar es de 40 mg/kg/día VO, dosis única o dividida con un intervalo de 4 a 6 horas. La tasa de curación en Brasil es de 78% y en África de 70%-100%. En Venezuela se han empleado diferentes esquemas de tratamiento y evidenciado que la respuesta de cura serológica (PPCO e IgM por IFI) depende del tipo de transmisión del área endémica donde proceda el paciente, ya sea baja, baja interrumpida o alta transmisión activa. Los diferentes esquemas de PZQ son los siguientes: zonas de baja transmisión: PZQ 60 mg/kg dosis única; zonas de baja transmisión interrumpida, PZQ 40 mg/kg, repetida a los 3 meses y alta transmisión activa: PZQ 40 mg/kg dosis única, seguida de oxamniquina a la dosis única de 20 mg/kg (García N y cols., 2006).

Las tasas de curación con praziquantel se alcanzan entre los 3 y 12 meses, excepto cuando se usa el PZQ a la dosis de 60 mg/kg en zonas de baja transmisión, con curación antes de los 3 meses. La mayor tasa de éxito es en las zonas de baja transmisión y baja transmisión interrumpida, y la menor tasa de curación es en las zonas de alta transmisión activa. Los efectos adversos del praziquantel incluyen: cefalea, urticaria y gastrointestinales. Está contraindicado el uso en pacientes con neurocisticercosis.

Oxamniquina. Se usa para *S. mansoni*, aunque se han descrito parásitos resistentes a esta medicación. La dosis es de 15 mg/kg/día VO; en niños menores de 30 kg se prefiere 10 mg/kg dos veces al día con una separación de 4 o 6 horas. En adultos, el esquema capaz de curar hasta el 95% es de 15 mg/kg dos veces al día por dos días consecutivos (total de 60 mg/kg).

Actualmente se estudian potenciales blancos terapéuticos en la vía glicolítica y en la vía de señalización de la insulina del parásito por cumplir ambas un papel crítico en la obtención de carbohidratos como fuente de energía por parte de los esquistosomas. La hembra fecundada pone numerosos huevos diarios, para lo cual requiere energía, siendo el bloqueo farmacológico de los nutrientes el responsable de la disminución de su fecundidad. Los criterios de curación farmacológica de la enfermedad son: clínico y laboratorio.

Criterios de laboratorio. Usualmente se utilizan dos exámenes de los tres disponibles, pero se debe incluir la PPCO, posterior al tratamiento completo:

1. PPCO negativa a los 6 meses.
2. Biopsia rectal (ovograma) negativa a los 4 meses.
3. Examen seriado de heces (Kato-Katz) negativo a los 4 meses y al año.
4. IgM por inmunofluorescencia a partir del tercer mes posterior al tratamiento.

Criterio clínico. Resolución de los síntomas reversibles; sin embargo, las secuelas de las formas crónicas avanzadas no son reversibles.

Tratamiento quirúrgico

Se usa en casos de hipertensión portal por el riesgo de ruptura de várices esofágicas y solo se recomienda para aquellos pacientes con antecedentes de hemorragia digestiva superior. La cirugía de elección es la esplenectomía con ligadura de las várices esofágicas, y, si es posible, ligadura de la vena gástrica izquierda. En la neuroesquistosomiasis, por la cual los huevos causan una reacción inflamatoria en el cerebro o la médula espinal, la cirugía está reservada para la descompresión por los granulomas o casos complicados a pesar del tratamiento farmacológico. En la infección por *S. haematobium* se requiere cirugía de la vejiga y se utilizan las distintas técnicas de derivación o sustitución de la vejiga urinaria.

Medidas preventivas

Las medidas preventivas básicas que se han utilizado son:

1. Control del vector biológico o caracol de agua dulce: molusquicidas químicos y biológicos (moluscos que no transmiten la infección pero compiten con el transmisor).
2. Control de las excretas provenientes del huésped definitivo (orina y heces): disposición de excretas que eviten la contaminación de las aguas.
3. Diagnóstico y tratamiento precoz de la enfermedad.

Muchas de las medidas exitosas en el pasado, hoy día no lo son, por lo que se buscan alternativas como la creación de una vacuna *anti-schistosoma*. La búsqueda debe orientarse hacia el uso de una vacuna económica, sencilla y de fácil distribución que reduzca las tasas de reinfección y las cargas parasitarias en zonas de poco acceso al tratamiento farmacológico, como África subsahariana.

El desarrollo de una vacuna clásica para la esquistosomiasis ha enfrentado múltiples dificultades debido a que el establecimiento de la respuesta protectora se desarrolla de manera lenta y parcial. Para explicar esto debemos recordar que la severidad de la morbilidad está relacionada con la intensidad de la fibrosis hepática establecida, y que los signos clínicos no aparecerán hasta que la carga parasitaria sea incrementada por acción de las infecciones recurrentes que generan un número importante de granulomas hepáticos e intestinales alrededor de los huevos. Además, se hace difícil contar con un modelo animal experimental que se asemeje al proceso patológico crónico de la enfermedad como ocurre en el humano, ya que ratones y hámsters poseen una vida media corta. Tomando en cuenta estas limitaciones se han utilizado cuatro estrategias diferentes para la identificación de antígenos involucrados en la inmunidad protectora (Chacón N. 2000):

1. Infección con parásitos atenuados por irradiación o fármacos (cercaria-esquistosómulo); rango de protección: 75% y 90%.
2. Inmunización con extractos crudos de esquistosómulos por inoculación subcutánea (22% a 48%).
3. Anticuerpos monoclonales que identifican antígenos que han demostrado mediar protección *in vitro* mediante ensayos de transferencia pasiva y a través de pruebas de fijación de complemento y citotoxicidad celular mediada por complemento (ADCC, siglas en inglés). La disminución de carga parasitaria oscila entre un 27% y 76%.
4. Antígenos purificados obtenidos por ingeniería genética o síntesis química, como, por ej., la utilización de péptidos sintéticos. Muchos antígenos purificados se encuentran identificados tanto en la membrana del esquistosómulo como sobre el tegumento del verme adulto, en donde se ha caracterizado un gran número de antígenos entre 8 y 200 kDa.

Bibliografía

Alarcón de Noya B, Ruiz R, Losada S, Colmenares C, Contreras R, Cesari IM, Noya O. Detection of schistosomiasis cases in low-transmission areas based on coprologic and serologic criteria. The venezuelan experience. Acta Trop. 2007; 103(1): 41-9.

Alarcón de Noya B, Balzan C, Arteaga C, Cesari IM, Noya O. The last fifteen years of schistosomiasis in Venezuela: features and evolution. Mem Inst Oswaldo Cruz. 1999; 94(2): 139-46.

Araujo J. Epidemiología molecular de leishmaniasis visceral en Falcón, Venezuela: estudio retrospectivo sobre el semiárido falconiano en Venezuela con énfasis en infecciones inaparentes (Spanish Edition), Editorial Académica Española (11 julio 2019).

Brand SC, Gondra Lde A, Viana RA, Andrade LR, Brandt CT. Late splenosis evaluation after autoimplantation of spleen morsels in major omentum in hepatosplenic schistosomiasis patients using SPECT/CT imaging. Clin Nucl Med. 2012; 37(4): 372-373.

Carvalho do Espirito-Santo MC, Pinto PL, Gargioni C, Alvarado-Mora MV, Pagliusi-Castilho VL, PinhoJR, de Albuquerque Luna EJ, Borges Gryschek RC. Detection of Schistosoma mansoni antibodies in a low-endemicity area using indirect immunofluorescence and circumoval precipitin test. Am J Trop Med Hyg. 2014; 90:1146-52.

Chacón N. Inmunoprofilaxis con péptidos sintéticos derivados de antígenos enzimáticos de Schistosoma mansoni en el modelo murido. Instituto Venezolano de Investigaciones Científicas. Centro de Estudios Avanzados. Trabajo de grado para optar al título de Philosophus Scientiarum en Biología mención Inmunología. Tutor: Italo M Cesari. Caracas Venezuela, 1999. p. 170.

FIND. Rapid Tests for Schistosomiasis Control & Elimination (2021). Available at: https://www.finddx.org/marginalized-populations/schisto-rdts/.

García N, Isturiz G, Aular S, Incani RN. The efficacy of human schistosomicide treatment may depend on the rate of transmission. Parasitol Res. 2006; 98(6): 545-549.

Hewitt R, Willingham AL. Status of schistosomiasis elimination in the Caribbean region. Trop Med Infect Dis. 2019; 4(1): 24. Published 2019 Jan 31. doi:10.3390/tropicalmed4010024.

Hinz R, Schwarz NG, Hahn A, Frickmann H. Serological approaches for the diagnosis of schistosomiasis. A review. Mol Cell Probes. 2017 Feb; 31: 2-21. doi: 10.1016/j.mcp.2016.12.003. Epub 2016 Dec 13. PMID: 27986555.

Hotez PJ, Basáñez MG, Acosta-Serrano A, Grillet ME. Venezuela and its rising vector-borne neglected diseases. PLoS Negl Trop Dis. 2017; 11(6): e0005423. Published 2017 Jun 29. doi:10.1371/journal.pntd.0005423.

Incani RN. The Venezuelan experience in the control of Schistosomiasis mansoni. Mem Inst Oswaldo Cruz. 1987; 82(S IV): 89-93.

Kelner S. Critical evaluation of schistosomiasis portal hypertension surgery. Mem Inst Oswaldo Cruz. 1992; 87 Suppl 4: 357-68.

Navarro P, Colmenares LA, Chacón N, Martin A, Montero R, Garrido E, Mendoza I, Coraspe V. El diagnóstico presuntivo en enfermedades infecciosas parasitarias. Casos clínicos relevantes. Informe Médico. 2011; 13(1).

Noya O, Katz N, Pointier JP, Theron A, Alarcón de Noya B. Schistosomiasis in America. pp 11-43. In: C. Franco-Paredes, JI Santos-Preciado (eds.), Neglected tropical diseases-Latin America and the Caribbean, neglected tropical diseases, DOI 10.1007/978-3-7091-1422-3_2

Organización mundial de la Salud. Centro de prensa. Esquistosomiasis Nota descriptiva N 115. [página web: internet] [7 páginas] disponible en: URL http://www.who.int/mediacentre/factsheets/fs115/es/index.htmL. OMS, enero de 2012.

Phillips MS, Colley DG. Immunologic aspects of host responses to chistosomiasis: resistance, immunopathology and eosinophil involvement. Prog Allergy. 1978; 24: 49-182.

Pinto PL, Kanamura HY, Silva RM, Rossi CR, de Andrade Junior HF, Amato Neto V. Dot-ELISA for the detection of IgM and IgG antibodies to Schistosoma mansoni worm and egg antigens, associated with egg excretion by patients. Rev Inst Med Trop Sao Paulo. 1995; 37:109-15.

Pujol FH, Alarcón de Noya B, Cesari IM. Immunodiagnosis of Schistosomiasis mansoni with APIA (alkaline phosphatase immunoassay). Inmunol Invest. 1989; 18: 1071-1080.

Utzinger J, Becker SL, van Lieshout L, van Dam GJ, Knopp S. New diagnostic tools in schistosomiasis. Clin Microbiol Infect. 2015 Jun; 21(6): 529-42. doi: 10.1016/j.cmi.2015.03.014. Epub 2015 Apr 3. PMID: 25843503.

Weerakoon KG, Gobert GN, Cai P, McManus DP. Advances in the diagnosis of human schistosomiasis. Clin Microbiol Rev. 2015 Oct; 28(4): 939-67. doi: 10.1128/CMR.00137-14. PMID: 26224883; PMCID: PMC4548261.

WHO. Schistosomiasis (2020). Available at: https://www.who.int/en/news-room/fact-sheets/detail/schistosomiasis.

You H, Stephenson RJ, Gobert GN, McManus DP. Revisiting glucose uptake and metabolism in schistosomes: new molecular insights for improved schistosomiasis therapies. Front Genet. 2014; 5: 176-182.

CAPÍTULO 75
MICOSIS PROFUNDAS

JOCAYS CALDERA

INTRODUCCIÓN

Las micosis profundas pueden ser endémicas u oportunistas. Las endémicas son producidas por hongos dimorfos termales que son patógenos primarios, tienen áreas geográficas y nichos ecológicos relativamente definidos; su puerta de entrada es habitualmente el tracto respiratorio (vía inhalatoria) y producen la primoinfección en el pulmón, con posterior diseminación por vía linfohemática con afectación de un solo órgano o ser multiorgánica; y pueden infectar tanto a hospederos inmunocompetentes como inmunocomprometidos. Las **micosis oportunistas** las ocasionan hongos ambientales o de la microbiota normal del ser humano; penetran generalmente por vía inhalatoria o por el tracto gastrointestinal, se reproducen e invaden los tejidos y afectan principalmente a hospederos inmunocomprometidos.

Las micosis profundas son más frecuentes y de mayor gravedad cuando ocurren en huéspedes inmunocomprometidos. El patrón de la enfermedad que se observa en estos pacientes depende del tipo y grado de inmunodepresión (tratamiento antirretroviral en pacientes con sida, citotóxicos, profilaxis específica para infecciones oportunistas, factores demográficos y geográficos); de igual manera, el compromiso respiratorio grave, evoluciona rápidamente y conduce a una insuficiencia respiratoria aguda y muerte, de no utilizar los recursos diagnósticos convencionales (clínica, laboratorio y radiología), así como el tratamiento oportuno. Las manifestaciones clínicas de las micosis profundas son inespecíficas y similares a otras infecciones y patologías.

Para el diagnóstico de infecciones fúngicas es imprescindible tomar en cuenta los aspectos clínico-epidemiológicos para establecer una adecuada orientación médica desde el inicio de la evaluación; ya que las manifestaciones clínicas son inespecíficas, comparten el mismo patrón y en muchas ocasiones son los diagnósticos menos pensados. En el caso de los pacientes con infección VIH/sida se debe establecer el estadio de la enfermedad y los criterios de gravedad de la patología fúngica, para tomar las acciones necesarias que permitan optimizar un diagnóstico y tratamiento oportuno. Para el diagnóstico se requieren muestras representativas y, hacer los exámenes directo, tinciones, cultivos en medios especiales y estudios serológicos.

El estudio histopatológico es una importante herramienta para la orientación diagnóstica de estas patologías. En las micosis, permite evaluar el tipo de respuesta celular y aspectos patogénicos de los microorganismos; además la visualización de las estructuras fúngicas, que constituye un aporte relevante en el diagnóstico precoz; mientras se esperan los resultados de los estudios micológicos convencionales. Los estudios micológicos constituyen la base para establecer el diagnóstico de certeza; la realización del cultivo en la mayoría de los casos es fundamental y constituye la *prueba de oro*. El tiempo de espera para los resultados de los estudios histopatológicos y de cultivos suelen ser de días a semanas, de allí la relevancia de la orientación diagnóstica clínica inicial y su correlación con los resultados de las biopsias y los cultivos, para asegurar el éxito terapéutico. Las micosis endémicas están representadas por la histoplasmosis, paracoccidiodomicosis y coccidiodomicosis y las oportunistas por la candidiasis, pneumocistosis, criptococosis, aspergilosis, zigomicosis y fusariosis, entre otras. Se describirán las micosis profundas más frecuentes encontradas en la práctica clínica.

HISTOPLASMOSIS

La histoplasmosis descrita por Darling en 1905, es una enfermedad endémica causada por un hongo dimorfo termal, cuyas variedades patógenas para el hombre son *Histoplasma capsulatum* variedad *capsulatum* que es el más frecuente en América; *Histoplasma capsulatum* variedad *duboisii* que produce la histoplasmosis africana y la variedad *H. farciminosun* que afecta equinos en África. El género se ha subdividido en 8 clados, según secuencias génicas: Nam1, Nam2, LamA, LamB, Australiano, Nederlandino (Indones), Eurasiático y Africano. Es la micosis sistémica más frecuente y tiene una amplia distribución geográfica; predomina en América y África. En América se extiende desde el sur de Canadá a las regiones centrales de Argentina. Las zonas endémicas de mayor importancia corresponden a los valles de los ríos Mississippi, Missouri y Ohio en América del Norte y a la cuenca del Río de la Plata en América del Sur. En Europa se han descrito pocos casos.

La histoplasmosis se adquiere por inhalación de las *microconidias* que se encuentran en suelos ricos en nitrógeno (deyecciones de aves y murciélagos); se inicia regularmente en el pulmón y posteriormente puede diseminarse por vía hematógena a diferentes órganos y sistemas, produciendo una intensa reacción granulomatosa que puede calcificarse. Los mecanismos de la infección son: primaria, reinfección o reactivación de un foco latente. Las formas de presentación dependen del estado inmune de la persona y la magnitud del inóculo; estas pueden ser: asintomáticas, primaria pulmonar, cutánea (aguda o crónica), secundarias diseminadas (agudas, subagudas y crónicas).

En los pacientes que tienen compromiso de la inmunidad celular son más frecuentes las formas primarias y secundarias diseminadas y una de las más graves, que es mortal si no es tratada a tiempo, es la aguda rápidamente progresiva y con falla multiorgánica. De igual manera, en los pacientes con sida tiene una alta morbilidad y mortalidad. Cuando el daño es principalmente pulmonar, las manifestaciones clínicas son similares a cualquier infección respiratoria baja: tos seca o con expectoración mucoide hasta hemoptoica, disnea progresiva, fiebre, escalofríos, malestar general y en menor proporción dolor pleurítico; cefalea, alteración del estado de consciencia, hipotermia, vómitos y diarrea. Los hallazgos al examen físico son taquicardia, taquipnea, tiraje, cianosis, silencio auscultatorio atípico o, estertores crepitantes, bulosos o roncus, broncofonía y pectoriloquia. La radiografía del tórax puede revelar infiltrados localizados o diseminados, múltiples nódulos, patrón miliar, linfadenopatías hiliares, cavitaciones y derrame pleural.

Histoplasmosis diseminada. Es la forma de presentación más frecuente en los pacientes inmunocomprometidos y con sida; se caracteriza por fiebre prolongada, astenia, anorexia, pérdida de peso, hepatoesplenomegalia, compromiso pulmonar y neurológico y, linfadenopatías. Las lesiones cutáneas son patognomónicas de siembra a distancia, localizadas o generalizadas, con expresión variable: pápulas moluscoides, nódulos, abscesos, úlceras y paniculitis; además, úlceras o nódulos en las mucosas y compromiso de otros órganos, como el corazón, glándulas suprarrenales, intestino, ojo, cerebro, meninges y médula ósea.

Los exámenes de laboratorio más relevantes son: pancitopenia o bicitopenias, elevación de la VSG, las aminotransferasas, LDH y la ferritina. Están relacionados con la gravedad y mal pronóstico de la enfermedad la alteración de la hemoglobina, LDH, saturación de oxígeno, niveles de enzimas hepáticas, urea y creatinina. Se confunde frecuentemente con otras micosis profundas, TBC pulmonar y leishmaniasis visceral, entre otras. El diagnóstico incluye estudios histopatológicos coloreados con Giemsa, Wright-Giemsa, Grocott-Gomori, Mucicarmina, Ácido periódico de Schiff (PAS) y Hematoxilina-Eosina (H-E). Además, se debe determinar: antígenos por ELISA o anticuerpos por inmunodifusión, fijación de complemento o ELISA, cultivos y pruebas de biología molecular. El examen directo o con coloraciones del esputo o fluidos es de poca utilidad y baja sensibilidad, pero alta especificidad; esto se debe a que las levaduras son muy pequeñas e intracelulares y pueden pasar inadvertidas o ser confundidas con artefactos y, se requiere buena experiencia del observador. El cultivo es el *estándar de oro* para el diagnóstico; igualmente el estudio de la médula ósea tiene un gran valor.

Los antimicóticos de elección utilizados en el tratamiento de la histoplasmosis son la anfotericina B deoxicolato o liposomal en las formas de presentación grave, y el itraconazol en las no complicadas.

PARACOCCIDIODOMICOSIS

Es una micosis endémica en América, desde México a Suramérica, descrita por Lutz en Brasil (1908). Es la micosis sistémica más común en Latinoamérica, con un 80% de los casos en Brasil, donde se considera un problema de salud pública, seguido por Venezuela y Colombia. Está restringida a zonas húmedas, se sitúa entre los 30º de latitud Sur y 34º de latitud Norte, con precipitaciones puviales de 500 a 2.000 mm/año, temperatura de 14 a 30 ºC y altitud de 500 a 2.000 m. Su distribución geográfica está limitada por los trópicos de Cáncer y de Capricornio; se extiende desde el centro de México hasta Argentina y Uruguay. La mayor incidencia se reporta en Brasil, Venezuela, Colombia y Argentina donde es endémica. También han sido reportadas en Ecuador, Paraguay, Bolivia, Perú, Uruguay, Guatemala, Honduras, Costa Rica, Panamá y Guayana francesa.

Su hábitat en el ecosistema no está bien esclarecido; afecta humanos, monos, ardillas y armadillos. Es más frecuente en habitantes de áreas rurales, personas que desarrollan actividades que impliquen el contacto directo con la tierra y su incidencia es mayor en la población masculina, entre la segunda y cuarta década de la vida. La baja incidencia en el sexo femenino se debe a la menor exposición y al efecto protector de los estrógenos, que inhiben la transformación del hongo a levadura.

La paracoccidioidomicosis es producida por un complejo de hongos termodimórficos del género *Paracoccidiodes,* con sus diferentes especies *P. brasiliensis* y sus especies crípticas: *P. Lutzii,* PS1, PS2 y PS3, con diferente distribución geográfica. En cuanto a su patogenia, los microorganismos ingresan al organismo por vía inhalatoria y al llegar al pulmón producen la activación de los macrófagos alveolares que tratan de contener la infección; al fracasar este mecanismo, ingresan al sistema linfático, luego a la circulación sanguínea y seguidamente al sistema mononuclear fagocítico, y de allí se diseminan a diferentes órganos y tejidos, con especial afinidad por el pulmón (80%-90%), mucosas, piel y glándulas suprarrenales.

El período de incubación de la paracoccidioidomicosis puede durar de semanas a varios años y produce una primoinfección pulmonar que puede ser asintomática o subclínica y es lo que se denomina *paracoccidiodomicosis infección*, que puede pasar a *paracoccodiodomicosis enfermedad*, que es sintomática y puede presentarse bajo una forma diseminada progresiva aguda o subaguda descrita como juvenil; que a su vez puede expresarse con lesión pulmonar linforreticular, pulmonar linforreticular-hepatoesplénica y, la forma progresiva pulmonar crónica localizada del adulto y pulmonar diseminada con daño multiorgánico que genera lesiones granulomatosas. Estas formas de presentación culminan en lesiones residuales o en la recuperación del paciente; pero las presentaciones agudas o subagudas pueden conducir a un deterioro rápido del estado general que lleva a la muerte, sobre todo en los pacientes inmunocomprometidos.

El compromiso pulmonar ocurre en 51% a 100% de los pacientes, con infiltrados heterogéneos bilaterales y linfadenopatías hiliares. En la forma progresiva suelen afectarse los lóbulos inferiores y en las etapas tardías se produce una importante fibrosis intersticial que limita progresivamente la función respiratoria. En líneas generales los síntomas respiratorios son inespecíficos y similares a los descritos en la histoplasmosis y otras patologías como la TBC. Las lesiones de la mucosa bucofaríngea ocurre alrededor del 50%-82% de los casos y puede acompañarse o no de las manifestaciones pulmonares o sistémicas y se caracteriza por lesiones cutáneas: nódulos, úlceras o placas *moriformes*, extensas y elevadas. Las lesiones gingivales son muy frecuentes, extensas y dolorosas; provocan la pérdida de los dientes, sangrado frecuente, dificultad para la masticación y deglución, que llevan a la desnutrición y caquexia. Por extensión pueden comprometerse la piel peribucal y perinasal, el paladar, perforación del tabique nasal, faringe, laringe, epiglotis y tráquea. Las formas de presentación diseminadas son similares a la histoplasmosis y TBC, aunque se presenta con mayor frecuencia compromiso óseo, suprarrenal y del SNC.

En los pacientes con infección por VIH la paracoccidioidomicosis es la segunda en frecuencia de las micosis profundas-endémicas y su expresión depende del grado de inmunodeficiencia. La forma de presentación grave se manifiesta como una infección oportunista y marcan la definición del sida. El 60% de los casos cursa con fiebre prolongada, desgaste orgánico, linfadenopatías generalizadas, hepatoesplenomegalia, insuficiencia suprarrenal crónica (enfermedad de Adisson) y manifestaciones cutaneomucosas. En estos pacientes la serología por lo general es negativa. Los pacientes quedan protegidos si reciben profilaxis con trimetoprim-sulfametoxazol (TMP/SMX) para *P. jirovecii*.

El diagnóstico micológico incluye el examen directo de muestras respiratorias y fluidos orgánicos con hidróxido de potasio (KOH) más tinta "Parker", estudios histopatológicos con tinciones (Giemsa, Wright-Giemsa, Grocott-Gomori, Mucicarmina, PAS y H-E). La observación microscópica permite ver levaduras esféricas u ovales de doble pared, anisométricas de 19 a 30 µ de diámetro, con gemación múltiple que pueden simular la imagen conocida como "rueda de timón"; además de la respuesta tisular de tipo granulomatosa. La visualización de la estructura fúngica es orientadora para el diagnóstico, pero deben hacerse los cultivos en los medios sintéticos correspondientes, y observar la incubación a la temperatura de 28 ºC y 37 ºC, para demostrar su naturaleza dimorfotermal. El diagnóstico serológico se basa en la determinación de anticuerpos por inmunodifusión doble en gel de agarosa y, con el uso del antígeno glicoproteico específico gp43; se establece que títulos mayores o iguales a 1:32 se relacionan con ña gravedad y mal pronóstico de la enfermedad. En pacientes muy inmunocomprometidos se pueden presentar falsos negativos. Otras pruebas incluyen fijación del complemento, ELISA y pruebas de biología molecular.

El diagnóstico diferencial se establece con la TBC, histoplasmosis, coccidioidomicosis, leishmaniasis, linfoma de Hodgkin, poliangitis microscópica (enfermedad de Wegener), carcinomas, actinomicosis, rinoescleroma y cromoblastomicosis, entre otros.

Los antimicóticos de elección utilizados en el tratamiento son la anfotericina B deoxicolato o liposomal en las formas de presentación grave e itraconazol en las no complicadas. En ocasiones se requiere terapia supresiva prolongada e indefinida. Los nuevos azoles (voriconazol y posaconazol), han demostrado una excelente actividad contra este hongo.

COCCIDIODOMICOSIS

Es una micosis sistémica y endémica, producida por dos especies de hongos dimorfotermales que pertenecen al género *Coccidiodes*, conocidos como *Coccidiodes immitis* y *Coccidiodes posadasii*. Descrita por primera vez por Posadas en Buenos Aires, en el año 1892. Estas especies genéticamente distintas habitan en zonas geográficas diferentes pero causan la misma enfermedad. Esta diferencia en la distribución geográfica puede estar relacionada con la composición química de los suelos.

Es la micosis con afectación pulmonar más frecuente y grave en EE. UU. con 150.000 casos por año y es también conocida como fiebre del Valle de San Joaquín. Es endémica en países como EE. UU., México, Honduras, Nicaragua, Guatemala, Costa Rica, Venezuela, Colombia, Brasil, Bolivia, Paraguay y Argentina. Es la tercera micosis endémica en los estados Falcón, Lara y Zulia (Venezuela). En estas regiones las tasas de infección aumentan durante los meses más secos del año.

La distribución geográfica en el continente americano está restringida a climas áridos o semiáridos, con pocas precipitaciones (150-500 mm/año), baja altitud y pueden encontrase hasta 30 cm de profundidad en suelos arenosos con alto contenido de sales, pH alcalino y vegetación escasa, tipo cactáceas. Estos patógenos están asociados con pequeños mamíferos, en sus cuevas; además, se desarrollan en forma de hifas en el medio ambiente. La reproducción asexual en las hifas produce artroconidias que pueden ser inhaladas por los humanos y mamíferos, y causar una infección pulmonar primaria. Estas artroconidias llegan al tejido pulmonar y aumentan de diámetro para convertirse en esférulas, en la que se desarrollan endosporas que luego maduran. Al romperse dichas esférulas, liberan y difunden sus endosporas a otros tejidos; cada endospora se transforma en una nueva esférula y va a albergar la próxima generación de endosporas, en un continuo y complejo ciclo. De esta forma se activan los macrófagos y se originan granulomas epitelioides compactos, que intentan circunscribir la infección, y eliminar muchos microorganismos para restringir la progresión de la enfermedad. La mayor parte de los infectados de coccidioidomicosis se autolimita y cura; dejan solo focos pulmonares o ganglionares con granulomas epitelioides; además fibrosis y calcificaciones en los que pueden encontrarse escasas esférulas viables. En los casos graves, falla la inmunidad adaptativa mediada por células, se forman granulomas epitelioides laxos y la enfermedad progresa.

La coccidiodomicosis afecta a personas sin distinción de edad o raza, es más frecuente en hombres y está relacionada a la exposición ocupacional y/o recreativa: agricultores, arqueólogos, militares, deportistas y excursionistas. Es sintomática en el 40% de los casos y tiene una forma de presentación predominantemente pulmonar primaria (98%). Las otras expresiones clínicas incluyen la primaria cutánea por inoculación traumática y las formas secundarias (pulmonar y diseminada), que a su vez pueden dividirse en simple o, multiorgánica, con afectación meníngea, ósea, cutánea crónica y generalizada. Existen factores de riesgo relacionados con presentaciones graves, como la edad avanzada, embarazo, enfermedad cardiopulmonar, sida, diabetes mellitus, otras enfermedades debilitantes y tratamiento con inmunosupresores.

Las manifestaciones clínicas dependen de la gravedad de la infección y de los órganos comprometidos; tiene una expresión similar a las otras micosis profundas endémicas, TBC y enfermedades con afectación multiorgánica, con las que hay que establecer diagnósticos diferenciales. En los pacientes con sida, la coccidioidomicosis es también reconocida como una infección oportunista que puede tener formas de presentación graves y fatales en pacientes con franco deterioro del sistema inmune. Aunque su incidencia y la gravedad han disminuido en los EE. UU. por el uso del TARGA. La forma de presentación más frecuente es la diseminada con afectación pulmonar miliar, linfadenopatías, daño hepático, diseminación a piel y eventualmente al SNC.

El diagnóstico se establece con la observación directa, a través de un examen en fresco con KOH y tinta "Parker" de las estructuras fúngicas (esférulas de 10-80 micras con pared doble retráctil), en muestras respiratorias, LCR y fluidos orgánicos. También los estudios histopatológicos con tinciones (Giemsa, Wright-Giemsa, Grocott-Gomori), acompañado de la observación de la respuesta tisular granulomatosa con H-E. La visualización de las estructuras fúngicas orienta el diagnóstico. Los cultivos deben hacerse en los medios sintéticos tipo Sabouraud, en laboratorios especializados con nivel de seguridad 3, en vista del alto riesgo biológico. El diagnóstico serológico se basa en la determinación de anticuerpos específicos por inmunodifusión doble en gel de agarosa, determinación de antígenos por ELISA y pruebas de biología molecular.

El tratamiento de las formas graves es con anfotericina B, en los casos diseminados sin afectación meníngea se recomienda itraconazol y en las no meníngeas el fluconazol.

CANDIDIASIS

Es la micosis sistémica oportunista primaria o secundaria más frecuente en el humano; tiene una distribución mundial, no tiene predilección por sexo, edad, ni grupo étnico. Es producida por levaduras endógenas del género *Candida*, especialmente por *C. albicans* (50%-60%), aunque en los últimos años se ha visto desplazada por otras especies, sobre todo en infecciones invasoras, las cuales han alcanzado una gran importancia desde el punto de vista epidemiológico. Las especies de este género que actualmente tienen mayor impacto clínico, ya que producen el mayor porcentaje de infecciones y han alterado la susceptibilidad a los antifúngicos, son: *C. tropicalis, C. parapsilosis, C. glabrata, C. krusei,* y en menor proporción *C. guillermondi, C. famata* y *C. pelliculosa*.

Estos hongos forman parte de la microbiota normal del ser humano, con diferentes porcentajes, según la especie y localización corporal. Son oportunistas y se convierten en patógenos cuando se producen alteraciones de la inmunidad celular o cambios en el equilibrio normal de la flora bacteriana y forman parte del grupo de hongos que producen las **infecciones fúngicas invasivas**.

La candidiasis es considerada una de las infecciones oportunistas más frecuentes en pacientes inmunocomprometidos. Posee una amplia variedad de manifestaciones clínicas que van desde las infecciones superficiales de la piel, mucosas y uñas, hasta las más profundas con invasión de tejidos y diseminación hematógena, con siembra en diferentes órganos como corazón, hígado, ojo, riñón, cerebro y pulmón; por lo que se denomina *Candidiasis invasora*. El tiempo de incubación es desconocido y la evolución puede ser aguda, subaguda o crónica. Su incidencia ha aumentado en los últimos años en el mundo, y los avances tecnológicos y terapéuticos, que han mejorado la sobrevida de los pacientes críticos. Su forma de presentación y gravedad están relacionados con la intensidad de la quimio-inmunosupresión, antibioticoterapia de amplio espectro y los procedimientos invasivos en las unidades de cuidados intensivos, entre otros.

La candidiasis invasora se mantiene en la actualidad como una patología con importante morbilidad y mortalidad; tanto en la población adulta como en los neonatos, predominantemente en los pacientes con enfermedad crítica. Es frecuente en los pacientes con cáncer, oncohematológicos, posquimioterapia y con neutropenia. Estos pacientes pueden presentar una candidemia con siembra a distancia y una posterior candidiasis hepatoesplénica. Otros factores de riesgo para esta candidiasis son la antibioticoterapia de amplio espectro prolongada, cirugía abdominal, nutrición parenteral intravenosa, hospitalización prolongada en cuidados intensivos, colonización por otras especies de *Candida,* tratamiento prolongado con corticoesteroides, catéteres vasculares, diabéticos y otros estados de inmunosupresión. Estos factores de riesgo se pueden cuantificar por medio de tablas de puntuación (**Candida Score**) para establecer el riesgo de candidemia en estos pacientes. Dentro de las complicaciones más graves de la candidemia se encuentran la endoftalmitis y la endocarditis, que son de difícil tratamiento y por ende deben ser precozmente planteadas, cuando existe la sospecha clínica, para hacer el diagnóstico y tratamiento adecuado, particularmente por el oftalmólogo.

En los pacientes con sida, la candidiasis se mantiene con alta morbilidad, sin embargo, ha venido en descenso con el advenimiento y desarrollo progresivo del TARGA. Las formas de presentación en estos pacientes depende del grado de inmunocompromiso. Las manifestaciones clínicas más frecuentes son: la candidiasis orofaríngea, esofágica y vulvovaginal; en menor proporción la afectación de piel y uñas. La candidiasis invasora es menos frecuente y está relacionada con otros factores de riesgo asociados. La candidiasis orofaríngea es un importante marcador de inmunodeficiencia, y ayuda al diagnóstico precoz de la infección por el VIH. Esta presenta varias formas clínicas: hipertrófica, eritematosa, pseudomembranosa y queilitis angular; suele ser asintomática o presentar signos leves o moderados como dolor, ardor, disgeusia y odinofagia. La candidiasis esofágica es la causa más frecuente de disfagia en pacientes con sida y se asocia casi siempre con la orofaríngea. La candidiasis vulvovaginal es más frecuente en las pacientes con sida y por lo general es recurrente o refractaria.

El diagnóstico de las infecciones de las mucosas se basa prácticamente en el reconocimiento clínico de las lesiones: eritema con lesiones blanquecinas, lengua despulida, eritema y laceración de los ángulos de la boca (queilitis); solo se hace el diagnóstico micológico en caso de infecciones recurrentes o refractarias. En el caso de candidiasis invasora, es imprescindible la toma de muestras de tejido para establecer el diagnóstico en base a la visualización histopatológica de las estructuras fúngicas (blastoconidias, pseudohifas) y la reacción tisular con estas coloraciones; además la realización de cultivos de tejido y hemocultivos, para la posterior identificación del género y especie de la levadura, y practicar del antifungigrama. En la actualidad se describe la utilidad de la PCR y los biomarcadores (antígenos y anticuerpos) y se debe descartar el uso de muestras respiratorias para el diagnóstico de esta forma invasora.

El tratamiento de la infecciones no complicadas es con fluconazol u otros azoles. Se pueden usar tópicos con nistatina o clotrimazol. Cuando se trata de candidiasis invasora se debe iniciar con equinocandinas o anfotericina B, hasta tener los resultados de identificación y sensibilidad que nos permitirán la descalación o no a fluconazol. Esta descrito el tratamiento precoz y el tratamiento supresivo prolongado; no se recomienda la profilaxis primaria.

NEUMOCISTOSIS

Es una micosis sistémica producida por *Pneumocystis jirovecii*, descrito por primera vez por Carlos Chagas en Brasil en 1909. Es un hongo oportunista, ubicuo, unicelular, extracelular y con marcado estenoxenismo, está distribuido mundialmente, se adquiere por vía inhalatoria, infecta al hombre desde edades tempranas y se transmite de persona a persona. Es más frecuente en los pacientes con alteraciones de la inmunidad celular y humoral, donde se incluye el compromiso de los macrófagos alveolares.

Es una de las infecciones más complicadas que se presenta en los pacientes inmunocomprometidos y la segunda micosis oportunista que afectan pacientes con sida. Su incidencia ha disminuido con la TARGA y la profilaxis con TMP/SMX; sin embargo su mortalidad se mantiene entre 20%-30%. La forma de presentación clínica predominante de la neumocistosis es la pulmonar, con un 95% de los casos y en menor proporción las extrapulmonares con afectación de ganglios, hígado, bazo, médula ósea, tracto gastrointestinal, tiroides, riñón, suprarrenales, corazón, cerebro, ojo y oído. Las manifestaciones respiratorias son inespecíficas, con diferentes expresiones de gravedad, que dependen del contaje de linfocitos T CD4+. La neumonía grave, aguda y progresiva es la forma clínica más frecuente y se caracteriza por tos seca, fiebre y disnea progresiva que lleva a un síndrome de distrés respiratorio agudo de evolución fatal. Cuando evoluciona de forma lenta puede expresarse como un síndrome febril prolongado, con pérdida de peso, anorexia, fatiga y síntomas respiratorios.

Los hallazgos de laboratorio no son específicos y dependen del tiempo de evolución de la enfermedad. Los más frecuentes se relacionan con la disfunción respiratoria como hipoxemia, alcalosis respiratoria y aumento de la LDH; de manera eventual los asociados a afectación de otros órganos como alteración del hemograma, enzimas hepáticas, pruebas tiroideas y niveles de cortisol. La radiografía del tórax revela infiltrados difusos bilaterales, reticular o nodular y en menos proporción, compromiso focalizado o unilateral, con lesiones nodulares o cavitarias. También se puede apreciar bulas y neumotórax. *P. jirovecii* difícilmente se desarrolla en cultivos celulares y no se cultiva en medios sintéticos, por lo que el diagnóstico se basa en la observación directa del microorganismo en muestras respiratorias, obtenidas por esputo inducido o preferiblemente por lavado broncoalveolar y biopsia transbronquial; se deben utilizar coloraciones especiales como Giemsa, azul de toluidina o plata metenamina o mediante técnicas de fluorescencia, como blanco calcoflúor y anticuerpos monoclonales o policlonales específicos que mejoran la sensibilidad y esspecificidad de esta técnica, que varía entre 90% y 95% y depende del tipo de muestra clínica. Además, se utilizan coloraciones especiales para la visualización de la respuesta tisular característica, como es el exudado intraalveolar espumoso, que revela las ascas y las ascosporas, con una respuesta inflamatoria intersticial crónica, y eventualmente nodular, necrosante, bulosa, fibrótica o granulomatosa. También se utilizan pruebas moleculares tipo PCR anidada, con un alto rendimiento diagnóstico.

Las formas de presentación de la histoplasmosis y pneumocistosis pueden ser similares y derivar en errores diagnósticos. Ambas pueden tener presentaciones pulmonares y extrapulmonares; pueden evolucionar de forma aguda, subaguda o crónica, que dependen del estado inmunitario del paciente y de la magnitud del inoculo. También se pueden presentar infecciones por ambos microorganismos al mismo tiempo o en coinfecciones con otros agentes.

Cuando los síntomas predominantes son respiratorios, se presenta una clínica inespecífica y con diferentes grados de daño. Las infecciones rápidamente progresivas que llevan a la insuficiencia respiratoria son potencialmente fatales, por lo que se requiere de un diagnóstico clínico rápido y acertado; que lleve a decisiones adecuadas tanto en la metodología diagnóstica como en el tratamiento. Otro de los retos, es realizar los diagnósticos diferenciales con otras patologías e infecciones que tienen formas de presentación similar.

El tratamiento de elección es TMP/SMX combinada con dapsona por 21 días y debe acompañarse con leucovorina para prevenir la supresión medular y con prednisona en caso de niveles bajos de PaO_2 (<70 mm Hg). Las alternativas incluyen combinaciones de primaquina con clindamicina.

CRIPTOCOCOSIS

Es una micosis sistémica oportunista producida por levaduras encapsuladas de origen exógeno pertenecientes al complejo *Cryptococcus*, descrito por primera vez por Sanfelice 1894 en Italia. Las especies descritas se clasifican como Complejo *Cryptococcus neoformans* (*C. neoformans* variedad *neoformans* serotipo D y *C. neoformans* variedad *grubii* serotipo A; relacionados con infecciones en pacientes inmunocomprometidos; además de los serotipos híbridos AD y Complejo *Cryptococcus gattii* (*C. gattii* serotipos B y C), asociados a infecciones en enfermos inmunocompetentes. *C. neoformans* variedad *grubii*/ *neoformans*; tienen una distribución mundial, sus reservorios son las aves y se han aislado en suelos enriquecidos con excrementos de aves y madera en descomposición, de ciertas especies de árboles, que se han propuesto como hábitat ambiental para esta variedad. En contraste, la distribución en la naturaleza para *C. gattii* es geográficamente restringido a las regiones tropicales y subtropicales, asociada con árboles hospedantes específicos representados por especies de *Eucalyptus, Moquilea tomentosa, Cassia grandis, Ficus microcarpa* y *Terminalia catappa*.

La criptococosis es una de las micosis más prevalentes e importantes del mundo; constituye una causa predominante de infección micótica del SNC y su incidencia es de un 50% en los pacientes con sida, aunque también se presenta en otras poblacionales de riesgo como trasplantados, diabéticos y con enfermedades autoinmunitarias; tiene una alta mortalidad sin tratamiento. Predomina en zonas urbanas o rurales, se presenta a cualquier edad y con un ligero predominio en varones con VIH.

Los seres humanos se infectan por la inhalación de las basidiosporas presentes en el medio ambiente (15-20 micras), que ingresan principalmente al pulmón y que en un 95% de los casos provoca una primoinfección pulmonar que puede pasar inadvertida y de manera asintomática en el hospedero inmunocompetente; no así, en el inmunocomprometido. También se describe la forma primaria cutánea por inoculación traumática.

En los pacientes inmunocomprometidos ocurre la diseminación hemática hacia diferentes órganos; especialmente al SNC, debido al importante neurotropismo, ya que utiliza la dopamina como sustrato. Además, puede afectar el pulmón, piel, hueso y otros órganos. Esta invasión se ve facilitada por los múltiples e importantes factores de patogenicidad, entre los cuales se describen los cambios morfológicos, producción de cápsula, melanina, ureasa, lacasas y fosfolipasas. La infección tiene un periodo de incubación variable y puede tener un curso subagudo o crónico, con afectación sistémica y formación de granulomas. En los pacientes con sida las manifestaciones pulmonares son raras, hay compromiso del SNC en un 60% de los casos; además se disemina al hígado, riñón, próstata, hueso, articulaciones, ojo y piel. Las manifestaciones clínicas que predominan son fiebre, cefalea holocraneal, cambios neurológicos, convulsiones, signos de irritación meníngea, trastornos de la visión y de la marcha. Las manifestaciones pulmonares y sistémicas son similares a las descritas en las otras micosis. Las lesiones en piel se presentan en un 15% de los casos, tienen expresión y extensión variable, con predominio de pápulas, pústulas y nódulos. Los estudios radiológicos de tórax y cráneo, no permiten definir el grado de del daño y el pronóstico. La criptococosis se clasifica como orientadora de sida y tiene alta mortalidad (>55%), aún con tratamiento. Se describen como factores de mal pronóstico la alteración neurológica, hepatomegalia, un examen directo del LCR con tinta china positivo, títulos altos de anticuerpos y la diseminación fuera del SNC.

El diagnóstico micológico se basa en el examen directo con tinta china del LCR para la visualización de las levaduras encapsuladas con una sensibilidad de hasta 88%, además de la determinación del antígeno capsular por la técnica de aglutinación con partículas de látex (Crypto-látex-CL) en el LCR y sangre (sensibilidad del 99%); además, el cultivo en medios sintéticos (Sabouraud) para aislamiento e identificación por determinación de enzimas y asimilación de carbohidratos (ID32) y las pruebas de susceptibilidad a los antifúngicos. También son importantes los estudios histopatológicos con coloraciones especiales como mucicarmina de Mayer para la observación de las estructuras fúngicas, la reacción tisular y otras pruebas como la determinación de antígenos séricos por técnica de flujo lateral como prueba pantalla (*Lateral flow*) e inmunofluorescencia indirecta (IFI), anticuerpos por técnicas de ELISA y fijación del complemento; además de las técnicas de biología molecular por PCR.

El tratamiento de las formas graves y con afectación del SNC es con formulaciones de anfotericina B combinadas con flucitosina; con un cambio posterior a la acumulación de una dosis de 1.500 a 2.000 mg, al fluconazol. También se describe tratamiento inicial con fluconazol en presentaciones menos graves.

ASPERGILOSIS

Es una micosis sistémica oportunista producida por hongos filamentosos del género *Aspergillus*. Son hongos ambientales y de distribución mundial que afectan a cualquier grupo de edad, con un leve predominio en varones adultos. Las especies de mayor importancia clínica y frecuencia se encuentran distribuidas en los Grupos *Aspergillus fumigati, A. flavi, A. terri, A. nigri* y *A. nidulati*. Sus conidias son inhaladas en forma cotidiana y pueden producir diferentes formas de presentación clínica, entre las que destacan la pulmonar alérgica, aspergiloma pulmonar, sinusal y en otras localizaciones, como invasiva pulmonar con diseminación sistémica (SNC y otros), las lesiones traumáticas necróticas, micetomas y queratomicosis. Son hongos angioinvasivos, termotolerantes y productores de micotoxinas, que producen enfermedades invasivas en pacientes con factores de riesgo como oncohematológicos, trasplantados, fibrosis quística, enfermedades granulomatosas crónicas, terapia crónica con corticoesteroides y con otros estados de inmunocompromiso.

Es la segunda infección fúngica invasiva, después de la candidiasis invasora, y su incidencia ha aumentado en los últimos años en los pacientes oncohematológicos con neutropenia marcada y trasplantados de células madre hematopoyéticas, que es la población de riesgo de mayor importancia por las dificultades que se presentan en el diagnóstico y la alta mortalidad (50%-80%). En los pacientes con sida es muy poco frecuente (0,39%-0,9%), generalmente aparece en etapas avanzadas de la enfermedad (<50 TCD4+) y con otros factores de riesgo añadido como neutropenia y corticoterapia prolongada. La presentación clínica más frecuente es la pulmonar, bien como nódulos o cavitaciones con predominio en lóbulos superiores, de evolución subaguda; así como como traqueobronquitis necrosante pseudomembranosa (ulceraciones y pseudomembranas) con obstrucción del flujo aéreo, infiltrados uni o bilaterales de evolución rápida o bien, bajo la condición de aspergiloma.

En cuanto a las manifestaciones clínicas dependen del órgano afectado, enfermedad de base y del rango de inmunocompromiso. En las formas de presentación con afectación pulmonar predominan los síntomas respiratorios como tos, disnea, expectoración hemoptoica, fiebre, acompañados de un infiltrado radiológico más focalizado y una imagen radiográfica y tomográfica con el "signo del halo". Las manifestaciones clínicas, los resultados de laboratorio y radiológicos son inespecíficos, por lo que debe sustentarse el diagnóstico micológico, el cual presenta múltiples dificultades en vista de la necesidad de realizar estudios invasivos para la toma muestras adecuadas como el lavado broncoalveolar y la biopsia transbronquial u otros tejido; que se dificultan realizarlos en estos pacientes que por lo general se encuentran críticamente enfermos o con gran compromiso respiratorio.

La visualización de hifas sugestivas y el aislamiento de especies de *Aspergillus* en muestras de esputo inducido o lavado broncoalveolar en pacientes VIH con neutropenia o corticoterapia, debe interpretarse como patógeno y no como contaminante. De las formas extrapulmonares las más graves son las del SNC generalmente por contigüidad de focos otorrinolaringológicos (sinusitis y mastoiditis). La aspergilosis del SNC debe incluirse en el diagnóstico diferencial de lesiones hipodensas cerebrales, en pacientes con enfermedad avanzada y con factores predisponentes. El diagnóstico etiológico incluye métodos convencionales: examen directo, coloraciones especiales, estudios histopatológicos, cultivos y métodos no convencionales, como la determinación de galactomanano en el lavado broncoalveolar y sangre; además de pruebas de biología molecular.

El tratamiento de elección es con voriconazol, seguido de anfotericina B o formulaciones lipídicas en las formas graves, o combinaciones con equinocandinas. Se deben considerar tratamientos medicoquirúrgicos, combinados en los casos de aspergilomas pulmonares, en lesiones focales del SNC o en otomastoiditis para evitar la diseminación.

ZIGOMICOSIS

Es una micosis sistémica producida por hongos oportunistas, distribuidos mundialmente en la naturaleza; pertenecen a la clase *Zygomycetes* y comprenden dos grupos de orden: *Mucorales* y *Entomophthorales*. No tienen predilección por grupos de edad, sexo ni etnias. Son hongos filamentosos, angioinvasivos y termotolerantes, que pueden encontrase como flora del tracto gastrointestinal y genitourinario; pueden producir enfermedad rinocerebral, pulmonar, gastrointestinal, cutánea y diseminada. Las especies más frecuentes son *Rhizopus oryzae* (60%); además de otras especies de *Rhizopus* y *Mucor*. Producen infección con menos frecuencia que las especies de *Aspergillus*, pero con un impacto similar en cuanto a la mortalidad (60%-80%); se presentan predominantemente en pacientes diabéticos con cetoacidosis, trasplantados, oncológicos con neutropenia acentuada y prolongada, tratamiento crónico con corticoesteroides, desnutridos graves, tratamiento con quelantes del hierro y, en muy baja proporción en pacientes con sida.

Las manifestaciones clínicas dependen de la extensión de las lesiones y de los órganos afectados. En la presentación rinocerebral se generan síntomas iniciales inespecíficos como rinorrea mucosanguinolenta fétida, dolor oculofacial, cefalea, fiebre, signos inflamatorios, necrosis progresiva, trastornos visuales y síntomas neurológicos. En la afectación pulmonar los síntomas respiratorios y los hallazgos paraclínicos son inespecíficos y similares a los descritos en otras micosis; en particular a la aspergilosis. En las lesiones de piel predomina la necrosis progresiva y grave. Los síntomas sistémicos y constitucionales subagudos son inusuales.

Para el diagnóstico micológico es indispensable la toma de muestras profundas posterior al retiro del tejido necrótico, para hacer el examen directo, coloraciones y estudios histopatológicos, para visualizar las hifas gruesas anguladas o fragmentos de hifas; además los cultivos correspondientes y las técnicas de biología molecular. La determinación de galactomanano y β-D glucano no son útiles para el diagnóstico de la zigomicosis, pero si para el diagnóstico diferencial con aspergilosis.

El tratamiento de elección es la anfotericina B deoxicolato o liposomal, seguido de posaconazol; acompañados del tratamiento quirúrgico.

FUSARIOSIS

Son micosis oportunistas catalogadas como micosis emergentes, de distribución mundial, producidas por hongos pertenecientes al género *Fusarium*. Las especies más frecuentes son *F. solani*, *F. oxysporum* y *F. verticillioides*. Pueden producir infecciones localizadas o sistémicas, que van desde la afección de piel y uñas, micetomas, sinusitis, otitis y queratitis; hasta infecciones sistémicas con siembra a distancia (endocarditis, absceso cerebral, artritis y osteomielitis, entre otras). Las presentaciones diseminadas generan una alta mortalidad y se presentan más frecuentemente en pacientes oncohematológicos en quimioterapia y con neutropenia acentuada, trasplantados y terapia crónica con esteroides. Son muy infrecuentes en pacientes con sida y al igual que la zigomicosis, no son clasificadas como definitorias de la enfermedad. El diagnóstico etiológico se fundamenta en el hallazgo micológico convencional y los métodos de biología molecular. El tratamiento de elección es la anfotericina B deoxicolato o liposomal, seguida de voriconazol y posaconazol, además de la recuperación de la neutropenia.

Bibliografía

Ashraf N, et al. Re-drawing the maps for endemic mycoses. Mycopathologia. 2020; 185: 843-865. https://doi.org/10.1007/s11046-020-00431-2(0123456789().volV).

Azar M, Hage C. Clinical perspectives in the diagnosis and management of histoplasmosis. Clin Chest Med. 2017. http://dx.doi.org/10.1016/j.ccm.2017.04.004.

Chindamporn A, Chakrabarti A, Li R, et al. Survey of laboratory practices for diagnosis of fungal infection in seven Asian countries: an Asia Fungal Working Group (AFWG) initiative. Med Mycol. 2018; 56(4): 416-425.

Falci D, Pascualotto A. Clinical mycology in Latin America and the Caribbean: a snapshot of diagnostic and therapeutic capabilities. Mycoses. 2019; 62: 368-373. doi: 10.1111/myc.12890.

Firacative C. Invasive fungal disease in humans: are we aware of the real impact?. Mem Inst Oswaldo Cruz. 2020; 115: 1-9.

Hage C, Azar M, Bahr N, et al. Histoplasmosis: up-to-date evidence-based approach to diagnosis and management. Semin Respir Crit Care Med. 2015; 36(5): 729-45.

Lockhart S, Toda M, Benedict K, Caceres D, Litvintseva A. Endemic and other dimorphic mycoses in the Americas. J Fung. 2021; 7: 151-159.

Muñoz C, Cano L, González A. Detección e identificación de Histoplasma capsulatum por el laboratorio: de los métodos convencionales a las pruebas moleculares. Infectio. 2010; 14(S2): S145-S158.

Sánchez L, Galarza C, Matos R. Infecciones micóticas sistémicas o profundas: paracoccidioidomicosis. Dermatol Perú. 2010; 20(1): 1-12.

Schelenz S, Barnes R, Barton R, et al. British Society for Medical Mycology best practice recommendations for the diagnosis of serious fungal diseases. Lancet Infect Dis. 2015; 15: 461-74.

Schmiedel Y, Zimmerli S. Common invasive fungal diseases: an overview of invasive candidiasis, aspergillosis, cryptococcosis, and Pneumocystis pneumonia. Swiss Med Wkly. 2016; 146: w14281.

Wheat L, Azar M, Bahr N, Spec A, Relich R, Hage C. Histoplasmosis. Infect Dis Clin N Am. 2016; 30(1): 207-215.

CAPÍTULO 76
INFECCIONES DE TRANSMISIÓN SEXUAL

MARY CARMEN FERREIRO, JOSÉ AGUSTÍIN CARABALLO-SIERRA

Según la OMS, las infecciones de transmisión sexual (ITS) son enfermedades endémicas en el mundo. Los factores de riesgo son: sexarquia precoz, sexo sin protección, nueva y frecuente pareja sexual, consumo de alcohol y/o drogas y participación en actividades de explotación sexual. Estas enfermedades son reflejo directo de la conducta sexual de la población donde el recambio de parejas sexuales es el mayor indicador de riesgo. Las ITS son patologías infecciosas bacterianas, víricas, micóticas y parasitarias cuya transmisión ocurre vía sexual y perinatal. Se clasifican de acuerdo a la forma de presentarse clínicamente en aquellas que se manifiestan con secreción, ulceración o lesiones proliferativas **(TABLA 95)** y aquellas que pueden detectarse en su fase latente permitiendo cambiar el curso de la infección hacia un importante compromiso del estado de salud del infectado.

TABLA 95. Formas de presentarse las infecciones de transmisión sexual.

SECRECIÓN	**Infección gonocócica** (*Neisseria gonorrhoeae*) **Infección no gonocócica** (*Clamidia trachomatis, mycoplasma: urealiticum, hominis, genitalium*) **Vaginosis bacteriana** (*Gardnerella vaginalis*) **Tricomoniasis** (*Trichomona vaginalis*) **Candidiasis** (Complejo *Candida albicans*)
ULCERACIÓN	**Chancro sifilítico** (*Treponema pallidum*) **Chancro blando** (*Haemophylus ducreyi*) **Herpes genital** (virus herpes *simplex*) **Linfogranuloma venéreo** (*Clamydia trachomatis* I,II,III) **Granuloma venéreo** (*Klebsiella granulomatis*)
PROLIFERACIÓN	**Condiloma acuminado** (Virus papiloma humano) **Condilomas planos** (*Treponema pallidum*) **Molusco contagioso** (Poxvirus 1-2)
PRURIGINOSA	**Escabiosis genital** (*Sarcoptes scabiei*) **Pediculosis pubis** (*Phthirus pubis*)
ASINTOMÁTICAS	**Sida** (Virus de inmunodeficiencia adquirida) **Hepatitis B y C** (Virus de la hepatitis B y C)

SÍFILIS

Su nombre proviene del griego (*syphlos*: incapacitado, inhabilitado), debido al aspecto que adoptaban estos enfermos en tiempos remotos. Es producida por una espiroqueta denominada *Treponema pallidum*, que invade al organismo a través de la piel y las mucosas (genital, anal u oral); por lo general durante las relaciones sexuales; aunque se puede trasmitir por transfusiones de derivados sanguíneos y por la placenta al feto (sífilis congénita). Debido a su variabilidad clínica se considera como la "gran imitadora" de diversas enfermedades debido a su potencial heterotrófico de afectar muchos tejidos, particularmente la piel. Se clasifica en: adquirida y congénita; latente y sintomática. Esta infección evoluciona con fases: primaria, secundaria, latente y terciaria.

Sífilis primaria. Corresponde a la manifestación clínica de la penetración e invasión del treponema y evidencia su puerta de entrada "chancro de inoculación" y se disemina rápidamente (12 horas). El chancro se hace evidente entre 9 días y 3 meses (generalmente 2 a 3 semanas) del contacto sexual; se caracteriza por una úlcera indolora, de fondo liso, borde sellado e indurado; se localiza en el sitio de la inoculación; concomitantemente, pueden aparecer linfadenopatías inguinales, firmes e indoloras. El chancro desaparece espontáneamente a las 6 semanas y no deja cicatriz **(FIG. 56)**.

Sífilis secundaria o secundarismo. Esta fase se inicia entre 2-8 semanas luego del contacto sexual, puede superponerse con la fase primaria en un 30% de los pacientes. Desde el punto de vista clínico representa la fase de diseminación de *T. pallidum* a diferentes órganos y puede acompañarse de linfadenopatías laterocervicales o generalizadas no dolorosas. La piel presenta

FIG. 56. Diferentes chancros de inoculación.

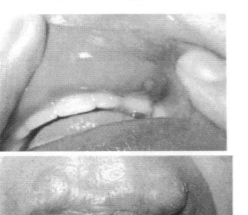
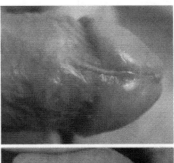
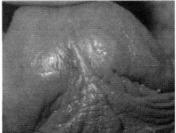

las características más floridas, como una erupción leve y pasajera que puede ser *erróneamente interpretada como irrelevante*; puede ser morbiliforme o maculopapular, papuloescamosa, liquenoide, nodular o necrótica; manifestaciones que remedan un exantema viral o erupción por medicamentos. Las lesiones se presentan en forma localizada o, inicialmente en el tronco y se diseminan en forma centrífuga; la afección palmoplantar es patognomónica. Además condilomas planos (*condiloma lata*) ubicados en áreas húmedas (mucosas y zonas intertriginosas), indoloros y altamente contagiosos. En el cuero cabelludo pueden aparecer parches de alopecia como "comidos de polilla" y no cicatriciales; así como también sobre el vello facial e incluso en las cejas **(FIG. 57)**. En esta fase se pueden producir otros cuadros clínicos menos comunes que expresan la invasión de *T. pallidum* a muchos órganos: SNC, hígado, riñón y ojo. En el SNC se puede manifestar como: meningoencefalitis, compromiso de nervios craneales o de la médula espinal; en parte debido al daño que ocurre por fenómenos oclusivos de las arteriolas y *vasa nervorum*. El líquido cefalorraquídeo puede revelar pleocitosis a predominio de linfocitos, hipoglucorraquia y proteinorraquia. En la fase secundaria las pruebas no treponémicas son positivas.

FIG. 57. Manifestaciones cutáneas de la sífilis secundaria.

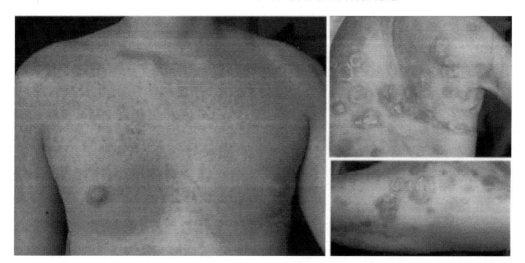

Sífilis latente. Es un estado asintomático que ocurre después de pasar la etapa secundaria; el paciente permanece serorreactivo. No implica ausencia de progresión de la enfermedad; inclusive en esta fase pueden experimentarse recurrencias de las manifestaciones cutáneas del secundarismo. Alrededor de un tercio de los pacientes no tratados desarrolla sífilis terciaria. La sífilis latente se clasifica en temprana (menos de 1 año de evolución) y tardía (más de 1 año después del contagio). Cerca de un 65% de los pacientes infectados por *T. pallidum* permanece latente de por vida, y mientras más corto sea el tiempo de latencia, mayor es la posibilidad de ser infectantes.

Sífilis terciaria. Suele manifestarse entre los 4 y 30 años tras la lesión primaria y ocurre en el 35% de los pacientes que presentan una lesión inicial y transcurren con pruebas serológicas positivas. Se conocen tres formas clínicas: la sífilis cardiovascular (80%-85%), la neurosífilis

(5%-10%) y la sífilis gomatosa (10%). Esta fase se caracteriza por la formación de granulomas; refleja la capacidad de *T. pallidum* de diseminarse rápidamente por vía sanguínea, ubicarse en tejidos diana donde puede reproducirse (por división binaria) y evadir el control inmunológico por períodos prolongados (de 4 a 30 años). Es sumamente rara, debido a la amplia utilización de antibioticoterapia, a veces autoadministrada, para otras patologías que puede cambiar el curso de la infección en su fase latente. Estos enfermos pueden presentar lesiones localizadas con formación de granulomas destructivos (gomas), con escasa cantidad o ausencia de treponemas. Las **gomas** o nódulos sifílicos son lesiones granulomatosas, no específicas, que producen una destrucción local; y aunque pueden desarrollarse en cualquier órgano, los más frecuentes son el sistema óseo, piel y mucosas. Las lesiones de piel consisten en nódulos, placas en ocasiones ulceradas y gomas; generalmente solitarias o en pequeños grupos; asimétricas, endurecidas, con poca inflamación, bordes marcados o en segmentos destructivos, con tendencia a la cura central; además, formación de cicatrices e hiperpigmentación que tienden a ubicarse sobre superficies óseas de huesos planos como cráneo, escápula, esternón o pretibiales. Las gomas en el SNC, infrecuentes, se comportan como lesiones ocupantes de espacio, de evolución crónica, y secundariamente producir meningoencefalitis; tienden a ubicarse en regiones frontoparietales hasta en el 60% de los casos y puede originar hidrocefalia obstructiva y convulsiones. El citoquímico del LCR puede ser normal, pero el 65% tiene VDRL positivo. La afección cardiovascular se manifiesta como una aortitis con dilatación aneurismática, insuficiencia de la válvula aórtica y arteriopatía coronaria por endarteritis obliterante. Es importante resaltar que, aun con tratamiento, las lesiones cardiovasculares son irreversibles.

Sífilis meningovascular. La invasión del SNC ocurre desde etapas tempranas en el 40% de los pacientes, entre 3-18 meses; se produce la unión de la bacteria a las células endoteliales, sobre todo en pacientes con alta bacteriemia; algunas cepas de *T. pallidum* se han asociado con esta ubicación de la sífilis, como el tipo 14 d/f. La afección del SNC puede ocurrir en cualquier fase de la enfermedad, las manifestaciones son múltiples, un tercio de los pacientes con sífilis no tratada desarrollan neurosífilis; la probabilidad desciende al 5% a los 2 años y al 1% en 5 años. Alrededor del 30%-40% de los infectados son asintomáticos y los sintomáticos se presentan con formas meníngeas o parenquimatosas, con superposición sindrómica en algunos casos. La sífilis meningovascular generalmente es asintomática, solo se evidencia por un LCR alterado: aumento de linfocitos y de proteínas con disminución de la glucosa; obligatoriamente, pruebas positivas para sífilis. Es oportuno resaltar que debido al uso generalizado de los antibióticos en la actualidad, las manifestaciones clínicas de esta afección suelen aparecer de forma sutil e incompleta y no el cuadro clásico. Es decir, que entre asintomáticos y oligosintomáticos se agrupa un porcentaje considerable de personas, lo que justifica y aumenta la necesidad de sospechar tal posibilidad, sobre todo en personas con alto riesgo. Es útil tener en cuenta que, independientemente de que sea o no asintomática, el tratamiento debe llevarse a cabo de todas maneras, con la intención de evitar la progresión de la enfermedad.

Neurosífilis. Se debe a una arteritis sifilítica, evoluciona con signos neurológicos focales progresivos (enfermedad cerebrovascular), precedida de cefalea, vértigo y alteraciones psiquiátricas. La **parálisis general** aparece alrededor de los 20 años del contagio, presenta un cuadro sintomático que se abrevia con una regla nemotécnica en inglés: **PARESIS**, que incluye alteraciones de la

Personalidad, **A**fecto, **R**eflejos exaltados, **E**ye (ojos), como pupila de Argyll-Robertson y atrofia óptica, **S**ensorio (ilusiones, delirio y alucinaciones), **I**ntelecto (alteraciones de la memoria reciente, cálculo, juicio y razonamiento) y **S**peech (lenguaje). La **tabes dorsal**, afortunadamente, no se observa en la actualidad, afecta los cordones posteriores de la médula espinal; cursa con ataxia, parestesias dolorosas, pérdida del sentido de posición, ausencia de reflejos rotuliano (patelar) y calcáneo (aquiliano), disminución de la sensibilidad vibratoria, signo de Romberg positivo, incontinencia fecal/urinaria y artropatía de Charcot. En la neurosífilis también se describe la meningomielitis (paraplejía espástica de Erb), meningitis crónica fibrótica y compromiso meningovascular espinal. Asimismo, se ha descrito asociación con atrofia muscular progresiva y coinfección con otros agentes que generan mielopatías, como HTLV-1.

Sífilis y embarazo. En el embarazo puede ocurrir la sífilis congénita (temprana), manifestada con abortos, mortinatos, prematuridad, bajo peso al nacer, anemia y trombocitopenia, o al final del embarazo (tardía) caracterizada por sordera, retardo mental, convulsiones, dientes de Hutchinson y deformidades óseas. La sífilis en la gestante debe ser tratada de la misma forma que en la no embarazada para evitar los estigmas de la enfermedad en el feto. Hay que llevar un control clínico y serológico mensual hasta el momento del parto. La elevación de los títulos después de haber descendido por el tratamiento médico amerita considerar la posibilidad de reinfección.

Diagnóstico

En líneas generales, el diagnóstico de la sífilis se establece con la clínica, las pruebas serológicas y la visualización de *T. pallidum* en las lesiones mucocutáneas y ganglionares mediante la técnica del campo oscuro o el contraste de fase. La infección sifilítica provoca la aparición de anticuerpos que se detectan con dos tipos de pruebas: no treponémicas o reagínicas inespecíficas: VDRL y RPR (reagina plasmática rápida) y, treponémicas específicas: FTA-ABS (prueba fluorescente de absorción de anticuerpos antitreponémicos), ITP (inmovilización de treponema), ADF-TP (prueba fluorescente de absorción de anticuerpos antitreponémicos) y MH-TP (método de microaglutinación para anticuerpos frente al treponema).

Prueba de VDRL. Detecta anticuerpos treponémicos IgG e IgM dirigidos contra un complejo antigénico constituido por cardiolipinas, lecitina y colesterol, que se determinan mediante técnicas de floculación. Es útil para la pesquisa de la enfermedad en la población general y se hace positiva en un plazo de 1 a 3 semanas después de la lesión primaria; puede ser negativa en un 25% de los pacientes con sífilis tardía y cuantifica los anticuerpos séricos de la enfermedad activa, por lo que sirve para evaluar la respuesta al tratamiento. La desaparición de los títulos o la persistencia de 2 diluciones (positivo débil) expresan una adecuada respuesta al tratamiento. Es importante conocer que un alto porcentaje de personas tiene VDRL falsamente positivo (generalmente débil) debido a ciertas patologías que desarrollan anticuerpos contra los productos usados en la prueba (como las anticardiolipinas). Las más frecuentes son lupus eritematoso sistémico, síndrome antifosfolipídico, artritis reumatoide, mononucleosis infecciosa y hepatitis vírica. Otras menos factibles son sida, herpes genital, TBC, endocarditis bacteriana, lepra, paludismo, infecciones por *Mycoplasma pneumoniae*, uso de drogas ilícitas endovenosas, edad avanzada y vacunaciones reciente.

Prueba de FTA-ABS. Es muy específica y sensible, aunque puede haber un 2% de falsos positivos; es útil para confirmar la enfermedad en sus fases tempranas pero no para seguir la respuesta al tratamiento, puesto que persiste positiva indefinidamente. En vista de que el VDRL puede ser negativo en un significativo porcentaje de pacientes con sífilis activa; por ejemplo, en los días iniciales de la fase primaria (cuando todavía no se han desarrollado anticuerpos) y en la fase latente tardía; la fuerte sospecha de la enfermedad debe hacer repetir el VDRL a las 2 semanas o confirmarse con la prueba de FT-Abs. El *Alere Determine Syphilis TP*, es un inmunoanálisis cualitativo *in vitro*, de lectura rápida que detecta anticuerpos de *T. Pallidum*. El DPP *Syphilis Screen & Confirm Assay* permite definir si la sífilis esta activa en 15 minutos.

Tratamiento

El estudio serológico (VDRL y FTA-ABS) y citoquímico del LCR es esencial para evaluar cualquier paciente seropositivo con signos y síntomas neurológicos u oftálmicos, sífilis no tratada de duración desconocida o con un tiempo mayor de un año, sífilis terciaria, falla del tratamiento o pacientes con sida. El control serológico postratamiento se lleva solo con VDRL, no con pruebas treponémicas, a los 3, 6 y 12 meses después. Antes de iniciar el tratamiento para la sífilis deben investigarse antecedentes en el paciente de alergia a la penicilina. Si los hubiese, hay que considerar entonces la posibilidad de su desensibilización, sobre todo en pacientes embarazadas **(TABLA 96 y 97)**.

El tratamiento con penicilina, utilizado para la sífilis puede generar la **reacción de Jarisch-Herxheimer**; fenómeno alérgico debido a la destrucción masiva de treponemas; caracterizado por fiebre, escalofríos, artralgias, cefalea, hipotensión transitoria, linfadenopatías y exacerbación de las lesiones cutáneas. La reacción, por lo general, es leve; comienza a las 6 horas de instalado el tratamiento y desaparece espontáneamente en uno a dos días. Puede tratarse con aspirina, antialérgicos y corticoesteroides; no amerita suspensión de los medicamentos a menos que el cuadro sea grave. Los contactos del enfermo sifilítico durante los últimos 90 días también ameritan tratamiento (aun con pruebas negativas). Asimismo, se requieren evaluación clínica y serológica cada 6 a 12 meses. La aparición de manifestaciones clínicas o de aumento de los títulos del VDRL amerita retratamiento.

INFECCION GONOCÓCICA

Es una infección causada por un diplococo gramnegativo intracelular *Neisseria gonorrhoeae* que tiene predilección por la uretra, endocérvix, el canal del ano, faringe y conjuntivas. La uretritis gonocócica suele aparecer en los primeros 5 días del contacto sexual, aunque puede tardar hasta 2 semanas. El contagio es frecuente por mujeres asintomáticas (50%). La secreción uretral es espesa, amarillenta y el paciente experimenta notable disuria. En la mujer, la invasión de las estructuras vecinas produce bartolinitis, vaginitis, endometritis, salpingitis, peritonitis y enfermedad inflamatoria pélvica. En el hombre, puede ocasionar abscesos periuretrales, prostatitis y epididimitis. La afección anorrectal y faríngea es frecuente en los homosexuales; se manifiesta con prurito, tenesmo rectal y flujo mucoide o sanguinolento. En la rectosigmoidoscopia se aprecian abscesos y desgarros rectales. Cuando el gonococo invade el torrente sanguíneo da

TABLA 96. Guías para el tratamiento de la sífilis (CDC Sexually Transmitted Infections Treatment Guidelines, 2021).

Estadio de la sífilis	Tratamiento de elección	Tratamiento alternativo
Sífilis primaria, secundaria y latente temprana	Penicilina benzatínica, 2,4 millones IM en una sola dosis	Doxiciclina, 100 mg VO 2 veces diarias por 14 días*
Sífilis latente tardía	Penicilina benzatínica, 2,4 millones IM los días 0, 7 y 14. Dosis total 7,2 millones	Doxiciclina 100 mg VO 2 veces diarias por 28 días
Neurosífilis, sífilis ocular y otosífilis	Penicilina G cristalina 18-24 millones U diarias (3 a 4 millones IV cada 4 horas por 10 a 14 días	Penicilina G procaína 2,4 millomes U IM diaria, más probenecid 500 mg VO 4 veces diarias por 10 a 14 días. Alergia a la penicilina: doxiciclina 150 mg VO 2 veces diarias por 28 días o ceftriaxone 1 a 2 g IV al día por 10 a 14 días

* En pacientes alérgicos a la penicilina se usa la doxiciclina; para facilitar su absorción debe tomarse 30 minutos antes o dos horas después de las comidas y no acompañarla de leche o antiácidos. También se emplea la ceftriaxona.

TABLA 97. Centers for Disease Control and Prevention (CDC) para el seguimiento de la sífilis.

Estadio de la sífilis	Seguimiento
Sífilis primaria o secundaria o latente temprana	El paciente debería ser reexaminado clínicamente y serológicamente a los 6 y 12 meses después del tratamiento
Sífilis latente tardía o sífilis latente de duración desconocida	Hacer seguimiento con VDRL a los 6, 12 y 24 meses después del tratamiento
Sífilis terciaria	No está establecida la respuesta clínica y el seguimiento
Neurosífilis	Examen del LCR cada 6 meses hasta que el contaje celular sea normal
Sífilis primaria, secundaria y latente primaria en personas infectadas con el VIH	Evaluación clínica y serológica para buscar falla en el tratamiento a los 3, 6, 9, 12 y 24 meses. LCR 6 meses después del tratamiento
Sífilis latente tardía en personas infectadas con VIH	Evaluación clínica y serológica a los 6, 12, 18 y 24 meses después del tratamiento.

Fuente: CDC Sexually Transmitted Infections Treatment Guidelines, 2021.

origen a la infección gonocócica diseminada, con manifestaciones sistémicas como el síndrome artritis-tenosinovitis-dermatitis (pústulas necróticas en el dorso de la mano) e, infrecuentemente: miocarditis, endocarditis, pericarditis, meningitis y perihepatitis. El diagnóstico de la infección gonocócica se logra mediante el frotis y la tinción de Gram (visualización de cocos gramnegativos en pares, intracelulares), cultivo de las secreciones en los medios de agar-chocolate o de Thayer-Martin y pruebas de amplificación de ácido nucleico en orina y secreciones de uretra y endocérvix.

Tratamiento

Dada la frecuente asociación de infección gonocócica e infección no gonocócica (30%), ambas deben ser tratadas simultáneamente; recordar que durante la gestación debe evitarse el uso de las tetraciclinas por el riesgo de producir efectos nocivos en el feto (pigmentación en los dientes). A continuación, las siguientes alternativas terapéuticas. Infecciones no complicadas del cérvix, uretra y recto: ceftriaxona 500 mg IM dosis única. Como alternativa: cefixima 800 mg VO dosis única y, para pacientes alérgicos a las cefalosporinas: gentamicina 240 mg IM dosis única más azitromicina 2 g VO dosis única. Debe cubrirse adicionalmente con antibióticos orales para *Clamidia trachomatis* o *Micoplasma hominis, urealiticum* o *genitalium*: doxiciclina, 100 mg c/12 h por 7 días o azitromicina 1 g dosis única.

Infección faríngea no complicada y embarazo: ceftriaxona 500 mg IM dosis única. Conjuntivitis: ceftriaxona 1 g IM dosis única y lavado del saco conjuntival con solución salina al 0,9%. Infección gonocócica diseminada: ceftriaxona 1g IM c/24 h por 7 días. Como alternativa: cefotaxima 1 g c/8 horas o ceftizoxima 1 g c/8 h por 7 días. Cuando existe artritis-dermatitis se puede prolongar por 7 días más. En casos de epididimitis se extiende hasta 10 días; si es meningitis hasta 14 días y en caso de endocarditis por 4 semanas.

ENFERMEDAD INFLAMATORIA PÉLVICA

Es una infección ascendente del tracto genital femenino que desencadena endometritis, salpingitis, absceso tubo-ovárico y pelviperitonitis; y como potenciales secuelas, dolor pélvico crónico, infertilidad y embarazos ectópicos. Ocurre entre el 15% al 20% de las mujeres afectadas de gonorrea; sin embargo, frecuentemente puede ser producida o estar asociada con infecciones por *Chlamydia trachomatis*. Es frecuente la asociación de gérmenes anaeróbicos (*Bacteroides fragilis, Peptostreptococcus, Peptococcus* y *Prevotella* spp.) y otros gérmenes gramnegativos (*E. coli* o *Gardnerella vaginalis*) o grampositivos (*S. aureus* y *Streptococcus del grupo D*). Como **factores desencadenantes**: abortos provocados, curetajes, histerosalpingografía, histeroscopia e inserción de dispositivos intrauterinos. Se presenta con dolor en el hemiabdomen inferior, fiebre, náuseas, vómitos, dispareunia, disuria, flujo vaginal, exudado cervical purulento, hemorragia uterina anormal y dolor a la palpación en la parte inferior del abdomen, así como dolor intenso a la movilización del cuello uterino con el tacto vaginal (*grito del saco de Douglas*). Los exámenes de laboratorio revelan aumento de la VSG y la proteína C-reactiva, leucocitosis y positividad de las pruebas para gonorrea y clamidias. En vista de que la enfermedad inflamatoria pélvica puede ser ocasionada por una gran variedad de gérmenes, incluyendo anaerobios, es conveniente hacer una cobertura de amplio espectro. Si la paciente no responde al tratamiento ambulatorio, si hay embarazo o un cuadro séptico, se debe practicar un ultrasonido pélvico para descartar abscesos anexiales o tubo-ováricos que justifiquen una eventual laparotomía para drenaje. El tratamiento antimicrobiano tiene las siguientes alternativas:

Tratamiento endovenoso por 14 días: ceftriaxona 1 g c/24 h más doxiciclina 100 mg VO c/12 h más metronidazol 500 mg VO c/12 h; o cefotetan 2 g c/12 horas más doxiciclina 100 mg VO c/12 h; o cefoxitin 2 g c/6 h más doxiciclina 100 mg VO c/12 h. **Como alternativa**: ampicilina-sulbactam 3 g c/6 h más doxiciclina 100 mg VO c/12 h; o clindamicina 900 mg c/8 h más gentamicina 2 mg/kg seguida de 1,5 mg/kg c/8 h; puede sustituirse con 3-5 mg/kg dosis única.

Tratamiento oral o intramuscular: ceftriaxona 500 mg IM dosis única más doxiciclina 100 mg VO c/12 h por 14 días más metronidazol 500 mg VO c/12 h por 14 días; o cefoxitin 2 g IM dosis única y probenecid 1 g VO simultáneamente más doxiciclina 100 mg VO c/12 h por 14 días, más metronidazol 500 mg VO c/12 h por 14 días; o ceftizoxima o cefotaxima más doxiciclina 100 mg VO c/12 h por 14 días más metronidazol 500 mg VO c/12 h por 14 días.

URETRITIS NO GONOCÓCICA

Son infecciones uretrales no causadas por *Neisseria gonorrhoeae*, sino por otros microorganismos como *Chlamydia trachomatis, Mycoplasma hominis, Mycoplasma genitalium, Trichomonas vaginalis* y *Ureaplasma urealyticum*. En el hombre, los síntomas son menos acentuados que en la uretritis gonocócica. La secreción uretral aparece después de 8-10 días del contacto sexual, es mucosa o blanquecina, poco abundante, con disuria discreta, intermitente de aparición matinal, y puede complicarse con orquiepididimitis. En la mujer, la vaginitis y cervicitis ocasionadas por *Chlamydia trachomatis* evoluciona con disuria y puede complicarse con la enfermedad inflamatoria pélvica. El diagnóstico se hace en muchos casos por exclusión y por cultivos. Los exámenes de laboratorio utilizados para la identificación de los agentes causales son: pruebas de amplificación de ácido nucleico (TAAN), hibridación de ácido nucleico, ELISA y pruebas de anticuerpos fluorescentes directos. Las TAAN son las más sensibles, específicas, prácticas y se pueden hacer en personas asintomáticas; estas incluyen la PCR, amplificación mediada por transmisión (TMA) y SDA, que se hacen en la orina y secreciones (uretra, vagina, cuello y recto); le sigue la prueba de ELISA, de mejor manejo, más económica, y se recomienda para secreciones endocervicales y uretrales.

Tratamiento

Uretritis no gonocócica: doxiciclina 100 mg c/12 h por 7 días y como alternativa azitromicina 1 g VO dosis única; o azitromicina 500 mg, luego, 250 mg día por 4 días.

Uretritis no gonocócica persistente o recurrente. Debido al incremento en la resistencia antimicrobiana de *Mycoplasma genitalium* a los macrólidos no deben usarse de primera elección. Si no se dispone de la prueba de resistencia: doxiciclina 100 mg VO c/12 h por 7 días, seguido de moxifloxacino 400 mg al día VO por 7 días. Como alternativa: doxiciclina 100 mg por 7 días más azitromicina 1g el primer día, luego 500 mg día por 3 días. Si persiste la sintomatología a los 21 días, se debe hacer un antibiograma para el uso de macrólidos. **Sensible a macrólidos**: doxiciclina 100 mg c/12 h por 7 días, seguido de azitromicina 1 g inicial; luego 500 mg diarios por 3 días más (total 2,5 g) **Resistente a macrólidos**: doxiciclina 100 mg por 7 días, seguida de moxifloxacino 400 mg VO al día por 7 días.

Uretritis por *Trichomonas vaginalis*. El diagnóstico se hace con el examen en fresco, Gram o biología molecular. Se trata con el metronidazol 500 mg VO c/8 h por 7 días. Alternativa: tinidazol 2 g VO en una sola dosis.

Epididimitis aguda. Generalmente se debe a clamidias o gonococos: ceftriaxona 500 mg IM una sola dosis más doxicicline 100 mg VO c/12 h por 10 días. Para otras epididimitis aguda, generalmente por gonococos o bacterias entéricas (sexo anal): ceftriaxona 500 mg IM una sola dosis más levofloxacino 500 mg VO al día por 10 días.

PROSTATITIS

Junto con la epididimitis, es la complicación más frecuente asociada a la uretritis: puede manifestarse con secreción uretral intermitente y persistente con dolor agudo en el periné. En los pacientes menores de 35 años, los gérmenes causantes son *N. gonorrheae* y *C. trachomatis*; por el contrario, en hombres que tienen sexo con hombres y mayores de 35 años son las *Enterobacteriaceae, coliformes* y *enterococcus*, particularmente *E. coli*. El tratamiento de la prostatitis aguda no complicada es:

Menores de 35 años y riesgo de ITS: ceftriaxona 500 mg una sola dosis o, cefixima 400 mg VO una sola dosis; seguida de doxiciclina 100 mg c/12 h por 10 días.

No complicada con bajo riesgo de ITS: levofloxacino 500-750 mg IV al día por 10 a 14 días o, ciprofloxacino 500-750 mg VO al día o 400 mg IV c/12 h por 10 a 14 días o TMP-SMX (160 mg de TMP) VO c/12 h por 10 a 14 días (algunas autoridades recomiendan por 4-6 semanas más el uso de antagonistas α-adrenérgicos (tamsulosina 0,4 mg o alfuzosina 10 mg/día); que contribuyen para mejorar los síntomas urinarios irritativos. **Alternativa**: azitromicina 1 g semanal por 4 semanas (para *C. tracomatis*). Resistente a *Enterobacteriaceae*: ertapenem 1 g IV al día por 2 a 4 semanas. Si son pseudomonas resistentes: imipenem 500 mg IV c/6 h o meropenem 500 mg IV c/8 h por 4 semanas. La prostatitis crónica se debe generalmente a *Enterobacteriaceae, entrococos* y *P. aeruginosa*, por lo que se usa ciprofloxacino 500 mg VO c/12 h por 4 semanas o levofloxacino 750 mg VO diaria por 4 semanas. **Como alternativa**: TMP-SMX (800/160 mg) VO c/12 h por 1 a 3 meses. Si se diagnóstica un absceso prostático debe asociarse terapia antianaeróbica, como, clindamicina, 600 a 900 mg IV c/8h o 150-300 mg VO c/8h por 1-3 meses. Sin embargo, el tratamiento médico suele ser insuficiente; usualmente se requiere drenaje (transrectal, perineal o transuretral), sobre todo si los síntomas no mejoran después de una semana con antibióticos.

SÍNDROME DE REITER

Esta entidad se incluye actualmente en las artritis reactivas; es una condición autoinmune desencadenada por una infección, habitualmente del tracto gastrointestinal (*Shigella, Salmonella* y *Yersinia*) o genital, generalmente por *Chlamydia trachomatis*; ocurre entre 1 a 4 semanas después de esas infecciones. Existe una fuerte asociación entre este síndrome y el antígeno de histocompatibilidad HLA B27, que a su vez está relacionado con enfermedades inflamatorias articulares. Este síndrome es 10 veces más frecuente en el hombre que en la mujer, y se manifiesta por una tríada de uretritis (no gonocócica), conjuntivitis y artritis (oligoartritis asimétrica, predominante en los miembros inferiores). Cuando falta uno de ellos (2/3 de los pacientes) se denomina Reiter incompleto, pero en ocasiones se acompaña de otro tipo de afecciones (tétrada) como lesiones dérmicas psoriasiformes, cardiopatía y nefropatía. Las 2/3 partes de los pacientes tiene un curso autolimitado; el resto desarrolla síntomas crónicos que requieren tratamiento antiinflamatorio diverso (AINE, corticoesteroides) e incluso agentes modificadores de enfermedad (sulfazalasina, metotrexato).

VULVOVAGINITIS

Con este término se incluyen las siguientes entidades: tricomoniasis, vaginosis bacteriana y candidiasis. En la infección por *Trichomonas*, el flujo es abundante, amarillo-verdoso, espumoso, fétido y la típica cervicitis hemorrágica (cérvix en fresa). La *vaginosis bacteriana* es el reflejo de una alteración del microbioma vaginal desencadenada por la actividad sexual y en algunos casos la presencia de una ITS (infección gonocócica, no gonocócica o tricomoniasis); es característica la escasa secreción vaginal y el mal olor (a pescado). La *candidiasis* es producida por el *Complejo Candida albicans*, este hongo saprófito de la vagina al cambiar las condiciones del pH, se filamenta y se hace patógeno; clínicamente se presenta con flujo vaginal blanquecino espeso, con aspecto de "leche cortada".

El diagnóstico de la vulvovaginitis se realiza por el examen microscópico en fresco, al identificar blastoconidias de Candida, células clave que no son más que células epiteliales que al ser colonizadas por flora anaerobia mixta se desprenden por citólisis y corresponden a vaginosis bacteriana y tricomonas.

Tratamiento

El tratamiento de elección para la tricomoniasis es el siguiente: metronidazol 500 mg VO c/8 h por 7 días, tinidazol 2 g día por 5 días. En la candidiasis: fluconazol 150-200 mg semanal; no se recomiendan los antimicóticos tópicos para prevenir la resistencia a los imidazólicos; en parejas masculinas puede presentarse como balanopostitis con micropústulas que cede espontáneamente. El tratamiento de la vaginosis bacteriana consiste en: metronidazol 500 mg VO c/12 h por 7 días o, metronidazol gel 0,75% con aplicador intravaginal de 5 g en la noche por 5 días o clindamicina crema 2%, con aplicador intravaginal de 5 g en la noche por 7 días. Como alternativa: clindamicina 300 mg VO c/12 h por 7 días; o clindamicina óvulos 100 mg intravaginal en la noche por 3 días; o secnidazol 2 g VO una dosis; o tinidazol 2 g VO diaria por 2 días; o tinidazol 1 g VO día por 5 días.

CHANCRO BLANDO O CHANCROIDE

Es producido por un cocobacilo gramnegativo (*Haemophilus ducreyi*), anaerobio facultativo productor de una toxina citolítica responsable de la lesión ulcerativa (chancro). Tiene un período de incubación de 4 a 7 días, a partir del cual aparecen las manifestaciones clínicas, que se caracterizan por úlceras dolorosas, fondo purulento o "sucio", cubierto de una pseudomembrana amarillenta, bordes eritematosos y socavados. Las úlceras se pueden producir en los pliegues opuestos, por autoinoculación (lesiones en imagen especular o "en beso"). En ocasiones pueden presentar bubones inguinales que no son más que linfadenopatías uniloculares aisladas que pueden drenar espontáneamente **(FIG. 58)**. Debe hacerse diagnóstico diferencial con la sífilis primaria, herpes genital, linfogranuloma venéreo, granuloma venéreo y síndrome de Behçet. El diagnóstico se realiza con el frotis del fondo de la úlcera, tinción de Gram y Giemsa; con las que se observan bacilos cortos Gram negativos distribuidos "en empalizada, vía de ferrocarril o bancos de peces". Las alternativas terapéuticas son: azitromicina 1 g VO, ceftriaxona 250 mg IM una dosis y como alternativa: eritromicina 500 mg c/8 h por 3 días o, ciprofloxacino 500 mg VO c/12h por 3 días.

FIG. 58. Lesiones de chancro blando.

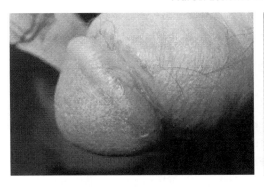
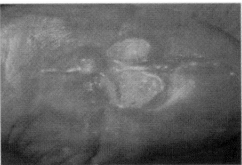

HERPES GENITAL

Es producido por el virus del herpes simplex (VHS-2 o VHS-1), perteneciente a la familia *Herpesviridae* (virus ADN), que integra la varicela-zóster, Epstein-Barr y citomegalovirus. Tiene un período de incubación de 1 a 3 semanas. El tipo genital (VHS-2) afecta de preferencia a las mujeres, en quienes se observan vesículas de 2 a 4 mm sobre una base eritematosa, dolorosas, planas, agrupadas, que luego se ulceran. Se localizan en los labios menores, en la comisura posterior de la vulva y en el cuello uterino. En el hombre ocasiona lesiones en el glande, prepucio y cuerpo del pene, y en los homosexuales es frecuente la lesión perianal. Puede simular manifestaciones parecidas al carcinoma, condiloma acuminado, linfogranuloma venéreo y granuloma inguinal **(FIG. 59)**. Las manifestaciones sistémicas consisten en malestar general, fiebre, estreñimiento, disuria, dolor abdominal, retención urinaria, linfadenopatías inguinales, dolores en la región sacra y anestesia perigenital. Las manifestaciones duran 2 a 3 semanas y tienden a la recurrencia crónica a pesar del tratamiento. El diagnóstico es en gran parte clínico, sin embargo puede comprobarse mediante el cultivo de la secreción de las vesículas (resultados en 3-7 días). La PCR es de mayor sensibilidad, pero poco accesible, solo se usa en caso de encefalitis y en neonatos. El simple *frotis de Tzank* evidencia células gigantes multinucleadas que sugieren infección por herpes. Otro método es la detección de antígeno fluorescente directamente de las lesiones, que permite diferenciar entre herpes 1 y herpes 2. La serología tiene más valor desde el punto de vista epidemiológico.

FIG. 59. Lesiones herpéticas de la región vulvar.

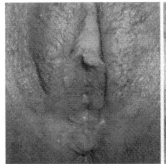
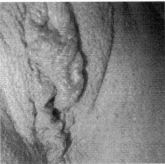
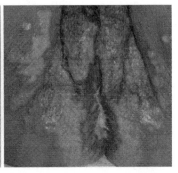

Tratamiento del primer episodio clínico de herpes genital. El tratamiento puede prolongarse, de no haber una respuesta satisfactoria: aciclovir 400 mg VO c/8 h por 7 a 10 días; o famciclovir 250 mg VO c/8 h por 7 a 10 días o valaciclovir 1 g VO c/12 h por 7 a 10 días.

Terapia supresiva para herpes genital recurrente (VHS-2). Aciclovir 400 mg VO c/12 h un día o valaciclovir 500 mg VO una dosis; o valaciclovir 1 g VO una dosis o famciclovir 250 mg VO c/12 h un día.

Terapia episódica para herpes genital recurrente (HSV-2). Aciclovir 800 mg VO c/12 h por 5 días o (aciclovir 800 mg VO c/8 h por 2 días) o famciclovir 1 g VO c/12 h un solo día o famciclovir 500 mg una dosis seguido de 250 mg c/12 h por dos días; o famciclovir 125 mg c/12 h por 5 días) o valaciclovir 500 mg VO c/12 h por 3 días o valaciclovir 1 g VO al día por 5 días).

Terapia supresiva diaria para personas con sida. Aciclovir 400-800 mg VO c/12 h por 3 días; o famciclovir 500 mg VO c/12 h un día o valaciclovir 500 mg VO c/12 h un día.

Terapia episódica para personas con sida. Aciclovir 400 mg VO c/8 h por 5 a 10 días o famciclovir 500 mg VO c/12 h por 5 a 10 días o valaciclovir 1g VO c/12 h por 5 a 10 días.

Terapia supresiva diaria para herpes genital recurrente en embarazadas (>36 semanas). Aciclovir 400 mg VO c/8 h o valaciclovir 500 mg VO c/12 h; ambas por un día.

LINFOGRANULOMA VENÉREO O ENFERMEDAD DE NICOLAS Y FAVRE

Es una infección causada por gérmenes del género *Chlamydia*, especie *Trachomatis* (serotipos L1, L2 y L3). Desde el punto de vista clínico se presenta en tres fases. La **fase primaria** se inicia con una pápula botonosa que se ulcera y con características inespecíficas, regresa espontáneamente y a la segunda semana aparecen las lesiones características de la **fase secundaria**, caracterizada por linfadenopatías inguinales por encima y por debajo del ligamento inguinal (de Poupart), donde origina el *signo del pliegue*; estas drenan espontáneamente y se fistulizan. Semanas o meses después aparecen las manifestaciones de la **fase terciaria** como el edema genital que progresa a elefantiasis, expresión de la fibrosis de los vasos linfáticos regionales (**FIG. 60**). En pacientes que practican sexo anal presentan un síndrome génito-rectal con proctitis, fístulas rectovesicales o rectovaginales, obstrucción intestinal, perforación y peritonitis. El diagnóstico se realiza con pruebas de amplificación de ácidos nucleicos (TAAN), si no hay suficiente material para la muestra se deben realizar pruebas serológicas; que son sugestivas diluciones por encima 1:16. Las opciones terapéuticas son: doxiciclina 100 mg VO c/12 h por 21 días y como alternativa azitromicina 1 g VO semanal por 3 semanas; o eritromicina 500 mg VO al día por 21 días.

GRANULOMA INGUINAL O DONOVANOSIS

Es una enfermedad crónica producida por una bacteria gramnegativa encapsulada, intracelular y pleomórfica llamada *Klebsiella granulomatis*, con un período de incubación de 6 semanas a 12 meses. Es de progresión lenta; después de pasar por etapas de úlceras pequeñas rojizas como "carne de res", de bordes bien definidos, indoloras, sangrantes en la región genitocrural y anal, termina en lesiones vegetantes y granulomatosas denominadas pseudobubones, que

FIG. 60. Manifestaciones clínicas del linfogranuloma venéreo.

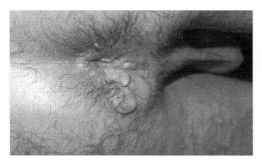 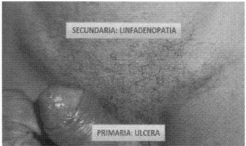

son dolorosas y malolientes. Las lesiones pueden presentarse en la orofaringe y piel del cuello y tórax. En períodos avanzados pueden invadir la vejiga y el recto, y causar secundariamente obstrucción linfática y elefantiasis. Curiosamente, no compromete los ganglios linfáticos y puede haber afectación sistémica (buco-nasofaringe, huesos, hígado y bazo). El diagnóstico se logra con la identificación de los *cuerpos de Donovan* (inclusiones citoplasmáticas dentro de monocitos y macrófagos del material obtenido de la lesión y coloreado con Giemsa o Wright). La técnica del PCR es importante para el diagnóstico. La biopsia de las lesiones es necesaria para descartar enfermedades como carcinoma de la piel, micosis profundas que comprometen la piel, amebiasis, chancro en período primario y condilomas del período secundario de la sífilis. El tratamiento brinda varias alternativas: azitromicina 1g VO semanal o 500 mg al día por 3 semanas o hasta que se resuelva; si no hay mejoría evidente en una semana: gentamicina 1 mg/kg c/8 h. Alternativas por 3 semanas: doxiciclina 100 mg VO c/12 h; TMP-SMX *forte* VO c/12 h: ciprofloxacino 750 mg VO c/12 h. La duración del tratamiento y la rotación de los medicamentos dependen de la gravedad y la curación definitiva de la enfermedad. Es necesario hacer controles periódicos cada 2 meses para detectar recaídas y muchas veces se recomienda cirugíala plástica.

MOLUSCO CONTAGIOSO

Es una enfermedad producida por un poxvirus de la familina *Poxviridae* que aparece alrededor de un mes después del contagio sexual o por fómites (toallas de baño, esponjas o equipo de gimnasia). Se caracteriza por la formación de pápulas umbilicadas rosadas o blancas en el pene, vulva, pubis y cara interna del muslo; cada una de las cuales tiene un pequeño centro caseoso que se conoce como "tapón blanco". El diagnóstico es eminentemente clínico y la enfermedad tiende a curar espontáneamente sin dejar secuelas. En caso de haber angustia por parte del paciente se puede extraer el contenido con un bisturí o con electrocauterio. También se emplea con éxito el curetaje, la crioterapia y un gran número de agentes farmacológicos: queratolíticos y cáusticos (ácido salicílico, ácido bicloroacético, tricloroacético, podofilox, podofilina), antineoplásicos (ácido 5-fluoracilo); y otros productos (tretinoina, imiquimod, interferón) y antivirales (cidofovir, ritonavir). Se aconseja su extracción, siempre que sea posible, para prevenir la autoinoculación y contagiar otros individuos.

INFECCIÓN POR EL VIRUS DEL PAPILOMA HUMANO (CONDILOMAS ACUMINADOS O VERRUGAS GENITALES)

Es una ITS que genera tumores epiteliales en piel y mucosas (condilomas, verrugas) en el área anogenital (prepucio, glande, meato externo, surco coronal, vulva, vagina y ano); además en la región orofaríngea. Es causada por más de 30 tipos del virus del papiloma humano (VPH) y tiene un período de incubación de 3 meses. Los tipos 16, 18, 31 y 33 se asocian particularmente con displasia cervical y cáncer del cuello uterino. Las lesiones pueden ser digitadas, papulares, pediculadas, en forma de coliflor, de color rojo o gris; son indoloras y sangran fácilmente al menor traumatismo. El diagnóstico es clínico, aunque en casos dudosos es importante hacer una biopsia o prueba de PCR. El tratamiento, en general, es similar al molusco contagioso (resina de podofilo al 25%, imiquimod 5% o ácido bicloracético al 80%), que se deben colocar exactamente sobre la lesión con un aplicador, retirarlos con un buen lavado a las 2-4 horas y repetirlo dos o tres veces si es necesario. El podofilox, la podofilina, el interferón y el ácido 5-fluoracilo se deben evitar en la mujer embarazada. El electrocauterio bajo anestesia local, la crioterapia con nitrógeno líquido y los rayos láser son de gran valor para extirpar los condilomas.

Tratamiento

Se indica de acuerdo al sitio de la lesión.

Verrugas anogenitales externas. *Aplicados por el paciente*: imiquimod 3,75% o crema 5%; o cualquiera de las siguientes alternativas: podofilox solution o gel al 0,5% o, sinecatechins ungüento al 15%. *Practicado por el médico*: crioterapia con nitrógeno líquido o criosonda; o cualquiera de las siguientes: extirpación quirúrgica bien con resección tangencial con tijera, resección tangencial con afeitadora, curetaje, láser o electrocirugía o, ácido tricloroacético o ácido bicloroacético solución 80%-90%.

Verrugas del meato uretral. Crioterapia con nitrógeno líquido o extirpación quirúrgica. Verrugas vaginales, cervicales e intraanales: crioterapia con nitrógeno líquido o excisión quirúrgica o, solución de ácido tricloroacético o ácido bicloroacético 80%-90%. Nota: De ser posible, el profesional de atención de la salud deberá aplicar el tratamiento inicial para demostrar la técnica de aplicación apropiada e identificar cuáles verrugas requieren tratamiento. Puede ser útil programar visitas de seguimiento, dos semanas después de iniciar la terapia, para determinar la idoneidad del uso del medicamento y la respuesta del paciente al tratamiento. En cuanto a la prevención se utiliza inmunización con vacunas; la bivalente para serotipos 16 y 18 y la cuadrivalente para los tipos 6, 11, 16 y 18, las cuales tienen un alto nivel de efectividad. Aunque están formalmente indicadas para púberes y mujeres jóvenes de 9 a 26 años, se está evaluando su posible utilidad en mujeres de mayor edad (hasta 45 años). Para los púberes y hombres se sigue utilizando en edades de 11 a 26 años. La inmunización completa incluye 3 dosis, 0, 6 y 12 meses.

Bibliografía

Acharya, Arunkumar. (2009). Un análisis conceptual del tráfico de mujeres y su tipología de origen. Andamios, 6(12), 299-322. Recuperado en 31 de julio de 2022, de http://www.scielo.org.mx/scielo.php?script=sci_arttext&pid=S1870-00632009000300014&lng=es&tlng=es.

Adamson PC, Loeffelholz MJ, Klausner JD. Pruebas en el lugar de atención para infecciones de transmisión sexual. Una revisión de los desarrollos recientes. Arch Pathol Lab Med. 2020; 144(11): 1344-1351.

Belmonte LP, Táquez AE, Cerón CA, et al. Lesiones atípicas de sífilis terciaria. Rev Asoc Colomb Dermatol. 2012; 20: 4: 370-373.

Bruce G. Trigg BG, Kerndt PR, Aynalem G. Sexually transmitted infections and pelvic inflammatory disease in women. Med Clin N Am. 2008; 92(5): 1083-113, x. doi: 10.1016/j.mcna.2008.04.011.

Bull World Health Organ. 2019 Aug 1; 97(8): 548-562P. Published online 2019 Jun 6. doi: 10.2471/BLT.18.228486sexuales son de bajo riesgo.

CDC Sexually Transmitted Infections Treatment Guidelines, 2021.

Centers for Disease Control and Prevention. A guide to taking a sexual history [Internet]. Atlanta, GA: US Department of Health and Human Services, CDC [cited 2020]. Available from: www.cdc.gov/std/treatment/SexualHistory.

Domantay-Apostol GP, Handog EB, Gabriel TG. Syphilis: The international challenge of the great imitator. Dermatol Clin. 2008; 26(2): 191-202.

Farr A, Effendy I, Frey Tirri B, Hof H, Mayser P, Petricevic L, Ruhnke M, Schaller M, Schaefer APA, Sustr V, Willinger B, MendLing W. Guideline: Vulvovaginal candidosis (AWMF 015/072, level S2k). Mycoses. 2021 Jun; 64(6): 583-602. doi: 10.1111/myc.13248. Epub 2021 Feb 27. PMID: 33529414; PMCID: PMC8248160.

French P. Syphilis. BMJ. 2007; 334(7585): 143-147. Guideline Workowski KA, Berman S. Sexually transmitted diseases treatment guidelines, 2010. MMWR Recomm Rep. 2010; 59(17): 1-110.

Hernández-Rojas SE, Ariza-Varón MA. (2021). Neurosífilis. Acta Neurológica Colombiana, 37(1, Suppl. 1), 72-80. Epub May 22, 2021.https://doi.org/10.22379/24224022337.

Kirkcaldy R. Treatment of gonorrhoea in an era of emerging cephalosporin resistance and results of a randomised trial of new potential treatment options. Sex Transm Infect. 2013; 89: A14-A15.

Rosen T, Vandergriff T, Harting H. Antibiotic use in sexually transmissible diseases. Dermatol Clin. 2009; 27(1): 49-61. doi: 10.1016/j.det.2008.07.002.

Scott C Litin. Mayo Clinic Family Health Book. Completely revised and updated. 5th Edition. Rochester, MN United Kindom: Editorial Mayo Clinic Press; 2018.

Sexually transmitted infections and pelvic inflammatory disease in women. US Department of Health and Human Services Agency for Healthcare Research and Quality. The guide to clinical preventive services: recommendations of the U.S. Preventive Services Task Force. AHRQ Publication No. 06-0588. June 2006.

Update to CDC's Sexually Transmitted Diseases Treatment Guidelines, 2010: Oral Cephalosporins No Longer a Recommended Treatment for Gonococcal Infections. MMWR Morb Mortal Wkly Rep. 2012; 61: 590-4.

CAPÍTULO 77
SÍNDROME DE INMUNODEFICIENCIA ADQUIRIDA

MILADYS M. CERRO-MORENO, JOSÉ CEDEÑO-MORALES

INTRODUCCIÓN

El virus de inmunodeficiencia humana (VIH) es un lentivirus que se ha adaptado a infectar linfocitos CD4 en los que se replica con una cinética muy agresiva. Este tropismo provoca una profunda inmunosupresión en el hospedador, ocasionada por la destrucción de los linfocitos CD4 y otros mecanismos de interferencia con el sistema inmunitario. Como consecuencia se producen infecciones por gérmenes oportunistas, desarrollo de tumores y afectaciones neurológicas que definen el síndrome de inmunodeficiencia adquirida (sida). Actualmente se reconocen dos especies de VIH, el VIH-1 predominante en el mundo y el VIH-2 con menor virulencia y transmisibilidad, que prevalece en el oeste de África y en países europeos que se relacionan con esa región.

Desde la década de los 90 el sida es reconocido como una pandemia y aún en la actualidad representa un reto importante para el sistema sanitario. A finales del 2015, el centro de control y prevención de enfermedades (CDC) estimaba que en EE. UU. alrededor 1.122.990 de personas mayores de 13 años vivían con VIH, lo que establecía una prevalencia de 418,7 casos por cada 100.000 habitantes. El último informe de la ONU/sida sobre el progreso de la epidemia de VIH muestra que, a pesar de existir avances en cuanto el acceso a la terapia antirretroviral, existen notables desigualdades en la implementación de medidas de control del VIH, entre los diferentes países, que concluyó en el incumplimiento de los objetivos para el 2020, que incluía la pauta "90- 90-90"; que el 90% de los pacientes conozcan su estatus, 90% estén en tratamiento antirretroviral y que el 90% logre la supresión virológica. Por otra parte la pandemia COVID-19 creó en muchos países un estancamiento en el progreso de las políticas contra el VIH.

La infección en humanos por el VIH-1 en África probablemente se mantuvo al inicio en pequeños grupos de población, hasta que alcanzó, a través del Río Congo, un núcleo urbano en rápida expansión como era la ciudad de Kinshasa en el año 1930. A partir de este punto el VIH se diseminó en el continente por contacto sexual, y muy probablemente por prácticas sanitarias con material contaminado; hasta que se introdujo en el mundo desarrollado durante los años setenta y, causó a principios de los ochenta, los primeros casos de sida detectados inicialmente en EE.UU. De forma sucesiva se logró la documentación de casos similares en personas con antecedentes de hemofilia, recepción de hemoderivados, consumo de drogas inyectables y prácticas homosexuales; lo que sugería que un agente trasmisible era la causa primaria de los defectos inmunológicos. En 1983 se aisló este virus citopático y tras una ardua investigación en 1985, ya estaban disponibles las pruebas serológicas para el diagnóstico de infección por VIH. El riego de adquirir la enfermedad depende de la contagiosidad de la fuente y de la susceptibilidad del receptor.

Contagiosidad de la fuente. EL riesgo de contagio siempre es mayor entre aquellos que no se encuentren en régimen de tratamiento antirretroviral (TARV). A partir de esto se ha identificado que es aún más riesgoso el contagio en el periodo de infección reciente (síndrome retroviral agudo) que en las infecciones con tiempo prolongado. Si bien, en esta última, la infección esta instaurada dentro de los sitios santuarios y mantiene su replicación silente y constante, en el periodo agudo se manejan mayores cargas virales en sangre y secreciones lo que se convierte en una etapa considerablemente peligrosa para generar el contagio. En lo concerniente a individuos que se encuentran en TARV existe la premisa "indetectable= intransmisible", lo que llevado a la práctica indica que la transmisibilidad de pacientes en supresión virológica es prácticamente nula.

Susceptibilidad del receptor. La presencia de úlceras se reporta generalmente en pacientes con mayor carga viral plasmática y menor recuento de CD4. Estas ocasionan la ruptura de la barrera epitelial, que constituye una clara puerta de entrada para el virus; además generan simultáneamente una respuesta inflamatoria local que incrementa la cantidad de linfocitos T en la superficie de la úlcera y por tanto aumenta el número de células susceptibles. En la mayoría de los casos estas úlceras son ocasionadas por ITS, las más frecuentes son por sífilis y el virus del herpes simple; sin embargo *Chlamydia* y gonococos también ocasionan disrupción en la mucosa del tracto genital, por lo que se concluye que la coinfección con ITS genera alta susceptibilidad para el contagio.

La transmisión del VIH se da principalmente a través del contacto sexual, receptores de hemoderivados, uso de drogas parenterales, madre-hijo (transmisión vertical) y entre trabajadores de centros de salud.

Contacto sexual. Las tendencias de contagio en este ámbito han variado desde el inicio de la pandemia donde era reconocida globalmente como una enfermedad predominante entre hombres homosexuales; sin embargo, actualmente se ha documentado un incremento del contagio entre parejas heterosexuales. La probabilidad de contraer VIH a través de un contacto sexual único se relaciona con la contagiosidad de la fuente, la susceptibilidad del receptor, el número de parejas sexuales y la prevalencia de VIH en la localidad. La transmisión sexual es técnicamente mínima, pero factores externos y biológicos, y la susceptibilidad individual influyen en gran medida en el contagio. El riesgo durante el sexo anal es mayor que el vaginal, y a su vez, este es mayor que el sexo oral; igualmente, la coexistencia de otras ITS aumenta la contagiosidad.

Receptores de hemoderivados. La transmisión a través de transfusiones sanguíneas se ha reducido casi en su totalidad, desde la implementación en todos los donantes, del despistaje de anticuerpos para VIH y otras enfermedades contagiosas.

Uso de drogas parenterales. Se fundamenta en el hábito de compartir agujas contaminadas. La probabilidad de contagio va a depender de otros factores claves como: duración de la exposición, frecuencia del compartir, número de usuarios, y la prevalencia de la infección por VIH en la localidad.

Transmisión vertical (de la madre al hijo). Puede ocurrir durante la gestación, intraparto, posparto y a través de la lactancia materna. La infección intrauterina se ha reportado desde el primer trimestre del embarazo a través del aislamiento virológico placentario. Sin embargo, lo habitual es el diagnóstico durante el último trimestre o intraparto; que se caracterizan por recién nacidos con PCR negativas.

Centros de atención sanitaria. Ocurre por la exposición de mucosas, piel y vía percutánea a través de sangre y fluidos contaminados. EL porcentaje de transmisión a través de pinchazos de aguja hueca es de un 0,3% y en la exposición cutaneomucosa se reduce a un 0,09%.

La historia natural del síndrome de inmunodeficiencia humana se divide en: infección reciente, infección crónica y estadio avanzado de la enfermedad.

Infección reciente. En la transmisión por vía sexual, las células dendríticas y linfocitos localizados en la lámina propia de las mucosas vaginal y rectal forman parte del tejido linfoide asociado al intestino (sistema GALT o *gut-lymphoid associated tissue*); estos representan la primera diana de la infección por el VIH. El sistema GALT, conforma, desde el punto de vista cuantitativo, el 50% del sistema inmunitario y representa el principal mecanismo de defensa frente a los gérmenes ubicados en el tracto digestivo, que es la barrera más permeable del organismo y se encuentra en contacto continuo con un amplio espectro de gérmenes. Debido a esta interacción, los linfocitos del sistema GALT tienen un fenotipo de célula con memoria activada, que crea un contexto especialmente apto para la infección por el VIH. A partir de esta primera estación se produce una replicación y diseminación local de la infección a los linfocitos circundantes y la extensión posterior a los ganglios linfáticos periféricos, transportados por las células dendríticas y linfocitos infectados. La etapa estrictamente mucosa de la infección es muy breve y a las 48-72 horas es posible detectar la diseminación viral en los ganglios periféricos. La carga viral en la sangre se detecta a partir de la primera semana de la infección y aumenta exponencialmente, lo que refleja la expansión geométrica de la infección por el VIH, en ausencia de una respuesta inmunitaria específica frente al virus. Tras el contacto con el VIH, se inicia un "período ventana" de 4 a 12 semanas, que corresponde a la fase de primoinfección y durante la cual no es posible detectar la presencia de una respuesta humoral ni celular frente al VIH, a pesar de existir niveles de viremia muy elevados. En este escenario, el virus se propaga con gran velocidad a partir de un pequeño número de células infectadas y se genera una destrucción masiva de los linfocitos CD4 activados, muy especialmente en el sistema GALT. Este acontecimiento probablemente representa un elemento esencial en la patogenia de la infección, ya que la no recuperación del sistema GALT permite una translocación bacteriana incrementada, que contribuye a la activación crónica y senescencia del sistema inmunitario, en la fase crónica de la infección.

Infección crónica. La respuesta inmunitaria restringida por el sistema HLA se genera a las 12 semanas de la infección y produce, tanto anticuerpos específicos, como linfocitos CD8 con actividad citotóxica frente al VIH. La puesta en marcha de estos mecanismos de inmunidad específica consigue un control casi completo de la replicación viral y provoca una caída brusca de la viremia, que alcanza un nivel relativamente estable y que varía en cada paciente. Esta viremia basal oscila desde niveles indetectables a, superiores con cientos de miles de copias; un parámetro que refleja el nuevo equilibrio producido entre la replicación viral y el control inmunitario; lo que representa un marcador pronóstico de la velocidad de evolución al sida.

La generación de una respuesta inmunitaria específica es, sin embargo, incapaz de erradicar el virus que se ha acantonado en distintos reservorios y se replica de manera persistente. Se genera, por tanto, una presión inmunológica mantenida frente a la replicación viral, que lo obliga a producir de manera continua variantes de escape a la presión inmunitaria que, a su vez, modifica su espectro de actividad para neutralizar las nuevas variantes virales. Esta fase de acción y adaptación por parte del virus y el sistema inmunológico caracteriza la fase crónica de la infección, que se mantiene durante años. Esta fase se caracteriza por la falta de atenuación de la respuesta refleja, por una parte, la intensidad y la cronicidad de la replicación viral que sigue estimulando persistentemente al sistema inmunitario, con la generación continua de variantes de escape al sistema inmunitario y, por otra parte, la capacidad de este para generar nuevos clones celulares y anticuerpos para controlar durante largos periodos la replicación masiva que se produce a lo largo de la enfermedad. Sin embargo, durante esta etapa crónica el sistema inmunitario pierde progresivamente su capacidad de control sobre el VIH: por una parte, las variantes de escape infectan y destruyen linfocitos CD4; y por otra, la sobrecarga antigénica que representa la replicación viral mantenida hace que exista una activación continua del sistema inmunitario, lo que provoca alteraciones en la maduración y activación de linfocitos CD4 y CD8, con un envejecimiento precoz del sistema.

Estadio avanzado de la enfermedad. Los estadios avanzados de la enfermedad se caracterizan clínicamente por la aparición de infecciones oportunistas; inmunológicamente por el descenso del número de linfocitos CD4 y virológicamente por la elevación de la carga viral. Como consecuencia del deterioro progresivo del sistema inmunitario es incapaz de controlar la replicación viral persistente, por lo que se produce un incremento progresivo de la replicación viral. Esta replicación acelerada permite una mayor generación de mutantes, lo que a su vez aumenta las posibilidades de evasión viral y la aparición de variantes más citopáticas. La elevación de la carga viral y un rápido descenso en la cifra de linfocitos CD4 son por tanto, los principales marcadores de la replicación "salvaje" del virus debido al escaso control de un sistema inmunitario, progresivamente deteriorado. En esta etapa se observa un deterioro de la respuesta humoral y celular frente al VIH: disminuyen los niveles de anticuerpos, la actividad citotóxica y el número de linfocitos CD8; además, una disminución de la actividad de la citotoxicidad celular dependiente de anticuerpos y *natural killer* (NK). El paciente alcanza así el punto crítico de deterioro inmunológico que favorece la instauración del sida e infecciones por gérmenes oportunistas. En esta fase se ha descrito la emergencia de variantes con un tropismo X4 en aproximadamente el 50% de los pacientes; la detección de estas cepas se asocia a una disminución de en la cifra de linfocitos CD4 y un mal pronóstico de supervivencia.

MANIFESTACIONES CLÍNICAS

La infección aguda, definida como el período transcurrido entre la inoculación del virus hasta la seroconversión (detección de anticuerpos), pasa frecuentemente desapercibida (asintomática o de curso benigno) o, se confunde con otras enfermedades víricas. En efecto, la fiebre, malestar general, cefalea, artralgias, mialgias, anorexia y odinofagia hacen pensar en infecciones respiratorias por rinovirus, coronavirus, influenza, parainfluenza, adenovirus y virus sincitial respiratorio; además, otros procesos infecciosos como dengue, zika, chikungunya y erliquiosis. Por otra parte, cuando aparecen linfadenopatías, motivo de consulta bastante frecuente, surgen diagnósticos diferenciales, como la mononucleosis-similares (Epstein Barr, *Toxoplasma gondii*, citomegalovirus y rubéola). La fase aguda, también puede manifestarse con alteraciones neurológicas centrales (meningitis aséptica y encefalitis aguda) o periféricas (mono o polineuropatía). Todas estas manifestaciones, son presentaciones de la enfermedad primaria por VIH; mejor conocido como síndrome retroviral agudo. En algunos casos, incluso, se inicia con una enfermedad oportunista grave, consecuencia de la inmunodeficiencia aguda generada por la gran viremia inicial; prácticamente sería equivalente a un **sida transitorio**. Una vez pasada la etapa aguda, sintomática o asintomática, se entra en una fase de "silencio clínico" que dura largo tiempo (5 a 10 años); característica que hace honor a la designación de lentivirus al género que agrupa este retrovirus. Transcurrido ese lapso silente comienzan a aparecer síntomas y signos, generalmente debidos a infecciones por gérmenes que, normalmente, son controlados por la inmunidad celular. Las micosis y tuberculosis, entre otras morbilidades, reflejan el grave compromiso de los linfocitos T ayudadores CD4, blanco de ataque fundamental del VIH. A diferencia de la infección aguda, no hay recuperación temporal de esa población celular; por el contrario, continua un descenso progresivo, irreversible e inexorable; que es fatal, de no tratarse oportunamente.

Las enfermedades oportunistas no solo se refieren a infecciones, sino también a malignidades como el sarcoma de Kaposi. Obviamente el infectado por VIH está sujeto a los mismos padecimientos de cualquier individuo; estos no se toman en cuenta como criterio de sida, a menos que alcancen un importante grado de severidad en extensión y/o duración. Para caracterizar la gravedad del sida, se ha establecido una relación entre la condición clínica y la situación inmunológica, cada una dividida en 3 categorías.

Condición clínica. La clínica se identifica con letras A, B y C:

A. **No síntomas**. Aunque pueden haber linfadenopatías generalizadas.
B. **Síntomas y signos**: síntomas constitucionales, como fiebre o diarrea, angiomatosis bacilar, candidiasis orofaríngea o vulvovaginal, herpes zóster, enfermedad inflamatoria pélvica, displasia cervical, leucoplasia vellosa, púrpura trombocitopénica y neuropatía periférica.
C. **Enfermedades oportunistas**. Agrupa a todas aquellas patologías que han sido reconocidas y asociadas al sida: infecciones, neoplasias malignas y neuropatologías.

- **Infecciones**: neumonía por *Pneumocystis jiroveci*, toxoplasmosis cerebral, diarrea persistente (*Cryptosporidium* spp., *Isospora belli*), micosis diseminadas, micobacteriosis (*M. Tuberculosis*, *M. avium-intracelulare* y *M. kansasii*) y sepsis recurrente por *Salmonella*.

- **Neoplasias malignas**: sarcoma de Kaposi, linfoma no Hodgkin, carcinoma invasivo del cuello uterino y otras neoplasias relacionadas con virus: Epstein-Barr y virus del papiloma humano.
- **Neuropatologías**: trastorno neurocognitivo mayor o leve debido a infección por VIH (complejo demencial del sida) y mielopatías.
- **Síndrome de desgaste**: pérdida progresiva de peso, mayor del 10% en tres meses **(TABLAS 98)**.

TABLA 98. Categoría clínica de la infección por VIH.

A	• Infección asintomática por VIH • Linfadenopatías generalizadas persistentes • Infección aguda por VIH (primaria) con enfermedades acompañantes o historia de infección aguda por VIH
B	• Fiebre (38,5 °C) o diarrea >1 mes de duración • Angiomatosis bacilar • Candidiasis orofaríngea • Candidiasis vulvovaginal persistente, frecuente, o pobre respuesta al tratamiento • Herpes zóster (≥2 episodios o >1 dermatoma) • Enfermedad inflamatoria pélvica, particularmente si se complica con abscesos tuboováricos • Displasia cervical (moderada o grave)/ carcinoma cervical *in situ* • Leucoplasia vellosa • Púrpura trombocitopénica idiopática • Listeriosis • Neuropatía periférica
C **Enfermedades definitorias de sida**	• Candidiasis bronquial, traqueal o pulmonar • Candidiasis esofágica • Coccidioidomicosis diseminada o extrapulmonar • Criptococcosis extrapulmonar • Criptosporidiosis crónica intestinal (>1 mes de duración) • Infección por citomegalovirus (otro órgano diferente al hígado, bazo, o ganglios linfáticos) • Retinitis por citomegalovirus (con pérdida de la visión) • Encefalopatía relacionada con VIH • Herpes simple: úlcera(s) crónica (>1 mes de duración); o bronquitis, neumonía, o esofagitis • Histoplasmosis diseminada o extrapulmonar • Isosporidiosis crónica intestinal (>1 mes de duración) • Complejo *Mycobacterium avium* o *M. kansasi*, diseminado o extrapulmonar • *Mycobacterium tuberculosis* pulmonar o extrapulmonar • *Mycobacterium*, otras especies o especies no identificadas, diseminadas o extrapulmonar • Neumonía por *Pneumocystis jirovecii* • Neumonías recurrentes • Leucoencefalopatía multifocal progresiva • Septicemia por *Salmonella*, recurrente • Toxoplasmosis cerebral • Síndrome de desgaste por VIH • Cáncer cervical invasivo • Sarcoma de Kaposi • Linfoma de Burkitt • Linfoma cerebral primario

Categoría inmunológica. Se basa en el recuento de células T CD4 y se identifica con números: **1:** igual o mayor de 500; **2:** entre 200 a 499 y **3:** menos de 200 µL **(TABLA 99)**.

TABLA 99. Categoría inmunológica del VIH

CD4	A Asintomático agudo	B Sintomático	C Enfermedades asociadas al sida
≥500/µL	A1	B1	C1
200-499/µL	A2	B2	C2
<200/µL	A3	B3	C3

Al integrar ambas categorías se obtiene el estadio de la enfermedad; por ej., A1 corresponde a un individuo asintomático con valores de CD4 suficiente, o sea, infectado, pero no enfermo. Por otro lado, el extremo opuesto, el C3, es un paciente con enfermedades oportunistas y con CD4 muy bajos, y por tanto expresa el sida; igualmente se catalogan como tal a los A3, B3 y todos los C, independientemente del contaje de las subpoblaciones linfocitarias. En líneas generales, las enfermedades oportunistas (infecciosas o neoplásicas) son criterio suficiente para establecer el diagnóstico de sida, aunque no haya linfopenia de CD4 significativa. Otro grupo de manifestaciones en los pacientes VIH positivos es el llamado **síndrome inflamatorio de reconstitución inmunológica**, producto de la restauración de la inmunidad por efecto del tratamiento. Es decir, se pasa de un estado de indefensión, a uno de inmunocompetencia, capaz de responder a los innumerables antígenos circulantes. Sin embargo, las infecciones latentes se pueden reactivar, y las de bajo grado exacerbar; lo que hace imprescindible controlarlas antes de reiniciar los antirretrovirales. Por ej., en la infección latente por tuberculosis se ha considerado el tratamiento preventivo con isoniacida y rifampicina o rifapentina; solas o combinadas, y esperar entre 2-12 semanas para iniciar los fármacos anti-VIH: dos semanas si CD4/µL es ≥50, y 8-12 semanas si CD4 es <50 µL. Asimismo, es posible el surgimiento de enfermedades autoinmunes (lupus eritematoso sistémico, artritis reumatoide y polimiositis), o sarcoidosis e, incluso, enfermedades malignas (sarcoma de Kaposi o linfoma). Es indispensable sospechar el síndrome de reconstrucción inmunológica ante la aparición de cualquier síntoma o signo después de iniciar el tratamiento antirretroviral, particularmente en los 3 primeros meses. Debe diferenciarse de las reacciones adversas e intoxicación medicamentosa y, obviamente, de la progresión del sida. En esta última, el recuento CD4 continua en descenso, y la carga viral en aumento.

Los efectos adversos generales, con cualquiera de los medicamentos anti-VIH, incluyen malestar, cefalea, mareos, síntomas gastrointestinales y erupción cutánea. Los efectos adversos particulares dependen del fármaco indicado; por ej: lamivudina (3TC): exacerbación de hepatitis B; abacavir (ABC): hipersensibilidad y probable incremento de riesgo cardiovascular; tenofovir (TDF): insuficiencia renal y osteopenia; emtricitabina (ETC): hiperpigmentación; efavirenz (EFV): trastornos neuropsiquiátricos; atazanavir: ictericia, hiperglucemia y alargamiento del intervalo PR; darunavir (DRV): hiperglucemia e hiperlipidemia; raltegravir (RAL): miopatía;

dolutegravir: hiperlipidemia y aumento de aminotransferasas; enfuvirtida (INN): dolor en el sitio de inyección y neuropatía periférica; maraviroc (MVC): hipotensión ortostática e infección respiratoria; ibalizumab (IBA): reacciones asociadas a la infusión intravenosa, anafilaxis y elevación de la creatinina. En caso de mezcla de tenofovir alafenamida (TAF) con dolutegravir o bictegravir se ha notado incremento de peso (particularmente en mujeres) y, con inhibidores de proteasas reforzados (darunavir/ritonavir, darunavir/cobicistat): dislipidemia. No olvidar que el VIH es capaz de ocasionar lesiones *per se* en muchos órganos (sistema nervioso, riñón, corazón e intestino); probablemente responsables de los trastornos neurocognitivos (complejo demencial del sida), mielitis y polineuritis; así como nefropatía (síndrome nefrótico sin edema), miocardiopatía y enteropatía.

DIAGNÓSTICO

La infección por VIH en la fase aguda es de difícil análisis, por la negatividad de las pruebas convencionales, lo cual, aunado a una presentación clínica, muchas veces banal e inespecífica, hace que esta etapa, pase frecuentemente desapercibida. De ahí la importancia de contemplar la posibilidad diagnóstica en personas con factores de riesgo (promiscuidad, homosexualidad y drogadicción), inclusive a sus respectivas parejas, tengan o no los mismos hábitos. Igualmente, pacientes con alguna infección de transmisión sexual y las víctimas de asalto sexual. En estos casos se requiere la determinación del ARN viral por reacción en cadena de polimerasa PCR), prueba muy sensible pero más laboriosa. Sin embargo, el antígeno p24 es de menor complejidad e igualmente útil; ambos análisis resultan positivos alrededor de la segunda semana de la infección, comparados con las pruebas convencionales de anticuerpos, que tardan de 3 a 8 semanas.

El diagnóstico de la infección crónica se hace fácilmente mediante las clásicas determinaciones de anticuerpos por inmunoanálisis enzimático (ELISA) y por inmunoelectrotransferencia (*Western blot*). La primera se usa como tamizaje, dado que está diseñada con un máximo de sensibilidad para estudiar todas las muestras positivas, y la segunda como prueba confirmatoria por su alta especificidad y para asegurar la positividad de las muestras. Se considera que la técnica de *Western blot* es positiva cuando detecta bandas de anticuerpos contra dos antígenos de la envoltura viral (gp41, gp120 o gp160) o, por lo menos, una contra la envoltura y otra contra un antígeno de la cápside o núcleo (p24) o contra proteínas centrales core viral como la p32. El diagnóstico de la infección durante el período de latencia (asintomático) solo puede hacerse mediante la determinación rutinaria de la prueba de ELISA; todas las personas que sean o hayan sido sexualmente activas o aprovechando ocasiones como el examen prematrimonial, la evaluación preoperatoria, el embarazo e, incluso, el chequeo médico general. El advenimiento de pruebas cada vez más rápidas (10 a 20 minutos) y de fácil accesibilidad al público general, ciertamente contribuye a la detección oportuna de la infección. Precisamente, la FDA aprobó en el 2013 un combo para VIH 1, VIH 2 y VIH1 p24 que tiene la ventaja de medir antígenos y anticuerpos. Una vez confirmado el resultado positivo se pasa a cuantificar las subpoblaciones linfocitarias CD4 y CD8 y la relación entre ellas; asimismo, se hacen estudios complementarios generales, como: hemograma completo, orina, heces, urea, creatinina, glucemia, aminotransferasas y lipidograma; serología para: toxoplasma, CMV y hepatitis vírica; pruebas para tuberculosis: PPD o interferón γ en la sangre (IGRA, del inglés *interferon gamma release assay*); infecciones de transmisión sexual: sífilis, gonococia y clamidiasis y, en mujeres, toma de muestra para citología vaginal y la prueba de ADN para el virus del papiloma humano cancerígenos (genotipos 16,18,31,58); además de cualquier otro examen según la situación clínica o la condición del paciente. También se hacen determinaciones más específicas para evaluar al propio virus en su cuantía, carga viral plasmática y la prueba de resistencia; ambos exámenes se hacen en laboratorios especializados y se requiere de cierto tiempo para conocer sus resultados.

TRATAMIENTO

Todos los pacientes con infección por el VIH-1 deben estar en TARV, para evitar la progresión de la enfermedad, limitar el efecto nocivo sobre posibles morbilidades coexistentes y disminuir la transmisión del virus. Se recomienda iniciar el TARV tan pronto como sea posible tras el diagnóstico, e individualizar cada caso para obtener resultados óptimos. Se debe realizar siempre una determinación de linfocitos CD4 y la carga viral plasmática previa al inicio del tratamiento, aunque no es imprescindible esperar estos resultados. EL éxito del tratamiento depende de la adherencia, por lo tanto es de vital importancia un abordaje integral, humanitario, proporcionar información sobre los objetivos del tratamiento y las distintas opciones, que se adapten mejor al estilo de vida del paciente y con la menor posibilidad de efectos adversos. Actualmente se dispone de múltiples clases de anti-VIH que interfieren en diferentes blancos del ciclo vital del virus.

1. **ITIAN** (inhibidores de la *transcriptasa inversa* análogos de los nucleósidos): abacavir (ABC), didanosina (DDI), lamivudina (3TC), zidovudina (ZVD), emtricitabina (FTC), entecavir, telbivudina y tenofovir alafenamida (TAF) o disoproxilo (TDF).
2. **ITINN** (inhibidores de la *transcriptasa inversa* no análogo de los nuclósidos): efavirenz (EFV), etravirina (ETRV), nevirapina (NVP), rilpivirina (RPV).
3. **INI** (inhibidores de *integrasa*): raltegravir (RAL), dolutegravir (DTG), elvitegravir (EVG), bictegravir.
4. **IP** (inhibidores de *proteasa*): atazanavir (ATV), darunavir (DRV), fosamprenavir (FPV), lopinavir (LPV), ritonavir (RTV)*, saquinavir (SQV).
5. Inhibidores de la fusión/entrada:
    A- Antagonistas de receptores de quimoquinas (CCR5): maraviroc
    B- Inhibidor de la gp120: fostemsavir (FTR)
    C- Inhibidores de la fusión: enfuvirtida (T20)
    D- Interferencia posentrada viral: ibaluzimab
6. Inhibidor del metabolismo antiviral (citocromo p450): cobicistat.

Las pautas recomendadas actualmente como tratamiento inicial de la infección por el VIH-1 consisten en una combinación de tres fármacos. Estos esquemas deben incluir dos ITIAN asociados a un ITINN, un INI, o un IP. Los ITIAN, particularmente tenofovir y emtricitabina, se han transformado prácticamente en una constante en los protocolos de tratamiento; son efectivos y bastante seguros. El tenofovir alafenamida (TAF) supera al TDF en potencia antiviral, menos efectos adversos y mejor penetración dentro del tejido linfático. Por otro lado, los inhibidores de la *integrasa* también han demostrado similar seguridad, tolerabilidad y poder anti-VIH; los cuales en conjunto con tenofovir/emtricitabina, conforman una acción antirretroviral altamente superior a otros esquemas utilizados. El dolutegravir y bictegravir encabezan la lista de los INI porque son menos susceptibles a desarrollar resistencia (alta barrera genética a mutaciones). La individualización de los pacientes es el punto cardinal al momento de iniciar el TARV, todo esto a favor de las comorbilidades preexistentes que puede limitar el uso de algunos de estos medicamentos así como postergar su inicio. La investigación respecto a medicamentos eficaces para VIH se mantiene en vigencia. Actualmente hay nuevos fármacos en estudio que garantizan una supresión virológica temprana y sostenida con disminución significativa de las dosis y efectos adversos. Algunas de ellas por nuevos mecanismos como: inhibidores de la cápside, inhibidores de la maduración y anticuerpos monoclonales anti-CD4 (mAb).

Bibliografía

Alcamí J, Coiras M. Inmunopatogenia de la infección por el virus de la inmunodeficiencia humana. Enferm Infecc Microbiol Clin. [Internet] 2011; 29(3): 216-226. Disponible en: https://www.elsevier.es/es-revista-enfermedades-infecciosas-microbiologiaclinica-28-articulo-inmunopatogenia-infeccion-por-el-virus-S0213005X11000073.

Bares SH, Swindells S. Latent tuberculosis and VIH infection. Curr Infect Dis Rep. 2020 Jun 5; 22: 17. https://doi.org/10.1007/s11908-020-00726-x

Bassett M. Clinical challenges: managing comorbidities in VIH. Med Page Today. 2020; Mar 15.

Beccari MV, Mogle BT, Sidman EF, Mastro KA, Asiago-Reddy E & Kufel WD. Ibalizumab, a novel monoclonal antibody for the management of multidrug-resistant VIH-1 infection. Antimicrob Agents Chemother. 2019 Jun; 63(6): e00110-19. Published online 2019 May 23.

Cambou1 M, Landovitz R. Nuevos agentes antirretrovirales. Curr VIH/AIDS Rep [Internet] 2020; 17: 118-124. Disponible en: doi.org/10.1007/s11904-020-00486-2.

Centers for Disease control and Prevention. Deciding When to Treat Latent TB Infection. 2018 Mar 13. Cooper DA, Gold J, Maclean P, Donovan B, Finlayson R, Barnes TG, Michelmore HM, Brooke P & Penny R. Acute AIDS retrovirus infection. Definition of a clinical illness associated with seroconversion. Lancet. 1985. Mar; 1(8428): 537-40.

Delany-Moretlwe S, Lombard C, Baron D, Bekker, Nkala B, Shmed K, et al. Tenofovir 1% vaginal gel for prevention of VIH in women in South Africa (FACTS-001): a phase 3, ramdomised, double-blind, placebo trial. Lancet. 2018 Nov 01; 18(11): 1241-50.

Del Rio C, Curram J. Baden L, et al. Epidemiología y prevalencia de sida e infección VIH. Incluye profilaxis preexposición y desarrollo de la vacuna para VIH. En Mandell Douglas y Bennett JE: Principios y prácticas de enfermedades infecciosas. 9ª edición. Philadelphia: Elseiver; 2020. p. 1599-1617.

Delgado R. Características virológicas del VIH. Enferm Infecc Microbiol Clin. [Internet] 2011; 29(1): 58-65. Disponible: https://www.elsevier.es/es-revistaenfermedades-infecciosas-microbiologia-clinica-28-pdf-S0213005X10004040.

European Medicines Agency (EMA) approval of the dapivirine ring for VIH prevention for women in high VIH burden settings. WHO. 2020 Jul 24.

FDA NEWS RELEASE. FDA Approves first extended-release, injectable drug regimen for adults living with VIH. 2021, Jan 21.

[Guideline] AIDSInfo. Guidelines for the use of antiretroviral agents in adults and adolescents with VIH. AIDS Info. Available at https://aidsinfo.nih.gov/contentfiles/lvguidelines/adultandadolescentgl.pdf. 2019 Dec 18, Accessed: Jan 24, 2020.

[Guideline] Brooks M. New CDC VIH testing recommendations offer faster diagnosis. Medscape Medical News. 2014 Jun 26.

Haburchak DR, Bartlett J. Prevention of Opportunistic Infections (OI) in patients with VIH infection. Medscape. 2019 Apr 11.

Martinez E, Arribas J, Polo R. Documento de consenso de Ge sida/Plan Nacional sobre el sida respecto al tratamiento antirretroviral en adultos infectados por el virus de la inmunodeficiencia humana [Internet]. 2020. Disponible en: https://gesida-seimc.org/wpcontent/uploads/2020/07/TAR_GUIA_GESIDA_2020_COMPLETA_Julio.pdf.

Moir SJ, Connors M, Fauci A. La inmunología de la infección por VIH. En Mandell Douglas y Bennett JE: Principios y prácticas de enfermedades infecciosas. 9ª edición. Philadelphia: Elseiver; 2020. p. 1642-1657.

Sterling T, Chausing R. Manifestaciones clínicas generales de la infección VIH (Inluye síndrome antirretroviral agudo y enfermedades orales, cutáneas, renales, oculares, metabólicas, y cardíacas. En Mandell Douglas y Bennett JE: Principios y prácticas de enfermedades infecciosas. 9ª edición. Philadelphia: Elseiver; 2020. p. 1658-1673.

CAPÍTULO 78
ENFERMEDADES PRODUCIDAS POR VIRUS

LILY MARIANA SOTO-ÁVILA, MARCOS TROCCOLI-HERNÁNDEZ

INTRODUCCIÓN

Los virus son agentes infecciosos que se comportan como microorganismos intracelulares obligados y requieren las células del huésped para replicarse; contienen un centro macromolecular, o *core* (núcleo) de ácido nucleico (ARN o ADN) y una envoltura proteica, o cápside. El diámetro de las partículas virales oscila alrededor de 18 y 300 nanómetros (nm), entre los cuales, los más pequeños se encuentran los de fiebre amarilla, dengue y rubéola, y los de mayor tamaño parotiditis, sarampión y varicela. El virus completamente desarrollado recibe el nombre de virión, cuyo ácido nucleico contiene el código de las estructuras proteicas, enzimáticas y el material genético indispensable para reproducirse.

Entre los virus ARN que ocasionan enfermedades infecciosas comunes y que se describirán en este capítulo se encuentran los *arbovirus*, productores de la fiebre amarilla y el dengue, los *mixovirus* y *paramixovirus*, que ocasionan la influenza, la parotiditis y el sarampión, y los togavirus de la rubéola. Entre los virus ADN se incluyen los *herpesvirus*, causantes del herpes simple, herpes zóster, varicela y enfermedad por citomegalovirus, y finalmente el *poxvirus*, responsable de la viruela (actualmente casi erradicada en el mundo). En las infecciones por virus, el organismo reacciona produciendo proteínas antivirales que comprenden anticuerpos específicos neutralizantes y el interferón. Las enfermedades víricas que a nuestro juicio son las más comunes y de mayor interés para el clínico, se describen a continuación.

FIEBRE AMARILLA

Es una enfermedad infecciosa aguda endémica en América Central, las Antillas, la zona tropical de Suramérica y África Central. El virus (flavivirus) es transmitido por mosquitos de los géneros *Aedes* y *Haemagogus*, con dos variedades, la selvática, que tiene un ciclo natural mono-mosquito-mono, en la que el hombre es un huésped accidental, y la urbana, con un ciclo natural hombre-mosquito-hombre, en la cual el artrópodo transmisor es *Aedes aegypti*. El período de incubación es de 3 a 6 días y la sangre del enfermo es infectante para el mosquito los primeros 3-5 días de la enfermedad; esta no es trasmitida por contacto humano. La clínica comienza súbitamente y sin manifestaciones prodrómicas; afortunadamente, la mayoría de los pacientes sufre una infección leve de curso unifásico, poca fiebre y dolores generalizados; la recuperación ocurre en una semana, y solo se detecta por la presencia de anticuerpos. Existen sin embargo, casos graves con una mortalidad del 10% a 50%, caracterizado por un curso bifásico, con una primera fase en la cual se presenta fiebre, escalofríos, cefalea lumbalgia, mialgias náuseas y vómitos. Después de 3-4 días, la fiebre y otros síntomas remiten por 1-2 días y luego recurren y reaparece fiebre, cefalea, agitación, delirio y bradicardia, a pesar de la fiebre alta (conocido como el signo de Faget); además, ictericia (de ahí el nombre de fiebre amarilla), hemorragias del tubo digestivo "vómito negro". En casos graves ocurre retención azoada por necrosis tubular aguda y ocasionalmente puede aparecer una sepsis bacteriana secundaria.

Los exámenes revelan leucopenia, neutropenia, linfopenia, linfocitos atípicos, trombocitopenia, pruebas hepáticas alteradas, trastornos de la coagulación y albuminuria importante. El diagnóstico diferencial debe hacerse con la leptospirosis ictero-hemorrágica, el paludismo por *P. falciparum* y el dengue hemorrágico. La única forma de confirmar el diagnóstico es mediante el hallazgo del virus en la sangre por medio de PCR-RT (Reacción en cadena de la polimerasa en tiempo real) al comienzo de la enfermedad. La demostración de anticuerpos neutralizantes (cuya interpretación puede ser compleja), se confirma por serología, según OMS si exsite: 1. Aumento de ≥4 veces en los títulos de IgM o IgG anti-virus de fiebre amarilla, de muestras agudas y convalecientes y 2. Detección de IgM anti-virus de la fiebre amarilla específico o anticuerpos neutralizantes (por prueba de neutralización por reducción de placa) y pruebas antigénicas (detección del gp48); además, la presencia de lesiones típicas histopatológicas en el hígado; aunque la biopsia hepática se limita por el riesgo de una hemorragia fatal. Es un patógeno de nivel de bioseguridad 3 y, los laboratoristas que realizan pruebas de virus de la fiebre amarilla deben vacunarse antes de trabajar con este campo.

No hay terapia antiviral específica; el tratamiento consiste en mantener una buena hidratación y nutrición del paciente. Control de la fiebre y dolor con medios físicos y analgésicos-antipiréticos, preferiblemente acetaminofeno. Puede ser necesario el soporte de las alteraciones hepáticas, renales y la coagulopatía de consumo. La recuperación de la fiebre amarilla confiere una completa protección contra futuros ataques. Las medidas preventivas incluyen el combate contra los mosquitos y programas de vacunación masiva con virus vivos atenuados en las zonas endémicas (debe evitarse en niños menores de 6 meses, embarazadas y personas alérgicas al huevo). La dosis es de 0,5 mL SC. El certificado internacional de vacunación tiene una validez de 10 años.

DENGUE

Es una enfermedad infecciosa aguda denominada "fiebre rompehuesos", distribuida geográficamente entre los 30º de latitud norte y 40º al sur del Ecuador. Es causada por un arbovirus; sus 4 serotipos (1 al 4) son capaces de producir cualquier forma clínica; sin embargo, el serotipo dengue-2 es el responsable de la fiebre hemorrágica del dengue en Venezuela. La distribución geográfica del virus del dengue no se superpone con la fiebre amarilla, probablemente por interferencia. El ciclo natural es semejante al de la fiebre amarilla urbana: hombre-*Aedes aegyp-*

ti-hombre; aunque otras especies del género *Aedes* pueden actuar como transmisores, inclusive más temibles como *Aedes albopictus*. Después de que la hembra del mosquito se alimenta de una persona con viremia, ocurre una replicación viral que dura 1-2 semanas antes de que el mosquito pueda trasmitir el virus en un siguiente intento de alimentación. Es la enfermedad vírica que causa más muertes por su forma hemorrágica. Las medidas preventivas incluyen la lucha contra el mosquito urbano.

El período de incubación es de 3 a 14 días; el cuadro clínico puede ser inaparente, leve o grave. A los 5 días desaparece el virus de la sangre y no quedan portadores. El **dengue clásico** (fiebre por dengue) se caracteriza por el inicio abrupto de fiebre, escalofríos, cefalea intensa, dolor retroorbitario y de espalda, mialgias, postración, disgeusia y artralgias; a los 2-3 días exantema maculopapular o también eritema difuso o puntiforme parecido al de la escarlatina, puede haber descamación, disestesia en las palmas de las manos y planta de los pies. La fiebre puede tener una curva bifásica (en silla de montar), y los pacientes pueden presentar al examen físico linfadenopatías, hepatomegalia y esplenomegalia. El laboratorio frecuentemente revela trombocitopenia, leucopenia y aumento de las aminotransferasas.

El dengue clásico mejora en 6-8 días, pero puede persistir una astenia por varias semanas. En una proporción que oscila alrededor 1% de los casos de dengue se produce un cuadro clínico de curso grave denominado fiebre hemorrágica por dengue (**dengue hemorrágico**), en el cual se presentan manifestaciones de sangrado que pueden ser leves o graves, petequias, gingivorragias, epistaxis, hematemesis, melena, hematuria, metrorragias; y el laboratorio revela trombocitopenia por debajo de 40×10^9/L y en ocasiones coagulación intravascular diseminada. Otra de las formas clínicas graves que puede acompañar al dengue hemorrágico o presentarse como forma clínica predominante es el síndrome de ***shock* por dengue**, caracterizado por un colapso circulatorio debido al aumento de la permeabilidad vascular, hipovolemia y trastornos de la coagulación. Los pacientes presentan un rápido deterioro clínico, diaforesis, dolor abdominal, piel fría y pegajosa, cianosis, inquietud, letargia; acompañado de hepatomegalia, hipotensión arterial y vómitos; luego, sobreviene un estado de *shock*. El laboratorio revela aumento de las aminotransferasas, acidosis metabólica, trombocitopenia y CID. La mortalidad puede llegar a un 40% si no se trata adecuadamente. La ocurrencia de estas formas graves de dengue depende de la edad del paciente, la predisposición genética, el serotipo infectante y/o algún antecedente de una infección previa con un serotipo diferente del virus que produce un fenómeno inmunológico conocido como *amplificación* dependiente de anticuerpos heterólogos.

El diagnóstico de la enfermedad se establece por la epidemiología, la clínica, la trombocitopenia y las pruebas inmunológicas. Los títulos de inmunoglobulinas se determinan mediante la prueba de ELISA, los anticuerpos específicos IgM aparecen 3-5 días después de iniciada la infección, y los anticuerpos IgG a los 9-10 días. Es de gran valor un aumento de cuatro veces de los títulos de los anticuerpos IgM o IgG a medida que evoluciona la enfermedad. La investigación de inmunoglobulinas tiene una sensibilidad de 95% si la muestra se obtiene entre el día 7-10 del inicio de la infección. En una segunda infección por dengue, la investigación de IgG e IgM por ELISA tiene una sensibilidad cercana al 100% si la muestra se obtiene a los 4-5 días del inicio de la enfermedad. La reacción en cadena de la polimerasa con *transcriptasa inversa* detecta rápidamente el virus del dengue. El diagnóstico puede realizarse con la detección antigénica del NS1, durante los primeros tres días de fiebre.

Como no existe un tratamiento específico para la enfermedad, se recomienda una buena hidratación oral o parenteral según el caso, alimentación blanda, el uso de analgésicos-antipiréticos no derivados de la aspirina; como el acetaminofeno y medios físicos para controlar la fiebre. Para los dolores intensos se puede usar un opioide débil como el tramadol. Cuando existe trombocitopenia (<100 x 10^9/L), acompañada de fenómenos hemorrágicos se impone la transfusión de concentrado plaquetario (una unidad por cada 10 kg de peso). En caso del síndrome de *shock* por dengue se requiere el manejo del paciente en una unidad de cuidados intensivos, con cristaloides, expansores del plasma y las medidas en general del *shock*.

INFLUENZA O GRIPE

Es una enfermedad infecciosa respiratoria aguda producida por un virus de regular tamaño de la familia *Orthomyxoviridae*. Existen 3 cepas principales: A, B y C, con numerosos subtipos. La cepa A es más epidémica y la B más endémica, mientras que la cepa C, rara vez ocasiona infecciones importantes. El virus está difundido por todo el mundo y se han señalado verdaderas pandemias como la de 1918, que ocasionó entre 20 a 40 millones de muertes. El virus de la cepa A ocasiona extensas epidemias que se difunden rápidamente por todo el mundo cada 2 a 3 años. Como el virus sufre mutaciones periódicas, se presenta con un nuevo subtipo que puede afectar hasta un 70% de la población. La cepa B tiene intervalos más largos y con una morbilidad menor. Los antígenos que diferencian los tres tipos de virus son la matriz interna y las nucleoproteínas, las cuales son relativamente estables y no accesibles a los anticuerpos. Los virus también tienen dos antígenos de superficie mayores, la hemaglutinina (HA) y la *neuraminidasa* (NA), que son variables y son accesible a los anticuerpos. Los tres tipos de virus pueden alterar tanto la HA como la NA gradualmente mediante una mutación. Además, la influenza tipo A, pero no la B ni la C, tienen por lo menos 13 subtipos de HA y 9 subtipos de NA. Pueden emerger cepas que expresen diferentes combinaciones de antígeno de superficie. En humanos se han encontrado virus de influenza H1-5 y N1-2; esto permite que el virus escape a la respuesta inmune del huésped y casos endémicos ocurren continuamente en muchas comunidades. Epidemias focales asociadas a una modificación antigénica ocurren cada 4-8 años y las pandemias debidas a una mutación antigénica ocurren cada 10-20 años.

Desde 1977, los subtipos H1N1 y H3N2 han circulado frecuentemente al mismo tiempo. El virus de la influenza tiene un genoma segmentado que puede resultar en altas tazas de redistribución entre los virus que coinfectan la misma célula. Se ha sugerido que las cepas pandémicas pueden originarse de la redistribución de genes entre virus de la influenza animal y humanos que infectan simultáneamente a un huésped humano. Tal redistribución podría haber ocurrido cuando las infecciones por influenza H5N1 fueron detectados en humanos, al mismo tiempo que ocurría un extenso brote de influenza H5N1 en aves de corral, en Hong Kong en 1997.

La influenza produce un gran número de muertes, sobre todo en ancianos, por neumonías y colapso circulatorio, particularmente con el antecedente de enfermedades pulmonares crónicas o cardiopatías. La neumonía puede ser primaria, por invasión directa del virus al parénquima pulmonar, y secundaria debida a bacterias asociadas o ser mixta. Otras complicaciones raras son miocarditis, pericarditis, miositis, rabdomiólisis, mioglobinuria e insuficiencia renal aguda, y ocasionalmente, mielitis transversa, síndrome de Guillain-Barré y encefalitis.

La influenza se transmite por las gotitas expelidas en forma brusca con las secreciones respiratorias del enfermo mediante la tos o el estornudo. Tiene un período de incubación de 1 a 3 días y el proceso infeccioso agudo se extiende por una semana tras el desarrollo de los síntomas. La clínica se inicia con cefalea, mialgias, dolor retroocular al mover los ojos, ardor ocular, fotofobia, odinofagia, dolor en las extremidades, molestias retroesternales, gran decaimiento, escalofríos, fiebre hasta 40 °C, náuseas, vómitos y diarrea, sobre todo en niños y ancianos; además rinitis, enrojecimiento faríngeo, disfonía, tos seca y dolorosa por traqueitis o bronquitis; la infección del tracto respiratorio superior puede complicarse con otitis media y sinusitis. El laboratorio usualmente revela leucopenia y linfocitosis relativa. En la convalecencia se observa diaforesis, taquicardia, astenia y depresión. Cuando existe una faringitis aguda importante se debe diferenciar, mediante cultivos de la secreción faríngea, de la causada por *Streptococcus β-hemolítico del grupo A*.

La neumonía vírica primaria es una de las principales manifestaciones de las pandemias de enfermedad por AH1N1 (porcina) o AH5N1 (aviar). Clínicamente se presenta como una gripe que no se resuelve, fiebre persistente, tos seca o hemoptoica, disnea, cianosis, estertores crepitantes difusos, y la radiografía del tórax revela un infiltrado intersticial difuso. Puede complicarse con hipoxia acentuada y un SDRA. Por el contrario, la neumonía secundaria bacteriana es común en el anciano y frecuentemente grave. La confirmación de la influenza se puede hacer ya sea por cultivo del virus, PCR-RT o anticuerpos neutralizantes específicos en la sangre. En países con alta prevalencia, realizan *Multiplex* viral a todos los pacientes con neumonías atípicas o de resolución lenta.

Los microorganismos involucrados en la sobreinfección bacteriana son *Staphylococcus aureus, Streptococcus pneumoniae* y *Haemophilus influenzae*. Aparece después de 2 a 3 días de la mejoría aparente de la gripe y se reinicia la fiebre, expectoración purulenta y signos físicos de neumonía. El diagnóstico de la influenza es básicamente clínico y epidemiológico, sin embargo, una serología tiene valor en la infección aguda cuando hay una elevación al cuádruplo o más de los títulos de anticuerpos determinados por inhibición de la hemaglutinación, fijación de complemento o ELISA.

El tratamiento de la influenza consiste en reposo en la cama, hidratación adecuada, analgésicos-antipiréticos (dipirona o acetaminofeno). La aspirina se contraindica por la posibilidad del síndrome de Reye; particularmente en niños y jóvenes menores de 18 años. También se usan expectorantes y antitusígenos (dextrometorfano, carboximetilcisteína o codeína), y para la faringitis, colutorios antisépticos. Cuando se complica con infecciones bacterianas (neumonías o infecciones otorrinolaringológicas) se recomiendan los antibióticos según el cultivo y el antibiograma, o comenzar empíricamente una cobertura para los gérmenes más frecuentes. El tratamiento antiviral específico incluye los inhibidores de la neuraminidasa, efectivos contra la influenza AH1N1 y B; zanamivir (inhalado), 10 mg cada 12 horas, y oseltamivir, 75 mg c/12-24 h VO por 5 a 10 días. Si el tratamiento es iniciado en las primeras 48 horas de la enfermedad y en pacientes no complicados se reducen los síntomas en unos 5 días. El uso del zanamivir puede exacerbar el broncoespasmo en pacientes asmáticos y el oseltamivir se asocia a náuseas, vómitos, exantema y, menos frecuente, síntomas neuropsiquiátricos. En pacientes complicados se ha usado el peramivir (inhibidor de la neuraminidasa), 600 mg IV por 5 días y zanamivir IV. Como profilaxilácticos pueden emplearse mientras dura la epidemia o hasta 14 días después de la vacunación; el oseltamivir oral y el zanamivir inhalado, aprobados para la quimioprofilaxis; sin embargo, oseltamivir es la primera opción. La profilaxis debe administrarse hasta 10 días después de la última exposición, por un período máximo de 6 semanas.

La prevención de la influenza se basa en la vacunación, el uso profiláctico de los medicamentos antivirales y, precauciones para impedir el contagio y la propagación de la enfermedad, tales como el uso de máscaras y el lavado de las manos. La vacuna contra la influenza está compuesta por virus gripales inactivados (AH1N1 y H3N2) e influenza B; adaptada anualmente a las características epidemiológicas de la enfermedad según instrucciones de la OMS y el Centro Mundial de la Gripe en Londres. Ofrece una protección de 70%-90%, si los virus de la vacuna y los virus que circulan en la epidemia que se desea prevenir están estrechamente relacionados. Alrededor de un 5% de los individuos desarrolla a las 24 horas fiebre de bajo grado y síntomas constitucionales leves, un 30% presenta eritema y discreta inflamación en el sitio de la inyección y rara vez se ha informado la ocurrencia de polineuropatía y síndrome de Guillain-Barré, sobre todo en pacientes ancianos. La vacuna (virus vivos atenuados) se aplica generalmente en los meses (antes del clima lluvioso o la estación de invierno) a grupos de alto riesgo, niños menores de 6 años y adultos mayores de 65 años, enfermos cardiopulmonares, diabéticos, personal de salud y embarazadas. En epidemias de ciertas magnitudes, la vacunación puede extenderse a la población general. Como la vacuna se desarrolla en huevos de gallina se debe tener precaución en personas alérgicas al huevo. La dosis es de 0,5 mL IM o SC en los adultos y niños mayores de 9 meses. La inmunidad se adquiere a los 15 días de la inyección y dura un año.

PAROTIDITIS AGUDA EPIDÉMICA

Es una enfermedad producida por el virus del género *Paramixovirus,* altamente contagiosa, difundida por todo el mundo, cuyo huésped es el hombre, y se transmite por las gotitas expelidas en forma brusca con las secreciones respiratorias del enfermo mediante la tos o el estornudo y por fomites. El período de incubación es de 14 a 21 días y los pacientes pueden contagiar la enfermedad 6 días antes de la aparición del cuadro clínico y 9 días después de este. Aunque es una enfermedad de la infancia y adolescencia, también se observa en los adultos, en quienes pueden ocasionar complicaciones graves. Aunque la característica más importante es la inflamación dolorosa de las glándulas parótidas, puede comprometer otras glándulas salivales y algunas veces las gónadas, el páncreas y las meninges. El 25% de los pacientes no experimenta síntoma alguno. La enfermedad confiere inmunidad permanente, sin embargo, puede repetir en un pequeño número de pacientes cuando se pierde la inmunidad.

El cuadro clínico comienza con fiebre no superior a 39 ºC, malestar general, cefalea y anorexia, seguida a las 24-48 horas de la inflamación de las parótidas por unos 3 días. En un 75% de los pacientes, la inflamación comienza en un lado y pasa al otro en uno a tres días; se produce una gran hipersensibilidad de las glándulas, otalgia, dificultad para hablar, deglutir y comer.

El orificio del conducto de *Stenon* suele estar enrojecido e inflamado. Entre las complicaciones están la orquitis en pacientes pospuberales (20%), que puede ser uni o bilateral, muy dolorosa, y dejar como secuela atrofia testicular y, rara vez, esterilidad; pancreatitis, que ocurre en 10% de los pacientes, meningoencefalitis aséptica (<10%), rara vez se presenta mielitis transversa, síndrome de Guillain-Barré, parálisis de nervios craneales, ooforitis, miocarditis, tiroiditis y poliartritis. La parotiditis en mujeres embarazadas no se ha asociado a malformaciones congénitas. La mayoría de las complicaciones se resuelve favorablemente en un lapso de 7-10 días.

La enfermedad se diagnóstica clínicamente, aunque la serología con la técnica de ELISA muestra la IgM específica. La amilasa sérica de origen parotídeo suele estar elevada; obviamente aun en ausencia de pancreatitis. El diagnóstico diferencial debe hacerse con la parotiditis por estafilococos, la adenitis cervical por estreptococos, la parotiditis por yodo usado como medio de contraste, la angina de Ludwig y la mononucleosis infecciosa. Ocasionalmente, la meningitis aséptica (al igual que la orquitis) se presenta atípicamente sin parotiditis, lo cual obliga al estudio del líquido cefalorraquídeo.

El tratamiento de la parotiditis consiste en reposo en cama, hielo local en la zona parotídea y analgésicos-antipiréticos. El dolor de la orquitis se alivia con hielo local y analgésicos tipo codeína, 25 a 50 mg VO cada 4 a 6 horas, o tramadol, 5 a 10 gotas sublingual, titular la dosis cada 4-6 horas. La inmunización activa se efectúa con virus vivos atenuados; existe una vacuna trivalente (parotiditis, sarampión y rubéola) que se indica en una sola dosis de 0,5 mL SC a los 13-15 meses y un refuerzo antes de iniciar la escuela primaria (a los 6 años). La vacuna aislada contra la parotiditis se aplica a los 9 meses y adolescentes no vacunados, que no hayan sufrido la enfermedad, en una sola dosis de 0,5 mL IM.

SARAMPIÓN

Es una enfermedad exantemática infecciosa endémica producida por virus del género *Morbillivirus*, altamente contagiosa y difundida en todo el mundo. Aparece en oleadas epidémicas cada 2 a 3 años y afecta especialmente a los niños, aunque puede aparecer explosivamente en zonas aisladas y atacar a los adultos. El virus se elimina por las vías respiratorias, la transmisión es semejante a la influenza, el período de incubación es de 7-18 días y es contagiosa, justo antes de aparecer los síntomas hasta 4 días después de desaparecer el exantema. Padecer la enfermedad confiere inmunidad de por vida.

El sarampión comienza con malestar general, fiebre de tres días de duración, tos, conjuntivitis, fotofobia y rinorrea (coriza) "catarro oculonasal". A las 48 horas de iniciada la enfermedad, aparecen las *manchas de Koplik*, características de la enfermedad (lesiones blanco-azuladas de 1 mm de diámetro, rodeadas de un halo rojo, en la mucosa de la cara lateral de las mejillas, cerca de los segundos molares), además, un enantema de color rojo pardo, confluente, que ocupa el paladar y la faringe y puede cubrir las *manchas de Koplik*. Al cuarto día se inicia el exantema, erupción eritematopapulosa, escasamente pruriginosa, de color rojo ladrillo denominada morbiliforme; proveniente del latín *morbillum*, que significa sarampión. La erupción se inicia en las orejas, las mejillas y el cuello; se extiende al tórax y luego se disemina por todo el cuerpo, inclusive en las plantas de los pies y las palmas, y permanece por una semana para luego involucionar con una descamación muy fina. Cuando desaparecen el enantema y exantema, aún persisten los síntomas catarrales y se pueden encontrar linfadenopatías generalizadas y esplenomegalia. En pacientes vacunados en el pasado con "virus muertos" puede ocurrir un sarampión atípico por una inmunidad parcial y un estado de reactividad anormal; este se caracteriza por fiebre muy alta de aparición brusca, erupción purpúrica centrípeta que se torna confluente, además de manos y pies; ictericia, alteraciones hepáticas e infiltrados pulmonares. Se ha descrito también un sarampión modificado, que es una forma menos grave, frecuentemente con un período de incubación prolongado que se observa en pacientes con inmunidad parcial, niños pequeños que tienen anticuerpos maternos o pacientes que han recibido previamente la vacuna o inmunoglobulinas. El sarampión suele confundirse con la rubéola, mononucleosis infecciosa, roséola sifilítica y erupciones por medicamentos. El diagnóstico se confirma con la prueba de ELISA, que determina la IgM específica. El sarampión durante el embarazo puede causar aborto o muerte fetal, pero no se ha asociado a malformaciones congénitas.

Las complicaciones más frecuentes del sarampión son la encefalitis (1 por cada 1.000 casos de sarampión), diarrea, otitis media, miocarditis, pericarditis, hepatitis y neumonía. La encefalitis posinfecciosa tiene una letalidad del 30%, aparece 8 a 21 días del inicio del exantema y un 30% queda con secuelas neurológicas como epilepsia, trastornos mentales, sordera y parálisis muscular. La panencefalitis esclerosante subaguda (1 en 100.000 casos de sarampión) de inicio insidioso, ocurre 6-8 años después del sarampión; el paciente presenta cambios conductuales y cognitivos que progresan luego a espasmos mioclónicos, déficits neurológicos focales, coma y muerte; usualmente en un lapso de 3 años. La neumonía es la complicación más común y grave, así como responsable de la mayoría de las muertes por sarampión. La infección directa por el virus puede causar bronquiolitis y neumonía de células gigantes, con infiltrados pulmonares difusos. Además, el virus condiciona el terreno para infecciones bacterianas secundarias, sobre todo por *Staphylococus coagulasa* positivo y *Streptococcus pneumoniae*; generalmente se inician al desaparecer el exantema y se sospecha de esta complicación, por la presencia de tos productiva, fiebre y leucocitosis.

El tratamiento del sarampión no complicado consiste en el aislamiento (dada la alta contagiosidad), reposo en cama hasta desaparecer la fiebre, mantener una buena hidratación y nutrición del paciente, protección contra la luz intensa y directa por la gran fotofobia, propiciar un ambiente húmedo con vaporizador, analgésicos-antipiréticos, antitusígenos/expectorantes y antisépticos bucofaríngeos. La OMS recomienda administrar vitamina A, 200.000 UI VO, durante 2 días. Esta terapia ha demostrado una disminución en la gravedad de los síntomas, así como una reducción de los casos de ceguera por qeratoconjuntivitis y mortalidad por sarampión en un 50% en comunidades con deficiencia de vitamina A; los niños de 6 meses a 1 año deben recibir 100.000 UI; una tercera dosis debe repetirse 2-4 semanas después. Este tratamiento se recomienda especialmente en niños hospitalizados, inmunocomprometidos, pacientes con déficit de vitamina A, malnutridos y con síndrome de malabsorción. Los efectos adversos transitorios son vómitos y cefalea.

La vacunación con virus vivo atenuado previene la enfermedad. Se recomienda de los 13 a 15 meses de edad 0,5 mL SC y un refuerzo a los 6 años. En el adulto mayor se recomienda una dosis. Está contraindicada en el embarazo, pacientes inmunodeprimidos o con enfermedades malignas y la TBC activa no tratada. En países donde no existe el sarampión se recomienda la vacuna para personas adultas que no han padecido la enfermedad y para contactos dentro de las primeras 48 horas de exposición con un enfermo con sarampión. En caso de exposición después de 48 horas se recomienda la inmunoglobulina antisarampionosa. Si es antes del quinto día, 0,15 mL/kg IM; y después de 5 días, 0,25 mL/kg. Si la enfermedad no aparece, el paciente debe recibir vacunación activa 2 meses después de la aplicación de la inmunoglobulina. Para pacientes inmunodeprimidos no vacunados también se usa la inmunoglobulina a dosis mayores, 0,25 mL/kg, no más de 15 mL. Los niños que nacen de madres inmunes están protegidos por anticuerpos maternos durante 6-9 meses. Las complicaciones bacterianas del sarampión, como la otitis media y la neumonía, se deben tratar con antibióticos según los resultados microbiológicos; generalmente se usa la penicilina o betalactámicos asociados a las medidas generales de asistencia respiratoria.

RUBÉOLA

Es una enfermedad endémica, difundida por todo el mundo y que puede presentarse con brotes epidémicos. El togavirus del género *rubivirus* se elimina por las secreciones de la nasofaringe, heces y orina, y la enfermedad se transmite de forma semejante a la influenza. El período de incubación es de 18 días (rango 14-23). Las personas infectadas pueden contagiar la enfermedad una semana antes y otra después de la aparición del exantema característico. Afecta de preferencia a niños y adolescentes y no suele producir complicaciones.

La importancia de la rubéola radica en que constituye un potencial peligro para el feto si la madre contrae la infección durante el embarazo. El riesgo de producirse el **síndrome de rubéola congénita** depende de la edad de la gestación, en la cual ocurre la infección. Así, con <10 semanas, el riesgo es de alrededor de 90%; 11-12 semanas, alrededor de 40%; 13-20 semanas de 10%-20% y con >20 semanas el riesgo es muy bajo; además, la infección del producto de la concepción puede conducir al aborto o a la muerte fetal. La inhibición de la mitosis celular produce malformaciones congénitas como microftalmía, cataratas, retinopatía pigmentaria, hepatoesplenomegalia, cardiopatías (persistencia del conducto arterioso, comunicación interauricular y estenosis pulmonar), anomalías de los huesos largos, sordera, microcefalia, quadriparesia espástica, retraso del desarrollo psicomotor y déficit mental permanente. La sordera neural es la manifestación más común y afecta alrededor de 80% de los casos, usualmente es bilateral y refleja un daño neurológico central y periférico. Existen alteraciones no visibles en el momento del nacimiento (50%) y se presentan posteriormente, tales como una tendencia a presentar diabetes mellitus, hipo e hipertiroidismo. La infección intrauterina o rubéola congénita se confirma por la identificación de anticuerpos IgM en el neonato, aislamiento del virus (PCR del líquido amniótico) o demostrando la persistencia de IgG específicos después de los 12 meses de edad, cuando los IgG maternos ya deben haber desaparecido. La rubéola durante el embarazo merece una mención especial; ya que causa 1/100.000 malformaciones fetales; de manera que, siempre que se tenga una paciente gestante se debe realizar el despistaje por serología. La etiopatogenia del síndrome de rubéola congénita comprende varios aspectos:

1. Necrosis no inflamatoria en el epitelio del corion lo cual, provoca trombosis y lesiones isquémicas.
2. El ensamblaje de la actina se inhibe directa o indirectamente en la infección por rubéola, lo que conduce a la inhibición de la mitosis celular y el desarrollo en órganos de células precursoras.
3. El sistema inmunitario podría desempeñar un papel importante, porque el interferón y las citocinas parecen estar reguladas al aumento en células fetales humanas infectadas con rubéola, lo que podría interrumpir el desarrollo y la diferenciación de las células y contribuir así a defectos congénitos.

El 20% de los adultos que no posea inmunidad natural desarrolla una infección subclínica. La forma clínica en el adulto se inicia con manifestaciones prodrómicas durante 1 o 2 días e incluye faringitis, escasa rinorrea hialina, cefalea y conjuntivitis; luego, aparece un exantema rosado que se inicia en la cara y se extiende después al resto del cuerpo; consta de manchas pequeñas que tienden menos a la confluencia que en el sarampión, desaparecen en unos 3 días y no dejan descamación. No existe enantema ni *manchas de Koplik*, aunque pueden observarse unas "manchas rojas pequeñas" como petequias en el paladar blando llamadas *manchas de Forchheimer*. La fiebre nunca sobrepasa los 39 °C y son típicas las linfadenopatías blandas e indoloras en la región suboccipital, el cuello y detrás de los pabellones auriculares. En los adultos puede acompañarse de artralgias y artritis reactiva simétrica de grandes articulaciones, que se resuelve en 1-2 semanas. Las complicaciones de la rubéola en el adulto (1 en 5.000 casos) son la púrpura trombocitopénica, síndrome de Guillain-Barré y encefalitis.

El diagnóstico de la rubéola se establece por la elevación de los títulos de anticuerpos específicos IgM o un aumento de 4 veces o más de las IgG, desde la fase aguda a la convalecencia. Los anticuerpos IgM son negativos 1 semana antes y 3 semanas después del exantema. El tratamiento de la rubéola consiste en medidas generales, reposo en cama y analgésicos-antipiréticos. Una mujer que sufra de rubéola durante los cuatro primeros meses del embarazo o en quien existan títulos crecientes de anticuerpos, debe ser informada sobre las malformaciones congénitas y plantearse la posibilidad de un aborto terapéutico, y con las mujeres que lo rechacen debe emplearse la inmunoglobulina sérica lo más pronto posible, 20 mL IM, aun cuando su beneficio es controversial.

Los lactantes y mujeres en edad fértil que no posean anticuerpos contra la rubéola (demostrado por laboratorio) deben ser vacunados con virus vivos atenuados. La primera dosis entre los 13 y 15 meses con un refuerzo a los 6 años (generalmente se usa una vacuna triple contra parotiditis, sarampión y la rubéola) 0,5 mL SC. No se debe aplicar durante el embarazo y evitarse la gestación por un mes después de la vacuna.

VARICELA

Es una enfermedad sumamente contagiosa, más frecuente en los niños, producida por el virus herpes humano (el virus varicela zóster). Está difundida por todo el mundo en forma endémica, aunque puede cursar con brotes epidémicos. El virus penetra por las mucosas del aparato respiratorio y las conjuntivas. El padecimiento de la enfermedad deja inmunidad duradera y cuando ataca al adulto puede producir neumonías graves. Después de la infección aguda se establece una fase de latencia y la reactivación, años más tarde, en los ganglios sensitivos y causa el herpes zóster.

Después de un período de incubación de 10 a 20 días se inicia un cuadro de fiebre, cefalea, rinitis y malestar general que dura 2 a 3 días, posteriormente aparece un exantema pruriginoso en el tronco y se extiende a la cabeza, el cuello y extremidades. Las máculas eritematosas, del tamaño de la cabeza de un alfiler, evolucionan rápidamente a pápulas y luego a vesículas con aspecto de "gotas de rocío". Las lesiones de la piel se caracterizan por maculopápulas, vesículas sobre una base eritematosa y costras en varias etapas de evolución. Estas vesículas están llenas de un líquido claro con una sola cámara, y al pincharlas desaparecen y se secan formando luego costras que curan en 1 a 2 semanas sin dejar cicatrices. La fiebre permanece elevada por 4-5 días después de aparecida la erupción. Las vesículas pueden también aparecer en la boca y otras mucosas, en donde se maceran y forman erosiones aftosas muy dolorosas, especialmente en genitales, laringe y ojos; ocasionalmente afectan las mucosas del esófago y bronquios. La varicela también puede presentar un enantema en la cavidad oral y nasofaringe. El período infeccioso va desde 2 días antes de aparecer el exantema y las vesículas hasta la aparición de las costras, las cuales no son infecciosas. El diagnóstico diferencial debe hacerse con el impétigo y otros exantemas vesiculares infecciosos, incluyendo el herpes simple, la infección gonocócica diseminada y causas no infecciosas como el síndrome de *Stevens-Johnson*, pénfigo y penfigoide.

El diagnóstico clínico se puede confirmar con el examen del contenido de las vesículas con el microscopio de luz, el cual revela células gigantes multinucleadas (*preparación de Tzanck*). El diagnóstico retrospectivo puede hacerse por serología. La varicela durante la gestación puede conducir a un síndrome de **varicela congénita** si la infección ocurre antes de las 26 semanas y el riesgo es mayor durante el primer trimestre (alrededor de un 5%). Se manifiesta con hipoplasia de los miembros, dedos rudimentarios, microcefalia, hidrocefalia, retardo psicomotor, coriorretinitis y catarata. Puede ocurrir una infección neonatal si la madre desarrolla una varicela 5 días antes o después del parto. En este caso, el recién nacido puede desarrollar una infección diseminada grave.

En un 15% de los adultos, sobre todo si son fumadores, mujeres embarazadas o inmuno-deprimidas, la varicela se complica con neumonía; esta aparece de 1 a 6 días después del inicio del exantema y se caracteriza por presentar fiebre superior a 38 ºC, dolor torácico, hemoptisis, taquipnea, disnea y cianosis. Al examen físico se observa tiraje intercostal y supraclavicular, estertores alveolares y soplos de condensación pulmonar. La función pulmonar revela disminución de la capacidad vital y descenso de la PaO_2 y la radiografía del tórax muestra un infiltrado pulmonar mixto: alveolar e intersticial. Pueden ser necesarias intubación y ventilación asistida por SDRA. En los pacientes que sobreviven puede ocurrir una fibrosis pulmonar residual y calcificaciones. La enfermedad pulmonar durante la varicela se debe frecuentemente a una neumonía bacteriana secundaria y los gérmenes frecuentemente aislados son *Streptococcus pneumoniae, Haemophylus influenzae* o *Staphylococcus aureus*.

Otras complicaciones raras de la varicela son: la encefalitis aguda, mielitis, meningitis aséptica y ataxia cerebelosa. Se presentan alrededor de 21-28 días después de aparecida la erupción y en pacientes inmunodeprimidos pueden ser muy graves. Trombocitopenia y CID ocurren muy raramente y causan la varicela hemorrágica con vesículas hemorrágicas. Las complicaciones son muy graves en pacientes inmunocomprometidos o que estén recibiendo corticoesteroides.

En los últimos años, se ha informado que el virus de la varicela zóster, es la segunda enfermedad infecciosa más común que puede generar encefalitis, después del virus del herpes simple. Los síntomas agudos más frecuentes son alteraciones mentales y signos neurológicos focales, mientras que las convulsiones son menos frecuentes. En pacientes tratados, se informa que la tasa de mortalidad es del 9%-20% e incluyen en su mayoría adultos. Se debe recordar que este tipo de encefalitis vírica es necrosante.

El tratamiento de la varicela no complicada consiste en reposo en cama, analgésicos-antipiréticos, compresas refrescantes de manzanilla, solución de Burow, antipruriginosos y, cuando existan infecciones secundarias, antibióticos de acuerdo con el resultado de los cultivos microbiológicos. En los pacientes que desarrollan neumonías es conveniente el uso de oxigenoterapia, aspiración de secreciones bronquiales y ventilación con presión positiva continua de la vía aérea (CPAP); la falta de respuesta a estas medidas es indicadora de intubación endotraqueal y ventilación mecánica. La queratitis por el virus de la varicela amerita la consulta con un oftalmólogo. El uso de aciclovir IV está indicado en las siguientes circunstancias: pacientes inmunodeprimidos, incluyendo aquellos con sida, infección en recién nacidos y si hay evidencia de enfermedad diseminada o grave, en particular enfermedad ocular, neumonitis o encefalitis. La dosis es 10 mg/kg IV c/8 h durante 14-21 días. La dosis debe ser reducida en caso de insuficiencia renal y debe mantenerse una buena hidratación para evitar la cristaluria. En pacientes adultos inmunocompetentes con varicela grave, que se presenten en menos de 24 horas de establecido el cuadro clínico, pueden recibir aciclovir 1 g VO cada 8 horas. Actualmente se recomienda el uso precoz (al aparecer la erupción) del aciclovir IV en adolescentes y adultos con varicela al mínimo síntoma respiratorio, sobre todo en fumadores. La inmunoglobulina inmune contra varicela zóster no previene la infección, pero disminuye su gravedad. Debe ser administrada en las 72 horas posexposición, aun cuando confiere algún beneficio a los 10 días siguientes. Sus indicaciones se limitan a evitar las complicaciones de la varicela en pacientes de alto riesgo.

La vacunación preparada con virus vivos atenuados puede emplearse en niños entre 13 y 15 años y se recomienda una dosis de refuerzo a los 6 y 12 años. También se recomienda en adultos que no hayan sufrido la enfermedad. La vacuna protege en un 80% de padecer varicela y ofrece 95% de protección contra la enfermedad grave. Se debe evitar en pacientes inmunodeprimidos, febriles, con tuberculosis activa no tratada, neoplasias malignas y en el embarazo. La dosis del adulto es de 0,5 mL IM y se repite a las 4 semanas.

HERPES ZÓSTER

Es una enfermedad de aparición esporádica, propia de la edad adulta (por encima de los 50 años) y que resulta de la reactivación del virus de la varicela zóster que se encuentran en fase latente en los ganglios de los nervios sensitivos, frecuentemente en los ganglios de las raíces dorsales (T3 a L3). Aparece en los adultos que han perdido, a través del tiempo, la inmunidad contra la varicela. Se produce una inflamación segmentaria de los nervios espinales o craneales, incluyendo sus ganglios, por un virus idéntico al de la varicela. Comúnmente es unilateral y afecta las zonas cutáneas de inervación de un ganglio espinal o sus homólogos en los nervios sacros, lumbares, torácicos, cervicales y nervios craneales (glosofaríngeo, facial y trigémino). Puede haber un segundo ataque, pero es inusual, excepto en individuos inmunodeprimidos, especialmente aquellos con sida.

El herpes zóster ocurre en personas seropositivas para el virus varicela zóster o más específicamente en aquellas que han padecido varicela. La reactivación parece depender de un balance entre el virus y factores del huésped. La mayoría de los pacientes no refiere exposición reciente a otros casos de herpes zóster. Ocurre una disminución de la inmunidad celular específica contra el virus de la varicela zóster, lo cual permite que el virus se reactive y, a partir del ganglio viaja por el axón, se replica en las células epiteliales y causa la lesión de la piel en el dermatoma correspondiente. En personas inmunocomprometidas se produce una elevada viremia durante la reactivación, la cual puede causar un zóster diseminado.

La enfermedad comienza con un dolor quemante o punzante, frecuentemente intolerante, localizado en el territorio de un dermatoma que se confunde con una pleurodinia, infarto del miocardio, cólico renal, compresión radicular por un disco intervertebral o una neuralgia del trigémino. Después de 1-4 días aparece una erupción vesicular que progresa en las mismas etapas de la varicela, es decir, pápulas, vesículas y, finalmente, costras en un período de 7 a 10 días. Las lesiones de la piel están confinadas al mismo dermatoma, no sobrepasan la línea media del cuerpo y perduran 2-4 semanas. Concomitantemente, los pacientes presentan malestar, fiebre de bajo grado y cefalea. En pacientes inmunocompetentes pueden verse algunas lesiones fuera del área del dermatoma, el herpes evoluciona en 4 semanas, la erupción cicatriza y el dolor desaparece; mientras que en el huésped inmunodeprimido o en ancianos debilitados puede ocurrir una diseminación progresiva, y las lesiones, ser hemorrágicas y necrosantes. Un 50% de los pacientes ancianos y particularmente en mujeres, se presenta la neuralgia posherpética, con dolor neuropático difícil de tratar, que puede evolucionar desde meses hasta 2 años. Otras complicaciones menos frecuentes son meningoencefalitis, mielitis transversa y angitis granulomatosa que conlleva a *ictus* isquémico.

Si el herpes zóster compromete el nervio trigémino (V nervio craneal), las lesiones aparecen en la cara, boca, lengua y ojo. En la rama oftálmica, la enfermedad es especialmente debilitante y puede producir amaurosis. Si se compromete la porción sensitiva del nervio facial (VII nervio craneal) se presenta dolor y vesículas en el conducto auditivo externo y tinnitus, además, parálisis facial ipsilateral y pérdida del gusto en los dos tercios anteriores de la lengua (*síndrome de Ramsay Hunt*). Si la afección involucra el vago y el glosofaríngeo (X y XI nervios craneales), los síntomas son dolor de garganta y disfagia; las lesiones vesiculosas se observan en el paladar blando y la faringe posterior.

El tratamiento del herpes zóster consiste en desecar las vesículas con solución de Burow, utilizado como astringente (preparado que contiene sulfato de aluminio, ácido acético, carbonato cálcico precipitado y agua al 1:20 o 1:40); tradicionalmente se aplica en compresas frías sobre la zona comprometida cuatro veces al día por 15 minutos. El dolor se trata con analgésicos corrientes, y de no ceder, con opioides débiles como codeína o tramadol. Cuando se compromete la rama oftálmica del trigémino es perentoria la intervención del oftalmólogo para descartar la queratitis y/o uveítis, que ameritan el uso de corticoesteroides sistémicos (para evitar las ulceraciones y cicatrices corneales); además, midriáticos tópicos (atropina) para impedir la formación de sinequias. El síndrome de *Ramsay Hunt* (parálisis facial periférica prolongada y neuralgia posherpética grave) también requiere del uso de corticoesteroides sistémicos.

En caso de neuralgia posherpética se han usado múltiples medicamentos: corticoesteroides intradérmicos diariamente por 1 a 2 semanas; bupivacaína al 0,25% en inyección epidural; gabapentin, 300-400 mg VO 2 a 3 veces diarias; pregabalina, 75 mg VO 2 a 3 veces diarias. Puede combinarse con la amitriptilina, 25 a 100 mg VO diarias, en dosis fraccionadas o la duloxetina, 30-60 mg VO diarias. También se ha recomendado el uso de prednisona, 50 mg VO por 7 días; 25 mg días 8 a 14 y 12,5 mg días 15-21, en personas inmunocompetentes y siempre combinado con la terapia antiviral específica.

Los medicamentos antivirales específicos para el herpes zóster son aciclovir, un análogo acíclico de la desoxiguanosina (constituyente normal del ADN) que disminuye la replicación de los virus del herpes zóster al inhibir la *ADN polimerasa* viral sin trastornar notablemente el metabolismo celular normal. Se absorbe satisfactoriamente por el tubo digestivo, alcanza un 50% de concentración en el LCR en relación con el plasma y se elimina casi sin cambios por la orina, por lo que la dosis debe reducirse en la insuficiencia renal. El medicamento disminuye el eritema, alivia el dolor y acelera la curación en un lapso de 7 días. Los efectos adversos del aciclovir son sensación de quemadura en la piel, náuseas, vómitos, diarrea, dolor abdominal, erupción y reacciones neuropsiquiátricas a altas dosis. Puede producir una nefropatía reversible por cristalización del medicamento en los túbulos renales. Se puede usar en el embarazo si es necesario. Existen presentaciones tópicas, orales y parenterales. La crema dérmica al 5% y la pomada oftálmica al 3% se aplican en la piel y en el saco conjuntival inferior, según el caso, cada 4 horas durante 1 a 2 semanas. En casos moderados se usa el aciclovir a la dosis 800 mg VO 5 veces al día, por 7 a 10 días; se comienza a las 8 a.m., cada 4 horas, y se puede obviar la dosis de las 4 de la mañana. También puede usarse la presentación en tabletas de 1 g cada 8 horas o dos tabletas de 1 g cada 12 horas, durante 7-10 días. Cuando el herpes es grave con diseminación en la piel y órganos vitales, como encefalitis, o se trata de pacientes con sida, se usa el aciclovir a la dosis de 10 a 12 mg/kg (máximo 800 mg) IV cada 8 horas por 7 a 14 días; en caso de encefalitis herpética se debe mantener hasta por 21 días. La administración endovenosa se debe diluir en 200 mL de solución salina al 0,9% y pasarla en el lapso de una hora; además, mantener una excelente hidratación oral o parenteral; el probenecid aumenta la vida media del aciclovir. También se han empleado para el tratamiento del herpes zóster derivados del aciclovir como el valaciclovir, que deja menos neuralgia posherpética, a la dosis de 1 g VO c/8 h por 7 a 10 días, o el famciclovir, 500 mg VO 2 c/12 h por 5 a 7 días. En infecciones por el virus varicela zóster resistente al aciclovir, como pacientes con sida o receptores de trasplante de órganos, se ha empleado el foscarnet, 40-60 mg/kg c/8 h durante 2 a 4 semanas o hasta que las lesiones lleguen a la fase de costra.

La vacuna del virus vivo atenuado contra la varicela estimula la inmunidad en el adulto y tiene un 50% de efectividad para evitar o modificar el herpes zóster, sobre todo la neuralgia posherpética con una eficacia en este caso del 66%. Se usa a partir de los 12 años a la dosis de 0,5 mL SC. Está contraindicada en pacientes inmunocomprometidos y aquellos con neoplasias malignas hematológicas. Para evitar complicaciones en estos pacientes puede considerarse el empleo de la inmunoglobulina contra el virus varicela zóster, que tiene eficacia cuando se usa en las primeras 48 horas de establecido el herpes zóster.

ENFERMEDAD POR CITOMEGALOVIRUS

El citomegalovirus (CMV) pertenece al grupo de los virus herpéticos, un compuesto de ADN que produce en las células del huésped grandes inclusiones intranucleares de situación excéntrica rodeadas de un halo claro con aspecto de "ojo de lechuza", presente en diferentes órganos como el hígado, pulmones, SNC y riñones. La infección puede cursar en forma asintomática/subclínica o generar un síndrome de mononucleosis en individuos inmunocompetentes, y puede ocurrir una enfermedad diseminada grave en pacientes inmunocomprometidos. Si ocurre durante el embarazo puede dar origen a una infección congénita y los recién nacidos prematuros pueden adquirir la infección por transfusiones. Después de que ocurre la infección aguda e igual que otros herpesvirus sigue un período de latencia; la reactivación y enfermedad clínica puede ocurrir si el paciente llega a ser inmunodeficiente. El virus puede encontrarse indefinidamente en la sangre, leche, saliva, heces, orina, semen y secreciones vaginales; por lo que la transmisión está relacionada con transfusión de hemoderivados, promiscuidad sexual, precarias condiciones sanitarias e inadecuado control del embarazo.

El síndrome de mononucleosis es la manifestación más frecuente en el adulto joven inmunocompetente, el período de incubación es de 20 a 60 días y la enfermedad puede durar de 2 a 6 semanas. Se caracteriza por fiebre prolongada hasta de 40 °C, rubefacción, escalofríos, astenia, cefalea, mialgias, hepatoesplenomegalia y erupción morbiliforme. La faringitis exudativa y las linfadenopatías cervicales se presentan en menos de 30% de los pacientes y no hay la presencia de anticuerpos heterófilos en el laboratorio, lo cual ayuda a diferenciarla de la mononucleosis producida por el virus de Epstein-Barr. Las complicaciones más frecuentes son neumonitis, miocarditis, pleuritis, artritis, encefalitis, síndrome de Guillain-Barré, parálisis facial y anemia hemolítica.

La infección materna primaria durante el embarazo resulta en **infección fetal por citomegalovirus** en 50% de los casos y en el 10% de ellos ocurren defectos estructurales. El recién nacido se presenta con petequias, ictericia, hepatoesplenomegalia, microcefalia con calcificaciones cerebrales, retardo del crecimiento intrauterino, prematuridad, sordera y coriorretinitis. La infección en el período neonatal se presenta en recién nacidos prematuros que reciben transfusiones, y clínicamente, los pacientes presentan color grisáceo en la piel, hipotensión y SDRA.

Si la inmunidad mediada por linfocitos T del huésped se altera por enfermedades (linfoma o sida) o por iatrogenia (trasplante de órganos o uso de fármacos inmunosupresores), el CMV se reactiva y causa gran variedad de manifestaciones clínicas como fiebre, hepatitis, neumonitis y rechazo del órgano trasplantado. El laboratorio, en la fase aguda de la enfermedad revela linfocitos atípicos (> del 10%) en la sangre periférica (linfocitos T CD8+ activados), leucopenia o leucocitosis, elevación de las aminotransferasas, trombocitopenia e hiperbilirrubinemia, y la serología revela un aumento de la IgM. La investigación con PCR se correlaciona bien con los resultados del cultivo.

La infección en el paciente inmunodeprimido, por ejemplo, en el sida, ocurre cuando los linfocitos CD4+ en sangre periférica están por debajo de 100 mm^3. Una vez diagnosticado en este tipo de pacientes, debe informarse a epidemiología y a los familiares; puesto que las posibilidades de superveniencia disminuyen progresivamente. Puede cursar con fiebre, leucopenia, hepatitis, colangitis esclerosante, neumonitis (radiografía del tórax con infiltrados bilaterales intersticiales o reticulonodulares), úlceras esofágicas, gastritis, colitis y coriorretinitis con hemorragias perivasculares y exudados que conducen a la amaurosis progresiva. En el SNC puede ocurrir una encefalitis con demencia progresiva o una ventriculoencefalitis caracterizada por lesión de nervios craneales, nistagmo, desorientación, letargo e hidrocefalia; además una polirradiculoneuropatía progresiva y mielitis transversa. En la fase aguda se elevan las IgM determinadas por ELISA, hemaglutinación indirecta o inmunofluorescencia. La biopsia de los órganos comprometidos revela grandes cuerpos intranucleares y de inclusión citoplasmática. Los polimorfismos *gB, gO and gN* de CMV en pacientes con sida, estan asociados a una mayor morbilidad y mortalidad.

Otro grupo de pacientes inmunodeprimidos, frecuentemente afectado por CMV son los trasplantados; a los cuales, se les debe solicitar la serología pretrasplante y a los 3 meses del mismo y hacer seguimiento.

El tratamiento de elección es el ganciclovir, un derivado de la guanosina, que es metabolizado a ganciclovir trifosfato, el cual inhibe la *ADN polimerasa* del virus. Puede producir granulocitopenia y, menos frecuentemente, insuficiencia renal. La dosis es de 5 mg/kg IV en una infusión a pasar en una hora cada 12 horas por 14 a 21 días; como terapia de mantenimiento se indica ganciclovir, 5 mg/día IV o 3 g/día VO. También puede indicarse como terapia de mantenimiento valganciclovir (una prodroga de ganciclovir), 900 mg VO cada 12 horas por 14-21 días; y de mantenimiento, 900 mg VO/día. Una alternativa de tratamiento es el foscarnet, inhibidor de la *ADN polimerasa* del CMV, que se usa en caso de resistencia o intolerancia al ganciclovir. Los efectos adversos son insuficiencia renal, anemia, hipocalcemia, hipomagnesemia e hipofosfatemia, y la dosis recomendada es 60 mg/kg IV c/8 h o 90 mg/kg IV c/12 h y de mantenimiento 90-120 mg/kg/día IV. Un tercer medicamento que puede ser administrado en casos seleccionados es el cidofovir, un nucleótido análogo de la citosina que tiene una buena actividad antiviral contra CMV; como efecto adverso produce una degeneración irreversible de las células del túbulo contorneado proximal, con la consiguiente falla renal y necesidad de diálisis; por tanto, es conveniente prevenir esta complicación, previo a la administración del cidofovir, con una buena hidratación con solución salina y el uso de probenecid, 2 g VO. Tiene la ventaja de poseer una vida media larga y por eso puede administrase 5 mg/kg/ IV una vez a la semana por 2 semanas, y luego, una vez cada 2 semanas. La neumonitis intersticial por CMV requiere combinación de ganciclovir con inmunoglobulina hiperinmune contra CMV. Las complicaciones neurológicas por CMV deben ser tratadas con la combinación de ganciclovir y foscarnet. La terapia de mantenimiento se prolonga hasta que ocurra la mejoría clínica, la reconstitución inmunológica y la descontinuación de la terapia inmunosupresora en pacientes con cáncer o que hayan sido trasplantados.

Bibliografía

Adamo MP, Zapata M, Frey TK. Analysis of gene expression in fetal and adult cells infected with rubella virus. Virology. 2008; 370: 1-11.

American Academy of Pediatrics: Measles. In Red Book. Report of the Committee on Infectious Diseases, 28th Ed, LK Pickering et al (Eds), Elk Grove Village, IL, American Academy of Pediatrics; 2009. p. 444-455.

Arvin A. Aging, immunity and the varicella-zóster virus. N Engl J Med. 2005; 352: 2266-7.

Beigel J, Farrar J, HanA, Hayden F, Hyer F, de Jong F, et al. Avian influenza A (H5N1) infection in humans. N Engl J Med. 2005; 353: 1374-1385.

Chauhan RP, Dessie ZG, Noreddin A. Systematic review of important viral diseases in Africa in light of the 'one health' concept. Pathogens. 2020 Apr 20; 9(4): 301-310.

Dawood F, Jain S, Finelly L, Shaw M, Lindstrom S, Garten R, et al. Emergence of a novel swine-origin influenza A (H1N1) virus in humans. N Engl J Med. 2009; 360: 2605-2615.

De Broucker T, Mailles A, Chabrier S, Morand P, Stahl JP, steering committee and investigators group. Acute varicella zóster encephalitis without evidence of primary vasculopathy in a case-series of 20 patients. Clinical microbiology and infection: the official publication ofthe European Society of Clinical Microbiology and Infectious Diseases. 2012; 18(8): 808-819. doi:10.1111/j.1469-0691.2011.03705.x.

Gnann JW, Whitley RJ. Herpes zóster. New Engl J Med. 2002; 347(5): 340-6.

Guidelines for sample collection and handLing of human clinical samples for laboratory diagnosis of H1N1 influenza. National Institute of Communicable Diseases. Available at: http://www.mohfw.nic.in/WriteReadData/l892s/5718778857Guidelines20for%20Sample%20Collection.pdf. Accessed 7 Apr 2016.

Hviid A. Mumps. Lancet. 2008; 371(9616): 932-44. doi: 10.1016/S0140-6736(08)60419-5.

Ison Michael G. Respiratory viral infections in the immunocompromised. Curr Opin Pulm Med. 2022; 28(3): 205-210.

Jefferson T. Neuroaminidase inhibitors for preventing and treating influenza in healthy adults: Systematic review and meta-analyses. Br Med J. 2009; 339: b5106.

Kawai N, Ikematsu H, Hirotsu N, et al. Clinical effectiveness of oseltamivir and zanamivir for treatment of influenza A virus subtype H1N1 with the H274Y mutation. Clin Infect Dis. 2009; 49: 1828-1835.

Kimberlin D, Whitley R. Varicella-zóster vaccine for the prevention of herpes zóster. N Engl J Med. 2007; 356(13): 1338-43.

Mailles A, De Broucker T, Costanzo P, Martinez-Almoyna L, Vaillant V, Stahl JP, Steering C, Investigators G. Long-term outcome of patients presenting with acute infectious encephalitis of various causes in France. Clinical infectious diseases: anofficial publication of the Infectious Diseases Society of America. 2012; 54(10): 1455-1464. doi:10.1093/cid/cis226.

Munera GI, Méndez JA, Rey GJ. [Serological, molecular and virological analyses associated with yellow fever surveillance in Colombia]. Biomédica. 2010; 30: 345-352.

Nunes MR, Palacios G, Nunes KN, Casseb SM, Martins LC, Quaresma JA, Savji N, Lipkin WI, Vasconcelos PF. Evaluation of two molecular methods for the detection of Yellow fever virus genome. J Virol Methods. 2011; 174: 29-34.

Pignatelli S, Maurizio D, Ladini MP, Dal Monte P. Development of a multiplex PCR for the simultaneous amplification and genotyping of glycoprotein N among human cytomegalovirus strains. New Microbiol. 2010; 33(3): 257-62. PMID: 20954445.

Rubella, module 11, in the immunological bases for immunization series. Geneva, WHO. 2009. (http:7/www.who.int/immunization/documents/ISBN9789241590848/en/index.htmL).

Sarker S. Special Issue: Emerging wildlife viral diseases. Viruses. 2022 Apr 13; 14(4): 807-893.

Torres-Madriz G, Boucher HW. Perspectives in the treatment and prophylaxis of cytomegalovirus disease in solid organ-transplant recipients. Clin Infect Dis. 2008; 47: 702-707.

World Health Organization 18 May 2015, 24 Jan. Yellow fever: case definitions for public health surveillance. http://www.who.int/csr/disease/yellowfev/case 559 definition/en/.

Wreghiit T, Teare E, Sule O et al. Cytomegalovirus infection in immunocompetent patients. Clin Infect Dis. 2003; 37: 1603-1606.

Wrigth PF. Influenza viruses chapter 250. In: Kliegman R, Stanton B, St. Geme,Schor N, Behrman R, editors. Nelson Textbook of Pediatrics. 19th ed. Philadelphia: Saunders Elsevier; 2011.

Ye Z, Wang L, Yang T, Chen L, Wang T. Maternal viral infection and risk of fetal congenital heart diseases: A meta-analysis of observational studies. J Am Heart Assoc. 2019 May 7; 8(9): e011264.

Yen CW, de Puig H, Tam JO, Gómez-Márquez J, Bosch I, Hamad-Schifferli K, Gehrke L. Multicolored silver nanoparticles for multiplexed disease diagnostics: distinguishing dengue, yellow fever, and Ebola viruses. Lab Chip. 2015; 15: 1638-1641.

CAPÍTULO 79
MONONUCLEOSIS INFECCIOSA

MILADYS M. CERRO-MORENO, JOSÉ CEDEÑO-MORALES

INTRODUCCIÓN

La mononucleosis infecciosa es una enfermedad vírica de amplia distribución mundial, normalmente atribuible al virus Epstein-Barr (EBV) que se presenta habitualmente bajo la triada clínica de fiebre, linfadenopatías y faringitis; además del hallazgo hematológico de linfocitosis atípica. En condiciones normales es un proceso auto limitado de evolución benigna; sin embargo, se caracteriza porque puede ser una infección de por vida con reactivación periódica.

EBV es típicamente transmitido por la saliva, a través del contacto directo "enfermedad del beso". El tiempo de transmisibilidad no está definido, pero se mantiene con altos niveles replicativos hasta 6 meses después de la aparición de los síntomas. Es un virus de alta labilidad y no se ha logrado su recuperación en superficies o fómites, por lo tanto no se considera de alta contagiosidad. Debido a que el virus de Epstein-Barr, un miembro de la familia *Herpesviridae* (HV4), es el principal responsable etiológico (90%), prácticamente se ha considerado como el único agente; sin embargo, hay otros virus involucrados, como el citomegalovirus (5%-10%), herpesvirus humano 6 (agente causal del eritema súbito infantil o la sexta enfermedad), *Toxoplasma gondii* y *Bartonella henselae* (enfermedad por arañazo de gato); además, existen otros agentes como el adenovirus, virus de la hepatitis A, VIH (particularmente el síndrome retroviral agudo) y rubéola.

En EE. UU. y Gran Bretaña la seroconversión ocurre en el 50% de la población antes de los 5 años de edad; el segundo pico de seroconversión se presenta en la segunda década de la vida. Por tal razón el 95% de los adultos son seropositivos para EBV. La mayor incidencia de pacientes con clínica de mononucleosis está en el rango de 15 a 24 años, lo que no es frecuente en adultos debido a la exposición viral previa.

Cuando se produce la exposición de EBV a las secreciones orales de individuos seropositivos (a través de besos, compartir alimentos u otro contacto íntimo), este se introduce en la orofaringe y comienza el proceso de replicación. Posteriormente, la infección se propaga a través del sistema linfático donde existe una predilección por la infección de las células B del tejido linfoide. Estos linfocitos incitan una respuesta intensa de las células T citotóxicas; estas células T constituyen los linfocitos atípicos, característicos de la infección primaria por EBV. El cuerpo reacciona y desarrolla anticuerpos contra el virus, representado en un 90% de los casos por los anticuerpos heterófilos. En los sistemas de respuesta inmunitaria deficiente, existe un pequeño riesgo de malignidad inducida por el VEB, como es el linfoma de Hodgkin.

MANIFESTACIONES CLÍNICAS

La mononucleosis infecciosa tiene un amplio espectro de signos y síntomas, aunque puede tener un curso oligosintomático. El periodo de incubación comprende un lapso de 3 a 6 semanas, aunque la replicación viral se ha observado hasta 36 días antes de la aparición de los síntomas. Típicamente se manifiesta con una faringitis, fiebre y linfadenopatías cervicales. Pueden existir eventos prodrómicos como escalofríos, diaforesis, anorexia y malestar general. Otros hallazgos clínicos pueden ser el dolor articular y petequias palatinas. Desde el punto de vista serológico se evidencia la aparición de anticuerpos heterófilos, y el hemograma revelar leucocitosis a predominio mononuclear. Como signo predominante, la fiebre está presente en el 90% de los casos, de predominio vespertino, generalmente entre 38 °C a 39 °C; en la mayoría de los casos se resuelve en 10 a 14 días. Los signos y síntomas durante la infección por EBV son variables, generalmente existe dolor de garganta 82% de los casos, malestar general 57%, cefalea 51%, anorexia 21%, mialgias 20%, escalofríos 16%, náuseas 12%, molestia abdominal 9%, tos 5%, vómito 5% y artralgias 2%. En cuanto a los signos se destacan las linfadenopatías en 94%, faringitis 84%, fiebre 76%, esplenomegalia 52%, edema de parpados superiores 50%, hepatomegalia 12%, petequias palatinas 11%, ictericia 9% y *rash* cutáneo 20%.

Las linfadenopatías cervicales habitualmente son simétricas en un 80% a 90% de los casos. La esplenomegalia es uno de los hallazgos de más importancia clínica, debido a la potencial complicación, dada por la ruptura esplénica, que alcanza su punto máximo al inicio de la segunda semana y tiende a disminuir alrededor de 7 a 10 días. La expectativa del curso clínico es la resolución espontánea en 2 a 3 semanas, posterior a la aparición de los síntomas. A continuación se describen otras manifestaciones, que son poco frecuentes.

Dermatológicas. *Rash* cutáneo, presente en el 5% de los casos, particularmente en paciente que están recibiendo antibióticos, como la ampicilina.

Úlceras genitales. Están presentes en un 30%, particularmente en preadolescentes y adolescentes femeninos y, tienden a resolverse espontáneamente.

Acrodermatitis papular de la infancia. Son lesiones papulares, asintomáticas o discretamente pruriginosas; de distribución simétrica en las mejillas, glúteos y superficies extensoras de las extremidades. Normalmente se presenta en menores de 6 años y son de resolución lenta, en semanas.

Hematológicas. Anemia hemolítica autoinmune con una incidencia de 0,5% a 3%, trombocitopenia en un 50% y ruptura esplénica; de mayor incidencia entre la segunda y tercera semana de la infección; se debe al crecimiento esplénico y la infiltración linfocítica de la cápsula, trabéculas y paredes vasculares.

Neurológicas. Están presentes en menos del 1% de los casos; se caracterizan por encefalitis y meningitis asépticas; en estas los cambios en el citoquímico y citomorfológico del LCR son sutiles y poco atribuibles a otros agentes infecciosos.

Renales. Habitualmente hematuria microscópica y proteinuria.

Cardíacos. Alteraciones en la onda T y segmento ST.

Pulmonar. Aparición de infiltrados pulmonares en 3% al 5% de los casos.

La mononucleosis infecciosa también se vincula a una gran variedad de entidades crónicas como la enfermedad linfoproliferativa asociada al cromosoma X, infección crónica activa por el virus de Epstein-Barr y, la leucoplasia bucal vellosa (en pacientes con sida); menos frecuentes, son el linfoma de Burkitt, linfomas (Hodgkin y no Hodgkin), el cáncer nasofaríngeo y gástrico.

DIAGNÓSTICO

Las bases fundamentales para el diagnóstico de la enfermedad, son la presunción clínica y el recuento leucocitario. Una leucocitosis con predominio de linfocitos (igual o mayor del 50%) con un 10% de linfocitos atípicos orienta al diagnóstico de la mononucleosis infecciosa. Lamentablemente, un porcentaje grande de pacientes no presenta atipia linfocitaria. La proliferación de linfocitos B en esta enfermedad, genera una gran producción de anticuerpos no exclusivamente contra antígenos humanos, sino que algunos de ellos reaccionan contra otras especies de antígenos como glóbulos rojos de carnero o de caballo; característica que originó la prueba de laboratorio conocida como "anticuerpos heterófilos". Esta prueba, generalmente se hace positiva entre una a dos semanas de la infección, pero puede tardar hasta 6 semanas. Permite clasificar al síndrome de mononucleosis infecciosa en dos tipos: heterófilos positivos y heterófilos negativos.

El primero se considera casi patognomónico de la infección por EBV, mientras que el segundo expresa otras causas, como el citomegalovirus e, inclusive, la misma infección por EBV. La presencia de anticuerpos no específicos incluye el factor reumatoide y los AAN. Cuando las pruebas de anticuerpos heterófilos son negativas y se mantiene la sospecha de infección por EBV, se procede a determinar los anticuerpos anticápside viral (ACV) y anti-antígeno nuclear del EBV (anti-ANEB). En la infección aguda, el primero se hace reactivo, mientras que en el periodo de convalecencia e infección pasada, el anti-ANEB resulta positivo. La IgM anti-cápside viral permanece positiva por 3 meses, pero la IgG anti-cápside se mantiene elevada de por vida. La serorreactividad anticápside puede resultar falsa positiva con otros agentes como el virus del herpes, de la hepatitis, CMV e inclusive *Toxoplasma gondii*. También está disponible otra prueba denominada anti-antígeno temprano de EBV; pero realmente no es necesaria para el diagnóstico de la enfermedad y, al igual que los anticuerpos heterófilos, los anti-Epstein-Barr pueden ser negativos en niños menores de 2 años. Aunque la biopsia de ganglios linfáticos puede mostrar un patrón histológico sugestivo de infección por EBV, no se utiliza de rutina como parte de los estudios confirmatorios; sin embargo, podría usarse cuando existen linfadenopatías sospechosas de malignidad.

Si se ha descartado definitivamente la infección por Epstein Barr se debe investigar cada uno de los otros agentes causales antes mencionados, sobre todo aquellos que requieren tratamiento médico y observación cuidadosa, como el virus de la inmunodeficiencia humana, más aún, porque las pruebas serológicas habituales pueden ser negativas durante el transcurso de la **infección retroviral aguda**; esta circunstancia obliga a hacer ciertos exámenes para el VIH como el antígeno p24 o la carga viral plasmática, este último muy sensible, ya que generalmente reporta cuentas virales sumamente altas en esta fase. De igual manera, es importante insistir en ello desde el punto de vista etiológico, particularmente en mujeres embarazadas, debido al riesgo de consecuencias graves en el feto, especialmente la toxoplasmosis, rubéola y CMV, así como también en pacientes inmunosuprimidos, quienes ameritan tratamiento específico, dependiendo de la etiología.

TRATAMIENTO

Lo fundamental en el manejo del síndrome de mononucleosis infecciosa son las medidas generales como reposo y analgésicos según la necesidad. No se justifica reposo absoluto basado exclusivamente en una prueba serológica positiva, así que tal indicación obedece solo a síntomas y signos bien definidos como la fatiga incapacitante, esplenomegalia, hipertrofia amigdalar acentuada u otras complicaciones. Aunque aciclovir y ganciclovir reducen la carga viral por VEB, no se ha demostrado la efectividad de los antivirales desde el punto de vista clínico. Los corticoesteroides no se recomiendan en el tratamiento de rutina de la mononucleosis, principalmente por temor a las inmunosupresión secundaria; sin embargo, en casos de obstrucción de las vías respiratorias, están indicados junto con la permeabilización de la vía aérea. También son útiles en el caso de anemia hemolítica autoinmune, trombocitopenia grave y anemia aplásica. Sin embargo su valor terapéutico dependerá del contexto de las complicaciones.

Bibliografía

Cedeño-Morales JR, Novoa-Montero D. Diagnóstico de laboratorio en el síndrome de mononucleosis infecciosa. Med Intern. 1985; 1: 205-214.

Cohen JI. Epstein-Barr virus infection. N Engl J Med. 2000; 343: 481-492.

Cunha BA, Bronze MS et al. How is the heterophile antibody test used to differentiate heterophile-negative infectious mononucleosis (mono) and Epstein-Barr virus (EBV) infectious mononucleosis (mono)? Medscape. 2018, Sep 20. Glaser SL, Lin RJ, Stewart SL, et al. Epstein-Barr virus-associated.

Dickerson F, Jones-Brando L, Ford G; Genovese G, Stallings C, Origoni A, O'Dushlaine C, Katsafanas E, Sweeney K, Khushalani S, Yolken R. Schizophrenia is associated with an aberrant immune response to Epstein-Barr Virus. Schizophr Bull. 2019; 45(5): 1112-1119.

Fica A. Síndrome de mononucleosis infecciosa en pacientes adolescentes y adultos. Rev Chil Infect [Internet]. 2003; 20(4). 235-242. Disponible en: https://scielo.conicyt.cl/pdf/rci/v20n4/art03.pdf.

Hoover, K; Higginbotham, K. Virus de Epstein Barr. Hoover K, Higginbotham. StatPearls [Internet]. Stat Pearls Publishing; 2021 enero. Disponible En https://www.ncbi.nlm.nih.gov/books/NBK559285.

Hurt C, Tammaro D. Diagnostic evaluation of mononucleosis-like illnesses. Am J Med. 2007; 120(10): 911.e1-911.e8.

Glaser SL, RJ Lin, SL Stewart, RF Ambinder, RF Jarrett, P Brousset, G Pallesen, ML Gulley, G Khan, J O'Grady, M Hummel, MV Preciado, H Knecht, JK Chan, A Claviez. Epstein-Barr virus-associated Hodgkin's disease: epidemiologic characteristics in international data. Int J Cancer. 1997; 70: 375-382.

Johanssen, E. Kennet, K. Epstein barr virus (Monocucleosis infecciosa, Epstein Barr virus asociado a enfermedades malignas y otras enfermedades). Mandel, Douglas y Bennett`s: Principios y precticas de enfermedades infecciosas. 9 edicion. Philadelphia. Elseiver. 2020: 1812-1890.

Linderholm M, Boman J, Juto P & Linde A. Comparative evaluation of nine kits for rapid diagnosis of infectious mononucleosis and Epstein-Barr virus-specific serology. J Clin Microbiol. 1994; 32: 259-261.

Luzuriaga K, Sullivan JL. Infectious mononucleosis. N Engl J Med. 2010; 362(21): 1993-2000.

Macsween KF, Crawford DH. Epstein-Barr virus-recent advances. Lancet Infect Dis. 2003; 3: 131-40.

Mohseni, M. Boniface, M. Graham, C. Mononucleosis. StatPearls [Internet]. StatPearls Publishing; 2021 Jan-. Disponible en: https://www.ncbi.nlm.nih.gov/books/NBK430685/.

Okano M, Gross TG. Acute or chronic life-threatening diseases associated with Epstein-Barr virus infection. Am J Med Sci. 2012; 343(6): 483-9.

Ónodi-Nagy K, Kinyó A, Meszes A, Garaczi E, Kemény L & Bata-Csörgő Z. Amoxicillin rash in patients with infectious mononucleosis: evidence of true drug sensitization. Allergy Asthma Clin Immunol. 2015; 11(1): 1. Published online 2015 Jan 9. doi: 10.1186/1710-1492-11-1.

Rimsza ME, Kirk GM. Common medical problems of the college student. Pediatric Clin N Am. 2005; 52: 9-24.

Siliézar MM, Muñoz CC, Solano-Iturri JD, Ortega-Comunian L, Mollejo M, Montes-Moreno S, Piris MA. Spontaneously ruptured spleen samples in patients with infectious mononucleosis. Am J Clin Pathol. 2018; 150(4): 310-317.

CAPÍTULO 80
PARASITOSIS INTESTINAL

DAVID A. FORERO-PEÑA, NATASHA A. CAMEJO-AVILA, OLGA VIVAS

INTRODUCCIÓN

La parasitosis intestinal se refiere a la presencia de parásitos en el tracto gastrointestinal, especialmente en el intestino, bien como comensales (infestación), como invasores (infección) o ambos a la vez. Son producidos por protozoarios (unicelulares) o metazoarios (pluricelulares). Los protozoarios se agrupan como flagelados (*Giardia lamblia* y *Dientamoeba fragilis*), ameboides (*Entamoeba histolytica*), ciliados (*Balantidium coli*), formadores de esporas (*Cryptosporidium parvum, Cyclospora cayetanensis, Septata intestinalis, Enterocytozoon bieneusi*) y otros (*Blastocystis hominis*). Los metazoarios, denominados helmintos, se clasifican en platelmintos (gusanos planos) y nematelmintos (gusanos cilíndricos). Los platelmintos intestinales son parásitos acintados (cestodos) hermafroditas y están divididos en segmentos (o proglótides); los más comunes son *Taenia solium, Taenia saginata* e *Hymenolepis nana*. Los nematelmintos (nematodos) están cubiertos por una cutícula gruesa y poseen órganos sexuales diferenciados (dioicos). Los representantes de este grupo son *Ascaris lumbricoides, Enterobius vermicularis, Trichuris trichiura, Necator americanus* y *Strongyloides stercoralis*. La mayoría de estas parasitosis son cosmopolitas y se distribuyen con más frecuencia en las zonas tropicales, fundamentalmente en las poblaciones rurales, en donde las condiciones socioeconómicas son deficientes e inversamente proporcionales a la educación sanitaria de los países. La vía de contagio, en la mayoría de los casos, es la fecal-oral y afecta notablemente las edades preescolar y escolar por razones de hábitos higiénicos (falta de lavado de manos, geofagia y juegos en suelos contaminados). Sin embargo, oxiuriasis y giardiasis también son muy frecuentes en zonas templadas.

MANIFESTACIONES CLÍNICAS

Algunas veces, el parásito es bien tolerado por el organismo, sobre todo en el adulto, como ocurre en los pacientes asintomáticos con *Blastocystis hominis*, sin embargo, con frecuencia causa síntomas digestivos como cólicos abdominales, flatulencia, meteorismo, diarrea y síntomas generales (astenia, anorexia, cefalea, pérdida de peso, retardo psíquico y físico, irritabilidad e insomnio). Los pacientes con hipogammaglobulinemia o sida desarrollan formas graves y refractarias de infección por *Giardia lamblia, Cryptosporidium* y helmintos.

Es conocida la aparición de síntomas y signos respiratorios como tos, disnea, dolor retroesternal, sibilantes, crepitantes y consolidación pulmonar acompañados de fiebre, además de urticaria y eosinofilia; eso constituye el denominado **síndrome de Löffler**, ocasionado por el ciclo pulmonar de los nematodos: *Ascaris lumbricoides*, *Necator americanus* y *Strongiloides stercoralis*.

Las infecciones parasitarias intestinales pueden presentarse con una amplia gama de síntomas gastrointestinales similares a los informados por los pacientes con el síndrome de intestino irritable (SII), y pueden cumplir con los criterios de Roma III (los cuales definen esta enfermedad); por tanto, es importante la evaluación de parasitosis en los pacientes diagnosticados con SII.

DIAGNÓSTICO

El diagnóstico de la parasitosis intestinal se logra generalmente con la demostración del huevo, quiste o parásito adulto en el examen directo de las heces (recordar que la infestación con machos no se demuestra en las heces). A veces es necesario recoger la muestra tres días diferentes, debido a que la eliminación de los huevos o larvas no es constante. Existen diferentes métodos de examen en los laboratorios que permiten la investigación y observación de los múltiples parásitos que afectan al hombre: 1. Cualitativos: pueden ser directo (macroscópico o microscópico), por concentración (por flotación, que incluye el Faust y el Willis) o por sedimentación (técnicas de Ritchie, Teleman, o copa cónica). 2. Cuantitativos pueden ser: por dilución (Stoll) o por frotis (Kato-Katz).

También se emplean coloraciones especiales como la tinción de Kinyoun para teñir algunas especies de *Criptosporidium*, aspiración del contenido duodenal o biopsia de la mucosa intestinal para detectar *Giardia*, *Strongyloides* o *Cryptosporidium*; así como también la aplicación del método de Graham; que consiste en tomar muestras de la región perianal con una cinta transparente adhesiva (en la mañana, antes de que el paciente defeque) y colocarla en el portaobjetos. Este método es útil para demostrar huevos de *Enterobius vermicularis*. Exámenes como el recuento de leucocitos, pueden revelar leucocitosis y eosinofilia. La mayor eosinofilia ocurre cuando las larvas de nematodos (ascaris y otros), atraviesan los alvéolos pulmonares para migrar a través de las vías respiratorias al tubo digestivo. El examen directo microscópico obtenido a partir de muestras fecales concentradas, sin modificar o teñidas con colorantes específicos, sigue siendo la técnica de referencia; debido a su bajo costo y mínimo equipamiento requerido, sin embargo, existen métodos para el diagnóstico rápido, basado en inmunocromatografía, prueba inmunoadsorbente ligada a enzima (ELISA) y biología molecular como la reacción en cadena de la polimerasa (PCR).

El clínico debe tener conocimiento de la flora intestinal normal, y de la posibilidad de obtener reportes de examen de heces con parásitos como *Entamoeba dispar*, *Entamoeba coli*, *Entamoeba hartmanni*, *Endolimax nana*, *Iodamoeba bütschlii*, *Chilomastix mesnili*, *Pentatrichomonas (Trichomonas) hominis* *Enteromonas hominis*, *Embadomonas (Retortamonas) intestinales*, *Dientamoeba fragilis*, entre otros, los cuales no implican patogenicidad y no ameritan un tratamiento específico.

TRATAMIENTO

El tratamiento farmacológico debe incluir los medicamentos menos tóxicos, de fácil manejo y mayor espectro, y se deben repetir según el grado de infestación y la respuesta del paciente. Veamos a continuación los medicamentos utilizados y las afecciones más frecuentes.

Medicamentos contra protozoarios

Nitroimidazoles. Tienen un efecto trofozoitocida relacionado con la reducción del grupo nitro y formación de radicales libres (OH), los cuales alteran macromoléculas, en especial el ADN. Son altamente efectivos contra giardiasis y amebiasis (intestinal y extraintestinal). Todos los nitroimidazoles son capaces de ocasionar, en mayor o menor grado, anorexia, náuseas, vómitos y sabor metálico, además del efecto disulfiram con la ingesta de alcohol. En este grupo se incluye metronidazol (2-metil-5-nitroimidazol), el más antiguo y utilizado de todos, tinidazol (1-sulfonic-2-metil-5-nitroimidazol) y secnidazol (1-propanol-2-metil-5-nitroimidazol); todos ellos equivalentemente activos contra estos protozoarios y con una vida media más larga, por lo que se pueden indicar en una sola toma diaria.

Furazolidona. Es un nitrofurano que interviene en la síntesis de la pared del parásito. Produce reacciones de hipersensibilidad, náuseas, vómitos y efecto disulfiram. Es útil en el tratamiento de la giardiasis.

Paromomicina. Aminoglucósido relacionado con la neomicina y kanamicina, es pobremente absorbido por el tracto gastrointestinal, en donde alcanza altas concentraciones. Es efectiva en la amebiasis intestinal aguda y crónica (quística), no en la extraintestinal y actúa por inhibición de la síntesis de proteína al unirse a los ribosomas.

Nitazoxanida. Es un derivado de la salicilamida (hidroxi-bencilamida) que interfiere con la enzima *piruvato ferrodoxina oxidorreductasa* (PFOR), dependiente de la reacción de transferencia de electrones, la cual es esencial en el metabolismo energético de protozoarios anaeróbicos. Así, inhibe el crecimiento de trofozoitos de *Giardia lamblia* y *E. histolytica*; además de esporozoitos y ooquistes de *Cryptosporidium parvum*. Es capaz de inhibir la polimerización de la tubulina de los helmintos, por lo cual es un antiparasitario de amplio espectro. El medicamento es bien tolerado pero no debe ser administrado durante el embarazo o la lactancia.

Hidroxiquinoleínas halogenadas. Son derivados quinolínicos que no se absorben en el intestino, en donde logran niveles elevados. Actúa sobre la forma quística de la ameba, supuestamente mediante quelación de iones ferrosos necesario para el parásito. El prototipo es la diyodohidroxiquinoleína.

Dicloroacetamidas. Amebicidas luminales quísticos, entre los que se encuentran el furoato de diloxanida, teclozan, entre otros. Probablemente, su acción se deba a la interferencia con fosfolípidos en la pared de los quistes. Se han descrito pocos efectos adversos, principalmente digestivos, deben tomarse con las comidas y no se recomiendan en niños ni embarazadas.

GIARDIASIS

Es producida por *Giardia lamblia*, protozoario que en el estado de trofozoito es de aspecto piriforme, mide alrededor de 14 µ, y en su forma quística 10 µ. Se localiza fundamentalmente en el duodeno y el yeyuno superior. Es expulsado por las heces, pero es la forma quística la que sobrevive por varios días. El parásito se reproduce asexualmente, por división binaria; los trofozoitos hijos se quedan adosados al intestino o son expulsados al exterior; el enquistamiento se produce cuando las heces se deshidratan en su tránsito al exterior. Aproximadamente el 50% de los individuos infectados elimina el organismo sin ningún síntoma. Otro 5%-15% arroja quistes asintomáticamente y el otro 35% desarrollan infección aguda o crónica. Es frecuente observar diarrea con moco, de curso agudo o crónico y dolor en el epigastrio. En casos graves puede producir un síndrome de malabsorción, posiblemente por acción de los trofozoitos en la pared intestinal, en donde actúa como barrera para la absorción de grasas y nutrientes (esteatorrea). A veces es difícil observar los quistes en las heces, por lo que se recurre al estudio endoscópico del contenido duodenal. El tratamiento consiste en cualquiera de las siguientes alternativas:

- **Metronidazol**: 250 a 500 mg VO c/8 h por 5 días.
- **Tinidazol o secnidazol**: 2 g VO dosis única.
- **Nitazoxanida**: 500 mg VO dos veces al días por 3 días.
- **Paromomicina**: 25-35 mg/kg/día VO dividida en tres dosis durante 5-10 días. Se puede usar en mujeres embarazadas.
- **En casos refractarios**: Teclozan 0,5 g VO c/8 h por 3 dosis, o metronidazol: 750 mg VO c/8 h, más quinacrina (alcaloide derivado de la quinina y acridina): 100 mg VO tres veces dirias durante 3 semanas o furazolidona, 100 mg cuatro veces diarias durante 7 días.

AMEBIASIS INTESTINAL

Es una infección del intestino grueso producida por *Entamoeba histolytica*. La enfermedad se transmite generalmente por los portadores asintomáticos que propagan los quistes directamente de persona a persona por los malos hábitos higiénicos, especialmente por manipulación de alimentos; sin embargo, la propagación también ocurre a través del agua, los alimentos y las moscas, a veces en forma de epidemia. Los quistes maduros tetranucleados, al ser ingeridos llegan a la válvula ileocecal, en donde se desenquistan y emerge una ameba metaquística tetranucleada, la cual, rápidamente se multiplica y da origen a 8 amebas pequeñas que constituyen la forma minuta, comensal y no patógena del parásito. Esta puede tener dos destinos: la formación de prequistes y, luego, de quistes, que son expulsados por las heces al medio ambiente, o bien la invasión de la pared intestinal, en donde se convierten en la forma **magna**, patógena que produce las lesiones características de la disentería amebiana aguda. La forma magna no se convierte en forma minuta ni se enquista, y al ser expulsada por las heces degenera y muere. La enfermedad puede presentarse bajo la forma de portadores sanos (albergan en el intestino la ameba minuta o sus quistes), cuadros diarreicos crónicos o disentería fulminante.

En la mucosa del colon, la ameba produce una lesión pequeña y por debajo de ella (submucosa y muscular) una necrosis más extensa, que constituye la típica lesión en "botón de camisa" o "matraz". Estas úlceras alternan con mucosa normal. Los sitios más comprometidos, en orden de frecuencia, son ciego, colon ascendente, recto, sigmoides, apéndice e íleon terminal. En el ciego y sigmoides, la infección crónica puede conducir a la formación de grandes masas con tejido de granulación, o "amebomas". Se pueden observar cuadros clínicos variados:

- **Forma asintomática.** Es la más frecuente e importante desde el punto de vista epidemiológico, ya que los portadores sanos perpetúan la enfermedad en la población, a través de los quistes. La forma minuta vive en el intestino grueso como comensal y se alimenta de bacterias y *detritus* hasta que en un momento determinado adquiere virulencia, muta a la forma patógena y puede invadir la mucosa del colon.
- **Disentería amebiana.** Es la forma menos frecuente de la amebiasis intestinal y se caracteriza por el cuadro clásico de colitis amebiana disentérica. Comienza súbitamente con escalofríos, febrícula, malestar general, cólicos abdominales, flatulencia, deposiciones mucosanguinolentas, pujo y tenesmo rectal. El examen físico revela dolor en las fosas ilíacas y una "cuerda" cólica dolorosa.
- **Amebiasis intestinal crónica.** Se caracteriza por cuadros de diarrea crónica, pastosa o líquida, a veces con moco y sangre, que alterna con períodos de relativa normalidad o constipación, y concomitantemente, dolores abdominales vagos y difusos, meteorismo, intolerancia alimentaria y anorexia.

El diagnóstico de la amebiasis intestinal se logra con la demostración de los trofozoitos o quistes en las heces y material histológico obtenido por rectosigmoidoscopia. Se usa la observación directa del material con las tinciones de lugol o hematoxilina eosina férrica o los métodos de concentración. Las pruebas inmunológicas y la hemaglutinación indirecta cuantitativa son útiles en la amebiasis extraintestinal.

El tratamiento consiste en medidas generales como hidratación con solución salina normal y complemento de potasio, analgésicos y dieta rica en proteínas blandas y de poco residuo. El tratamiento farmacológico de la amebiasis depende de la forma clínica:

- **Portador asintomático.** Individuo que elimina quistes de *E. hystolitica* en sus heces pero no presenta síntomas. Debe recibir paromomicina, 25-35 mg/kg/día VO, dividida en tres dosis al día durante 7 días, o diyodohidroxiquinoleína, 650 mg VO tres veces al día durante 20 días. Como alternativa se puede usar furoato de diloxanida, 500 mg VO tres veces al día, durante 10 días.
- **Colitis amebiana.** Paciente con diarrea y/o disentería. El tratamiento se hace a base de metronidazol, 500-750 mg VO c/8 h durante 7-10 días, o tinidazol o secnidazol, 2 g VO en una dosis diaria durante 3 días. La nitazoxanida, 500 mg VO c/12 h durante 3 días también es efectiva. Una vez cumplido cualesquiera de estos medicamentos, debe seguirse con una agente quisticida, bien paromomicina o diyodohidroxiquinoleína, en las dosis mencionadas para el portador asintomático.

Medicamentos contra Helmintos

Benzimidazoles. Es un grupo de fármacos químicamente relacionados que comparten similar mecanismo de acción: inhiben la polimerización microtubular, reducen la captación de glucosa (llevan a la depleción endógena de los depósitos de glucógeno) y desacoplan la fosforilación oxidativa. Además, tiene un efecto ovicida para los huevos de nemátodos (ascaris y tricocéfalos):

- **Tiabendazol.** Es el primero de los benzimidazoles y solo se absorbe el 5 al 10% en el tubo digestivo. Los efectos adversos son mareos, tinnitus, alucinaciones, eritema multiforme, parestesias, cefalea, ictericia colestásica y aumento de las pruebas hepáticas. Es uno de los antiparasitarios de elección para *Strongyloides*, aunque por sus efectos tóxicos ha sido desplazado por la ivermectina y otros benzimidazoles.
- **Mebendazol.** Sus efectos adversos son dolor abdominal, diarrea, cefalea y mareo; por ser teratogénico en ratas no se recomienda en mujeres embarazadas. Tiene una efectividad de alrededor del 95% contra oxiuros, tricocéfalos y tenias, razón por la cual es útil en caso de poliparasitosis
- **Albendazol.** Disminuye la producción de ATP, lo cual causa depleción energética, inmovilización y muerte del parásito. Sus efectos adversos son semejantes al mebendazol; además puede producir hepatitis. Es útil contra ascaris, oxiuros, *Strongyloides* y tenias, por lo que también se emplea en casos de poliparasitosis. Se indica en una sola dosis diaria.
- **Flubendazol.** Derivado fluorado del mebendazol (fluoromebendazol) y también se emplea en dosis única. Produce pocas reacciones adversas, generalmente digestivas

Piperazina. Amina cíclica secundaria que induce parálisis en el parásito por su efecto anticolinérgico, lo cual permite su expulsión. Los efectos secundarios son vértigo, urticaria, trastornos gastrointestinales, diarrea y debilidad muscular; inclusive paresia. Se puede usar en el embarazo y es de elección contra la infestación masiva por áscaris.

Pamoato de pirantel. Es un derivado pirimidínico que actúa como un agonista colinérgico directo por inhibición de la *colinesterasa* y produce despolarización y contractura en la musculatura del parásito. Por tener un mecanismo de acción antagónica a la piperazina, estos no se deben mezclar. Los efectos adversos son molestias abdominales, náuseas y mareos. Se puede usar en el embarazo y es útil contra el oxiuro, pero no contra tricocéfalos.

Praziquantel. Es un derivado heterocíclico pirazino-isoquinolino de amplio espectro antihelmíntico para céstodos y tremátodos. Aumenta la permeabilidad de la membrana del parásito, resulta en pérdida del calcio intracelular y, como consecuencia, parálisis espástica de la musculatura. Se absorbe rápidamente por el tubo digestivo; atraviesa la barrera hematoencefálica y alcanza excelentes concentraciones en el LCR y el tejido cerebral; además tiene buenas concentraciones en el hígado, bilis y músculo estriado. Como efectos adversos puede producir mareo, letargo, fiebre, prurito, urticaria, dolor abdominal y diarrea. Es útil contra la teniasis y la himenolepiasis. No se puede usar en el embarazo.

Niclosamida. Es una dicloro-nitrosalicilamida que produce necrosis de la cabeza (escólex) y de los segmentos adyacentes. Los efectos adversos más notables son fiebre, malestar general, dolor abdominal, prurito y mareo. Es efectivo contra las tenias *T. saginata*, *T. solium*, *Diphyllobothrium latum* e *Hymenolepis nana*. Las tabletas se mastican y tragan con poco agua, en una sola toma. Dada la efectividad del praziquantel, en estas parasitosis ha sido reemplazada por este.

Ivermectina. Derivado de la vermectina que produce una parálisis tónica del parásito al inhibir la transmisión neuromuscular mediante liberación de ácido gamma-aminobutírico; probablemente como consecuencia del aumento de la permeabilidad al ion cloro. Sus efectos adversos son letargia, ataxia, temblor, midriasis e hipotensión arterial. Es útil contra ascaridiasis, tricocefalosis, oxiuriasis y estrongiloidiasis.

ASCARIDIASIS

Es producida por *Ascaris lumbricoides*, el nemátodo más grande y común que parasita al hombre. Habita en el intestino delgado y mide alrededor de 20 a 40 cm. Los huevos fecundados, al encontrar un suelo en condiciones favorables, al cabo de 3 semanas, aproximadamente se hacen infestantes. Al ingerirse el huevo, este se rompe en el duodeno, libera una larva que atraviesa la pared del intestino, llega al hígado por la vena porta y luego a los pulmones; de allí asciende por los bronquios y entra de nuevo al tubo digestivo donde se hace adulto. La ascaridiasis presenta una fase pulmonar y otra intestinal:

- **Fase pulmonar**. La larva, en su paso por los pulmones, produce una reacción inflamatoria denominada "neumonía eosinofílica" o síndrome de Löffler.
- **Fase intestinal**. Puede producir síntomas de la esfera digestiva. Cuando es masiva ocasiona expulsiones del parásito por la boca y fosas nasales y, a veces, ictericia obstructiva, pancreatitis aguda y abscesos hepáticos por invasión de los conductos biliares. En el niño, en ocasiones, causa obstrucción intestinal, perforación y vólvulo intestinal.

El tratamiento de la ascaridiasis puede ser con cualquiera de los siguientes medicamentos:

- **Albendazol**. Es la droga de elección, 400 mg VO diarios en una sola toma.
- **Mebendazol**: 100 mg dos veces al día VO durante 3 días o 500 mg VO en una sola toma. Se puede repetir a los 15 días.
- **Piperazina**: 3,5-4,5 g VO en una sola dosis. Se puede repetir a los 15 días, si es necesario.
- **Pamoato de pirantel**: 10 mg/kg en una sola toma, dosis máxima 1 g y repetirlo a las dos semanas. Se puede indicar durante el embarazo.
- **Ivermectina**: 150-200 µg/kg en una sola dosis.
- **Nitazoxanida**: 500 mg VO dos veces al día durante 3 días.

OXIURIASIS

Es producida por *Enterobius vermicularis*, que habita en el intestino grueso del hombre, especialmente en el ciego. La hembra tiene un tamaño promedio de 10 mm y el macho 3 mm. En horas de la noche, la hembra emigra a las márgenes del ano, en donde lleva a cabo la ovoposición. Los huevos ya embrionados se hacen infestantes en pocas horas, de ahí que sea frecuente la autoinfestación por migración de la larva hacia el colon o al llevarse las manos a la boca después de manipularse las áreas perianales. Se transmite directamente de persona a persona, a diferencia de otros nemátodos (*Ascaris, Necator* y *Ancylostoma*) que requieren una fase de desarrollo en el medio ambiente; de manera que es frecuente la infestación de la familia por aspiración y deglución de los huevos depositados en ropas de cama. Al llegar los huevos al duodeno, se rompen y emergen las larvas que luego se ubican en el colon, en donde se hacen adultos. No hay una fase de migración tisular. El síntoma principal es el prurito, el tenesmo rectal a predominio nocturno y una lesión eczematosa perianal; además de trastornos sistémicos. En las mujeres puede ocurrir una vulvovaginitis.

El tratamiento puede ser a base de mebendazol o pamoato de pirantel, a igual dosis que en la ascaridiasis. El albendazol se usa a la dosis de 400 mg VO diarios en una sola toma y se repite en 2 semanas. Es importante la investigación y el tratamiento de los miembros de la familia más cercanos e insistir en el aseo personal, el corte de las uñas y la limpieza subungueal.

TRICOCEFALOSIS

Es producida por *Trichuris trichiura*, parásito con forma de látigo que habita en el intestino grueso, especialmente en el ciego, y mide de 3 a 5 cm. Los huevos fecundados tardan alrededor de 3 semanas para hacerse infestantes, y al ser ingeridos se rompen en el intestino delgado y las larvas emigran al colon. No hay una fase de migración tisular. Cursa con trastornos digestivos como diarrea crónica, cuadros disenteriformes, tenesmo y prolapso rectal (especialmente en niños). Se pueden perder 0,005 mL de sangre por parásito, lo cual lleva a una anemia microcítica hipocrómica. El tratamiento consiste en albendazol: 400 mg al día por 3 días; o ivermectina: 200 µg/kg/día VO durante 3 días. Como alternativas puede usarse mebendazol y el pamoato de pirantel, igual que en la ascaridiasis. Se recomienda además, una dieta hiperproteica y sulfato ferroso.

NECATORIASIS (UNCINARIASIS)

Es producida por *Necator americanus* (uncinaria tropical del hemisferio occidental) y el *Ancylostoma duodenale*. Tiene una longitud de 7 a 13 mm y habita en el intestino delgado, en donde son fecundados sus huevos, que al ser expulsados en las heces y encontrar un medio ambiente adecuado dan origen a una larva rabditoide de vida libre. Estas crecen y se transforman en larvas filariformes infestantes, viables en la tierra por varias semanas. La larva penetra por la piel, generalmente de los pies, y por vía sanguínea llega al pulmón, atraviesa la membrana alvéolo capilar, pasa al árbol respiratorio, de allí es deglutida y se ubica en su hábitat natural: el intestino delgado. En su paso por el pulmón puede producir una neumonía eosinofílica parecida a la infestación por áscaris. Las manifestaciones cutáneas se producen en el sitio de penetración de la larva; estas se caracterizan por una reacción inflamatoria pruriginosa, frecuentemente en los pliegues interdigitales. Las manifestaciones intestinales ocurren cuando los parásitos adultos se fijan en la mucosa del duodeno, allí producen una alteración mecánica de la mucosa y succión importante de sangre; cada parásito extrae de 0,05 a 0,5 mL de sangre al día, lo cual explica la anemia microcítica hipocrómica por deficiencia de hierro, que ocurre en estos pacientes. Son frecuentes molestias abdominales como diarrea, cólicos y, a veces melena. Puede producirse un síndrome de malabsorción intestinal. El diagnóstico se hace por el hallazgo con el microscopio de los huevos en las heces del enfermo.

El tratamiento debe repetirse las veces que sea necesario hasta erradicar al parásito. Las lesiones cutáneas pueden tratarse con crema de tiabendazol al 10%, y la anemia ferropriva con sulfato ferroso. Los medicamentos consisten en la siguiente selección.

- **Albendazol**: 400 mg VO diarios en dosis *única* por dos días.
- **Mebendazol**: 500 mg VO diarios, en dosis *única* por 3 días.
- **Pamoato de pirantel**: 10 mg/kg/día VO durante 2 días.

ESTRONGILOIDIASIS

Es producida por *Strongyloides stercoralis*, que se localiza en el intestino delgado y mide alrededor de 2 mm, presenta dimorfismo sexual y su reproducción se lleva a cabo probablemente por partenogénesis. Es un parásito facultativo, es decir, puede hacer una vida libre (en el suelo) o parasitaria (en el huésped). Es frecuente la invasión en pacientes inmunocomprometidos o con enfermedades malignas. Esta helmintiasis presenta un ciclo vital con distintas posibilidades:

- **Ciclo directo**. La larva, que se encuentra en el suelo, se modifica para poder penetrar a través de la piel al sistema circulatorio y así llega al corazón derecho y a la circulación pulmonar, asciende por las vías respiratorias hasta ser deglutida y dirigirse a la mucosa del intestino delgado. Allí se transforma en hembra infectante, produce nuevos huevos que eclosionan y se dirigen a la luz intestinal, desde donde son eliminados al exterior.
- **Ciclo indirecto**. Incluye una o varias generaciones de larvas en vida libre, sin afectación humana, hasta que se produce la modificación que hace a la larva infectante para el hombre.
- **Ciclo de autoinfección**. La modificación larvaria se produce en la luz intestinal en lugar del exterior y posteriormente penetra en el sistema circulatorio para hacer un recorrido similar al del ciclo directo. Es lo que se denomina síndrome de hiperinfección por *S. stercoralis* y explica que pueda existir una parasitosis persistente sin necesidad de reinfecciones externas, así como el compromiso de otros órganos.

Las manifestaciones clínicas consisten en urticaria y alteraciones pulmonares parecidas a las de necatoriasis. Produce trastornos sistémicos (pérdida de peso, malestar general) y digestivos como dolor epigástrico, melena y esteatorrea (enteropatía perdedora de proteínas) y un cuadro que simula la colitis ulcerosa. *Strongyloides* es el parásito intestinal más difícil de tratar y debido al riesgo del síndrome de hiperinfección, que ocasiona alta mortalidad, debe asegurarse su erradicación aun en casos asintomáticos, sobre todo en pacientes inmunocomprometidos o que reciben esteroides e inmunosupresores. En el embarazo, la terapia debe diferirse hasta después del primer trimestre. Los medicamentos utilizados son los siguientes:

- **Ivermectina**. Droga de elección a la dosis de 150 a 200 μg/kg/día VO en una sola toma durante dos días. Puede repetirse a los 3 meses
- **Tiabendazol**: 50 mg/kg (máximo 3 g) VO repartidos en dos dosis diarias por 2 días
- **Albendazol**: 400 mg VO dos veces al día durante 7 días.
- **Mebendazol**: 100 mg VO dos veces al día durante 3 días.
- **Tribendimidina**. Un antiparasitario de amplio espectro, desarrollado en China, que parece ser muy efectivo.

TENIASIS

Las más frecuentes en nuestro medio son *T. solium* y *T. saginata*. Son cestodos hermafroditas compuestos de segmentos o proglótides. Su hábitat es el intestino delgado, en donde se fijan por medio de sus ventosas y ganchos. El huésped definitivo es el hombre y los intermediarios son los cerdos (*Taenia solium*) y el ganado vacuno (*Taenia saginata*). La infestación se produce por la ingestión de carnes crudas o mal cocidas que posean cisticercos. Los quistes maduran y se trasforman en gusanos adultos segmentados en el intestino delgado. Los segmentos distales o proglótides, llenos de huevos, son eliminados en las heces, que contaminan los suelos y pastos donde se infecta el ganado vacuno y porcino. *T. solium* mide hasta 5 m y *T. saginata* hasta 10 m. Las manifestaciones clínicas más frecuentes son vómitos, diarreas nocturnas, expulsión espontánea de proglótides por el ano, dolores abdominales (generalmente en las mañanas), aumento del apetito (bulimia); popularmente, dícese que tienen solitaria a las personas que "siempre están con hambre", adelgazamiento, nerviosismo e insomnio; la complicación más seria es la apendicitis. El tratamiento consiste en las siguientes alternativas:

- **Praziquantel**. Es la droga de elección, 10-20 mg/kg/día VO en una sola dosis.
- **Niclosamida**: 2 g VO o masticadas, en una sola toma.

HYMENOLEPIS NANA

H. nana, o tenia enana, es un parásito de pequeño tamaño que se localiza en la luz intestinal del íleon terminal y representa la infección más frecuente por cestodos. Las fases larvaria y adulta se efectúan en el mismo huésped sin que exista un ciclo biológico complicado o un huésped intermediario. Es más frecuente en niños que en adultos y se diagnóstica ocasionalmente por la presencia de huevos característicos en las heces. La infestación se transmite por lo general de mano (contaminada de materia fecal) a boca, más que por la ingesta de alimentos o aguas. Puede haber muchos parásitos en la persona comprometida, ya que la autoinfección es común. Generalmente es asintomática, aunque puede ocasionar vómitos y diarrea. El tratamiento es igual a las otras teniasis, pero en caso de usarse niclosamida debe durar 5 días consecutivos. Recientemente, la nitazoxanida ha sido agregada como nueva opción terapéutica.

CISTICERCOSIS-NEUROCISTICERCOSIS

La cisticercosis es la infección de tejidos por *Cysticercus cellulosae*, el estado larvario de *Taenia solium*, cestodo que tiene al porcino como huésped interviniente. Este parásito produce dos enfermedades diferentes, la teniasis (infestación intestinal) y la cisticercosis. La tenia adulta, en el intestino, consta de una cabeza (escólex) y el cuerpo dividido en segmentos (proglótides). Cada proglótide maduro contiene unos 50.000 huevos, los cuales son liberados periódicamente por las heces y sobreviven en el ambiente por muchos meses. La cisticercosis se adquiere cuando un huésped ingiere los huevos, bien de otra persona (heteroinfección) o provenientes de sí mismo (autoinfección); esta puede ser de dos tipos: autoinfección externa (contaminación con sus propias heces) o autoinfección interna (cuando un paciente portador, mediante el vómito, regurgita al duodeno los proglótides grávidos). Una vez que el embrión es liberado en el intestino, penetra su pared y es llevado por vía hematógena a cualquier órgano de la economía, donde se implanta (SNC, tejido subcutáneo, músculos, globo ocular, miocardio, hígado y cavidad peritoneal). En 2 a 3 meses después se convierte en cisticerco, quiste ovoide de color blanquecino que contiene el escólex.

El humano, al consumir carne de cerdo infectada con cisticerco e inadecuadamente cocinada, adquiere la teniasis intestinal debido a la evaginación del escólex y desarrollo del parásito maduro. El cerdo no produce cisticercosis humana directamente, solo sirve como intermediario y el hombre actúa como huésped accidental. Pero, a su vez, el humano es intermediario para la cisticercosis porcina. El agua y alimentos contaminados con heces de personas con teniasis son fuentes de contagio de la cisticercosis.

La mayoría de los casos de neurocisticercosis pasa desapercibida clínicamente, se diagnóstica más como hallazgos *post mortem* o en estudios fortuitos de imágenes. La presentación clínica depende de la localización del órgano comprometido, del estado evolutivo de los quistes (viable y no viable) y de la cantidad de ellos. La forma más común es la *neurocisticercosis*, que se divide en dos tipos, parenquimatosa y extraparenquimatosa. La primera es de localización cerebral o médula espinal, en donde el cisticerco es capaz de frenar la respuesta defensiva del tejido; en efecto, se liberan prostaglandinas y otras sustancias que inhiben la activación del sistema de complemento y la producción de citocinas; como consecuencia, hay escasa reacción inflamatoria sobre el cisticerco viable. La cisticercosis extraparenquimatosa se desarrolla en el líquido cefalorraquídeo, cisternas, espacio subaracnoideo o dentro del ojo. La cisticercosis ocular es dividida en intraocular (vítreo, subretina o cámara anterior) y extraocular (órbita y subconjuntiva).

La neurocisticercosis origina frecuentemente convulsiones, signos neurológicos focales e hipertensión intracraneal. Menos comunes son la meningoencefalitis, trastornos psiquiátricos, ictus, radiculopatía y mielopatía. El examen físico es habitualmente normal, pero puede encontrase papiledema, rigidez de nuca y signos neurológicos focales. En el fondo de ojo puede observarse directamente el parásito en casos de localización subretiniana.

El diagnóstico se basa en las manifestaciones clínicas, las alteraciones en estudios de imágenes y la serología; además de las consideraciones epidemiológicas como procedencia del paciente, estatus socioeconómico y condiciones higiénicas.

La neurocisticercosis es considerada la enfermedad neurológica más importante de origen parasitario en el humano, así como la principal causa de epilepsia de aparición tardía en los países donde *T. solium* es endémica, como Centro y Sudamérica, India, China y África subsahariana.

El hemograma revela eosinofilia importante, particularmente cuando hay salida del contenido quístico. El estudio del LCR revela niveles normales de glucosa y proteínas, con muy ligera pleocitosis, a predominio de eosinófilos. No obstante, rara vez es necesaria la punción lumbar para hacer el diagnóstico; por el contrario, está contraindicada cuando se sospecha hipertensión intracraneal.

La radiografía del cráneo simple y de la musculatura esquelética puede mostrar calcificaciones; sin embargo, son la TC cerebral contrastada y la RM los procedimientos ideales para el diagnóstico y seguimiento terapéutico de la neurocisticercosis cerebral. La TC cerebral contrastada es excelente para detectar calcificaciones intracerebrales, mientras que la RM es preferible para precisar la enfermedad extraparenquimatosa y hasta en ocasiones permite visualizar el escólex dentro del quiste. Los hallazgos imagenológicos dependen del estadio de la infección: los cisticercos viables aparecen como quistes de 0,5 a 2 cm de diámetro sin rodete edematoso, los que están en vías de degeneración muestran reforzamiento periférico por el edema asociado (similar a granulomas) y en la fase residual (infección inactiva) son nódulos calcificados hasta de 1 cm de diámetro. La detección de anticuerpos (suero y LCR) mediante las técnicas de Western

Blot y de EITB (*enzyme immunoblot transfer blot*) tiene alta sensibilidad y especificidad y han resultado comparativamente mejores que el método de ELISA, el cual es solo confiable para el LCR. La biopsia de cerebro está excepcionalmente indicada, aunque la del músculo es más fácil de hacer e implica menos riesgo.

La mayoría de los enfermos son asintomáticos, por cuya razón no requiere tratamiento médico, pues no se ha demostrado beneficio. El uso de fármacos antiepilépticos es necesario en caso de convulsiones. Cuando se usan los antihelmínticos se deben asociar los esteroides durante su uso, prednisona, 1 mg/kg al día o dexametasona 8 mg IV c/8h; es preferible iniciarlos antes de los parasiticidas debido a la posibilidad de exacerbar una reacción inflamatoria súbita. De igual manera, en presencia de encefalitis, hipertensión intracraneal, enfermedad ocular y neurocisticercosis subaracnoidea, deben resolverse primero estas situaciones antes de indicar cualquier antihelmíntico. Se recomienda instalar una derivación ventrículo-peritoneal en caso de hidrocefalia o cuando el cisticerco produce efecto de masa en el parénquima cerebral o médula espinal. En la cisticercosis intraocular se debe hacer la extirpación quirúrgica de los quistes y en la ventricular es preferible su extracción por vía endoscópica. Para la cisticercosis muscular (extraocular) se indica tratamiento médico. Los antiparasitarios usualmente indicados tienen actividad cisticercocida, sin embargo, es preferible el albendazol por su favorable farmacocinética y su mayor efectividad.

- **Albendazol**: 15 mg/kg/día VO por 8-30 días. Los periodos cortos son usualmente suficientes para lesiones cerebrales intraparenquimatosas, mientras que los largos son mejores para las extraparenquimatosas. La droga se administra con las comidas c/12 h, máximo, 400 mg dos veces al día
- **Praziquantel**. En la neurocisticercosis se usan 50-100 mg/kg VO al día, divididos c/8 h por 15 días. No se recomienda para la cisticercosis ocular.

BLASTOCYSTIS HOMINIS

Blastocystis hominis es el protozoario más frecuente reportado en muestras de heces humanas. La prevalencia en países desarrollados es hasta del 10%, mientras que en países en vías de desarrollo esta entre el 50% y el 60%. La razón principal de su mayor prevalencia es la falta de mejoras en la salud. La infección se produce a través de quistes resistentes al agua, que se dividen en dos grupos: los quistes de paredes delgadas que inducen la autoinfección dentro del huésped y los de paredes gruesas que provocan la transmisión directa de la infección a otros con agua y comida contaminada con heces. Muchos estudios han introducido a *B. hominis* como un patógeno potencial, con síntomas digestivos que incluyen diarrea, dolor abdominal, anorexia, fatiga y síntomas extragastrointestinales como urticaria, así como dolor en las articulaciones y edema. También se encuentran personas infectadas sin síntomas, su patogenia es poco clara y controversial. Se cree que el aumento de la carga parasitaria puede afectar la patogenicidad y los signos clínicos e inducir un cuadro agudo de la enfermedad. Los huéspedes también pueden desempeñar un papel en el desarrollo de una enfermedad. Se ha demostrado que la prevalencia del parásito es mayor y con síntomas más pronunciados en pacientes inmunodeprimidos, sugiriendo un papel como parásito oportunista, sin embargo, esto aún no ha sido confirmado.

Su papel como patógeno, todavía es controversial, hay autores que consideran que incluso, no tiene importancia clínica.

En cuanto al tratamiento antiparasitario en pacientes con aislamiento de *B. hominis*, la mayoría de los estudios coinciden en que no es necesario en los sujetos asintomáticos, mientras que en los sujetos sintomáticos se recomienda descartar otras posibles etiologías. Es razonable instaurar tratamiento cuando el paciente esté sintomático y no existan otras causas que lo justifiquen. El metronidazol es el fármaco de elección, pero existen otras alternativas:

- **Metronidazol**: 750 mg VO c/8 h durante 10 días; o 500 mg VO c/8 h durante 10 días; o 1,5 gramos VO diarios durante 7 días.
- **TMP-SMX**: 320 mg de TMP: 1600 mg de SMX VO al día durante 7 días.
- **Nitazoxanida**: 500 mg VO dos veces al día durante 3 días.
- **Paromomicina**: 25 mg/kg VO c/8 h durante 10 días; 500 mg tres veces diarias durante 7 días.
- **Diyodohidroxiquinoleina**: 650 mg VO tres veces diarias durante 10 a 20 días.
- **Ketoconazol**: 200 mg VO día, durante 14 días.
- **Tinidazol**: 2 g VO diaria durante 5 días.

PREVENCIÓN

Es importante resaltar que para la prevención de las helmintiasis es necesario insistir en las siguientes medidas higiénicas:

- Lavarse las manos cada vez que se va al baño (antes y después), y antes de preparar o consumir alimentos.
- Desinfectar frutas y verduras con agua y si es posible con agua y vinagre.
- Antes de ingerir carne, asegúrese que esté bien cocida.
- Uso de calzado.
- Explique a toda su familia o grupo familiar todas las medidas para prevenir infestaciones.

Bibliografía

Al-Tawfiq JA, Kim H, Memish ZA. Parasitic lung diseases. Eur Respir Rev. 2022; 31(166): 220093. doi: 10.1183/16000617.0093-2022. Print 2022 Dec 31.

Badparva E, Kheirandish F. Blastocystis hominis: a pathogenic parasite. Archives of Clinical Infectious Diseases. 2020; 15(4): e97388. doi: 10.5812/archcid.97388.

Bethony J, Brooker S, Albonico M, Geiger SM, Loukas A, Diemert D, et al. Soil-transmitted helminth infections: ascaridiasis, trichuriasis, and hookworm. Lancet. 2006; 367(9521): 1521-32.

Boulware DR, Stauffer WM, Hendel-Paterson BR, Rocha JL, Seet RC, Summer AP, et al. Maltreatment of strongyloides infection: case series and worldwide physicians-in-training survey. Am J Med. 2007; 120(6): 545.e1-8.

Carrero JC, Reyes-López M, Serrano-Luna J. Intestinal amoebiasis: 160 years of its first detection and still remains as a health problem in developing countries. Int J Med Microbiol. 2020; 310(1): 151358. doi: 10.1016/j.ijmm.2019.151358.

Coyle Ch, Varughese J, Weiss LM, et al. Blastocystis: to treat or not to treat. Clin Infect Dis. 2012; 54(1): 105-110.

Chero JC, Saito M, Bustos JA, Blanco EM, Gonzalvez G, Garcia HH. Hymenolepis nana infection: symptoms and response to nitazoxanide in field conditions. Trans R Soc Trop Med Hyg. 2007; 101(2): 203-5.

Craig P, Ito A. Intestinal cestodes. Curr Opin Infect Dis. 2007; 20(5): 524-32.

Dacal E, Koster P, Carmena D. Diagnóstico molecular de parasitosis intestinales. Enfermedades Infecciosas y Microbiologia Clínica. 2020; (38): 24-31.

Fardet L, Généreau T, Poirot JL, Guidet B, Kettaneh A, Cabane J. Severe strongyloidiasis in corticosteroid-treated patients: case series and literature review. J Infect. 2007; 54(1): 18-27.

Farthing MJ. Treatment options for the eradication of intestinal protozoa. Nat Clin Pract Gastroenterol Hepatol. 2006; 3: 436-45.

Issa RM. Non-pathogenic protozoa. International Journal of Pharmacy and Pharmaceutical Sciences. 2014; 6(3): 30-40.

Mazumder R, Lee JK. Epileptogenesis in Common Parasitic Infections. Curr Neurol Neurosci Rep. 2022; 22(4): 285-291.

Momčilović S, Cantacessi C, Arsić-Arsenijević V, Otranto D. Rapid diagnosis of parasitic diseases: current scenario and future needs. Clin Microbiol Infect. 2019; 25(3): 290-309. doi: 10.1016/j.cmi.2018.04.028.

Rath S, Honavar SG, Naik M, Anand R, Agarwal B, Krishnaiah S, et al. Orbital cysticercosis: clinical manifestations, diagnosis, management, and outcome. Ophthalmology. 2010; 117(3): 600-5, 605.e1.

Rojas G, Aguilar C, Ferrer E, Alviarez Y, Parkhouse M, Cortéz M. Cisticercosis humana: una dolencia olvidada. Salus, Universidad de Carabobo. 2007; 11(suppl 1): 53-6.

Steinmann P, Zhou XN, Du ZW, Jiang JY, Xiao SH, Wu ZX, et al. Tribendimidine and albendazole for treating soil-transmitted helminths, Strongyloides stercoralis and Taenia spp.: open-label randomized trial. PLoS Negl Trop Dis. 2008; 2(10): e322.

Vasquez-Rios G, Machicado JD, Terashima A, et al. Irritable bowel syndrome and intestinal parasites: a view from South America. Revista de Gastroenterología del Perú. 2016; 36(2): 153-8.

Veesenmeyer AF. Important nematodes in children. Pediatr Clin North Am. 2022; 69(1): 129-139.

Yates J. Parasitic infections: do not neglect strongyloidiasis. Am Fam Physician. 2021; 104(3): 224-225.

CAPÍTULO 81
CEFALOSPORINAS

MARÍA CAROLYN REDONDO, LILY MARIANA SOTO-ÁVILA

INTRODUCCIÓN

Aunque el descubrimiento de las cefalosporinas se comunicó en 1945, no fue sino dos décadas más tarde cuando se obtuvo la utilidad clínica de la misma. Giuseppe Brotzu médico y farmacéutico italiano fue muy reconocido por descubrir los efectos inhibitorios de amplio espectro de las aguas residuales en Cerdeña, Italia. Brotzu aisló después el moho *Cephalosporium acremonium* (hoy en día *Acremonium chrysogenum*), y demostró la actividad antimicrobiana de los filtrados de cultivos frente a las bacterias grampositivas y gramnegativas; además descubrió la actividad *in vivo* de estos filtrados de cultivo, tanto en modelos de infecciones en animales como en pacientes; el filtrado se utilizó localmente mediante la inyección en abscesos cutáneos y por vía sistémica para el tratamiento de la brucelosis y la fiebre tifoidea. Una década después del descubrimiento inicial se aislaron e identificaron las cefalosporinas como productos de fermentación del moho. Investigadores de Oxford, entre ellos Florey y Abraham, estudiaron de forma sistemática las características físicas, químicas y estructurales de las cefalosporinas. Se identificaron tres sustancias: las cefalosporinas P, N y C. Sin embargo, solo la cefalosporina C reveló actividad antimicrobiana frente a bacterias grampositivas y gramnegativas; esta se convirtió en la base del posterior desarrollo del fármaco. De la hidrólisis ácida de la cefalosporina C resulta el ácido cefalosporánico, anillo β-lactámico que es la estructura básica de las diferentes cefalosporinas **(FIG. 61)**.

FIG. 61. Cefalosporinas (Núcleo básico CEPHEM). Anillo β-lactámico más anillo de sulfuro-dihidrotiazina.

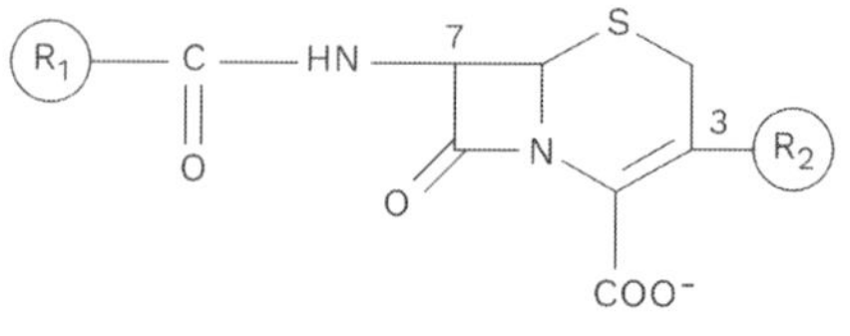

Propiedades farmacológicas. Las cefalosporinas son agentes bactericidas cuyo mecanismo de acción es la inhibición de la síntesis de la pared celular bacteriana, específicamente en la formación del peptidoglicano. Los mecanismos de resistencia bacteriana más frecuentes de las cefalosporinas son las alteraciones de las proteínas unidoras a penecilinas (PBP), hidrólisis a través de la membrana celular e hidrólisis de las β-lactamasas (*cefalosporinasas*) que se hallan en en el espacio periplásmico de las bacterias gramnegativas y en el espacio extracelular de las bacterias grampositivas.

Clasificación. Existen varias diferencias farmacológicas y microbiológicas que sirven como fundamento a las distintas clases farmacológicas de las cefalosporinas. La clasificación más aceptada comprende actualmente cinco generaciones basadas en su espectro de actividad antimicrobiana. Las cefalosporinas de primera generación muestran una actividad centrada contra las bacterias grampositivas; las de segunda generación contra los bacilos gramnegativos y cierto grado sobre cocos grampositivos; dentro de este grupo se destacan las cefamicinas que tienen acción antianaeróbica. Las cefalosporinas de tercera generación tienen amplio espectro sobre bacilos gramnegativos, aunque en líneas generales, las de tercera y cuarta generación se han denominado cefalosporinas de espectro extendido, ya que alguna de ellas puede tener cierta acción sobre grampositivos, y el grupo de cefalosporinas de quinta generación se han centrado sobre la acción contra *Staphylococcus aureus* meticilino-esistente (SAMR). Recientemente se han añadido cefalosporinas de tercera generación con antibióticos inhibidores de las β-lactamasas (avibactam, tazobactam) y finalmente unas nuevas cefalosporinas denominadas sideroforas (su unión a hierro extracelular); serán descritas adelante **(TABLA 100)**.

TABLA 100. Cefalosporinas (clasificación).

	1ª generación	2ª generación*	Cefamicinas	3ª generación	4ª generación
CEFALOSPORINAS	Cefazolina	Cefamandol	Cefotetan	Cefoperazona	Cefepima
	Cefalotina	Cefuroxima	Cefoxitina	Cefotaxima	Cefpiroma
Parenteral				Ceftazidima	
				Ceftriaxona	
				Moxalactam	
		Cefaclor*			
Oral	Cefadroxilo	Cefproxilo*		Ceftibuten	
	Cefalexina	Cefuroxima*		Cefixima	
	Cefradina	Lorarcarbef			

*cefaclor y cefproxilo son orales; mientras que, la cefuroxima axetilo es oral y parenteral.

Farmacocinética. La mayoría de las cefalosporinas no se absorben por el tubo digestivo, con excepción de algunas de la primera generación como cefadroxilo, cefalexina y cefradina y, de segunda generación como cefaclor, cefproxilo, cefuroxima y lorarcarbef y, cefalosporinas de tercera generación oral como el ceftibuten y la cefixima. Las cefalosporinas penetran en general todos los tejidos del organismo, específicamente las cefalosporinas de tercera generación; y las de cuarta generación que penetran el SNC como la cefepima y cefpiroma, que son antibióticos seguros de la familia de β-lactámicos para la mujer embarazada (Clase B).

Indicaciones. Entre las cefalosporinas de primera generación existe un grupo de presentación oral como son el cefadroxilo, cefalexina y cefradina, y de presentación intravenosa como la cefazolina y cefalotina. Su principal indicación es infecciones de piel y tejidos blandos estafilocócicas y estreptocócicas. Es importante resaltar que son cefalosporinas que no penetran el SNC tienen una vida media corta, no poseen acción antianaeróbica y son cefalosporinas que se usan en la profilaxis quirúrgica (cefazolina): implantación de cuerpos extraños, cirugía cardíaca y vascular, inserción de dispositivos ortopédicos, cirugía de cabeza y cuello por atravesar la mucosa orofaríngea, cesáreas e histerectomía vaginal o abdominal.

En relación a las cefalosporinas de segunda generación existe un primer grupo cuyo espectro es sobre gérmenes del tracto respiratorio superior (*Streptococcus pneumoniae, Haemophillus influenzae* y *Moraxella catharralis*), como en otitis media aguda y rinosinusitis. Unas vía oral como el cefaclor, cefproxilo y cefuroxima (oral y parenteral). Existe un segundo grupo de estas que tienen acción antianaeróbica como la cefoxitina para uso en infecciones intraabdominales y ginecológicas.

En el caso de cefalosporinas de tercera generación en los actuales momentos se enuncia al grupo de cefalosporinas de acción antineumocócica como la cefotaxima y la ceftriaxona; y un grupo de cefalosporinas de acción antipseudomonas como la cefoperazona, la cefoperazona-sulbactam y la ceftazidima. La característica fundamentales de estas cefalosporinas, es que tienen vida media corta, excepto la ceftriaxona de vida media larga, penetran el SNC y una acción sinérgica con los aminoglicósidos y fármacos antianaeróbicos, para casos de pie diabético e infecciones intraabdominales.

En la era de la **resistencia bacteriana** se puede concluir que la cefotaxima se utiliza actualmente en infecciones por neumococos, en meningitis bacterina por neumococo o meningococo y en infecciones por otros gérmenes gramnegativos sensibles. En el caso de ceftriaxona sus indicaciones son: infecciones por neumococos y meningococo resistentes a penicilina, *Salmonellas* y *Shigellas*, infecciones de transmisión sexual (por ej., gonorrea) y otras *Enterobacterias* sensibles, no productoras de *betalactamasas*.

Dentro del grupo de las cefalosporinas de tercera generación están disponibles el ceftibuten la cefixima, cuya ventaja más importante es que se administran vía oral, una vez al día y de uso ambulatorio en niños y adultos con infecciones respiratorias leves y urinarias. Es importante destacar que no tienen acción antipseudomonas y antianaeróbica.

Con respecto a las cefalosporinas de cuarta generación las más conocidas son la cefepima y la cefpiroma. La más ampliamente conocida y utilizada es la cefepima que tiene uno de los espectros más amplios dentro de las cefalosporinas contra bacterias grampositivas y gramnegativas y está indicada en la neutropenia febril, en neumonías adquiridas en la comunidad e intrahospitalarias, bacteriemias, sepsis, infecciones intrabdominales y urinarias, de piel y tejidos blandos. La cefepima puede administrarse cada 8 a 12 horas IV por su vida media larga, y de acuerdo con la depuración de creatinina puede administrarse cada 24, 48 horas; por lo que puede indicarse para terapia ambulatoria.

Finalmente se puede destacar las cefalosporinas denominadas de quinta generación las cuales están indicadas en infecciones por *Staphylococcus aureus* resistentes a meticilina (MRSA) conocidas como la ceftarolina y el ceftobiprol aprobados su uso intravenoso en infecciones de piel y tejidos blandos, neumonía de la comunidad por MRSA. También se puede utilizar en infecciones enterocócicas (*E. faecalis*).

Recientemente se han incorporado al mercado las cefalosporinas de tercera generación asociadas con inhibidores de *betalactamasas* como son: la ceftazidima/avibactam y el ceftozolano/tazobactam de presentación intravenosa, usado en infecciones bacterianas productoras de BLEE. Además, un nuevo grupo de cefalosporinas denominadas **sideroforas** como el cefiderocol de uso intravenoso e indicada en infecciones por bacterias gramnegativas productoras de *carbapenemasas*.

Efectos adversos. El perfil de seguridad de las cefalosporinas como clase en sí, suele ser favorable. Las reacciones de hipersensibilidad son los efectos adversos más frecuentes en estos antibióticos betalactámicos. Casi todos los fármacos de este grupo se sitúan dentro de la Clase B por lo que se consideran seguros en el embarazo. En general las reacciones adversas son de muy bajo porcentaje, considerando solo a la ceftriaxona que produce en un alto porcentaje barro biliar y puede generar litiasis biliar. Moxalactan, cefamandol, cefotetan y cefoperazona tienen la cadena lateral metiltiotetrazol, la cual deteriora la circulación de la vitamina K y pueda causar prolongación de los tiempos de coagulación (tiempo de protrombina) y causar una reacción tipo disulfiram (antabuse) en pacientes que ingieren licor **(TABLA 101)**.

TABLA 101. Reacciones adversas de las cefalosporinas.

Tipo	Específico
Hipersensibilidad	Erupción, urticaria, fiebre, enfermedad del suero, anafilaxis y nefritis intersticial
Gastrointestinal	Náusea, vómitos, diarrea, barro biliar (20-46%) y elevación de las aminotransferasas
Hematológico	Anemia hemolítica, neutropenia, trombocitopenia, alteración de la agregación plaquetaria, eosinofilia, hipoprotrombinemia
Sistema nervioso central	Convulsiones (<1%)
Falsos positivos en laboratorio	Coombs positivo (3%) y glucosuria (raro)
Otros	Flebitis y reacción disulfiram (raro)

Bibliografía

Clancy CJ, Nguyen MH. Management of highly resistant gram-negative infections in the intensive care unit in the era of novel antibiotics. Infect Dis Clin North Am. 2022 Dec; 36(4): 791-823.

Gilbert D, Chambers H, Eliopoulos G y col. Guía Sanford de Terapéutica Antimicrobiana. 51ª Ed. España: Editorial Antimicrobial Therapy. 2021.

Hauser A. Cefalosporinas. En manual de antibióticos. El ABC para elegir el antimicrobiano correcto. 3ª Edición, Barcelona-España: Wolters Kluwer; 2019: 46-58.

Lin X, Kück U. Cephalosporins as key lead generation beta-lactam antibiotics. Appl Microbiol Biotechnol. 2022 Dec; 106(24): 8007-8020.

Mandell D, Bennett WC, Andes DR. Cefalosporinas. Capitulo 21. 8ª Ed. Barcelona-España: Elsevier; 2015: 401-20.

Olarte L, Cáceres-Galíndez T, Cortés DJ. Nuevas cefalosporinas. Rev Chil infec. 2018; 35(5): 465-475.

Organización Panamericana de la Salud (OPS).Tratamiento de las Enfermedades Infecciosas. 8a Ed. Washington D.C.; 2020-2022.

CAPÍTULO 82
AMINOGLUCÓSIDOS

YOEL GARCÍA-TAVERAS, FRANCISCO UREÑA BURGOS,
CAROLYN REDONDO

INTRODUCCIÓN

Los aminoglucósidos constituyen una clase de antibióticos bactericidas que comparten entre sí propiedades químicas, antimicrobianas, farmacológicas, tóxicas y de resistencia. Fueron extraídos originalmente de los hongos actinomicetales, específicamente de las especies *Streptomyces* y bacterias del género *Micromonospora*. Están constituidos por dos o más aminoazúcares ligados a una hexosa y el aminociclitol, por uniones glucosídicas. A partir de ellos se han sintetizado otros con el objeto de disminuir su toxicidad y evitar la resistencia bacteriana. El primer aminoglucósido descubierto fue la *estreptomicina* a inicios del año 1940. Los aminoglucósidos pueden ser naturales cuando se obtienen de los hongos *Streptomyces*, como estreptomicina, neomicina, framicetina, kanamicina, y los originados de bacterias género *Micromonospora*, como la gentamicina y tobramicina. Los semisintéticos son amikacina, sisomicina, netilmicina, arbekacina, dibekacina, paromomicina, isepamicina y capreomicina. Existe otro más reciente la apramicina, utilizado actualmente en medicina veterinaria.

PROPIEDADES FARMACOLÓGICAS

Los aminoglucósidos son agentes bactericidas que inhiben la síntesis proteica de la bacteria al unirse irreversiblemente a la subunidad 30S del ribosoma de la bacteria. Para penetrar al interior de la bacteria requieren un transporte activo de la pared celular dependiente del oxígeno, por cuya razón no son efectivos contra gérmenes anaeróbicos, *Burkholderia cepacia*, en ambientes ácidos y con tensión de oxígeno baja. Además, presentan resistencia intrínseca a *Stenotrophomonas maltophilia* y microorganismos MDR y XDR (bacilo tuberculoso).

La resistencia a los aminoglucósidos tiende a ser proporcional por su uso indiscriminado; además gérmenes como *Pseudomonas, Serratia, Klebsiella* y *Enterobacter* adquieren resistencia rápidamente.

Los mecanismos que intervienen en esta resistencia son:

1. **Falta de penetración a través de la pared celular**. Este mecanismo se evita con la asociación de los β-lactámicos y la vancomicina, que alteran la estructura de la pared bacteriana y hacen más factible la penetración del aminoglucósido.

2. **Baja afinidad de la droga al ribosoma bacteriano por mutaciones**, por ej., un aminoácido es sustituido por otro.
3. **Inactivación del aminoglucósido por enzimas producidas por plásmidos bacterianos**, que tienen la propiedad de inducir adenilación, acetilación o fosforilización de estos antibióticos.

Existen dos tipos de resistencia a los aminoglucósidos: intrínseca y adquirida.

Intrínseca. Se observa en bacterias anaeróbicas por mutaciones en el ARNr 16S. En cuanto a *Mycobacterium tuberculosis* este es resistente a la estreptomicina por mutaciones en la proteína ribosómica S12 y ARNr16s. De igual manera existe resistencia intrínseca a la amikacina en *Mycobacterium abscessus* y *Mycobacterium chelonae*.

Adquirida. Es un tipo de resistencia transitoria a los aminoglucósidos que sigue a la destrucción rápida y precoz dependiente de la MIC de las bacterias sensibles.

1. Disminución de entrada y/o salida: participación bomba Mex-XY o Amr-AB.
2. Modificación enzimática: por la *N-acetiltransferasas* (AAC).

Debido a que son cationes hidrosolubles muy cargados iónicamente, no se absorben por el tubo digestivo, además de ser inactivados por el pH ácido. La absorción intramuscular no es buena, sobre todo en pacientes en estado de *shock*, de modo que su uso se limita a la vía intravenosa y, en casos seleccionados (infecciones leves), a la intramuscular. Pueden absorberse por la piel y mucosas, sobre todo cuando se ponen en contacto con grandes heridas, quemaduras y úlceras del intestino; en estas condiciones pueden producir nefro y ototoxicidad. La vida media de la mayoría de los aminoglucósidos es de 2 a 3 horas y depende casi por completo de la función renal, de tal manera que existe una relación lineal entre la filtración glomerular y la vida media del antibiótico.

Los aminoglucósidos se excretan sin cambios y casi totalmente por el riñón; además, se pueden eliminar por hemodiálisis. Se unen a la albúmina del plasma en menos del 10%, por lo que prácticamente están libres en el compartimiento vascular. Penetran los tejidos en grado variable; sin embargo, la concentración en el globo ocular, el SNC y la próstata es casi nula incluso en presencia de infección. Aunque la inflamación de los tejidos favorece la penetración, hay factores que lo impiden, como pH ácido, abscesos, isquemia y condiciones anaeróbicas. En vista de tener una distribución mínima en el tejido adiposo, para calcular la dosis se sugiere usar el peso corporal magro o ideal. La concentración más alta se localiza en la corteza renal; es adecuada en la bilis, hueso y líquido sinovial y en el feto se acumula en un 25% de la concentración plasmática materna; finalmente, tiene escasa penetración en el espacio pleural y las secreciones respiratorias (25% de los niveles séricos).

Los aminoglucósidos muestran efecto posantibiótico y la duración es variable según el tipo de bacteria. Oscila entre 0,5 a 7,5 horas y, en general, la presencia de neutrófilos tiende a doblar la duración del efecto posantibiótico frente a bacilos gramnegativos. Este efecto se refiere al tiempo necesario para que las bacterias regresen a la fase de crecimiento una vez que ha disminuido la concentración del antibiótico por debajo de la concentración inhibitoria mínima del microorganismo infectante. Los principales problemas que limitan el uso de los aminoglucósidos son la nefro y ototoxicidad.

Nefrotoxicidad. Alrededor de un 8% a 26% de los pacientes tratados con aminoglucósidos durante varios días desarrolla algún grado de falla renal. La alta concentración de los aminoglucósidos en las células tubulares proximales conduce a la necrosis tubular aguda. La disminución de la función renal, por lo general es reversible debido a que las células tubulares se regeneran rápidamente. La toxicidad es proporcional a la cantidad total del medicamento recibido, al uso prolongado y a los niveles séricos por encima de un nivel crítico; también cuando se usan en infusión continua. Inicialmente se observan defectos en la concentración renal, proteinuria leve y cilindros hialinos y granulosos. En un período avanzado se observa reducción de la filtración glomerular, elevación de la creatinina sérica, hiperpotasemia, hipocalcemia e hiperfosfatemia. El más nefrotóxico es la neomicina, y el menos, la estreptomicina.

Es importante destacar que la insuficiencia renal aguda por aminoglucósidos se presenta en un gran porcentaje de pacientes sin la fase oligúrica inicial. Por todo eso es indicación formal la vigilancia de la función renal en todo paciente tratado con aminoglucósidos. Existe evidencia confiable de que la toxicidad puede ser prevenida al evitar las concentraciones excesivas pico-valle de estos fármacos; de hecho, la experiencia con una dosis diaria del medicamento es capaz de mantener picos altos sin aumentar la toxicidad. Cuando se usan es recomendable evaluar periódicamente la orina y la creatinina sérica (por lo menos cada dos días). La nefrotoxicidad es mayor en el género femenino, edad avanzada, disminución previa de la función renal, diabetes mellitus, deshidratación, hipotensión arterial, embarazo, hipopotasemia, enfermedades hepáticas y *shock* séptico, así como con el uso concomitante de otros medicamentos (AINE, anfotericina B, cefalotina, furosemida, cimetidina, ciclosporina, cisplatino y, la administración previa de aminoglucósidos en un lapso menor de un año); además, el uso de medios de contraste yodado y gadolinio.

Ototoxicidad. Los aminoglucósidos pueden comprometer el VIII nervio craneal, tanto la función vestibular como auditiva; se acumulan progresivamente en el oído interno. Su concentración ótica es 5 a 6 veces mayor que la del plasma, de tal manera que los factores que lleven a un aumento de los niveles séricos permiten mantener por más tiempo el antibiótico en el oído interno (perilinfa y endolinfa). Otros elementos que aceleran la ototoxicidad son la bacteriemia e hipertermia. Los aminoglucósidos destruyen las células ciliadas sensitivas del órgano espiral (de Corti) y de la cresta ampular, las cuales tienen poca capacidad de regeneración, lo que origina respectivamente sordera irreversible y/o síntomas vestibulares incluso varias semanas después de haber suspendido el tratamiento. Debido a que el número de estas células va disminuyendo con la edad, los ancianos son más susceptibles a la ototoxicidad. Al parecer, el ácido etacrínico y la furosemida potencian el efecto ototóxico de estos antibióticos. El más ototóxico es la estreptomicina (sordera neurosensorial irreversible) y el menos, la netilmicina. El componente coclear se afecta más con el uso de kanamicina, neomicina y amikacina, y el vestibular con la estreptomicina y gentamicina. La tobramicina afecta igual ambas funciones.

Se recomienda la vigilancia de la función vestíbulococlear (controles audiométricos) en pacientes que reciben estos medicamentos y sean considerados de alto riesgo para desarrollar ototoxicidad, ya que, en etapas iniciales, la toxicidad es reversible. Aunque la incidencia de este efecto tóxico es difícil de determinar, hay evidencias de que ocurre en aproximadamente en el 25% de los pacientes que reciben estos fármacos. A continuación, se describen los síntomas cocleares y vestibulares producidos por los aminoglucósidos:

Síntomas cocleares. Se inician con tinnitus agudo, luego sigue la disminución en la percepción de sonidos de alta frecuencia (solo detectables por métodos audiométricos) y posteriormente se afectan los de frecuencias más bajas (discriminación de la voz).

Síntomas vestibulares. Cursa inicialmente con cefalea moderada, náuseas, vómitos, vértigo en posición erecta, incapacidad para percibir la finalización de los movimientos, dificultad para pararse o sentarse, movimiento pendular del tronco, nistagmo espontáneo. En la etapa crónica, la ataxia es el rasgo más prominente.

Otros efectos tóxicos. El bloqueo neuromuscular con apnea ocurre sobre todo cuando se usan grandes dosis intrapleurales o intraperitoneales durante la cirugía con anestesia general y curare; particularmente ocurre con la neomicina y kanamicina, que hoy día no tienen indicación para uso sistémico. Sin embargo, puede ocurrir, aunque en menor grado, con amikacina, gentamicina y tobramicina. Este efecto se puede revertir con la administración de gluconato de calcio endovenoso. Los pacientes con miastenia grave son especialmente susceptibles al bloqueo neuromuscular por aminoglucósidos. Con la estreptomicina se ha observado disfunción del nervio óptico y neuritis periférica. Con el uso dermatológico de la neomicina se ven reacciones alérgicas locales, y por la vía oral sobreinfección intestinal y un síndrome de malabsorción intestinal con diarrea y esteatorrea. Los aminoglucósidos por vía parenteral, raramente producen eritema, urticaria, fiebre o eosinofilia.

Se ha demostrado que el uso de aminoglucósidos durante el embarazo aumenta el riesgo de daño fetal, especialmente del VIII nervio craneal. Sin embargo, su beneficio potencial puede sobrepasar ese riesgo. Es decir, la indicación de los aminoglucósidos puede ser aceptable si es necesaria en una condición que ponga en peligro la vida de la madre y en la cual otros antimicrobianos más seguros no pueden ser usados o son inefectivos.

INDICACIONES

Los aminoglucósidos deben restringirse al tratamiento de las infecciones graves comprobadas o sospechadas por gérmenes gramnegativos aerobios. El temor de la toxicidad no debe evitar el uso de los aminoglucósidos en casos de una legítima indicación, sobre todo si la dosis es la adecuada, la terapia es indicada una vez al día y la duración menor a 7-10 días. El hecho de que un germen sea sensible o resistente a un aminoglucósido no significa que lo sea necesariamente para otro. Los aminoglucósidos no son útiles contra gérmenes anaeróbicos, neumococos, *Haemophilus influenzae*, *Mycoplasma*, *Listeria*, *Legionella*, *Salmonella* y *Shigella*. El espectro antimicrobiano de los aminoglucósidos incluye gérmenes gramnegativos aeróbicos (*Escherichia coli*, *Pseudomonas*, *Proteus* (indol positivo y negativo), *Enterobacter Aerogenes*, *Klebsiella pneumoniae*, *Citrobacter*, *Providencia*, *Acinetobacter* spp. y *Serratia*).

Los aminoglucósidos tienen una acción bactericida sinérgica cuando se usan combinados con penicilina y vancomicina en terapias de endocarditis bacteriana por *Staphylococcus aureus* y *epidermidis*, *Streptococcus viridans* y *Enterococos*. También se indican usualmente en combinación con un antibiótico betalactámico para el tratamiento de la bacteriemia por gramnegativos. Se usan en infecciones grave como peritonitis, pelviperitonitis, septicemias, pielonefritis, quemaduras infectadas, pacientes febriles inmunosuprimidos con neutropenia, en estos casos asociados a las penicilinas antipseudomonas (carbenicilina, ticarcilina, piperacilina o mezlocilina). En el tratamiento empírico de las neumonías nosocomiales se recomienda asociarlo a una cefalosporina o penicilina de espectro extendido, debido a la poca penetración del aminoglucósido a la secreción bronquial. Los aminoglucósidos tienen una acción sinérgica con las penicilinas, cefalosporinas, quinolonas, macrólidos y lincomicina. La amikacina, asociada a los betalactámicos, es la más sinérgica contra *Enterobacteriaceae* y *P. aeruginosa*.

En vista de que el nivel sérico ideal de los aminoglucósidos se alcanza a la cuarta dosis, es recomendable iniciar con la mitad de la dosis total diaria calculada (dosis de impregnación), por ej., para gentamicina, tobramicina y netilmicina, 2 mg/kg, y para amikacina, 7,5 mg/kg inicial. Esta dosis se debe emplear aun cuando exista insuficiencia renal. Se ha demostrado que, dada la actividad bactericida residual de los aminoglucósidos, la administración de la dosis total calculada en infusión IV en 60 minutos, alcanza mayor nivel bactericida y menos concentraciones tóxicas en el tejido renal y ótico. El ajuste de la dosis de aminoglucósidos es extremadamente útil para evitar daños irreversibles. Aunque lo ideal es llevar un control de las concentraciones séricas, el cálculo de la dosis permite controlar los niveles en una forma aceptable. Existen varios métodos para el cálculo de la dosis:

Creatinina sérica. Para el intervalo de la dosis de gentamicina, tobramicina y netilmicina se multiplica la creatinina del paciente por 8 y para la amikacina por 10. Por ej., si el paciente tiene 3 mg/dL de creatinina y requiere 80 mg de gentamicina cada 8 horas, se multiplica 3 x 8 = 24, es decir, se dará la dosis de 80 mg con un intervalo de 24 horas. Tiene la desventaja de que puede producir niveles mínimos inhibitorios por debajo de lo ideal.

Nomogramas. Para eso es necesario conocer la dosis y el intervalo normal de administración. La tabla ofrece el porcentaje de medicamento a utilizar en el intervalo recomendado según la creatinina y la depuración de creatinina. Es el método de elección para ajustar las dosis.

Calcular la dosis según la tasa de filtración glomerular estimada (TFGe), la cual toma en cuenta edad, el peso, género y creatinina del paciente. En caso de obesidad, el peso ajustado del paciente se calcula según la siguiente fórmula: peso ideal en kg + 0,4 (peso actual − peso ideal). Luego, se estima primero la depuración de creatinina (tasa de filtración glomerular estimada) con la fórmula de Cockroft-Gault:

$$\text{Filtración glomerular (FG) mL/min} = \frac{(140-\text{edad}) \times \text{kg}}{72 \times \text{creatinina sérica}}$$

El resultado se multiplica por 0,85 en la mujer o por 1,24 en el hombre. La depuración de creatinina obtenida representa el porcentaje de la dosis total a administrar en 24 horas. Por ej., un paciente con una depuración de creatinina de 30 mL/min y que amerita por cálculo 210 mg de gentamicina en 24 horas; entonces, 210 x 0,30 = 63 mg en 24 horas, o sea, 21 mg cada 8 horas. También se puede administrar la dosis total cada 24 horas según la depuración de creatinina

(FG); por ej., > de 60 mL/min cada 24 horas; entre 40 y 59 mL/min cada 36 horas y entre 20 y 39 mL/min c/48 h. A continuación se describen los aminoglucósidos en particular y las dosis usualmente indicadas.

Gentamicina. Es el aminoglucósido más usado por ser económico y efectivo. Su gran difusión intrahospitalaria ha creado resistencia a los gérmenes gramnegativos más comunes como *Pseudomonas, Serratia, Klebsiella* y *Enterobacter*. Usualmente, la dosis se ajusta según la función renal. En casos de conjuntivitis por *P. aeruginosa* se emplea por vía tópica.

Amikacina. Es menos tóxica que la tobramicina y la supera en acción antimicrobiana debido a la alta resistencia contra las enzimas que inactivan a los aminoglucósidos, razón por la cual es el aminoglucósido de elección en pacientes hospitalizados con infecciones graves resistentes a la gentamicina. Es una de las más efectivas contra *Pseudomonas*, además de infecciones por *Nocardia asteroides* y *Mycobacterium avium-intracelulare*. Es menos nefrotóxica pero afecta igual la función auditiva.

Tobramicina. Es menos tóxica que otros aminoglucósidos y más eficaz contra *Pseudomonas* y *Acinetobacter*; se usa particularmente asociada a las penicilinas antipseudomonas. Tiene resistencia cruzada con la gentamicina.

Netilmicina. Al igual que la amikacina, no es inactivada por las enzimas bacterianas y posee el mismo espectro antimicrobiano de la gentamicina, la tobramicina y la amikacina. Supuestamente afecta menos la función auditiva pero es tan nefrotóxica como los otros aminoglucósidos.

Estreptomicina. Actualmente, su empleo está limitado al tratamiento de la tuberculosis. La combinación de estreptomicina y doxiciclina se emplea para tratar de la brucelosis grave con espondilitis. Otras indicaciones son tularemia, plaga y granuloma inguinal.

Kanamicina. Su uso es muy restringido. En paises con escasos recursos se indica como alternativa para tratar *N. gonorrhoeae* y ocasionalmente como terapia alternativa en la tuberculosis.

Neomicina. Su uso se limita a la vía tópica. En el tubo digestivo: para esterilización del intestino previa a la cirugía electiva del colon. La dosis recomendada es de 1 a 2 g VO c/4 a 6 h hasta completar 3-4 dosis, usualmente combinadas con eritromicina. En el coma hepático se usa en dosis de 4-12 g/día, VO. Para el globo ocular, bajo la forma de gotas y ungüentos en casos de conjuntivitis, queratitis y úlceras de córnea por gérmenes gramnegativos aeróbicos.

Paromomicina. Se puede usar para tratar individuos asintomáticos con quistes de *Entamoeba histolytica* en las heces. Se emplea por 7 días.

Framicetina. Se utiliza como tratamiento tópico de varios tipos de infecciones y lesiones como úlceras, furunculosis, la psicosis de la barba, otitis externa, y paroniquia.

Capreomicina. Es un antituberculoso bacteriostático, activo frente a *M. tuberculosis* y *M. bovis*, cuando falla la terapia de primera línea. Su modo de administración es intramuscular.

Arbekacina. Es un antibiótico bactericida, eficaz contra gérmenes grampositivos y gramnegativos. Se utiliza intramuscular e intravenoso.

Isepamicina. Modo de presentación en ampolla de 200 mg para uso intramuscular.

Dibekacina y la **sisomicina**, prácticamente no tienen indicaciones terapéuticas.

Bibliografía

Cambio de CLSI a EUCAST en la interpretación de la sensibilidad a antimicrobianos. Enferm Infecc Microbiol Clin. 2021: 1-332.

Craig W, Andes DR. Cefalosporinas. En Mandell, Douglas y Bennett. 9ª Edición. Barcelona-España; Elsevier: 2020: 401-20.

Gilbert D, Chambers H, Eliopoulos G y col. Guía Sanford de Terapéutica Antimicrobiana. 51ª Ed. España: Editorial Antimicrobial Therapy. 2021.

Hawkey PM. Mechanism of resistence to antibiotics. Intens Care Med. 2000; 26: s9-s13.

Paladino J, Holems B, Schmitz. Uso apropiado de los antibióticos. Science Pres. 2003.

Palomino J, Pachón J. Aminoglucósidos. Enferm Infecc Microbiol Clin. 2003; 21: 105-15.

Picazo JJ, García RJA et al. Tratamiento antimicrobiano empírico y pautas de elección. Documento de consenso. Infect Dis in Clin Prat (edición en español). 2004: 30-36.

Scott G. Prevention and control of infections in intensive care. Intensive Care Med. 2000; 26: s22-s25.

Tratamiento de las Enfermedades Infecciosas. 2020-2022. OPS 8a Edición Washington DC. Organización Panamericana de la Salud.

Vidal L, Gafter-Gvili A, Borok S, et al. Efficacy and safety of aminoglycoside monotherapy: systematic review and meta-analysis of randomized controlled trials. J Antimicrobiol Chemother. 2007; 60(29): 247-257.

CAPÍTULO 83
TRIMETOPRIM-SULFAMETOXAZOL (COTRIMOXAZOL)

JOSÉ FRANCISCO UREÑA-BURGOS, YOEL GARCÍA, CAROLYN REDONDO

INTRODUCCIÓN

El cotrimoxazol es la combinación de dos antimicrobianos bacteriostáticos, el trimetoprim (trimetoxi-piridina= TMP) y la sulfonamida (sulfametoxazol= SMX); los cuales, al actuar conjuntamente se comportan como bactericida, al producir inhibición competitiva y secuencial del metabolismo del ácido fólico de las bacterias. El SMX, análogo estructural del ácido para-aminobenzoico (PABA), compite para bloquear su conversión a ácido dihidrofólico (inhibición competitiva). Secuencialmente, el TMP inhibe la enzima *dihidrofolato reductasa*, que cataliza la conversión del ácido dihidrofólico al ácido tetrahidrofólico, que es la forma metabólicamente activa del ácido fólico, necesario como cofactor en la elaboración de purinas, timidina y metionina, indispensables para la síntesis proteica de las bacterias. El cotrimoxazol es un producto de amplio espectro, pero tiene el inconveniente de inducir con facilidad resistencia por mutaciones y plásmidos transferibles, por cuya razón su empleo debe ser reservado para aquellos gérmenes donde las concentraciones mínimas inhibitorias sean netamente más bajas en comparación con otros productos más específicos y potentes. El TMP-SMX tiene una proporción de 1:5, es decir, 80 mg de TMP y 400 mg de SMX; aunque existe en el mercado una concentración doble de 160:800 mg respectivamente, ambas para uso oral. La administración endovenosa contiene 80 mg de TMP más 400 mg de SMX en 5 mL para diluir en 125 mL de solución dextrosa al 5% para infundir durante 60 a 90 minutos.

PROPIEDADES FARMACOLÓGICAS

El TMP-SMX se absorbe rápida y extensamente por el tubo digestivo y posee una vida media de 8 a 12 horas. Alrededor del 50% del TMP se excreta sin cambios por la orina y el resto se elimina conjugado con el ácido glucurónido. Un 20% del SMX se excreta por la orina sin cambios y el 80% se conjuga con el ácido glucurónido; este es relativamente insoluble, con gran tendencia a cristalizar y ocasionar daño tubular renal. El medicamento se distribuye en todos los líquidos y tejidos, incluyendo el líquido cefalorraquídeo. La alta excreción renal justifica el mantenimiento de las dosis cuando la TFG supera los 30 mL/min. Sin embargo, su dosis debe ser reducida a la mitad cuando la TFG oscila entre 15 a 20 mL/min y no se recomienda en casos menores a 15 mL/min. Este antibiótico puede ser removido por hemodiálisis. EL cotrimoxazol potencia la acción de la warfarina sódica, hipoglicemiantes orales, difenilhidantoína, digoxina y ciclosporina A. Debido a que atraviesa la barrera placentaria y se elimina por la leche materna se debe evitar en el embarazo y lactancia, ya que el producto interfiere en la síntesis de folatos del feto, produce defectos neurales y cardiovasculares durante el inicio del embarazo y kernicterus en los lactantes, aunque se puede usar en la edad pediátrica.

El TMP alcanza concentraciones 2 a 3 veces mayor en la próstata que en el plasma, penetración que lo hace muy útil en infecciones de ese órgano, particularmente en la prostatits aguda; igualmente en orina, humor acuoso, bilis, esputo, secreciones vaginales y líquido pleural. El SMX alcanza concentraciones tisulares menores que las séricas; sin embargo, atraviesa excelentemente la barrera hematoencefálica, donde alcanza notables niveles terapéuticos (30%-50% de la sangre).

Las manifestaciones de toxicidad del cotrimoxazol son reversibles al suspenderlo. Las más frecuentes (10%) son náuseas, vómitos, anorexia, estomatitis y alergia cutánea (3%); exantema, urticaria, fiebre y fotosensibilidad. En enfermos con sida infectados con *P. jirovecii*, el cotrimoxazol ocasiona toxicidad con mayor frecuencia que en el resto de la población (50%-60%), como erupción cutánea, pancitopenia y fiebre, así como aumento de las aminotransferasas y creatinina tras un lapso de 7-14 días de iniciado el tratamiento. Esta susceptibilidad se trata mediante esquemas de desensibilización a fin de continuar el tratamiento en el paciente con sida sobreinfectados con agentes sensibles al TMP-SMX.

A continuación se describen los efectos adversos más marcados, afortunadamente muy infrecuentes, del cotrimoxazol (1%-10%).

1. **Anemia megaloblástica**. Es debida al antagonismo con el ácido fólico; se observa en pacientes con deficiencia de las reservas de ácido fólico, como desnutridos, alcohólicos, embarazadas, urémicos y quienes reciben difenilhidantoína. Se puede evitar con la administración de ácido fólico y vitamina B_{12}. Otros trastornos hematológicos son hipoplasia y aplasia medular, trombocitopenia (en pacientes con infección por VIH) y anemia hemolítica (en pacientes con *deficiencia de glucosa-6-fosfato deshidrogenasa*).
2. **Reacciones cutáneas y vasculares graves**: (eritema multiforme, necrólisis epidérmica tóxica, dermatitis exfoliativa, síndrome de Stevens-Johnson y vasculitis).
3. **Hepatitis colestásica, nefritis intersticial y necrosis tubular aguda con IRA**, sobre todo cuando se usa en pacientes con una TFG por debajo de 30 mL/min.
4. **Pancreatitis aguda con tratamientos muy prolongados**. La colitis pseudomembranosa ha sido reportada muy raramente.
5. **En ancianos**, el tratamiento con diuréticos tiazídicos puede aumentar la incidencia de púrpura por trombocitopenia.

INDICACIONES

Fundamentalmente, el cotrimoxazol se usa contra gérmenes aeróbicos gramnegativos (*E. coli, Proteus mirabilis, Klebsiella* spp., *Aeromonas*, complejo *Burkholderia cepacia, Enterobacter* spp., *Citrobacter, Haemophilus influenzae, B. pertussis, Salmonella typhi, Shigellas, Vibrio cholerae, Yersinia enterocolitica, Neisseria gonorrhoeae, M. catarrhalis, Morganella morganii* y meningitidis, *Brucellas, F. tularensis, Legionella, L. monocytogenes, Pneumocystis jirovecii, Yersinia pestis* y *meningitidis, Stenotrophomonas maltophilia* y el protozoario *Isospora belli*). Son susceptibles en un 50% cepas de *Serratia, Providencia* y *Proteus* no *mirabilis*. Lamentablemente, el aumento creciente de resistencia ha disminuido la confianza, de este antibiótico, contra gérmenes gramnegativos, incluso contra infecciones urinarias por *E. coli*; es más, no se recomienda debido a que la prevalencia de resistencia de esta bacteria es de alrededor del 20% en infecciones urinarias. Observaciones posteriores han demostrado la eficacia del cotrimoxazol en infecciones por grampositivos (*Streptococcus, Staphylococcus aureus*, incluso contra estafilococos meticilino resistentes en la comunidad); pero en la práctica clínica, solo debe ser utilizado contra estreptococos y estafilococos si se acepta su sensibilidad en la comunidad y en el hospital donde se hace su prescripción. Ha sido activo contra microorganismos atípicos como *Chlamydias*, pero no contra *Ureaplasma*.

Los gérmenes resistentes al TMP-SMX son *Pseudomonas aeruginosa, Streptococcus grupo A, Enterococcus fecaelis y anaeróbicos (Bacteroides fragilis, Fusobacterium y Clostridium perfringens)*, debido a que estos son capaces de utilizar folato del medio. Las indicaciones más establecidas del TMP-SMZ son:

Infección urinaria. El TMP-SMX está indicado en infecciones no complicadas, sobre todo en las crónicas recurrentes del tracto urinario causadas por gérmenes gramnegativos. La dosis es de una tableta de concentración doble cada 12 horas por 10-14 días. Es especialmente efectivo en la profilaxis de la infección urinaria recurrente y la bacteriuria asintomática de la mujer en una dosis de la combinación simple en las noches. Tiene indicación en las pielonefritis crónica por enterobacterias, en dosis de 1 tableta de doble concentración VO dos veces al día durante 4 a 6 semanas. También se ha usado en la prevención poscoital de la infección urinaria asociada a la relación sexual. La insuficiencia renal no impide obtener niveles urinarios de ambos fármacos para erradicar la mayoría de los patógenos urinarios.

Prostatitis aguda y crónica. El TMP-SMX es efectivo contra la prostatitis, en general, pero dada la alta frecuencia de recidivas se sugieren tratamientos hasta por 3 meses con una tableta de concentración doble VO dos veces al día. También se ha usado para la orquiepididimitis aguda.

Uretritis. El TMP-SMX era usualmente efectivo contra las uretritis gonocócica alrededor del 80% y 90% y las no gonocócicas en un 68%, pero debido al grado de resistencia desarrollado por esta bacteria, se ha prescindido del TMP-SMX en las recomendaciones del CDC para esta infección. Además, de ser inefectivo para la sífilis. No está indicado para ninguna de las siguientes infecciones de transmisión sexual: gonorrea, chancroide ni *Chlamidia trachomatis*. Una excepción es el granuloma inguinal, que junto a la doxicilina son los fármacos de elección, a la dosis de una tableta de doble concentración VO dos veces al día por 3 semanas.

Infecciones por *Pneumocystis jirovecii*. Es el tratamiento de elección para infecciones por *pneumocystis* en pacientes con sida e inmunocompetentes. Ha resultado mejor que la pentamidina para la profilaxis y tratamiento de las neumonías y otras infecciones por *Pneumocistis jirovecii*, particularmente en pacientes con sida, leucemia aguda o receptores de agentes inmunosupresores. La dosis recomendada es de 5 mg/kg de TMP y 25 mg/kg de SMX IV c/8 h o 2 tabletas de doble concentración c/8 h, usualmente por 21 días. Para la profilaxis secundaria es suficiente una tableta de la concentración doble una vez al día o 3 veces por semana. Todos los pacientes VIH positivos con células T CD4$^+$ alrededor de 200, con candidiasis oral o infección previa por *Pneumocystis* deben recibir TMP-SMX como profilácticos, a menos que sean alérgicos a las sulfas. Otras alternativas incluyen agentes como trimetoprim-dapsona, sobre todo por la alta incidencia de reacciones adversas a las sulfonamidas en pacientes con sida, particularmente con neutropenia, erupción y trastornos electrolíticos (hiponatremia e hiperpotasemia).

Infecciones en otorrinolaringología. En la otitis media aguda, el TMP-SMX es eficaz contra los microorganismos más frecuentemente encontrados como *Streptococcus pneumoniae*, *M. catarrhalis* y *Haemophilus influenzae*; por razón de sensibilidad no debe ser indicado para todos los casos de otitis media. Se ha usado con éxito en la sinusitis aguda a la dosis de una concentración doble VO dos veces al día por 10 días.

Infecciones pulmonares. Se emplea en el tratamiento y profilaxis de las bronquitis crónica y bronquiectasia sobre todo causadas por *Streptococcus pneumoniae* y *Haemophilus influenzae*. Puede ser efectivo en pacientes con neumonía por gérmenes gramnegativos sensibles, *Legionella* y *Complejo Burkholderia cepacia*. Se tiene como antimicrobiano de segunda línea después de la ampicilina para *H. Influenzae*. El uso prolongado de TMP-SMZ, seguido de betalactámicos de amplio espectro, ha sido exitoso en muchos casos de melioidosis (*Burkholderia pseudomallei*).

Meningitis bacteriana. Se puede emplear para la meningitis por gramnegativos, inclusive para las meningitis más frecuentes adquiridas en la comunidad por *Streptococcus pneumoniae*, *Neisseria meningitidis*, *Haemophilus influenzae* y *Klebsiella pneumoniae*. La dosis recomendada es de de 10 mg/kg/día, según el componente TMP, IV dividida c/6 h por 14 días. En meningitis por *L. monocytogenes* puede usarse sola o combinada con ampicilina; a la dosis de 20 mg/kg/día, dividida c/6 h. Es efectivo contra la enfermedad de Lyme en combinación con roxitromicina, pero se prefieren otros agentes.

Infecciones de piel y tejidos blandos. Se usa como terapia empírica en las infecciones del pie del diabético, en combinación con una cefalosporina o una fluoroquinolona. También en infecciones debidas a *Mycobacterium marinum* y *ulcerans*, en combinación con etambutol. El TMP-SMX ha llegado a ser una alternativa válida para infecciones de piel por *S. aureus*. En combinación con isoniacida y rifampicina ha sido efectivo para casos de lepra; y en pacientes con acné vulgaris refractario.

Toxoplasmosis. En pacientes con toxoplasmosis cerebral y sida puede emplearse en dosis de 10 mg/kg/día dividida c/12 h por 30 días. También está indicada en la profilaxis primaria, en dosis de una tableta de doble concentración, VO diariamente. TMP-SMX se considera una alternativa a la terapia estándar de sulfadizina-pirimetamina, y es equiparable en pacientes con toxoplasmosis ocular.

Endocarditis bacteriana. Se ha empleado esporádicamente para endocarditis por gramnegativos, sobre todo cuando no responden a los aminoglucósidos, pero en general se prefieren otros tipos de antimicrobianos.

Brucelosis. Ha demostrado efectividad y pocas recidivas, inclusive en las lesiones osteoarticulares, siempre combinado con doxiciclina y/o gentamicina, por un período de 6 semanas.

Nocardiosis. Es el antimicrobiano de elección para esta enfermedad, y en pacientes inmunocompetentes, el tratamiento debe ser continuado por 6 semanas después de la recuperación clínica. En pacientes inmunocomprometidos, el tratamiento debe prolongarse por un año o más.

Otros. Una dosis diaria dada 5 días a la semana puede prevenir casos de peritonitis espontánea en pacientes con cirrosis. TMP-SMX ha sido exitoso en bacteriemia causada por el *complejo Burkholderia cepacia*; también en la enfermedad de Whipple, pero se puede hacer resistente durante el tratamiento. Igualmente ha sido útil la poliangitis granulomatosa (granulomatosis de Wegener), sola o en combinación con otros antimicrobianos, aunque la efectividad clínica varía según el estadio de la enfermedad. Además, se han tratado infecciones causadas por *Mycobacterium chelonae, Mycobacterium fortuitum* y el protozoario *Cyclospora cayetanensis* (ciclosporidiasis intestinal).

Bibliografía

Anzueto A. Treatment of acute exacerbations of chronic bronchitis antibiotics therapy. Semin Resp Crit Care Med. 2000; 21(2): 97-106.

Avdic E, Cosgrove SE. Management and control strategies for community-associated methicillin-resistant Staphylococcus aureus. Expert Opin Pharmacother. 2008; 9: 1463-1479.

Azanza J, Sábada B, y Mediavilla A. Quinolonas, sulfamidas, trimetoprima cotrimoxazol, nitrofurantoína. En Florez A. Farmacología humana. 4ª edición. Madrid: Masson. 2001.

Chambers H. Sulfonamidas, trimetoprim y quinolonas. En Bertram Katzung. Farmacología básica y clínica. 8ª edición. Manual Moderno. 2003.

Gilbert D, Chambers H, Eliopoulos G y col. Guía Sanford de Terapéutica Antimicrobiana. 51ª Ed. España: Editorial Antimicrobial Therapy. 2021.

Hoffman AF, Lin TL J. The risks of using trimethoprim/sulfamethoxazole in patients with renal and cardiac compromise. Am Podiatr Med Assoc. 2022 Sep-Oct; 112(5): 21-080. doi: 10.7547/21-080.

Knaapen HK, Barrera P. Therapy for whipple's disease. J Antimicrob Chemother. 2007; 60: 457-458.

Lam JC, Lang R, Stokes W. How I manage bacterial prostatitis. Clin Microbiol Infect. 2023 Jan; 29(1): 32-37. doi: 10.1016/j.cmi.2022.05.035. Epub 2022 Jun 13.

Tratamiento de las Enfermedades Infecciosas 2020-2022 OPS. 8ª Edición. Washington DC Organización Panamericana de la Salud (OPS). 2020-2022.

Sivapalasingam S, Nelson JM, Joyce K, et al. High prevalence of antimicrobial resistance among shigella isolates in the United States tested by the National Antimicrobial Resistance Monitoring System from 1999 to 2002. Antimicrob Agents Chemother. 2006; 50: 49-54.

Soheilian M, Sadoughi MM, Ghajarnia M, et al. Prospective randomized trial of trimethoprim/sulfamethoxazole versus pyrimethamine and sulfadiazine in the treatment of ocular toxoplasmosis. Ophthalmology. 2005; 112: 1876-1882.

Versleijen M, Naber A, Riksen N, Wanten G, Debabyne F. Recurrent pancreatitis alter trimethoprim-sulfamethoxazole rechallenge. Neth J Med. 2005; 63(7): 275-277.

CAPÍTULO 84
TERAPIA ANTIMICROBIANA

YOEL GARCÍA, JOSÉ FRANCISCO UREÑA-BURGOS, CAROLYN REDONDO

INTRODUCCIÓN

La ciencia médica ha logrado grandes avances en los campos de la terapia antimicrobiana, la inmunización y la salud pública; sin embargo, aún hoy en día, las enfermedades infecciosas tienen una alta tasa de morbimortalidad, y en los últimos años la OMS las considera dentro de las 10 principales causas de muerte en el mundo; esto indica que a menos de 100 años del descubrimiento de la penicilina, nos enfrentamos hoy en día, a un grave problema, como es la resistencia bacteriana.

La resistencia bacteriana a los antibióticos está definida por el tipo de bacteria y su mecanismo de resistencia a los antibióticos. La escogencia antimicrobiana debe basarse en la epidemiología local de cada institución; no existe un antibiótico malo o bueno sino mal utilizado contra la bacteria equivocada.

En el tratamiento de las infecciones ocurre una interacción entre el paciente, agente infeccioso y el antimicrobiano. La patogenicidad del agente infeccioso que ingresa al huésped depende de varios factores, como: el volumen del inoculo, virulencia, toxinas, capacidad de adhesión y la penetración a los diferentes compartimentos del organismo; de manera que, el huésped debe responder con sus defensas de barrera (piel, mucosas) y su sistema inmunológico.

Es importante conocer y comprender la farmacología de los antimicrobianos, sus características farmacocinéticas y farmacodinámicas, con el fin de hacer uso racional de los mismos. Se analizarán los más empleados en la práctica clínica, como son: los betalactámicos, monobactámicos, macrólidos, lincosamidas, quinolonas, tetraciclinas, glucopéptidos, glicilciclinas, oxazolidonas, nitroimidazoles, lipopéptidos, polimixinas A y B y rifamicinas.

BETALACTÁMICOS

Estos antibióticos incluyen las penicilinas, aminopenicilinas, carboxipenicilinas, ureidopenicilinas, cefalosporinas, monobactámicos y carbapenémicos.

En la tercera etapa de la síntesis de la pared celular de las bacterias, las cadenas de peptidoglucano, una vez fuera de la célula, quedan entrelazadas transversalmente y dan lugar a la formación de un polímero tridimensional; esta etapa, conocida como *reacción de transpeptidación*, es inhibida por los antibióticos betalactámicos. Las penicilinas son fármacos bactericidas y los mecanismos de acción varían para las diferentes especies. En los casos de el neumococo y *E. coli*, la lisis bacteriana resulta de la desregulación del sistema enzimático autolítico (es decir, *hidrolasas* del peptidoglucano). La penicilina también puede actuar directamente en la actividad autolítica, y, en el caso de el estreptococo, induce la hidrólisis del ARN celular. El espectro antibacteriano depende del subgrupo correspondiente.

Penicilinas naturales (penicilinas G y V). Actúan sobre los cocos grampositivos: estreptococo, enterococo, estafilococo *penicilinasa* negativo; algunos gramnegativos: meningococo, gonococo y especies anaerobias: *Peptoestreptococcus*, *Fusobacterium* y *Clostridium B no fragilis*.

Penicilinas antiestafilocócicas (cloxacilina, dicloxaciclina, oxacilina, flucloxacilina, nafcilina). Tienen gran actividad sobre los cocos grampositivos, particularmente sobre *S. aureus* no productor de *penicilinasa* (meticilino-sensible MS).

Aminopenicilinas (ampicilina, amoxicilina). Tienen el espectro antibacteriano de las penicilinas naturales, pero con mejor actividad contra el enterococo, actualmente con alta tasa de resistencia. Además, tienen el espectro ampliado sobre *Listeria monocytogenes*, *Haemophilus influenzae* y algunas enterobacterias como *Salmonella* spp., *Shigella* spp. y *E. Coli*. La adición del sulbactam a la ampicilina y del ácido clavulánico a la amoxicilina les permite una mayor estabilidad frente a las *betalactamasas* y, por tanto, una mayor actividad antibacteriana frente a las enterobacterias, gonococo, *Moraxella catarrhalis* y anaerobios, incluido *Bacteroides fragilis*.

Carboxipenicilinas (piperacilina) **y ureidopenicilinas** (ticarcilina). Poseen el mismo espectro antibacteriano que las aminopenicilinas, pero con mayor actividad sobre *Klebsiella* spp. y, particularmente, sobre anaerobios (incluso *B. fragilis*) y sobre *P. aeruginosa*. La adición del tazobactam a la piperacilina y del ácido clavulánico a la ticarcilina confiere mayor estabilidad frente a las *betalactamasas*, por lo que ganan mayor actividad antibacteriana sobre enterobacterias, *P. aeruginosa* y anaerobios.

CEFALOSPORINAS

Cefalosporinas de primera generación (cefalexina, cefalotina, cefapiridina, cefradina, cefadroxil, cefazolina). Son activas contra cocos grampositivos, principalmente estreptococos y *S. aureus* MS, y sobre gramnegativos aerobios, como *E. coli*, *Klebsiella peumoniae* y *Proteus* indol negativos.

Cefalosporinas de segunda generación (cefuroxima, cefaclor, cefoxitina, cefprozil, cefamandol, cefonicid, loracarbef). Tienen un espectro antibacteriano similar a las cefalosporinas de primera generación, pero además extienden su actividad sobre *Haemophilus influenzae*, *Enterobacter* spp., *Serratia* spp., *Proteus* indol positivo, meningococo y gonococo. La cefoxitina, particularmente, tiene alta actividad sobre anaerobios, incluido *B. fragilis*.

Cefalosporinas de tercera generación (ceftriaxona, cefotaxima, ceftazidima, cefoperazona, cefixima, moxalactam, cefdinir, cefditoren, cefpodoxima, ceftibuten, ceftizoxima). Tienen amplia actividad sobre agentes gramnegativos, como *H. influenzae*, *E. coli*, *Klebsiella* spp., *Proteus* spp., meningoco y gonococo. La ceftazidima y la cefoperazona poseen mayor actividad sobre *Pseudomonas aeruginosas*. Todas tienen similar acción sobre los agentes grampositivos que cubren las cefalosporinas de primera y segunda generación, pero menor acción sobre los anaerobios, comparado con la cefoxitina. La asociación del *avibactam* (inhibidor de *betalactamasa*) a la ceftazidima, le confiere actividad sobre *P. aeruginosa* resistente, *Acinetobacter* spp. y enterobacterias con *betalactamasas* de espectro extendido (BLEE).

Cefalosporinas de cuarta generación (cefepima, cefpiroma). Poseen amplia cobertura sobre agentes grampositivos y gramnegativos, incluidos *P. aeruginosa*, *Enterobacter* spp. y *Citrobacter* spp.

Cefalosporinas de quinta generación (ceftarolina, ceftobiprola, ceftolozano). Tienen la particularidad de ser las primeras cefalosporinas con actividad contra *S. aureus* MR y *S. aureus* vancomicina resistente. También actúan sobre neumococo penicilinorresistente *H. influenzae*, *M. catarrhalis*, y enterobacterias sin BLEE. La ceftarolina es activa contra *Enterococcus faecalis*, incluidas cepas vancomicina resistentes. Ninguna de las dos tiene actividad sobre *P. aeruginosa*, *Stenotrophomonas maltophilia*, *Acinetobacter* spp. ni sobre bacterias anaerobias. La asociación de ceftolozana con tazobactam le confiere actividad contra las enterobacterias con BLEE y *P. aeruginosa* resistente.

Cefalosporinas sideróforas (cefiderocol). Gramnegativos multirresistente: *Escherichia coli*, *Klebsiella pneumoniae*, *Proteus mirabilis*, *Pseudomonas aeruginosa* y el complejo *Enterobacter cloacae*.

Cefamicinas (cefmetazol, cefotetano, cefoxitina). Presentan una potente actividad sobre *Bacteroides fragilis*.

MONOBACTÁMICOS

Aztreonam. Es el primer miembro de una clase de antibióticos betalactámicos denominados monobactámicos porque tienen un solo anillo en lugar de dos. Son bactericidas provenientes de ciertas bacterias del suelo, *gluconobacterium*, *chromobacterium* y *flexibacterium*. Se recomiendan solo para bacterias gramnegativas aeróbicas; pero su efecto es reducido contra *Enterobacter*, *Pseudomonas* y *Acinetobacter*.

Propiedades farmacológicas. El aztreonam inhibe la síntesis de la pared bacteriana al unirse a la proteína 3 enlazadora de penicilina (PBP3); causan así la lisis de la pared del microorganismo. Alcanza excelentes concentraciones terapéuticas cuando se administra por vía intramuscular o intravenosa y no se absorbe por el tubo digestivo. Se obtienen óptimas concentraciones en el pulmón, hígado, corazón, huesos, articulaciones, próstata, tejido adiposo, vesícula biliar, riñones, intestino y peritoneo, y penetra adecuadamente en el líquido cefalorraquídeo. Es eliminado principalmente por el riñón (filtración glomerular y excreción tubular). También ha resultado útil por vía inhalatoria, particularmente en pacientes con fibrosis quística. De hecho, ha sido aprobado por la FDA en el tratamiento de infecciones por *P. aeruginosa* en esos pacientes. La dosis es de 75 mg c/8 h por 28 días, administrada mediante un nebulizador portátil específico para fármacos. Los efectos adversos, en general, son náuseas, vómitos, diarrea, erupción eritematopruriginosa, flebitis, prueba de Coombs positiva y elevación de las aminotransferasas. El aztreonam puede producir reacciones alérgicas cruzadas mínimas con las penicilinas y cefalosporinas; sin embargo, puede ser usado en pacientes alérgicos a estas porque su estructura química difiere a la de otros betalactámicos.

Indicaciones. El aztreonam es un antibiótico que puede reemplazar a los aminoglucósidos debido a su acción restringida sobre gérmenes gramnegativos *Haemophilus influenzae, E. coli, Klebsiellas, Providencia, Proteus* (*mirabilis* y *vulgaris*), *Serratia, Moraxella catarrhalis, Neisseria* (*meningitidis* y *gonorrhoeae*), *Salmonellas, Shigellas, Aeromonas, Morganella* y *Citrobacter freundii*. En infecciones polimicrobianas, el aztreonam debe combinarse con antibióticos contra anaerobios y grampositivos, como clindamicina, metronidazol, penicilina y vancomicina. Las indicaciones clínicas más recomendadas son:

1. Infección de las vías urinarias: pielonefritis, cistitis, prostatitis y uretritis gonocócica.
2. Neumonías, bronquitis, abscesos pulmonares y neumonías por aspiración.
3. Infecciones cutáneas: heridas quirúrgicas, quemaduras, úlceras y abscesos; siempre combinados con antibióticos para grampositivos.
4. Pacientes neutropénicos.
5. Septicemias graves y peritonitis.
6. Endometritis y en la enfermedad inflamatoria pélvica.

La dosis recomendada del aztreonam es variable y depende de la gravedad de la enfermedad, lo usual es 0,5 a 2 g IM o IV c/6 a 8 h. La dosis debe ser reducida cuando existe insuficiencia renal. Para una depuración de creatinina de 10 a 30 mL/min se indica una dosis de impregnación de 1 a 2 g seguidos de 0,5 a 1 g c/8 h, y para una menor de 10 mL/min, la misma dosis de impregnación seguida de 0,5 a 1 g c/12 a 24 h. Actualmente, este betalactámico tiene poco uso debido a la disposición de otras opciones como las fluroquinolonas, sin embargo, en niños o en casos de bacterias multirresistentes con sensibilidad al aztreonam, podría ser útil.

CARBAPENÉMICOS

Los carbapenémicos son antibióticos betalactámicos, bactericidas que penetran fácilmente la membrana celular de las bacterias. El primero que se aisló fue la tienamicina, proveniente del hongo *Streptomyces catleya*. Progresivamente se incorporaron el imipenem (N-formimidoiltienamicina), el meropenem (1-beta-metil carbapenem), el ertapenem y el doripenem.

Propiedades farmacológicas. Como todos los betalactámicos, inhiben la síntesis de la pared bacteriana al inactivar las proteínas fijadoras de penicilina (PBP), hecho que lleva a la lisis de la bacteria. Estos antibióticos son altamente estables a las *betalactamasas* de espectro extendido y las *AmpC betalactamasas*. Sin embargo, la constante aparición de resistencia de *Enterobacteriaceae* se debe al desarrollo de betalactamasas clase A (carbapenemasas clase A) codificadas por plásmidos o cromosomas que hidrolizan los carbapenémicos.

No se absorben por vía oral, por lo que se usan por vía parenteral y alcanzan concentraciones inhibitorias mínimas aceptables hasta por 8 horas después de su administración. Los carbapenémicos y sus metabolitos se eliminan exclusivamente por vía renal, razón por la que debe ajustarse en presencia de insuficiencia renal. La dosis se debe distanciar c/12 h cuando la depuración de creatinina es menor de 50 mL/min, y reducirla al 50% cuando sea menor de 25 mL/min. No se requiere de ajustes en la insuficiencia hepática. El imipenem es hidrolizado por la *dihidropeptidasa 1* (DHP 1) de las células del túbulo contorneado proximal del riñón, donde puede producir nefrotoxicidad, razón por la que se usa un inhibidor de esta enzima, la cilastatina. El meropenem es más estable a la DHP 1, por lo que no necesita asociación con ningún inhibidor. El imipenem puede producir erupción cutánea, cefalea, dolor abdominal, vómitos, diarrea, constipación y convulsiones en pacientes susceptibles. El meropenem tiene menos potencial para producir convulsiones y no es nefrotóxico.

Indicaciones. Son de amplio espectro antibacteriano, pues cubren la mayoría de los gérmenes grampositivos y gramnegativos, bacilos y cocos aerobios y anaerobios. Dentro de los grampositivos: *S. aureus* (meticilina-sensibles), *Streptococcus pneumoniae* y *Enterococcus*, *Streptococcus pyogenes* y Enterobacterias. En cuanto a los gramnegativos, *Haemophylus influenzae*, *Pseudomonas aeruginosa*, *Burkholderia cepacia*, *E. coli*, *Klebsiella*, *Enterobacter* spp., *Citrobacter* spp., *L. monocytogenes*, *Salmonella* spp., *Shigella* spp., *Acinetobacter* spp., *Serratia*, *Neisseria* (*gonorrhoeae* y *meningitidis*), *Moraxella catarrhalis*, *Morganella morganii*, *Yersinia enterocolítica* y géneros de la tribu *Proteeae* (*Proteus*, *Morganella* y *Providencia*). Además, son útiles contra la mayoría de los anaerobios (inclusive *Clostridium*, *Bacteroides* y *Fusobacterium* spp.). Como microorganismos resistentes están *Staphylococcus* meticilina-resistentes, *Pseudomonas putidas*, *Citrobacter*, *Enterococcus faecium*, *Stenotrophomonas* (*Xanthomas*) *maltophilia*.

El imipenem es más activo contra *S. aureus*, pero el meropenem es más potente contra *H. influenzae*, miembros de la tribu *Proteeae*, *P. aeruginosa*, Enterobacterias, *Neisseria* y *Moraxella*. El ertapenem es útil para *Klebsiella* productora de BLEE, *S. aureus* meticilina-sensible y anaerobios; no es útil para *Pseudomonas aeruginosa*, *Enterococcus* spp. y *Acinetobacte* spp. El doripenem tiene mayor efecto sobre *P. aeruginosa* y *Staphylococcus aureus* meticilina-resistente. El ertapenem es un carbapenémico útil para neumococo resistente, *Klebsiella* productora de BLEE, *S. aureus* meticilina-sensibles y anaerobios.

Este grupo de antimicrobianos está indicado como monoterapia empírica en los siguientes procesos infecciosos:

1. Infecciones urinarias graves y complicadas.
2. Infecciones respiratorias graves.
3. Infecciones polimicrobianas graves: abdominales, pancreatitis aguda con sepsis, ginecológicas, respiratorias intra y extrahospitalarias, tejidos blandos y osteomielitis.
4. Pacientes neutropénicos o inmunocomprometidos febriles.
5. Como alternativa en pacientes que han sido tratados previamente con antibióticos (cepfalosporinas, aminoglucósidos y fluoroquinolonas) y, que no respondan adecuadamente.
6. Infecciones por *Pseudomonas* resistentes a los antibióticos antipseudomónicos; siempre combinados con aminoglucósidos.

El tratamiento con carbapénemicos ha resultado comparable al uso de combinaciones como clindamicina más aminoglucósido en el tratamiento de la sepsis abdominal, infecciones ginecológicas y neumonías graves, así como también a la asociación de ceftazidima más aminoglucósido en pacientes neutropénicos febriles. La dosis recomendada del imipenen es de 0,5 a 1 g IV c/6 a 8 h. El meropenem es de 0,5 a 1 g IV c/8 h y se ha empleado con buenos resultados en la meningitis bacteriana (por *S. pneumoniae*, *H. influenzae* y *N. meningitidis*) a la dosis de 2 g IV c/8 h. La dosis de doripenem es de 500 mg IV c/8 h y de ertapenem 1 g IV diario. Es oportuno mencionar el valor que cada día se está dando al uso extendido (>3 horas) o continuo (24 horas) de los antibióticos betalactámicos, incluyendo los carbapenémicos. Sin embargo, no se recomienda para el meropenem porque se inactiva al pasar en mayor tiempo de una hora.

MACRÓLIDOS

Los macrólidos incluyen la eritromicina, claritromicina y roxitromicina; los azálidos: azitromicina, espiramicina y los cetólidos: cetromicina, telitromicina. Son un grupo de antibióticos llamados así porque tienen un gran (macro) anillo lactona compuesto de un número de átomos, entre 14 y 16, al cual se unen uno o varios desoxiazúcares (monosacáridos en los que se ha eliminado algún átomo de oxígeno), usualmente *cladinosa* y *desosamina*. Su mecanismo de acción consiste en inhibir la síntesis proteica al unirse a la subunidad 50S del ribosoma de las bacterias sensibles. El prototipo de ellos es la eritromicina, originalmente proveniente de una cepa de *Streptomyces erythreus*. Este grupo de antimicrobianos tiene propiedades fundamentalmente bacteriostáticas, pero también pueden ser bactericidas que dependen de su concentración y la sensibilidad del microorganismo. Las lincosamidas (clindamicina y la lincomicina), aunque no pertenecen químicamente a los macrólidos, se describen entre ellos debido a que poseen un mecanismo y espectro de acción semejante, inclusive, cierta resistencia cruzada. Los macrólidos tienen propiedad antiinflamatoria, mejor documentada en la prevención de exacerbaciones de la fibrosis quística.

Propiedades farmacológicas. Los macrólidos se absorben adecuadamente por vía oral, aunque los alimentos retardan su absorción. Los ésteres de la eritromicina (estolato, estearato y etilsuccinato) mejoran la estabilidad del medicamento, favorecen su absorción y reducen la inactivación por el jugo gástrico. Se concentran en el hígado y su eliminación es por bilis, heces y orina. Requieren poco ajuste de la dosis cuando hay falla hepática o renal, se difunden con facilidad en los tejidos, inclusive el prostático, y atraviesan la barrera placentaria pero no la hematoencefálica. Entre sus efectos adversos se describen reacciones alérgicas (fiebre, urticaria y eosinofilia), dolor epigástrico, diarrea, debilidad y malestar general. La hepatitis colestásica por hipersensibilidad está asociada particularmente con el uso de estolato de eritromicina en adultos; se caracteriza por náuseas, vómitos, diarrea, dolor abdominal, fiebre, ictericia, leucocitosis, eosinofilia y aumento de las aminotransferasas, por cuya razón no se usa en adultos.

La claritromicina, un congénere de la eritromicina (6-0-metil eritromicina), es un macrólido de nueva generación, al igual que la azitromicina. Esta última es una subclase de macrólidos llamado azálidos porque tienen un nitrógeno agregado en la molécula. Ambos antibióticos poseen mayor espectro antibacteriano, particularmente en las neumonías atípicas y las infecciones de transmisión sexual. Son más estables en el ácido gástrico, mejor absorbidos y mejor tolerados; la claritromicina no es interferida por los alimentos, pero sí la azitromicina. Ambos tienen una vida media mayor, por lo que se pueden usar hasta una vez diaria y por menos tiempo (3 a 5 días). Tienen mayor penetración tisular, acumulación rápida e intensa en los macrófagos y polimorfonucleares, por lo que resultan útiles contra microorganismos intracelulares (*Legionella* spp., *Chlamydias* y *Mycobacteria* spp.) y con menos efectos adversos, específicamente los relativos al tracto gastrointestinal.

Indicaciones. Son apropiados para enfermedades como la tosferina (*Bordetella pertussis*), neumonías atípicas, neumonías por *Moraxella catarrhalis, S. pneumoniae, S. pyogenes* y *H. influenzae*, así como en faringoamigdalitis, sinusitis, otitis media, conjuntivitis, uretritis por *Chlamydia trachomatis*; infecciones gastrointestinales causadas por *Helicobacter pylori, Campylobacter jejuni* y *Yersinia enterocolítica*, y en infecciones asociadas al *Propionibacterium, Clostridium perfringens* y *Bacteroides*. También es una alternativa para infecciones causadas por *Actinomices, Bartonela, Borrelia burgdorferi* y *Toxoplasma gondii* (inclusive la forma quística).

Los macrólidos son de elección cuando existe alergia o resistencia a la penicilina en infecciones por cocos grampositivos, *Streptococcus pyogenes, S. viridans* y *S. pneumoniae*. Además, en gérmenes como *Listeria monocytogenes, Haemphilus influenzae, Bacilus anthracis, Corynebacterium diphteriae, Neisseria gonorrhoeae, Ureaplasma urealyticum, Micoplasma hominis, Haemophilus ducreyi* y *Treponema pallidum* y *pertenue*. Además, en profilaxis de la endocarditis bacteriana y en la recurrencia de la fiebre reumática.

La dosis de **eritromicina** habitual para los adultos es de 1 a 2 g diarios, preferentemente con el estómago vacío. Sin embargo, debido a sus efectos gastrointestinales y a la disposición de compuestos más efectivos, se usa con menos frecuencia. Tienen cabida en infecciones por *Bartonella* (angiomatosis bacilar), *Campylobacter* y por *Rhodococcus* species. En enfermos graves con neumonía por *Legionella pneumophila* se recomiendan hasta 4 g/día. La duración del tratamiento depende de la enfermedad en particular, con un promedio de 10 a 14 días. En la faringitis por *Streptococcus* betahemolítico del grupo B se usa 1 g diario por 10 días. Para la profilaxis continua contra recidivas de infecciones estreptocócicas en pacientes con evidencia de enfermedad valvular reumática se proporcionan 250 mg VO c/12 h hasta la edad adulta. Para pacientes con enfermedad valvular que van a ser sometidos a intervenciones quirúrgicas, 1,5 g dos horas antes del procedimiento y luego 500 mg 6 horas después. En la sífilis temprana, 500 mg c/6 horas por 15 días. La **azitromicina** se usa por 3 a 5 días, o 500 mg el primer día y 250 mg/día por 3 a 7 días; en la uretritis no gonocócica es suficiente 1 g VO en una sola toma. La **claritromicina**, 250 a 500 mg VO c/12 h por 7 a 14 días; esta se ha empleado con éxito en patologías gastroduodenales como la úlcera o gastroduodenitis causada por *Helicobacter pylori*, en varias combinaciones con la amoxicilina o el metronidazol (ver tratamiento de la úlcera péptica).

La **espiramicina** es un macrólido de 16 átomos en su molécula, mayor a claritromicina y azitromicina, que tienen 14 y 15 átomos respectivamente. Tiene un espectro de acción superponible a la eritromicina, pero se utiliza señaladamente en la toxoplasmosis durante el embarazo, por dos semanas, y se puede repetir según la respuesta del paciente y la evolución de los títulos serológicos.

LINCOSAMIDAS

Incluyen la clindamicina y lincomicina. La **clindamicina** es un derivado clorado de la lincomicina, antibiótico originado del *Streptomyces lincolnesis*; de ahí la denominación de grupo lincosamida. Es eficaz contra la mayoría de los anaerobios de importancia clínica, particularmente contra *Bacteroides fragilis*. Las lincosamidas son bacteriostáticos que se conjugan exclusivamente a la subunidad 50-S de los ribosomas y suprimen la síntesis de proteínas bacterianas, al igual que los macrólidos. Se absorben casi por completo en el tubo digestivo y los alimentos no disminuyen la absorción. El clorhidrato se absorbe mejor que el palmitato y para la vía parenteral se emplea el fosfato de clindamicina. La sobrevida oral es de 2 a 8 horas, y la mayor parte del fármaco es metabolizado por el hígado; sus metabolitos se eliminan por la bilis y el riñón. La vida media de la droga no se modifica con alteraciones leves a moderadas de la función renal, pero se debe distanciar en casos de insuficiencia renal avanzada. La concentración sérica se eleva cuando existe deterioro de la función hepática, por lo que debe vigilarse en estos casos. El 10% de la droga se excreta sin modificaciones por la orina.

Propiedades farmacológicas. Alcanzan niveles adecuados en diferentes tejidos y humores del organismo (sistema respiratorio, líquido pleural y ascítico, tejidos blandos, próstata, apéndice cecal, huesos y articulaciones). Las concentraciones en el hígado y las vías biliares son de 2 a 3 veces mayores que en el suero. No atraviesan la barrera hematoencefálica ni el globo ocular y uno de los problemas más temidos es la colitis pseudomembranosa, sobreinfección debida a la proliferación de *Clostridium difficile* en el colon. Se caracteriza por fiebre, cólicos abdominales y diarrea con moco y sangre; esta responde al suspender el antibiótico y con la administración por vía oral de metronidazol o vancomicina y el trasplante fecal. Afortunadamente, este efecto adverso parece ser menos frecuente en nuestro medio, así como erupción cutánea, síndrome de Stevens-Johnson, granulocitopenia, trombocitopenia, hipertrigliceridemia, reacciones anafilácticas, tromboflebitis local y elevación discreta de la ALAT y de la fosfatasa alcalina.

Indicaciones. La clindamicina es un antibiótico útil en el tratamiento de la mayoría de las infecciones anaeróbicas, con excepción a las localizadas en el SNC, globo ocular y endocardio. Es efectiva contra *Prevotella, Clostridium, Peptococcus, Peptostreptococcus* y *Fusobacterium*. Sin embargo, hasta un 25% de *Bacteroides* es resistente, por lo que en esos casos deben utilizarse otras alternativas. Es de valor contra *Staphylococcus aureus*, neumonía por *Pneumocystis jiroveci* (combinado con primaquina), absceso pulmonar, abscesos intraabdominales, peritonitis y encefalitis por *Toxoplasma gondii* (combinado con pirimetamina). También es útil en el tratamiento de la vaginosis bacteriana (*Gardnerella vaginalis*) y como tratamiento profiláctico de endocarditis bacteriana, en pacientes alérgicos a penicilina.

La dosis depende de la vía de administración y la gravedad de la enfermedad. En casos leves, el clorhidrato de clindamicina VO, y en casos graves, el fosfato de clindamicina IV, c/6 horas por una a dos semanas.

QUINOLONAS

La primera generación de quinolonas incluyen el ácido nalidíxico, ácido oxolínico, ácido pipemídico y cinoxacino. La segunda generación: enoxacino, norfloxacino, ofloxacino, pefloxacino, ciprofloxacino, levofloxacino, moxifloxacino, gatifloxacino, nadifloxacino, delafloxacino, nemonoxacino, finafloxacino. Las quinolonas son antimicrobianos sintéticos derivados de la quinolina (estructura bicíclica), pero con un grupo cetona (C=0) en el carbono 4, del cual deriva su denominación de 4-quinolona o simplemente quinolonas. Pueden ser de espectro estrecho o de espectro ampliado. La primera generación de quinolonas de espectro estrecho se indicaban una sola vez debido a la pronta generación de resistencia bacteriana. Desde los años 80, la incorporación de flúor a estas moléculas dio origen a las quinolonas de espectro ampliado o fluoroquinolonas; compuestos bien recibidos por los clínicos debido a sus amplias ventajas terapéuticas. En efecto, se absorben mejor por vía oral y tienen efecto bactericida contra gramnegativos.

Inicialmente, su cobertura para *Pseudomonas* era deficiente hasta que la adición de nuevos radicales como el piperazil que dio origen a la ciprofloxacino. Ha sido tan buena su acogida que las quinolonas han llegado a ser los antimicrobianos más frecuentemente utilizados en el mundo. El espectro antigrampositivo de las primeras fluoroquinolonas era muy moderado, pero ciertas modificaciones moleculares dieron origen a nuevas generaciones de compuestos no solo con mayor actividad contra gramnegativos, sino también contra cocos grampositivos. Así, se llega a la cuarta generación, que tiene actividad contra *S. pneumoniae*, incluso penicilinorresistente, y contra anaerobios, además de *Chlamydia pneumoniae* y *Legionella pneumophila*, a tal punto que se les ha llamado "quinolonas respiratorias".

Propiedades farmacológicas. Las quinolonas interfieren en la replicación bacteriana al inhibir la actividad de la *ADN girasa* y *topoisomerasa* II y IV bacterianas, necesarias para la transcripción y estructuración helicoidal de su ADN, con la consiguiente acción bactericida. La resistencia bacteriana de las quinolonas se debe a tres mecanismos: 1. Mutación cromosómica que altera las enzimas *ADN-girasa y topoisomerasa*; 2. Mediada por plásmidos, y 3. Disminución del antibiótico intrabacteriano por aumento de la bomba de eflujo e incremento de la permeabilidad de la membrana; mecanismos encontrados frecuentemente en *Staphylococcus aureus, Pseudomonas aeruginosa* y *Serratia marcescens*. Las quinolonas pueden crear resistencia cruzada entre sí, pero no con otros antibióticos, aunque parecieran favorecer el desarrollo de *betalactamasas*.

Las quinolonas se absorben adecuadamente por el tubo digestivo y se detectan concentraciones séricas aceptables a las 8 y 12 horas de su administración; los antiácidos inhiben su absorción. Alcanzan excelentes concentraciones en pulmón, hígado, corazón, huesos, articulaciones y próstata. La concentración en el LCR, aunque es adecuada cuando existe inflamación de las meninges, no alcanza niveles efectivos contra *Pseudomonas* y *Streptococcus pneumoniae*. Se obtienen buenos niveles en el tracto urinario, incluso en presencia de insuficiencia renal, y logran excelentes concentraciones en la mucosa y luz intestinal, en donde erradican las bacterias en menos de 48 horas. Las quinolonas se excretan por el riñón (secreción tubular), por lo que la dosis se debe reducir en caso de insuficiencia renal (generalmente la mitad de la dosis); sin embargo, moxifloxacino, sparfloxacino, trovafloxacino y grepafloxacino solo se eliminan por la vía biliar, por lo que no ameritan ajustes en la insuficiencia renal. Todas las quinolonas, excepto ofloxacino, lomefloxacino y fleroxacino, elevan los niveles séricos de las teofilinas, warfarina sódica y digoxina. Tienen efecto sinérgico con los betalactámicos, aminoglucósidos y rifampicina. Los efectos adversos de las quinolonas, en líneas generales son pocos y de escasa trascendencia (náuseas, vómitos, dolor abdominal, diarrea, mareos, cefalea, inquietud, depresión, insomnio o somnolencia, convulsiones, fotosensibilidad (más común con la lomefloxacino y sparfloxacino), fiebre, urticaria, hiper o hipoglucemia, neutropenia y eosinofilia). En ocasiones se ha descrito cristaluria, cardiotoxicidad (sparfloxacino), ruptura de tendones por tendinitis en la tercera edad y hepatitis con aumento de las aminotransferasas. En vista de que pueden lesionar el cartílago, no se recomiendan en niños, adolescentes y durante el embarazo, aunque las de última generación no han demostrado este efecto. Las quinolonas prolongan el QTc, particularmente en caso de cardiopatías estructurales, por lo que deben utilizarse con precaución en pacientes que reciben antiarrítmicos o en personas con historia de alargamiento del QT. Las de menor frecuencia son ciprofloxacino y moxifloxacino. En general, las quinolonas no tienen acción significativa sobre los anaerobios; además, a la fecha son inefectivas contra una alta y creciente tasa de bacterias resistentes, sobre todo del grupo de los gramnegativos, tales como las enterobacterias con BLEE y *P. aeruginosa* resistente.

Indicaciones. El espectro antimicrobiano de las quinolonas es el siguiente:

1. **Bacilos gramnegativos**: *Haemophilus* (*influenzae, parainfluenzae* y *ducrey*), *E. coli, K. pneumoniae, Enterobacter cloacae, Citrobacter freundii, Providencia, P. vulgaris* y *mirabilis, Serratia marcescens, C. freundii, M. catarrhalis, N. meningitidis* (portadores), *Salmonellas, Shigellas, Pseudomonas aeruginosa* (ciprofloxacino de elección), *Campylobacter, Aeromonas* spp., *Brucellas, Acinetobacter* y *Yersinia enterocolítica*.

2. **Gérmenes grampositivos**: *Staphylococcus* methicillin-susceptible (*aureus* y *epidermidis*) y *S. pneumoniae*.

3. **Anaerobios**: *B. fragilis, Clostridium* spp., *Streptococcus, Peptostreptococcus, Fusobacterium* spp. y *Prevotella*. Para estos gérmenes, las más efectivas son las quinolonas de última generación.

4. **Micobacterias**: tienen acción contra *Mycobacterium*, particularmente *M. fortuitum, M. kansasii* y *M. tuberculosis*.

Las fluoroquinolonas más utilizadas son ciprofloxacino, levofloxacino y moxifloxacino. Se han ensayado quinolonas desfluoradas (como la garenoxacino), las cuales conservan su efecto antimicrobiano, pero con supuesta disminución de efectos adversos (sobre tendones). Las indicaciones clínicas de las quinolonas, más recomendadas son las siguientes:

1. **Infecciones genitourinarias.** En infecciones urinarias agudas no complicadas, ciprofloxacino o levofloxacino por un lapso de 5 a 7 días; en infecciones urinarias crónicas complicadas, pielonefritis y prostatitis aguda, levofloxacino o ciprofloxacino hasta por 14 días, y en la prostatitis crónica, ciprofloxacino, por un mes. El moxifloxacino no es útil para la infección urinaria por tener excreción hepática; pero ha sido aprobada para la enfermedad inflamatoria pélvica.

2. **Neumonías extra e intrahospitalarias y bronquitis crónica**, reagudizadas por *S. pneumoniae, H. influenzae, M. catarrhalis, M. penumoniae Chlamydophila, L. pneumophila, B. antharacis*. Son útiles las fluoroquinolonas respiratorias, levofloxacino, moxifloxacino y gemifloxacino, por 7 a 14 días.

3. **Diarreas infecciosas por gérmenes gramnegativos**: *Shigellas* y *E. coli* enteroinvasivas y otras bacterias intestinales. Se usa la ciprofloxacino por 3 a 5 días, con lo que se logra acortar el curso de la enfermedad. También son de gran utilidad para la fiebre tifoidea (*S. typhi*) y para erradicar portadores sanos de *Salmonellas* (no comprobado). Se usa la ciprofloxacino por 10 días.

4. **Infecciones cutáneas intrahospitalarias** como las úlceras de decúbito y "pie diabético": ciprofloxacino, levofloxacino o moxifloxacino por 7 días.

5. Uso de ciprofloxacino como profilaxis en pacientes neutropénicos de alto riesgo.

6. **Sinusitis u otitis aguda**: ciprofloxacino, levofloxacino o moxifloxacino por 7 a 10 días.
7. **Osteomielitis por gramnegativos** o como alternativa contra grampositivos.
8. **Infecciones intraabdominales**: ciprofloxacino combinado con un agente antianaeróbico, o la moxifloxacino como monoterapia.

Las dosis recomendadas de las quinolonas se describen en el anexo sobre antibióticos-dosis. La duración del tratamiento depende de la gravedad del proceso infeccioso, pero en líneas generales es de 7 a 14 días. En procesos como prostatitis, endocarditis y osteomielitis se recomiendan hasta por 3 meses.

TETRACICLINAS

Las tetraciclinas incluyen la tetraciclina, oxitetraciclina, doxiciclina, minociclina y eravaciclina. Son agentes bacteriostáticos de amplio espectro contra bacterias grampositivas y gramnegativas (alta actividad sobre gonococo), tanto aerobias, como anaerobias, y contra las espiroquetas. Compuestos de 4 estructuras cíclicas conjuntas, eficaces contra una variedad de microorganismos causantes de neumonía adquirida en la comunidad, como *S. pneumoniae, H. influenzae, Moraxella catarrhalis, Mycoplasma pneumoniae, Chlamydia* spp., *Coxiella burnetti, Legionella* spp. y *Borrellia burgdorferi* (enfermedad de Lyme). También son efectivos contra protozoarios (*Plasmodium* y amebas) y *Rickettsias*.

Propiedades farmacológicas. Las tetraciclinas inhiben la síntesis proteica de la bacteria al unirse a la subunidad ribosomal 30S. Adquieren rápidamente resistencia mediada por plásmidos y por inhibición de la entrada del antibiótico a la bacteria. Se absorben casi totalmente en el estómago e intestino delgado, pero los alimentos, productos lácteos, antiácidos y preparados de hierro dificultan su absorción. Tetraciclina, oxitetraciclina y clortetraciclina pertenecen a la primera generación, y doxiciclina y minociclina a la segunda; estas últimas tienen una vida media más prolongada y excelente absorción intestinal, aun en presencia de alimentos. La eravaciclina, una tetraciclina halogenada sintética, actúa sobre *S. aureus* MR, enterobacterias con BLEE y *Acinetobacter baumannii* multidrogorresistente, pero no sobre *P. aeruginosa*. Los anticonvulsivantes (barbitúricos, carbamazepina y difenilhidantoína) aceleran el metabolismo de la doxiciclina. Las tetraciclinas se eliminan por vía renal (> del 50%), por lo que se deben evitar o hacer ajustes en presencia de insuficiencia renal. Sin embargo, las de segunda generación no ameritan ajustes en presencia de daño renal. En general, este grupo de compuestos interfiere con la acción de los antibióticos bactericidas.

Los efectos adversos son náuseas, vómitos, diarrea, ulceraciones esofágicas, colitis pseudomembranosa, hipersensibilidad cutánea, fotosensibilidad, síndrome vestibular reversible, necrosis hepática e hipertensión intracraneal (pseudotumor cerebral). No se utiliza en niños por su efecto sobre los dientes en formación (manchas horizontales de color marrón o gris) y huesos; tampoco se usan en el embarazo ni en el período de lactancia porque cruzan la barrera hematoplacentaria y se eliminan por la leche materna. En pacientes que han recibido tetraciclinas vencidas se ha observado un síndrome Fanconi-similar caracterizado por náuseas, vómitos, poliuria, polidipsia, proteinuria, acidosis, glucosuria y aminoaciduria. Las tetraciclinas son útiles en las siguientes entidades clínicas:

1. Neumonías atípicas por *Mycoplasma pneumoniae, Chlamydia pneumoniae, Chlamydia psittaci* y *Legionela pneumophila*.
2. Sífilis en pacientes alérgicos a la penicilina.
3. Síndromes diarreicos, cólera y diarrea del viajero por *E. coli*.
4. Prostatitis crónica, enfermedad inflamatoria pélvica (asociada a la ceftriaxona).
5. Uretritis no gonocócica (*Chlamydia trachomatis* y *Ureaplasma urealyticum*), linfogranuloma venéreo, granuloma inguinal y chancroide.
6. Exacerbación de la bronquitis crónica, brucelosis (droga de elección junto a la estreptomicina y rifampicina) y en la enfermedad de Lyme.
7. Oxitetraciclina (terramicina) y clortetraciclina se usan en ungüentos oftálmicos y por vía oral para el acné (*Propionibacterium acne*).
8. Infecciones gástricas por *Helicobacter pylori* asociado a subsalicilato de bismuto y metronidazol o claritromicina.
9. Infecciones por *Ehrlichias*: doxiciclina, 100 mg VO c/12 h por 7 a 10 días.

La dosis habitual de las tetraciclinas se describe en el anexo sobre antibióticos-dosis.

GLUCOPÉPTIDOS

Los glucopéptidos son antibióticos policíclicos glucosilados de pequeño espectro que actúan por inhibición de la síntesis de la pared bacteriana. Son bactericidas contra la mayoría de los microorganismos grampositivos pero bacteriostáticos contra enterococo. Incluyen la vancomicina, teicoplanina, dalbavancina, televancina, oritavancina y ramoplanina.

Vancomicina. Se aísla de *Amycolatopsis orientalis*. Inhibe la biosíntesis del peptidoglucano en la pared celular y, en menor proporción, la síntesis del ARN citoplásmico de los microorganismos grampositivos. No se absorbe por vía oral y se elimina por el riñón. La nefrotoxicidad y ototoxicidad son raras (menor de 5%), sobre todo cuando se usa como droga única, pero sus efectos tóxicos aumentan cuando se administran dosis altas, asociados a otros agentes nefrotóxicos (aminoglucósidos, furosemida), y en comorbilidades, diabetes mellitus, insuficiencia renal y alteraciones hemodinámicas. Puede ocasionar flebitis en el sitio de venopunción y el llamado síndrome de "hombre-rojo" debido a liberación de histamina, sobre todo cuando se administra rápidamente; se caracteriza por un eritema difuso, pruriginoso, no alérgico (no mediado por IgE) e hipotensión arterial, inclusive anafilaxis.

Es útil en casos de alergia a los betalactámicos o cuando hay resistencia a ellos; de hecho, es una de las primeras elecciones contra *Staphylococcus* meticilina-resistentes. En líneas generales es efectiva contra grampositivos, particularmente *Staphylococcus aureus* y *epidermidis, Streptococcus pyogenes, Streptococcus pneumoniae, Streptococcus viridans*, Enterococos (*faecium* y *faecalis*) y en infecciones por *Corynebacterium jeikeium*. Actúa sinérgicamente con los aminoglucósidos y la rifampicina, por lo que se deben asociar en infecciones graves como endocarditis, particularmente por enterococos, *S. viridans* y estafilococos meticilina-resistentes. Es útil en infecciones graves (neumonías, endocarditis, septicemias, colitis pseudomembranosa por *C. difficile*, empiemas y osteomielitis), que no respondan a los medicamentos antiestafilocócicos convencionales. La concentración valle útil y segura es de 10-20 μg/mL (15 a 20 en infecciones graves) y la dosis diaria total es 30 mg/kg, lentamente en un lapso de 30 a 60 minutos, para evitar el síndrome de "hombre rojo". La mayoría de las infecciones ameritan un tratamiento de 2 a 4 semanas; sin embargo, las enfermedades que deben prolongarse por 4 a 6 semanas son la endocarditis, osteomielitis, artritis séptica, abscesos (viscerales y cerebrales) y las neumonías.

Teicoplanina. Es producido por *Actinoplanes teichomycetius* y es similar a la vancomicina en su estructura química, mecanismo de acción, espectro antimicrobiano y ruta de eliminación. Actúa sinérgicamente con los aminoglucósidos, imipenem-cilastatina y rifampicina contra estafilococos y enterococos. Tiene una vida media muy prolongada, hasta de 100 horas, en pacientes con función renal normal, por lo que se puede usar cada 24 horas. Sus efectos tóxicos son erupción cutánea, reacciones de hipersensibilidad, fiebre, neutropenia trombocitopenia y, eventualmente ototoxicidad. Es recomendable el monitoreo de la función hepática y renal. También es útil en la endocarditis y osteomielitis causadas por estafilococos meticilina-resistentes, estreptococos y enterococos.

GLICILCICLINA

Incluye la tigeciclina; que es el primer antibiótico de la clase, y está relacionado estructuralmente con las tetraciclinas, particularmente con la minociclina. Actúa igual que ellos sobre el ribosoma 30S, pero supera notablemente la resistencia bacteriana de esos compuestos. En efecto, no es alterada por las bombas de eflujo ni por las proteínas protectoras de la unidad ribosómica. Es en esencia un bacteriostático pero ha demostrado ser bactericida contra neumococo y *Legionella pneumophila*. Tiene amplia cobertura contra gramnegativos, grampositivos aerobios y anaerobios multirresistentes (betalactamasa de espectro extendido), particularmente enterobacterias (*E. coli, Klebsiella*), *Enterococcus* spp. resistentes a la vancomicina, *S. pneumoniae* resistente a la penicilina, *Staphylococcus aureus* meticilina-resistentes (MRSA), *Staphylococcus* coagulasa-negativa y micobacterias no tuberculosas. Posee excelente respuesta contra gramnegativos respiratorios como *Haemophilus influenzae, Moraxella catarrhalis, Mycoplasma pneumoniae* y *Chlamydophyla pneumoniae*, como enterobacterias BLEE, *A. baumanni* y *S. maltophilia*. No es activo en infecciones por *P. aeruginosa*. La tigeciclina está aprobada para infecciones intraabdominales y de piel, al igual que para neumonía adquirida en la comunidad.

Propiedades farmacológicas. La tigeciclina se elimina por la vía biliar, razón por la que se puede usar en la insuficiencia renal y daño hepático moderado. Al no interferir con el citocromo p450 es poco común la interacción con otros medicamentos, sin embargo, aumenta el efecto de la warfarina. Los efectos adversos más importantes son náuseas y vómitos, erupción maculopapular y diarrea. No se debe usar en el embarazo (categoría D).

Indicaciones. Se emplea empíricamente en infecciones polimicrobianas, particularmente cuando se requiere penetración profunda de los tejidos. Está indicada en infecciones cutáneas superficiales y profundas, abscesos, celulitis, miositis e infecciones intraabdominales complicadas; además, está aprobada para la neumonía adquirida en la comunidad. Sin embargo, debido a un incremento del riesgo de mortalidad, debe dejarse reservada para aquellas condiciones clínicas en las que no haya otra alternativa.

OXAZOLIDINONAS

Linezolida. Se incluye junto a la la torezolida y radezolida. Es el primer antibiótico sintético del grupo de las oxazolidinonas y un potente inhibidor de la síntesis de proteínas por fijación a los ribosomas de las bacterias grampositivas (*S. aureus*, *S.* coagulasa-negativos y enterococos). Su mecanismo de acción es único porque previene la formación del complejo 70S, al bloquear la interface entre la subunidad 50S con la 30S. Es tan efectivo como los glucopéptidos y betalactámicos, pero mucho más costoso.

Propiedades farmacológicas. Tiene una excelente biodisponibilidad y adecuada penetración tisular. Aunque se considera un agente bacteriostático, se comporta como bactericida contra neumococo y *S. pyogenes*. Potencia el efecto de los fármacos serotoninérgicos y adrenérgicas por ser un inhibidor de la MAO. Los efectos adversos son diarrea, cefalea, náuseas, trombocitopenia (después de dos semanas de tratamiento), neuritis óptica y neuropatía periférica. Tiene una absorción oral cerca del 100%. Un tercio del antibiótico se elimina por diálisis, razón por la que se debe administrar después de este procedimiento.

Indicaciones. Actúa sobre la mayoría de los grampositivos de importancia clínica, entre ellos los estreptococos, incluyendo el neumococo resistente a la penicilina. También ha demostrado actividad contra *Nocardia*, *M. tuberculosis* y otras micobacterias. Se emplea para infecciones demostradas por *S. aureus* meticilina-resistentes: infecciones cutáneas, neumonía nosocomial y adquirida en la comunidad, neumonía necrosante y síndrome del *shock* tóxico.

NITROIMIDAZOLES

Incluyen el metronidazol, secnidazol, tinidazol, ornidazol, nimorazol. Son profármacos que se activan en el interior de las células sensibles, donde reducen su grupo nitro por la ferrodoxina del microorganismo; forman así un compuesto reactivo que interfiere en el transporte de electrones y rompen el ADN. Estos antimicrobianos tienen actividad antiprotozoaria contra *Giardia lamblia*, *Entamoeba histolytica*, *Trichomonas vaginalis*, *Balantidium coli* y *Blastocystis hominis*. Los nitroimidazoles, en especial el metronidazol, tienen alta acción antibacteriana contra anaerobios, como *Clostridium* spp., *B. fragilis*, *Peptococcus* spp., *Peptostreptococcus* spp., *Fusobacterium* spp. y *Eubacterium* spp.

LIPOGLUCOPÉPTIDOS

Representada por la daptomicina; actúa en la membrana citoplasmática sin ingresar a la célula; ocasiona una rápida despolarización de la membrana con alteración del potencial eléctrico y salida de iones potasio al exterior. Es activa contra cocos grampositivos, como estafilococo, estreptococo y enterococo, incluidos *S. aureus* MR y enterococo vancomicina resistente. También tienen acción *in vitro* contra *Listeria* spp. y *Corynebacterium* spp.

La daptomicina está indicada en las infecciones complicadas del adulto, como: infecciones de piel y tejidos blandos, endocarditis del lado derecho causada por *Staphylococcus aureus* y en bacteremia asociada a estas patologías. Tiene actividad bactericida y se administran 350 a 500 mg IV una vez diaria; está contraindicada en pacientes con miopatías y es inactivada por el surfactante pulmonar.

POLIMIXINA B Y E

Representada por la colistina; estas actúan como detergentes o tensioactivos catiónicos. Tiene afinidad especial por los receptores de polifosfatos situados en la membrana celular y poder unirse a sus lipopolisacáridos y fosfolípidos. Aumentan la permeabilidad celular con lo cual se logra el escape hacia el exterior de diversos componentes intracelulares, con la consiguiente muerte de la bacteria. Las polimixinas tienen actividad bactericida sobre gramnegativos como enterobacterias y *P. aeruginosa,* incluso resistentes a otros antibióticos. Solo la colistina es para uso sistémico. La polimixina E (colistina) es la más utilizada a la dosis de 2,5–5 mg/kg/día IM/IV dividida en 2-4 dosis. La polimixina B se administra tópicamente sobre la piel, ojos u oídos.

ANFENICOLES

Representados por el cloranfenicol y el tianfenicol. Son antibióticos de amplio espectro con actividad sobre agentes como neumococo, meningococo, *H. influenzae, Salmonella* spp., *Yersinia pestis, Francisella tularensis, Ehrlichia chaffeensis, Vibrio cholerae, rickettsias, Chlamydophila psittaci, Bacillus anthracis* y *Brucella* spp. Han sido descontinuados por la FDA, por la posibiliadad de aplasia medular.

ESTREPTOGRAMINAS

Incluyen la quinupristina-dalfopristin y flopristina-linopristina. También llamadas sinerginas, ambas asociaciones actúan sinérgicamente de forma bactericida, bloqueando la acción de la *peptidiltransferasa* en diferentes puntos. Tienen actividad fundamentalmente frente a bacterias grampositivas (excepto *E. faecalis*); *Moraxella* spp., *Neisseria* spp., *Mycoplasma* spp., *L. pneumophila* y algunos anaerobios como *Prevotella* y *Porphyromonas* spp. La asociación flopristina-linopristina, además, tiene actividad sobre *S. aureus* MR, enterococo vancomicina resistente y *H. influenzae.*

RIFAMICINAS

Reoresentadas por la rifampicina, rifabutina, rifocina. Ejercen su efecto antimicrobiano al inhibir la subunidad β de la enzima *ARN polimerasa* ADN dependiente, mediante la unión a la subunidad β, lo que impide la iniciación de la cadena polipeptídica. La rifampicina es activa frente a diversas bacterias grampositivas (excepto *E. faecalis*) y en algunos casos sobre el *S. aureus* MR. También es activa sobre gramnegativos como *Gonococcus, M. catarrhalis, H. influenzae, Brucella* spp. y *Legionella* spp. Es muy activa frente a *M. tuberculosis, M. bovis, M. kansasii, M. marinum* y *M. leprae.* La rifabutina tiene mayor actividad que la rifampicina frente a micobacterias atípicas, incluidas *M. Avium intracellulare* y *M. fortuitum.* La rifocina es para uso tópico. También es activa contra grampositivos, micobacterias y moderada actividad sobre gramnegativos.

NITROFURANOS

Incluyen la nitrofurantoína, furazolidona, nitrofurazona. Al igual que los nitroimidazoles, estos compuestos se reducen en el citoplasma bacteriano para generar derivados tóxicos que dañan el ADN por un mecanismo no bien conocido. También parece que interfieren con la síntesis proteica bacteriana al unirse a la subunidad 30S del ribosoma, con lo que bloquean el reconocimiento del codón-anticodón. Presentan actividad contra bacilos gramnegativos como *E. coli* y *Klebsiella* spp., con excepción de *Proteus* spp., *P. aeruginosa* y otros bacilos gramnegativos no fermentadores. También presentan actividad frente a cocos grampositivos como *Enterococcus* spp., *Staphylococcus saprophyticus, Streptococcus pyogenes, S. agalactiae* y *S. pneumoniae*. La nitrofurantoína monohidrato/macrocristales está actualmente indicada para el tratamiento y profilaxis de la infección urinaria causada por coliformes y enterococos. Para una cistitis aguda no complicada se usa 100 mg VO c/12 h por 5 días. Es útil en el embarazo; sin embargo, debe evitarse cerca del parto, en la lactancia y en la insuficiencia renal.

Bibliografía

Ahfs Drug Information. American Society of Health-System Pharmacists. 2006.

Angeli G, Albano OD, Castillo Z, Cedeño J, et al. Estudio abierto no comparativo de la eficacia y seguridad de la azitromicina. Arch Hosp Vargas. 1994; 36(1-2): 49-54.

Arias CA, Murray BE. Antibiotic-resistant bugs in the 21st century-a clinical super-challenge. N Engl J Med. 2009; 360: 439.

Bhavnania SM, Forresta A, Hammela JP et al. Pharmacokinetics–pharmacodynamics of quinolones against Streptococcus pneumoniae in patients with community-acquired pneumonia. Diag Microb Infect Dis. 2008; 62: 99-101.

Blondeau JM, Tillotson G. Role of gemifloxacin in the management of community-acquired lower respiratory tract infections. Intern J Antimicrob Agents. 2008; 31: 299-306 Review.

Crider KS. Antibacterial medication use during pregnancy and risk of birth defects. National Birth Defects Prevention Study. Arch Pediatr Adoles Med. 2009; 163: 978-983.

Curcio D, Fernández F, Duret F. Tigecycline use in critically ill older patients: case reports and critical analysis. J Am Ger Soc. 2007; 55: 312-318.

Dominguez EA. Single-agent therapy with tigecycline in the treatment of complicated skin and skin structure and complicated intraabdominal infections. Infect Dis Clin Pract. May 2009; 17(3): 144-149. DOI: 10.1097/IPC.0b013e31819b894d.

Frippiat F, Vercheval C, Lambermont B, Damas P. Is extended or continuous infusion of carbapenems the obvious solution to improve clinical outcomes and reduce mortality? Clin Infect Dis. 2013 Jul; 57(2): 324-5.

Gilbert D, Chambers H, Eliopoulos G y col. Guía Sanford de Terapéutica Antimicrobiana. 51ª Ed. España: Editorial Antimicrobial Therapy. 2021.

Gold HS, Pillai SK. Antistaphylococcal agents. Infec Dis Clin N Am. 2009; 23(1): 99-131.

Jones RN, Kirbya JT, Rhomberga PR. Comparative activity of meropenem in US medical centers (2007): initiating the 2nd decade of MYSTIC program surveillance. Diagnostic Microb and Infect Dis. 2008; 61: 203-213.

Kathleen A. Hazlewood KA, Brouse SD, Pitcher WD. Ronald G. Hall, PharmDa. Vancomycin-associated nephrotoxicity: grave concern or death by character assassination? The American Journal of Medicine. 2010; 123(2): 182 e1-7.

LaudLam HA and Enoch DA. Doxycycline or moxifloxacin for the management of community-acquired pneumonia in the UK? Review. Int J of Antimicro Agents. 2008; 32: 101-105.

Matthew E Falagas, Ilias I Siempos, Konstantinos Z Vardakas. Linezolid versus glycopeptide or β-lactam for treatment of gram-positive bacterial infections: meta-analysis of randomised controlled trials. The Lancet Infectious Diseases. 2008; 8: 53-66 (Review).

Prasad P, Sun J, Danner RL, Natanson C. Excess deaths associated with tigecycline after approval based on non-inferiority trials. Clin Infect Dis. 2012; 54: 1699-1709.

Rahal JJ. The role of carbapenems in initial therapy for serious gramnegative infections. Critical Care 2008; 12(4): 1-7.

Ribak MJ, et al. Vancomycin therapeutic guidelines: a summary of consensus recommendations from the Infectious Diseases Society of America, the American Society of Health-System Pharmacists, and the Society of Infectous Diseases Pharmacists. Clin Infect Dis. 2009; 49: 325-231.

Stein GE, Craig WA. Tigecycline: a critical analysis. Clin Infect Dis. 2006; 43: 518-524.

US. Food and Drug Administration Approves Cayston (Aztreonam for Inhalation Solution) for the Improvement of Respiratory Symptoms in Cystic Fibrosis Patients with Pseudomonas Aeruginosa. Feb 23, 2010.

Wickman PA, Moland EM, et al. In vitro activity of DX-619, a novel des-fluoro(6) quinolone, against a panel of Streptococcus pneumoniae mutants with characterized resistance mechanisms. Antimicrob Agents Chemother. 2008, 50(2): 706-798.

Zhanel GG, Wiebe R, Dilay L, et al. Comparative review of the carbapenems drugs. 2007; 67 (7): 1027-1052.

Bisso-Andrade A. Fundamentos básicos de la terapia antimicrobiana. Rev Soc Peru Med Interna. 2018; 31(1): 10-23.

Tratamiento de las Enfermedades Infecciosas 2020-2022 OPS. 8ª Edición Washington DC. Organización Panamericana de la Salud (OPS).

CAPITULO 85
ENFERMEDAD POR CORONAVIRUS

ELIZABETH HERNÁNDEZ-MAURICE, MARIO J. PATIÑO-TORRES,
VICTORIA BASANTA-LÓPEZ, YIRYS FLORES-CADENA

INTRODUCCIÓN

Los coronavirus pertenecen a la familia *Coronaviridae* y género *Betacoronavirus* que incluyen virus patógenos para humanos y diversos animales como murciélagos, camellos, cerdos, bovinos, gatos, perros y especies exóticas. Aunque estos virus son específicos para cada especie, suelen ocurrir "saltos" entre ellas, a través de mutaciones. A finales del 2019, se identificó una nueva variante de coronavirus causante de neumonías en Wuhan (China), ciudad estrechamente vinculada a mercados de animales silvestres; esta se propagó rápidamente y provocó la actual pandemia mundial. En febrero de 2020, la OMS designó la enfermedad con el nombre de COVID-19, que significa **enfermedad por coronavirus 2019**. Hasta febrero del 2022 se han informado 416 millones de casos confirmados y más de 5,84 millones de muertes en todo el mundo, causada por esta pandemia. Así mismo, en las primeras semanas de febrero 2022 se informaron 36 millones de nuevos casos, con un aumento del 20% en comparación con las semanas anteriores. Sin embargo, los casos notificados subestiman las cifras reales de COVID-19, ya que solo se diagnóstica y notifica una fracción de las infecciones agudas. Las encuestas de seroprevalencia en EE. UU. y Europa han sugerido que después de tener en cuenta los posibles falsos positivos o negativos, la tasa de exposición previa a COVID-19 reflejada por la seropositividad, supera más de 10 veces la incidencia de los casos notificados.

La **transmisión de persona a persona** es el principal medio de contagio; el virus se libera de las secreciones respiratorias cuando una persona infectada tose, estornuda o habla, y entra en contacto directo con las membranas mucosas del nuevo huésped. También se puede transmitir a distancia a través de la ruta aérea (mediante la inhalación de partículas que permanecen en el aire por tiempo prolongado). La infección también puede ocurrir si las manos de una persona están contaminadas por estas secreciones y luego se toca los ojos, la nariz o la boca. Aunque las superficies contaminadas no son una vía importante de transmisión; se ha descrito una extensa contaminación por ARN de coronavirus en las superficies ambientales, como habitaciones de hospitales y zonas residenciales de los pacientes con COVID-19. El **riesgo de transmisión de una persona** con infección por COVID-19 varía según la variante viral, duración de la exposición, el uso de medidas preventivas y la cantidad de virus en las secreciones respiratorias.

El **período de mayor infecciosidad** ocurre 2 días antes y 1 día después del inicio de los síntomas, disminuye progresivamente en 7 días y la transmisión después de los 8 días de la enfermedad es poco probable; particularmente si el contagio proviene de pacientes con infección no grave y el receptor es inmunocompetente. El tiempo que dura la eliminación del ARN viral es variable y aumenta con la edad y la gravedad de la enfermedad; la detección promedio de ARN viral en muestras respiratorias es de 18 días después del inicio de los síntomas; sin embargo, este ARN no indica necesariamente la presencia de virus infectante, y existe un umbral de nivel de ARN viral, por debajo del cual la infecciosidad es poco probable.

El virus emergente en el 2019 desencadena el SARS-CoV-2 (síndrome respiratorio agudo grave por coronavirus-2). Este virus consiste en un ARN con manto, el cual incluye 7 especies que afectan al ser humano y provocan infecciones respiratorias altas, tipo resfriado común; sin embargo, tres de ellas son capaces de producir infecciones respiratorias bajas graves: 1. Síndrome Respiratorio Agudo Grave por coronavirus (SARS-CoV-2); 2. Síndrome Respiratorio del Medio Oriente (MERS-CoV) y 3. SARS-CoV-2. SARS CoV y MERS causaron enfermedades respiratorias mortales en el 2002 y 2012, respectivamente.

CoV-2 tiene un genoma de ARN monocatenario que codifica 16 proteínas no estructurales que cumplen un rol fundamental en la replicación del virus dentro de las células huésped y; 4 proteínas estructurales: pico o espiga (S), envoltura (E), membrana (M) y nucleocápside (N). La estructura del virión consiste básicamente en una nucleocápside (que protege al material genético viral) y una envoltura externa. En la nucleocápside, el genoma viral está asociado con la proteína N de la nucleocápside, la cual, se halla insertada dentro de la bicapa de fosfolípidos de la envoltura externa. En esta envoltura se encuentran 3 proteínas estructurales principales denominadas S, M y E y, proteínas accesorias. La proteína S facilita la unión del virus al receptor de la célula huésped; la M ayuda a mantener la curvatura de la membrana y la unión con la nucleocápside, y la E juega un papel importante en el ensamblaje y liberación del virus **(FIG. 62)**.

Patogénesis de la enfermedad. Se inicia con la unión de la glicoproteína espiga (S) de CoV-2 al rceptor celular del huésped, representado por la enzima convertidora de la angiotensina 2 (ECA2); enzima presente en la membrana celular de múltiples órganos (pulmón, corazón, riñón,), particularmente en las células alveolares tipo II (AT2, por sus siglas en inglés), donde

FIG. 62. Estructura del COV-2 (Glicoproteína espiga (S), Proteína (E), Proteína (M), Proteína (N).

Glicoproteína Espiga (S)
Proteína (E)
Proteína (M)
Proteína (N)

100-160 nm

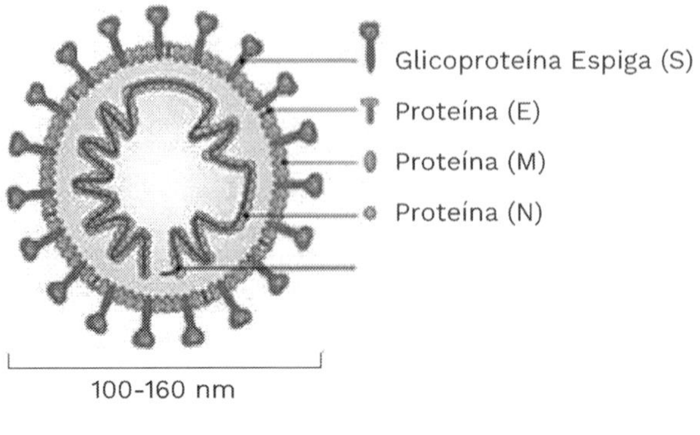

genera una respuesta inflamatoria sistémica. Esta unión y fusión del virus con la membrana celular, finaliza con la entrada del virus a la célula del huésped; el ARN genómico viral se libera en el citoplasma y se denuda para permitir la generación de las poliproteínas (pp1a y 1ab), la transcripción del ARN subgenómico y la replicación del genoma viral. Además, los virus ARN codifican una ARN *polimerasa* para multiplicar su genoma y formar viriones que son liberados de la célula infectada por exocitosis. La ARN *polimerasa* puede generar errores y permitir la generación de mutantes que contribuyen a la mayor transmisibilidad, difusión y gravedad de la enfermedad. α β K γ λ δ.

La unión de CoV-2 a todas las células corporales que expresan ECA2 y TMPRSS (*Transmembrane protease serine*) en su superficie, genera una respuesta inflamatoria sistémica que se inicia con una tormenta de citocinas proinflamatorias (IFN-α, FGT-β IFN-δ, IL-1b, IL-6, IL-12, IL-18, IL-33) y quimioquinas (CCL2, CCL3, CCL5, CXCL8, CXCL9, CXCL10,23,24). De manera que, se trata de un violento ataque al sistema inmune, que causa daño alveolar difuso, insuficiencia orgánica múltiple y muerte. Específicamente la unión de CoV-2 a los receptores ECA2 de las células alveolares desencadena una cascada inflamatoria en las vías respiratorias inferiores, donde genera un daño alveolar difuso expresado por el síndrome de distrés respiratorio grave. De igual manera, la unión de CoV-2 a los receptores de la ECA2 de otras células del organismo genera en forma negativa su expresión en la superficie de estas células, a tal grado que la enzima se torna incapaz de ejercer los efectos protectores sobre estos órganos. La regulación negativa de la expresión de ECA2 en las células alveolares conlleva a la acúmulo sin oposición de la angiotensina II y a la activación local del sistema renina-angiotensina-aldosterona (SRAA). Se ha considerado que esta hiperactividad no controlada de la angiotensina II puede ser, en parte, responsable de la lesión orgánica de COVID-19, que genera la lesión pulmonar aguda, remodelación desfavorable del miocardio, vasoconstricción periférica y aumento de la permeabilidad vascular. De igual manera, la activación local del SRAA puede contribuir con las lesiones pulmonares provocadas por la agresión viral **(FIG. 63)**.

FIG. 63. Ciclo de multiplicación celular del CoV-2.
Adaptado de Vega A, López-Goñi L. Own work, CC BY-SA 4.0 (2020).

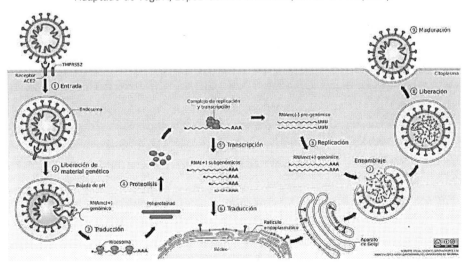

El CoV-2 evoluciona constantemente a medida que se producen cambios en su código genético (mutaciones genéticas) durante la replicación del genoma; estas mutaciones ocurren con frecuencia, y a veces modifican las características del virus. Una variante es un genoma viral que incluye una o más mutaciones que tienen consecuencias en la infectividad, el diagnóstico y la gravedad de la enfermedad. Las variantes contienen mutaciones de las proteínas de espiga, incluida la L452R, que se asocia con un aumento de la entrada a la célula y una menor susceptibilidad a la neutralización *in vitro* por el plasma de convalecientes y receptores de la vacuna. Las variantes también están asociadas con un nivel de ARN viral dos veces mayor en hisopados nasales. Las variantes más importantes descritas hasta el momento son:

1. **Linaje B.1.1.7 (Alpha).** Se identificó por primera vez en el Reino Unido a finales del 2020.
2. **Linaje B.1.617.2 (Delta).** Se encontró por primera vez en la India en el 2020 y se ha convertido en una de las variantes prevalentes en múltiples países. Es más transmisible que alpha y está asociada con un mayor riesgo de hospitalización.
3. **Linaje B.1.351 (Beta).** Se identificó en Sudáfrica a finales de 2020. Se convirtió rápidamente en la cepa dominante, con el potencial de aumentar la transmisibilidad. Rapidamente se propagó en EE.UU.
4. **Linaje P.1 (Gamma).** Esta variante se identificó en viajeros de Brasil y luego en el estado de Amazonas en el 2020. Posteriormente se ha identificado en otros países, incluido EE.UU. Tiene varias mutaciones con el potencial de una mayor transmisibilidad e impacto en la inmunidad.
5. **Linajes B.1.427 y B.1.429 (Épsilon).** Se aisló en el 2020, en el sur de California.
6. **Linaje B.1.1.529 (Ómicron).** Se informó por primera vez en Sudáfrica en el 2021, y en diciembre 2021, causó las nuevas infecciones en EE. UU. Contiene más de 30 mutaciones en la proteína espiga, que le ofrece una mayor transmisibilidad y menor susceptibilidad a los anticuerpos neutralizantes (incluidos los anticuerpos monoclonales terapéuticos). Así mismo Ómicron parece escapar de la inmunidad humoral y estar asociado con un mayor riesgo de reinfección en personas previamente infectadas con cepas diferentes; sin embargo el riesgo de enfermedad grave es menor con respecto a las otras variantes. La mayoría de las pruebas moleculares pueden detectar el ARN viral, ya que emplean más de un gen objetivo y, por lo tanto, no dan resultados falsos negativos con las pruebas moleculares.

Respuesta inmunitaria posinfección. Los anticuerpos específicos de COV-2 y la respuesta mediada por células se inducen después de la infección. Algunas de estas respuestas son protectoras y generalmente duran varios meses; sin embargo, se desconoce cuánto tiempo duran los efectos protectores después de los primeros meses de la infección. Después de la infección por COV-2, en la mayoría de los pacientes, la **inmunidad humoral** desarrolla anticuerpos séricos contra la unión al receptor de la proteína de la espiga viral y una actividad neutralizante asociada. La magnitud de la respuesta de anticuerpos está asociada con la gravedad de la enfermedad; los pacientes con infección leve pueden no desarrollar anticuerpos neutralizantes detectables. También se ha identificado una respuesta de la **inmunidad celular** (células T CD4 y CD8 específicas para el CoV-2) en pacientes recuperados de COVID-19 y en individuos que han recibido la vacuna para COVID-19, lo que sugiere la posibilidad de una respuesta inmune duradera por células T.

MANIFESTACIONES CLÍNICAS

El espectro de la infección sintomática varía de leve a crítica; sin embargo, la mayoría de las infecciones no son graves; en general el 80% de los pacientes cursan con enfermedad leve (neumonía leve o nula; $SaO_2 \geq 94\%$); el 14% enfermedad grave (hipoxia o afectación pulmonar >50% en las imágenes) y el 5% enfermedad crítica (insuficiencia respiratoria, *shock* o disfunción multiorgánica); la tasa de letalidad global es del 2,3%. Para tal fin se establecen las siguientes definiciones operativas de COVID-19 y estratificación de la enfermedad según la presentación clínica (TABLA 102).

- **Leve.** Síntomas leves: tos, fiebre, cefalea, mialgias; ausencia de neumonía y saturación de oxígeno ≥94% ($SaO_2 \geq 94\%$) en aire ambiente.
- **Moderado.** Síntomas moderados; asociados a neumonía clínica o tomográfica y $SaO_2 \geq 94\%$ en aire ambiente.
- **Grave.** Síntomas asociados a neumonía clínica o tomográfica con afectación >50% del parénquima pulmonar e hipoxemia acentuada ($SaO_2 < 94\%$ en aire ambiente).
- **Crítico.** COVID-19 grave con gran insuficiencia respiratoria, *shock* o disfunción multiorgánica.

TABLA 102. Estratificación de la enfermedad según la presentación clínica.

Gravedad de la enfermedad	Manifestaciones clínicas
Enfermedad asintomática	Prueba positiva sin síntomas
Enfermedad leve	Fiebre, malestar general, síntomas respiratorios superiores y/o tos, sin disnea
Enfermedad moderada	Presencia de neumonía clínica y/o TC, pero sin criterios de gravedad, $SaO_2 \geq 94\%$. Se deben evaluar los factores de riesgo
Enfermedad grave	Frecuencia respiratoria mayor de 30 por minuto o infiltrados pulmonares mayores del 50%. Sat de $O_2 \leq 94\%$ en aire ambiente o una relación de presión parcial de oxígeno arterial (PaO_2) entre fracción inspirada de oxígeno (PaO_2/FiO_2) <300
Enfermedad crítica	Pacientes en insuficiencia respiratoria, falla multiorgánica y/o *shock* séptico*

* hipoxemia significativa ($PaO_2 < 60$ mm Hg o $SaO_2 < 90\%$).

Los signos de alarma se deben tener en cuenta sobre todo a partir del 4º a 8º día del inicio de síntomas: disnea importante independientemente de la SaO_2, sobre todo si es de instalación precoz (día 2-3 del inicio de síntomas), dolor torácico, deterioro del estado de consciencia e instalación de manifestaciones neurológica focales y convulsiones, entre otros.

Factores de riesgo para enfermedad grave. Incluye la edad avanzada, comorbilidades, tabaquismo, antecedentes socioeconómicos, sexo y raza. Las **comorbilidades** incluyen la obesidad, enfermedad cardiovascular, diabetes mellitus, enfermedad pulmonar obstructiva crónica y otras enfermedades pulmonares, cáncer (pulmón, neoplasias hematológicas y enfermedad metastásica), enfermedad renal crónica, trasplante de órganos sólidos o células madre hematopoyéticas. Los **antecedentes socioeconómicos y el sexo** se han asociado con enfermedades más graves e incluyen las características demográficas: los hombres tienen el mayor número de casos críticos y muertes. En EE. UU. y el Reino Unido las etnias negra, hispana y surasiática comprenden un número desproporcionadamente alto de infecciones y muertes por COVID-19.

El período de incubación de COVID-19 es generalmente de dos a siete días. La presentación inicial incluye fiebre 38°C, náuseas, vómitos, diarrea, dolor abdominal, rinorrea, dolor de garganta y disminución del olfato o el gusto. Algunas características clínicas (en particular, los trastornos del olfato) son más prominentes en COVID-19 que en otras infecciones respiratorias víricas. La infección sintomática puede variar desde leve a crítica; sin embargo, algunos pacientes con síntomas inicialmente no graves pueden presentar disnea en el transcurso de una semana y progresar en 5-8 días al síndrome de distrés respiratorio agudo (SDRA); que es la principal complicación en pacientes con enfermedad grave. Las complicaciones de COVID-19, en líneas generales, son las siguientes:

1. **Complicaciones cardiovasculares.** Pericarditis, arritmias, lesión miocárdica, insuficiencia cardíaca y *shock*.
2. **Complicaciones tromboembólicas.** La trombosis venosa profunda extensa (TVP) y el tomboembolismo pulmonar (TEP) son comunes en pacientes gravemente enfermos, particularmente en unidades de cuidados intensivos. Igualmente, existen episodios tromboembólicos arteriales, que incluyen el ictus agudo en menores de 50 años de edad y la isquemia de las extremidades, sin factores de riesgo.
3. **Complicaciones neurológicas.** Son comunes la encefalopatía en pacientes críticos; igualmente los eventos cerebrovasculares, trastornos del movimiento, déficits neurológicos focales y sensoriales, ataxia y convulsiones.
4. **Complicaciones inflamatorias.** Algunos pacientes graves, con fiebre persistente y enfermedad crítica tienen evidencia bioquímica de una respuesta inflamatoria exagerada con marcadores inflamatorios elevados. Estas características se han comparado con el **síndrome de liberación de citocinas** en la inmunoterapia de células T; sin embargo, los niveles de citocinas proinflamatorias en COVID-19 son más bajos que los observados en este síndrome y en la sepsis.
5. **Manifestaciones mediadas por autoanticuerpos.** Se ha descrito el síndrome de Guillain-Barré, que comienza entre 5 a 10 días después de los síntomas iniciales; la enfermedad de Kawasaki y el síndrome de choque tóxico en niños con COVID-19.
6. **Infecciones secundarias.** Estas no suelen ser complicaciones comunes en la COVID-19; la tasa informada de coinfecciones bacterianas o fúngicas (aspergilosis) es del 8%; e incluyen infecciones respiratorias y bacteriemia. La aspergilosis se diagnóstica fundamentalmente por un infiltrado cavitario, sin otra causa explicable, en la radiografía o TC del tórax, niveles elevados de galactomanano en el suero o lavado broncoalveolar y el crecimiento de *Aspergillus* en cultivos del aspirado.

DIAGNÓSTICO

El diagnóstico de COVID-19 se basa en las manifestaciones clínicas y la epidemiología del paciente (residencia, viajes recientes a zonas donde hay transmisión comunitaria y contacto estrecho con algún paciente, confirmado o sospechoso). También debe pensarse en pacientes que presentan complicaciones extrapulmonares súbitas, asociadas a esta infección como el infarto agudo del miocardio, tromboembolismo pulmonar, ictus isquémico, síndrome de Guillain-Barré y manifestaciones de respuesta inflamatoria sistémica. Las alteraciones de las pruebas de laboratorio que se han asociado con peores pronósticos son: linfopenia, trombocitopenia, elevación de las enzimas hepáticas (lactato deshidrogenasa), marcadores inflamatorios (proteína C reactiva, ferritina, FNT-α y citocinas inflamatorias como la interleuquina-6), dímero D, tiempo de protrombina, troponina, creatina fosfocinasa (CPK) y las pruebas de falla renal aguda. La detección de ARN viral en la sangre se ha asociado con enfermedad grave, daño multiorgánico (pulmón, corazón, riñón), coagulopatía de consumo y mayor mortalidad. Algunos componentes genéticos del huésped se han relacionado con enfermedad grave; la asociación con el genoma humano identificó una relación entre los polimorfismos de genes que codifican el grupo sanguíneo ABO; en el tipo A la insuficiencia respiratoria se ha asociado con un mayor riesgo de COVID-19, y el tipo O con un menor riesgo, tanto de infección como de enfermedad grave. El diagnóstico de COVID-19 se debe insistir en pacientes sintomáticos y asintomáticos.

Pacientes sintomáticos. Todos los pacientes con sintomatología deben someterse a pruebas de laboratorio para confirmar el diagnóstico. En países con limitación de recursos, se han establecido como prioridad los pacientes hospitalizados, trabajadores del área de la salud, o pacientes con enfermedad grave. De manera que, dada la disponibilidad limitada de las pruebas, muchas veces el diagnóstico se basa en la sospecha clínica y epidemiológica del paciente y, luego la confirmación con las pruebas específicas.

Pacientes asintomáticos. Se recomienda usar pruebas diagnósticas en pacientes asintomáticos después de un contacto cercano a una persona con COVID-19, incluido a los recién nacidos de madre con COVID-19. El CDC recomienda hacer la prueba inmediatamente después de que se identifica la exposición, para definir rápidamente la infección; si la prueba es negativa, se repite a los 5 o 7 días después de la última exposición. También es recomendado realizar pruebas diagnósticas en viajeros, pacientes hospitalizados en lugares de alta prevalencia, previo a cirugías, procedimientos que generen aerosoles, y antes de recibir terapia inmunosupresora. El CDC no recomienda realizar las pruebas en personas asintomáticas que fueron diagnosticadas con SARS-CoV-2 los tres meses previos, debido a la baja probabilidad de reinfección en este periodo, sin embargo, con la aparición de las nuevas variantes, esta recomendación se ha modificado. Los diferentes tipos de pruebas diagnósticas para COVD-19 son las siguientes:

Pruebas de amplificación del ácido nucleico (TAAN)

Consiste en el ensayo de reacción en cadena de la polimerasa con transcripción inversa o RT-PCR). Constituye el **estándar de oro** para el diagnóstico de COVID-19. Consiste en la detección directa del ARN viral, por lo general de una muestra del tracto respiratorio superior (hisopado de nasofaringe). Se utilizan varios ensayos de RT-PCR que detectan diferentes regiones del genoma viral; unos dirigidos a dos o más genes, incluidos los genes de la nucleocápside, la envoltura y la espiga, y otros al gen de la ARN *polimerasa* dependiente de ARN.

Una RT-PCR positiva confirma el diagnóstico, y no son necesarias pruebas adicionales. Recordar que los pacientes con COVID-19 pueden tener ARN viral detectable en muestras del tracto respiratorio superior durante semanas después de la aparición de los síntomas; por lo tanto, la detección prolongada de ARN viral no indica necesariamente una estado infeccioso, y no debe practicarse.

Si la RT-PCR es negativa, pero continua la sospecha de COVID-19, se sugiere repetir la prueba a las 24-48 horas. En pacientes que tienen evidencia de enfermedad de las vías aéreas inferiores la IDSA y la OMS consideran el uso de muestras del tracto respiratorio inferior, las cuales incluyen la muestra del esputo en pacientes con tos productiva y, aspirado traqueal o lavado broncoalveolar de pacientes intubados. En enfermos hospitalizados con sospecha de COVID-19 que tienen una RT-PCR de SARS-CoV-2 negativa, pero con hallazgos característicos de laboratorio o de imágenes que respaldan el diagnóstico clínico de la enfermedad, justifica el tratamiento. Si el resultado de la RT-PCR es indeterminado, indica que solo se identificó uno de los dos o más genes a los que se dirige la prueba PAAN; estos resultados son considerados positivos, dada la alta especificidad de estas pruebas. Si el paciente se encuentra en una etapa temprana de la enfermedad, la repetición de la prueba puede ser útil para confirmarla.

Pruebas de antígenos con hisopados nasofaríngeos

Estas pruebas se pueden realizar rápidamente, son más accesibles, menos costosas y los resultados se obtienen inmediatamente. Es una opción diagnóstica para la infección reciente, sin embargo, son menos sensibles que la RT-PCR, por lo que el personal de salud debe considerar los falsos negativos, y ser interpretado en el contexto clínico del individuo. Su utilidad radica en los **pacientes sintomáticos** que están entre 5 a 7 días de aparición de los síntomas, cuando su sensibilidad aumenta, ya que en esta fase, la replicación viral es máxima. La prueba de antígeno negativo no descarta la infección, por lo que, en general debe confirmarse con una PCR-RT, si está disponible, cuando la sospecha clínica es baja y hacerla dentro de las 48 horas posterior a la prueba de antígenos.

En los **pacientes asintomáticos que han tenido exposición** las pruebas de antígeno pueden ser útiles para evaluar COVID-2, después de un contacto cercano con un individuo enfermo o sospecha de la misma. El CDC recomienda que las personas no vacunadas se hagan la prueba inmediatamente después de la exposición para documentar rápidamente la infección y, si la prueba es negativa, se debe repetir a los 5-7 días después de la última exposición; además, ayuda a informar la duración de la cuarentena. La sensibilidad de la prueba de antígenos en los pacientes sintomáticos es 72% *versus* los asintomáticos, y aumenta proporcionalmente con la carga viral; su especificidad en general está en el orden del 99,6%.

En cuanto a la **investigación de brotes,** la prueba de antígenos también es útil, así como para la detección repetida de personas en entornos congregados de alto riesgo, para identificarlas rápidamente y aislarlas. Los estudios de modelos han sugerido que, si el uso de las pruebas es suficientemente alta, incluso las pruebas con menor sensibilidad podrían utilizarse con éxito para reducir las tasas acumulativas de infección; además, si se utilizan pruebas seriadas en este entorno, no es necesario confirmar las pruebas de antígeno negativas.

Pruebas serológicas

Estas detectan anticuerpos contra el CoV-2 en la sangre, y pueden ayudar a identificar los pacientes que tuvieron una infección previa; así como pacientes con infección actual que han tenido síntomas durante tres o cuatro semanas. Tiene muy poca o ninguna utilidad en la enfermedad aguda y la sensibilidad es incierta más allá de las quinta semana de la enfermedad. Los anticuerpos detectables generalmente tardan varios días a semanas en desarrollarse, el tiempo para la detección de anticuerpos varía según la prueba. De acuerdo a las recomendaciones IDSA **se sugiere usar pruebas de anticuerpos IgG o anticuerpos totales,** por su mayor precisión; en lugar de pruebas de diferenciación de anticuerpos IgM, IgA o IgM/IgG. Si se hace una prueba serológica para identificar una infección previa en una persona que ha recibido una vacuna de proteína de espiga para la enfermedad, se debe utilizar una prueba que detecte anticuerpos contra antígenos distintos de la proteína de espiga. Para maximizar el valor predictivo de la prueba serológica, deben usarse ensayos con alta especificidad (≥99,5%) y las pruebas deben reservarse para personas con una alta probabilidad de infección. CDC sugiere una estrategia alternativa de utilizar un algoritmo de pruebas de dos pasos, en el que una prueba inicial positiva se confirma mediante un segundo ensayo de anticuerpos diferentes **(FIG. 64 y 65).**

FIG. 64. Protocolo diagnóstico para COVID-19. CDC.

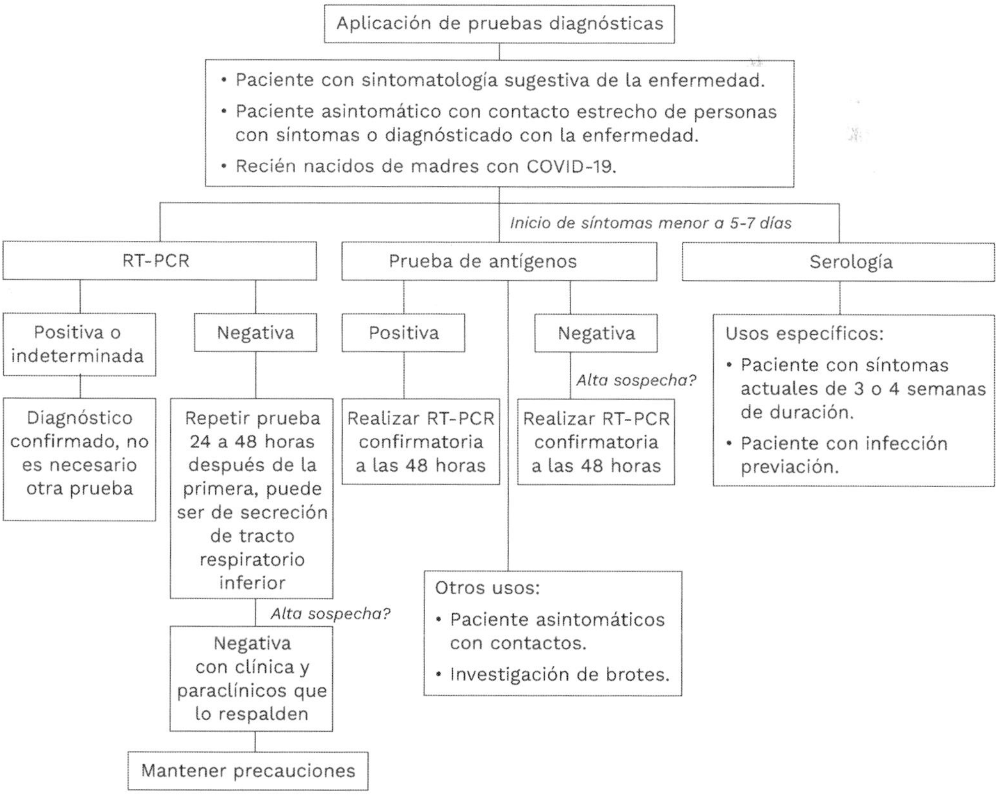

FIG. 65. Temporalidad para el diagnóstico de infección SARS-CoV-2 por PCR, prueba de antígenos y serología. Adaptado de Parveen S, 2021.

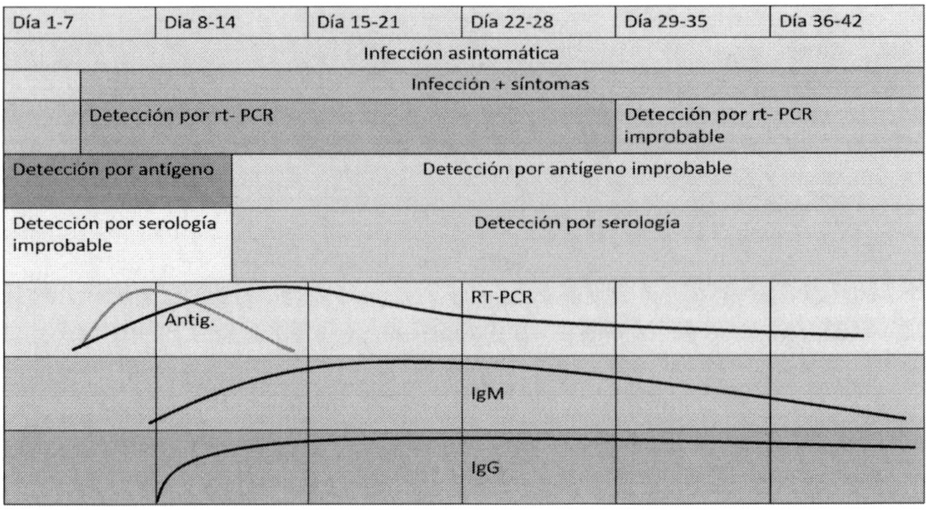

Día 1-7	Día 8-14	Día 15-21	Día 22-28	Día 29-35	Día 36-42
Infección asintomática					
	Infección + síntomas				
	Detección por rt- PCR			Detección por rt- PCR improbable	
Detección por antígeno	Detección por antígeno improbable				
Detección por serología improbable	Detección por serología				

TRATAMIENTO

El tratamiento de la infección por COVID-19 se basa en la presentación y evolución de la enfermedad, sin embargo, el tratamiento debe ser individualizado, tomando en cuenta la condición clínica, las comorbilidades o estados que pudiesen contraindicar o proveer más riesgos que beneficios al paciente.

Pacientes con enfermedad asintomática. Se indica aislamiento por 10 días.

Pacientes con enfermedad leve. Por lo general no requieren hospitalización y el tratamiento se basa en las siguientes medidas:

1. Manejo de síntomas y soporte general (hidratación y nutrición vía oral).
2. Aislamiento domiciliario por 10 días contados a partir del inicio de síntomas.
3. Seguimiento profesional dirigido, mediante la evolución de signos vitales, SaO_2, así como la captación de signos de alarma.
4. Considerar el uso de antivirales en pacientes con factores de riesgo para la enfermedad que empeora, vacunados y no vacunados.
5. En estos pacientes no está indicada la prescripción de corticoesteroides, antibióticos y anticoagulantes.

Paciente con enfermedad moderada. En este grupo de pacientes es necesario, evaluar los factores de riesgo de progresión de la enfermedad. Existen además algunas escalas, como el CALL-score, que nos ayudan a predecir el riesgo de progresión, tanto en personas vacunadas como no vacunadas; lo que actualmente es un factor a considerar debido a los porcentajes crecientes de pacientes vacunados **(FIG. 66)**.

La presencia de los factores de riesgo antes descritos nos ayudan en la toma de decisiones con respecto a la hospitalización y/o al inicio de alguna intervención terapéutica. Inicialmente

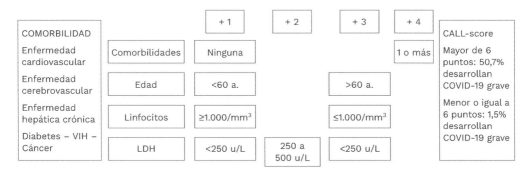

FIG. 66. Escala CALL-score.

estos pacientes ameritan un seguimiento estrecho de su condición clínica, control de las comorbilidades y vigilancia de la saturación de oxígeno. En pacientes sin requerimientos de oxígeno y sin factores de riesgo de progresión, solo se aconsejan cuidados de soporte. Sin embargo, en pacientes con factores de riesgo se han analizado diversos tratamientos:

1. **Nirmatrelvir más ritonavir.** La FDA los autoriza para su uso de emergencia (compasivo) en pacientes con COVI-19 leve a moderado, no hospitalizados, no vacunados, que se encuentren dentro de los 5 días de inicio de los síntomas y tengan alto riesgo de progresión a enfermedad grave.
2. **Sotrovimab** (anticuerpos monoclonales neutralizantes). El Instituto Nacional de salud de EE.UU. lo recomienda de emergencia donde es prevalente la variante Ómicron del COV2-19, en mayores de 18 años con enfermedad leve a moderada, alto riesgo de progresión de la enfermedad y que están dentro de los 5 días de inicio de los síntomas.
3. **Remdesivir.** Se usa solo en los pacientes con enfermedad moderada y factores de riesgo para progresión de la enfermedad. El fármaco se usa cuando el paciente está dentro de los 7 días de inicio de los síntomas y se utiliza en general por 3 días.
4. **Molnupiravir.** Se usa cuando no hay disponibilidad de los medicamentos previamente nombrados o con menor eficacia. Se inicia dentro de los 5 días de empezar los síntomas, por un lapso de 5 días. Se reporta una reducción en la tasa de hospitalización o muerte en pacientes no hospitalizados, no vacunados y con factores de riesgo con progresión.
5. **SaO$_2$ ≥94% se sugiere no indicar oxígeno.** Mantener saturaciones por encima de 96% puede ser deletéreo y está asociado con una mayor mortalidad intrahospitalaria. Igualmente, no se aconseja el uso de dexametasona, ya que se asocia con peor desenlace en los pacientes sin requerimientos de oxígeno.

Pacientes con enfermedad grave. En estos pacientes la aproximación terapéutica depende en gran medida del requerimiento de oxígeno o de la ventilación mecánica (invasiva o no invasiva). Se considera la terapia específica intrahospitalaria en los siguientes grupos:

Pacientes con insuficiencia respiratoria moderada SaO$_2$ entre 90% a 93% en aire ambiente. Administrar oxígeno a través de cánula nasal con un flujo de 2-4 litros o, a través de máscara facial 6-10 litros o mascarilla con reservorio 10-15 litros. Para casos graves (SaO$_2$ <90% aire ambiente) se lleva a una saturación de oxígeno de 94%, mediante una cánula nasal de alto flujo o ventilación mecánica no invasiva; se prefiere la presión continua de la vía aérea en modo CPAP que el modo *bilevel* por riesgo de la aerosolización de los ambientes.

1. **Pacientes que requieren suplementos de oxígeno de bajo flujo.** Se sugieren dosis bajas de dexametasona y de remdesivir. Para pacientes inmunodeprimidos se puede evaluar la terapia con anticuerpos monoclonales (aún en investigación). En estos pacientes, si además, tienen elevación significativa de los marcadores inflamatorios y han ameritado un aumento o escalada en el suministro de oxígeno, a pesar del inicio de dexametasona y están dentro de las 96 horas de hospitalización, se sugiere el uso de tocilizumab o baricitinib. El tocilizumab se usa a 8 mg/kg en dosis única y el baricitinib 4 mg día por 14 días o hasta el alta hospitalaria. Se define una escalada en los requerimientos de oxígeno como un rápido incremento de 6 litros o más en 24 horas o más de 10 litros de requerimiento.
2. **Pacientes que reciben oxígeno suplementario con alto flujo o ventilación mecánica no invasiva.** Se recomiendan bajas dosis de dexametasona en conjunto con tocilizumab o baricitinib.
3. **Remdesivir.** En pacientes con COVID-19 grave y en conjunto con dexametasona, se reduce la mortalidad, el tiempo de hospitalización y aclaramiento del virus. La duración del tratamiento con remdesivir es de 5 días y de dexametasona por 10 días.
4. Tromboprofilaxis/anticoagulación, en pacientes hospitalizados.

Adultos hospitalizados, no embarazadas, que requieren oxígeno de bajo flujo y no están en unidades de cuidados intensivos:

1. **Heparina a dosis terpéuticas.** Se usa en pacientes que tienen un dímero D por encima del límite superior a la normalidad (VR= <500 μg/mL), que requieran oxígeno de bajo flujo y no tengan mayor riesgo de sangrado. Se prefiere la heparina de bajo peso molecular (HBPM); las contraindicaciones para la anticoagulación terapéutica son: recuento de plaquetas menores a 50×10^9/L, hemoglobina menor a 8 g/dL, necesidad de terapia antiplaquetaria dual, sangrado evidente notable en los últimos 30 días y antecedentes de trastorno hemorrágico adquirido o hereditario activo.
2. **Pacientes sin TVP que inician dosis terapéuticas de heparina.** El tratamiento debe continuar por 14 días o hasta el alta hospitalaria, lo que ocurra primero.
3. Heparina profiláctica para los pacientes a los que no se les administra heparina terapéutica, a menos que exista una contraindicación.
4. No usar anticoagulantes orales.

Adultos hospitalizados, no embarazadas, que reciben nivel de atención en unidades de cuidados intensivos (incluidos pacientes que reciben oxígeno de alto flujo):

1. Heparinas a dosis terapéuticas mientras tengan oxígeno a alto flujo; luego se recomienda el cambio a dosis profilácticas.
2. Heparinas profiláctica a menos que exista una contraindicación.

Pautas de *American College of Chest Physicians* (ACCP), *American Society of Hematology* (ASH), *International Society of Thrombosis and Haemostasis* (ISTH) 2022.

A. Pacientes críticamente enfermos (cuidados intensivos), se sugiere el uso profiláctico de HBPM. Evaluar el riesgo de trombosis y hemorragia.

B. Pacientes no críticamente enfermos se sugiere la tromboprofilaxis con HBPM.
C. No se recomienda la profilaxis extendida después de egresar el paciente. Considerar si hay alto riesgo de trombosis y bajo riesgo de sangrado **(TABLA 103 y 104)**.

Pacientes con enfermedad crítica. El tratamiento contempla la medicación estipulada en enfermedad grave más soporte avanzado de ventilación, en cualquiera de sus modalidades, aunado al soporte del paciente crítico.

Pacientes con sobreinfección por neumonías bacterianas. Para los pacientes con COVID-19 documentado, no se debe administrar profilaxis con antibióticos para neumonías bacterianas. Sin embargo, el tratamiento empírico es razonable en estos pacientes, con sospecha clínica; como reaparición de fiebre súbita y nueva consolidación pulmonar en la radiografía o TC del tórax. Se debe iniciar previo estudios microbiológicos (Gram y cultivos de esputo) y evaluar diariamente la necesidad de continuar la antibioticoterapia. La procalcitonina baja puede ser útil para suspender los antibióticos; sin embargo, puede haber un aumento de esta en COVID-19, particularmente al final de la enfermedad.

Otros fármacos. En general, la medicación usual del paciente debe continuar, inhibidores de la enzima convertidora de angiotensina, estatinas, antiinflamatorios, corticoesteroides (oral, inhalado o intranasal), medicamentos indicados previamente por comorbilidades (antirretrovirales en pacientes VIH positivos, inmunomoduladores y antineoplásicos); es importante la asesoría de los especialistas correspondientes.

TABLA 103. Tratamiento de la COVID-19 según la gravedad de la enfermedad.

Forma de la enfermedad	Tratamiento
Pacientes asintomáticos	Aislamiento por 10 días
Enfermedad leve	Aislamiento por 10 días
	Seguimiento médico estrecho
	Antipiréticos, nutrición e hidratación adecuada
Enfermedad moderada	Aislamiento por 10 días
	Monitorización y seguimiento médico estrecho para evaluar signos de progresión de la enfermedad y complicaciones (hemograma completo, VSG, PCR, LDH, dímero D, ferritina, estudios radiológicos, pruebas renales y hepáticas)
	Antipiréticos, nutrición e hidratación adecuada
	Si hay factores de riesgo de progresión de la enfermedad, considerar el uso de: nirmatrelvir-ritonavir, sotrovimab, remdesivir o molnupiravir
Enfermedad grave	Oxígeno suplementario
	Dexametasona 6 mg VO/día
	Remdesivir/tocilizumab/baricitinib
	Tromboprofilaxis/anticoagulación: heparina no fraccionada o heparinas de bajo peso molecular
	Antibioticoterapia en caso de sospecha de sobreinfección con previa toma de Gram y cultivos
	Vasoactivos: noradrenalina a dosis de 0,05-0,15 µg/kg/min.

TABLA 104. Tratamiento de la COVID-19 según severidad de la enfermedad y fase patogénica de la misma. Modificado de Gandhi R, 2021.

Severidad	Asintomático/ presintomático + prueba positiva SARS-CoV-2, pero sin síntomas	Enfermedad leve	Enfermedad moderada	Enfermedad grave	Enfermedad crítica
Patogénesis de la enfermedad	Replicación viral	Replicación viral	Inflamación	Inflamación	
Tratamiento		Remdesivir o Molnupiravir	Nirmatrelvir-ritonavir o Sotrovimab o Remdesivir o Molnupiravir	Remdesivir / tocilizumab / baricitinib	

Vacunas

La enorme morbilidad y mortalidad por esta pandemia ha forzado la investigación de vacunas de una manera nunca antes experimentada por la humanidad; se han acortado los procesos de investigación y se ha obligado a las entidades internacionales a realizar un seguimiento de los ensayos en directo para acelerar su disponibilidad. La OMS dispone de una página web en la que se resumen las vacunas conocidas y su estado de investigación.

La dificultad de elaborar una vacuna depende de varios factores, como la identificación de antígenos que generen respuestas protectoras, la variabilidad de los microorganismos, la duración de la memoria inmunológica; además de las diferentes respuestas que pueden aparecer debido a factores genéticos, etarios o ambientales. La eficacia de una vacuna y su cobertura son dos conceptos fundamentales en general. Una vacuna no protegerá a la población si no produce una respuesta inmune suficiente contra los antígenos desencadenantes, es decir, aquellos antígenos que son fundamentales para que el virus penetre en la célula y la infecte. Por otra parte, para que la población quede protegida debe vacunarse en un número suficiente para que se produzca la protección de grupo, que dependerá de la población vacunada y del grupo que ha padecido la infección (sintomática o asintomática), de la eficacia y duración de su inmunidad y de la capacidad del virus para reproducirse.

Con las vacunas anticovídicas hoy disponibles, el objetivo primordial sigue orientándose en reducir las muertes y las formas graves de la enfermedad. Las vacunas que han sido incluidas en la lista OMS de uso en emergencias, correspondientes a varias plataformas vacunales, proporcionan un elevado nivel de protección contra las formas graves de la enfermedad y la muerte debidas a variantes agresivas.

La seguridad de las vacunas es un aspecto fundamental para todas ellas. Existen grupos de personas que a pesar de la evidencia disponible no son proclives a la vacunación. Cualquier problema que surja con esta vacuna produciría una mayor inquietud y recordar que no existe un sustituto mejor para certificar la seguridad de una vacuna que los ensayos clínicos bien planteados, doble ciego, prospectivos y aleatorizados. Dada la gravedad de la pandemia, la autorización apresurada de vacunas es contemplada con preocupación por las autoridades sanitarias del mundo. Existen diferentes plataformas de vacunas; la respuesta inmune adecuada debe incluir anticuerpos neutralizantes, así como la inmunidad celular. La clasificación de estas plataformas es la siguiente:

1. **Virus vivos atenuados.** No parece recomendable su uso.
2. **Virus inactivado.** Proporcionaría una respuesta inmune frente al virus.
3. **Proteínas virales** (esenciales para la infección vírica).
4. **Vacunas de vectores virales.** Consisten en un virus recombinante proveniente de la modificación genética de un virus para que actúe como vehículo de transporte de genes (denominado vector viral) que codifican la/s proteína/s claves del patógeno, en este caso del SARS-CoV-2. La patogenicidad del vector viral se reduce por atenuación previa o por modificación genética. En general se utilizan adenovirus como vectores. Hay dos tipos de vectores virales: aquellos que pueden replicarse dentro de las células hospedadoras (replicantes) y aquellos que no pueden hacerlo (no replicantes) porque los genes clave para la replicación han sido inactivados.
5. **Vacunas basadas en ácidos nucleicos (ADN o ARN).** Las vacunas COV-2 ARNm dan instrucciones para que nuestras células hagan una pieza inofensiva de lo que se llama la "proteína de pico", que se encuentra en la superficie del virus que causa COVID-19. Una vez que las instrucciones (ARNm) están dentro de las células musculares, las células las utilizan para hacer la pieza de proteína. Después de que se hace la pieza de proteína, la célula descompone las instrucciones y se deshace de ellas. A continuación, la célula muestra la pieza de proteína en su superficie. Nuestros sistemas inmunitarios reconocen que la proteína no nos pertenece y comienzan a construir una respuesta inmune y a producir anticuerpos, como lo que sucede en la infección natural contra COVID-19. Al final del proceso, nuestro organismo ha aprendido cómo protegerse frente a una futura infección.

A continuación se describen las principales vacunas y las más ampliamente disponibles. Se debe tomar en cuenta que actualmente se existen 33 vacunas aprobadas, 44 en fase I, 66 en fase II y 65 en fase III **(TABLA 105)**.

TABLA 105. Principales vacunas disponibles.

CORONAVAC (SINOVAC)	CHADOX1/COVISHIELD Y VAXZEVRIA (ASTRAZENECA/OXFORD)	BNT162/COMIRNATY (PFIZER/BIONTECH)
Virus inactivate	Vector viral	ARN mensajero
Estudio prospectivo en Chile: prevención COVID-19 grave 65,9%, hospitalización 87,5%, ingreso a terapia intensiva 90,3% y muerte 86,3%	Entre 63,0% y 78,0% (aumenta con intervalo más largo entre dosis)	95,0% (adultos) y 75% en adolescentes (12-15 años)
Alfa: efectiva; beta: efectiva; gama: baja efectividad; gamma: sin datos; épsilon: baja efectividad	Alfa: infección 70,4%; beta: infección: 21,4%; delta: 59,8%; gamma/épsilon/delta: sin datos	Alfa: infección: 89,5% y enfermedad grave 100%; beta: infección 75% y enfermedad grave: 100%; delta: 87,9%; gamma/épsilon/delta: sin datos

En conclusión, ante un virus desconocido, con una capacidad de diseminación nunca antes vista, se han tenido que establecer, a nivel mundial, una serie de medidas que no solo afectan al ámbito de salud (incluyendo derivar la atención de otras patologías agudas y crónicas prevalentes), sino al ámbito social, económico y educativo; y es el aislamiento una de las principales medidas. Ante la incertidumbre de una nueva patología se crean miedos, tanto en la población general como en el personal de salud, que tuvo que adaptarse rápidamente a nuevas formas de atención médica, enfrentar, además, el colapso tanto de sistemas de salud robustos, como de sistemas de salud, previamente colapsados y una gran mortalidad por este nuevo flagelo desconocido. Así pues, se pone en marcha el uso de medicamentos con poco nivel de evidencia sin poder esperar el resultado de ensayos clínicos controlados, lo cual hace que distintas organizaciones y sociedades científicas internacionales actualicen pautas constantemente ante los cambios surgidos de forma frecuente. Como si fuera poco, y como todos los virus, el COVID-19 ha mutando y, adquirido mayor infectividad y contagiosidad, que ha provocado aún más, colapso en la salud. Al mismo tiempo, se iniciaron los estudios para la creación de vacunas, lo cual fue logrado en tiempo récord (gracias a que las diferentes tecnologías se encontraban en estudio); lo que finalmente parece estar logrando atenuar la pandemia, a sabiendas que probablemente este virus quedará entre nosotros por tiempo indefinido.

Bibliografía

Abdullah F, Myers J, Basu D, et al. Decreased severity of disease during the first global omicron variant COVID-19 outbreak in a large hospital in tshwane, South Africa. Int J Infect Dis. 2021.

PAHO COVID-19 RESPONSE (Internet) (citado 4 de octubre de 2020). Disponible en: https://paho-covid19-response-who.hub.arcgis.com/

ATTACC Investigators et al. Therapeutic anticoagulation with heparin in noncritically in patients with COVID-19. N Engl J Med. 2021; 385(9): 790-802.

Australian National COVID-19 Clinical Evidence Taskforce. Australian guidelines for the clinical care of people with COVID-19 [Internet]. Australia: Australian National COVID-19 Clinical Evidence Taskforce; 2021 [cited 14 October 2021].

Bartsch SM, O'Shea KJ, Ferguson MC, Bottazzi ME, WedLock PT, Strych U, et al. Vaccine efficacy needed for a COVID-19 coronavirus vaccine to prevent or stop an epidemic as the sole intervention. Am J Prev Med. 2020; 59(4): 493-503. DOI: 10.1016/j.amepre.2020.06.011.

Bernal A, Gomes M, Musungaie D, Kovalchuk E, Gonzalez A, De Los Reyes V, Martin-Quiroz A. Molnupiravir for oral treatment of COVID-19 in nonhospitalized patients. N Engl J Med. 2021.

Cuker A, Tseng EK, Nieuwlaat R, et al. American Society of Hematology 2021 guidelines on the use of anticoagulation for thromboprophylaxis in patients with COVID-19. Blood advances. 2021; 5(3): 872-888.

Gandhi R. The multidimensional challenge of treating coronavirus disease 2019 (COVID-19): remdesivir is a foot in the door. Clin Infect Dis. 2021; 73(11): 4175-4178.

Gotiilieb R, Paredes R, Mera J, Webb B, Perez G, Oguchi G, et al. Early remdesivir to prevent progression to severe COVID-19 in outpatients. N Engl J Med. 2022; 386: 4-10.

Guan W, Ni Z, Hu Y, Liang W, Ou C, He J, Liu L, et al. Clinical characteristics of coronavirus disease 2019 in China. N Engl J Med. 2020; 382(18): 1708-1713.

Infectious Diseases Society of America Guidelines on the Treatment and Management of Patients with COVID-19. Disponible en: https://www.idsociety.org/practice-guideline/COVID-19-guideline-treatment-and-management/ (Accessed on February 21, 2021).

Kostoff RN, Briggs MB, Porter AL, Spandidos DA, Tsatsakis A. [Comment] COVID-19 vaccine safety. Int J Mol Med. 2020; 46(5): 1599-602. DOI: 10.3892/ijmm.2020.4733.

Krause PR, Gruber MF. Emergency use authorization of COVID vaccines – safety and efficacy follow-up considerations. New Eng J Med. 2020; 383(19): e107. DOI: 10.1056/NEJMp2031373.

National Health Service. Interleukin-6 inhibitors (tocilizumab or sarilumab) for hospitalised patients with COVID-19 pneumonia (adults). Disponible en: https://www.cas.mhra.gov.uk/ViewandAcknowledgment/ViewAlert.aspx?AlertID=103144 (Accessed on February 19, 2021).

National Institutes of Health. Coronavirus disease 2019 (COVID-19) treatment guidelines. Disponible en: https://COVID-19treatmentguidelines.nih.gov/ (Accessed on May 27, 2021).

OMS. Draft landscape of COVID-19 candidate vaccines 2021. [Available from: https://www.who.int/docs/default-source/blue-print/novel-coronavirus-landscape-covid-19-(7).pdf?sfvrsn=a4e55ae3_2&download=true.

Parveen S. The COVID-19 pandemic: epidemiology, molecular biology and therapy. Bentham Books. 2021.

Rochwerg B, Agarwal A, Siemieniuk R, Agoritsas T, Lamontagne F, Askie L, Lytvyn, et al. A living WHO guideline on drugs for COVID-19. BMJ. 2020; 370: m3379.

Wang D, Hu B, Hu C, Zhu F, Liu X, Zhang J, Wang B, et al. Clinical characteristics of 138 hospitalized patients with 2019 novel coronavirus-infected pneumonia in Wuhan, China. JAMA. 2020; 323(11): 1061-1066.

WHO Solidarity Trial Consortium. Repurposed antiviral drugs for COVID-19 -Interim WHO solidarity trial results. N Engl J Med. 2021; 384(6): 497-500.

WHO. COVID-19 Weekly Epidemiological update. Dashboard (Internet). (citado 23 de enero de 2022). Disponible en: https://www.who.int/publications/m/item/weekly-epidemiological-update-on-covid-19-18-january-2022.

WHO Coronavirus disease (COVID-19) dashboard (Internet). (citado 4 de octubre de 2020). Disponible en: https://covid19.who.int

Wu JT, Leung K, Leung GM. Nowcasting and forecasting the potential domestic and international spread of the 2019-COVID outbreak originating in Wuhan, China: a modelling study. The Lancet (Internet). 29 de febrero de 2020 (citado 6 de septiembre de 2020); 395(10225): 689-97. DOI: https://doi.org/10.1016/S0140-6736(20)30260-9

Zhou F, Yu T, Du R, Fan G, Liu Y, Liu Z, Xiang J, Wang Y, et al. Clinical course and risk factors for mortality of adult inpatients with COVID-19 in Wuhan, China: a retrospective cohort study.

SECCIÓN SEIS

DERMATOLOGÍA

CAPÍTULO 86
LEISHMANIASIS TEGUMENTARIA AMERICANA

ANA MARÍA SÁENZ DE CANTELE, MARÍA E. ORTEGA-MORENO

INTRODUCCIÓN

La leishmaniasis tegumentaria americana es una enfermedad producida por protozorios del género *Leishmania* spp., que pueden afectar la piel y las mucosas nasobucofaríngeas. Esta enfermedad constituye un serio problema de salud pública nacional y mundial, siendo endémica en 98 países. En el mundo se reportan cada año entre 600.000 y 1 millón de casos nuevos. En Venezuela desde 1990 hasta el año 2020 se han registrado un total de 70.217 casos, en 23 de las 24 entidades federales, con excepción de Nueva Esparta. El incremento del número de pacientes se debe a diversos factores de riesgo como el establecimiento de nuevas vías de penetración, la construcción de urbanizaciones en zonas boscosas endémicas, la migración de personas hacia zonas de transmisión de la leishmaniasis y las actividades ocupacionales, entre otras.

Esta zoonosis puede aparecer a cualquier edad; el sexo masculino tiene un ligero predominio, principalmente por las actividades ocupacionales que predisponen a los hombres a las picaduras de los vectores. Para la aparición de la enfermedad es necesaria la presencia de reservorios infectados por el parásito, los vectores y el huésped. Los reservorios son en su mayoría, perezas, zorros, zarigüeya o rabipelados (*Didelphis marsupialis*), y ratas de los géneros *Rattus-Rattus*, *Proechymys* y *Zygodontomys*. Entre los vectores se han demostrado varias especies de flebótomos del género *Lutzomyia*.

El agente etiológico de la leishmaniasis tegumentaria es un parásito del orden *Kinetoplastida*, familia *Trypanosomatidae*, género *Leishmania* (subgéneros *Leishmania* y *Viannia*); en los que se agrupan diversas especies con variadas respuestas en el huésped. El estado inmunológico del hombre es importante para el desarrollo de los diferentes cuadros clínicos. Esta zoonosis genera lesiones en la piel y mucosas; y hay un espectro de respuesta que depende de las condiciones inmunológicas ante el parásito, de manera que puede presentarse en sus diferentes formas clínicas: cutánea localizada, cutánea intermedia, cutánea mucosa, cutánea difusa y cutánea diseminada.

Leishmaniasis cutánea localizada (FIG. 67 y 68). Se presenta en pacientes con excelentes condiciones inmunológicas. En el Nuevo mundo es básicamente zoonótica y producida por *L. braziliensis*, *L. amazonensis* y *L. mexicana*. Se caracteriza por la aparición de una o varias lesiones en la piel, en el sitio de la picadura del vector. La lesión es generalmente una úlcera de diferente tamaño que se inicia con una pequeña pápula, crece lentamente y se tiende a ulcerar en la zona central con bordes elevados y bien definidos, a veces está cubierta de costras y con frecuencia se infecta secundariamente. Pueden aparecer lesiones satélites, trayectos linfáticos regionales visibles y palpables y linfadenopatías que siguen estos trayectos linfáticos. Inmunológicamente los pacientes presentan buena respuesta celular, por lo que es positiva la prueba de leishmanina (hipersensibilidad retardada).

Esta forma de leishmaniasis puede simular otras enfermedades dermatológicas como: esporotricosis (con úlceras o la forma linfangítica), cromomicosis, piodermitis, carcinoma basocelular o espinocelular y lupus cutáneo crónico. Estos pacientes tienen una buena inmunidad y responden bien a los tratamientos habituales, incluso un 5%-10% puede curar espontáneamente.

Leishmaniasis cutánea difusa o leishmaniasis difusa anérgica (FIG. 69 y 70). Es una forma de la enfermedad que se encuentra en el otro extremo del espectro clínico y los pacientes no poseen inmunidad ante el antígeno leishmánico. En Sudamérica es producida por *L. mexicana* y *L. amazonensis*, generalmente no se presentan úlceras y son muy raras las lesiones mucosas. La enfermedad comienza con una placa o nódulo, o múltiples lesiones papulonodulares distribuidas en casi todo el cuerpo, de diferentes tamaños; en ocasiones aparecen nuevas lesiones que

FIG. 67 y 68. Leishmaniasis cutánea localizada. Lesiones ulceradas con bordes elevados y bien definidos. Fuente: Programa Nacional de Control de Leishmaniasis. Servicio Autónomo Instituto de Biomedicina "Dr. Jacinto Convit".

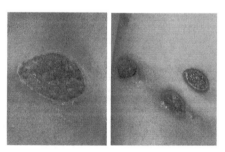

FIG. 69 y 70. Leishmaniasis cutánea difusa. Lesiones papulonodulares diseminadas por la superficie corporal. Fuente: Programa Nacional de Control de Leishmaniasis. Servicio Autónomo Instituto de Biomedicina "Dr. Jacinto Convit".

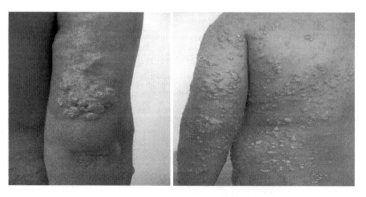

sugieren la diseminación hematógena. El diagnóstico diferencial se hace con: lepra lepromatosa, xantomatosis y neurofibromatosis. Estos enfermos presentan generalmente resistencia a las terapias habituales de tratamiento. Desde el punto de vista inmunológico se caracteriza por la ausencia de respuesta celular, lo que se traduce en la negatividad de la prueba de leishmanina.

Leishmaniasis cutánea intermedia (FIG. 71 y 72). Se presenta en el medio de los dos polos. Es una forma descrita únicamente en Venezuela por Convit y cols. Se caracteriza por lesiones generalmente crónicas, verrugosas y recidivantes. Sus características histopatológicas e inmunológicas difieren de los cuadros localizado y difuso. Son formas difíciles de diagnosticar por la escasez de parásitos presentes en el tejido. Además son casos de difícil tratamiento. Presentan una hipersensibilidad exacerbada (hiperreactores) a la prueba de inmunidad celular (leishmanina mayor a 30 mm).

Leishmaniasis cutánea mucosa (FIG. 73 y 74). Las lesiones mucosas ocurren entre el 5%-10% de los pacientes que se infectan por *Leishmanias* del subgénero *Viannia*, especie *L. braziliensis*. Pueden aparecer simultáneamente con la lesión cutánea o hasta muchos años después de curada la lesión inicial en la piel. Existen varios espectros: 1. lesiones en la mucosa nasal; 2. nasal y paladar; 3. nasal, paladar y faringe; 4. nasal, paladar, faringe y laringe y, 5. nasal, paladar, faringe, laringe y parte superior de la tráquea. En la mayoría de los casos hay pocos parásitos y la leishmanina es fuertemente positiva (mayor a 30 mm). El diagnóstico diferencial es principalmente con paracoccidioidomicosis y rinoescleroma. En muchos casos ocurre perforación del tabique nasal que se debe diferenciar de la poliangitis granulomatosa (enfermedad de Wegener), paracoccidioidomicosis, la intoxicación por cromo y el abuso de cocaína.

FIG. 71 y 72. Leishmaniasis cutánea intermedia (LCI), lesiones verrugosas. Fuente: Programa Nacional de Control de Leishmaniasis. Servicio Autónomo Instituto de Biomedicina "Dr. Jacinto Convit".

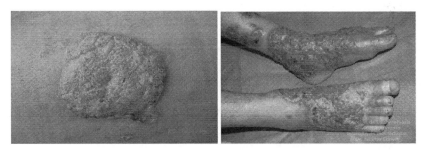

FIG. 73 y 74. Leishmaniasis cutánea mucosa, se puede observar la infiltración de la mucosa nasal, y la perforación del tabique nasal. Fuente: Programa Nacional de Control de Leishmaniasis. Servicio Autónomo Instituto de Biomedicina "Dr. Jacinto Convit".

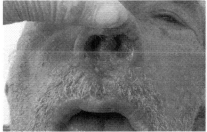 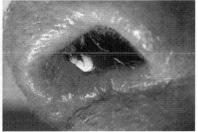

Leishmaniasis cutánea diseminada (FIG. 75 y 76). Es una forma emergente de la enfermedad, caracterizada por la aparición de múltiples lesiones ulceradas en diferentes zonas del cuerpo, debido a la diseminación del parásito por la pobre respuesta inmunológica del huésped y, puede llegar a comprometer la mucosa nasal. La respuesta a la prueba de leishmanina es generalmente positiva (>10 mm), aunque en muchos casos debido a la débil respuesta celular puede ser negativa.

FIG. 75 y 76. Leishmaniasis cutánea diseminada. Múltiples lesiones ulceradas por diseminación del parásito. Fuente: Programa Nacional de Control de Leishmaniasis. Servicio Autónomo Instituto de Biomedicina "Dr. Jacinto Convit".

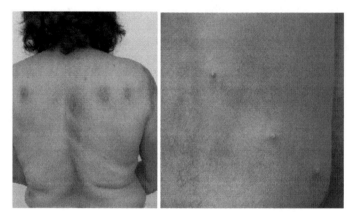

DIAGNÓSTICO

El diagnóstico de la leishmaniasis se basa en la epidemiología y la clínica; se comprueba mediante la histopatología, la respuesta inmunológica a la prueba intradérmica (leishmanina) y la presencia del parásito por diferentes procedimientos (frotis, cultivo, inoculación y PCR).

Frotis. Consiste en tomar una muestra de las lesiones; se hace un extendido sobre una lámina portaobjeto con una capa fina del material obtenido de la lesión. Los frotis se tiñen con Giemsa y se usa el objetivo 100 x del microscopio para buscar las formas amastigotes del parásito. Se pueden realizar tres tipos de frotis:

1. **Por escarificado**. Con una hojilla de bisturí 15 se hace un raspado suave de los bordes de las lesiones ulceradas.
2. **Frotis por aposición**. Se hace en aquellos casos en los que se practica la toma de biopsia, para lo cual se comprime suavemente sobre la lámina portaobjeto la muestra obtenida de la lesión.
3. **Por linfa**. Este tipo de frotis se hace en casos de lesiones cerradas, como las papulares y nodulares. Consiste en producir isquemia en la lesión con una pinza y posteriormente con un bisturí 15, se hace una pequeña incisión y se toma con la hojilla el material obtenido, y seguidamente hacer el extendido.

Histopatología. El estudio histológico es sumamente importante para el diagnóstico de esta enfermedad; además demuestra la respuesta parásito-huésped. La histopatología revela ulceraciones, acantosis e hiperplasia pseudocarcinomatosa, así como, exocitosis por células mononucleares y polinucleares. En la dermis se observa un infiltrado macrofágico con células linfoides, plasmáticas, multinucleadas gigantes tipo Langhans y a veces de cuerpo extraño. Los amastigotes son principalmente intracelulares (intramacrofágicos). En las formas intermedias hay menos diferenciación epitelioide y más alteraciones epidérmicas, donde se encuentran los parásitos en número variable. En las lesiones mucosas hay un infiltrado mixto linfoplasmohistiocitario generalmente difuso o en focos y, con discreto grado de diferenciación epitelioide; los parásitos son escasos o ausentes. En la leishmaniasis cutánea difusa, la epidermis generalmente es atrófica con rectificación dermoepidérmica; y en la dermis hay un infiltrado macrofágico denso muy vacuolado con pocas o moderadas células linfoides y plasmáticas en el intersticio, situados entre las células vacuoladas. La leishmaniasis cutánea diseminada se caracteriza por **granulomas por agente vivo sin leishmanias,** que se define como un granuloma macrofágico indiferenciado, con discreto grado de diferenciación epitelioide difuso y focal; invadido por numerosas células linfoides y plasmáticas. Otras con *Leishmanias* **presentes,** dermis con infiltrado granulomatoso denso, poco diferenciado, con histiocitos vacuolados, células con tendencia a la diferenciación epitelioide, linfocitos y células plasmáticas.

Prueba intradérmica (leishmanina o reacción de Montenegro). Esta prueba se efectúa con una suspensión de promastigotes de *Leishmanias* muertas por calor en una concentración de $6,25 \times 10^6$. Evalúa la inmunidad mediada por células; la lectura se hace a las 48 horas y se utiliza la "prueba del bolígrafo", este permite medir la induración que se genera, más no por el eritema. Es una prueba que orienta el diagnóstico, mas no se utiliza para confirmar el diagnóstico.

Respuesta inmunológica. Los pacientes con leishmaniasis cutánea localizada son inmunocompetentes con respuesta positiva a la leishmanina (>10 mm); mientras que los que padecen leishmaniasis difusa son anérgicos ante el antígeno leishmánico (leishmanina negativa). Los casos intermedios y cutáneo mucosos presentan hiperreactividad al antígeno leishmánico (>30 mm). Los casos de leishmaniasis cutánea diseminada pueden presentar una respuesta positiva similar a los casos de leishmaniasis cutánea localizada (>10 mm), aunque en algunos casos debido a la pobre respuesta celular del huésped esta puede ser negativa.

TRATAMIENTO

Es conveniente el control de la infección bacteriana con medidas locales como antisépticos y antibióticos parenterales. Los medicamentos usados en esta enfermedad son antimoniales pentavalentes, anfotericina B, pentamidina, miltefosina, termoterapia, crioterapia e inmunoterapia.

En Venezuela el tratamiento de primera línea para todas las formas clínicas de la enfermedad son los antimoniales pentavalentes (Glucantime®). En el mundo, los esquemas de tratamiento varían de acuerdo a la disponibilidad de los medicamentos antileishmánicos, las cepas de leishmania y las pautas recomendadas por la Organización Mundial de la Salud (OMS).

Inmunoterapia. En Venezuela se han desarrollado y publicado diversos trabajos con el empleo de una combinación de promastigotes de *Leishmania mexicana amazonensis,* inactivados por autoclave, más BCG; con resultados comparables al empleo de antimoniales pentavalentes y sin los efectos secundarios de estos; además de bajo costo y facilidad de administración por personal técnico auxiliar; han habido buenos resultados en el tratamiento de leishmaniasis cutánea localizada, incluso con la combinación de inmunoterapia y antimoniales pentavalentes. Lamentablemente su uso fue descontinuado, dada la aparición de casos cutáneo-mucosos.

Bibliografía

Amato VS, Tuon FF, Bacha HA, Neto VA, et al. Mucosal leishmaniasis. Current scenario and prospects for treatment. Acta Trop. 2008; 105(1): 1-9.

Convit J, Rondón Lugo A, Ulrich M, Castellanos PL, et al. Immunotherapy versus chemotherapy in localized cutaneous leishmaniasis. Lancet. 1987; (8530): 401-405.

Convit J, Pinardi ME, Rondón AJ. Diffuse cutaneous leishmaniasis: a disease due to an immunological defect of the host. Trans R Soc Trop Med Hyg. 1972; 66(4): 603-10.

Guevara JR, Ortega-Moreno ME, Belizario Ochoa DC, Galindo Martínez W, et al. Programa de Control de Leishmaniasis. Normas, pautas y procedimientos para el diagnóstico y control. Servicio Autónomo Instituto de Biomedicina "Dr. Jacinto Convit"/ Organización Panamericana de la Salud. 2019: 1-196.

Organización Panamericana de Salud (OPS). Leishmaniasis. Informe Epidemiológico de las Américas, diciembre 2020. [Internet] Agosto 2021. [Citado en agosto de 2021] Disponible en: https://iris.paho.org/handLe/10665.2/53089.

Reithinger R, Dujardin JC, Louzir H, Pirmez C, et al. Cutaneous leishmaniasis. Lancet Infect Dis. 2007; 7(9): 581-596.

Reyes FO. Histopatología de la leishmaniasis. Derm Venez. (Supl Leishmaniasis): 1993; 31: 22-23.

Rondón Lugo AJ, Reyes O, Ulrich M, Tapia F. Leishmaniasis cutáneo mucosa. Derm Ven. 1985; 23(3-4): 11-24.

Rondón Lugo AJ, Convit J. Spectrum of American cutaneous leishmaniasis dermatology in five continents spring verlag. Berlin. 1988; 789-92.

Zerpa O, Díaz N, Cabrera M, Rodríguez N, et al. Leishmaniasis cutánea intermedia: aspectos clínicos, inmunológicos y parasitológicos, XIV. Ibero-Latinoamericano de Dermatología. Málaga, España. Junio. 1999.

CAPÍTULO 87
ACNÉ

ELDA GIANSANTE, ANA MARÍA SÁENZ DE CANTELE,
ANA MERCEDES COLMENARES

INTRODUCCIÓN

El acné es una enfermedad multifactorial que afecta la unidad pilosebácea; su estructura y función se alteran, lo que clínicamente se traduce en un conjunto de lesiones, consistentes en comedones, pápulas, pústulas y nódulos; de extensión y gravedad variable. El acné es una de las tres enfermedades cutáneas más comunes, especialmente en adolescentes y adultos jóvenes, en los que la prevalencia se estima en un 85% (entre los 12 y 25 años de edad). No tiene predilección por la etnia y se considera una de las 10 enfermedades más prevalentes en el mundo. La consulta con el médico es más frecuente y precoz en las mujeres que en los hombres en una proporción de 70%-80%. La prevalencia del acné en los adolescentes es mayor en los varones, pero en los adultos es mayor en las mujeres. La enfermedad puede aparecer en cualquier edad, desde el nacimiento con el acné neonatal (se presenta en las primeras semanas de vida), el acné infantil (entre 1 y 12 meses), preadolescentes y adolescentes (8 a 24 años) y el acné del adulto. En líneas generales el acné puede persistir desde la adolescencia hasta la edad adulta.

En la aparición del acné intervienen muchos factores: *genéticos,* predomina en personas con antecedentes familiares de haber padecido la enfermedad; *dietéticos*, alimentos con alta carga de glucosa; esta eleva la concentración de la insulina en el plasma la cual regula los niveles de andrógenos. Igualmente, la ingesta excesiva de lácteos, puede estar relacionada con órganos sensibles a las hormonas, como la piel; *hormonales*, se inicia con la adolescencia y se exacerba durante la menstruación o con el exceso de andrógenos; *climáticos,* la enfermedad empeora en el invierno, aunque en un buen número de pacientes ocurre en los climas calientes o húmedos, donde se le denomina "acné tropical"; *químicos*, se ha asociado el acné con el uso de cosméticos, medicamentos (yoduros, bromuros, hidracida, vitaminas B_6 y B_{12}, sedantes, corticoesteroides y anticonvulsivantes; finalmente con *microorganismos* como *Cutibacterium acnes* (antes *Propionibacterium acnes*), bacilo difteroide anaeróbico, presente en los folículos de estos pacientes.

MANIFESTACIONES CLÍNICAS

Las lesiones del acné se localizan en áreas abundantes en glándulas sebáceas, principalmente la cara, el tórax, y en ocasiones se extienden a hombros, región submandibular y tercio superior de los brazos. Las lesiones del acné tienen un polimorfismo que consiste en comedones (cerrados o abiertos), pápulas inflamatorias, pústulas, nódulos y quistes; éstas pueden coexistir y ser simétricas. Las lesiones residuales pueden estar dadas por un eritema o pigmentación; en los casos graves, a veces quedan verdaderas cicatrices deprimidas, crateriformes, hipertróficas y queloides. El acné se debe diferenciar de lesiones como las pápulas acneiformes de la sífilis secundaria, tuberculosis de la piel, lupus vulgar, erupciones por bromuros o yoduros, dermatitis perioral y pseudofoliculitis de la barba. El acné se clasifica, según la edad de presentación, la lesión predominante, la gravedad y las formas especiales (TABLA 106).

TABLA 106. Acné clasificación CILAD y GILEA (2012).

Según la edad de presentación	Según la lesión predominante y grado de severidad	Formas especiales
Neonatal (0-30 días)	Comedónico	*Fulminans* (más común en individuos de 13 a 16 años)
Del lactante (1 a 24 meses)	Pápulo-pustuloso	
Infantil (2-7 años)	Nódulo-quístico	
Adolescente (12-24 años)		Conglobata (más común en individuos de 18 a 30 años)
Del adulto (>25 años)		

Leve: <20 elementos; moderado: 20-50 elementos; grave: >50 elementos.

Acné vulgar o de la adolescencia. La edad frecuente de aparición del acné vulgar varía considerablemente. Puede comenzar a los 8 años o aparecer a los 20 años o incluso más tarde. El curso de la evolución suele durar varios años y con remisión espontánea; en algunos casos puede mantenerse hasta la tercera o cuarta década de vida. Es frecuente en pacientes que padecen de piel seborreica en la cara y el cuero cabelludo; la **seborrea** se relaciona con la presencia de un número pequeño de folículos sebáceos con un grado elevado e inusual de producción de sebo. El acné vulgar es polimorfo, comedónico o papulopustuloso. Los **comedones** se caracterizan por ser elevados, firmes y con puntos blancos (comedón cerrado), o pueden tener orificios dilatados con puntos negros, salida de material córneo y pigmentación oscura (comedón abierto). Las *pápulas* son elevaciones inflamatorias duras de la piel; las *pústulas* contienen pus, son dolorosas y con inflamación a su alrededor y el *nódulo* es la asociación de varios comedones, con afectación del tejido circundante. La ansiedad que producen estas lesiones impulsa al paciente a manipularlas y comprimirlas, lo que agrava y perpetúa la enfermedad (FIG. 77).

Acné conglobata. Es una lesión inflamatoria, crónica, progresiva, supurante y grave del acné; por lo general afecta a hombres adultos entre 18 y 30 años y puede aparecer súbitamente y en ocasiones el cuadro es precedido por acné papulopustuloso o acné vulgar. Cursa con abscesos profundos y cicatrices irregulares que afectan la cara, el tórax, las nalgas y los brazos; además de hidradenitis axilar e inguinal. Pueden existir formas agudas y dolorosas con fiebre y poliartralgias (FIG. 78).

Pioderma facial. Es una variedad facial del acné conglobata, característico en mujeres entre los 20 a 35 años. Es de curso crónico y está precedido por un aumento de la grasa de la cara y de traumas psíquicos prolongados: problemas familiares, muertes de seres queridos y dificultades

FIG. 77. Paciente con acné vulgar de la adolescencia.

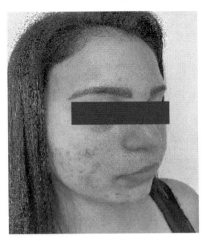

FIG 78. Paciente femenina con acné conglobata.

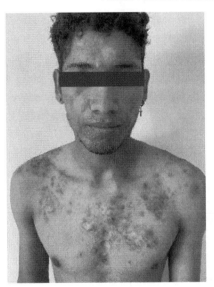
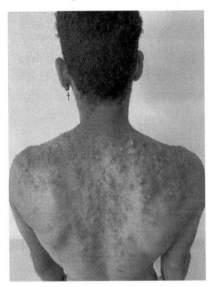

en el trabajo. Junto con la hidradenitis supurativa, la perifoliculitis *capitis abscedens* y *suffodiens* y el sinus pilonidal, conforman el síndrome de oclusión folicular.

Acné cosmético. Es una forma común en las mujeres de cualquier edad, por la aplicación tópica de cosméticos o cosmecéuticos (cosméticos asociados a fármacos) en la cara; es leve y se manifiesta por comedones cerrados y ocasionalmente puntos negros, pápulas y pústulas; con escasa o nula respuesta inflamatoria.

Acné ocupacional. Es consecuencia del contacto con productos químicos en trabajadores del petróleo, refinerías, fábricas de cables, herbicidas y DDT. Las sustancias incriminadas son el aceite mineral, el petróleo crudo, el alquitrán de hulla, el clorobenceno y el cloronaftaleno. Aparece en la cara, dorso de los dedos, antebrazos y, en general, en las zonas expuestas. Se caracteriza por comedones, pápulas, pústulas y quistes que pueden confundirse con el acné conglobata. Las lesiones cicatrizan lentamente y dejan secuelas permanentes.

Acné por corticoesteroides. Se produce como consecuencia del uso oral o tópico de estos medicamentos por tiempo prolongado y se observa en la cara y en el tórax. Generalmente es monomórfico, con predominio de pápulas eritematosas y pústulas.

Acné tropical. Es un acné de aparición súbita que se presenta en personas de climas templados que visitan zonas tropicales. Cursa con quistes y nódulos dolorosos, parecidos a los del acné conglobata, en el tórax, cuello y hombros (raras veces en brazos, nalgas y muslos), y puede complicarse con infección por estafilococos. La evolución puede ser crónica y progresiva mientras el paciente permanezca en la zona tropical.

Rosácea. Afecta preferentemente a mujeres de raza blanca entre los 30 y 60 años de edad. Tiene una evolución crónica en la que alternan períodos de empeoramiento y remisión. Se desconoce su causa, aunque existen factores implicados en su patogenia: genéticos, constitucionales, vasculares, climáticos, degeneración de la matriz dérmica, anormalidades de la unidad pilosebácea, sustancias químicas, alimentos calientes y condimentados, alcohol y presencia del ácaro *Demodex follicullorum*. La enfermedad comienza con un rubor facial, *flushing*, o eritema transitorio; luego, se convierte en un eritema congestivo purpúreo (eritema permanente) con telangiectasias, pápulas y pústulas. Se localiza de preferencia en la cara, pero en casos graves puede ocurrir en el cuello y el tórax. La erupción facial puede complicarse con blefaritis, conjuntivitis y queratitis. Cuando aparece hiperplasia crónica de las glándulas sebáceas y del tejido conectivo de la nariz, se le llama **rinofima (FIG. 79)**.

FIG. 79. Paciente con rinofima.

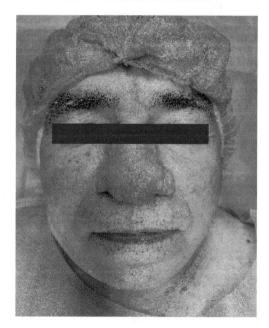

TRATAMIENTO

Medidas tópicas generales. Usar jabones a base de azufre, resorcina y ácido salicílico, dos veces diarias con agua tibia; o emplear jabones de baja alcalinidad dos veces diarias con agua a temperatura corriente.

Medicamentos queratolíticos y antiinflamatorios tópicos en forma de lociones y cremas. El tratamiento tópico del acné debe ser dirigido por el dermatólogo; los medicamentos queratolíticos se deben usar con precaución; es conveniente iniciar con concentraciones suaves, una vez al día, sobre las zonas afectadas y emplear asociaciones si la garvedad del acné lo amerita. Los queratolíticos más empleados son:

- **Ácido salicílico** (concentraciones del 1% al 2%). Aplicar una vez al día preferiblemente por las noches (evitar el contacto con los ojos).
- **Peróxido de benzoilo** (al 2,5%, 4%, 5% o 10%). Este inhibe el crecimiento de *Propionibacterium acnes,* disminuye el porcentaje de ácidos grasos libres y acelera la reabsorción de las lesiones inflamatorias. Se aplica una a dos veces diarias en las zonas afectadas; previa limpieza de la piel (impeir el contacto con los ojos). Se debe evitar la exposición al sol mientras se use.
- **Resorcina** (al 2% o 10%). Es bactericida, fungicida, astringente y queratolítico suave. Se usa en lociones, cremas y jabones. Se debe aplicar en las noches.
- **Azufre** (2% al 8%). Se usa como antiinflamatorio, en forma de lociones, cremas y jabones
- **Ácido retinoico** (0,01%, 0,025%, 0,05% y 0,1%) (tretinoína o vitamina A ácida). Produce un fuerte eritema y tiene propiedades comedolíticas y profilácticas para la formación de nuevos comedones; además de ser un verdadero exfoliante en las lesiones papulosas y pustulosas. Se debe evitar en el embarazo o cuando haya altas posibilidades de gestación. Se presenta en cremas, geles, lociones y formulaciones magistrales. Las concentraciones de 0,01% y 0,025% se usan para el acné leve y las de 0,05% y 0,1% para el grave. Se aplica en la noche una fina capa en toda la piel de la cara; impedir la cercanía a la comisura labial o los ojos; se lava la cara a la mañana siguiente y se recomienda siempre la utilización de protectores solares.

Antibióticos tópicos

- **Eritromicina.** Se usa especialmente para el acné papulopustuloso. Se emplea una loción al 2% en alcohol etílico de 70° y propilenglicol al 5%.
- **Clindamicina.** Se emplea en concentraciones de 1% en gel, loción o crema.
- **Antibióticos sistémicos.** Se usan fundamentalmente para el acné papular, pustuloso, nodular, quístico y conglobata; con la finalidad de disminuir el proceso inflamatorio.
- **Tetraciclinas.** Se utilizan la doxiciclina o la minociclina, 100 mg VO c/12 h los primeros días y luego 100 mg VO diarios; el tiempo es de semanas y depende de la respuesta. Limeciclina: 300 mg al día por dos semanas, luego, 300 mg interdiarios por cuatro a ocho semanas. En algunos casos se recomienda hasta por tres meses. Las tetraciclinas deben tomarse en ayunas y con abundante agua para facilitar su absorción. Deben evitarse en el embarazo, infancia y en la insuficiencia renal y hepática.
- **Azitromicina.** Reemplaza a la doxiciclina a la dosis de 500 mg VO diaria, por tres días; luego, 500 mg semanal por 6 semanas.

- **Antiinflamatorios.** El ibuprofeno se usa como antiinflamatorio sistémico, sobre todo en el acné noduloquístico grave. También se puede usar la prednisona, 30 a 40 mg VO diarios, u otro corticoesteroide equivalente, por 2 a 3 semanas hasta estabilizar el proceso y, luego se reduce gradualmente. Se han usado corticoesteroides sistémicos e intralesionales en patologías noduloquísticas.

Medicamentos antiandrogénicos

- **Espironolactona:** 100 a 200 mg VO diarios.
- **Acetato de ciproterona.** Es el antiandrógeno prototipo; actúa por inhibición competitiva de la testosterona y DHT en los receptores androgénicos. Debe evitarse en el embarazo (produce un feto feminizado), en la lactancia, hepatopatías, ictericia y procesos tromboembólicos. En el hombre ocasiona reducción de la capacidad de fecundar y ginecomastia, y en uno y otro sexo (a dosis altas) reduce la función corticosuprarrenal. La dosis es de 50 a 100 mg VO diarios para el acné grave. En la mujer se administran entre los días 5º y 14º del ciclo y se debe añadir una combinación de estrógeno-progestágeno como anticonceptivo. Existe también una presentación de 2 mg de ciproterona más 0,035 mg de etinilestradiol para usar en mujeres en forma de ciclos regulares, una vez diaria por 21 días; se inicia a partir del quinto día de la menstruación, con una pausa intercalada de 7 días; por varios meses.
- **Isotretinoína.** Es un derivado de la vitamina A ácida y se emplea para el acné nódulo quístico refractario a otros tipos de tratamiento. La dosis va progresivamente desde 0.5 hasta 2 mg/kg, VO diarios hasta alcanzar la dosis de 120 a 150 mg/kg. Generalmente se observa un recrudecimiento del acné a las 4 semanas y un comienzo de la mejoría a las 8 semanas. Se debe evitar la exposición al sol y en vista de que es altamente teratogénico no se debe usar en el embarazo. Otros efectos secundarios importantes son queilitis, sequedad de la piel, mucosa (nasal y bucal), prurito, artralgias, hiperpotasemia, opacidad corneal e hipertensión intracraneal (pseudotumor cerebral). Las enzimas hepáticas y las lipoproteínas pueden elevarse considerablemente, por lo que es necesaria una evaluación periódica. Es importante enfatizar que este medicamento debe ser administrado bajo estricto control del dermatólogico.
- **Anticonceptivos orales.** Ofrecen buenos resultados siempre que contengan más de 0.035 mg de etinilestradiol o su equivalente asociado a un progestágeno no androgénico como el norgestrel o el desogestrel, al menos por 4 meses.

Tratamiento de la rosácea. En estos pacientes se debe evitar la exposición prolongada al sol, la cercanía a fuentes de calor, los vientos helados, los alimentos muy condimentados, el café, tabaco, té y bebidas alcohólicas. Se recomiendan las siguientes medidas:

- Utilizar limpiadores suaves, tipo syndet (detergente suave) y evitar astringentes y tónicos faciales.
- Emplear cremas a base de metronidazol al 0,75% a 1%, para lesiones inflamatorias.
- Usar idealmente las bases de maquillaje livianas con protector solar incorporado en su formulación con un mínimo de spf 30. También se recomienda maquillaje con tonos verdes que actúan como camuflaje en las áreas enrojecidas para neutralizar el color rojo.

- Administrar antibióticos como la tetraciclina, 250 a 500 mg VO diarios; o doxiciclina, 100 mg VO diarios; o limeciclina, 300 mg VO por 6 a 12 semanas. Cuando se sospeche de infección sobreañadida por *Demodex folliculorum* se pueden formular preparados a base de ivermectina al 1% para aplicación diaria.
- Tratar las telangiectasias Hoy día se cuenta con la tecnología Láser (NDYag 1064) y algunos equipos de luz intensa pulsada (IPL); este disminuye, y en algunos casos ocluyen, totalmente los vasos.
- En casos de rinofima se emplea la dermoabrasión, resección qurúrgica, electrocirugía o láser ablativo.
- Cuando existan complicaciones oculares se debe consultar al oftalmólogo.

Tratamiento del acné vulgar comedónico (no inflamatorio). Se procura desobstruir el orificio del folículo pilosebáceo con queratolíticos como jabones y lociones a base de azufre, resorcinol y ácido salicílico; así como, exfoliantes como la vitamina A ácida y el peróxido de benzoilo; además, se deben extraer los comedones oportunamente. También se pueden utilizar procedimientos en el consultorio del especialista en dermatología, como *peelings* químicos y mecánicos que ayuden a la descamación controlada, según cada caso en particular.

Tratamiento del acné papulopustuloso (inflamatorio). Al tratamiento anterior deben añadirse antibióticos por vía oral o tópicos, quimioterápicos como los derivados sulfónicos, AINE y, eventualmente, corticoesteroides y antiadrógenos.

Tratamiento del acné conglobata profundo con pápulas, pústulas, quistes y abscesos. El tratamiento consiste en antibioticoterapia, vitamina A ácida, peróxido de benzoilo, corticoesteroides intralesionales y ácido retinoico (isotretinoína) por vía ora, a las dosis antes señaladas; asociar sulfas en algunos casos y, eventualmente, cirugía (criocirugía o drenaje de los quistes y abscesos).

Tratamiento del acné cicatrizado. Es frecuente la aparición de cicatrices en pacientes con acné vulgar grave, noduloquístico y acné conglobata. En los últimos años han aparecido nuevas técnicas avanzadas para el tratamiento de las cicatrices del acné y la combinación de estos procedimientos permite resultados alentadores. Así, se tienen algunas combinaciones.

- **Cicatriz hipertrófica queloide:** parches oclusivos, resección quirúrgica, infiltración con corticoesteroides, láser vascular para disminuir el componente telangiectásico y criocirugía.
- **Cicatriz atrófica:** subincisión, levantamiento con la técnica de *punch*, ATA desde 40%-80% puntiforme y materiales de relleno.
- **Cicatrices hipertróficas:** dermoabrasión con láser CO_2 o erbio láser (láser ablativos).

Algoritmo de tratamiento del acné

El Grupo Latinoamericano de Estudio del Acné (GLEA) consideró que un algoritmo es la mejor forma de resumir el análisis efectuado en relación con la terapéutica del acné. El trabajo se elaboró sobre la base de un algoritmo publicado en 2004 por Kaminsky A y Lago R, que se modificó de acuerdo con la clasificación clínica propuesta por el GLEA. Este algoritmo refleja cada una de las posibilidades terapéuticas que están a disposición del dermatólogo, así como su utilización secuencial, según resultados o eventualidades que puedan presentarse en el curso de la terapia **(FIG. 80)**.

FIG. 80. Adaptado de Kaminsky A, Lago R. Tratamiento del acné. Dermatol Argent. 2004; 3: 171-184.

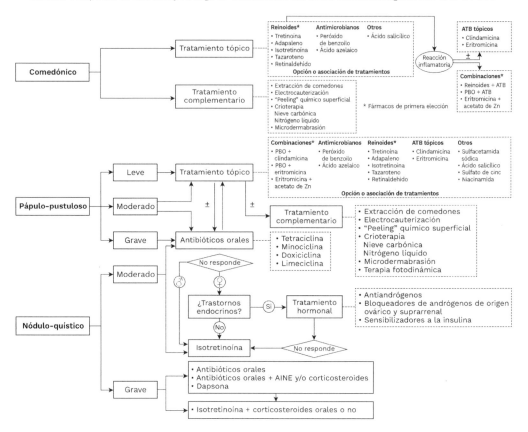

Bibliografía

Bolognia JL, Jorizzo JL, Rapini RP. Dermatology, 2ª Ed. Philadelphia: Mosby. 2009.

Dagnelie MA, Poinas A, Dréno B. What is new in adult acne for the last 2 years: focus on acne pathophysiology and treatments. Int J Dermatol. 2022 Oct; 61(10): 1205-1212.

Kang S, Amagai M, Bruckner A. Ftizpatrick's dermatology. 9ª Ed. Elsevier. 2019.

Kaminsky A. Acné un enfoque global. Colegio Ibero-Latinoamericano de Dermatología. Argentina; 2012.

Mohsin N, Hernandez LE, Martin MR. Acne treatment review and future perspectives. Dermatol Ther. 2022 Sep; 35(9): e15719.

Grupo Colombiano de Estudio en Acné. Guías colombianas para el manejo del acné: una revisión basada en la evidencia por el Grupo Colombiano de Estudio en Acné. Rev Asoc Colomb Dermatol. 2011; 19: 129-158.

Piquero MJ y Martin J. Rosácea y afecciones relacionadas. Colegio Ibero-Latinoamericano de Dermatología; 2007.

Wolverton SE. Comprenhensive dermatology drug therapy. 2nd Ed. Philadelphia: Saunders. 2007.

CAPÍTULO 88
ESCABIOSIS, PEDICULOSIS Y LARVA *MIGRANS* CUTÁNEA

ELIZABETH BALL DE PICÓN, YOLLANY VILLEGAS

ESCABIOSIS

La escabiosis, escabiasis o sarna es una infestación de la piel producida en el hombre por el *Sarcoptes scabiei* variedad *hominis*. Sigue siendo un problema de salud pública en todos los países. Se estima que afecta a 300 millones de personas en el mundo, de todas las edades, razas, y grupos socioeconómicos. Los factores que promueven su propagación incluyen la superpoblación, retraso del tratamiento y el desconocimiento público de la enfermedad. La prevalencia es muy variable y es más frecuente en lugares con hacinamiento y bajo nivel socioeconómico. Se transmite por contacto directo y prolongado entre personas, o de manera indirecta a través de fómites como paños, ropas de vestir o de cama. Es una enfermedad muy contagiosa y es frecuente la propagación de la infestación entre los miembros de la familia y otros contactos cercanos. La prevalencia es más alta en los niños y en personas sexualmente activas.

Sarcoptes scabiei es un ácaro de forma globosa con 8 patas rudimentaria y no es un vector conocido de enfermedades sistémicas. *Sarcoptes* que causan infestaciones en animales no son fuente de infestación para los seres humanos, pero pueden producir reacciones por la picadura. La hembra mide 0,3 a 0,4 mm y al efectuar la cópula con el macho se abre paso en la epidermis, a través de un orificio, dejando en su trayecto un "surco o galería" a través del estrato córneo, donde deposita huevos y excrementos **(FIG. 81)**. Los ácaros hijos (ninfas) salen a la superficie cutánea y al convertirse en adultos se aparean nuevamente; los machos mueren y las hembras fecundadas vuelven a penetrar la piel para repetir el ciclo indefinidamente. El ciclo vital en la epidermis es de aproximadamente 30 días. Un ácaro hembra pone 3 huevos al día y necesitan aproximadamente 10 días para madurar. El número de ácaros en un huésped infestado puede variar mucho, a menudo de 10-15 y no más de 100; sin embargo, los pacientes con *sarna costrosa* pueden tener miles de ácaros en la superficie cutánea y pueden observarse ácaros vivos en las sábanas, suelo, cortinas y muebles en el entorno de las personas afectadas. Los ácaros de la sarna viven 3 días o menos fuera del huésped humano, pero los ácaros de la sarna costrosa pueden vivir hasta 7 días y se alimentan de la piel desprendida.

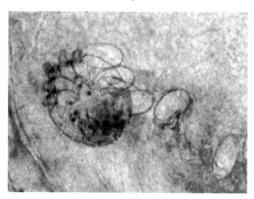

FIG. 81. Ácaros y sus huevos.

El período de incubación varía de días a meses; generalmente la primera vez que se infesta un huésped pasan de 2 a 6 semanas para que su sistema inmunológico se sensibilice al ácaro o sus subproductos y se genere el prurito y las lesiones cutáneas. En las infestaciones posteriores los síntomas aparecen en 24-48 horas. Es frecuente encontrar personas infestadas con sarna asintomáticos y se considerarían portadores sanos.

Manifestaciones clínicas

El prurito intenso suele ser la manifestación inicial de la escabiosis, más acentuado por la noche y después del baño con agua caliente. Las lesiones cutáneas son simétricas y suelen afectar los espacios interdigitales, la cara flexora de las muñecas, las axilas, la zona auricular posterior, el abdomen (incluido el ombligo), tobillos, pies y glúteos. Muchas de estas zonas son ricas en glándulas sudoríparas apocrinas. En los hombres son frecuentes las lesiones en el pene y escroto y en las mujeres las mamas y vulva. En los lactantes, adultos mayores y huéspedes inmunodeprimidos hay lesiones en el cuero cabelludo y la cara.

Habitualmente se producen pápulas eritematosas pequeñas acompañadas de excoriaciones. El signo patognomónico es la formación del surco. Clínicamente es un trayecto lineal y filiforme, de color blanco grisáceo y de 1-10 mm de longitud; sin embargo, en muchos pacientes no se observan surcos evidentes. Las vesículas, linfadenopatías, las dermatitis eccematosas y la infección bacteriana secundaria por *S. aureus* o *S. pyogenes* también son frecuentes. Las vesiculopústulas acrales pueden ser una clave para el diagnóstico en los lactantes **(FIG. 82 A y B)**.

Una forma grave de infestación masiva por ácaros es la denominada sarna costrosa, antes llamada "sarna noruega" que afecta a pacientes con depresión del sistema inmune, como adultos mayores, desnutridos, indigentes o personas infectadas por el VIH, o el virus linfotropo de linfocitos T humano tipo 1 (VLHT1). También en personas con disminución de las funciones sensitivas y/o de la capacidad para rascarse (pacientes con lepra, paraplejia y encamados). Estos pacientes experimentan un prurito mínimo a pesar de estar infestados con un gran número de ácaros, además de ser altamente contagiosos. Clínicamente se caracteriza por extensas placas costrosas, generalizadas, en ocasiones purulentas que afectan toda la superficie corporal produciendo una eritrodermia intensamente descamativa. Las uñas son hiperqueratósicas y con

FIG. 82. Lesiones por escabiosis en diferentes regiones: **A.** manos; **B.** interglútea, y **C.** genital.

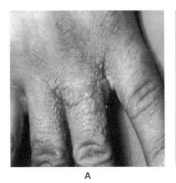
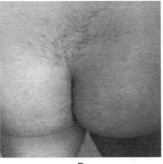
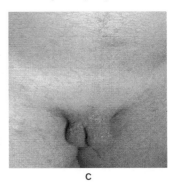

A   B   C

abundante *detritus* subungueal que contienen cientos de parásitos. La sarna nodular es una manifestación menos común de la sarna; se caracteriza por la presencia de nódulos firmes, eritematosos y pruriginosos, involucrando a menudo el área genital **(FIG. 82C)**.

Diagnóstico

Se debe hacer una buena anamnesis al paciente, sobre contactos o convivencia con personas que presentan prurito o lesiones en la piel, antecedentes de dormir en lugares distintos a los habituales o estar en sitios con tendencia al hacinamiento como ancianatos o guarderías. La presencia de prurito generalizado, más acentuado en la noche, el tipo y distribución de las lesiones sugieren la enfermedad. El diagnóstico puede confirmarse mediante la exploración con microscopio óptico de un segmento directo de la piel. Se localiza un surco y se extrae el ácaro con un bisturí romo o se decapita una pápula o vesícula. El material se coloca en un portaobjeto y se le agrega KOH o aceite mineral, se cubre con un portaobjeto y se observan los ácaros adultos, los huevos y/o materia fecal con el microscopio óptico a bajo aumento **(FIG. 81)**. La dermatoscopia y la microscopía confocal pueden ser útiles para la visualización *in vivo* de los surcos, los ácaros y sus huevos. Una biopsia cutánea puede confirmar el diagnóstico clínico, pero si en la muestra obtenida no se observan ácaros o sus huevos. En muchas ocasiones el examen directo es negativo por la baja carga parasitaria o dificultad para tomar la muestra; de manera que el diagnóstico se basa en la impresión clínica y la respuesta al tratamiento.

El diagnóstico diferencial se hace con otras patologías que producen prurito como dermatitis atópica, dermatitis dishidrótica, piodermitis, dermatitis de contacto, reacción a picadura de insectos, varicela o miliaria. En el paciente con sarna costrosa el diagnóstico diferencial debe establecerse con otras formas de eritrodermia como eritrodermia psoriática, síndrome de Sézary, dermatitis seborreica generalizada en pacientes con sida, entre otras.

Tratamiento

Se recomienda el uso de dos tratamientos tópicos con fármacos escabicidas en el intervalo de una semana; se aplican durante la noche por toda la superficie corporal, desde la cabeza hasta los dedos de los pies (en los lactantes y adultos mayores). En otros grupos de edad puede excluirse el tratamiento de la cara y el cuero cabelludo. Se debe hacer énfasis en la aplicación de los espacios interdigitales, debajo de las uñas, pliegue interglúteo y ombligo. Para reducir el potencial de reinfestación por transmisión a través de fómites, simultáneamente debe lavarse la ropa de vestir, de cama y toallas utilizadas la semana anterior, con agua caliente y ser secada a alta temperatura o con plancha muy caliente o almacenarse durante 10 días en bolsas de plástico de riesgo biológico, herméticamente cerradas. La segunda aplicación del escabicida tópico se hace con el fin de reducir el potencial de reinfestación por fómites, así como para asegurar la eliminación de las ninfas que puedan haber sobrevivido dentro del entorno semiprotector del huevo, que se eclosiona posteriormente.

Dada la presencia relativamente frecuente de portadores de ácaros asintomáticos en los hogares, es necesario que todos los miembros de la familia y cualquier persona en contacto estrecho se traten simultáneamente, incluso si no han desarrollado prurito o algún signo clínico. Las infecciones bacterianas secundarias deben tratarse con los antibióticos apropiados.

Después de culminado el tratamiento de manera satisfactoria, el prurito y las lesiones cutáneas pueden persistir por 2-4 semanas o más, especialmente los nódulos y las vesiculopústulas acrales en los lactantes. Este fenómeno se conoce como **prurito o dermatitis postsarna**. Se debe informar a los pacientes que estas reacciones no implican el fracaso del tratamiento, sino que representan la respuesta del organismo a los ácaros muertos, que posteriormente se desprenden en 2 semanas por la exfoliación epidérmica normal. En muchos pacientes el prurito alivia en 3 días. En algunos casos es necesario el uso de antihistamínicos vía oral y corticosteroides tópicos. Las opciones terapéuticas mundialmente aceptadas se describen en la **TABLA 107**.

TABLA 107. Tratamientos tópicos y orales para la escabiosis.

Tratamiento	Administración	Problemas	Eficacia y resistencia	Uso en lactantes	Categoría en el embarazo FDA
Crema de permetrina (5%)	Tópica, noches los días 1 y 8	DCA* en personas con sensibilidad a los formaldehidos	Buena. Puede haber resistencia	Aprobado para lactantes ≥2 meses por la FDA	B
Loción o crema de crotamitón (10%)	Tópica, noche durante 3-5 días	DCI**, especialmente en zonas de piel denudada	Baja. Propiedades antipruriginosas y puede utilizarse para el prurito post-sarna	No se ha establecido, pero se considera segura	C
Pomada de azufre (5%-10%)	Tópica, por la noche durante 14 días seguidos	No se han realizado estudios de la toxicidad	Buena	No se ha establecido, pero se considera segura	No se ha clasificado, pero se considera segura
Ivermectina	200 µg/kg VO el día 1 y día 8 ***	Potencialmente tóxico para SNC en menores de 2 años	Excelente	No se ha establecido la seguridad en niños que pesan <15 kg y madres lactando	C (pero generalmente no se recomienda en mujeres embarazadas)

* DCA: dermatitis de contacto alérgica. ** DCI: dermatitis de contacto irritativa. ***CDC recomienda administrar la segunda dosis a las 2 semanas. La crema azufrada al 10% se aplica del cuello hacia abajo, en las noches y se retira en la mañana; es el tratamiento de elección en embarazadas. En menores de 1 año se usa al 5%. La ivermectina se presenta en tabletas de 6 mg y solución a la concentración de 6 mg/mL).

En los pacientes con sarna costrosa en los que ha fracasado el tratamiento a pesar de las medidas adecuadas para el entorno, debe considerarse la administración de permetrina tópica al 5% cada 2-3 días durante 1-2 semanas y de ivermectina (200-400 µg/kg/dosis) en tres dosis (días 1, 2 y 8) o en cinco dosis (días 1, 2, 8, 9 y 12), dependiendo de la gravedad de la infección.

PEDICULOSIS DE LA CABEZA

Los piojos de la cabeza *Pediculus humanus capitis*, son insectos sin alas, hematófagos, que pertenecen al suborden Anoplura. Estos piojos han infestado a la humanidad durante miles de años. Se encuentran distribuidos en todo el mundo sin limitaciones estrictas basadas en la edad, sexo, raza, o nivel socioeconómico. Los niños de 3 a 11 años muestran la mayor incidencia, y más frecuente en las niñas, probablemente debido a su tendencia de tener el pelo más largo, así como a intercambiar cepillos y otros accesorios para el pelo. Los piojos de la cabeza son infrecuentes en los afroamericanos porque su pelo es de forma ovalada transversalmente y esta forma dificulta que el piojo abrace al pelo con sus patas y logre desplazarse y poner los huevos.

Pediculus humanus capitis es un insecto con mucha especificidad por el huésped y con un tamaño aproximado de 2-3 mm. Estos parásitos humanos obligados se alimentan de la sangre del huésped cada 4-6 horas en promedio. El piojo hembra vive alrededor de 30 días y pone entre 5 y 10 huevos al día en los tallos pilosos. Las cápsulas ovaladas del huevo (*liendres*) miden 0.8 mm de longitud y suelen situarse cerca del cuero cabelludo para obtener calor; por lo general los huevos que están a menos de 1 cm del cuero cabelludo no han eclosionado. Sin embargo, en los climas cálidos, pueden encontrarse liendres viables a 15 cm o más del cuero cabelludo, especialmente en la nuca.

Estos insectos no suelen vivir más de 36 horas fuera del huésped sin alimentarse de sangre; sin embargo, con una temperatura de 28-32 °C y una humedad de 70%-90%, las liendres pueden sobrevivir y eclosionar después de pasar 10 días fuera del huésped. La transmisión se produce a través del contacto directo entre una cabeza y otra o por fómites, como peines, cepillos, secadores, accesorios para el cabello, ropa de cama, cascos y sombreros.

Manifestaciones clínicas

Los signos cutáneos de la infestación se limitan al cuero cabelludo, región retroauricular y la nuca. El síntoma clásico, el prurito intenso varía entre los pacientes. Pueden pasar de 2-6 semanas después de la infestación inicial antes de que el prurito sea evidente, indicando un retraso en la respuesta inmunológica a los componentes de la saliva o los excrementos de los piojos. En las infestaciones repetidas, el prurito se desarrolla en las primeras 24-48 horas, sin embargo, algunas personas pueden ser portadoras asintomáticas. Aunque las excoriaciones, eritema, piodermitis y descamación del cuero cabelludo y la nuca son hallazgos frecuentes, el diagnóstico definitivo se establece mediante la identificación de las liendres y/o piojos adultos en el pelo **(FIG. 83 y 84)**. Los huevos viables suelen ser de color tostado a marrón, mientras que los huevos eclosionados, son de marrón claro. Los pacientes pueden presentar fiebre baja y linfadenopatías por infección bacteriana secundaria. Los piojos pueden portar *S. aureus* y *S. pyogenes* y son una causa frecuente de piodermia del cuero cabelludo. El diagnóstico diferencial

FIG. 83 y 84. Liendres en el cuero cabelludo y tallo piloso.

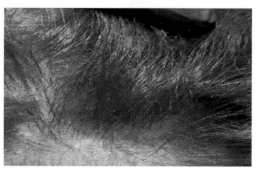
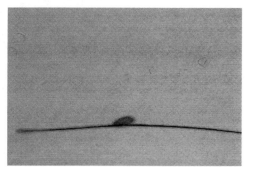

es con dermatitis seborreica, prurigo por insectos, eczema, psoriasis, geles y espumas para el cabello, piedra blanca y el "delirio de parasitosis" en ciertas enfermedades mentales.

PEDICULOSIS DEL PUBIS

La infestación por *Phthirus pubis*, también conocida como *ladilla*, provoca prurito intenso y puede coexistir con otras infecciones de transmisión sexual. La incidencia es más alta en los hombres, probablemente porque tienen una mayor cantidad de vello corporal grueso. Las infestaciones por ladillas pueden encontrarse en todos los grupos socioeconómicos y étnicos, aunque es infrecuente en la población de ascendencia asiática o con poco vello púbico. La infestación se presenta con más frecuencia en personas de 15-40 años, lo que se correlaciona con la mayor actividad sexual. Aunque suele considerarse una infección de transmisión sexual, las personas que no han tenido relaciones sexuales también pueden infectarse a través de fómites como la ropa, las toallas y sábanas contaminadas.

Phthirius pubis, tiene aproximadamente 1 mm de longitud y parecen "cangrejos" diminutos, con un cuerpo más ancho y corto que los piojos de la cabeza. Los huevos se encuentran adheridos a los pelos humanos y son viables por 10 días. La ladilla adulta puede vivir durante al menos 30 horas fuera del huésped, tienen bordes dentados en su primera garra, lo que les permite deambular por toda la superficie corporal; por lo tanto, la infestación no solo afecta el vello púbico, sino también el cuero cabelludo, cejas, pestañas, bigote, barba, axilas, tórax y la zona perianal. De hecho, alrededor del 60% de los pacientes con piojos púbicos están infestados en al menos 2 zonas pilosas.

Manifestaciones clínicas

La infestación se manifiesta con prurito intenso en la zona púbica. Las ladillas se adhieren a la base del pelo; pueden ser de color marrón, color de la piel o imitar minicostras hemorrágicas. Otros hallazgos pueden ser *liendres* adheridas a los tallos pilosos, eritema perifolicular, excoriaciones o signos de infección bacteriana secundaria. Cuando afectan las pestañas, sus heces acumuladas pueden simular restos de "máscara de pestañas". Las llamadas "máculas cerúleas" son asintomáticas, de color gris pizarra-azulado, miden 0,5-1 cm de diámetro, de forma irregular y afectan más el tronco y los muslos. Estas lesiones, que suelen desarrollarse en las infestaciones crónicas, son el resultado de la descomposición de la bilirrubina en biliverdina por las enzimas de la saliva del piojo. En estos pacientes debe descartarse la presencia de otras infecciones de transmisión sexual y buscarse el origen de la infestación para reducir el riesgo de recidivas. El diagnóstico diferencial es con la escabiosis, prurigo por insectos, piedra blanca y la tricomicosis púbica o axilar.

PEDICULOSIS DEL CUERPO

La pediculosis corporal es causada por la infestación del humano y su ropa por *Pediculus humanus* var, *corporis*. Las infestaciones por estos piojos se asocian a la superpoblación, hacinamiento, falta de higiene y pobreza. Además de la exposición a situaciones que conducen al contacto con piojos del cuerpo, es necesario que el paciente no pueda lavarse ni cambiarse la ropa para que se produzca la infestación. Los piojos del cuerpo se parecen a los piojos de la cabeza, pero son más grandes, son de distribución mundial, sin restricciones raciales, de edad o sexo.

Estos piojos del cuerpo trasmiten varias enfermedades humanas importantes, como el tifus epidémico (*Rickettsia prowasekii*) y la fiebre recurrente (*Borrelia recurrentis*); así como varias enfermedades causadas por *Bartonella quintana* (fiebre de las trincheras, angiomatosis bacilar y endocarditis). Todavía no se ha determinado si el piojo desempeña una función en la transmisión de *Acinetobacter baumannii* o *Yersinia pestis* a los seres humanos. Estos piojos no transmiten microorganismos a los humanos a través de sus picaduras, sino por la inoculación de sus heces, en la piel secundaria al rascado o por la inhalación de sus heces en polvo y secas que se encuentran en las sábanas o la ropa infestada.

Manifestaciones clínicas

Pediculus humanus variedad *corporis* mide entre 2,5-4 mm de longitud; a diferencia de las ladillas y los piojos del pelo, es infrecuente encontrar las liendres y los piojos en la piel de estos pacientes, excepto cuando se alimentan, ya que habitualmente residen en la ropa del huésped. Esta infestación causa prurito intenso en la espalda, cuello, hombros y abdomen. Los hallazgos clínicos consisten en máculas rojas puntiformes, pápulas eritematosas pequeñas, costras y escoriaciones, que suelen complicarse con impétigo. La sangre y material fecal de este agente suelen manchar la ropa y las sábanas. Cuando se hace una inspección, se encuentran liendres y piojos adultos en las costuras de la ropa que están en contacto con el cuello, axilas y cintura. El diagnóstico diferencial es con la escabiosis, dermatitis atópica, dermatitis de contacto, reacción medicamentosa, exantema vírica, otras parasitosis, diversas causas de prurito sistémico y el delirio de parasitosis.

Tratamiento pediculosis de la cabeza, pubis y cuerpo

La elección del tratamiento se basa en la eficacia y el potencial de toxicidad de los diferentes fármacos, los patrones de resistencia a los insecticidas en la zona geográfica y la facilidad de acceso a los fármacos de prescripción médica. Los pediculicidas siguen siendo el pilar del tratamiento. Para todas las preparaciones tópicas, se recomiendan 2 aplicaciones con un intervalo de 1 semana con el fin de eliminar todas las liendres que hayan sobrevivido al tratamiento, prevenir el aumento de la resistencia a muchos pediculicidas por tratamientos inadecuados o incompleto y reducir el riesgo de reinfestación por medio de fómites.

Además del tratamiento pediculicida, se debe realizar la remoción mecánica de las liendres con el pelo húmedo y peine de metal o de dientes muy delgados. Para facilitar el deslizamiento del peine se puede utilizar una mezcla de agua y vinagre al 50% con acondicionador y otras sustancias suavizantes como mayonesa, aceite de oliva entre otras que tienen la capacidad además de asfixiar el parásito. El cepillado húmedo debe realizarse cada 3 días por dos semanas.

En las **TABLAS 108 y 109** se presentan los diferentes tratamientos para pediculosis de la cabeza y del pubis.

TABLA 108. Tratamiento para los piojos de la cabeza.

Tratamiento	Grupo	Administración	Efectos adversos	Eficacia /resistencia
Piretrinas (0,33%) con butóxido de piperonilo (4%), diversas formulaciones*	Botánicos naturales	Tópica 10 minutos en el pelo seco	Reacciones alérgicas en personas con sensibilidad a crisantemos y ambrosía	Escasa-razonable Resistencia frecuente
Acondicionador o loción de permetrina (1%)*	Piretroides sintéticos	Tópica por 10 minutos en pelo seco y limpio	Ninguno	Escasa-razonable Resistencia frecuente
Crema de permetrina (5%)**	Piretroides sintéticos	Tópica durante la noche. Pelo seco y limpio	DCA*** en personas con sensibilidad a los formaldehidos	Escasa-razonable Resistencia frecuente
Loción de alcohol bencílico (5%)	Alcohol	Tópica 10 minutos en pelo seco	Irritación cutánea potencial	Buena; sin resistencia hasta la fecha
Dimeticona	Aceite de silicona	Tópica durante 15 minutos o toda la noche	Ninguno	Buena
Acondicionador de spinosad (0,9%)	Producto de la fermentación bacteriana	Tópica durante 10 minutos pelo seco	Ninguno	Buena; sin resistencia hasta la fecha
Loción o gel de malatión (0,5%)****	Inhibidor del organofosforado colinesterasa	Tópica durante 8-12 horas en el cabello seco (son eficaces a los 20 minutos)	Base alcohol isopropílico inflamable; ardor o escozor en las zonas de piel erosionada	Excelente en EE. UU. Resistencia registrada en Europa y Australia, pero no hasta la fecha en EE. UU.
Solución de ivermectina al 0,5% +	Avermectina	Tópica por 10 minutos pelo seco	Potencial irritación cutánea y ocular	Excelente; sin resistencia hasta la fecha
Ivermectina oral		Dosis oral de 200 μg/kg	Potencial tóxico para el SNC. No recomendado para <15 kg, embarazadas o lactando	Excelente; sin resistencia hasta la fecha

*Productos de venta libre. **Aprobado para pacientes ≥2 meses de edad, embarazo, categoría B. *** DCA: dermatitis de contacto alérgica. **** Aprobado para pacientes ≥6 años de edad, embarazo, categoría B. + Aprobado para pacientes ≥6 meses de edad, embarazo, categoría B.

TABLA 109. Tratamiento para los piojos púbicos.

Tratamiento	Administración en los días 1 y 8	Problemas	Eficacia
Acondicionador de permetrina (1%) o champú de piretrina sinergizado	Aplicación tópica durante 10 minutos en el pelo limpio y seco	Ninguno	Razonable
Crema de permetrina (5%)	Aplicación tópica durante 8-12 horas	Dermatitis alérgica de contacto en personas con sensibilidad a los formaldehidos	Buena
Ivermectina	Dosis oral 250 µg/kg	Potencialmente tóxico para el SNC, no recomendado para niños que pesen <15 kg, madres que están lactando o mujeres embarazadas (categoría C)	Excelente

LARVA *MIGRANS* CUTÁNEA

Es una erupción cutánea serpiginosa causada por la penetración accidental y la migración de larvas de anquilostomas de animales a través de la epidermis. La infección tiene distribución mundial y es más frecuente en áreas de climas cálidos, como el sudeste de EE.UU., América Central y del Sur, África y otras zonas tropicales. Generalmente las lesiones cutáneas son autolimitadas. La larva *migrans* cutánea es causada por larvas de anquilostomas que infectan a los perros y gatos domésticos, con mayor frecuencia *Ancylostoma braziliense* o *A. caninum* y en ocasiones, *Uncinaria stenocephala* o *Bunostomum phlebotomum*. Generalmente la infestación se adquiere al caminar descalzo sobre el suelo contaminado con heces de animales, sin embargo, los glúteos u otros sitios del cuerpo también pueden infestarse al entrar en contacto con tierra o arena contaminadas. Las larvas entran en la piel y comienzan un proceso prolongado de migración dentro de la epidermis. Con algunas excepciones, el parásito permanece confinado a la epidermis, produciendo trayectos visibles y prurito intenso, esto es debido a que el parásito carece de *colagenasa*, la cual es necesaria para romper la membrana basal.

Manifestaciones clínicas

Los pacientes tienen un prurito intenso localizado que comienza poco después de que los anquilostomas penetran en la piel. Varios días después, el prurito se asocia a pequeñas vesículas y a uno o más trayectos serpiginosos edematosos **(FIG. 85)**. Cada larva produce un trayecto y migra a una velocidad de 1-2 cm/día. Se localiza con más frecuencia en la porción distal de las extremidades inferiores o los glúteos. Otros sitios afectados pueden ser las manos, muslos y, con poca frecuencia, la zona perianal. En las infestaciones graves pueden encontrarse cientos de estas lesiones en el paciente. Si no se trata, un único trayecto larvario, puede progresar, desaparecer durante unos días, reaparecer, avanzar más, y así sucesivamente, durante semanas o meses. La resolución espontánea se produce después de un promedio de 2 a 4 semanas.

FIG. 85. Larva *migrans* en el pie.

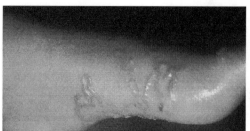
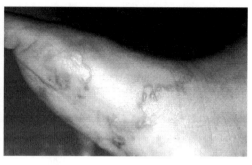

Las larvas no suelen avanzar más allá de la piel y son escasas las manifestaciones sistémicas, como infiltrados pulmonares migratorios y eosinofilia periférica (síndrome de Löffler). El único hallazgo habitual es la eosinofilia moderada en la sangre periférica. Debido al prurito intenso y rascado, las infecciones bacterianas secundarias pueden complicar el cuadro clínico. Pueden desarrollarse vesículas y ampollas en pacientes previamente sensibilizados.

El diagnóstico diferencial incluye otras anquilostomiasis, dermatitis de contacto alérgica, el impétigo, tiña inflamatoria, sarna, miasis y otras infestaciones por nemátodes como la estrongiloidiasis.

Tratamiento

Aunque la *larva migrans* cutánea es autolimitada, el prurito intenso y curso prolongado a menudo requieren tratamiento. Una dosis única de albendazol (400 mg) en adultos y niños mayores de 2 años ofrece una tasa de curación del 45%-100%. Sin embargo, una dosis de 400-800 mg/día en los adultos o 10-15 mg/kg/día (máximo 800 mg/día) en los niños durante 3-5 días proporciona una tasa de curación del 80%-100%. Una dosis única de ivermectina de 12 mg en los adultos o 150-200 µg/kg en los niños tiene una eficacia del 80%-100%. El tiabendazol oral también es efectivo, pero se tolera menos que el albendazol y la ivermectina.

Bibliografía

Burkhart CN, Burkhart CG, Morrell DS. Infestations. En: Bologna JL, Schaffer JV, Cerroni L. Dermatology. 4ª Ed. Elsevier. 2018: 1503-1515.

Coates SJ, Thomas C, Chosidow O, Engelman D, Chang AY. Ectoparasites: pediculosis and tungiasis. J Am Acad Dermatol. 2020; 82(3): 551-569.

Chikoti M Wheat, Burkhart CN, Burckhart CN, Cohen BA. Scabies, other mites, and pediculosis. En: Kang S, Amagai M, Bruckner AL, Margolis DJ, Mc Michael AJ, Orringer JS, eds. Fitzpatrick´s dermatology. 9ª Ed. McGraw-Hill Medical. 2021: 3274-3282.

Da Silva Dias V, Picard C, Dompmartin A. Larva migrans ankylostomienne (Migrans larva cutánea). Ann Dermatol Venereol. 2020; 147(5): 400-402.

Pautas de tratamiento de escabiosis. Servicio de Dermatología Hospital Universitario de Caracas (no publicadas). Año 2020.

Tai D, Abu Saleh O, Miest R. Genital nodular scabies. IDCases. 2020: 22: 1-2.

Thomas C, Coates SJ, Engelman D, Chosidow O, Chang AY. Ectoparasites: scabies. J Am Acad Dermatol. 2020; 82(3): 533-548.

CAPÍTULO 89
PSORIASIS

ELIZABETH BALL DE PICÓN, ANA MERCEDES COLMENARES

INTRODUCCIÓN

La psoriasis una enfermedad inflamatoria crónica y común; mediada inmunológicamente y con una predisposición poligénica Se caracteriza por inflamación de la piel, hiperplasia epidérmica, aumento en el riesgo de artritis destructiva y morbilidad cardiovascular. Es una patología que afecta el bienestar psicosocial del paciente y produce una carga económica para los sistemas de salud. Se calcula que afecta a 60 millones de adultos y niños en el mundo y el 79% de ellos reporta un impacto negativo en su calidad de vida. Los pacientes presentan problemas emocionales, ansiedad y depresión, ocasionados por su apariencia que resulta en baja autoestima, rechazo social, vergüenza, culpabilidad, problemas sexuales y fallas en la capacidad de estudio y trabajo. En comparación con otras enfermedades crónicas, los pacientes con psoriasis presentan con mayor frecuencia ideas suicidas.

La prevalencia en diferentes poblaciones varía considerablemente, de 0,91% en Estados Unidos a 8,5% en Noruega. La prevalencia es mayor en caucásicos, menor en asiáticos; y en indígenas de los Andes parece ser inexistente. Ocurre con igual frecuencia en ambos sexos. Puede aparecer a cualquier edad y el promedio es de 33 años. Se describen dos subtipos diferentes basados en características genéticas e inmunológicas: de inicio temprano, antes de los 40 años asociado con HLA, mayor gravedad y resistencia al tratamiento; y de inicio tardío después de los 40 años. La concordancia en gemelos monocigóticos varía de un 35% a 73%, lo cual supone que además de la predisposición genética existen factores ambientales involucrados.

Existen factores de riesgo para la aparición y severidad de la psoriasis; los individuos obesos presentan mayor gravedad. El tabaquismo parece ser un factor de riesgo para psoriasis y se ha demostrado que fumar más de 20 cigarrillos diarios duplica el riesgo de padecer la enfermedad grave. La faringitis estreptocócica se relaciona con psoriasis gutata y exacerba lesiones preexistentes de la enfermedad. El VIH es un agente que modifica el curso de la psoriasis, causa exacerbaciones graves y paradójicas por la pérdida de linfocitos T reguladores (LTreg) y aumento de la actividad de los linfocitos T CD8$^+$; la psoriasis también se ha asociado a infección por virus de la hepatitis C. Varios medicamentos exacerban o inducen una psoriasis tales como los antimaláricos, bloqueadores β, carbonato de litio, AINE, imiquimod, IECA, gemfibrozil y terbinafina. Estudios recientes han reportado que el consumo significativo de alcohol es un factor de riesgo independiente para el inicio de la psoriasis; además, empeora una enfermedad preexistente mediante el aumento de la producción de citocinas proinflamatorias. También hay evidencias de que las formas graves de psoriasis llevan al incremento en el consumo de alcohol.

Los pacientes con psoriasis tienen un aumento de la morbilidad y mortalidad por eventos cardiovasculares, sobre todo en enfermedad grave y de larga duración. El riesgo de infarto del miocardio es especialmente elevado en paciente jóvenes con psoriasis grave. También existe mayor riesgo de otras enfermedades como artritis reumatoide, enfermedad inflamatoria intestinal (hasta el 10%), asma bronquial, enfermedad pulmonar obstructiva crónica, cáncer (riñón, y hepatobiliar), linfoma (no Hodgkin y cutáneo de células T).

Patología y desarrollo de la psoriasis. En una lesión inicial de psoriasis hay marcado edema e infiltrado inflamatorio de linfocitos y macrófagos en la dermis papilar. Los vasos dérmicos se dilatan, se hacen tortuosos y aumentan el número de linfocitos, macrófagos y mastocitos que sufren degranulación. Progresivamente la epidermis se hace más hiperplásica y gruesa (acantosis), aumenta hasta 10 veces su grosor normal por la hiperproliferación de queratinocitos basales e incremento de la mitosis. El recambio epidérmico del queratinocito basal hasta el estrato córneo es usualmente de 28 días, en la psoriasis es apenas de 3 a 6 días y se pierde progresivamente la capa granulosa, con la aparición de núcleos de queratinocitos en el estrato corneo (paraqueratosis). El infiltrado inflamatorio alrededor de los vasos de las papilas dérmicas se hace más denso y consiste en linfocitos, macrófagos, mastocitos y células dendríticas. Además, los neutrófilos migran de los vasos dilatados a las papilas dérmicas hasta la epidermis y se acumulan en el estrato córneo paraqueratósico donde forman los *microabscesos de Munro* o con menos frecuencia en el estrato espinoso donde generan *pústulas espongiformes*. La lesión plenamente desarrollada de la psoriasis muestra, por lo tanto, hiperqueratosis, paraqueratosis, microabscesos de Munro, pústulas espongiformes, acantosis regular con leve espongiosis, aumento en el número de mitosis en el estrato basal, capilares muy dilatados e infiltrado inflamatorio formado por linfocitos, macrófagos y neutrófilos **(FIG. 86)**.

FIG. 86. Histopatología de la psoriasis (H/E). Acantosis regular, hipogranulosis, neutrófilos intracorneales y subcorneales. Papilas dérmicas edematosas y capilares dilatados. Infiltrado inflamatorio perivascular superficial de linfocitos y neutrófilos (Laboratorio de Dermatopatología UCV).

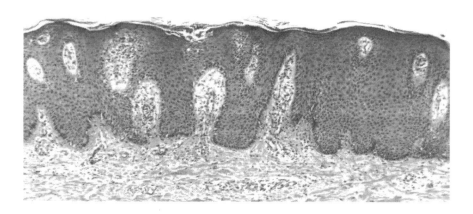

Inmunopatogenia. El riesgo genético para desarrollar psoriasis está determinado principalmente por el complejo mayor de histocompatibilidad (CMH). La herencia de un alelo aumenta el riesgo 4 a 5 veces para desarrollar la enfermedad. El más importante es el HLAC*0602 que codifica la proteína HLA-Cw6; esta proteína presenta antígenos a los linfocitos T $CD8^+$, que dependen del CMH clase I y, que constituyen el 80% de los linfocitos T en las epidermis de la psoriasis. En la epidermis, los linfocitos T $CD8^+$ "interrogan" a los péptidos unidos al HLA-Cw6 en la superficie de las células presentadoras de antígeno y expanden la respuesta a uno o más antígenos específicos (exógenos o autoantígenos). En la última década los estudios genómicos han identificado unos 86 locus o regiones genómicas de susceptibilidad para psoriasis no relacionados con el CMH. Estos genes de "psoriasis" están desproporcionadamente relacionados con funciones de inmunidad y defensa del huésped, tales como regulación y diferenciación de linfocitos, producción de interferón, patrón de reconocimiento, vía de señalización del factor nuclear kappa B (NF-κB) y respuesta a ciertos virus y bacterias.

La psoriasis se inicia y mantiene a través de una interacción entre factores genéticos de susceptibilidad, el estrés, factores ambientales y el sistema inmune cutáneo innato y adaptativo. Los queratinocitos atacados por factores externos liberan ácidos nucleicos, catelicidinas, defensinas, proteínas antimicrobianas y citocinas proinflamatorias como IL-1, IL-8 e IL-36, que activan las células dendríticas; estas liberan IL-12 e IL-23, que inducen la expansión de una población de linfocitos T1 (colaboradores Th1 y citotóxicos Tc1) y T17 (colaboradores Th17 y citotóxicos Tc17). Estos linfocitos adquieren propiedades de anidamiento cutáneo y liberan citocinas proinflamatorias como IFN-γ, factor de necrosis tumoral-α (FNT-α), IL-17 e IL-22. El IFN-γ induce la liberación de quemoquinas que atraen linfocitos T1 al lugar de la inflamación. Por su parte, el FNT-α producido por las células dendríticas, macrófagos y LT, estimula citocinas proinflamatorias como IL-17, estimula la expresión de moléculas de adhesión vascular y es quimiotáctica para neutrófilos.

En epidermis predominan los linfocitos T $CD8^+$ y en la dermis papilar los linfocitos T $CD4^+$. En respuesta a citocinas como IL-17 e IL-22, los queratinocitos aumentan la liberación de mediadores inflamatorios como IL-1, IL-8, IL-36 y quimiocinas (CXCL8, CXCL9, CXCL10) que reclutan macrófagos, células dendríticas, neutrófilos y otros subgrupos de linfocitos T; se perpetua así el proceso inflamatorio. Además, los LTreg, que normalmente suprimen la respuesta inmune antígeno-específica y mantienen la tolerancia inmunológica, no son capaces de realizar su función. Otros linfocitos implicados incluyen las células NK y los linfocitos T γδ. Los queratinocitos dañados también producen factores de crecimiento: factor de crecimiento transformador-α (TGF-α), factor de crecimiento de fibroblastos (FGF), factor de crecimiento neural (NGF), anfiregulina y factores de crecimiento de linfocitos T como IL-17 e IL-15.

MANIFESTACIONES CLÍNICAS

La lesión clásica de la psoriasis es una placa eritematosa cubierta por una escama gruesa, seca, blanquecina, plateada-grisácea de bordes bien delimitados **(FIG. 87)**. El tamaño de la lesión varía de una pápula puntiforme a una placa que cubre extensas áreas de la superficie corporal. La distribución de las lesiones tiende a ser simétrica y son poco pruriginosas. En la psoriasis existen signos que contribuyen al diagnóstico clínico de la enfermedad. El *signo de Auspitz* consiste,

FIG. 87. La lesión clásica de psoriasis es una placa eritematosa cubierta por una escama gruesa, seca, blanquecina, plateada-grisácea de bordes bien delimitados.

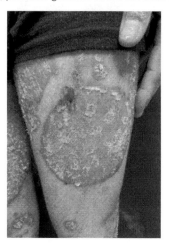

que al remover la escama con un objeto romo se observan puntos hemorrágicos por los capilares dilatados en los extremos de las papilas dérmicas. El *fenómeno isomórfico de Koebner* es la aparición de lesiones de psoriasis en la piel indemne que sufre un traumatismo, 7 a 14 días después del trauma. El *anillo de Woronoff* es un halo hipopigmentado que aparece alrededor de una lesión individual de psoriasis y usualmente se asocia al tratamiento con corticoesteroides tópicos o luz solar. Seguidamente se describen las variantes clínicas de la psoriasis y las manifestaciones no cutáneas (lengua geográfica o glositis benigna migratoria y la artritis psoriática).

Psoriasis vulgar o en placas. Es la forma más frecuente de psoriasis; se observa en el 80%-90% de estos pacientes. Las placas eritematodescamativas son simétricas y se localizan típicamente en sitios de mayor trauma como son las superficies extensoras de las extremidades; sobre todo en codos, rodillas, región lumbosacra, glúteos y tórax. Las placas confluyen y adoptan configuraciones geográficas que pueden abarcar extensas áreas de la superficie corporal. Puede ocurrir aclaramiento central resultando en lesiones anulares "psoriasis anular" **(FIG. 88)**.

FIG. 88. Psoriasis vulgar o en placas. Las placas eritematodescamativas son simétricas y se localizan característicamente en áreas extensoras como codos, rodillas y en sitios de traumas.

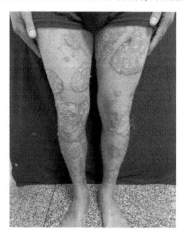

Psoriasis eruptiva o en gotas. Se observa en el 2% de los casos. Las lesiones son pápulas o placas pequeñas de 0,5 a 1,5 cm, cubiertas por una escama delgada blanquecina, localizadas en el tronco y extremidades proximales. Se ven con más frecuencia en niños y adultos jóvenes y aparecen de forma brusca, usualmente después de una infección estreptocócica de las vías respiratorias o de una quemadura solar. 50% de los casos tienen títulos elevados de ASLO y 40% evolucionan a una enfermedad crónica en placas.

Psoriasis en placas pequeñas. Clínicamente similar a la psoriasis en gotas pero aparece en pacientes de mayor edad y las lesiones son de mayor tamaño (1-2 cm), más gruesas y descamativas.

Psoriasis inversa. Placas eritematosas, sin descamación o con descamación mínima, muy bien delimitadas y de aspecto brillante localizadas en grandes pliegues como las axilas, región inframamaria, genitocrural y cuello.

Psoriasis eritrodérmica. Se desarrolla en el 2%-3% de los casos y afecta más del 80% de la superficie corporal; incluye cara, manos, pies, uñas, tronco y extremidades. La piel es eritematosa, infiltrada y con escamas superficiales y pérdida de su función de barrera. Es una forma grave de psoriasis que puede comprometer la vida del paciente. Se acompaña de hipotermia debida a la pérdida de calor por la vasodilatación generalizada, hipohidrosis, edema de miembros inferiores y pérdida de proteínas, semejante a un "gran quemado". Puede ocurrir insuficiencia cardíaca de alto gasto y alteración de la pruebas funcionales hepática y renal. Existen dos formas clínicas de eritrodermia psoriática: en la primera un paciente con psoriasis en placas empeora hasta abarcar la mayor parte de la superficie corporal y, en la segunda, la eritrodermia se presenta en forma aguda o resulta de un tratamiento externo no tolerado (por ej., luz ultravioleta o antralina) o, por suspensión abrupta de la terapia sistémica que genera un fenómeno de Koebner generalizado. Requiere el diagnóstico diferencial con otras formas de eritrodermia **(FIG. 89)**.

Psoriasis pustulosa generalizada. Es una variante grave, usualmente precedida por otras formas clínicas. Se trata de una erupción súbita de "pústulas estériles", diseminadas, de 2 a 3 mm, sobre piel intensamente eritematosa. Se acompaña de fiebre elevada, artralgias, diarrea y leucocitosis. El eritema se hace confluente y evoluciona a una eritrodermia. Los factores desencadenantes pueden ser infecciones, un fenómeno de Koebner generalizado, embarazo, infecciones y suspensión de corticoesteroides orales o tópicos. Puede asociarse a complicaciones que comprometen la vida del paciente como hipocalcemia, sobreinfección bacteriana, deshidratación y sepsis. Es más frecuente en mujeres **(FIG. 90)**.

Psoriasis pustulosa palmo plantar. Es una variante infrecuente que ocurre en las palmas y plantas. Puede coexistir con psoriasis en placas en aproximadamente el 27% de los pacientes. Es más frecuente en mujeres en la edad media, 47 años. Se asocia a artritis psoriática en 13 a 25% de los casos. El 80% de los pacientes son fumadores.

Acrodermatitis continua de *Hallopeau*. Es una forma extremadamente rara de psoriasis que consiste en pústulas estériles que comprometen las porciones distales de los dedos de manos y pies. Las pústulas confluyen formando lagos de pus y puede ocurrir destrucción de las uñas. Es más frecuente en mujeres de la edad media.

FIG. 89. Psoriasis eritrodérmica.

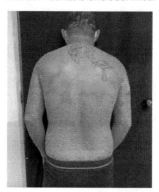

FIG. 90. Psoriasis pustulosa: pústulas estériles sobre bases eritematosas generalizadas o localizadas.

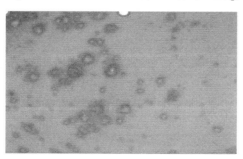

Sebopsoriasis. Son placas eritematosas con escamas oleosas en áreas seborreicas (cuero cabelludo, glabela, pliegues nasolabiales, región perioral, esternal y áreas intertriginosas). Posiblemente, se trate de una modificación de una dermatitis seborreica por una predisposición genética. Aunque el rol etiológico del *Pityrosporum* es controversial, este tipo de psoriasis responde a los agentes antifúngicos.

Psoriasis del pañal. Comienza entre los 3 y 6 meses de edad como áreas confluentes de eritema en la zona del pañal, que en el curso de días se extiende hacia el tronco y miembros inferiores. Las pápulas tienen el aspecto típico de psoriasis y puede comprometer la cara. Responden rápidamente al tratamiento y tienden a desaparecer después del año de edad.

Cambios ungueales. Ocurren en el 40%-50% de los casos de psoriasis y es infrecuente en ausencia de enfermedad cutánea. El compromiso ungueal se asocia a la artritis psoriática y, aumenta con la edad, la extensión y duración de la enfermedad. El signo más frecuente son *hoyuelos* de 0,5-2 mm únicos o múltiples en la lámina ungueal sobre todo en las uñas de las manos. Otras alteraciones incluyen onicodistrofia, leuconiquia, hiperqueratosis subungueal, parches amarillentos o color salmón y puntos rojos en la lúnula **(FIG. 91)**.

Pelos y glándulas sebáceas. En la psoriasis se han reportado casos de alopecia cicatricial y no cicatricial y, en la grave, atrofia de las glándulas sebáceas.

Lengua geográfica o glositis benigna migratoria. Resulta de la pérdida focal de las papilas filiformes. Se presenta como parches eritematosos de bordes serpiginosos, asintomáticos. Se considera una forma oral de psoriasis, ya que los cambios histológicos son muy similares.

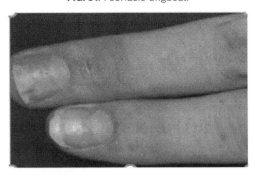

FIG. 91. Psoriasis ungueal.

Artritis psoriática. Ocurre en el 10% a 40% de los pacientes con psoriasis, tiene un componente genético importante y puede manifestarse como una oligoartritis asimétrica en más del 70% de los casos. Con menos frecuencia como una poliartritis simétrica con afectación predominante de las articulaciones interfalángicas distales, espondiloartritis o artritis mutilante.

La psoriasis, en líneas generales, se debe diferenciar de la dermatitis seborreica, particularmente cuando afecta el cuero cabelludo y los pliegues. La psoriasis vulgar de la dermatitis numular, dermatitis de contacto y la tiña. La psoriasis en gotas de la pitiriasis rosada, el liquen plano, erupciones medicamentosas y la sífilis. La psoriasis pustulosa del impétigo, la candidiasis, artritis reactiva y la pustulosis exantemática generalizada aguda de etiología medicamentosa. Por último, la eritrodermia psoriática de otras causas de eritrodermia como: medicamentos, síndrome de Sézary, micosis fungoide eritrodérmica y la pitiriasis rubra pilaris.

DIAGNÓSTICO

El diagnóstico de la psoriasis es básicamente clínico, pero puede complementarse con la biopsia de piel, sobre todo en casos difíciles y cuando se planteen otros diagnósticos diferenciales. No hay alteraciones de laboratorio específicas para esta enfermedad, pero deben solicitarse en casos graves o para iniciar un tratamiento sistémico. En la eritrodermia psoriática y psoriasis pustulosa puede haber disminución de las proteínas totales y la albúmina; así como alteraciones hidroelectrolíticas. En la psoriasis pustulosa existe leucocitosis con neutrofilia. Los pacientes con psoriasis tienen con frecuencia alteraciones del perfil de lípidos, incluso en el inicio de la enfermedad. El ácido úrico está elevado hasta en el 50% de los pacientes y se correlaciona con la extensión y actividad de la enfermedad. Los niveles de ácido úrico se normalizan después del tratamiento. Puede observarse aumento de marcadores de inflamación sistémica como velocidad de sedimentación globular y proteína C reactiva.

TRATAMIENTO

Es importante explicarle al paciente que se trata de una enfermedad crónica, que en la mayoría de los casos se puede "controlar pero no curar". El objetivo del tratamiento es un rápido control al comienzo, disminuir la extensión y severidad de las lesiones, lograr y mantener una remisión prolongada, minimizar los efectos adversos del tratamiento y mejorar la calidad de vida del enfermo. Antes de iniciar el tratamiento es importante evaluar la extensión y gravedad de la patología; tradicionalmente se clasifica al paciente según el porcentaje afectado de la superficie corporal en: leve (< del 10%), moderada (> del 10%) y grave (>30%). Los pacientes con psoriasis leve se tratan con terapia tópica; mientras que la psoriasis moderada y grave con tratamiento sistémico. Sin embargo, recientemente se ha propuesto recategorizar a los pacientes e indicar terapia sistémica en caso de: 1. Superficie corporal afectada >10%. 2. Compromiso de áreas anatómicas especiales de alto impacto en la calidad de vida; como la cara, palmas, plantas, genitales, cuero cabelludo y uñas. 3. Fracaso de la terapia tópica. La determinación del índice de severidad de área de la psoriasis (PASI) permite evaluar la efectividad de los diferentes tratamientos. Un PASI 75 indica una reducción del PASI del 75% o más después del tratamiento. El PASI es un medio más específico de cuantificar la extensión y severidad de la psoriasis, tomando en cuenta no solo la extensión de la superficie corporal afectada sino la intensidad del eritema, descamación y grosor de la placa; con una puntuación que varía de 0 (no enfermedad) a 72 (máxima severidad de la enfermedad). El PASI es poco utilizado por los dermatólogos en su práctica clínica para guiar el tratamiento; se usa sobre todo para evaluar la respuesta al tratamiento en estudios clínicos. El tratamiento de la psoriasis incluye: medidas generales, medicamentos tópicos, fototerapia, tratamientos sistémicos y biológicos.

Medidas generales

Cada vez se adopta un enfoque más integral en el tratamiento de la psoriasis: consejos sobre el estilo de vida, dejar de fumar, evitar el alcohol, perder peso, hacer ejercicio y mejorar el sueño. En la piel específicamente se recomienda el uso de jabones suaves, cremas emolientes y evitar traumatismos. Los emolientes deben usarse después del baño y se puede agregar urea hasta el 10% para remover las escamas. Se recomienda la exposición moderada a la luz solar, unos 10 minutos diarios, en horas de menor intensidad de la luz solar; y advertir al paciente que debe evitar una exposición solar intensa y prolongada que pueda llevar a una quemadura y un fenómeno de Koebner generalizado. Se deben corregir las deficiencias vitamínicas, sobre todo de vitamina D y evitar los medicamentos que exacerban la psoriasis. El paciente con frecuencia requiere apoyo psiquiátrico y psicológico.

Tratamiento tópico

La mayoría de los pacientes con psoriasis se tratan con terapia tópica, pero debido a la poca aceptación cosmética y al tiempo que implica, la falta de adhesión al tratamiento ocurre hasta en el 40% de los pacientes. Los ungüentos son más efectivos que las cremas, pero menos aceptables para el enfermo; por lo cual se recomienda utilizar la crema en el día y el ungüento en la noche. El tratamiento tópico también complementa la luz ultravioleta, la terapia sistémica y biológica. Es importante señalar que se necesitan 400 g de un medicamento tópico para tratar toda la superficie corporal de un adulto de talla promedio, dos veces al día y durante una semana; igualmente, estos pacientes ameritan la intervención inicial del especialista en Dermatología.

Corticoesteroides tópicos. Son de primera elección en la psoriasis leve a moderada y en áreas como pliegues y genitales, donde otros tratamientos tópicos pueden inducir irritación; las lesiones mejoran a las 2-4 semanas. El mecanismo de acción es su unión a receptores de glucocorticoides, inhiben la transcripción de diferentes proteínas activadoras y de los genes que dependen del NF-κB, como IL-1 y TNF-α. En la psoriasis en placas están indicados los de alta potencia, en crema o ungüento, aplicados en las áreas afectadas dos veces al día por 2 a 4 semanas y luego intermitentemente, los fines de semana. Los efectos indeseables incluyen la supresión del eje hipotálamo-hipófisis-suprarrenal, atrofia de la epidermis, estrías y taquifilaxia

Análogos de la vitamina D$_3$. Incluyen el calcipotrieno, calcipotriol y tacalcitol. Estos se unen a los receptores de la vitamina D e influyen en la expresión de varios genes. Su mecanismo de acción principal es inhibir la proliferación de queratinocitos y la producción de IL-1 y FNT-α, así como modular la diferenciación epidérmica. El calcipotrieno con la concentración de 0,005% se aplica en áreas afectadas dos veces al día y se puede alternar con corticoesteroides tópicos los fines de semana, y así disminuir los efectos de atrofia. El efecto adverso más frecuente de estos análogos es la irritación local. Se ha reportado hipercalcemia cuando la aplicación es excesiva, por lo cual no debe excederse la dosis recomendada de 100 g/semanal.

Acido salicílico. Es un agente queratolítico tópico que disminuye la adhesión del queratinocito y el pH del estrato córneo; condiciones que disminuyen el grosor de las escamas y mejora la absorción de otros agentes. Se usa en concentraciones del 2% al 10% en combinación con corticoesteroides tópicos y alquitrán de hulla. Si se aplica en más del 20% de la superficie corporal puede producirse absorción sistémica y salicilismo, sobre todo en pacientes con disminución de la función renal o hepática. Además, puede producir irritación de la piel y disminuir la efectividad de la fototerapia.

Antralina. Se usa sobre todo en psoriasis en placas resistente a otros tratamientos tópicos. Tiene una potente actividad antiinflamatoria y antiproliferativa sobre los queratinocitos. Se utiliza en concentraciones de 0,005%-0,1% en petrolato o pasta de zinc una vez al día. Debe combinarse con ácido salicílico al 1%-2% para evitar su oxidación. La concentración aumenta progresivamente y se puede combinar con la luz UVB (método de Ingram). El efecto adverso más frecuente es la dermatitis de contacto irritativa y la tinción de la ropa, piel, pelos y uñas. Por lo cual su uso se ha descontinuado en muchos países.

Alquitrán de hulla. En 1925 Goeckerman introdujo el uso de alquitrán crudo y luz UV para el tratamiento de la psoriasis. Su mecanismo de acción no es bien conocido y se cree que el carbazol es el ingrediente activo. Se usa en cremas, pastas, lociones, ungüento y champú en concentraciones del 5 al 20%; usualmente combinado con ácido salicílico al 1%-2%, una vez al día. Puede producir irritación local, foliculitis y es potencialmente carcinogénico.

Tazaroteno. Es un retinoide de tercera generación. Su metabolito activo (ácido tazaroténico) se une a los receptores del ácido retinoico y produce un potente efecto antiproliferativo y normaliza la diferenciación epidérmica. Se usa en concentraciones de 0,05% y 0,1% en gel o crema y se aplica una vez al día en la zona afectada, en horas de la noche. Puede combinarse con corticoesteroides tópicos, aumenta su eficacia y disminuye el efecto atrofiante del esteroide. Como monoterapia frecuenteente produce irritación local y está contraindicado en el embarazo.

Inhibidores de la calcineurina. El tacrolimus es un antibiótico macrólido que se une a la inmunofilina, creando un complejo que inhibe la calcineurina y por lo tanto las señales de transducción de linfocitos T y la transcripción de IL-1. El pimecrolimus tiene un mecanismo de acción similar. Su mayor utilidad es en el tratamiento de la psoriasis flexural y facial, y mínima efectividad en psoriasis en placas. Se presenta en ungüento y se aplica en las áreas afectadas dos veces al día. Su efecto adverso más frecuente es sensación de ardor local. Por reportes anecdóticos de asociación con malignidad (piel y enfermedades linfoproliferativas), tiene una "caja negra" de advertencia por la FDA.

Fototerapia

Consiste en el uso de la luz visible o luz ultravioleta (UV), mediante lámparas especiales que emiten diferentes longitudes de onda, para el tratamiento de múltiples enfermedades de la piel, principalmente la psoriasis. El mecanismo de acción incluye la depleción selectiva de linfocitos T, particularmente los que residen en la epidermis, mediante la apoptosis, cambios de la respuesta Th1 a Th2 en la piel lesionada y disminución en la actividad de las células dendríticas. La luz ultravioleta B (UVB) tiene una longitud de onda de 290 a 320 nm; la UVB de banda estrecha, con una longitud de onda de 312 nm, es superior a la banda ancha para el tratamiento de la psoriasis. Se determina la *dosis eritematosa mínima* del paciente y se inicia el tratamiento con 50% a 70% de esta dosis, 3 veces por semana y con incrementos semanales del 10% al 20%. Al aclarar las lesiones, se realiza una terapia de mantenimiento durante varios meses, por lo general 1 vez a la semana. Es un tratamiento seguro y bien tolerado; puede utilizarse en mujeres embarazadas y no parece aumentar el riesgo de carcinogénesis.

El término PUVA se refiere al uso de un agente fotosensibilizante llamado psoraleno que modifica las células diana cuando se combina con luz UVA (320 a 400 nm). Los psoralenos se intercalan entre los pares de base del ADN y forman enlaces cruzados covalentes, lo que impide la replicación del ADN. Además, facilita la producción de especies reactivas de oxígeno que generan la muerte celular y disminuyen los linfocitos en la piel. El psoraleno puede ser tópico aplicado 20 minutos antes de la exposición a la luz o vía oral 2 horas antes de la exposición (el 8-metoxipsoraleno 0,6 mg/kg/dosis). Los efectos adversos incluyen fototoxicidad, náuseas y prurito. El riesgo de carcinoma espinocelular aumenta, sobre todo en pacientes que han recibido más de 350 ciclos de tratamientos. El riesgo de melanoma con PUVA no está claro, algunos estudios reportan un aumento de la incidencia.

Tratamiento sistémico

La psoriasis es una enfermedad inmunomediada causada por una activación excesiva o defectuosa de linfocitos T y células dendríticas, con la subsecuente liberación de citocinas proinflamatorias que producen hiperproliferación, aumento de la vascularidad e inflamación, presente en las placas de psoriasis. Por lo tanto, los medicamentos que suprimen o modulan la actividad inflamatoria son efectivos en la enfermedad. Durante muchos años, antes de la llegada de los tratamientos biológicos, los fármacos sistémicos orales fueron de gran utilidad para el tratamiento de psoriasis extensa y sus formas graves. Los más utilizados en la actualidad son el metotrexate, ciclosporina, apremilast y acitretin **(TABLA 110)**. El tofacitinib es un medicamento de uso reciente, inhibidor de la *Janus cinasa* y aprobado por la FDA para el tratamiento de la artritis psoriática, artritis reumatoide y colitis ulcerativa pero no para psoriasis en general.

TABLA 110. Tratamiento sistémico no biológico.

	Mecanismo de acción	Dosis adultos	Eficacia (PASI 75%)	Efectos adversos	Precauciones
Metotrexato	Inhibidor competitivo *dihidrofolato reductasa*. Disminuye la síntesis de ácidos nucleicos	7,5-25 mg semanal VO (3 dosis en 24 horas). Intramuscular semanal	36 % semana 16	Hepatoxicidad, fibrosis pulmonar, supresión de la médula ósea y teratogénico	Suplemento de ácido fólico los días que no se toma el medicamento
Ciclosporina	Inhibe ciclofilina, IL-2, INF-γ y activación de linfocitos T	2,5-5 mg/kg/día VO en 2 dosis por 12-16 semanas para aclaramiento rápido	70% a la semana 8	Nefrotoxicidad reversible a corto plazo. Daño irreversible más de 2 años Hipertensión arterial	Contraindicado: historia de malignidad sistémica, vacuna virus vivo atenuado. Interacciones medicamentosas
Apremilast	Inhibe la *fosfodiesterasa 4*. Disminuye LTh1, Th17, IFN tipo 1	Dosis inicial 10 mg/día VO. Hasta 30 mg dos veces diaria	33% semana 16 Muy efectiva en cuero cabelludo y palmoplantar. Artritis psoriática	Diarrea, náuseas, cefalea. Infecciones del tracto respiratorio superior. Depresión	Ajuste en insuficiencia renal. Disminución efectividad con fármacos inductores del citocromo P450
Acitretina	Modula la diferenciación epidérmica y proliferación. Efecto antiinflamatorio	10-50 mg diarios VO. Acción lenta 3-6 meses	37% semana 16	Teratogenicidad, xerosis, queilitis, alopecia. Granulomas piogénicos perigungueales. Hiperlipidemia, hepatoxicidad	Evitar en mujeres en edad fértil. Monitoreo pruebas funcionales hepáticas y lípidos

Tratamiento biológico

En los últimos 20 años la terapia biológica ha cambiado en forma drástica el tratamiento para psoriasis y artritis psoriática, con remisiones prolongadas y mejoría en la calidad de vida. El término "biológico" se refiere a anticuerpos monoclonales recombinantes o proteínas de fusión análogas de receptores, que pueden ser humanos, humanizados o quiméricos dirigidos contra receptores de citocinas o citocinas específicas críticas para la inflamación psoriática. Con la excepción del infliximab, que se usa por vía intravenosa, todos los biológicos utilizados para psoriasis se administran por vía subcutánea. Actualmente hay 11 fármacos de 4 clases diferentes: los anti TNF-α, anti IL-17, anti IL-12p40 o anti IL-23p40 y anti IL-23p19. Están indicados para pacientes con psoriasis moderada a grave que no responden al tratamiento tópico, fototerapia, o terapia sistémica convencional o que presentan efectos adversos graves con estas terapias.

Todos los tratamientos biológicos predisponen a infecciones, sobre todo del tracto respiratorio superior y ponen al paciente en riesgo de reactivación o contagio de tuberculosis. En todo paciente que va a iniciar tratamiento con biológicos debe realizarse hemograma con recuento diferencial, perfil metabólico, serología para hepatitis B, C y VIH, radiografía de tórax, pruebas de tuberculina o quantiferón. Algunos biológicos pueden exacerbar una insuficiencia cardíaca preexistente, por lo cual también es conveniente realizar la evaluación cardiovascular. Los efectos a largo plazo aún no son bien conocidos y se sabe que varios de ellos pueden producir fenómenos de autoinmunidad, predisposición a malignidad, enfermedades linfoproliferativas y exacerbar la esclerosis múltiple y enfermedad inflamatoria intestinal. Por este motivo los expertos recomiendan que la terapia biológica solo se utilice en pacientes que no responden al metotrexate, entre otros, o en quienes están contraindicados.

En las **TABLAS 111, 112 y 113** se clasifican los productos biológicos según su mecanismo de acción, se especifican las dosis, eficacia, efectos adversos y precauciones.

TABLA 111. Tratamiento biológico anti-TNF.

AcM+	Mecanismo de acción	Dosis	Eficacia	Efectos adversos	Precauciones
Infliximab	AcM quimérico alta afinidad por FNT-α	5-10 mg/kg IV; luego 5mg/kg cada 8 semanas	PASI 75: 80% semana 10	Reacción a la infusión. ITRS*	Empeora EM**. Malignidad, autoinmunidad: síntomas tipo lupus
Etanercept	Agonista recombinante humano receptor FNT-α	25-50 mg SC 2 veces por semana	PASI 75: 59% semana 12	Infecciones graves Pancitopenia	Malignidad Empeora EM e IC*** Autoinmunidad: síntomas tipo lupus
Adalimumab	AcM recombinante humano contra FNT-α	80 mg dosis inicial SC, 40 mg semana 2. Luego 40 mg cada 2 semanas.	PASI 75: 71% semana 16	ITRS Infección local ITU**** Artritis séptica	TBC, hepatitis, malignidad, IC, enfermedad desmielinizante, autoinmunidad
Certozilumab	AcM que se une al FNT-α e impide su unión al receptor	400 mg SC semana 0, 2 y 4. Luego 200 mg cada 2 semanas	PASI 75: 82% semana 16	ITRS ITU	

+ AcM: anticuerpo monoclonal. *ITRS: infección tracto respiratorio superior. ** EM: esclerosis múltiple. *** IC: insuficiencia cardíaca. **** ITU: Infección tracto urinario. PASI: índice de severidad de área de la psoriasis.

TABLA 112. Tratamiento biológico anti -IL17.

AcM+	Mecanismo de acción	Dosis	Eficacia	Efectos adversos	Precauciones
Secukinumab	AcM recombinante humano contra IL-17	150-300 mg SC semanal, luego cada 4 semanas	PASI 75: 82% (semana 12) PASI 90: 52%-59%	ITRS: sobre todo nasofaringitis, candidiasis Exacerbación EII*	Reacciones de hipersensibilidad
Brodalumab	AcM humano que se une al receptor A IL-17	210 mg SC semana 0, 1 y 2; luego cada 2 semanas	PASI 75: 86% semana 12	Candidiasis, tiña, reacciones en el lugar de la inyección	Antecedente de infecciones EII* Vacunas virus vivo Ideación comportamiento suicida
Ixekizumab	AcM humanizado contra IL-17 A	160 mg dosis de carga SC. Luego 80 mg cada 2 semanas hasta semana 12. Luego 80 mg cada 4 semanas	PASI 75. 90% (semana 12) PASI 90. 68%	Candidiasis, tiña, reacciones en el lugar de la inyección ITRS	Antecedente de infecciones EII* Vacunas virus vivo

*EII: enfermedad inflamatoria intestinal

TABLA 113. Tratamiento biológico anti IL-23.

AcM+	Mecanismo de acción	Dosis	Eficacia	Efectos adversos	Precauciones
Ustekinumab	Se une a la subunidad p40 de IL-12 e IL-23 y bloquea la diferenciación y proliferación Th17	45 mg peso corporal <100 kg. 90 mg si >100 kg. Semanas 0 y 4; luego cada 12 semanas	PASI 75: 64% semana 12 71%-78% semana 28	Infección grave del tracto respiratorio superior. Aumento riesgo malignidad Leucoencefalopatía reversible	Infecciones Malignidad Vacunas vivas atenuadas
Guselkumab	Anti IL-23	100 mg semana 0 y 4; luego cada 8 semanas	PASI 90: 73% (semana 16)	Infección del tracto respiratorio superior, reacciones en el lugar de inyección, tiña, infecciones por virus herpes simple	Infecciones. Vacunas vivas atenuadas
Risankizumab	Anti IL-23	150 mg semana 0 y 4. Luego cada 12 semanas	PASI 90: 75% (semana 16)	Infección del tracto respiratorio superior Tiña	
Tildrakizumab	Anti IL-23	100 mg semana 0 y 4. Luego cada 12 semanas	PASI 75: 64% (semana 12)	Infección del tracto respiratorio superior y lugar de la inyección	

Bibliografía

Elmets CA, Korman NJ, Prater EF, Wong EB, Rupani RN, Kivelevitch D, et al. Joint AAD-NPF Guidelines of care for the management and treatment of psoriasis with topical therapy and alternative medicine modalities for psoriasis severity measures. J Am Acad Dermatol. 2021 Feb; 84(2): 432-470. doi: 10.1016/j.jaad.2020.07.087. Epub 2020 Jul 30. PMID: 32738429.

Elmets CA, Lim HW, Stoff B, Connor C, Cordoro KM, Lebwohl M, Armstrong AW, et al. Joint American Academy of Dermatology-National Psoriasis Foundation guidelines of care for the management and treatment of psoriasis with phototherapy. J Am Acad Dermatol. 2019 Sep; 81(3): 775-804. doi: 10.1016/j.jaad.2019.04.042. Epub 2019 Jul 25. Erratum in: J Am Acad Dermatol. 2020 Mar; 82(3): 780. PMID: 31351884.

Griffiths CEN, Armstrong AW, Gudjonsson JE, Barker JNWN. Psoriasis. Lancet. 2021; 397: 1301-15.

Kang S, Amagai M, Bruckner AL, Enk AH, Margolis DJ, Mc Michael AJ, Orringer JS. Eds Psoriasis. In: Fitzpatrick´s dermatology. 9ª Ed. USA. McGraw-Hill. 2019.

Kogan N, Raimondo N, Gusis SE, Izcovich A, Abarca-Duran JA, Barahona-Torres L, et al. Latin American Clinical Practice Guidelines on the Systemic Treatment of Psoriasis SOLAPSO -Sociedad Latinoamericana de Psoriasis (Latin American Psoriasis Society). Int J Dermatol. 2019 Aug; 58 Suppl 1: 4-28. doi: 10.1111/ijd.14471. PMID: 31282026.

Menter A, Gelfand JM, Connor C, Armstrong AW, Cordoro KM, Davis DMR, et al. Joint American Academy of Dermatology-National Psoriasis Foundation guidelines of care for the management of psoriasis with systemic nonbiologic therapies. J Am Acad Dermatol. 2020 Jun; 82(6): 1445-1486. doi: 10.1016/j.jaad.2020.02.044. Epub 2020 Feb 28. PMID: 32119894.

Menter A, Strober BE, Kaplan DH, Kivelevitch D, Prater EF, Stoff B, Armstrong AW, Connor C, et al. Joint AAD-NPF guidelines of care for the management and treatment of psoriasis with biologics. J Am Acad Dermatol. 2019 Apr; 80(4): 1029-1072. doi: 10.1016/j.jaad.2018.11.057. Epub 2019 Feb 13. PMID: 30772098.

Strober, B; Ryan, C; van de Kerkhof, P; van der Walt, J; Kimball, AB; Barker, J; Blauvelt, A. Recategorization of psoriasis severity: delphi consensus from the International Psoriasis Council. J. Am. Acad. Dermatol. 2020; 82: 117-122.

Szentkereszty-Kovács Z, Gáspár K, Szegedi A, Kemény L, Kovács D, Töröcsik D. Alcohol in Psoriasis-From Bench to Bedside. Int J Mol Sci. 2021 May 7; 22(9): 4987. doi: 10.3390/ijms22094987. PMID: 34067223; PMCID: PMC8125812.

CAPÍTULO 90
MICOSIS SUPERFICIALES Y SUBCUTÁNEAS

MARÍA GABRIELA UZCÁTEGUI-DÍAZ, ADRIANNA BETTIOL-MENEGALDO,
MARÍA ALEJANDRA SOLANO

INTRODUCCIÓN

Las infecciones de la piel producidas por hongos, comprenden un grupo heterogéneo de enfermedades, que pueden ser superficiales o profundas. Las micosis superficiales son causadas por hongos que afectan la queratina de la piel y/o las mucosas, generalmente filamentosos (dermatofitos), no filamentosos (*Candida* spp., *Malassezia*) y productores de piedra (*Piedraia hortae* y *Trichosporon beigelii*).

Las **dermatofitosis**, son las micosis superficiales causadas por hongos dermatofitos, afectan estructuras queratinizadas de la piel, el pelo y las uñas, debido a su capacidad de metabolizar la queratina mediante *queratinasas* y *elastasas*. Estas también son llamadas **tiñas**, que son de curso subagudo o crónico; afectan aproximadamente el 25% de la población, y corresponden a 70%-80% de todas las micosis. Su distribución es mundial, pero puede comportarse de forma epidémica y; los factores predisponentes son el calor, humedad, diabetes mellitus, uso de corticoesteroides, calzado cerrado y hábitos higiénicos deficientes.

Los **dermatofitos** son hongos filamentosos, de los géneros: *Trichophyton*, *Epidermophyton* y *Microsporum* que pueden afectar solo al ser humano (antropofílicos); especies: *T. tonsurans*, *T. rubrum* y *E. floccosum* o, afectar a los animales y transmitirse a los humanos (*M. canis*) o encontrarse en el suelo y adquirirse por el contacto directo (*M. gypseum*); estos últimos asociados con respuestas inflamatorias más intensas.

Las micosis subcutáneas afectan la piel y el tejido subcutáneo, pueden cursar con manifestaciones principalmente dermatológicas como esporotricosis, cromomicosis, micetomas: actinomicetoma y eumicetoma (pie de madura o maduromicosis). Las micosis profundas como paracoccidioidomicosis, coccidioidomicosis e histoplasmosis, entre otras, afectan, sobre todo pacientes inmunocomprometidos; cursan a veces con lesiones cutáneas caracterizadas por pápulas, nódulos, pústulas, abscesos, placas verrugosas y ulceraciones, que pueden diseminarse y comprometer también músculos, hueso y vísceras.

Las **dermatofítides**, tambien llamada "reacción ide", son erupciones secundarias por autoeccematización asociadas a infeccínes por dermatofitos, ocurre en el 5% de las dermatofitosis. Se debe a una respuesta inmunológica secundaria a los antígenos fúngicos, similar a una respuesta de hipersensibilidad retardada. Aparecen en sitios distantes al foco micótico como erupciones papulovesiculares pruriginosas; el tratamiento implica la resolución de la infección primaria por estos hongos y son de utilidad el uso de los corticoesteroides tópicos.

En la mayoría de las micosis cutáneas el tratamiento es con antimicóticos tópicos; la terapia sistémica se reserva para infecciones extensas, refractarias a los medicamentos tópicos o que se extiendan hacia los folículos pilosos, la dermis y obviamente en las micosis profundas. Es necesario destacar que el ketoconazol vía oral, hoy día ha sido desplazado, debido al riesgo de lesión hepática, insuficiencia suprarrenal grave e interacciones farmacológicas.

DIAGNÓSTICO

El diagnóstico debe sospecharse con el examen físico y se confirma con las pruebas diagnósticas específicas:

- **Examen directo**. Se prepara una solución de hidróxido de potasio (KOH), al 20% y se raspa el área afectada (piel, pelo o uñas); para visualizar con el microscopio óptico las hifas segmentadas verdaderas o micelios. O se realiza la prueba de la cinta adhesiva (*Scotch tape test*) y se tiñe con azul de metileno para visualizar acúmuios de levaduras e hifas tabicadas en la pitiriasis versicolor.
- **Cultivo de hongos**. Es el *estándar de oro* para el diagnóstico definitivo de las micosis superficiales. La muestra para cultivar se debe tomar del raspado de la piel, en el borde activo de la lesión.
- **Lámpara de Wood**. Se examina la lesión con luz ultravioleta y se observa la fluorescencia verde amarillenta que no se visualiza con luz normal; esta prueba es especialmente útil en la pitiriasis versicolor y la tiña del cuero cabelludo.
- **Biopsia de la piel**. Se tiñe la muestra de piel con coloraciones especiales como el PAS (ácido peryódico de Schiff) que permite la visualización de estructuras fúngicas. Las biopsias de piel también son necesarias para el diagnóstico de las micosis profundas.

MANIFESTACIONES CLÍNICAS

Las formas clínicas de las micosis superficiales son las siguientes: tiñas, que se clasifican de acuerdo al sitio de parasitación: tiña de las uñas (*Tinea unguium*), tiña de los pies (*Tinea pedis*) y manos (*Tinea manuum*), tiña circinada (*Tinea corporis*), tiña crural (*Tinea cruris*), tiña del cuero cabelludo (*Tinea capitis*), tiña de la barba (*Tinea barbae*), pitiriasis versicolor, candidiasis, otomicosis, esporotricosis, cromomicosis, actinomicetoma y maduromicetoma (pie de Madura).

Se describirán los diferentes tipos de tiñas y micosis subcutáneas, de curso subagudo; y su tratamiento específico **(TABLA 114)**.

TABLA 114. Diferentes tipos de micosis superficiales y subcutáneas.

Clasificación		Estructura	Patología	Agente causal más frecuente
SUPERFICIALES	Dermatofitosis	Pelo	Tiña de la cabeza	**Forma inflamatoria:** *Microsporum canis* y *Trichophyton mentagrophytes* **Forma no inflamatoria:** *Trichophyton tonsurans*, *Trichophyton mentagrophytes*, *Microsporum canis*
			Tiña de la barba	**Forma no inflamatoria:** *Trichophyton rubrum*, **Forma inflamatoria:** *Trichophyton mentagrophytes*, *Trichophyton verrucosum*
		Piel	Tiña del cuerpo	**Adultos:** *Trichophyton rubrum*, *Trichophyton tonsurans*, *Trichophyton mentragrophytes*, *Epidermophyton floccossum* **Niños:** *Microsporum canis*
			Tiña inguinal	*Trichophyton rubrum*, *Trichophyton mentagrophytes*, *Epidermophyton floccossum*
			Tiña de la mano	*Trichophyton rubrum*, *Trichophyton mentagrophytes*, *Epidermophyton floccossum*
			Tiña del pie	*Trichophyton rubrum*, *Trichophyton mentagrophytes*
		Uñas	Tiña de las uñas	*Trichophyton rubrum*, *Trichophyton mentagrophytes*
	Candidiasis	Mucosas	Candidiasis	*Candida* spp.
		Piel	Intertrigo candidiásico	*Candida* spp.
		Uñas	Onicomicosis, perionixis	*Candida* spp.
	Otras	Piel	Pitiriasis versicolor	*Malassezia* spp.
		Piel acral	Tiña negra	*Hortaea werneckii*
		Pelo	Pilonodosis	**Piedra blanca:** *Trichosporon* spp. **Piedra negra:** *Piedraia hortae*
SUBCUTÁNEAS	Esporotricosis			*Sporothrix schenckii*
	Cromoblastomicosis			*Cladophialophora carrionii* *Fonsecaea pedrosoi*, *Phialophora verrucosa*
	Micetomas	Actinomicetomas		*Nocardia* spp., *Actinomadura madurae*, *Streptomyces* spp.
		Eumicetomas		*Madurella mycetomatis*, *Tremayophaeria grisea*, *Petriellidium boydii*, *Neotestudina rosatii*

TIÑA DE LA CABEZA (*TINEA CAPITIS*)

El agente causal más frecuente es *Microsporum canis*, seguido de *T. tonsurans*. Ocurre principalmente en niños de edad escolar y el 98% son de estratos socioeconómicos bajos. El hongo afecta la queratina del pelo, y puede invadir la vaina del pelo sin destruir la cutícula (*endothrix*) o perforar la cutícula generando una vaina externa de conidios (*ecto-endothrix*). Clínicamente se presentan en la forma no inflamatoria como placas redondeadas, pseudoalopécicas, únicas o múltiples, eritematodescamativas con pelos fracturados a 2-3 mm de la emergencia del pelo; estos pelos son cortos, gruesos, quebradizos y deformados (pelos tiñosos). El diagnóstico se hace con base a las características clínicas, antecedentes epidemiológicos, hallazgos dermatoscópicos (pelos en coma, en sacacorchos o en zigzag). El examen con lámpara de Wood (fluorescencia verde manzana en infecciones por *Microsporum*), examen directo micológico del pelo y cultivo de hongos. La forma inflamatoria se denomina *querión de Celso*, y cursa con un plastrón de pústulas y abscesos múltiples dolorosos, que dejan alopecia cicatricial; además, con linfadenopatías cervicales y retroauriculares.

El tratamiento de la *Tinea capitis* siempre es sistémico con antimicóticos orales como terbinafina, griseofulvina, itraconazol y fluconazol. La griseofulvina es de elección para infecciones por *M. canis* (15-20 mg/kg/día VO) durante 8 a 12 semanas. La terbinafina es de elección para infecciones por *Trichophyton* (dosis según el peso 10 a 20 kg = 62,5 mg/día; 20 a 40 kg = 125 mg/día y mayor de 30 kg = 250 mg/día) o itraconazol 3-6 mg/kg/día durante 4 a 6 semanas. Es recomendable que el tratamiento se acompañe de queratinolíticos como ácido salicílico 5% en vaselina, retirar las costras y los pelos tiñosos para disminuir la carga micótica y se puede asociar champú antimicótico (por ej., sulfuro de selenio, ketoconazol, ciclopirox, povidona yodada, piritionato de zinc); al menos dos veces a la semana durante dos a cuatro semanas de forma complementaria para disminuir la diseminación de esporas y reducir el riesgo de transmitir la infección a otras personas. Los agentes antimicóticos tópicos solos, no se recomiendan para el tratamiento de la tiña de la cabeza, ya que no penetran hacia la dermis donde se encuentra en folículo piloso infectado **(FIG. 92 y 93)**. Cortesía Dras. Ángela Ruiz y Ana Colmenares.

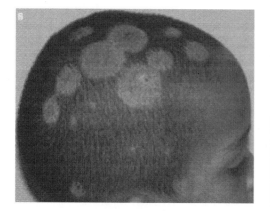

FIG. 92. Tiña de la cabeza.

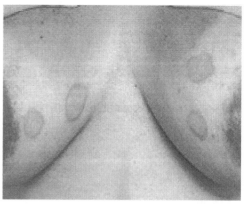

FIG. 93. Tiña del cuerpo.

TIÑA DE LA BARBA (*TINEA BARBAE*)

Causada por *T. mentagrophytes, T. rubrum* o *T. verrucosum*; puede transmitirse por medio de fómites y afecta exclusivamente a varones adultos, compromete el área de la barba o el cuello. Se describen dos formas clínicas: una superficial parecida a la tiña del cuerpo, con alopecia en el centro de la lesión y otra más grave, profunda e inflamatoria que cursa con pústulas foliculares y lesiones semejantes al querión del cuero cabelludo. Es de evolución crónica y deja alopecia cicatricial; con frecuencia se asocia a impetiginización y linfadenopatías cervicales y retroauriculares. El tratamiento es con antimicóticos sistémicos: terbinafina oral 250 mg/día por 4 a 6 semanas, otras alternativas son griseofulvina 500 mg/día por 4 a 8 semanas o itraconazol 200 mg 2 veces al día por 1 a 3 meses. Acompañado con imidazólicos en crema una o dos veces al día por 2 a 4 semanas.

TIÑA DEL CUERPO (*TINEA CORPORIS*)

Es una tiña de piel glabra (sin pelos) causada principalmente por *Tricophyton rubrum* y *M. canis* (adultos), *Tricophyton tonsurans* y *M. canis* (niños). Se presenta con placas eritematodescamativas redondeadas en forma de anillo, con bordes activos, con vesículas y escamas; son crecimiento excéntrico y deja el centro sano o con poca descamación. El prurito es variable y la evolución es crónica; puede asociarse a tiñas en otras localizaciones. Debe ser diferenciada de la pitiriasis rosada, la sífilis, la lepra (tuberculoide o *borderline*), eritema anular centrífugo, entre otras. El tratamiento suele ser tópico con terbinafina crema, imidazoles o ciclopirox dos veces al día durante 2 a 4 semanas. En caso de formas inflamatorias, extensas o resistentes al tratamiento, están indicados los antimicóticos sistémicos orales como terbinafina, 250 mg VO/día por 1-2 semanas, de acuerdo a la respuesta del paciente; fluconazol, 150 mg VO una vez por semana por 2 a 4 semanas; itraconazol, 100 mg VO diarios por 2 semanas.

TIÑA INGUINAL (*TINEA CRURIS*)

Es más frecuente en varones adultos, en zonas calurosas y con sedestación prolongada; ya que la humedad favorece la infección. Hasta un 13,5% de la población es portador sano. Es causada generalmente por *epidermophyton floccosum* y *trichophyton rubrum*. Puede afectar una o ambas regiones inguinales, periné, pubis, muslos, abdomen y glúteos. Las lesiones cursan con prurito intenso y bordes circinados (anillos), eritematodescamativas y con vesículas; puede ocasionar hiperpigmentación y liquenificación. En el 99% de los casos, el reservorio del hongo está en los pies del mismo paciente, por lo que es obligatoria la revisión de esta zona anatómica. Debe diferenciarse del eritrasma, intertrigo, dermatitis de contacto y psoriasis. En las formas localizadas, sin afectación folicular el tratamiento puede ser tópico con miconazol 2%, clotrimazol 1% o terbinafina 1% 2 veces al día hasta por 4 semanas. En formas extensas, crónicas con afectación folicular o refractaria al tratamiento tópico se indica terbinafina 250 mg/día por 14 a 30 días o itraconazol 100 mg 2 veces al día por 14 a 30 días. Se debe complementar con el uso de ropa interior de algodón, limpia y no ajustada, y polvos o ungüentos para mantener el área seca y fresca **(FIG. 94)**. Cortesía Dra. Marisela Carrillo.

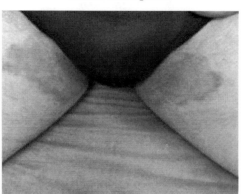

FIG. 94. Tiña inguinal.

TIÑA DE LA MANO (*TINEA MANUM*)

Es producida en el 90% de los casos por *Trichophyton rubrum;* la hiperhidrosis es un factor predisponente. Se presenta con anhidrosis, hiperqueratosis, descamación y eritema más acentuado en los pliegues flexores. Debe hacerse el diagnóstico diferencial con la dishidrosis y dermatitis de contacto principalmente. El tratamiento es similar a la tiña del cuerpo, pero pueden ser necesarias más de 4 semanas de tratamiento **(FIG. 95)**. Cortesía Dra. Ángela Ruiz.

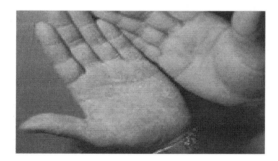

FIG. 95. Tiña de la mano.

TIÑA DEL PIE (*TINEA PEDIS*)

Suele ocurrir en adolescentes y adultos con predominio en varones; es poco frecuente en la etapa prepuberal. El agente causal más común es *T. rubrum*, seguido por *T. mentagrophytes* variedad *interdigitale* y *Epidermophyton floccosum*. Se contagia por contacto directo con el agente causal al caminar descalzo. Los factores predisponentes más frecuentes son la diabetes mellitus y el uso de calzado oclusivo. Hay tres formas clínicas de presentación: la interdigital, con afectación de los espacios interdigitales, sobre todo del cuarto espacio. La lesión predominante es la descamación, pero si se asocia con eritema, maceración y mal olor, es decir, sobreinfección bacteriana, da origen a lo que se denomina "pie de atleta". La segunda forma clínica es la que afecta toda la planta del pie, denominada "tipo mocasín", con engrosamiento plantar y descamación. La tercera forma es la variedad dishidrótica, en la que aparecen placas eritematosas con vesículas y a veces pústulas, generalmente muy pruriginosas, localizadas de preferencia en el arco plantar. El tratamiento tópico dos veces al día durante 2 a 4 semanas suele ser adecuado para el manejo en la mayoría de los pacientes. La terbinafina y la amorolfina tópica muestran respuestas rápidas, y los imidazoles tópicos como clotrimazol, econazol, ketoconazol, miconazol, isoconazol y tioconazol también son eficaces con una incidencia muy baja de reacciones adversas. EL tratamiento sistémico está indicado si hay afectación del dorso del pie, el talón, la planta o si la infección es recurrente o cursa con ampollas. El fármaco de elección es terbinafina 250 mg/día o itraconazol 200 mg/día por 30 días. Se debe instruir al paciente sobre las medidas generales de secado de los pies, cambio frecuente de medias, uso de zapatos aireados, aplicación de polvo o talcos antimicóticos en los pies y el calzado **(FIG. 96)**. Cortesía Dra. María Alejandra Solano.

FIG. 96. Tiña del pie.

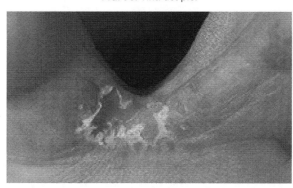

TIÑA DE LAS UÑAS (*TINEA UNGUIUM*)

Corresponde al 30% de las dermatofitosis; es más frecuente entre los 30 y 60 años de edad, 71% de los casos está causada por *T. rubrum* seguido por *T. mentagrophytes*. Los factores predisponentes son la mala higiene, diabetes mellitus, el síndrome de Down y los traumatismos. En 70% de los casos se afectan las uñas del pie, 27% las uñas de las manos y en 3% uñas de pies y manos. Clínicamente puede evidenciarse hiperqueratosis subungueal, engrosamiento de la lámina ungueal (onicauxis), uñas opacas y friables, onicólisis (desprendimiento de la lámina ungueal), melanoniquia (hiperpigmentación de la uña), leuconiquia (uña blanca) y onicodistrofia (uña con aspecto de madera carcomida). El diagnóstico debe hacerse mediante el cultivo de muestras de las uñas, debido a que el tratamiento es largo, costoso, con efectos secundarios diversos y debe descartarse otras patologías como traumatismos ungueales, psoriasis ungueal, liquen plano, paroniquia congénita, onicomicosis por *Candida*, entre otros. La tiña de las uñas puede ser: blanca superficial, blanca proximal subungueal, distrófica total, mixta, endonix, secundaria a enfermedades asociadas y paroniquia (perionixis).

El tratamiento es tópico si la onicomicosis afecta menos del 50% de la superficie de la lámina ungueal o es una forma clásica superficial; es de utilidad la aplicación de lacas sobre las láminas ungueales afectadas dos veces por semana durante 3 a 6 meses: tioconazol 28%, amorolfina laca 5% o ciclopiroxolamina laca 8%. También se ha utilizado con éxito el láser CO2, ND-yag y la terapia fotodinámica. Cuando la afectación es más del 50% de la lámina ungueal, el tratamiento debe ser sistémico con terbinafina 250 mg/día durante 3 meses en caso de tiña de la uña en manos o 6 meses en la tiña de la uña de los pies. Alternativas de tratamiento son los pulsos de itraconazol 200 mg 2 veces al día por 1 semana de cada mes por 4 a 6 meses o, fluconazol 150 mg por semana por 8 a 24 meses. En todos los casos es de utilidad disminuir la carga micótica eliminando la queratina infectada con queratolíticos como urea 20%-40% o avulsión ungueal con fresa dental.

Los criterios de curación son: ausencia de signos clínicos (uña normal), el examen directo y cultivo negativos; acompañado de cualquiera de los signos menores siguientes: hiperqueratosis subungueal distal mínima y engrosamiento leve de la lámina ungueal. Los criterios de fracaso del tratamiento son: alteraciones sugestivas de onicomicosis en >10% de la superficie ungueal, cambios de coloración (blancoamarillento, anaranjado o café), onicólisis, hiperqueratosis lateral y del borde de los pliegues ungueales laterales.

Debe indicarse a todos los pacientes las medidas de prevención: secado cuidadoso de los pies luego del baño, evitar el abuso de calzado cerrado, de material plástico o de tenis, corte y limado frecuente de uñas durante el tratamiento y aplicación de lacas, luego de la curación **(FIG. 97)**. Cortesía Dra. María Alejandra Solano.

FIG. 97. Tiña de la uña.

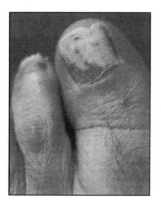 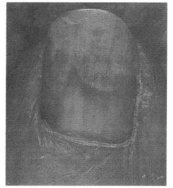

TIÑA INCÓGNITA

Se produce por el uso de corticoesteroides en la piel, que pueden exacerbar las infecciones por hongos debido a los efectos inmunosupresores locales. Se facilita la extensión de la infección al folículo piloso y la dermis por lo que dificulta el diagnóstico.

CANDIDIASIS

Son micosis primarias o secundarias causadas por levaduras oportunistas del género *Candida* spp. Puede afectar la piel, mucosas o estructuras profundas. Se observa en individuos de cualquier edad, grupo étnico o sexo; los factores predisponentes son infancia y vejez, embarazo, humedad local, diabetes mellitus, obesidad, inmunosupresión, uso de corticoesteroides, antibióticos, intervenciones quirúrgicas y consumo de drogas (heroína), entre otras.

El tratamiento de la candidiasis mucocutánea, se inicia con el control de los factores predisponentes (diabetes, enfermedades de base y tratamiento de la pareja, entre otros).

Candidiasis de la mucosa oral (*muguet*). Puede ser aguda o crónica; caracterizada por placas blanquecinas de base eritematosa, adheridas, difusas o localizadas en el dorso de la lengua, el velo del paladar, encías o faringe. Pueden ser asintomáticas o acompañarse de xerostomía, sensación de quemadura y sabor metálico. Hay formas atróficas en la lengua que la dejan con aspecto despulido, sobre todo en pacientes inmunocomprometidos. Cuando afecta los labios se denomina queilitis; cursa con descamación blanquecina de aspecto micáceo o eritema y fisuras en los ángulos de la boca (queilitis angular). El tratamiento es con fluconazol 200 mg VO dosis única acompañado de colutorios a base de bicarbonato, limpieza de las prótesis dentales con clorhexidina 2% y solución oral de nistatina 400.000 a 600.000 unidades o tabletas (disolver en la boca) cuatro veces al día, o clotrimazol tabletas 10 mg disuelta en la boca 5 veces al día durante 7 a 14 días. En las formas crónicas el tratamiento es con fluconazol 150 mg VO a la semana por 8 a 12 meses.

Vulvovaginitis por Candida. Es común en las mujeres con diabetes mellitus y embarazadas. Cursa con leucorrea blanquecina, espesa y grumosa. Prurito intenso, disuria, edema y eritema local. La mucosa vaginal muestra placas o pseudomembranas blanquecinas-amarillentas. Puede ser aguda, crónica y recurrente. En la vaginitis no complicada se usan cremas y óvulos imidazólicos intravaginales (clotrimazol 200 mg a la hora de dormir por 3 días o crema 1% por 7 días; miconazol 200 mg o crema 2% por 7 días), asociado a fluconazol 150 mg/día por 7 días o 300 mg semanal. En casos resistentes por *C. glabrata* se usa ácido bórico en cápsulas de gelatina de 600 mg una vez al día por 16 días o anfotericina B en óvulos o tratamiento sistémico con itraconazol 400 a 600 mg en dosis única o 200 mg/día por 3 a 5 días. En las formas crónicas se indica itraconazol 200 mg/día por 3 días, seguido por 200 mg cada primer día del ciclo menstrual por 6 meses o 100 mg al día por 1 mes.

Balanitis o balanopostitis por Candida. Se observa la piel del glande macerada, con placas blanquecinas de base eritematosa, vesículas o pústulas acompañado de uretritis, eritema del meato, disuria y polaquiuria. Se trata con antimicóticos tópicos por 1 a 3 semanas como clotrimazol 1% o miconazol 2% 2 veces al día asociado o no a fluconazol 150 mg dosis única.

Intertrigo candidiásico. Afecta los grandes pliegues cutáneos como axilares, submamarios, inguinales, interglúteos, o pliegues pequeños interdigitales de manos y pies, sobre todo en pacientes obesos o con diabetes mellitus. Cursa con eritema, descamación y piel macerada. El borde tiene un collarete descamativo y lesiones papulovesiculares o pustulosas satélites; se acompaña de prurito y dolor. El compromiso del área del pañal ocurre con frecuencia entre el 2do a 3er mes del lactante y puede ser primario o secundario a una dermatitis por contacto o dermatitis seborreica. Se caracteriza por áreas denudadas o placas eritematodescamativas húmedas y maceradas con pápulas o pústulas satélites. Se trata con cualquier imidazol tópico 1 a 2 veces al día por 7 a 14 días. Es necesario el control de los factores predisponentes como la humedad y las patologías de base.

Perionixis (Paroniquia). Es una inflamación periungueal dolorosa, con descarga purulenta a la presión en algunas ocasiones y puede ser aguda o crónica. El factor predisponente es mantener las manos en agua durante periodos prolongados o trabajo en la cocina. Puede afectar las uñas, ocasionando onicólisis y cambios de color entre blanco-amarillento al verde-café o negro. El diagnóstico se establece con la histopatología y cultivo del hongo. La onicomicosis por *Candida*, se puede tratar con barniz tópico de ciclopiroxolamina y amorolfina; en la paroniquia es útil la solución de timol al 4% en cloroformo y el tratamiento sistémico: itraconazol 100 mg/día por al menos 6 meses o 200 mg/día por 3 meses o fluconazol 150 mg semanal por varios meses hasta que la uña esté sana.

PITIRIASIS VERSICOLOR

Es una micosis superficial, causada por levaduras lipofílicas saprófitas de la piel del género *Malassezia*. Este hongo se considera saprófito, forma parte de la flora del cuero cabelludo y áreas seborreicas, que bajo ciertas condiciones puede tornarse patógeno y causa lesiones en la piel. De ahí su tendencia a la recaída y la cronicidad. Afecta principalmente áreas seborreicas del tronco y hombros y cursa con máculas hipocrómicas, hipercrómicas o eritematosas, cubiertas por una descamación fina, generalmente asintomáticas y de curso crónico, con recidivas hasta en el 60% de los casos en el primer año. El diagnóstico se orienta con el signo de Besnier (al raspar la lesión se produce una descamación fina), la luz de Wood muestra una fluorescencia color oro o amarillo verdoso (es útil para el seguimiento); el examen directo, teñido con azul de metileno muestra los filamentos y blastoconidias **(FIG. 98)**.

El tratamiento de primera línea es con antifúngicos tópicos como clotrimazol, miconazol, ketaconazol o terbinafina 1%, sulfuro de selenio 2,5%; una vez al día por 14 a 21 días. También son de utilidad las cremas, lociones o jabones con ácido salicílico o azufre 1%-3%; estas se aplican diariamente por 3 a 4 semanas. Los champú de ketoconazol 2% o piritionato de zinc deben dejarse 5 a 10 minutos al día durante 2 a 4 semanas. Se debe educar al paciente e informar que los cambios pigmentarios pueden tardar meses en desaparecer.

FIG. 98. A: Máculas hiper e hipocrómicas de pitiriasis versicolor. **B:** Fluorescecia amarillo verdosa con luz de Wood. **C:** Prueba de cinta adhesiva teñida con azul de metileno, muestra filamentos y blastoconidias.

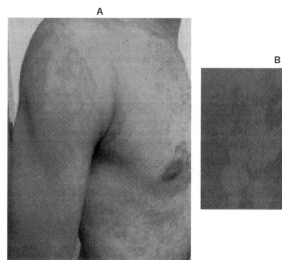
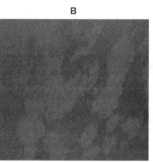
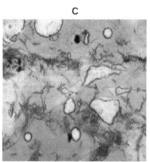

En casos extensos, recidivantes o refractarios, se indica fluconazol 300 mg/semanal por 2 semanas o itraconazol 200 mg/día por 7 a 15 días. El ketoconazol oral sigue siendo altamente efectivo y prácticamente es la única patología en la que está indicado en dosis única de 400 mg VO. Se debe indicar al paciente que debe hacer ejercicio y evitar el baño en las siguientes 24 horas, facilitando la llegada del medicamento a la piel mediante el sudor donde ejerce su acción. Para evitar las recurrencias se recomienda una higiene adecuada, uso de ropa absorbente, evitar la sudoración, controlar las patologías de base como diabetes mellitus e inmunosupresión, algunos autores recomiendan el uso de queratolíticos o jabones con azufre 2 días por mes, o itraconazol 200 mg 2 veces al día por 1 día al mes por 6 meses para evitar recurrencias.

TIÑA NEGRA

Es una micosis superficial benigna causada por *Hortaea werneckii*, que afecta la capa córnea de las palmas, casi nunca de las plantas u otros sitios. Se caracteriza por máculas hiperpigmentadas bien delimitadas, no inflamatorias, cubiertas por escamas muy finas y asintomáticas. Afecta predominantemente a mujeres menores de 20 años con hiperhidrosis, que habitan en zonas húmedas y calurosas. El tratamiento es tópico con ácido salicílico 2% en vaselina o ungüento de Whitfield (ácido benzoico más ácido salicílico 6%) 1 a 2 veces al día hasta que desaparezcan las lesiones.

PILONODOSIS

Son micosis benignas y superficiales caracterizadas por cúmulos fúngicos de aspecto nodular, más o menos duros y adheridos al pelo. La **piedra blanca** afecta a varones jóvenes y es favorecida por la humedad y la diabetes; es causada por especies de *Trichosporon (T. inkin, T. asahii)*. La **piedra negra** está limitada a climas tropicales y subtropicales está causada por *Piedraia hortaea*. El tratamiento se basa en higiene adecuada, corte de pelo, soluciones con ácido salicílico 5% a 50%, piritionato de zinc o ketoconazol champú.

ESPOROTRICOSIS

Es una infección subaguda o crónica que afecta a humanos y animales, causada por el hongo dimórfico *Sporothrix schenckii*, que afecta fundamentalmente la piel, el tejido subcutáneo y los vasos linfáticos. Se adquiere a través heridas punzantes o rasguños con espinas, plantas o madera contaminada. El periodo de incubación es de unos días a 3 meses. La enfermedad tiene muchas presentaciones clínicas y depende del sitio de inoculación y la respuesta del huésped.

La esporotricosis cutáneo-linfática o linfangítica es la forma más frecuente (65%-82%); se propaga a través del sistema linfático y genera una serie de nódulos lineales eritematosos e indoloros, que posteriormente se ulceran con secreción purulenta; principalmente en manos, cara, cuello y tronco. La forma cutánea primaria fija (10%-30%) permanece localizada en el sitio de inoculación, como una pápula o placa infiltrada eritematosa de forma semilunar, verrugosa o ulcerada e indolora. Otras son la excepcional forma mucocutánea, las formas extracutáneas y la forma diseminada que puede ser cutánea o sistémica. El diagnóstico se establece mediante el cultivo del hongo a partir del exudado de la lesión, la prueba intradérmica de esporotriquina (altamente sensible) y la biopsia de piel, que muestra granulomas supurativos.

El tratamiento de primera línea es el itraconazol 100-200 mg/día VO por 4 semanas; luego de la resolución del cuadro clínico, el tratamiento debe continuares por 3 a 6 meses; tiene una efectividad del 90% a 100%. Otra opción es la solución saturada de yoduro de potasio, aunque se desconoce el mecanismo de acción, la dosis en adultos es de 3 a 6 g/día VO, dividido en 3 tomas, durante 2 a 4 meses. En las formas extracutáneas se administra anfotericina B 0,5 a 3 g en total. Una alternativa es trimetoprim-sulfametoxazol 160/800 mg c/12 h o, la griseofulvina por tiempo prolongado.

CROMOBLASTOMICOSIS

Es una infección crónica causada por hongos pigmentados de la familia *demateaceae* que viven en el suelo o materiales orgánicos. La infección se localiza en las regiones del cuerpo donde se produzca la inoculación, con frecuencia pies y piernas, seguido por manos, brazos, cara y pecho. Los agentes causales son: *Fonsecaea pedrosoi* y *Cladophialophora carrionii* y, con menos frecuencia *phialophora verrucosa* y *rhinocladiella aquaspersa*, entre otros.

El cuadro clínico depende de las condiciones inmunitarias del huésped; en lesiones verrugosas con muchos elementos fúngicos predomina la respuesta de linfocitos TH2 (que liberan IL-4 e IL-134); mientas que en las placas eritematoescamosas con pocos elementos fúngicos predomina la respuesta de linfocitos TH1 (secretores de interferón γ e interleucina 2).

Las formas clínicas pueden ser: nodular, verrugosa, tumoral, en placa o psoriasiforme, cicatricial, elefantiásica o linfangítica esporotricoide. Suele ser unilateral y asimétrica, inicia con una pápula o nódulo eritematoso no pruriginoso que se extiende hacia los tejidos vecinos, posteriormente se observan nódulos eritematosos, placas verrugosas o vegetantes; el tamaño varía desde milímetros a varios centímetros y pueden mostrar bordes activos con centro atrófico. La evolución es crónica, lenta, progresiva y asintomática, la mayoría de los pacientes consulta de 1 a 5 años después del inicio de la enfermedad.

El diagnóstico se determina con el examen directo donde se evidencian puntos negros en la descarga purulenta o en los tejidos; con el microscopio se observan células fumagoides en grupos de dos o más, son esféricas y ovaladas similares a granos de café. El cultivo en medio de Sabouraud establece el diagnóstico final con el crecimiento de colonias de superficie algodonosa negras o gris-verdosas.

El tratamiento es un desafío, no se han realizado ensayos aleatorizados, por lo que se considera una enfermedad huérfana. La escisión quirúrgica puede ser curativa y es el enfoque terapéutico recomendado en los casos susceptibles de cirugía. Son de utilidad los antimicóticos orales como el itraconazol 200 a 400 mg/día por 8 a 36 meses o pulsos de 400 mg/día por 1 semana al mes por 6 a 12 meses; seguido de terbinafina 250-500 mg/día durante meses a años; pero, las tasas de respuesta al tratamiento varían. Otros procedimientos a emplear pueden ser la crioterapia, aplicación de calor local y terapias lumínicas.

MICETOMAS

Son infecciones granulomatosas crónicas que afecta la piel y el tejido subcutáneo; a menudo compromete huesos y articulaciones de regiones acrales. Son de evolución lenta, con formación de "granos" (aglomerados de hongos mezclados con las sustancias orgánicas o detritos del huésped), que tienen diferente color, textura y morfología facilitando la sospecha diagnóstica al examen directo con KOH 20%. Es más frecuente en hombres (4:1) que en mujeres y en trabajadores del campo entre 20 y 50 años de edad. Desde el punto de vista clínico se presenta con un aumento de volumen, deformación del área y fístulas que drenan un exudado seroso o purulento donde se encuentran los granos. Incluyen los *actinomicetos*, bacterias aerobias Gram-positivas que producen los actinomicetomas o por hongos, usualmente denominado eumicetoma o pie de Madura.

El diagnóstico del micetoma se hace con el examen directo de los granos con KOH al 20%, la biopsia de piel muestra la reacción granulomatosa supurativa con formación de tractos fistulosos y fibrosis perilesional. El cultivo debe tomarse de las secreciones profundas para evitar contaminantes superficiales y se siembran en medio de Löwenstein-Jensen para actinomicetoma y agar-sangre o medio de Sabouraud para eumicetoma. Puede hacerse estudio citológico mediante aspiración con aguja fina. El estudio serológico determina la respuesta humoral contra tres proteínas antigénicas de extractos celulares de *Nocardia brasiliensis*. Tienen alta correlación con la condición clínica: altos títulos en pacientes con enfermedad activa y bajos en los curados. El diagnóstico definitivo es mediante la secuenciación de genes de ARN 16s para actinomicetos y, PCR panfúngica para eumicetos, sobre todo en casos de duda diagnóstica con cultivo negativo **(FIG. 99)**.

FIG. 99. Pie de Madura.

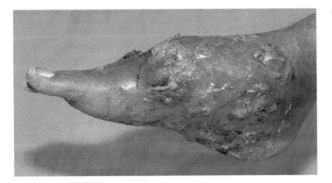

ACTINOMICETOMAS

Representan el 98% de los casos, son más frecuentes en Latinoamérica; presentan un curso más rápido y deja cicatrices retráctiles con afectación rápida de tejidos profundos. Los actinomicetos más frecuentes son *Nocardia brasiliensis* y *Actinomadura madurae*. El tratamiento es con antibióticos combinados y está contraindicada la extirpación quirúrgica, pues favorece la diseminación hematógena. Se pueden indicar las sulfonamidas, en especial la diamino-difenilsulfona (dapsona) 100-200 mg/día VO a largo plazo por 2 a 3 años; se puede combinar con trimetoprim-sulfametoxazol 160/800 mg/día por varios meses hasta 2 años. También se puede asociar sulfonamidas con estreptomicina 1 g/día por 1 mes y luego cada 3 días, con vigilancia de la función auditiva cada 3 meses. También trimetoprim-sulfametoxazol con algunas de las siguientes alternativas oral: clofazimina 100 mg/día; rifampicina 300 mg 2 veces al día o tetraciclinas 1 g/día por periodos no menores de 6 meses. Con frecuencia es necesario el apoyo con fisioterapia y rehabilitación. Los criterios de curación son:

1. Disminución del aumento de volumen y cierre de las fístulas.
2. Resultados negativos en 3 cultivos consecutivos con intervalo de un mes.
3. Remodelación ósea y datos de nueva osteogénesis corroborada con estudios de imagen.
4. Ausencia de cavidades en estudios ultrasonográficos.
5. Ausencia de granos al realizar aspiración con aguja fina.

EUMICETOMAS

Representan el 2% de los casos, predominan en África y Asia; se caracteriza por lesiones tumorales vegetantes con ulceración, fistulización y descarga de material purulento o serohemático que contiene los granos. Tienen un curso más lento y son altamente incapacitantes. Los hongos más frecuentemente involucrados son: *Madurella mycetomatis* (productor de granos negros), *Trematosphaeria grisea, Petriellidium boydii* y *Neotestudina rosatii* (granos blancos). El tratamiento se basa en la extirpación quirúrgica de la lesión, sobre todo en lesiones localizadas, encapsuladas o quísticas; combinado con antifúngicos sistémicos como itraconazol 200-400 mg/día o griseofulvina 0,5-1 g/día por más de 6 meses. Otras opciones son voriconazol 400-800 mg/día y posaconazol 800 mg/día por períodos prolongados.

Bibliografía

Arenas R. Micología médica ilustrada. 5ª ed. China. McGraw-Hill. 2014.

Cavallera E, Asbati M. Onicomicosis por hongos filamentosos no dermatofitos. Dermatol Venez. 2006; 44(1): 4-10.

Chamorro MJ, Casa SA. Tinea Manuum. StatPearls [Internet]. Treasure Island (FL): StatPearls Publishing. 2021.

Gupta AK, Baltimore M, Renaud H, Shear N, Pguet V. A network meta-analysis on the efficacy and safety of monotherapies for tinea capitis, and an assessment of evidence quality. Pediatric Dermatol. 2020; 37(6): 1014-22.

Gupta AK, Stec N, Summerbell RC, Shear NH, Piguet V, Tosti A. Onychomycosis: a review. J Eur Acad Dermatol Venereol. 2020; 34(9): 1972-1990.

Hawkins DM, Smidt AC. Superficial fungal infections in children. Pediatr Clin North Am. 2014; 61(2): 443-55.

Hay R. Superficial Mycoses. En: Ryan E, Holl D, Solomon T, et al (Ed). Hunter´s tropical medicine and emerging infectious diseases. Elsevier. 10th Ed. 2020: 648-65.

Ilkit M, Durdu M, Karakaş M. Majocchi's granuloma: a symptom complex caused by fungal pathogens. Med Mycol. 2012; 50(5): 449-57.

Kauffman CA, Bustamante B, Chapman SW, Pappas PG; Infectious Diseases Society of America. Clinical practice guidelines for the management of sporotrichosis: 2007 update by the Infectious Diseases Society of America. Clin Infect Dis. 2007; 45(10): 1255-65.

Kovitwanichkanont T; Chong A. Superficial fungal infections. Aust J Gen Pract. 2019; 48(10): 706-711.

Leung AK, Lam JM, Leong KF, Hon KL. Tinea corporis: an updated review. Drugs context. 2020; 9: 20-56.

Leung AKC, Hon KL, Leong KF, Barankin B, Lam JM. Tinea capitis: an updated review. Recent Pat Inflamm Allergy Drug Discov. 2020; 14(1): 58-68.

Lombardi G, Lo cascio G, Andreoni S, Blasi E, Conte M, Farina C, et al. Superficial and subcutaneous mycoses. Microbiología Médica. 2020; 35(1): 9156.

Mayser P, Nenoff P, Reinel D, Abeck D, Brasch J, Daeschlein G, et al. S1 Guidelines: Tinea capitis. JDDG. 2019; 18(2): 161-179.

Nigam P y Saleh D. Tinea pedis. StatPearls [Internet]. Treasure Island (FL): StatPearls Publishing; 2021 Jan.

Preda-Naumescu A, Elewski B, Mayo TT. Common cutaneous infections: patient presentation, clinical course, and treatment options. Med Clin North Am. 2021 Jul; 105(4): 783-797.

Queiroz F, de Hoog S, Santos DW, Salgado CG, Vicente VA, Bonifaz A, et al. Chromoblastomycosis. Clin Microbiol Rev. 2017; 30(1): 233-276.

Rondón-L AJ. Manual de dermatología. Editorial Disinlimed. Caracas. 1998.

Sasagawa Y. Internal environment of footwear is a risk factor for tinea pedis. J Dermatol. 2019; 46(11): 940-946.

Verma P, Jha A. Mycetoma: reviewing a neglected disease. Clin Exp Dermatol. 2019; 44(2): 123-129.

Waśkiel-Burnat A, Rakowska A, Sikora, M. et al. Trichoscopy of Tinea capitis: a systematic review. Dermatol Ther (Heidelb). 2020; 10: 43-52.

CAPÍTULO 91
INFECCIONES DE LA PIEL

NISA VALENTINA MORANTE-HERNÁNDEZ, ANTONO JOSÉ RONDÓN-LUGO†

INTRODUCCIÓN

Las infecciones de la piel y partes blandas forman un conjunto muy amplio de cuadro clínicos con distinto pronóstico que afectan la piel y sus anexos cutáneos, el tejido subcutáneo, la fascia profunda y el músculo estriado. Constituyen una de las infecciones más prevalentes y un motivo frecuente de consulta en los centros de atención primaria de salud, junto con las infecciones respiratorias y del tracto genitourinario.

En su etiología pueden participar bacterias, virus, hongos y parásitos, lo cuales pueden formar parte de la microbiota normal de la piel y las membranas mucosas o, proceder del medio ambiente. Los principales agentes etiológicos son las bacterias Gram positivas como el *Staphylococcus aureus* y el *Streptococcus pyogenes* (estreptococo betahemolítico del grupo A).

Las infecciones bacterianas de la piel tienen una variedad de presentaciones y formas clínicas, que van desde un cuadro trivial localizado hasta una infección rápidamente progresiva, con toxicidad sistémica y mortalidad considerable. Razón por lo que es de gran importancia su diagnóstico precoz y tratamiento oportuno. A continuación se describen las patologías más frecuentes en la práctica diaria.

IMPÉTIGO

El impétigo es la enfermedad infectocontagiosa más común en la piel. Se caracteriza por lesiones vesiculares purulentas que comprometen la epidermis sin dejar cicatriz. El impétigo puede ser buloso o no buloso.

Impétigo no buloso. Es altamente contagioso y afecta a niños preescolares y escolares; la transmisión es por contacto directo y se puede autoinocular. Comprende más de 70% de los casos de impétigo. Las lesiones generalmente se originan en la piel de la cara, en especial alrededor de las narinas, o en las extremidades, posterior a traumatismos. Los factores predisponentes son la mala higiene, hacinamiento, bajo nivel socioeconómico, lesiones previas pruriginosas (eccema, escabiosis o pediculosis). El agente etiológico más frecuente es *Staphylococcus aureus* solo o asociado con *Streptococcus pyogenes*. Su diagnóstico es eminentemente clínico, en general no requiere estudios microbiológicos y las complicaciones son raras. La elección del tratamiento depende de diversos factores, como el número de lesiones, la localización (cara, párpados o boca) y la necesidad de limitar el contagio a otras personas. Es importante el aseo local y los antibióticos tópicos (mupirocina, ácido fusídico). Se deben usar antimicrobianos sistémicos si el proceso infeccioso ocupa una superficie corporal extensa; como cefalosporinas de primera generación, macrólidos, o penicilinas con inhibidores de *betalactamasas*.

Impétigo buloso o ampollar. Es una infección superficial causada por disrupción de las uniones intercelulares (hemidesmosomas) de las células epidérmicas del estrato granuloso, debido a una *toxina exfoliativa* producida por algunas cepas de *Staphylococcus aureus*. Predomina en lactantes menores sin predilección por el sexo. Forma parte del espectro del síndrome de piel escaldada estafilocócica con 2 variantes: localizada y generalizada y es considerado una forma leve de esta patología. La lesión inicial es una ampolla flácida sobre una piel aparentemente normal, que se rompe y deja una base eritematosa húmeda, y dolorosa.

SÍNDROME DE PIEL ESCALDADA ESTAFILOCÓCICA

Pertenece a un grupo de patologías dermatológicas que son ocasionadas por toxinas producidas por *Staphylococcus aureus* conocidas como *exfoliatinas A y B*. Se caracteriza por lesiones ampollares generalizadas con denudación en áreas de gran tamaño, acompañadas de manifestaciones sistémicas. Es una patología rara, que se observa con mayor frecuencia en recién nacidos y preescolares y no existen diferencias significativas en cuanto al sexo. En esta patología las toxinas estafilocócicas son liberadas al torrente circulatorio desde el foco infeccioso primario, actúan a distancia e inactivan la desmogleína 1, que mantiene unida los queratinocitos epidérmicos y originan la formación de ampollas por desprendimiento. El cuadro clínico inicial puede ser muy inespecífico; se caracteriza por la aparición de fiebre, hiporexia, irritabilidad y malestar general. Esta condición evoluciona clínicamente en tres fases.

1. **Fase eritrodérmica.** Se observa un *rash* eritematoso uniforme que respeta las mucosas y genera gran dolor a la movilización.
2. **Fase ampollar.** Se caracteriza por la aparición de ampollas flácidas en áreas de flexión y cerca de los orificios naturales. El signo de Nikolski es positivo.
3. **Fase descamativa.** Se caracteriza por un desprendimiento de la epidermis en grandes láminas, que pueden semejar una quemadura.

El diagnóstico es fundamentalmente clínico y su tratamiento requiere un enfoque combinado con antibióticos, hidratación intravenosa, analgésicos, cuidados de la piel, y en casos graves monitorización en la unidad de cuidados intensivos. La evaluación temprana, el oportuno diagnóstico y el inicio precoz de antibioticoterapia parenteral ha demostrado disminuir las complicaciones.

CELULITIS

Es una causa común de infección cutánea y tejidos blandos. Los agentes etiológicos más frecuentes son *Staphylococcus aureus* y *Streptococcus pyogenes*. Compromete la dermis reticular y la hipodermis, es decir, expresa una infección más profunda. El área comprometida se caracteriza por aumento de la temperatura local, edema, dolor y eritema, con bordes mal definidos; en algunos casos se asocia fiebre y compromiso del estado general. Pueden aparecer ampollas, bulas hemorrágicas y pústulas que suelen evolucionar a úlceras. Algunos pacientes pueden presentar manifestaciones sistémicas, secundarias a la respuesta inflamatoria e inmunológicas ante las toxinas bacterianas. Una minoría desarrolla sepsis grave, gangrena local o fascitis necrosante.

ERISIPELA

La erisipela es una entidad infecciosa, de origen bacteriano, causada principalmente por *Streptococcus*. Afecta ambos sexos, con predominio del femenino, sobre todo en niños y adultos de la tercera edad. Se presenta en miembros inferiores en un 85%-90% de los casos. En su forma típica, el diagnóstico es fácil, y es fundamentalmente clínico. Al realizar la semiología se debe buscar la puerta de entrada, que puede ser micosis interdigitales, úlceras traumáticas, pequeñas excoriaciones, picaduras de insectos, dermatitis por estasis venoso o pequeñas soluciones de continuidad en la piel. Compromete la dermis superficial y los vasos linfáticos; se genera una placa eritematosa elevada, edematosa y brillante (con aspecto de piel de naranja); bien delimitada y con clara demarcación del resto de la piel normal; aumento de la temperatura local, dolorosa a la palpación, y generalmente acompañada de fiebre y síntomas generales. Puede también presentar ampollas o flictenas hemorrágicas y/o necróticas; y en algunos casos se observa un trazo de linfangitis y linfadenopatías satélites en el territorio de drenaje linfático correspondiente. Puede presentar características clínicas variadas, distintos niveles de gravedad vinculados a las comorbilidades coexistentes, y puede ir desde cuadros muy leves a los que requieren hospitalización y generar complicaciones graves como *shock* séptico, glomerulonefritis posinfecciosa y descompensación de las comorbilidades. El tratamiento de elección es la penicilina oral o parenteral, y como alternativas las cefalosporinas de primera generación o los macrólidos.

FOLICULITIS

La foliculitis es un proceso subagudo inflamatorio que afecta al folículo pilosebáceo; se clasifica según la profundidad de la invasión, es decir, superficial y profunda, y por la etiología microbiana. El agente causal aislado con mayor frecuencia es *S. aureus*, sin embargo, existen, con menor frecuencia otros agentes etiológicos bacterianos, víricos y micóticos implicados como: *Pseudomonas aeruginosa*, *Malassezia* spp., bacterias gramnegativas, dermatofitos, *Demodex folliculorum* y virus del herpes simple. Entre sus factores predisponentes destacan la depilación y el afeitado, sudoración profusa, la humedad, oclusión, alteraciones de la inmunidad, obesidad, dermatosis previas y otras patologías como la diabetes mellitus. Clínicamente se caracteriza por pápulas eritematosas foliculares, sobre las que rápidamente se desarrollan pústulas blancoamarillentas, con un pelo central y rodeadas por un halo inflamatorio. Su diagnóstico es fundamentalmente clínico, aunque en casos recurrentes que no responden a la terapéutica convencional es necesario realizar cultivos o estudio histopatológico de las lesiones. El tratamiento básicamente consiste en la adecuada higiene de la piel, con detergentes pH neutro, antisépticos como la clorhexidina y antibióticos tópicos como mupirocina, eritromicina, clindamicina, ácido fusídico o peróxido de benzoilo; aplicados una o dos veces al día. En los casos muy extensos o en aquellos que la terapia tópica no resuelva el cuadro, se recurre al tratamiento con antibioticoterapia oral.

FURUNCULOSIS

Es la infección del folículo piloso que se extiende a la profundidad de la dermis y esta primariamente localizada en áreas de roce o fricción como: axilas, ingles, glúteos, nariz y surcos nasogenianos. El agente etiológico principal es *Staphylococcus aureus*, sin embargo, de acuerdo a la localización de las lesiones, pueden participar otras bacterias. Clínicamente se caracteriza como un nódulo eritematoso, doloroso e indurado; es profundo con un halo eritematoso, que evoluciona hacia una pústula, fluctuante y drena una secreción purulenta. Su tratamiento incluye calor local y los furúnculos grandes pueden ameritar drenaje, antibióticos orales con cobertura para *S. aureus*. También se deben asociar medias generales de higiene como: aseo corporal diario, lavado frecuente de manos, cepillado y cuidado de las uñas; así como también, la limpieza del ambiente circundante.

El **ántrax** se forma como resultado de la coalescencia de varios furúnculos con extensión de la supuración al tejido subcutáneo y forman fistulas subyacentes que facilitan aún más su extensión. Se manifiesta en forma de un nódulo o placa inflamatoria, que contienen diferentes folículos, a través de los cuales puede observarse descarga purulenta a la compresión.

ECTIMA GRANGRENOSO

Es una infección profunda de la piel, que compromete la dermis y se manifiesta como una úlcera en sacabocado, rodeada por un halo eritematoso, necrótico, cubierta por una escara negra, con fibrina y exudado amarillento. El agente etiológico más frecuente es *Streptococcus* beta hemolítico del grupo A; también participan *Staphylococcus aureus* y *Aeromonas hydrophila*. En huéspedes inmunocomprometidos, el principal agente es *Pseudomonas aeruginosa*, y se puede considerar como una manifestación dermatológica de una infección grave por esta bacteria. El diagnóstico es evidentemente clínico, y debe ser confirmado con el cultivo o biopsia de la lesión. Son de primera elección terapéutica: el desbridamiento quirúrgico profundo y precoz del tejido desvitalizado, asociado a una cobertura antibiótica amplia (cefalosporinas de tercera generación, β-lactámicos, linezolid, aminoglucósidos o quinolonas), con un soporte metabólico y nutricional adecuado.

Bibliografía

Bibi S, Muhammad K, Zhora S, et al. Skin infections and risk factors and its management. J Bio Env Sci. 2020; 16: 117-133.

Burhan JP, Kollef MH. Treatment of severe skin and soft tissue infections: a review. Curr Opin Infec Dis. 2018; 31(2): 113-119.

Chira S, Miller LG. Staphylococcus aureus is the most common identified cause of cellulitis: a systematic review. Epidemiol Infect. 2010; 138: 313-317.

Hartman-Adams H, Banvard C, Juckett G. Impetigo: diagnosis and treatment. Am Fam Physician, 2014; 90: 229-235.

Moffarah AS, Al Mojaher M, Hurwitz BL, Armstrong DG. Skin and soft tissue infections. Microbiol Spectr. 2016; 4(4). Doi 10.1128.

Rhody C. Bacterial infections of the skin. Prim Care. 2000; 27: 459-473.

Sukumaran V, Senanayake S. Bacterial skin and soft tissue infections. Australian Prescriber. 2016; 39(5): 159-163.

CAPÍTULO 92
PÉNFIGO

MARÍA GABRIELA UZCÁTEGUI-DÍAZ, ANA MARÍA SÁENZ DE CANTELE,
ADRIANA CALEBOTTA

INTRODUCCIÓN

El pénfigo se refiere a un grupo de enfermedades ampollares autoinmunes que afectan la piel y mucosas, inducida por autoanticuerpos dirigidos contra los desmosomas, que inducen la formación de ampollas intraepidérmicas por medio de acantólisis. La enfermedad se presenta con ampollas flácidas y erosiones en piel y mucosas, que pueden ser localizadas o generalizadas. Es una enfermedad de curso crónico, progresivo y recidivante; se acompaña de un aumento del catabolismo corporal con pérdida de líquidos, electrólitos y proteínas. Los casos graves pueden complicarse con infecciones bacterianas y virus que pueden conducir a la sepsis y falla multiorgánica. Con el tratamiento actual, la mortalidad por pénfigo es menor del 10%, aunque las recaídas son frecuentes. Antes del advenimiento de los corticoesteroides y antineoplásicos la mortalidad debida al pénfigo era alrededor del 60%-90%. En los casos de inicio tardío, mayores de 40 años de edad, el pronóstico es favorable, probablemente debido a la senescencia de la autoinmunidad, al igual que en el lupus eritematoso sistémico de inicio tardío. Las complicaciones generalmente se deben a sobreinfección de las lesiones o las derivadas al tratamiento con corticoesteroides sistémicos e inmunosupresores a largo plazo.

La incidencia del pénfigo varía de 0,5-8 x millón/año. Afecta a ambos sexos y generalmente ocurre en adultos, con edad promedio de 40 a 60 años, es raro en niños a excepción del *fogo selvagem*. En Venezuela, el pénfigo tiene frecuencia de 0,4 x 100.000 habitantes año. La tasa de mortalidad varía entre 4,8% a 25,9% y la causa de muerte se debe a los efectos adversos del tratamiento inmunosupresor, sepsis en 60%-100% de los casos y hemorragia de vías digestivas en un 15%-20%.

La formación de ampollas intraepiteliales es causada por autoanticuerpos de tipo IgG contra las proteínas de adhesión desmosomal: *desmogleína 3* (Dsg3) y/o *desmogleína 1* (Dsg1). Existe predisposición genética dada por alelos de clase II del antígeno leucocitario humano (HLA), DR4 y DR14. En Venezuela se ha encontrado esta asociación específicamente con el HLA DRB1*0402 y DRB1*1401. La radiación ultravioleta se considera un factor exacerbante, así como ciertos alimentos (ajo, puerro, cebolla, pimienta negra, chile rojo, vino tinto y té) y pesticidas.

El pénfigo, se clasifica según sus características clínicas, patogénicas, epidemiológicas e histopatológicas en vulgar, foliáceo (superficial), inducido por fármacos, herpetiforme, paraneoplásico y pénfigo inducido por IgA. El diagnóstico diferencial se debe establecer con otras enfermedades ampollares como el penfigoide ampollar, dermatitis herpetiforme, la dermatosis líneal por IgA y la epidermólisis ampollar adquirida, eritema multiforme y el síndrome de Steven-Jhonson.

Pénfigo vulgar. Se produce por la presencia de autoanticuerpos contra la desmogleína 3 (mucosas) y desmogleína 1 y 3 (piel). Se presenta con ampollas flácidas de contenido claro sobre piel aparentemente normal, que se decapitan fácilmente dejando erosiones dolorosas, tanto en la piel como en mucosas; las ampollas se ubican justo por encima de la capa basal. Suele comenzar con lesiones en las mucosas (41,7%) y precede por semanas o meses a las lesiones cutáneas. La mucosa oral se ve afectada con más frecuencia, las erosiones son dolorosas y tienden a persistir por más tiempo e interfieren con la alimentación y en algunas oportunidades producen ronquera. En 20,4% de los casos se afecta exclusivamente la piel, en forma localizada o generalizada con predominio de las áreas seborreicas (tórax, cara, cuero cabelludo, región interescapular) o regiones sometidas al estrés mecánico, como en las extremidades; y también pueden afectarse las uñas **(FIG. 100)**.

FIG. 100. Pénfigo vulgar. **A**: erosiones y costras; **B**: erosiones y ampollas; **C**: erosiones en mucosa.

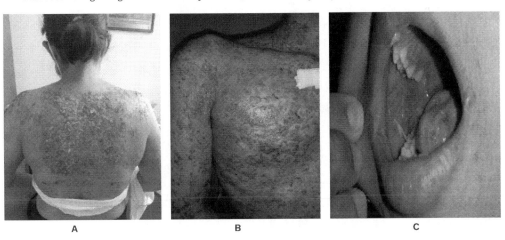

Pénfigo foliáceo (superficial). Se produce por la presencia de autoanticuerpos contra la desmogleína 1; cursa con ampollas superficiales y flácidas que se rompen rápida y fácilmente; aparecen sobre piel eritematosa lo que resulta en placas eritemato-descamativas con erosiones en la superficie, cubiertas por costras a predominio de áreas seborreicas (tórax, cuero cabelludo, cara y región interescapular) que tienden a diseminarse por todo el cuerpo, y causar cuadros de eritrodermia; las lesiones de mucosas son inexistentes. Se han descrito dos variantes, puede ser **eritematoso**: es un pénfigo foliáceo localizado, con clínica similar al lupus eritematoso; **endémico** *"Fogo selvagem"* que predomina en niños y adultos jóvenes, sin antecedentes familiares; este alcanza una prevalencia hasta de 3% en áreas endémicas de Brasil **(FIG. 101)**.

Pénfigo inducido por fármacos. En esta variante de pénfigo se logra establecer la asociación con un fármaco causal. Los fármacos que lo producen más frecuentemente son D-penicilamina, penicilina, captopril, indometacina, fenilbutazona, propranolol y rifampicina.

FIG. 101. Pénfigo foliáceo. **A**: erosiones en áreas seborreicas; **B**: placas eritematosas descamativas.

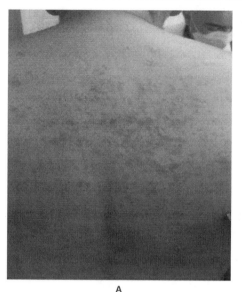
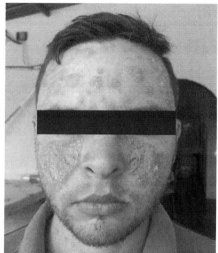

A B

Pénfigo herpetiforme. Cursa con prurito característico, y presencia intraepidérmica de eosinófilos y/o neutrófilos; combina las características clínicas de la dermatitis herpetiforme (placas urticariformes y vesículas con patrón herpetiforme o anular); pero con las características inmunológicas e histológicas del pénfigo.

Pénfigo paraneoplásico. Debe sospecharse en el contexto de una malignidad concomitante, como el linfoma no Hodking, leucemia linfocítica crónica, timoma o enfermedad de Castleman. Las manifestaciones de pénfigo paraneoplásico pueden aparecer antes o después del diagnóstico de malignidad. Cursa con compromiso agudo de mucosas, queilitis limitada y/o estomatitis ulcerosa refractaria; erosiones de mucosas dolorosas y persistentes con disfagia grave, conjuntivitis cicatricial, queratitis y afectación genital. El compromiso pulmonar (alveolitis, bronquiolitis obliterante y fibrosis pulmonar), es una complicación característica, pero poco frecuente.

Pénfigo por IgA. Es producido por la presencia de autoanticuerpos tipo IgA contra desmogleínas 1 y 3. Clínicamente cursa con pústulas pequeñas, o vesículas pustulares, sobre piel normal o eritematosa, con patrón anular o herpetiforme en tronco o extremidades y sin compromiso de mucosas.

DIAGNÓSTICO

El diagnóstico del pénfigo se orienta con base a una detallada historia clínica y un buen examen físico, que incluya evaluación oftalmológica para descartar glaucoma, cataratas, lesiones corneales y de la conjuntiva.

Los exámenes de laboratorio deben incluir un hemograma completo, creatinina, electrólitos séricos, aminotransferasas, gamma-glutamil-transpeptidasa, fosfatasa alcalina, proteínas séricas, serología para hepatitis B, C y VIH; β-HCG para descartar embarazo en mujeres en edad fértil. Las pruebas adicionales dependen del fármaco que se va a administrar, e incluyen IgA sérica, si se plantea tratamiento con inmunoglobulina intravenosa; actividad de G6PD, bilirrubina y reticulocitos (para iniciar la dapsona), actividad de la *tiopurina metiltransferasa* (para el uso de azatioprina). Además, radiografía de tórax y PPD (en casos de riesgo elevado de tuberculosis), ultrasonido abdominal y densitometría ósea.

El diagnóstico histopatológico se debe hacer con una biopsia en sacabocado de 3 a 5 mm de una vesícula reciente con menos de 24 horas de evolución. En el **pénfigo vulgar** se evidencia acantólisis intraepidérmica suprabasal, con retención de queratinocitos basales alineados uno al lado del otro sobre la membrana basal; que semejan la apariencia de una "hilera de lápidas". En el **pénfigo foliáceo**, la acantólisis es en la porción superior de la capa granular o subcorneal. En el **pénfigo paraneoplásico** se evidencia acantólisis epidérmica, formación de hendiduras suprabasales, queratinocitos disqueratósicos, vacuolización de la capa basal y exocitosis epidérmica de células inflamatorias.

La inmunofluorescencia directa se realiza con una muestra de piel perilesional, donde se evidencian depósitos de IgG, IgA y/o C3 en la superficie de los queratinocitos epidérmicos, que conforman un patrón granular en *panal de abejas*. La detección serológica de autoanticuerpos contra la superficie de las células epiteliales se realiza mediante inmunofluorescencia indirecta y/o ensayo inmunoadsorbente ligado a enzimas (ELISA Dsg1 y Dsg3); que adicionalmente sirven para predecir el curso de la enfermedad y/o la efectividad del tratamiento **(FIG. 102)**.

FIG. 102. Algoritmo para el diagnóstico del pénfigo. Adaptado de Murrell D, et al. 2020.

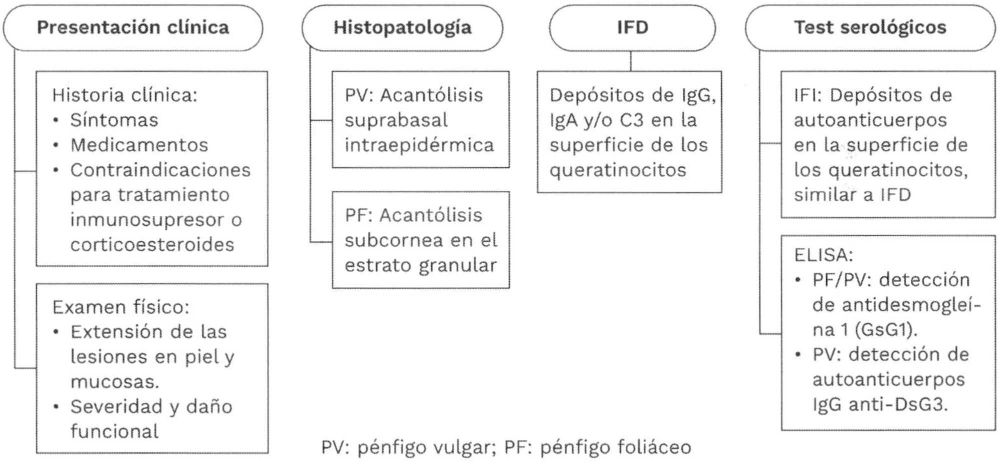

Presentación clínica	Histopatología	IFD	Test serológicos
Historia clínica: • Síntomas • Medicamentos • Contraindicaciones para tratamiento inmunosupresor o corticoesteroides Examen físico: • Extensión de las lesiones en piel y mucosas. • Severidad y daño funcional	PV: Acantólisis suprabasal intraepidérmica PF: Acantólisis subcornea en el estrato granular	Depósitos de IgG, IgA y/o C3 en la superficie de los queratinocitos	IFI: Depósitos de autoanticuerpos en la superficie de los queratinocitos, similar a IFD ELISA: • PF/PV: detección de antidesmogleína 1 (GsG1). • PV: detección de autoanticuerpos IgG anti-DsG3.

PV: pénfigo vulgar; PF: pénfigo foliáceo

TRATAMIENTO

El tratamiento para pacientes con pénfigo debe ser hecho por un equipo multidisciplinario que incluya al internista, dermatólogo experimentado, nutricionista, oftalmólogo e intensivista en algunos casos. El objetivo del tratamiento es el control de la enfermedad y la curación de las lesiones, tanto de la piel como de las mucosas, prevenir las recurrencias, mejorar la calidad de vida y limitar los efectos secundarios inducidos por el tratamiento con corticoesteroides o inmunosupresores a largo plazo. En los casos donde se establezca claramente la asociación temporal con el consumo de algún fármaco, se debe suspender inmediatamente.

El pénfigo se puede clasificar como leve cuando la superficie corporal afectada es ≤5% de la superficie corporal total (SCT); y moderado a grave cuando las lesiones cutáneas son ≥5% SCT con compromiso de múltiples mucosas, lesiones orales graves dolorosas con disfagia y pérdida de peso El tratamiento farmacológico incluye en primera línea corticoesteroides sistémicos asociado o no con corticoides tópicos y otros fármacos inmunosupresores, así como anticuerpos monoclonales anti-CD20 (rituximab).

Corticoesteroides: prednisona/prednisolona en dosis altas (0,5-1,5 mg/kg) diariamente vía oral o pulsos de metilprednisolona 0,5-1 g/día IV por 3 días consecutivos y a intervalos de 3 a 4 semanas. En algunos casos, pueden ser de utilidad los corticoesteroides tópicos superpotentes y/o intralesionales, particularmente en los casos leves y localizados. El tratamiento con altas dosis de prednisona es a largo plazo, con descenso lento y progresivo de la dosis.

Rituximab (anticuerpo monoclonal contra la proteína CD20 de los linfocitos B). Recientemente aprobado por la FDA como medicamento de elección para las formas graves (rebeldes o recidivantes) de todos los tipos de pénfigo; alcanzan tasas de remisión completa hasta un 80%-90% de los pacientes. La dosis es de 2 infusiones intravenosas de 1 g, con 2 semanas de diferencia (protocolo de artritis reumatoide) o 375 mg/m^2 superficie corporal IV semanal por 4 semanas (protocolo de linfoma), solo o combinado con corticoesteroides vía oral. Es necesario monitorizar los anticuerpos circulantes anti-Dsg cada 6 meses, para definir la administración de dosis adicionales de rituximab.

Inmunoglobulina intravenosa. Se indica en casos refractarios a las terapias de primera línea, dosis de 2 g/kg/ciclo, en 2 a 5 días consecutivos cada 4 semanas.

Otras opciones terapéuticas. Los fármacos inmunosupresores considerados como potencialmente ahorradores de corticoesteroides y de utilidad en pénfigo son la azatioprina 1 a 2,5 mg/kg/día VO; y micofenolato de mofetilo 2 g/día VO o 30-45 mg/kg/día. En algunos casos refractarios se ha indicado la *inmunoadsorción* o la ciclofosfamida.

Tratamiento complementario. Se recomienda el uso de baños con antisépticos como clorhexidina en caso de lesiones cutáneas extensas, cubrir las erosiones con apósitos parafinados poco adhesivos para heridas, y emolientes locales. Debe asegurarse la analgesia adecuada, y para las lesiones en mucosas se indican geles con anestésicos locales, corticoesteroides tópicos, "buches mágicos" o solución Wonder (partes iguales de difenhidramina más el antiácido hidróxido de magnesio) y cuidado bucodental adecuado, apoyo nutricional y psicológico. Para el tratamiento prolongado con corticoesteroides se deben utilizar suplementos de vitamina D y calcio desde el inicio para prevenir osteoporosis y, bifosfonatos en pacientes de alto riesgo (mujeres posmenopáusicas, hombres >50 años con riesgo de osteoporosis). Además, hacer evaluaciones oftalmológicas periódicas por el riesgo de desarrollar cataratas inducidas por los corticoesteroides.

Consideraciones durante la pandemia de COVID-19 y otras infecciones. En vista de que los pacientes con pénfigo son tratados con inmunosupresores, algunos autores han considerado posponer temporalmente las infusiones de rituximab, con el objetivo de retrasar la cima de inmunosupresión del paciente durante los picos de mayor incidencia de COVID-19 y así, reducir el riesgo de los efectos adversos. En el caso de los corticoesteroides y los agentes inmunosuprerores como la azatioprina y el micofenolato de mofetilo, deben reducirse gradualmente a la dosis más baja eficaz y suspenderlos cuando sea necesario, con el fin de disminuir la inmunosupresión; pero teniendo en cuenta el riesgo de exacerbación de la enfermedad y la inminente insuficiencia suprarrenal aguda; la inmunoglobulina IV, podría resultar útil en este contexto. En cuanto a las vacunas, los inmunosupresores y el rituximab, se aconseja no usar vacunas vivas. Los pacientes con pénfigo que reciben tratamiento inmunosupresor deben vacunarse contra la influenza estacional y neumococo, así como actualizar las vacunas estándar.

Bibliografía

Abdollahimajd F, Shahidi M, Robati R, Dadkhahfar S. Management of pemphigus in COVID-19 pandemic era; a review article. Arch Acad Emerg Med. 2020; 8(1): e5.

Alpsoy E, Akman-Karakas A, Uzun S. Geographic variations in epidemiology of two autoinmune bullous diseases: pemphigus and bullous pemphigoid. Arch Dermatol Res. 2015; 307(4): 1-8.

Bertram F, Bröcker EB, Zillikens D, Schmidt E. Prospective analysis of the incidence of autoinmune bullous disorders in Lower Franconia, Germany. Journal of German Society of Dermatologists. 2009; 5: 434-439.

Brenner S, Wohl Y. A survey of sex differences in 249 pemphigus patients and possible explanations. Sjinmed. 2017; 6(4): 163-5.

Calebotta A. Contribución asistencial, docente y de investigación en el campo de la inmunofluorescencia y de las enfermedades ampollares autoinmune. Trabajo presentado por la Dra. Adrianna Calebotta para optar al ascenso a la categoría profesor agregado ante la UCV. Caracas. Septiembre 2001. "Observaciones no publicadas".

Cura M, Torre A, Cueto K, Bollea M, Riganti J, Puga M. Pénfigo vulgar: estudio de cohorte retrospectivo de sus características clínicas, tratamientos empleados y evolución. Actas dermosifilográficas. 2020; 111(5): 398-407.

Hans-Filho G, dos Santos V, Katayama JH, Aoki V, Rivitti EA, Samapio SA, et al. An active focus of high prevalence of fogo selvagem on an Amerindian reservation in Brazil. Cooperative Group of Fogo selvagem Research. J Invest Dermatol. 1996; 107(1): 68-75.

Heelan K, Mahar AL, Walsh S, Shear NH. Pemphigus and associated comorbidities: a cross-sectional study. Clin Exp Dermatol. 2015; 40: 593-9.

Herbst A, Bystryn J. Patterns of remission in pemphigus vulgaris. J Am Acad Dermato. 2000; 42: 422-7.

Joly P, Horvat B, Patsatsi A, Bech R, Beissert S, Bergman R, et al. Update S2K guidelines on the management of pemphigus vulgaris and foliaceus initiated by the European academy of dermatology and venereology (EADV). JEADV. 2020; 34(9): 1900-1913.

Jowkar F, Sadati MS, Tavana S, Agah MA. Epidemiology of autoinmune bullous diseases and therapeutic modalities during a 10 year period in Iran. Acta Dermatovenerol Croat. 2014; 22(4): 246-249.

Murrell D, Peña S, Joly P, Marinovic B, Hashimoto T, Díaz L, et al. Diagnosis and management of pemphigus: recommendations of an international panel of experts. J Am Acad Dermatol. 2020; 82(3): 575-585.

Ruocco V, Ruocco E, Lo Schiavo A, Brunnetti G, Guerrera LP, Wolf R. Pemohigus: etiology, pathogenesis and inducing or triggering factors: facts and controversies. Clin Dermatol. 2013; 31(4): 374-81.

Sáenz-Cantele AM, Fernández M, Montagnani S, Calebotta A, Balbas O, Layrisse Z. HLA-DRB1*0402 haplotypes without DQB1*0302 in Venezuelan patients with pemphigus vulgaris. Tissue Antigens. 2007; 69(4): 318-25.

Sobhan M, Farshchian M, Tamimi M. Spectrum of autoinmune vesicobullous diseases in Iran: a 13-year retrospective study. Clin Cosmet Investig Dermatol. 2016; 9: 15-20.

Stanley J. Capítulo 52. Pénfigo en: Lowell A. Goldsmith, Stephen I. Katz, Barbara A. Gilchrest, et al. Fitzpatrick dermatología en medicina general. 7ª ed. Argentina: Panamericana. 2009: 459-474.

Venugopal SS, Murrel DF. Diagnosis and clinical features of pemphigus vulgaris. Dermatol Clin. 2011; 29(3): 373-80.

CAPÍTULO 93
ERITEMA MULTIFORME

ANA MARÍA SAENZ, FABIOLA DEL PINO-TROCONIS

El eritema multiforme es un síndrome mucocutáneo agudo descrito inicialmente por von Hebra en 1860 con el nombre de *eritema exudativum multiforme*. Se define por un patrón clínico específico, histopatología definida, de curso leve y autolimitado; aunque conlleva el riesgo de recaídas. Según el grado de afectación de las mucosas, el eritema multiforme se divide en *minor* (menor) si solo están involucrados la piel y labios y *majus* (mayor) cuando se afectan la piel y las mucosas. La enfermedad es relativamente común, siendo el menor más frecuente; los casos graves son raros 0,5 a 1 por millón por año. El diagnóstico diferencial son las erupciones anulares o figuradas, que incluyen la urticaria anular, erupción similar a la enfermedad del suero, erupciones maculopapulares polimorfas, lupus eritematoso cutáneo subagudo, el síndrome de Stevens-Johnson (SJS) y la necrólisis epidérmica tóxica (NET).

A diferencia del SJS y NET, el eritema multiforme tiene diferentes causas, características demográficas, manifestaciones clínicas y gravedad. La mayoría de los casos de eritema multiforme está relacionado con infecciones. El virus del herpes simple (VHS) es la causa más común, particularmente en casos recurrentes; también se ha implicado la infección con EBV, virus Orf, virus varicela zóster, parvovirus B19, virus de la hepatitis B y C, inmunizaciones y medicamentos. Otros autores han propuesto que las erupciones mucocutáneas asociadas con *Mycoplasma pneumoniae* son una entidad distinta, denominada erupción cutánea y mucositis inducida por *M. pneumoniae* (MIRM). El eritema multiforme mayor atípico puede presentarse en una variedad de formas, a veces afecta predominantemente la piel y otras veces a dos o más sitios de la mucosa.

La clasificación de Consensos, particularmente por los alemanes, divide el eritema multiforme mayor en: atípico y típico; el atípico ocurre a una edad más joven, se asocia con la infección por *Mycoplasma pneumoniae*, tiene una distribución más extensa, lesiones más grandes y atípicas e involucran la piel alrededor de la boca y los ojos, que le da el aspecto de *facies de payaso*. El síndrome de Fuchs (*ectodermosis pluriorificialis*) se aplica a casos que comparten características demográficas y etiológicas con el eritema multiforme mayor atípico; con erosiones en los párpados y la boca y una erupción cutánea transitoria.

El eritema multiforme menor prevalece en adolescentes y adultos jóvenes del género masculino (proporción 3:1) y pueden ocurrir en grupos, lo que respalda la etiología infecciosa. La recurrencia es del 10% en el eritema multiforme mayor y hasta el 30% en el menor, e incluye los casos asociados al VHS.

M. pneumoniae es la segunda causa de eritema multiforme en general y la primera en niños; puede reaparecer y la presentación clínica es a menudo atípica: lesiones en dianas gigantes y distribución facial "tipo payaso" y más grave que en los casos asociados con el VHS. Los signos clínicos y la neumonía atípica pueden ser leves y *M. pneumoniae* generalmente no se detecta; sin embargo, la PCR de hisopado faríngeo, o lavado broncopulmonar confirman el diagnóstico; las pruebas serológicas revelan anticuerpos IgM o IgA contra *M. pneumoniae* en la fase aguda o un aumento de más del doble en anticuerpos IgG, después de 2 o 3 semanas.

Se ha demostrado que los queratinocitos contienen fragmentos de ADN del VHS como el gen de la polimerasa viral (Pol); además, se reclutan células T autorreactivas específicas del VHS y células citotóxicas. El ADN del VHS se transporta a la epidermis por monocitos, macrófagos y precursores de células de Langerhans $CD34^+$. La regulación ascendente de las moléculas de adhesión aumenta en gran medida la unión de las células mononucleares que contienen VHS a las células endoteliales y contribuye a la respuesta inflamatoria dérmica. Al llegar a la epidermis, las células transmiten el gen de la polimerasa viral Pol a los queratinocitos.

MANIFESTACIONES CLÍNICAS

Los síntomas prodrómicos generalmente son leves: tos, rinitis, fiebre (superior a 38,5 °C), similar a la influenza. La hipoxia pueden ocurrir en casos relacionados con *M. pneumoniae*. En más del 70% de los pacientes con eritema multiforme recurrente, un episodio de infección repetida por VHS precede a las lesiones cutáneas. Predomina la asociación con el herpes labial y el eritema multiforme menor, que generalmente sigue al herpes recurrente. La fiebre y otros síntomas constitucionales generalmente están ausentes en eritema multiforme menor y el examen físico en general es normal. Las linfadenopatías cervicales suelen estar presentes.

La erupción cutánea surge abruptamente; en la mayoría de los pacientes; todas las lesiones aparecen en los primeros 3 días. La mayoría tiene una distribución simétrica en las superficies extensoras de las extremidades (manos, pies, codos y rodillas), cara y cuello; y con menos frecuencia en los muslos, glúteos y tronco **(FIG. 103)**. Las lesiones aparecen primero distalmente y luego se diseminan de manera centrípeta. Los factores mecánicos (fenómeno de Köebner) y los factores actínicos (predilección por áreas fotoexpuestas) parecen influir en la distribución de las lesiones. La erupción suele ser asintomática; aunque ocasionalmente ocurre ardor y prurito. La lesión diana típica es una pápula o placa eritematosa regular, circular, similar al habón y persiste durante 1 semana o más. Mide pocos milímetros hasta 3 cm y puede expandirse durante 24 a 48 horas. Aunque la periferia permanece eritematosa y edematosa, el centro se vuelve violáceo y oscuro; lo que da lugar a anillos concéntricos de color. A menudo, el centro se vuelve purpúrico o necrótico o se transforma en una vesícula tensa o ampolla. El resultado es la **clásica diana o lesión en iris (FIG. 104)**.

Las lesiones diana típicas son pápulas infiltradas que constan de tres componentes concéntricos: un disco central oscuro o ampolla; periféricamente, un anillo pálido infiltrado y, luego un halo eritematoso. A diferencia de las máculas, que son las lesiones típicas en SJS y NET, las lesiones más grandes pueden tener una ampolla central y un anillo marginal de vesículas (iris herpes de Bateman). En la mayoría de los casos, de eritema multiforme se afecta menos del 10%

FIG. 103. Eritema multiforme (distribución).

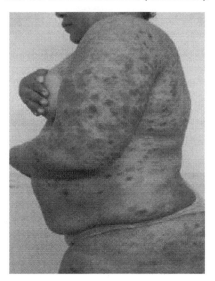

FIG. 104. Eritema multiforme (lesiones clásicas).

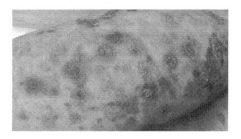

de la superficie corporal, la duración de la lesión es inferior a 2 semanas y no hay cicatrices a menos que se lleve a cabo una manipulación mecánica.

Manifestaciones extracutáneas. Las lesiones mucosas están presentes hasta el 70% de los pacientes y la mayoría de las veces se limitan a la cavidad oral, las encías y el lado ventral de la lengua. En niños y adolescentes, los labios y la mucosa oral a menudo se afectan gravemente. En la mucosas hay erosiones con depósitos fibrinosos, y ocasionalmente se pueden ver vesículas y ampollas intactas; rara vez puede extenderse a la faringe, laringe, tráquea y los bronquios. Los sitios de predilección son los labios, tanto en el lado cutáneo como en el mucoso; en la parte cutánea de los labios pueden verse lesiones diana. El paciente puede ser incapaz de cerrar la boca y, babea constantemente saliva manchada de sangre.

A diferencia de la SJS, en el eritema multiforme mayor no hay riesgo de desprendimiento extenso de la epidermis o "insuficiencia cutánea" o afectación visceral. Las erosiones bucales pueden afectar la alimentación oral. Las lesiones oculares graves que pueden conducir a secuelas son raras.

La afectación ocular comienza con dolor y conjuntivitis bilateral en la que pueden producirse vesículas y erosiones. En los niños, las lesiones oculares son más frecuentes y graves cuando se asocia a *M. pneumoniae*. Las mucosas nasales, uretrales y anales también pueden inflamarse y erosionarse; el dolor de las erosiones genitales puede conducir a retención urinaria refleja.

DIAGNÓSTICO

El eritema multiforme se diagnóstica clínicamente; la biopsia de piel y el laboratorio son útiles cuando el diagnóstico no es concluyente. No existen pruebas de laboratorio específicas para esta enfermedad. En casos graves, puede haber una VSG y PCR elevadas, leucocitosis moderada, y aminotransferasas ligeramente elevadas. No se encuentran anticuerpos antidesmoplaquinas.

La histopatología del eritema multiforme revela acumulación de linfocitos en la interfaz dérmico-epidérmica con exocitosis en la epidermis, linfocitos unidos a queratinocitos necróticos dispersos (necrosis de células satélite), espongiosis, degeneración vacuolar de la capa de células basales y formación de vesículas intraepidérmicas y subepidérmicas. La dermis papilar puede estar edematosa, y contener un infiltrado mononuclear, que es más abundante en las lesiones más antiguas. Los vasos son ectásicos con células endoteliales edematosas, y puede haber eritrocitos y eosinófilos extravasados. En lesiones avanzadas, puede ocurrir la formación de ampollas subepidérmicas, pero la necrosis rara vez involucra toda la epidermis. En las lesiones tardías, los melanófagos pueden ser prominentes. La inmunofluorescencia es negativa o inespecífica.

La radiografía del tórax se indica cuando existen síntomas respiratorios, para evaluar una neumonía; la PCR o las pruebas serológicas pueden ayudar a detectar la infección por *M. pneumoniae*. En el eritema multiforme recurrente, se debe confirmar un vínculo con el VHS mediante la evaluación de las lesiones precedentes del herpes labial, mediante PCR por VHS, anticuerpos fluorescentes directos o cultivo viral. Un resultado negativo en las pruebas serológicas para el VHS puede ser útil solo para excluir la posibilidad de asociación con herpes.

El diagnóstico diferencial más importante del eritema multiforme es el SSJ, que debe reconocerse con prontitud por tres razones: la posibilidad de complicaciones potencialmente mortales, el riesgo de progresión a NET, y la necesidad de retirar prontamente los medicamentos causales sospechosos. Es sugestivo de alarma: el dolor, los síntomas constitucionales, las erosiones graves de las mucosas, la progresión rápida y las máculas y ampollas oscuras o violáceas a menudo confluentes. Se debe considerar el pénfigo, el penfigoide cicatricial, la estomatitis alérgica o tóxica por contacto, la estomatitis erosiva tóxica, las aftas y el liquen plano.

El eritema multiforme menor tiene un curso leve en la mayoría de los casos, y desaparece dentro de 1 a 4 semanas. La recuperación es completa y, por lo general, no hay secuelas, a excepción de la decoloración transitoria de la piel. Las erosiones oculares del eritema multiforme mayor pueden causar cicatrices residuales graves de los ojos, especialmente en adultos y casos no relacionados con el herpes. EL eritema multiforme mayor asociado a *M. pneumoniae* puede complicarse con bronquitis erosiva grave que rara vez conduce a secuelas. Cualquiera que sea la causa de eritema multiforme, las recurrencias son comunes y pueden caracterizar la mayoría de los casos.

La gravedad de los episodios en pacientes con eritema multiforme recurrente es muy variable e impredecible. La frecuencia de los episodios y la duración acumulada de la enfermedad no se correlacionan con la gravedad. La frecuencia y la gravedad del eritema multiforme recurrente tienden a disminuir espontáneamente con el tiempo (después de 2 años o más), paralelamente con la mejoría de la infección recurrente por VHS. Una pequeña fracción de pacientes experimenta series prolongadas de ataques superpuestos de eritema multiforme; esto ha sido clasificado como **eritema multiforme continuo o persistente**. El eritema multiforme persistente puede estar relacionado con el VHS, pero también con otras infecciones víricas, enfermedad inflamatoria intestinales o neoplasias malignas.

TRATAMIENTO

Se sugiere la hospitalización para pacientes con lesiones orales graves que afectan la alimentación, cuando se sospecha un SJS o cuando se presentan síntomas constitucionales graves. El uso de corticoesteroides sistémicos es controversial; no obstante, parece acortar la duración de la fiebre, la erupción y, útil para el edema y el dolor de las mucosas, pero puede aumentar el tiempo de hospitalización debido a complicaciones. Cuando son sintomáticos, los pacientes con infección por *M. pneumoniae* deben ser tratados con antibióticos (macrólidos en niños; macrólidos o quinolonas en adultos). Cuando la infección es oligoasintomática y se diagnóstica mediante PCR o pruebas serológicas, el tratamiento del eritema multiforme no es obligatorio.

Los antiácidos líquidos, los corticoesteroides tópicos y los anestésicos locales alivian los síntomas de dolor en la boca o erosiones genitales. En caso de afectación ocular, se debe administrar un lubricante ocular al menos tres veces al día, y esteroides tópicos, preferiblemente por el oftalmólogo.

La terapia continua con fármacos para el virus del herpes simple (VHS) orales son eficaces para prevenir las recurrencias del eritema multiforme asociado al herpes. La terapia tópica profiláctica con aciclovir no previene el eritema multiforme asociado al herpes recurrente. El micofenolato mofetilo también puede ser útil. La talidomida es probablemente el tratamiento más eficaz de los casos recurrentes o persistentes en los que los fármacos anti-VHS han fracasado.

Bibliografía

Auquier-Dunant A, Mockenhaupt M, Naldi L, et al. Correlations between clinical patterns and causes of erythema multiforme majus, Stevens-Johnson syndrome and toxic epidermal necrolysis. Arch Dermatol. 2002; 138: 1019.

Canavan TN, Mathes EF, Frieden I, et al. Mycoplasma pneumoniae-induced rash and mucositis as a syndrome distinct from Stevens-Johnson syndrome and erythema multiforme: a systematic review. J Am Acad Dermatol. 2015; 72: 23-27.

De Risi-Pugliese T, Sbidian E, Ingen-Housz-Oro S, et al. Interventions for erythema multiforme: a systematic review. J Eur Acad Dermatol Venereol. 2019 May; 33(5): 842-849.

Fadul A, Abdalla EM, Musa M, Al-Mashdali A, et al. Sever erythema multiforme post-COVID-19 moderna vaccine: case report and literature review. Ann Med Surg (Lond). 2022 ov; 83: 104461.

Goldman RD. Erythema multiforme in children. Can Fam Physician. 2022 Jul; 68(7): 507-508.

Patel S, John AM, Handler MZ, Schwartz RA. Fixed drug eruptions: an update, Emphasizing the potentially lethal generalized bullous fixed drug eruption. Am J Clin Dermatol. 2020 Jun; 21(3): 393-399.

Roujeau JC. Re-evaluation of "drug-induced" erythema multiforme in the medical literature. Br J Dermatol. 2016; 175(3): 650-651.

Schröder W, Mockenhaupt M, Schlingmann J, et al. Clinical re-classification of severe skin reactions and evaluation of their etiology in a population-based registry. In: Victor N, et al, eds. Medical informatics, biostatistics and epidemiology for efficient health care and medical research: Contributions from the 44th Annual Conference of the GMDS. Heidelberg: Urban & Vogel; 1999: 107-110.

Trayes KP, Love G, Studdiford JS. Erythema multiforme: recognition and management. Am Fam Physician. 2019 Jul 15; 100(2): 82-88.

Wetter DA, Camilleri RJ. Clinical, etiologic and histopathologic features of Stevens-Johnson syndrome during an 8-year period at Mayo Clinic. Mayo Clin Proc. 2010; 85: 131-136.

Wu JJ, Huang DB, Pang KR, et al. Thalidomide: dermatological indications, mechanisms of action and side effects. Br J Dermatol. 2005; 153: 254-258.

CAPÍTULO 94
LUPUS ERITEMATOSO CUTÁNEO

MARÍA GABRIELA UZCÁTEGUI-DÍAZ, ELDA GIANSANTE DE MARINUCCI

INTRODUCCIÓN

El lupus eritematoso es una enfermedad inflamatoria autoinmune con un espectro de hallazgos clínicos, histológicos e inmunológicos que puede abarcar desde un compromiso sistémico grave (lupus eritematoso sistémico) o solo afectar la piel (lupus eritematoso cutáneo LEC); este último se refiere a un espectro de trastornos cutáneos con ciertas características clínicas, de laboratorio e histopatológicas. El lupus eritematoso es una enfermedad autoinmune heterogénea y multifactorial, que se puede presentar como una entidad separada o tener un compromiso sistémico que involucra múltiples órganos. Las lesiones del lupus eritematoso cutáneo pueden presentarse en un 70% de los pacientes con LES. Los diferentes tipos de lupus cutáneo tienen riesgo variable de progresar a la enfermedad sistémica. Recientemente se ha descrito secundario a la administración de diversos fármacos como inhibidores de la bomba de protones, antihipertensivos, anticonvulsivantes, analgésicos, antibióticos y productos biológicos. Además, suplementos herbales y medicinas tradicionales que pueden ser fotosensibilizantes e inducir o exacerbar el LEC.

La incidencia de lupus eritematoso cutáneo es similar al LES, aproximadamente 4 a 5 por 100.000 habitantes; la edad de aparición es entre la 2ª y 4ª década de la vida; 80% de los casos son mujeres en edad reproductiva con una relación de 3-4:1 y menos del 3% son niños menores de 10 años. Se ha descrito otro pico de incidencia en el adulto mayor asociado al uso de fármacos. Los afroamericanos tienen un riesgo 5,4 veces mayor de lupus cutáneo que los caucásicos y tiende a ser más agresivo.

La fisiopatología del lupus eritematoso sistémico aún no está definida por completo, los datos actuales sugieren que el inicio y la persistencia de la enfermedad implica una interacción compleja entre la piel y los sistemas inmunes: innato y adaptativo. En general, se asocia a factores endógenos y exógenos o ambientales como: luz ultravioleta, tabaquismo y algunos fármacos.

Factores endógenos. La *influencia hormonal*, justifica la mayor frecuencia del lupus cutáneo en mujeres, con manifestaciones clínicas menos agresivas en la etapa prepuberal y posmenopáusica. La *predisposición genética* incluye la alteración en los mecanismos de regulación inmunológica dados por el antígeno leucocitario humano (HLA) B8, DR3, DQA1 y DRB1, factor de necrosis tumoral alfa (FNT-α) y variantes del complemento; así como, polimorfismos en el gen regulador de interferón 5 (IRF-5), proteína 4 asociada a linfocitos T citotóxicos (LTCA-4) y la *tirosina cinasa* 2 (TYK2).

Luz ultravioleta (UV). La luz UV (A y B) es uno de los factores de riesgo más importantes; no solo influyen en la actividad cutánea, sino que exacerban los síntomas sistémicos como artralgias y fatiga. La *radiación UV (RUV)* altera la morfología y función de los queratinocitos, promueve la expansión de autoantígenos en las membranas celulares y desencadena la apoptosis, mediante la regulación positiva de citocinas y quimioquinas inflamatorias que incluyen TNF-α, IL-18 e interferón de tipo I; este promueve la infiltración de *células T Helper 1* que lleva al desarrollo de respuesta (TH1), aumenta la inflamación cutánea, y la producción de autoanticuerpos que se depositan en la unión dermoepidérmica que genera citotoxicidad mediada por células dependiente de anticuerpos. La mayor generación y menor eliminación de queratinocitos apoptóticos que expresan Ro/SSA en su superficie y la inducción de citocinas proinflamatorias, quimioquinas y moléculas de adhesión pueden representar los desencadenantes de la autoinmunidad inducida por la radiación ultravioleta. Posteriormente el reclutamiento y activación de células T de memoria efectora y células dendríticas plasmocitoides amplifican la respuesta inmune inflamatoria que conduce a la lesión cutánea.

Tabaquismo. Induce la producción de autoanticuerpos como el anti-DNA de doble cadena, que influye en la gravedad de la enfermedad y probablemente en la eficacia de los antipalúdicos mediante la hidracina, una sustancia presente en el cigarrillo que limita la absorción de estos fármacos.

Fármacos (lupus inducido por fármacos). Cumple con las características del lupus eritematoso cutáneo idiopático; puede ser causado por una gran cantidad de medicamentos y es reversible al suspenderlos **(TABLA 115)**. Se debe considerar esta posibilidad en los pacientes con lupus eritematoso subagudo (LECSA) extenso y de la tercera edad polimedicados. La prevalencia de este tipo de lupus ha aumentado en los últimos años debido al uso de agentes biológicos, inmunoterápicos y quimioterápicos. El mecanismo fisiopatogénico aún no se conoce por completo, aunque se han propuesto varias teorías, como la biotransformación de fármacos, alteraciones epigenéticas en las células inmunitarias y formación de *trampas* extracelulares de neutrófilos; este último mecanismo sugiere que la desregulación del sistema inmunitario innato podría desempeñar un papel fundamental.

Biopolímeros (silicona). Se ha relacionado con el desarrollo o exacerbación de la enfermedad.

MANIFESTACIONES CLÍNICAS

Con base a las características clínicas, Gilliam y Sontheimer han clasificado el lupus eritematoso cutáneo en 3 subtipos: agudo, subagudo y crónico. La forma más común de presentación es el crónico, seguido del subagudo. Hasta un 30% de los pacientes pueden presentar dos o más formas de lupus cutáneo, en un momento determinado.

Lupus eritematoso cutáneo crónico - LECC (lupus discoide crónico). Se caracteriza por presentar placas eritematosas redondeadas, induradas con escamas y atrofia central que cura y deja cicatriz. En este grupo los anticuerpos antinucleares (ANA) se encuentran positivos en un

TABLA 115. Medicamentos asociados a lupus inducido por fármacos.

Antifúngicos	Griseofulvina, terbinafina
Antihipertensivos	Inhibidores de la enzima convertidora de la angiotensina: captopril Bloqueadores de los canales de calcio: diltiazem, nifedipino, verapamilo Bloqueadores β: acebutolol, oxprenolol Diuréticos: hidroclorotiazida, espironolactona
Quimioterapéuticos	5-fluoracilo, capecitabina, docetaxel
Antiácidos	Omeprazol, lanzoprazol, ranitidina
Inmunomoduladores	Etanercept, infliximab, INF-α, leflunomida
Hipolipemiantes	Pravastatina, simvastatina
Antiinflamatorios	Naproxeno, piroxicam
Antidepresivos y ansiolíticos	Bupropión, tetrazepam, lometazepam
Antiarrítmicos	Procainamida
Hipoglucemiantes	Sulfonilureas
Otros	Ticlopidina, tamoxifeno, D-penicilamina

alto porcentaje. Este tipo se clasifica en: *localizado* cuando las lesiones están limitadas a la cabeza y cuello (cara, orejas, cuello y cuero cabelludo donde dejan como secuela alopecia cicatricial) y *geralizado o extenso* cuando las lesiones están por encima y por debajo del cuello. Una tercera forma es el *lupus eritematoso cutáneo hipertrófico o verrugoso* que cursa con lesiones similares al lupus cutáneo crónico pero con escamas gruesas o adherentes, es de aspecto verrugoso y se localiza frecuentemente en sitios de traumatismos como dorso de las manos y la espalda. Una forma inusual es la *paniculitis lúpica o lupus eritematoso profundo* que se caracteriza por nódulos subcutáneos, dolorosos con signos de inflamación, simétricos y bilaterales; localizados en la cara, brazos, glúteos y muslos con tendencia a dejar áreas deprimidas con atrofia cutánea; en su superficie puede haber lesiones de lupus cutáneo crónico.

Lupus eritematoso cutáneo subagudo (LECS). Se presenta en 3 formas clínicas: papuloescamoso, psoriasiforme y anular policíclica. Cura sin dejar cicatriz, sin embargo; puede ocasionar hiperpigmentación, hipopigmentación o acromia y causar una forma clínica denominada LECSA vitiligoide. Tiene una marcada distribución en áreas fotosensibles ("V del cuello", borde externo de los brazos y dorso de las manos). Se asocia con la presencia de anticuerpos anti RO/SSA (70%-90%) y anti LA/SSB (30%-50%), altos títulos de anticuerpos antinucleares (60%-80%), anti-ADN dc (20%) y factor reumatoideo (33%). En más de la mitad de los pacientes, se cumplen criterios de LES, predominantemente con afectación articular y muscular. Esta forma de lupus puede presentarse clínicamente con eritema malar (en alas de mariposa), exantema maculopapular o eritema difuso en áreas fotoexpuestas y se relaciona fuertemente con brotes de LES **(FIG. 105, 106, 107, 108 y 109)** Cortesía Dra. Elizabeth Ball.

El riesgo de progresión del lupus cutáneo a LES es diferente según el tipo de lupus. El lupus cutáneo agudo se considera una manifestación cutánea de LES, por lo tanto, el 90%-100%

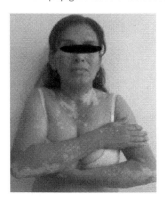

FIG. 105. LECSA vitiligoide (máculas hipopigmentadas residuales).

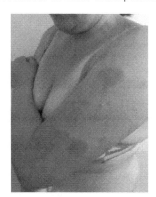

FIG. 106. LECSA Placas anulares eritematosas policíclicas en áreas fotoexpuestas.

FIG. 107. LECC: **A.** Alopecia cicatricial. **B.** Paniculitis lúpica (nódulos y atrofías). **C.** Numerosas placas pigmentadas con centro atrófico.

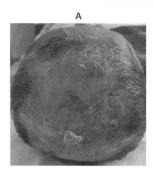
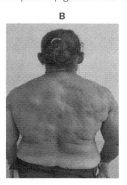
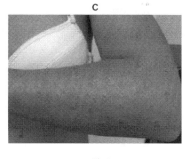

A B C

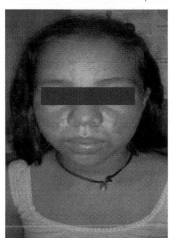

FIG. 108. *Rash* en alas de mariposa.

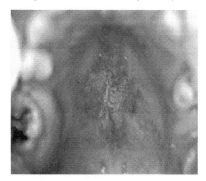

FIG. 109. LE mucoso (placa eritematosa en paladar).

de los pacientes con lupus cutáneo agudo tendrán la enfermedad sistémica. Un 50% de ellos cumplen con los criterios diagnósticos para LES, pero solo el 10% desarrollarán enfermedad sistémica clínicamente significativa. En pacientes con lupus cutáneo crónico y paniculitis lúpica el riesgo es menor y depende de la extensión: 5% para casos localizados y 15% para enfermedad generalizada. El riesgo de progresión a LES es mayor en las mujeres con ascendencia africana o asiática, especialmente si las lesiones son extensas, y en niños con lupus cutáneo crónico (25%-40%). Los pacientes más jóvenes están más propensos a desarrollar vasculitis y nefritis lúpica. La presencia de telangiectasias en los pliegues ungueales y periungueales; así como lesiones mucocutáneas y síntomas sistémicos como malestar, fiebre, artralgias, proteinuria, anormalidades de laboratorio como VSG elevada, citopenias, consumo de complemento y presencia de autoanticuerpos (ANA, anti-ADN, anti-Sm) se asocian a mayor riesgo de progresión a LES.

Lupus eritematoso cutáneo y embarazo. Se ha reportado que en el 21% de las mujeres embarazadas se produce exacerbación del lupus eritemasoso cutáneo, siendo necesario el seguimiento por ginecobstetricia para identificar bloqueos cardíacos congénitos y lupus neonatal en fetos de mujeres con LECSA y positividad de anticuerpos anti-RO/SSA o anti-LA/SSB. En caso de ser necesario se recomienda hidroxicloroquina como primera línea a dosis habituales, o prednisona en dosis no mayores a 15 mg/día. La dapsona más ácido fólico 5 mg es un fármaco de segunda línea cuando la respuesta a la hidroxicloroquina es subóptima. Debe evitarse el uso de metotrexato, micofenolato de mofetilo, retinoides o talidomida en mujeres en edad fértil y sin un método anticonceptivo eficaz. De igual forma es aconsejable como medida de precaución en los hombres con lupus cutáneo, sexualmente activos, utilizar métodos anticonceptivos confiables durante el tratamiento con metotrexato, micofenolato de mofetilo y talidomida.

DIAGNÓSTICO

El diagnóstico del lupus cutáneo es esencialmente clínico y se basa en la historia clínica detallada y exploración física; con énfasis en las características de las lesiones, asociación con autoanticuerpos (ANA, anti-ADN, anti-Smith, anti-Ro/SS-A, anti-La/SS-B, hipocomplementemia); más exámenes complementarios: hemograma completo con recuento diferencial, VSG, uroanálisis, VDRL (falso positivo en 7%-33%), y la biopsia de piel con IFD.

Histopatología. En el LEC se evidencia una dermatitis de interfase vacuolar, caracterizada por diversos grados de degeneración de la capa basal (apoptosis de queratinocitos y vacuolización) con engrosamiento de la membrana basal e infiltrado inflamatorio perivascular en el caso del LECA y perianexial con hiperqueratosis y taponamiento folicular en el LECC.

Inmunofluorescencia directa. Puede tomarse en la piel lesionada con fines diagnósticos, que puede ser positiva hasta en 90% a 95% de los casos. En la piel sana tiene valor pronóstico, y es positiva hasta en un 65% de los pacientes con nefritis lúpica; y en 90% LES con actividad. La presencia de depósitos lineales o granulares continuos de inmunoglobulinas (IgG, IgM) y complemento en la unión dermoepidérmica de piel lesional es llamado "test de banda lúpica" **(FIG. 110).**

FIG. 110. Lupus eritematoso cutáneo: **A**. Histopatología. **B**. Inmunofluorescencia directa.

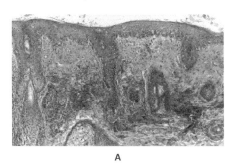
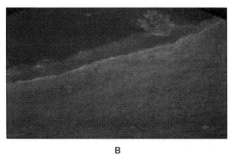

A

B

TRATAMIENTO

El tratamiento del lupus eritematoso, debe hacerse con un equipo multidisciplinario, ya que es una enfermedad que afecta diversos órganos y sistemas; incluye dermatólogos, reumatólogos, internistas y nefrólogos. Existe una variedad de opciones terapéuticas para los pacientes con LEC, cada una con diversos grados de eficacia y evidencia de apoyo. Estos van desde agentes tópicos, como corticoesteroides e inhibidores de la calcineurina, hasta terapias sistémicas con antipalúdicos, inmunosupresores, retinoides y biológicos, entre otros.

Medidas preventivas y factores de riesgo. Es necesario evitar la exposición solar y se recomienda el uso diario de protectores solares químicos y físicos que contengan óxido de zinc o dióxido de titanio y suplementos con vitamina D. Se enfatiza la suspensión del tabaquismo (activo y pasivo). Adicionalmente se debe solicitar apoyo con psiquiatría o psicología clínica en los casos donde el impacto psicológico es significativo. Hasta el momento no se han aprobado medicamentos por la FDA para el tratamiento de LEC en sí y las estrategias terapéuticas se deben adaptar de forma individual.

Tratamiento tópico

Corticoesteroides. En primera línea, se recomienda el uso de corticoesteroides tópicos en ciclos cortos, para evitar los efectos adversos (atrofia, telangiectasias y dermatitis similar a la rosácea, entre otros). Son el pilar fundamental del tratamiento y son eficaces en todos los subtipos de LEC. En casos de LEC localizado se indica monoterapia con corticoesteroides tópicos de alta potencia como fluocinolona 0,05% o propionato de clobetasol 0,05% diariamente por 2 semanas, y luego intermitente 2 veces a la semana o los fines de semana, como terapia de mantenimiento. En la cara se recomienda el uso de corticoesteroides no fluorados de baja y mediana potencia, para disminuir el riesgo de atrofia. Los corticoesteroides tópicos o intralesiones como acetónido de triamcinolona (dosis de 0,1 mL por cm^2) son útiles como coadyuvantes de la terapia sistémica en casos refractarios, extensos o con riesgo de lesiones residuales deformantes. La concentración debe ser menor 2,5 mg/mL en sitios con mayor riesgo de atrofia, y un máximo de 5 mg/mL para otras zonas.

Inhibidores tópicos de la calcineurina (pimecrólimus 1% o tacrolimus 0,1% y 0,03%). Pueden utilizarse como alternativa de primera línea, solos o en combinación con los corticoesteroides tópicos y/o antipalúdicos hasta por 12 semanas, o como adyuvantes con la terapia sistémica en casos de afectación cutánea extensa y/o LES. Son de elección en áreas de piel delgada, lesiones en cara, o piel con corticoestropeo. La principal ventaja es su mejor perfil de seguridad, ya que no causan atrofia cutánea, púrpura ni telangiectasias.

Para formas hiperqueratósicas refractarias al tratamiento, los retinoides tópicos están indicados como segunda línea (tazaroteno 0,05%, tretinoína 0,025% o 0,05%) así como salbutamol 5% tópico.

Tratamiento sistémico

Está indicado en pacientes con lesiones cutáneas extensas y para prevenir el desarrollo de manifestaciones sistémicas de los tópicos. En primera línea se recomienda el uso de antimaláricos, y corticoesteroides sistémicos. Otros inmunosupresores pueden considerarse en casos refractarios o para disminuir la exposición crónica con los corticoesteroides, entre estas opciones se incluyen: metotrexato, azatioprina, micofenolato de mofetilo y dapsona, entre otros. Después de 3 a 6 meses con tratamientos sistémicos, se debe considerar su continuación o cambiar la medicación, tomando en cuenta la eficacia y los posibles efectos adversos.

Antimaláricos. Constituyen la primera línea de tratamiento solos o asociados con corticoesteroides tópicos o sistémicos en pacientes con LEC y lesiones cutáneas generalizadas, particularmente en pacientes con riesgo de desarrollar LES. Entre estas opciones se encuentran: hidroxicloroquina (HCQ), mepacrina (quinacrina) y cloroquina.

La **hidroxicloroquina** es la más utilizada por su mayor eficacia, gran tasa de remisión, menos recaídas y menor daño en el curso de la enfermedad. La dosis recomendada es de 400 mg/día, no más de 5 mg/kg/día VO (peso corporal real). Es efectiva en 50% a 97% de los pacientes con LEC a los 4 meses y con pocos efectos adversos. En casos graves o refractarios se puede combinar con **mepacrina** (quinacrina) a la dosis de 50-100 mg/día por su efecto sinérgico; esta es una alternativa de primera línea en personas con LEC y riesgo de toxicidad retiniana. La **cloroquina** se usa a la dosis de 2,3 mg/kg de peso corporal real, no debe combinarse con la hidroxicloroquina debido al riesgo de retinopatía irreversible. La toxicidad retiniana sigue siendo la complicación más temida de la cloroquina, el riesgo es de 1% luego de 5 años de uso y aumenta hasta 20% a los 20 años. Los cambios retinianos tempranos (premaculopatía) no producen molestias visuales, por lo que se deben detectar mediante el examen por oftalmólogo cada 6 meses a 1 año. Esta evaluación debe incluir tomografía de coherencia óptica de dominio espectral y fotografía de fondo de ojo con autofluorescencia. Esta evaluación debe hacerse en todos los pacientes que han recibido antipalúdicos por más de 5 años o luego del primer año si hay factores de riesgo adicionales como: tercera edad, alto índice de masa corporal, uso prolongado del medicamento, dosis mayor que 5 mg/kg/día, insuficiencia renal, uso concomitante de tamoxifeno, daño macular previo y combinación con quinacrina. Otros efectos adversos frecuentes de los antipalúdicos son los cambios de coloración de la piel, síntomas gastrointestinales, cardiovasculares, hematológicos y neuropsiquiátricos.

Corticoesteroides sistémicos. Se usan solos y en combinación con los antipalúdicos; tienen una efectividad de 94,3%. La dosis habitual es de 0,5-1 mg/kg/día, durante 2 a 4 semanas, seguido por una disminución gradual, hasta lograr una dosis <7,5 mg/día, para poder interrumpirlo, o administrarlo de forma intermitente y a la dosis más baja posible. En pacientes que no responden a la terapia convencional, personas con LEC grave o diseminado o subtipos con mayor riesgo de daño permanente o alta carga de enfermedad, se puede administrar terapia de pulsos con metilprednisolona 500 a 1.000 mg/día por 3 días. No se recomienda la terapia a largo plazo con corticoesteroides en LEC sin afectación sistémica, debido a los efectos secundarios ya conocidos como la osteoporosis inducida por esteroides e insuficiencia suprarrenal.

Metotrexato (MTX). Es efectivo como tratamiento de segunda línea hasta en 98% de los pacientes con LECC y LECSA refractarios al tratamiento de primera línea. La dosis recomendada es de 12 a 25 mg/semanal, el riesgo de toxicidad hepática en general es bajo y es necesario asociar ácido fólico para reducir los efectos secundarios. Se puede combinar con antipalúdicos y corticoesteroides tópicos o sistémicos, y se prefiere la administración subcutánea para evitar los efectos secundarios gastrointestinales.

Micofenolato de mofetilo. En asociación con hidroxicloroquina o corticoesteroides sistémicos, es un tratamiento de tercera línea, en dosis de 1g/día al inicio hasta un máximo de 3 g; de acuerdo a la respuesta clínica.

Dapsona. Este medicamento se usa como segunda línea en LEC a la dosis inicial de 50 mg/día VO y se aumenta hasta 150 mg/día según la tolerancia y respuesta. En LEC ampollar es el fármaco de elección, con una eficacia de 90%. Se debe monitorear los signos y síntomas de anemia hemolítica, metahomoglobinemia y agranulocitosis; particularmente en los primeros 3 meses de tratamiento.

Talidomida. Se puede utilizar en casos de LEC refractario, a la dosis inicial de 100 mg/día VO, con posterior reducción de la misma. La efectividad es similar a la dapsona, aunque con efectos secundarios importantes hasta en 24% de los casos, como neuropatía periférica, eventos tromboembólicos y efecto sedante.

Retinoides sistémicos. La acitretina es útil en las formas verrugosas e hiperqueratósicas de LEC en manos, pies y piernas. La dosis recomendada de acitretina e isotretinoína es de 0,2 a 1,0 mg/kg/día, se pueden indicar solos o en asociación con antipalúdicos y la respuesta aparece en las primeras 2 a 6 semanas de tratamiento; sin embargo, ocurren recaídas al suspender el fármaco. Se debe asegurar la anticoncepción en mujeres en edad fértil.

En casos de LEC sin afectación sistémica, se puede considerar de forma individual, particularmente en quienes no respondan a terapias convencionales otros fármacos inmunosupresores como azatioprina, ciclofosfamida, ciclosporina, rituximab, inmunoglobulina G y belimumab; este último fue recientemente aprobado para el tratamiento de LES. Proponemos el siguiente algoritmo de tratamiento adaptado del último Consenso 2016, por Kuhn y colaboradores **(FIG. 111)**.

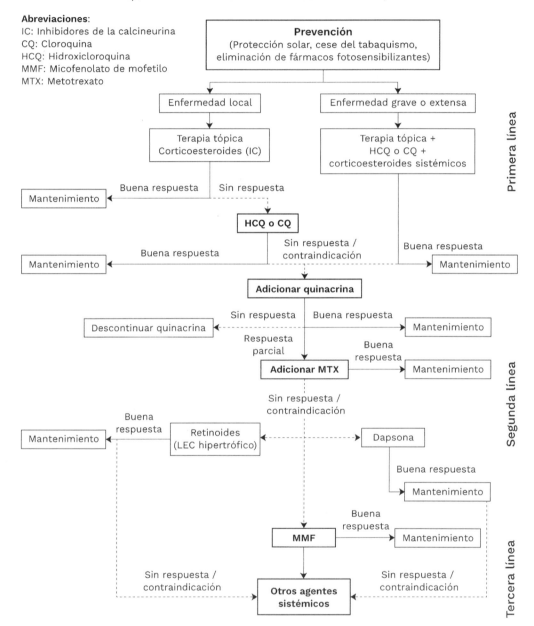

FIG. 111. Algoritmo para el tratamiento del lupus eritematoso cutáneo. Adaptado de Kuhn A. J Eur Acad Dermatol Veneorol. 2017; 31. 389.

Bibliografía

Aringer M, Costenbade K, Daik, Det al. 2019 European League Against Rheumatism/American College of Rheumatology classification criteria for systemic lupus erythematosus. Ann Rheum Dis. 2019, 78: 1151-1159.

Fairley J, Oon S, Saracino A, Nikpour M. Management of cutaneous manifestations of lupus erythematosus: a systematic review. Seminars in Arthritis and Rheumatism. 2019; 50(1): 95-127.

Giansante E, Pérez R. Lupus eritematoso cutáneo. En: Olmos E. Dermatología. 2ª Ed. Tomo II. Facultad de Medicina. 2013: 480-488.

Gilliam JN, Sontheimer RD. Distintive cutaneous subsets in the spectrum of lupus erythematosus. J Am Acad Dermatol. 1981; 4: 471-5.

Kuhn A, Aberer E, Bata Z, Caproni M, Dreher A, Frances C, et al. S2k guideline for treatment of cutaneous lupus erythematosus. Guided by the European Dermatology Forum (EDF) in cooperation with the European Academy of Dermatology and Venereology (EADV). J Eur Acad Dermatol Venereol. 2017; 31(3): 389-404.

Marmor MF, Kellner U, Lai TY, Melles R, Mieler W. Recommendations on screening for chloroquine and hydroxychloroquine retinopathy. Ophthalmology. 2016; 123: 1386-1394.

O'Kane D, McCourt C, Meggitt S, D'Cruz DP, Orteu CH, Benton E, et al. British Association of Dermatologists guidelines for the management of people with cutaneous lupus erythematosus (CLE). Br J Dermatol. 2021. doi: 10.1111/bjd.20597.

Lu Q, Long H, Chow S, Hidayat S, Danarti R, et al. Guideline for the diagnosis, treatment and long-term management of cutaneous lupus erythematosus. J Autoimmun. 2021; 123: 102707.

Petty A, Floyd L, Henderson C, Nicholas M. Cutaneous lupus erythematosus: progress and challenges. Current Allergy and Asthma Reports. 2020; 20(5): 12-17.

Pérez A, Giansante E. Enfermedades del tejido conectivo. En: Tincopa-Wong O, ed. Dermatología. Lima: Revistas Especializadas Peruanas SAC. 2011: 629-658.

Pérez A, Giansante E. Lupus eritematoso cutáneo. En Dermatología. Rondón Lugo. 1995; 107: 993-1018.

Rodriguez C, Bielsa I. Antipalúdicos en dermatología: mecanismo de acción, indicaciones y efectos secundarios. Actas Dermo-Sifilográficas. 2014; 105(3): 243-252.

Shi H, Gudjonsson J, Kahlenberg J. Treatment of cutaneous lupus erythematosus: current approaches and future strategies. Curr Opin Rheumatol. 2020; 32(3): 208-214.

CAPÍTULO 95
SÍNDROME DE STEVENS-JOHNSON Y NECRÓLISIS EPIDÉRMICA TÓXICA

ANA MARÍA SÁENZ, FABIOLA DEL PINO-TROCONIS

INTRODUCCIÓN

El síndrome de Stevens-Johnson (SSJ) y la necrólisis epidérmica tóxica (NET) conforman un espectro de enfermedades mucocutáneas agudas, raras y potencialmente mortales; frecuentemente están relacionadas con el uso de medicamentos. Se caracterizan por la muerte extensa de queratinocitos, lo que origina la separación de la unión dermoepidérmica y la piel escaldada. Estas enfermedades tienen una incidencia 1,6 a 9,2 pacientes por millón/año en EE.UU. con una tasa de mortalidad entre el 15% y el 50%. Afectan a las mujeres con mayor frecuencia; así como a los acetiladores lentos, inmunocomprometidos (VIH), infecciones, uso de radioterapia, inmunizaciones y alelos específicos de antígeno leucocitario humano (HLA).

Clínicamente ambas enfermedades difieren solo por el grado de desprendimiento epidérmico. En el SJS el grado de desprendimiento de la piel involucra menos del 10% de la superficie corporal total; mientras que, en la NET el desprendimiento cutáneo es mayor del 30%. La extensión intermedia se clasifica como superposición SJS/NET.

En el SJS solo un 50% de los casos se atribuye a la exposición de medicamentos mientras que en NET se relaciona hasta un 75%. Los principales fármacos involucrados son el alopurinol, anticonvulsivantes, antibióticos y antiinflamatorios no esteroides (AINE). Entre los antimicrobianos, las sulfonamidas son las más involucradas; además las aminopenicilinas, quinolonas, cefalosporinas, tetraciclinas y antirretrovirales.

En general, el riesgo es mayor durante las semanas iniciales del tratamiento; aunque, los anticonvulsivantes aromáticos (carbamazepina, oxcarbazepina, lamotrigina, levetiracetam y topiramato) son los más frecuentes y ocurre en los primeros 2 meses de tratamiento. Además, los medicamentos con vida media larga son más propensos a causar reacciones y al desenlace fatal. Otras causas de estas dermopatías son las neumonías por *Micoplasma*, infecciones víricas y las enfermedades autoinmunes como el lupus eritematoso sistémico.

La patogenia aún es incierta, sin embargo, se conoce que tanto los linfocitos T citotóxicos (CD8$^+$), como las células asesinas naturales (NK), macrófagos y células dendríticas participan en la respuesta inmune dirigida contra los queratinocitos. Tras su activación se inician varias señales citotóxicas que incluyen la granulisina, perforina/granzima B, ligando Fas/Fas, citocinas como IL-1, IL-6 e IFN-α y, quimioquinas como CCL5, MCP-1, MCP-3 y MIP-1α/ CCL3. Estas en conjunto inducen la apoptosis de las células diana, a través de la activación de vías dependientes e independientes de *caspasa*. La IL-15 también se ha demostrado que está asociada a la gravedad y mortalidad; y además existe una sobreexpresión de TNF-α derivado de los macrófagos y queratinocitos. Igualmente se incluye en la patogénesis la bioactivación del fármaco y las variaciones genéticas asociadas con el metabolismo del medicamento.

MANIFESTACIONES CLÍNICAS

Clínicamente estas enfermedades comienzan con síntomas prodrómicos inespecíficos 1 a 3 días antes de aparecer las lesiones cutaneomucosas, como: dolor de garganta, secreción nasal, tos, cefalea, fiebre y malestar general; seguidamente aparecen máculas eritematovioláceas que confluyen, o lesiones en diana atípicas, donde se desarrollan las ampollas; estas se extienden, se hacen flácidas y se rompen fácilmente. La epidermis necrótica se desprende con facilidad en los puntos de presión o fricción en áreas grandes de dermis desnuda y rezuman líquido; sin embargo, otras áreas la epidermis puede permanecer intacta **(FIG. 112 y 113)**.

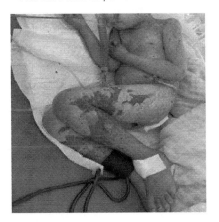

FIG. 112. Paciente pediátrico con NET.

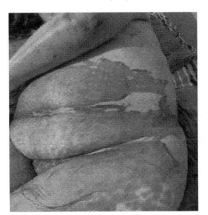

FIG. 113. Paciente con superposición SJS/NET.

Inicialmente las lesiones se distribuyen simétricamente en la cara, el tronco superior, y la parte proximal de miembros, pero puede extenderse rápidamente al resto del cuerpo en días o incluso en horas. Además, aparece progresivamente ardor o prurito ocular, odinofagia y disuria; expresión del compromiso de las mucosas. La rápida progresión de síntomas constitucionales y la adición de nuevos signos, indica una enfermedad grave.

El compromiso de las mucosas (por lo menos en dos sitios) se observa en el 90% de los casos y puede preceder o seguir a la erupción cutánea. Puede comenzar con eritema de las mucosas, seguida de erosiones dolorosas: ocular, oral, nasal, genital, anal y, a veces traqueal y bronquial. Esto lleva generalmente a conjuntivitis, fotofobia, dificultad para la alimentación y disuria; y en casos graves compromiso pulmonar o gastrointestinal.

Estos pacientes están predispuestos a las infecciones y sepsis que son las causas principales de mortalidad. El uso de vías intravenosas centrales es una fuente de infección, por lo que se recomienda la vía periférica. Se observan complicaciones pulmonares en un 30% y falla multiorgánica en 15% de los casos. Las complicaciones oftálmicas son causadas principalmente por la alteración funcional del epitelio conjuntival, con sequedad y una película lagrimal anormal que llevan a la inflamación crónica, fibrosis, entropión, triquiasis y simbléfaron. El compromiso de la mucosa oral se caracteriza por sequedad, gusto alterado y daño periodontal. Las secuelas vulvovaginales se observan en el 25% de los pacientes; como: dispareunia, sequedad vaginal, prurito y dolor. Raramente las adherencias genitales pueden requerir tratamiento quirúrgico. La hipopigmentación e hiperpigmentación de la piel son las secuelas más frecuentes. La anoniquia permanente, ocurre en más del 30% de los casos.

Las presentaciones más leves del SSJ/NET se deben distinguir del eritema multiforme, varicela (especialmente en niños), síndrome de piel escaldada estafilocócica, pustulosis exantemática generalizada aguda, fototoxicidad y ampollas de presión en adultos. Mientras que las presentaciones más graves se deben diferenciar de quemaduras térmicas, enfermedad ampollar por depósito lineal de inmunoglobulina A, pénfigo paraneoplásico y la erupción medicamentosa fija ampollar generalizada. La tasa de mortalidad es del 10% para SJS y 50% para NET y depende de la edad del paciente y sus comorbilidades. El pronóstico no está relacionado con la causa de la reacción (fármaco, infección o desconocida), tipo o dosis del fármaco responsable, o la presencia de infección por VIH.

DIAGNÓSTICO

No existen pruebas de laboratorio que apoyen el diagnóstico de SSJ/NET. Es importante la evaluación inicial de la frecuencia respiratoria y la oxigenación sanguínea (oximetría y gases arteriales). La pérdida transepidérmica masiva de agua es responsable del desequilibrio hidroelectrolítico, la hipoalbuminemia e hipoproteinemia. Es frecuente la anemia, leucocitosis y trombocitopenia. La hipoglucemia es un marcador de gravedad y sepsis.

Se recomienda la biopsia cutánea para estudios histológicos rutinarios y eventualmente inmunofluorescencia; esta debe tomarse de una lesión reciente, preferiblemente del margen eritematoso y, no de una ampolla, porque tiene el riesgo de que la epidermis y la dermis estén separadas. En las primeras etapas, el daño epidérmico se caracteriza por escasos queratinocitos apoptóticos en las capas suprabasales y en la fase avanzada, cuando aparece el desprendimiento epidérmico y la epidermólisis, se observan ampollas subepidérmicas secundaria a la alteración vacuolar extensa y la necrosis confluente de queratinocitos. La inmunofluorescencia directa es negativa, por lo que no se recomienda su uso de rutina. La histopatología presenta algunas diferencias con el eritema multiforme (FIG. 114 y 115).

TRATAMIENTO

La NET es una enfermedad potencialmente mortal que requiere un manejo óptimo: reconocerla temprano, el apoyo en un entorno hospitalario adecuado y la retirada inmediata de los posibles agentes causales; aunque se debe continuar con los medicamentos esenciales o poco sospechados y suspender los que no sean de soporte vital iniciados en las 8 semanas anteriores.

FIG. 114. HE 10 x. Síndrome de Stevens-Johnson. Ortoqueratosis en cesta. Epidermis con necrosis confluyente de queratinocitos y formación de ampolla. Vacuolización de la capa basal. Infiltrado linfocitario liquenoide y perivascular superficial. Foto cortesía: Dra. Elizabeth Ball.

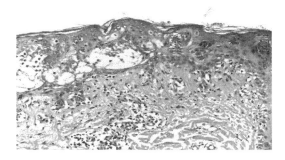

FIG. 115. HE. 10 x. Eritema multiforme. Ortoqueratosis en cesta. Epidermis con queratinocitos necróticos aislados en todos los estratos de la epidermis. Vacuolización de la capa basal. Infiltrado linfocitario liquenoide y perivascular superficial. Foto cortesía: Dra. Elizabeth Ball.

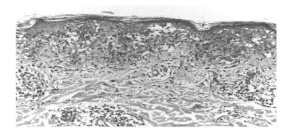

Tratamiento no farmacológico. Los pacientes con afectación cutánea limitada, una puntuación SCORTEN de 0 o 1 y enfermedad que no progresa rápidamente pueden tratarse en salas no especializadas. Los enfermos con más de 3 factores deben ser transferidos a Unidades de Cuidados Intensivos o centros de quemados; y con 5 o más factores tienen una mortalidad mayor del 90% **(TABLA 116)**.

TABLA 116. Escala de SCORTEN

Factor de riesgo	0	1
Edad	<40 años	>40 años
Malignidad asociada	no	sí
Frecuencia cardíaca (latidos/min)	<120	>120
Suero BUN (mg/dL)	<28	>28
Superficie corporal individual o en peligro	<10%	>10%
Bicarbonato sérico (mEq/L)	>20	<20
Glucosa sérica (mg/dL)	<252	>252

Los objetivos terapéuticos son similares al tratamiento de las quemaduras extensas y, consisten en mantener el equilibrio hemodinámico y prevenir las complicaciones. El NET se asocia con una pérdida significativa de líquido por las erosiones, lo que lleva a hipovolemia y desequilibrio hidroelectrolítico. Las medidas de apoyo más importantes incluyen:

1. Ajustar el reemplazo de líquidos diariamente.
2. Preferir las vías venosas periféricas a las vías centrales.
3. Mantener la temperatura ambiental entre 28 °C a 30 °C (82,4 °F a 86 °F).
4. Iniciar la alimentición tempranamente; se prefiere por sonda nasogástrica para promover la cura y disminuir el riesgo de traslocación bacteriana intestinal.
5. Reducir el riesgo de infección con una asepsia cuidadosa. Se deben cultivar la piel, sangre y orina, para bacterias y hongos.
6. Los antibióticos profilácticos no están indicados. Deben recibirlos siempre y cuando se sospeche una infección definida.
7. Usar la anticoagulación profiláctica durante la hospitalización.
8. Manipular cuidadosamente al enfermo y tratar el dolor.
9. Examinar los ojos diariamente, preferiblemente por el oftalmólogo; usar emolientes sin conservantes y gotas para los ojos cada 2 horas que contengan antibióticos, antisépticos y vitamina A.
10. Enjuagar la boca varias veces al día con la solución Wonder (antihistamínico, antimicótico, bicarbonato de sodio o antiácido).
11. Evitar el desbridamiento extenso y agresivo de la epidermis necrótica; ya que la necrosis superficial no es un obstáculo para la reepitelización e incluso puede acelerar la proliferación de células madre, ayudado por las citocinas inflamatorias.

Tratamiento farmacológico. En vista de los mecanismos inmunológicos y citotóxicos, se ha intentado el uso de terapias inmunosupresoras, antiinflamatorias, plasmaféresis y hemodiálisis para detener la progresión de la enfermedad. La baja prevalencia de la enfermedad hace que los ensayos clínicos aleatorios sean estadísticamente poco significativos. Los más usados han sido los corticoesteroides, las inmunoglobulinas intravenosas, la ciclosporina A, la plasmaféresis o hemodiálisis y agentes anti-factor de necrosis tumoral (anti-TNF).

Corticoesteroides. Los corticoesteroides sistémicos no se recomiendan como el tratamiento principal de la NET; aunque se ha sugerido un beneficio *quoad vitam* (en cuanto a la vida), con el uso de dosis moderadas durante unos días. Aunque, el efecto potencial sobre la progresión del desprendimiento cutáneo no se ha analizado, los resultados sobre muerte *versus* supervivencia han sido favorables.

Inmunoglobulinas intravenosas. La propuesta de utilizar inmunoglobulina intravenosa en dosis altas se basa en la hipótesis de que la muerte celular mediada por Fas pudiera ser abolida por la actividad anti-Fas presente en la Ig humana normal. No obstante, la inmunoglobulina no puede considerarse *un estándar de oro* en esta enfermedad; aunque pudiera detener su progresión y mejorar la supervivencia.

Ciclosporina A. Estudios recientes sugieren que el tratamiento inmunomodulador con ciclosporina podría ser beneficioso. Es un potente agente inmunosupresor asociado a efectos biológicos que son teóricamente útiles en el tratamiento de la NET, como es la activación de células T auxiliares y citocinas; inhibición de los mecanismos citotóxicos de $CD8^+$ y, efecto antiapoptótico a través de la inhibición de Fas-L, factor nuclear-B, y TNF.

La ciclosporina A cuando se usa tempranamente detiene la progresión del desprendimiento de la piel en la NET, sin efectos secundarios. La dosis es de 3 mg/kg de peso durante 10 días; ajustada a la función renal.

Plasmaféresis o hemodiálisis. La razón para usar plasmaféresis o hemodiálisis es facilitar la eliminación del medicamento ofensivo, sus metabolitos y los mediadores inflamatorios como las citocinas. Sin embargo, teniendo en cuenta la falta de evidencia y los riesgos asociados con los catéteres intravasculares, no se pueden recomendar rutinariamente estos tratamientos.

Agentes anti-factor de necrosis tumoral (anti-TNF). Los anticuerpos monoclonales anti-TNF se han utilizado con éxito para tratar estos pacientes. El etanercept ofrece buenos resultados clínicos en pacientes con NET; disminuye los niveles de TNF y granulsina. Se sugiere tener extrema precaución con el uso de estos medicamentos

La prevención primaria solo es factible en poblaciones donde se ha establecido una fuerte asociación genética y el riesgo de SJS/NET. Ese es el caso de HLA-B*1502 y NET inducido por carbamazepina en personas de ascendencia del sudeste asiático. La FDA de los Estados Unidos ha emitido la recomendación de realizar pruebas de HLA-B*1502 en pacientes de origen chino y tailandés antes de recetar carbamazepina.

La prevención secundaria es importante para los pacientes que han padecido de SJS/NET y sean predispuestos a tomar cualquier medicamento. Lo más importante es evaluar la causalidad de los fármacos. Las pruebas *in vitro* o las pruebas de parche de medicamentos, ocasionalmente pueden ser útiles en la exploración de la alergia a ellos. Sin embargo, cuando se usa en pacientes con SJS/NET, su sensibilidad es baja. Se debe hacer una lista de los medicamentos sospechosos y moléculas de la misma estructura bioquímica. Esta debe ser entregada al paciente en una "tarjeta de alergia" personal o "pasaporte de alergia". También puede ser útil proporcionar una lista de medicamentos de uso común que no se pueden sospechar.

Bibiografía

Bolognia J, Schaffer J, Cerroni L. Dermatology. 4th Ed. Ciudad Reino Unido: Elsevier. 2018.

Cho YT, Chu CY. Treatments for severe cutaneous adverse reactions. J Immunol Res. 2017; 2017: 1503709.

Kang S, Amagai M, Bruckner A, et al editors. Stevens-Jhonson syndrome. In Fiztpatrick´s dermatology. Vol 1. 9th Ed. United States. McGraw-Hill Education; 2019: 3949-3955.

Kuijper E, French L, Tensen K, et al. Clinical and pathogenic aspects of the severe cutaneous adverse reaction epidermal necrolysis. J Eur Acad Dermatol Venereol. 2020; 34(9): 1957-1971.

Schneider J, Cohen RH. Stevens-Johnson syndrome and toxic epidermal necrolysis: a concise review with a comprehensive summary of therapeutic interventions emphasizing supportive measures. Adv Ther. 2017; 34: 1235-44.

Seminario-Vidal L, Kroshinsky D, Malachowski SJ, et al. Society of Dermatology Hospitalists supportive care guidelines for the management of Stevens-Johnson syndrome/toxic epidermal necrolysis in adults. J Am Acad Dermatol. 2020; 82(6): 1553-67.

Su S, Chung W. Cytotoxic proteins and therapeutic targets in severe cutaneous adverse reactions. Toxins (Basel). 2014; 6(1): 194-21

White K, Abe R, Ardern-Jones M, et al. SJS/TEN 2017: Building Multidisciplinary Networks to Drive Science and Translation. J Allergy Clin Immunol Pract. 2018; 6(1): 38-69.

SECCIÓN SIETE

NEFROLOGÍA

CAPÍTULO 96
NEFROPATÍAS GLOMERULARES

MIGUEL RONDÓN-NUCETE, ANA VERÓNICA RONDÓN-GUERRA

INTRODUCCIÓN

Las nefropatías glomerulares, junto con la nefritis intersticial crónica, constituyen una causa frecuente de enfermedad renal crónica (ERC) antes de los 60 años de edad. El glomérulo renal es el blanco de grandes fenómenos patológicos: infecciosos, tóxicos, inmunológicos, metabólicos, neoplásicos y hematológicos. Los procesos inflamatorios juegan un importante papel en la patogenia de las glomerulonefritis (GN). La búsqueda de nuevas alternativas para frenar la inflamación glomerular pueden detener la progresión de la enfermedad renal. Sin embargo los mecanismos moleculares que inician y desarrollan la inflamación glomerular son hasta ahora poco comprendidos. Con el daño glomerular son constantes la hipertensión arterial, la proteinuria, a veces en magnitudes nefróticas, y la hematuria macro o microscópica dismórfica. La hematuria dismórfica implica que el eritrocito pasa la barrera glomerular inflamada y se deforma. Esta alteración es típica de las lesiones glomerulares.

Los signos cardinales en la disfunción glomerular son la proteinuria por lesión del podocito debido a citocinas o complejos inmunes en el espacio subepitelial; este complejo inmune se forma *in situ* y además activa del complemento con daño del podocito. Los complejos inmunes subepiteliales originan la glomerulonefritis de tipo membranosa con proteinuria que evoluciona en meses. Por el contrario, los complejos inmunes subendoteliales no producen proteinuria, se observa inflamación aguda y evolucionan en corto tiempo (horas a días). Las nefropatías glomerulares se clasifican en agudas y crónicas.

Nefropatías glomerulares agudas. Pueden ser de etiología infecciosa como la glomerulonefritis aguda postinfecciosa y la glomerulonefritis difusa en semilunas o crescéntica, y no infecciosa como la nefropatía gravídica.

Nefropatías glomerulares crónicas. Se clasifican en primarias, secundarias y heredofamiliares. En las *primarias o primitivas* se incluyen las nefrosis por lesiones glomerulares mínimas y las glomerulonefritis (focal, proliferativa difusa, membranosa, membranoproliferativa y esclerosante difusa). Las *secundarias* están asociadas a enfermedades sistémicas como diabetes mellitus, hipertensión arterial, lupus eritematoso sistémico (LES), esclerosis sistémica, infecciones, intoxicaciones, neoplasias y amiloidosis. Por último están las heredofamiliares como el síndrome de Alport, la enfermedad de Fabry y el síndrome nefrótico familiar.

Los mecanismos inmunológicos son los responsables de la mayor parte de las glomerulopatías, se mencionan 4 mecanismos esenciales:

1. **Depósito de inmunocomplejos circulantes en los glomérulos.** Constituye la causa más frecuente de glomerulonefritis. En esta situación intervienen factores locales; de manera que, un anticuerpo circulante se combina con un antígeno ya presente o fijado en la membrana basal del glomérulo, donde se forma el complejo inmune.
2. **Inmunidad antimembrana basal del glomérulo.** En estas circunstancias, la membrana basal del glomérulo se vuelve antigénica, como ocurre en la glomerulonefritis difusa en semilunas y, excepcionalmente, el síndrome de Goodpasture. Algunos estudios genéticos han demostrado relación entre la enfermedad por anticuerpos-anti-membrana basal glomerular (Ac-Anti-MBG) y, el HLA-DRB1-1501 o el DRB1-1502. La mayor parte de los reportes (efectuados sobre poblaciones caucásicas), encuentran que el antígeno DRB1-1501 está presente en 70%-80% de los casos comparado con el 20%-30% de los controles.
3. **Formación de complejos inmunes "*in situ*".** Actualmente es la teoría más aceptada. Explica la génesis de las glomerulonefritis por existencia de sitios aniónicos en la membrana basal y antígenos catiónicos en presencia o ausencia de complejos inmunes circulantes.
4. **Por anomalías del complemento sérico.**

En los procesos de orden inmunológico actúan 4 componentes: antígenos, anticuerpos, complejo antígeno-anticuerpo y mediadores.

Antígenos. Algunos han sido reconocidos en un pequeño número de nefropatías glomerulares humanas, especialmente en las membranosas. Pueden ser endógenos o autólogos, como ocurre por DNA en el LES y en las neoplasias; y exógenos como en infecciones bacterianas (por estreptococos, estafilococos y *Treponema pallidum*); parasitarias (malaria, lepra, tripanosomiasis y esquistosomiasis); virus (antígeno HBs, hepatitis C, herpes-virus) y medicamentos o tóxicos (sales de oro, mercurio o captopril).

Anticuerpos. Es frecuente observar anticuerpos en la sangre de pacientes portadores de una nefropatía glomerular, por ej., títulos elevados de antiestreptolisinas en la glomerulonefritis aguda postestreptocócica o aumento de anticuerpos anti-DNA en el LES. Igualmente se pueden evidenciar inmunoglobulinas y complemento en la microscopía por inmunofluorescencia en la biopsia renal.

Complejos antígeno-anticuerpo. En esta situación, los anticuerpos circulantes se combinan con un antígeno presente o fijado en la membrana basal del glomérulo para formar así los complejos inmunes. También actúan como mediadores los radicales libres de oxígeno, eicosanoides, enzimas proteolíticas y citocinas; que fomentan el daño glomerular.

Mediadores. En estas condiciones, los antígenos y anticuerpos resultan nefrotóxicos por la acción de mediadores celulares y no celulares, como el sistema del complemento. Estos mediadores actúan en la forma siguiente:

1. **Mediadores celulares.** Por este mecanismo, los polimorfonucleares circulantes a través de sus lisosomas producen proteolisis de las estructuras celulares; por otra parte, las plaquetas pueden desencadenar su agregación. Ambos fenómenos conducen a la activación

del sistema extrínseco de la coagulación y liberación de aminas vasoactivas que alteran la permeabilidad capilar. La coagulación intraglomerular es capaz de provocar la proliferación de las células glomerulares (mesangiales o endoteliales) y la aparición de macrófagos en el espacio capsular. Por otra parte, la fibrina así formada en el espacio capsular de Bowman atrae alos macrófagos que participan en la formación de las semilunas extracapilares.

2. **Sistema del complemento.** Es una cascada proteolítica formada por 40 proteínas plasmáticas que actúan en conjunto para opsonizar microbios, promover el reclutamiento de fagocitos y, en algunos casos, lisar los microbios. El complemento puede activarse sucesivamente por un mecanismo de división molecular. La vía clásica de activación del complemento corresponde a la llamada "activación en cascada" de las fracciones C1q, C4, C2 y C3, que se activan por los complejos antígeno-anticuerpo. Un ejemplo de la vía clásica es la glomerulonefritis del LES. En la vía alterna, el C3 se activa en forma independiente por las endotoxinas bacterianas, lipopolisacáridos, properdina y por la fracción C3b resultante de la división del C3; algunas glomerulonefritis membranoproliferativas (con depósitos densos) ilustran este mecanismo.

3. **Vía de las lectinas.** Se activa por endotoxinas bacterianas. Un ejemplo de esta activación es en el caso de los trasplantes de riñón, corazón e intestinos, por la unión de ficolinas y codinas presentes en las células estresadas.

Los mediadores celulares y no celulares producen 4 efectos fundamentales en el capilar glomerular: lisis celular, aumento de la permeabilidad capilar, modulación de la actividad fagocitaria de las células mesangiales o circulantes y proliferación de las células glomerulares. De tal manera que los mecanismos de la inflamación glomerular pueden ocurrir en la siguiente forma:

1. Inflamación por complejos inmunes y activación del complemento por la vía clásica.
2. Activación de neutrófilos por los anticuerpos anticitoplasma de los neutrófilos (ANCA).
3. Activación del C3 por la vía alterna y sin anticuerpos.
4. Inflamación por citotoxicidad celular (anticuerpo dependiente).
5. Inflamación por inmunidad celular (retardada).

A continuación se describen las causas principales de la glomerulonefritis según la edad **(TABLA 117)**.

TABLA 117. Glomerulonefritis más frecuentes según la edad. Adaptado de Alcázar R, Egido J. Clasificación de las enfermedades glomerulares.

Síndrome predominante	<15 años	15-65 años	>65 años
Síndrome nefrótico	Cambios mínimos GNSF	GNM Cambios mínimos GNSF Diabetes mellitus	GNM Diabetes mellitus GNSF Amiloidosis
Síndrome nefrítico	NIgA GNMF Hematuria benigna Nefritis hereditaria	NIgA LES GNMF GNPE	Vasculitis GNRF NIgA

GNM: glomerulonefritis membranosa; GNMP: glomerulonefritis membrano proliferativa; GNPE: glomerulonefritis proliferativa endocapilar; GNRP: glomerulonefritis rápidamente progresiva; GNSF: Glomerulonefritis segmentaria y focal; NIgA: nefropatía por inmunoglobulina A (IgA).

MANIFESTACIONES CLÍNICAS

Dado que la glomerulonefritis aguda postestreptocócica es el prototipo de las nefropatías glomerulares agudas, se hará entonces, una descripción de esta enfermedad. Es importante recordar que otros microorganismos pueden estar incriminados en la GN aguda, tales como los responsables de infecciones neumocócicas, endocarditis estafilocócicas y fiebre tifoidea; igualmente, enfermedades víricas como mononucleosis infecciosa, varicela, Guillain-Barré, citomegalovirus, rubéola, sarampión, infecciones por virus de la parotiditis y Coxsackie, el SARS-Cov-2 y finalmente, parasitarias como la toxoplasmosis, malaria, filariasis y tripanosomiasis.

Glomerulonefritis aguda postestreptocócica. Alrededor del 60% de las GN agudas en niños y adolescentes son por *Streptococcus* β-hemolítico del grupo A, aunque en algunos países se han observado por estafilococos. La infección previa se puede demostrar en cerca del 90% de los casos. Es preciso señalar que solo ciertos *Streptococcus* hemolíticos del grupo A son nefritógenos; los tipos 1, 4 y 12 son los responsables de las glomerulonefritis agudas que siguen a una amigdalofaringitis, y el tipo 49 a una piodermitis; sin embargo, los tipos 2, 3, 18, 25, 31, 52, 55, 56, 57, 59, 60 y 61 pueden ser responsables de infecciones no cutáneas y ser nefritógenos. También es posible la asociación de escarlatina y glomerulonefritis. Cuando el cuadro se origina de una piodermitis afecta a los niños de uno u otro sexo por debajo de 6 años, y cuando se debe a amigdalofaringitis ataca a niños mayores y adolescentes, especialmente del sexo masculino. También puede presentarse en ancianos con una alta incidencia de insuficiencia renal aguda oligoanúrica y evolución hacia una glomeruloesclerosis focal y segmentaria. Existe un intervalo de por lo menos 10 días entre la infección inicial y la aparición de los primeros signos clínicos de la GN. Esta glomerulonefritis debe diferenciarse de ciertas enfermedades como la vasculitis IgA (púrpura de Henoch-Schönlein), nefritis familiar, hematuria idiopática, exacerbación aguda de una glomerulonefritis crónica y enfermedades sistémicas con compromiso renal. Los síntomas más notables son astenia, anorexia, dolor lumbar discreto, fiebre moderada y palidez cutáneomucosa. Los signos cardinales son:

1. **Hematuria y oliguria**. La orina es del color del té o "borra de café".
2. **Edema.** Se debe a la retención de sodio y agua. Predomina en la cara, especialmente en los párpados; aumenta por las mañanas, particularmente en los miembros inferiores o en la región dorsolumbar.
3. **Hipertensión arterial.** Es un hallazgo frecuente que a veces se inicia con una complicación (insuficiencia cardíaca, edema agudo del pulmón o encefalopatía hipertensiva).

Nefropatía por inmunoglobulina A (NIgA). Es la causa más común de las glomerulonefritis primarias (25% a 60%) y predomina en jóvenes del sexo masculino. La mayoría de los pacientes son asintomáticos, aunque se puede iniciar con hematuria macroscópica y dolor lumbar posterior a una infección respiratoria alta o tras practicar deportes. En esta nefropatía existen factores genéticos; las formas familiares son menores del 5% de todos los casos. Existen cinco locus de susceptibilidad para la NIgA: 6q21, 1q 32, 22q 12, 17 p23, 8q23; además, una glicosilación aberrante de la IgA1. Esta enfermedad, generalmente es de buen pronóstico, aunque alrededor de un 10% puede progresar a una glomerulonefritis rápidamente progresiva e insuficiencia renal aguda. Cursa con lumbalgia, hipertensión arterial, hematuria y proteinuria importante, que puede llegar al rango nefrótico; en estos casos, la biopsia revela esclerosis glomerular, formación de medias lunas, fibrosis túbulointersticial, cambios vasculares, depósitos de IgA, IgM, C3 y complejos inmunes. Los niveles séricos de la IgA están aumentados; sin embargo, una hematuria microscópica con o sin proteinuria permite pensar en la NIgA. El diagnóstico definitivo solo se hace por biopsia renal.

Glomerulonefritis membranoproliferativas. Estas enfermedades han disminuido su prevalencia en el mundo desarrollado y, por el contrario una de las más frecuentes en países en vías de desarrollo (Asia, África y Sudamérica), con una frecuencia que varía entre el 20 y el 50% en las series de biopsia renal. La inmunoflurescencia permite distinguir si el daño renal de la glomerulonefritis membranoproliferativa ha sido iniciado por inmunocomplejos o por desregulación de la vía alterna del complemento. De forma genérica, en la primera encontramos depósitos de inmunoglobulinas y factores del complemento de la vía clásica y, en la segunda se encuentran depósitos mayoritarios de C3. Estos hallazgos son los pilares fundamentales en los que se sustenta la nueva clasificación. Según el patrón mostrado en la microscopia electrónica, dentro de este tipo de glomerulonefritis se distinguen dos entidades: enfermedad de depósitos densos y glomerulopatía C3 (GnC3) propiamente dicha. En la primera los depósitos se localizan intramembrana y en la segunda en el subendotelio y mesangio con pocos depósitos subepiteliales. En ambos tipos se han descrito mutaciones genéticas comunes de los componentes reguladores de la vía alternativa del complemento o anticuerpos frente a ellos. Así, mutaciones en las proteínas que regulan la actividad y ensamblaje de la C3 convertasa y la degradación de C3b, tales como factor H, I y B y la proteína 5 relacionada con el factor H. Algunos polimorfismos genéticos de los factores H y B, la proteína cofactor de membrana y C3 también se han asociado a la glomerulopatía C3. Aproximadamente en el 71% de los pacientes se han encontrado anormalidades adquiridas (C3NeF) o hereditarias (mutaciones) de la vía alternativa del complemento, siendo la anormalidad más frecuente la presencia de C3NeF, un autoanticuerpo dirigido contra la C3 convertasa.

DIAGNÓSTICO

1. **Examen de orina.** Aunque puede ser normal en procesos subclínicos, generalmente cursa con hematuria, proteinuria moderada, piuria, lipiduria y cilindros eritrocitarios. Estos hallazgos pueden estar solos o combinados. En caso de que en las fases iniciales de la GN postinfecciosa exista proteinuria en rango nefrótico, el pronóstico es malo y a menudo evoluciona a nefropatía crónica.
2. **Pruebas de funcionalismo renal (pueden estar alteradas).** Las evaluaciones más exactas de la tasa de filtración glomerular son obtenidas con el aclaramiento de inulina o el de creatinina, inclusive después del bloqueo de la secreción tubular de creatinina con cimetidina. La tendencia actual es a utilizar la ecuación MDRD y la formula CKD-EPI que toma en consideración la creatinina, la edad, el sexo y la raza.
3. Hemoglobina, Hematocrito y fórmula blanca.
4. Glucemia, colesterol, triglicéridos, proteínas totales y fraccionadas en sangre.
5. Cultivo del exudado faríngeo y de lesiones cutáneas.

6. Inmunoelectroforesis del suero y la orina.
7. **Estudios inmunológicos:**
    - **Título de antiestreptolisinas O. (ASLO, VR= menos de 100 U Todd).** Su elevación es de gran utilidad en la glomerulonefritis postestreptocócica; sin embargo, este incremento puede ser inhibido por el uso precoz de la penicilina. Dada la elevación inconstante de las ASLO se han usado otros marcadores más confiables como antidesoxirribonucleasa B (anti-DNasa), antihialuronidasa, anti-DNPasa o la anti-DNasa.
    - **Complemento sérico.** Se debe solicitar el C3 y el CH50. El C3 se puede encontrar por debajo de sus valores normales, aun en las etapas iniciales del proceso. El complemento, generalmente se normaliza a las 8 semanas, sin embargo, una disminución prolongada se puede observar en la GN postestreptocócica.
    - **Inmunofluorescencia.** En la NIgA se encuentra la IgA elevada en todos los casos, IgG de 30% a 50%, C3 en más del 30%, mayor número de cadenas livianas y depósitos electrodensos mesangiales.
    - **Otras pruebas:** AAN y marcadores virales hepáticos.
8. **Ultrasonido renal bilateral** y otros estudios imagenológicos, de ser necesario.
9. **Biopsia renal.** Está indicada en una GN postestreptocócica solo cuando existe anuria, antecedentes de enfermedad renal o historia familiar de nefritis y si el C3 permanece disminuido o la hipertensión arterial se mantiene. La biopsia renal también se indica en algunas glomerulopatías no postestreptocócicas (como la GN rápidamente progresiva, las GN primarias, las asociadas al LES y las heredofamiliares) con el objeto de definir la evolución de la enfermedad y la conducta terapéutica. Se hace necesario la inmunoflurescencia y la microscopia electrónica en muchos casos por ej., en la nefropatía de la COVID-19 y en el caso de las glomerulopatías con hipocomplementemia.

TRATAMIENTO

Muchos pacientes con GN aguda postestreptocócica no deben ser hospitalizados; sin embargo, ciertas condiciones lo obligan, como la existencia de retención azoada, hipertensión arterial o signos de sobrecarga hídrica.

1. **Reposo relativo en cama.** Se debe tratar de mantener reposo relativo en cama (puede deambular en la casa), en especial los pacientes con hematuria macroscópica, hipertensión arterial, edema, indicios de sobrecarga hídrica o disminución de la función renal.
2. **Dieta.** Si existe retención azoada se indica un régimen hipoproteico y, en lo posible, normocalórico. En caso de hipertensión arterial, la ingesta de cloruro de sodio no debe ser mayor de 2 g por día. Si hay edemas graves u oligoanuria se restringe la ingesta de líquidos con base en la diuresis y las pérdidas insensibles, es decir se hace necesario un balance hídrico diario.
3. Cuando la glomerulonefritis se debe a causas conocidas es necesario insistir en la corrección de los factores desencadenantes: malaria, neoplasias o usos de sustancias (sales de oro o D-penicilamina).

Tratamiento farmacológico

Se basa en antihipertensivos, antimicrobianos, anticoagulantes, antigregantes, corticoesteroides, inmunosupresores, plasmaféresis e inmunoglobulinas.

Antihipertensivos. La hipertensión arterial, a menudo se controla con el reposo en cama y la dieta hiposódica. En caso de no descender la cifra diastólica por debajo de 100 mm Hg en el curso de 4 horas se debe indicar la furosemida, 20 a 40 mg VO cada 6 horas. De no haber una respuesta satisfactoria se recomienda cualquiera de los siguientes antihipertensivos: enalapril, 10 a 20 mg c/12 h VO; propranolol, 20 mg c/8 h VO, solos o combinados. En casos graves se puede usar el minoxidil y a veces es necesario recurrir al nitroprusiato de sodio. Generalmente, el tratamiento se continúa hasta controlar la tensión arterial. La furosemida se debe mantener junto al tratamiento antihipertensivo, particularmente si existen asociados edema y sobrecarga hídrica.

Antimicrobianos. En caso de evidenciarse infección estreptocócica se administra penicilina G procaínica, 800.000 U cada 12 horas IM por un lapso de 7 a 10 días o una sola dosis de penicilina benzatínica, 600.000 U IM; en caso de alergia, indicar macrólidos. No es recomendable el uso a largo plazo de la profilaxis antibiótica, ya que la recurrencia de la GN postestreptocócica es muy rara.

Anticoagulantes, antiagregantes, inmunosupresores (cura triple). En un intento de bloquear los mecanismos fisiopatológicos de la glomerulonefritis no postestreptocócica (coagulación local y alteraciones inmunológicas) se han usado ciertos esquemas terapéuticos; aunque en la actualidad no están universalmente aceptados. Las alteraciones de la coagulación y la función plaquetaria cumplen un papel importante en algunas glomerulopatías rápidamente progresivas y en la glomerulonefritis membranoproliferativa con deterioro de la función renal, demostrados en parte por la presencia de fibrina en el espacio de Bowman. Por esta razón se ha usado la combinación de anticoagulantes, antiagregantes, inmunosupresores (metilprednisolona, prednisona y ciclofosfamida).

- **Anticoagulantes**. La heparina se usa a las dosis anticoagulantes por 7 a 14 días seguida por warfarina sódica evaluada con el INR en el rango de 2,0-2,5.
- **Antiagregantes**. Alternativas: aspirina, 100 mg/día VO; clopidogrel, 75 mg/día VO; pentoxifilina, 400 mg/día VO.
- **Corticoesteroides**. La metilprednisolona se emplea en la glomerulonefritis rápidamente progresiva, en la nefritis lúpica con deterioro acelerado de la función renal y en el rechazo agudo del trasplante renal. La dosis es de 1 g IV diario por tres días; luego, se sigue con prednisona oral o ciclofosfamida. La prednisona se indica por un mes y luego se reduce progresivamente hasta alcanzar la dosis mínima efectiva (promedio 10 mg VO diarios), hecho que se demuestra con el examen de orina y el estado general del paciente. La prednisona se usa en la glomerulonefritis lúpica por tiempo indefinido; se inicia con 60 mg por m^2 SC, con reducciones progresivas hasta controlar la enfermedad según el examen de orina y las pruebas inmunológicas. También se usa en la enfermedad por cambios mínimos, en la glomeruloesclerosis focal y segmentaria, en la nefropatía por IgA y en la glomerulonefritis membranosa.

- **Ciclofosfamida.** Se emplea en la glomerulonefritis lúpica y en la glomerulonefritis rápidamente progresiva a la dosis de 1g IV mensual por seis meses. También se ha empleado en el síndrome nefrótico con lesiones glomerulares mínimas a la dosis de 1 a 3 mg/kg VO diarios por 8 semanas y en la glomerulonefritis rápidamente progresiva hasta por dos años.

Otras alternativas (Interferón α, plasmaféresis e inmunoglobulinas). Son alternativas empleadas en un intento de complementar el tratamiento antes descrito. Se pueden emplear hasta por dos años y dependen de la actividad de la glomerulopatia según el examen de orina y la biopsia renal:

- **Interferón α.** Se emplea en pacientes con glomerulonefritis aguda asociada al virus de la hepatitis C; mejora la proteinuria, estabiliza la función renal y suprime la viremia. Puede haber recaídas al suspender el tratamiento.
- **Plasmaféresis.** Se asocia a la terapia inmunosupresora en casos de glomerulonefritis aguda con una evolución rápidamente progresiva y en la nefropatía por IgA con síndrome nefrótico.
- **Inmunoglobulinas.** Tiene las mismas indicaciones del interferón α; la dosis es de 2 g/kg IV mensual por 3 meses consecutivos, y luego IM por otros 6 meses.

En la actualidad y en el caso de las glomerulopatías con evolución rápidamente progresiva se utiliza un tratamiento de inducción en base a bolos de metilprednisolona y un tratamiento de mantenimiento (que puede durar años) con el uso de inmunosupresores como: azatioprina, micofenolato de mofetil o sódico, ciclofosfamida, ciclosporina, tacrolimus, rituximab, de acuerdo a las circunstancias clínicas de los pacientes y a los protocolos de las diferentes Unidades de Nefrología.

Perspectivas del tratamiento de la nefropatía por IgA

1. Inmunosupresores que actúan en los sitios de activación de las células B en mucosas, como los corticoesteroides de acción entérica (budesonida).
2. Moduladores de la activación de Toll Like Receptor (TLR): anticuerpos anti-TLR (17).
3. Inhibidores de vías de señalización TLR 9. La hidroxicloroquina es un inhibidor de TLR 9 y 7, además al alcalinizar el proteosoma, inhibe la presentación de antígenos.
4. La prednisona sigue siendo la de mayor utilidad y ha sido prescrita hasta en el 98% de los pacientes.
5. Experimentalmente la modulación de un receptor específico de los podocitos, el GPRRC5b, regula la respuesta inflamatoria en los glomérulos; este puede ser en el futuro una nueva alternativa en el tratamiento de las glomerulonefritis.

Bibliografía

Alcázar R, Egido J. Clasificación de las enfermedades glomerulares. Nefrología Clínica (2ª Ed) En: Hernando L, Aljana P, Arias M, Caramelo C, Egido J, Lamas S (edts). Buenos Aires: Editorial Médica Panamericana. 2004: 273-6.

Bajema IM. Pathological classification of anti-neutrophil cytoplasmic antibody (ANCA)-associated glomerulonephritis. Clin Exp Immunol. 2011; 164 Suppl 1 (Suppl 1): 14-6.

Berthelot L, Papista C, Maciel TT, Biarnes-Pelicot M, Tissandie E, Wang PH. et al. Transglutaminase is essential for IgA nephropathy development acting through IgA receptors. J Exp Med. 2012; 209(4): 793-806.

Cook HT, Pickering MC. Histopathology of MPGN and C3 glomerulopathies. Nat Rev Nephrol. 2015; 11(1): 14-22.

Fernández Juarez G, Villacorta Pérez, Javier. Glomerulonefritis membranoproliferativa. En: Lorenzo V, López Gómez JM (Eds) Nefrología al Día. http://www.nefrologiaaldia.org/es-articulo-glomerulonefritis-membranoproliferativa-209. Nefrología al día. Glomerulonefritis Membranoproliferativa. Disponible en: https://www.nefrologiaaldia.org/209. Consultado 02 Sep 2021.

Gale DP, Pickering MC. Regulating complement in the kidney: insights from CFHR5 nephropathy. Dis Model Mech. 2011; 4(6): 721-6.

Gharavi AG, Kyriluek K, Choi M, Li Y, Hou P, Xie J. et al. Genome-wide association study identifies susceptibility loci for IgA nephropathy. Nat Gnet. 2011; 43(4): 321-7.

Gorsuch WB, Chrysanthou E, Schwaeble WJ, Stahl GL. The complement system in ischemia-reperfusion injuries. Immunobiology. 2012; 217(11): 1026-33.

Inoue T, Sugiyama H, Kitagawa M, Takiue K, Morinaga H, Ogawa A et al. Suppression of adiponectin by aberrantly glycosylated IgA1 in glomerular mesangial cells in vitro and in vivo. PLoS One. 2012; 7(3): e33965.

Melin Fürst C, Mörgelin M, Vadsreup K, Heinegard D, Aspberg A, Blom AM. The C-Type Lectine of the aggrecan G3 domain activates complement. PLoS One. 2013; 8(4): e61407.

Nikolopoulou A, Condon M, Turner-Stokes T, Cook HT, Duncan N, Galliford JW, et al. Mycophenolate mofetil and tacrolimus versus tacrolimus alone for the treatment of idiopathic membranous glomerulonephritis: a randomised controlled trial. BMC Nephrol. 2019; 20(1): 352.

Parra G, Rodríguez I B, Colina C, García R. Short-term treatment with captopril in hypertension due to acute glomerulonephritis. Clinical Nephrol. 1988; 29(2): 58-62.

Rodriguez-Iturbe B, Musser JM. The current state of poststreptococcal glomerulonephritis. J Am Soc Nephrol. 2008; 19(10): 1855-64.

Salama AD, Levy JB, Lighstone L, Pusey CD. Goodpasture's disease. Lancet. 2001; 358(9285): 917-20.

Servais A, Hoël LH, Roumenina LT, Le Quintrec M, Ngo S, Dragon-Durey MA, et al. Acquired and genetic complement abnormalities play a critical role in dense deposit disease and other C3 glomerulopathies. Kidney Int. 2012; 82(4): 454-64.

Summers SA, Steinmetz OM, Ooi JD, Gan P, O'Sullivan KM, Visvanathan K et al. Toll-like receptor 9 enhances nephritogenic immunity and glomerular leukocyte recruitment. Am J Pathol. 2010; 177(5): 2234-44.

Tesar V, Troyanov S, Bellur S, Verhave JC, Cook HT, et al. Corticosteroids in IgA nephropathy: a retrospective analysis from the VALIGA study. J Am Soc Nephrol. 2015; 26(9): 2248-58.

Thurman JM, Renner B. Dynamic control of the complement system by modulated expression of regulatory proteins. Lab Invest. 2011; 91(1): 4-11.

Zambrano S, Möller-Hackbarth K, Li X, Rodriguez PQ, Charrin E, Schwarz A, et al. GPRC5b modulates inflammatory response in glomerular diseases via NF-κB pathway. J Am Soc Nephrol. 2019; 30(9): 1573-1586.

CAPÍTULO 97
INSUFICIENCIA RENAL AGUDA

JULIO V. DUQUE C.

INTRODUCCIÓN

La insuficiencia renal aguda (IRA) es un síndrome multifactorial, que se define por el rápido deterioro de la función renal, incremento sérico del nitrógeno ureico (azoados) y elevación de la creatinina; sin repercusión importante en el medio interno y generalmente asociado a la disminución del volumen urinario. Desde el punto de vista fisiológico, la correcta perfusión sanguínea del riñón, la indemnidad del parénquima renal y la permeabilidad de las vías urinarias, son los tres elementos necesarios para el normal funcionamiento del riñón; la alteración súbita de cualquiera de estos mecanismos, termina en lesión aguda del riñón.

Tradicionalmente la IRA se clasifica en categorías anatómicas y funcionales que dependen del mecanismo fisiológico alterado. La afectación del flujo sanguíneo renal determina la IRA pre renal, el daño del parénquima la IRA renal propiamente dicha o intrínseca y, la obstrucción de las vías urinarias la IRA pos renal. Actualmente existen diversas descripciones sindromáticas, con distintos mecanismos fisiopatológicos, entre las que se destacan los síndromes hepatorrenal y cardiorrenal.

La IRA y la enfermedad renal crónica (ERC) son entidades relacionadas y, en algunos casos representa una enfermedad renal continua. Las guía KDIGO-AKI (2012) define la IRA como la disminución rápida de la función renal después de 7 días y menos de 3 meses, con incremento de la creatinina igual o mayor a 1.5 veces del valor inicial , sin un daño estructural renal definido y, la ERC como la disminución de la tasa de filtración glomerular (TFG) por debajo de 60 mL/min por área de superficie corporal; siendo la superficie corporal universalmente usada 1,73 m^2, mayor de 3 meses de duración. Esta guía propuso los términos de "enfermedades y trastornos renales agudos", para definir las condiciones de insuficiencia renal que no cumplen los criterios de IRA o ERC.

En los países con altos ingresos los pacientes con IRA tienen mayor edad, múltiples comorbilidades y, las más comunes son las posquirúrgicas, intervenciones diagnósticas y factores iatrogénicos. En contraste, los países de bajos recursos, predominan las causas adquiridas en la comunidad, los pacientes son más jóvenes, y las causas más frecuentes son sepsis, deshidratación, toxinas, fármacos, drogas ilícitas y embarazo. Mundialmente, las diferentes formas de IRA son: 44% renales (necrosis tubular aguda); 21% pre renales, 13% crónicas secundariamente reagudizadas y 10% pos renales.

Los factores de riesgo más importantes para la IRA son las comorbilidades, como diabetes mellitus, hepatopatías crónicas, infecciones agudas, sepsis, paludismo, traumatismos graves, hipovolemia aguda, senectud, ERC, fallas orgánicas agudas, cirugías mayores, hospitalización en UCI con exposición a fármacos nefrotóxicos, infecciones oportunistas, quimioterapia, disfunción del injerto en trasplante renal y trastornos autoinmunes con lesión renal progresiva. Entre los factores de riesgo menos frecuentes se incluyen las predisposiciones genéticas, como la mioglobinuria, hemoglobinuria paroxística y urolitiasis. La mortalidad mundial relacionada con la IRA supera la del cáncer de mama, insuficiencia cardíaca o la diabetes mellitus.

La enfermedad por coronavirus 2019 (COVID-19) puede desencadenar IRA y está fuertemente asociado a la mortalidad; los factores de riesgo incluyen el grado de viremia, compromiso respiratorio, disfunción multiorgánica, leucocitosis, linfopenia, altos niveles de proteína C reactiva, ferritina y dímero D; además, hipovolemia, deshidratación y rabdomiólisis. Las condiciones genéticas que predisponen a la enfermedad renal son alteraciones en APOL1 y polimorfismos ACE2. El 50% de los pacientes hospitalizados por COVID-19 presentan IRA. Esta infección puede conducir a IRA por compromiso del sistema inmune, hipoxia tisular y la respuesta inflamatoria inducida por la infección viral. La inmunotrombosis local causa hipoxia y reducción de la perfusión renal, además el daño endotelial y la infección del epitelio por el SARS-CoV-2. Los estudios anatomopatológicos no demuestran presencia de copias virales y/o proteínas del virus en el riñón. Por otro lado, la acidosis metabólica y otras alteraciones tisulares comprometen la inmunidad antiviral y la resolución de la inflamación; factores que perpetuan el daño citopático.

Los riñones están compuestos por nefronas; unidades funcionales que filtran líquido plasmático y pequeñas moléculas de la sangre; regulado por el sistema tubulointersticial. La vida media de las nefronas es relativamente corta e inician un fenómeno de obsolescencia entre la tercera y cuarta década de la vida; se ha demostrado una caída aproximada del 50% del número de nefronas en personas sanas de 70 años, sin pérdida importante del funcionalismo renal. Es vital comprender que la IRA es capaz de producir pérdida del número de nefronas, acortando la vida útil del riñón y haciéndolo susceptible a un daño irreversible.

Clásicamente en la IRA se describen tres fases: la fase oligúrica (fase inicial), fase de mantenimiento (fase poliúrica) y fase de recuperación. La pérdida de la función excretora renal implica alteraciones de la homeostasis; que son utilizados como biomarcadores de la insuficiencia renal. La disminución de la tasa de filtración glomerular y la activación del sistema renina-angiotensina, promueve la retención hidrosalina e hiperpotasemia, que se manifiesta clínicamente por edema periférico, derrames de serosa (pleural, pericardio) e hipertensión arterial, que a mediano plazo puede conducir a cardiopatía.

El aclaramiento disminuido de fosfatos genera hiperfosfatemia, que afecta el equilibrio calcio-fósforo y ácido-base, con acidosis metabólica. El aumento de la brecha aniónica se debe a la acumulación de múltiples compuestos orgánicos (sulfatos, fosfatos e hidrogeniones); así como productos de desechos nitrogenados tóxicos, que actúan sobre el SNC. En menor proporción, ocurre disfunción en la microbiota intestinal, con producción y acúmulo de sustancias tóxicas como el indoxilsulfato y peptidocresil sulfato, que están en relación con la disfunción plaquetaria, isquemia intestinal, neuropatía periférica, y respuestas sistémicas de estrés oxidativo.

MANIFESTACIONES CLÍNICAS

Con excepción de la IRA pos renal, esta enfermedad es una condición silente, muchas veces con manifestaciones clínicas no específicas; la rapidez en la aparición de síntomas y/o signos depende generalmente de la existencia de daño renal preexistente. La concentración de creatinina sérica y el volumen urinario son los principales elementos para el diagnóstico. Por ello es importante hacer una excelente anamnesis, evaluación de los antecedentes personales y familiares, investigar la etiología obstructiva o intrínseca, como sucede en la vasculopatías renales, uso de fármacos u otras sustancias nefrotóxicas, dosis e intervalos de estos, comorbilidades como la hipertensión arterial, diabetes mellitus y antecedentes quirúrgicos, sobre todo obstétricos en áreas abdominopélvicas o cirugías prolongadas.

Las manifestaciones clínicas de la IRA coexisten con la aparición de trastornos hidroelectrolíticos, hipertensión arterial, hipovolemia y uremia. Algunas manifestaciones clínicas pueden dar orientación a la etiología: hipotensión arterial, deshidratación con xerostomía y xeroftalmia (boca seca y ausencia de lágrimas), hipotermia y taquicardia; estas ocurren con la disminución >20% del líquido intravascular; condiciones que inexorablemente disminuyen la volemia efectiva. La acumulación de sustancias nitrogenadas explica el compromiso del SNC con síntomas de uremia, fatiga, temblor, confusión convulsiones y coma. La hematuria y dolor lumbar son manifestaciones frecuentes en los infartos renales y en los procesos urétero-obstructivos. Hoy en día la clasificaciones más usadas y aceptadas para determinar la IRA son la clasificación AKIN -Acute Kidney Injury Network) año 2007 y RIFLE (Risk, Injury, Failure, Loss, End stage) **(TABLA 118)**.

TABLA 118. Estadificación de la insuficiencia renal aguda. Clasificación AKIN.

IRA ESTADIO 1
Creatinina sérica: 1,5 a 1,9 veces el valor inicial o ≥0,3 mg/dL
Diuresis: <0,5 mL/kg/hora durante 6 a 12 horas

IRA ESTADIO 2
Creatinina sérica: 2,0 a 2,9 veces el valor inicial
Diuresis: <0,5 mL/kg/hora durante ≥12 horas

IRA ESTADIO 3
Creatinina sérica: 3,0 veces valor inicial, o ≥4 mg/dL
Diuresis: <0,3 mL/kg/H por ≥24 horas o anuria ≥12 horas
Terapia de sustitución renal (Diálisis)

DIAGNÓSTICO

No existe un "estándar de oro" para el diagnóstico de la IRA; se podría considerar la biopsia renal como el estudio más cercano e ideal, sin embargo la dificultad y sus complicaciones, hacen de ésta una prueba casi inviable. Tiene importancia y utilidad diagnóstica cuando la anamnesis, el examen físico y los estudios complementarios sugieran que la naturaleza de la IRA tenga una etiología susceptible de tratamiento específico, como las glomerulopatías, patologías autoinmunes, o cuando exista un origen incierto.

La creatinina es un buen marcador de IRA, ya que es una sustancia de síntesis constante, y su concentración aumenta en relación con la incapacidad para su excreción, y no por incremento de su síntesis. El filtrado de la creatinina es libre en el glomérulo, no es absorbida ni secretada a través del sistema tubulointersticial. El volumen urinario es un marcador fiel de los cambios volumétricos del líquido intravascular y de la permeabilidad del sistema túbulo-excretor.

Tasa de filtración glomerular (TFG). Es el volumen de líquido ultrafiltrado desde los capilares glomerulares hacia el espacio y membrana de Bowman, en una unidad de tiempo (mL/min); normalmente es de 70-140 mL/min. La TFG representa la función de "filtro renal" y, es por ello que su disminución es un parámetro útil en la práctica clínica para el diagnóstico de IRA. Existen muchas formas para estimar la tasa de filtrado glomerular, como las fórmulas de Cockroft-Gault (creada para calcular dosis de fármacos en pacientes con falla renal) y, MDRD (Modification of Diet in Renal Disease); ambas fórmulas son de baja sensibilidad y especificidad, subestiman la TFG en estadios avanzados de la enfermedad renal, y son dependientes de condiciones extra renales como el peso, edad y la etnia.

Cálculo de inverso de creatinina sérica (100/CrS). El inverso de creatinina sérica (100/CrS) es la forma más rápida, lógica y precisa para calcular el aclaramiento de creatinina (tasa de filtrado glomerular), independiente de factores extrarrenales. Además, existen otros complementos para establecer la presencia de IRA como lo son la fracción excretada de sodio (FeNa) y de urea (FEU), pero su utilidad es mayor para el diagnóstico del síndrome hepatorrenal.

Estudios imagenológicos. Tienen utilidad para confirmar la etiología obstructiva de insuficiencia renal, o sugerir alteraciones compatibles con ERC. El ultrasonido identifica con suficiente sensibilidad y especificidad tamaño, volumen, relación corticomedular renal, así como la dilatación de la vía urinaria, y el flujo sanguíneo (venoso y arterial) con el eco-Doppler. La uro-TC y la uro-RM son útiles para evaluar el riñón y el área perirrenal en la búsqueda de afectación estructural.

Lipocalina asociada a gelatinasa de neutrófilos (NGAL). Es el biomarcador con mayor probabilidad de convertirse en el "estándar de oro" para el estudio de lesión renal; ha demostrado mayor sensibilidad y especificidad para el diagnóstico de IRA. Es una proteína de bajo peso molecular, sintetizada por los gránulos de los neutrófilos y las células epiteliales; se filtra libremente por el glomérulo y se reabsorbe en el túbulo proximal, por lo que su aumento en la orina expresa daño tubular.

Otros biomarcadores para IRA. Estudios han demostrado la utilidad de otros biomarcadores en el diagnóstico precoz y seguimiento a corto plazo de la IRA, tanto en el plasma como en orina. Un ejemplo es la proteína FABP (proteína citosólica que beta-oxida las células renales), que solo es detectable en pacientes con función renal alterada. Otra molécula de lesión renal es la KIM-1; glicoproteína transmembrana que se expresa en respuesta a la lesión celular renal y no en riñones sanos; así como también la IL-18, citocina proinflamatoria de síntesis epitelial tubular que se eleva en la injuria renal.

TRATAMIENTO

Administración de líquidos. El manejo de la hemodinamia en pacientes con IRA, es de vital importancia; la administración de líquidos juega un papel fundamental en el tratamiento. La "reanimación" con líquidos logra la expansión del volumen intravascular, retorna el equilibrio hemodinámico y revierte la injuria renal. La administración de líquidos intravenosos en los pacientes con sepsis y/o hipovolemia es beneficioso; sin embargo, recordar que es perjudicial su exceso, especialmente en la fase crítica de la enfermedad. Se ha demostrado asociación entre el balance positivo de fluidos (sobrecarga hídrica) y la mortalidad. En la actualidad, existen numerosos métodos clínicos para evaluar la capacidad de respuesta a la administración de líquidos; los más usados son la estimación de la presión venosa central mediante la visualización del tope oscilante del pulso venoso yugular, la medición a través de catéter para la presión venosa central y la medición de la presión en cuña de la arteria pulmonar y gasto cardíaco mediante el catéter de Swan-Ganz.

Los coloides (albúmina, almidones y gelatinas) generan gradientes oncóticos (presión intravascular negativa) para expandir el espacio intravascular; mientras los cristaloides (solución fisiológica) difunden libremente por igual lo espacios intra y extravasculares. La albúmina es relativamente segura para la reanimación, pero costosa.

Las **soluciones isooncóticas** han demostrado un buen perfil de seguridad y utilidad. Estas soluciones **salinas balanceadas** o **equilibradas**, en comparación con la solución fisiológica, tienen menos aniones de cloro que sodio. La solución salina al 0,9% de NaCl, tiene el riesgo de desarrollar acidosis metabólica hiperclorémica; esta se ha asociado a múltiple efectos deletéreos, como: aumento de la resistencia vascular renal, disminución de la perfusión tisular en la corteza renal, aumento de la actividad de la renina, disminución de la tasa de filtrado glomerular y aumento del volumen extravascular. Se infiere que el uso de soluciones balanceadas, se asocia a una disminución importante en la tasa de mortalidad en pacientes con sepsis, *shock* séptico e IRA. Existen muchas soluciones isooncoticas o balanceadas para su uso en la práctica clínica diaria, una de ellas y disponible en el mercado es Isofundin®, Solución balanceada plus® en menos proporción Gelofusine®, y desde hace mucho la solución de Hartmann (solución ringer lactato).

Diuréticos. Los diuréticos de ASA, comúnmente llamados natriuréticos, solo se recomiendan para el tratamiento del balance positivo de fluidos (sobrecarga hídrica) iatrogénica; se usa la prueba de esfuerzo con furosemida. Los diuréticos de ASA son capaces de disminuir la lesión isquémica tubular al reducir la demanda de oxígeno por parte de la médula renal.

Prueba de esfuerzo con furosemida. Se usa precozmente en pacientes euvolémicos. Consiste en la administración de furosemida 1 mg/kg IV y, en aquellos con el uso previo de diuréticos 1,5 mg/kg. Se considera una respuesta de la prueba, una diuresis mayor de 200 mL a la segunda hora de la administración. La producción de orina es un desafío diurético y señala una función tubular indemne y por ende mejor pronóstico de la función renal.

Control de la presión arterial. La elevación como la disminución de la presión arterial media (PAM) son condiciones deletéreas para el funcionalismo renal. Se debe mantener un PAM entre 80-85 mm Hg, para mejorar la sobrevida, la IRA progresiva y la terapia de reemplazo renal. Los más empleados son los IECA y ARA-II.

Soporte nutricional, niveles de glucosa y nutrición. La IRA es un estado hipercatabólico; muchos pacientes pueden necesitar una nutrición extra; vía parenteral o enteral; esta última es de elección debido al menor riesgo de infección y menos volúmenes necesarios para administrar los equivalentes calóricos. La hipoglucemia e hiperglucemia se asocian a mayor morbilidad y mortalidad. Se recomienda mantener en estos pacientes, niveles de glucosa sérica entre 110 y 149 mg/dL.

Otras medidas. Los pacientes con IRA pueden desarrollar acidosis metabólica, sobrecarga de volumen, hiperpotasemia y uremia. La acidosis metabólica puede ser por la misma IRA debido a la incapacidad para excretar ácidos orgánicos o por condiciones asociadas, como la hipoperfusión tisular que genera acidosis láctica; esta debe tratarse con bicarbonato, y la sobrecarga de volumen con diuréticos. La hiperpotasemia se controla con resinas de intercambio iónico como el poliestireno sódico (kayexalate), aunque tiene baja evidencia de beneficio, salvo en los casos que no exista la posibilidad de terapia de sustitución renal.

Terapia de sustitución renal. A pesar de las medidas antes mencionadas, algunos pacientes con IRA requieren terapia de sustitución renal (TSR). El estudio de Pan HC concluye que es beneficioso iniciar TSR temprana y en las formas graves de IRA; estas disminuye la tasa de mortalidad por todas las causas. Se sugiere el uso de la diálisis peritoneal o la hemodiálisis continua con efluente promedio de 20-25 mL/kg/hora, y evaluar la dosis según la tasa de reducción de urea o el índice de Kt/V para comprobar que la diálisis es efectiva. La TSR mejora la función intrínseca del riñón al satisfacer las demandas metabólicas del paciente (adecuado volumen urinario, equilibrio del medio interno y disminución de productos tóxicos nitrogenados); además, reduce la noxa que originó la IRA. Otros estudios han sugerido que el volumen urinario (>400 mL/24 horas) sin el uso de diuréticos y el aumentar la excreción de creatinina y urea en orina (parcial o en 24 horas), son útiles para descontinuar la TSR.

Los pacientes que han padecido de IRA y se encuentran completamente recuperados, no están libres de riesgos y consecuencias, ya que tienen mayor probabilidad de desarrollar nuevamente IRA y ERC progresiva hechos que incrementan el riesgo de mortalidad precoz de origen cardiovascular, particularmente infarto agudo del miocardio. Todos los pacientes que han padecido IRA en cualquier estadio deben ser reevaluados por un equipo multidisciplinario cada 3 meses, con el fin de identificar factores de riesgo y definir alteraciones endocrinas, cardiovasculares y metabólicas que pongan en peligro el funcionalismo renal y/o la calidad de vida del paciente.

Existen dos entidades muy bien definidas en las que el deterioro agudo de la función renal se pone de manifiesto secundariamente a la enfermedad de otros órganos, como es el caso de los síndromes cardiorrenal y hepatorrenal.

Síndrome cardiorrenal (SCR)

Este síndrome es un estado patológico que representa la desregulación funcional del binomio corazón-riñón; y puede ser primaria (aguda o crónica), o secundaria. La disfunción de uno de estos órganos desencadena en forma secuencial la disfunción del otro; esta disfunción, por lo general es el resultado de un mecanismo de compensación de cualquiera de los dos órganos. Independientemente del órgano que inicie la desregulación se genera una repercusión negativa en el sistema circulatorio. En la actualidad, se clasifica el SCR en cinco tipos o categorías, agrupadas según el órgano inicialmente lesionado y la evolución del cuadro clínico: síndrome cardiorrenal agudo (SCR tipo 1), cardiorrenal crónico (SCR tipo 2). renocardíaco agudo (SCR tipo 3), renocardíaco crónico (SCR tipo 4) y cardiorrenal secundario (SCR tipo 5).

Síndrome cardiorrenal agudo (SCR tipo 1). Se caracteriza por una disfunción cardíaca inicial que genera IRA. El mecanismo fisiopatológico desencadenante es la hipoperfusión sanguínea renal por el bajo gasto cardíaco, se reconocen tres cuadros clínicos bien definidos: insuficiencia cardíaca congestiva, *shock* cardiogénico y el edema agudo de pulmón.

Síndrome cardiorrenal crónico (SCR tipo 2). Es el más frecuente de los SCR; se reportan en más del 60% de los casos y es el producto del deterioro crónico y sostenido de la función cardíaca de bomba. Se observa en las cardiopatías isquémicas e hipertensivas crónicas, miocardiopatías en general y la fibrilación auricular crónica.

Síndrome renocardíaco agudo (SCR tipo 3). No es más que el deterioro agudo de la función renal que conlleva a una rápida insuficiencia cardíaca; los mecanismos principalmente involucrados incluyen la uremia, hiperkaliemia y la sobrecarga hídrica.

Síndrome renocardíaco crónico (SCR tipo 4). Este síndrome se caracteriza por afectación cardiovascular en pacientes con ERC; en ella se observan cambios estructurales y funcionales como el remodelamiento cardíaco e hipertrofia ventricular.

Síndrome cardiorrenal secundario (SCR tipo 5). Es la disfunción simultánea del riñón y corazón, secundaria a enfermedades o condiciones agudas o crónicas como la sepsis, vasculitis, cirrosis hepática y las quemaduras extensas.

El enfoque terapéutico del SCR, debe estar orientado en primera instancia en la prevención del desarrollo del mismo, y en segundo lugar a la resolución del cuadro que da origen al síndrome, lo que incluye el uso combinado, y apropiado de medidas farmacológicas, no farmacologías e invasivas que permitan aminorar los efectos deletéreos de la hipoperfusión, isquemia, colapso circulatorio y/o liberación de sustancias tóxicas y proinflamatorias que ocurre en este cuadro sistémico. A continuación, se resume el síndrome cardiorrenal. Eur Heart J. 2010; 31: 703-11 **(TABLA 119)**.

Síndrome hepatorrenal (SHR)

El síndrome hepatorrenal es definido como la insuficiencia renal aguda, potencialmente reversible, que cursa en ausencia de lesión estructural del parénquima renal, en pacientes con insuficiencia hepática avanzada y/o con síndrome de hipertensión portal. La reversibilidad del cuadro y la ausencia de daño estructural le confiere a este síndrome la característica de IRA funcional. El mecanismo fisiopatológico fundamental es la vasoconstricción grave y sostenida de la circulación renal, que de manera compensadora, se establece ante la vasodilatación del lecho vascular arterial esplácnico, secundaria a la generación excesiva de sustancias proinflamatoria que favorecen la síntesis de vasodilatadores como el óxido nítrico. Hoy en día se conoce que cerca del 20% de los pacientes con cirrosis hepática y ascitis desarrollan SHR al año del diagnóstico; mientras que, 39% lo desarrollan a los cinco años, lo que eleva las complicaciones y mortalidad en estos pacientes.

TABLA 119. Clasificación del síndrome cardiorrenal.

Curso origen	Tipo	Definición	Órgano	Características
Agudo (Primario)	SCR 1	S. cardiorrenal agudo	Corazón ↓ Riñón	Hipoperfusión renal secundaria al bajo gasto cardíaco. Se observa en la Insuficiencia cardíaca, congestiva, *shock* cardiogénico y edema agudo de pulmón
	SRC 3	S. renocardíaco agudo	Riñón ↓ Corazón	Los mecanismos principalmente involucrados incluyen la uremia, hiperpotasemia, y la sobrecarga hídrica
Crónico (Primario)	SCR 2	S. cardiorrenal crónico	Corazón ↓ Riñón	Representa el 60% de los SCR; se debe al deterioro crónico y sostenido de la función cardíaca de bomba. Es observado en miocardiopatías isquémicas, hipertensivas y en la fibrilación auricular crónica
	SRC 4	S. renocardíaco crónico	Riñón ↓ Corazón	Afectación cardiovascular en pacientes con ERC; en ella se observan cambios estructurales y funcionales como el remodelamiento cardíaco, hipertrofia ventricular
Secundario	SCR 5	S. cardiorrenal secundario	Riñón ↓ Corazón	Disfunción simultánea del riñón y corazón. Secundaria a enfermedades o condiciones agudas o crónicas: sepsis, vasculitis, cirrosis hepática y quemaduras extensas.

En la actualidad los criterios diagnósticos para SHR de 2015, han sido modificados por la ICA (International Club of Ascites), en esta, el síndrome hepatorrenal tipo 1 (SHR tipo 1) cambia su denominación a síndrome hepatorrenal con injuria renal aguda (SHR-IRA); mientras que, el síndrome hepatorrenal tipo 2 (SHR tipo 2) cambia su denominación a síndrome hepatorrenal sin injuria renal aguda (SHR-SIRA); este último se divídide en dos grupos: síndrome hepatorrenal con enfermedad renal aguda y síndrome hepatorrenal con enfermedad renal crónica **(TABLA 120)**.

El tratamiento del síndrome hepatorrenal debe empezar con el control de las comorbilidades, evitar o descontinuar la medicación nefrotóxica, manejo de alimentación del paciente, restricción hidrosalina, uso de vasoconstrictores asociados o no a la albúmina intravenosa. Otras alternativas se mencionan a continuación:

1. Terlipresina (análogo de la vasopresina), dosis promedio 1 mg IV cada 4 horas, hasta lograr disminución o normalización de la concentración de creatinina sérica.
2. Midodrina (agonista de los receptores α) combinada con octreótido (agonista de la somatostatina). La dosis habitualmente usada en el SHR de midodrina es de 2,5-7,5 mg cada 8 horas SC; más octreotido 100 μg cada 8 horas SC, hasta llegar a dosis máximas de 12,5 mg y 200 μg para midodrina y octreotido respectivamente. Otra opción en la administración de

TABLA 120. Clasificación - Criterios del síndrome hepatorrenal (SHR).

S. Hepatorrenal con injuria renal aguda HRS-AKI (antiguo SHR tipo 1)	S. Hepatorrenal sin injuria renal aguda HRS-NAKI (antiguo SHR tipo 2)
Incremento de creatinina sérica de ≥0,3 mg/dL en 48 horas o aumento de creatinina sérica 1,5 veces su valor inicial (el valor de creatinina en los 3 meses previos, cuando esté disponible, se puede usar como valor inicial)	**SHR con enfermedad renal aguda** Tasa de filtración glomerular estimada en menos 60 mL/min/1,73 m^2 durante menos de 3 meses en ausencia de otra causa potencial de enfermedad renal
Ausencia de mejoría en las cifras de creatinina sérica (<1,5 mg/dL) después de al menos 2 días sin diuréticos y expansión de volumen con albúmina (dosis 1 g/kg/día, dosis máxima 100 g/día)	Aumento porcentual de creatinina sérica en menos de 50% utilizando el último valor disponible de creatinina sérica de pacientes ambulatorios dentro de los 3 meses como valor inicial
Cirrosis hepática con ascitis	**SHR con enfermedad renal crónica**
Ausencia de *shock*	Tasa de filtración glomerular estimada en <60 mL/min/1,73 m^2 durante más de 3 meses en ausencia de otra causa potencial de enfermedad renal
Ausencia de tratamiento actual o reciente con nefrotóxicos (AINE, medios de contraste, etc.)	
Ausencia de enfermedad parenquimatosa renal (proteinuria <500 mg/día, microhematuria <50 eritrocitos/campo de alta resolución, ultrasonido renal normal)	

Adaptado de: Clin J Am Soc Nephrol. 2019 May 7; 14(5): 774-781.

octreotido es 25 μg en bolo endovenoso, inmediatamente seguido de una infusión continua intravenosa de 25 μg/hora.

3. Cortocircuitos portosistémicos intrahepáticos transyugulares (TIPS) y el trasplante hepático.

Bibliografía

Chan L, Chaudhary K, Saha A, Chauhan K, Vaid A, Zhao S, et al. AKI in hospitalized patients with COVID-19. J Am Soc Nephrol. 2020; 32: 151-160.

Chen JJ, Chang CH, Huang YT, Kuo G. Furosemide stress test as a predictive marker of acute kidney injury progression or renal replacement therapy: a systemic review and meta-analysis. Crit Care. 2020; 24(1): 202. doi: 10.1186/s13054-020-02912-8. PMID: 32381019; PMCID: PMC7206785

Francoz C, Durand F, Kahn JA, Genyk YS, Nadim MK. Hepatorenal syndrome. Clin J Am Soc Nephrol. 2019 May 7; 14(5): 774-781.

Hirsch JS, Ng JH, Ross DW, Sharma P, Shah HH, Barnett RL, et al. Acute kidney injury in patients hospitalized with COVID-19. Kidney Int. 2020; 98: 209-218.

Kellum JA. Romagnani P, Ashuntantang G, Ronco C, Zarbock A. Acute kidney injury. Nature reviews. Disease Preimers. 2021; 7: 52-58.

Lewis SR, Pritchard MW, Evans DJW, Butler AR, Alderson P, Smith AF, Roberts I. Colloids versus crystalloids for fluid resuscitation in critically ill people. Cochrane Database of Systematic Reviews. 2018, Issue 8. Art. No.: CD000567.

Moledina DG, Hall IE, Thiessen-Philbrook H, Reese PP, Weng FL, Schröppel B, et al. Performance of serum creatinine and kidney injury biomarkers for diagnosing histologic acute tubular injury. Am J Kidney Dis. 2017; 70(6): 807-816.

Pan HC, Chen YY, Tsai IJ, Shiao CC, Huang TM, Chan CK, Liao HW, Lai TS, Chueh Y, Wu VC, Chen YM. Accelerated versus standard initiation of renal replacement therapy for critically ill patients with acute kidney injury: a systematic review and meta-analysis of RCT studies. Crit Care. 2021 Jan 5; 25(1): 5-10.

Pahwa AK, Sperati CJ. Urinary fractional excretion indices in the evaluation of acute kidney injury. J Hosp Med. 2016 Jan; 11(1): 77-80.

Ronco C, Bellomo R, Kellum JA. Acute kidney injury. Lancet. 2019; 394: 1949-64.

Sánchez Díaz J, Monares-Zepeda E, Meneses-Olguin C, Rodriguez-Martinez E, Garcia-Méndez R. Peniche-Moguel K, et al. Soluciones balanceadas: cloro el nuevo villano. Med Crit. 2017; 31(3): 152-158.

SemLer MW, Self WH, Wanderer JP, Ehrenfeld JM, Wang L, Byrne DW, Stollings JL. SMART Investigators and the Pragmatic Critical Care Research Group. Balanced crystalloids versus saline in critically in adults. N Engl J Med. 2018; 378(9): 829-839.

Simonetto DA, Gines P, Kamath PS. Hepatorenal syndrome: pathophysiology, diagnosis, and management. BMJ. 2020 Sep 14; 370: m2687. doi: 10.1136/bmj.m2687. PMID: 32928750.

CAPÍTULO 98
ENFERMEDAD RENAL CRÓNICA

JULIO V. DUQUE C.

INTRODUCCIÓN

Existen numerosas patologías renales y sistémicas capaces de producir alteración funcional y/o estructural del riñón, que llevan a la disminución crónica de la tasa de filtración glomerular (TFG). Dicha reducción progresa con cambios muy sutiles, hasta generar alteraciones metabólicas importantes como la uremia. La caída crónica de la TFG da lugar a numerosos trastornos funcionales que pueden comprometer aparatos y sistemas; por lo tanto, el diagnóstico precoz y la corrección del factor desencadenante juegan un papel fundamental en la terapéutica y restitución del funcionalismo renal.

El término de "enfermedad renal crónica" (ERC) se refiere a las diversas alteraciones que ocurren por la pérdida progresiva de la función renal. La principal característica de la enfermedad es su progresión y pocas veces ocurre recuperación de la homeostasis renal, una vez que se desencadenan los fenómenos fisiopatológicos que le dan origen. En EE. UU. la ERC afecta a 47 millones personas, lo que representa casi el 15% de la población adulta. Las personas con nivel socioeconómico más bajo tienen un riesgo 60% mayor de desarrollar la ERC en comparación con los estratos socioeconómicos más altos.

La diabetes mellitus y la hipertensión arterial son las principales causas de ERC; solo la diabetes representa el 50% de estos pacientes. La contaminación ambiental, principalmente del agua por metales pesados y del suelo por compuestos orgánicos incluyendo plaguicidas y pesticidas, influye estadísticamente en las "epidemias" localizadas de ERC, que junto al consumo de hierbas medicinales y otras sustancias tóxicas afectan fundamentalmente la población rural.

En general, la incidencia promedio de la ERC en Latinoamérica es de 280 pacientes por millón de la población adulta, cifra obtenida en el Registro Latinoamericano de Diálisis y Trasplante Renal (RLDTR), que recopila anualmente los informes de los países afiliados a la Sociedad Latinoamericana de Nefrología e Hipertensión arterial (SLANH). Según estimaciones de la OMS, en el mundo la tasa de muertes por ERC seguirá en aumento y para el año 2030 se calculan 14 muertes anuales por 100.000 habitantes.

Los diferentes mecanismos que dan lugar al desarrollo de ERC, son similares desde el punto de vista fisiopatológico, independientemente de la etiología inicial. Se caracteriza por la glomeruloesclerosis progresiva, esclerosis y fibrosis segmentaria, proliferación del mesangio, destrucción de los podocitos y disfunción endotelial. Los cambios tubulointersticiales, consisten en fibrosis intersticial con atrofia del epitelio tubular que liberan sustancias reactivas de oxígeno y proinflamatorias que perpetúan la atrofia y fibrosis de los túbulos. Además, ocurren cambios crónicos e inespecíficos de los capilares como engrosamiento de la íntima y fibrosis subendotelial, que reducen la luz capilar que lleva a hipoxia tisular y degradación de la matriz colágena de sostén; condiciones que hacen irreversible el daño estructural y funcional del riñón. La relevancia de estos cambios estructurales es tal que muchas veces es imposible determinar la etiología del proceso, razón por la cual la biopsia renal no es considerada en pacientes con ERC avanzada.

Una de las características más importantes de la ERC es la tendencia a progresar. Se han descrito como mecanismos generales daño específico ligado a la enfermedad que la desencadena y otro totalmente independiente o inespecífico que no guarda relación con la enfermedad precipitante. Este último permite explicar la evolución desfavorable que experimentan estos pacientes, aunque la patología desencadenante del daño renal se haya controlado.

Las alteraciones hemodinámicas originan hiperfiltración; en las nefronas que escapan al daño inicial, ocurre vasodilatación preglomerular, aumento del flujo plasmático y la presión hidrostática capilar, que conducen a un hiperfiltrado temporal con aumento de la TFG y disminución de los niveles de creatinina. Al poco tiempo, esta "mejoría aparente" genera proteinuria, hipertensión arterial y la ERC definitiva.

La hipertrofia compensadora de los glomérulos conlleva a la síntesis de sustancias vasoactivas y proinflamatorias, siendo la angiotensina II la más importante; esta estimula la síntesis de ciertas sustancias como el factor de transformación del crecimiento β (TGFβ), factor similar a insulina (IGF-I) y el factor de crecimiento fibroblástico básico (bFGF), que inducen a mayor fibrosis glomerular e intersticial, e incrementan la actividad oxidativa local. Otro mecanismo de progresión de la ERC es la proteinuria; el exceso de proteínas filtrada por los glomérulos propicia su reabsorción por las células del túbulo proximal donde produce daño lisosomal y activa el factor de transcripción NFκB, que recluta más sustancias proinflamatorias y en consecuencia mayor infiltrado intersticial y fibrosis.

La alimentación rica en lípidos es también un factor de progresión de la ERC. La oxidación de la LDL-c estimula la formación de tromboxanos, angiotensina y endotelina; además diversas citocinas proinflamatorias que atentan contra la microvasculatura e incrementan la isquemia tisular local que degradan la matriz extracelular. Adicionalmente, la baja concentración de oxígeno por la isquemia renal induce la formación de amonio intratubular en grandes cantidades para contrarrestar la acidosis metabólica, pero activa al mismo tiempo el sistema de complemento, y perpetua así el ataque a la membrana y el daño tisular directo.

Factores de riesgo para el desarrollo de ERC

Existen muchos factores de riesgo que condicionan la glomeruloesclerosis progresiva como son: la diabetes mellitus, hipertensión arterial, dislipidemia, la proteinuria y el tabaquismo. La hipertensión arterial no solo es uno de los factores más importantes de riesgo cardiovascular, sino que al aumentar la presión intraglomerular, favorece cambios que disminuyen la TFG, como la hialinosis e hiperplasia endotelial, de manera muy similar a la diabetes; en la que además genera el depósito amiloideo y el daño endotelial por especies reactivas de oxígeno. De igual manera, el hábito tabáquico contribuye a la ERC por diferentes mecanismos como la disfunción y estrés oxidativo del endotelio, la hiperfiltración glomerular y los fenómenos que incrementan la proteinuria. Recordar que la hiperuricemia, anemia, acidosis, y las alteraciones del metabolismo óseo y mineral también pueden contribuir a la progresión de la ERC.

MANIFESTACIONES CLÍNICAS

La pérdida progresiva de la función renal es asintomática y debe sospecharse en todo paciente con comorbilidades y antecedentes familiares en primer grado de consanguinidad con ERC.

Manifestaciones sistémicas. Durante los estadios iniciales de la ERC el cuadro clínico es inespecífico: fatiga crónica, sarcopenia y anorexia; el síndrome urémico se instala progresivamente y se genera anemia, hiperfosfatemia, hiperpotasemia, hipocalcemia y alteraciones del uroanálisis.

Manifestaciones cutáneas. Se observa palidez cutánea mucosa, de aspecto "terroso", *xerosis cutis*, equimosis por trastornos hemostáticos, hiperpigmentación por la elevación de los niveles de la hormona estimulante de los melanocitos (α-MSH) y ausencia de la lúnula en las uñas. La "escarcha urémica", signo cada vez menos frecuente debido a la instalación precoz de la terapia de sustitución renal, se debe a la urea cristalizada contenida en el sudor evaporado, y a la necrosis cutánea secundaria a la calcifilaxis (calcificación de los vasos sanguíneos cutáneos). El prurito generalizado es desencadenado por el hiperparatiroidismo secundario y el depósito de fosfato cálcico en las adyacencias de las terminaciones nerviosas.

Anemia. El patrón anémico de la ERC es normocítico, normocrómico e hipoproliferativo; es directamente proporcional a la caída de la TFG. El riñón es la fuente principal de eritropoyetina (EPO), hormona glucoproteica de bajo peso molecular, importante para la síntesis medular de la hemoglobina y sintetizada por fibroblastos intersticiales alrededor de los capilares peritubulares y en el túbulo contorneado proximal. Otro factor importante en la ERC es la uremia, la cual inhibe la eritropoyesis, reduce de vida media del eritrocito y eleva los niveles de hepcidina, que entorpece la absorción de hierro por la célula reticulendotelial.

Manifestaciones gastrointestinales. Se caracteriza por vómitos, hematemesis, aliento "fetor" urémico", de olor amoniacal, debido a la transformación de la urea en amonio en la saliva. Además, pancreatitis aguda o, incremento de la amilasemia sin manifestaciones clínicas de pancreatitis.

Manifestaciones cardiovasculares y pulmonares. Ocurre arterioesclerosis acelerada, hipertensión arterial, trastornos del ritmo, cardiopatía isquémica (aguda, crónica o silente), pericarditis urémica e insuficiencia cardíaca descompensada; además, fibrosis pulmonar y edema agudo de pulmón no cardiogénico "pulmón urémico", expresión de la retención azoada.

Manifestaciones neurológicas. La encefalopatía urémica se caracteriza por labilidad emocional, distimias, disminución de la memoria, la concentración y el sueño. Síndrome de motoneurona superior (hiperreflexia, clonus y signo de Babinski), convulsiones focales y generalizadas y depresión del SNC, que puede llevar al coma. El electroencefalograma muestra cambios inespecíficos como el enlentecimiento general de la actividad eléctrica cerebral y algunos paroxismos.

Las manifestaciones del sistema nervioso periférico consisten en polineuropatías simétricas, inicialmente sensitiva y afectación del sistema nervioso autónomo, con hipotensión postural, disfunción eréctil, diaforesis y anhidrosis.

Manifestaciones del metabolismo óseo. En la ERC se produce disfunción en el metabolismo óseo, el crecimiento y mineralización del hueso; que genera dolor de origen óseo y mayor probabilidad de fracturas. La enfermedad mineral ósea asociada a la ERC es el producto de las alteraciones del calcio, fosforo, parathormona (PTH) y vitamina D; además del recambio óseo, el volumen, crecimiento lineal y la fuerza del hueso; condiciones que originan la **osteodistrofia renal (FIG. 116)**.

El hiperparatiroidismo secundario es la forma más frecuente de la osteodistrofia renal; esta se caracteriza por un recambio óseo acelerado, proliferación e incremento de la actividad osteoclástica y osteoblástica, que ocasionan las típicas lesiones de **osteítis fibrosa quística**, clínicamente manifestada por dolor óseo y radiológicamente por reabsorción subperióstica de aspecto radial en las falanges medias del segundo y tercer dedo de las manos y tercio distal de las clavículas. Los factores de crecimiento hormonal de fibroblastos 23 y cofactor Klotho también podría estar involucrados en alteraciones óseas en estos pacientes. El cofactor Klotho es un gen ubicado en el cromosoma 13 que codifica una proteína transmembrana de alto peso molecular que regula el metabolismo mineral vía FGF23. Controla la sensibilidad celular a la insulina y aumenta la resistencia tisular al estrés oxidativo, por lo que retrasa el proceso de envejecimiento. Se expresa principalmente en el riñón, plexos coroideos y, en menor proporción en el tejido germinal.

FIG 116. Espectro clínico de la osteodistrofia renal (Adaptado de Nat Rev Nephrol. 2013).

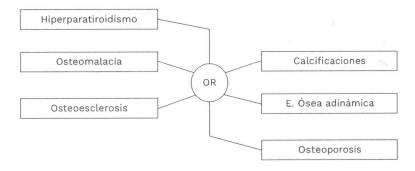

DIAGNÓSTICO

El diagnóstico de la ERC incluye directrices internacionales como la guía de la National Kidney Foundation Kidney Disease Outcomes Quality Initiative (NKFKDOQI) de 2002 y la KDIGO–AKI de 2012. Estas definen la ERC como la disminución de la tasa de filtración glomerular (TFG) por debajo de 60 mL/min por 1,73 m² de superficie corporal y/o marcadores de daño renal por más de noventa días, tal como: microalbuminuria y una relación albúmina/creatinina en orina ≥30 mg/g, anormalidad del sedimento urinario o, historia de trasplante renal. La forma más práctica de establecer el grado de funcionalismo renal reside en la medición de la creatinina sérica; su síntesis es constante y su filtrado es libre en el glomérulo. El término microalbuminuria se refiere a la presencia de una cantidad relativamente pequeña de albúmina en la orina y se define como una excreción urinaria entre 30 y 300 mcg/min o 30 a 300 mg en orina de 24 horas; o una relación albúmina/creatinina en orina de 30 y 300 mg/g.

La tasa de filtración glomerular (TFG). Es el volumen de líquido ultrafiltrado desde los capilares glomerulares hacia el espacio y membrana de Bowman en una unidad de tiempo, (mL/min) normalmente es de 70-140 mL/min; la TFG representa en sí misma la función de "filtro" renal, es por ello que su disminución es un parámetro útil en la práctica clínica diaria para el diagnóstico de ERC. Existen muchas fórmulas para estimar la tasa de filtrado glomerular, como las fórmulas de Cockroft-Gault (creada para calcular dosis de fármacos en pacientes con falla renal) y, MDRD (Modification of Diet in Renal Disease); ambas fórmulas son de baja sensibilidad y especificidad, además subestiman la TFG en estadios avanzados de la enfermedad renal, y son dependientes de condiciones extrarrenales como el peso, la edad y la etnia. Hasta el momento la forma más precisa para estimar la tasa de filtrado glomerular en la práctica clínica habitual, es propuesta por "Kidney Disease Outcomes Quality Initiative", a través del enlace www.kidney.org/professionals/kdoqi/gfr_calculator.

Cálculo del inverso de creatinina sérica (100/CrS). Es la forma más rápida, lógica y precisa para calcular el aclaramiento de creatinina, independiente de factores extrarrenales. Esta es la más sencilla.

Otras formas para establecer la presencia de insuficiencia renal. Incluye la fracción excretada de sodio (FENa) y de urea (FEu) en la orina; aunque su utilidad es mayor para el diagnóstico del síndrome hepatorrenal.

Cistatina C sérica. Es un excelente marcador de la filtración glomerular y surge como alternativa a la creatinina sérica para estimar con más precisión la TFG y clasificar la ERC. Es una proteína de bajo peso molecular producida en todas las células nucleadas. A diferencia de la creatinina, tiene menos variación según la masa muscular y la dieta; sin embargo, las concentraciones de cistatina C dependen de la edad y el sexo; además, pueden aumentar en estados inflamatorios, tabaquismo, hipertiroidismo y el uso de corticoesteroides. La medición de este marcador aún no está universalmente disponible y puede agregar un costo significativo en la evaluación del paciente con sospecha de ERC.

Imagenología. Tienen utilidad para confirmar la etiología obstructiva de insuficiencia renal, o sugerir alteraciones compatibles con ERC. El ultrasonido identifica con suficiente sensibilidad y especificidad tamaño, volumen, relación corticomedular renal, así como la dilatación de la vía urinaria y el flujo sanguíneo (venoso y arterial) con el eco-Doppler. La uro-TC y la uro-RM son útiles para evaluar el riñón y área perirrenal en la búsqueda de afectación estructural.

Seguidamente se describen los estadios de la enfermedad renal crónica según la tasa de filtrado glomerular **(TABLA 121)**.

TABLA 121. Estadios de la enfermedad renal crónica según la tasa de filtración glomerular (Adaptado de Webster A, et al. Lancet, 2017).

Estadio	Descripción	TFG (mL/min 1,73 m² SC)	Porcentaje de diagnóstico de ERC
1	Normal	≥90	22
2	Disminución leve de la TFG	60-59	29
3a	Pérdida moderada de la TFG	45-59	43
3b		30-44	
4	Pérdida grave de la TFG	15-29	4
5	Falla renal	<15	2

TRATAMIENTO

El tratamiento de la ERC puede ser conservador, sustitución renal y, en ambas condiciones, tratamiento de soporte. Un objetivo principal del tratamiento conservador es tratar con esmero y prontitud las patologías que desencadenan la ERC.

Educación del paciente y la familia. Es fundamental el cambio en el estilo de vida, reducción de peso en el obeso, dieta hiposódica, cese del hábito tabáquico y la restricción proteica.

Dieta. Siempre es recomendable la intervención del nutricionista. La restricción de las proteínas en la dieta es fundamental para la disminución de la fibrosis glomerular e intersticial. El consumo proteico ideal se estima en 0,6 g/kg/peso por día, independientemente del origen de la proteína, sin embargo se recomiendan más las carnes blancas que son ricas en aminoácidos esenciales y de alto valor biológico. Es necesaria la restricción dietética de fosfato (comida rápida, bebidas a base de cola, bebidas energéticas, enlatados) y uso de calcio para mejor la hipocalcemia e indirectamente para reducir los niveles de fosfato sérico. La dosis de calcio elemental no debe ser menor a 1.500 mg/VO día y vitamina D a una dosis no menor de 2.000 UI/VO día.

Medicamentos hipotensores. Los beneficios del bloqueo del sistema renina angiotensina aldosterona (SRAA) son importantes en los pacientes con enfermedad cardiovascular: mejoran su función y enlentecen la progresión del deterioro de la TFG. Los dos grupos empleados son los inhibidores de la enzima convertidora de angiotensina (IECA) y los antagonistas de los receptores de la angiotensina II (ARA-II); ambos controlan la hipertensión arterial (ideal menos de 130/80 mm Hg), y disminuyen la proteinuria. El uso de diuréticos para incrementar el volumen urinario debe ser cauteloso.

Medicamentos hipoglucemiantes. Se aconseja el uso de insulina debido a los efectos nefrotóxicos y la vida media prolongada de los hipoglucemiantes orales tradicionales, lo que incrementa la posibilidad de hipoglucemias prolongadas y letales. Sin embargo, se pueden usar los nuevos hipoglucemiantes orales como los incretinomiméticos (linagliptina, sitagliptina); y los insulinosecretores (meglitinidas: repaglinida, nateglinida).

- **Incretinomiméticos (inhibidores de la dipeptidil peptidasa 4 (DPP4)**. La linagliptina es eliminada vía enterohepática y no requiere ajuste de dosis en la insuficiencia renal; la

dosis habitual es de 5 mg/día VO. La sitagliptina tiene que ser ajustada hasta 25% de la dosis habitual cuando la TFG es menor a 45 mL/min por 1,73 m² SC.
- **Insulinosecretores**. Repaglinida y nateglinida pueden ser utilizadas en la IRC ya que su metabolismo es esencialmente hepático. La dosis habitual es alrededor de 0,5 mg/día, no se ha se ha investigado su uso en pacientes cuya TFG sea menor a 20 mL/min por 1,73 m² SC.

Anemia. Cuando existe ferropenia, la anemia por lo general responde al tratamiento de hierro vía oral o intravenoso; el objetivo es mantener niveles de ferritina superiores a 100 ng/mL y saturación de transferrina mayor del 20%. En condiciones avanzadas se impone el uso de EPO a dosis de 30.000 UI semanal. En estos pacientes debe ser muy cuidadosa la corrección de la anemia con el uso de los diferentes productos estimulantes de la eritropoyesis (epoetina alfa, epoetina beta y darbepoetina alfa). Recordar que estas se asocian al desarrollo de hipertensión arterial, ictus y trombosis del acceso vascular.

Enfermedad cardiovascular. La incidencia de enfermedad cardiovascular en los pacientes con ERC se calcula en 63%; en los que además se agrava con la microalbuminuria. El riesgo de infarto agudo de miocardio no fatal es de 33% y aumenta a 48% en los pacientes que cursan con microalbuminuria. El riesgo de ictus incrementa en forma lineal y aditiva con la disminución de la TFG y el aumento de la albuminuria, con un riesgo de 7% por cada 10 mL/min por 1,73 m² de disminución de TFG, y de 10% por cada 25 mg/g de aumento en la relación albumina-creatinina en la orina. Las estatinas solas o en combinación con ezetimiba han demostrado la reducción del riesgo de enfermedad y mortalidad cardiovascular en 22% y 24%, respectivamente; además reducen las concentraciones de LDLc, y la proteinuria; sin emgargo, no tienen beneficio en la progresión de la ERC.

Cáncer. Los pacientes con ERC terminal en terapia de sustitución renal tienen un mayor riesgo de desarrollar distintas formas de cáncer 10%; los de mayor incidencia son el tracto urorrenal y tiroides. Después del trasplante, los cánceres más frecuentemente son los asociados con la inmunosupresión e infecciones víricas; incluyen los genitourinarios, sarcoma de Kaposi, linfomas, melanoma y cánceres de cabeza y cuello. La causa del aumento de neoplasias es multifactorial, exposición a terapia inmunosupresora, enfermedad poliquística renal adquirida y disregulación inmunológica secundaria a la uremia.

Enfermedad renal crónica y embarazo. La ERC durante el embarazo representa un elevado riesgo para la supervivencia materno-fetal. Los cambios estructurales y funcionales que se observan en el sistema renal durante el embarazo se ven exacerbados cuando existe disfunción renal. La ERC, aun en estadios iniciales contribuye de manera especial al desarrollo de preeclampsia, eclampsia, prematuridad, retardo de crecimiento intrauterino y muerte materno-fetal. El médico internista junto al obstetra lidera la instauración de un plan de sustitución renal con plan intensivo o tradicional de diálisis, la programación de la resolución del embarazo a término o la interrupción del mismo.

TERAPIA DE SUSTITUCIÓN RENAL

Las diferentes técnicas de terapia de sustitución renal tienen como objetivos principales aumentar la supervivencia, reducir la morbilidad y mejorar la calidad de vida de los pacientes con ERCT. Se clasifican de la siguiente manera **(TABLA 122)**.

TABLA 122. Diferentes técnicas de terapia de sustitución renal.

Hemodiálisis	Diálisis peritoneal	Trasplante renal
Hemodiálisis convencional	Continua ambulatoria	Donante cadavérico
Hemofiltración	Automatizada	Donante vivo
Hemodiafiltración		
Ultrafiltración		

Según las guías KDIGO, la terapia de sustitución renal en cualquiera de sus formas debe instalarse cuando la tasa de filtrado glomerular sea igual o menor a 15 mL/min por 1,73 m^2 y/o presencia de uremia, hipervolemia, hiperpotasemia, hipercalcemia, hiperfosfatemia, acidosis metabólica o hipertensión arterial refractaria.

Hemodiálisis

La hemodiálisis es una técnica de depuración extracorpórea fundamentada en el intercambio de solutos y solventes (agua, plasma) entre la sangre y un líquido dializador, bajo la intervención de una membrana semipermeable. Permite el aclaramiento de sustancias tóxicas nitrogenadas y disminuir el exceso de líquidos, restituye el equilibrio ácido-básico y electrolítico y retiene moléculas con peso molecular mayor a 40 kilodaltons como la albúmina y otras proteínas.

Los principios físicos que rigen la diálisis dependen del elemento a dializar. En la eliminación de solutos los mecanismos son difusión, convección y adsorción; mientras que para eliminación de líquidos es la ultrafiltración. La **difusión** consiste en el movimiento de solutos a través de una membrana semipermeable según el gradiente de concentración, desplazándose desde el compartimiento de mayor concentración al de menor concentración. La **convección** (transporte convectivo) consiste en el arrastre de solutos junto al líquido por la presión hidrostática; constituye el mecanismo de ultrafiltración, lo que permite la eliminación del exceso líquido y la depuración de solutos que acompañan a ese volumen; la capacidad depurativa de la convección depende esencialmente de la cantidad de volumen eliminado. La **adsorción**, consiste en la unión, selectiva o no, de moléculas a la propia membrana del dializador; contribuye al aclaramiento de moléculas de tamaño medio. La ultrafiltración elimina líquidos mediante el gradiente de presión hidrostática hacia un lado de la membrana y depende del gradiente de presión transmembrana, la permeabilidad y la superficie de la membrana. Los principios físicos descritos son aplicables a los diferentes tipos de hemodiálisis **(TABLA 123)**.

TABLA 123. Diferentes tipos de hemodiálisis.

Tipo de hemodiálisis	Características y principios físicos
Hemodiálisis convencional	Se rige por el principio de difusión simple, puede incluirse ultrafiltración paraeliminar el balance hídrico positivo (en la sobrecarga de volumen)
Hemofiltración (HF)	Está basado en el transporte convectivo. Permite la extracción de un volumen delíquido superior a 20 litros por sesión, que es reemplazado por un líquido dereposición libre de toxinas urémicas
Hemodiafiltración (HDF)	Procedimiento dialítico mixto. Combina transporte difusivo y convectivo con dializado y líquido de reposición (grandes volúmenes), uso de propio líquido de diálisis como solución de reposición (HDF-*on line*)
Ultrafiltración (UF)	Utiliza el gradiente de presión hidrostático a ambos lados de la membrana,y su utilidad principal es eliminar grandes cantidades de líquido

Evaluación de la diálisis. La "dosificación" de la diálisis debe ser elaborada de dos formas diferentes. Por un lado, evaluar la respuesta biológica ante la diálisis y por otra parte la utilización de parámetros de laboratorio, aportados por el equipo dializador. La mejor diálisis es aquella que permite mejorar la supervivencia y calidad de vida del paciente, alcanzar control metabólico y el equilibrio del balance hídrico. La monitorización de la sesión de diálisis en la actualidad debe ser realizada por el índice Kt/V y el porcentaje de reducción de urea, métodos sencillos y reproducibles que permiten conocer en forma práctica el éxito terapéutico de la sesión de diálisis. El índice dialítico (debe ser de 1,2) o índice Kt/V (K: aclaramiento ureico del dializador; t: tiempo empleado en la sesión de diálisis y V: volumen distributivo de urea, equivalente al agua corporal total). El porcentaje de reducción de urea debe ser igual o superior al 65%.

Complicaciones de la diálisis. Las complicaciones agudas son las que aparecen durante la sesión de hemodiálisis o inmediatamente a las horas siguientes. Entre ellas se mencionan la hipotensión arterial, parestesias, cefalea, reacciones de hipersensibilidad, arritmias cardíacas, cardiopatía isquémica, infección del acceso venoso y, el más temido, el síndrome postdialítico o síndrome de desequilibrio de diálisis, afortunadamente poco frecuente y técnicamente prevenible; consiste en el descenso rápido de la osmolaridad plasmática por la caída abrupta de las concentraciones de urea y electrolitos; este desequilibrio osmótico es capaz de producir edema cerebral con manifestaciones neurológicas: somnolencia, estados confusionales, hasta convulsiones intratables y coma. Es por ello que las sesiones de diálisis en su inicio deben ser frecuentes, de baja intensidad y moderada duración.

Las complicaciones a largo plazo son las patologías cardiovasculares, responsables del 50% de la mortalidad de estos pacientes, incluyen: cardiopatía isquémica, enfermedad vascular periférica, insuficiencia cardíaca, arritmias y muerte súbita. Otras son la amiloidosis secundaria asociada a diálisis, los síndromes de atrapamiento neural como el síndrome del túnel carpiano y tarsiano, baja densidad mineral ósea, polineuropatías periféricas y una mayor predisposición a infección por virus de hepatitis B y C.

Diálisis peritoneal

Este tipo de diálisis basa su mecanismo en la difusión simple, aprovechando la superficie efectiva de intercambio del peritoneo que oscila entre 1,5 y 2 m^2 y permite un gran intercambio de solutos y agua, además de un aclaramiento menor para moléculas de pequeño tamaño. El principio secundario es de ultrafiltración, el cual elimina exceso de líquido mediante el gradiente osmótico generado por la solución de diálisis. Existen dos tipos de diálisis peritoneal (TABLA 124).

TABLA 124. Tipos de diálisis peritoneal.

Diálisis peritoneal continua ambulatoria (DPCA)	Diálisis peritoneal automatizada (DPA)
Este tipo de diálisis se realiza en forma continua; el líquido dialítico se introduce al peritoneo en forma manual utilizando la fuerza gravitacional, donde permanece a lo largo del día (6-8 horas). Al momento del recambio se expulsa por gradiente simple el líquido con las toxinas; para luego, repetir el ciclo según la dosificación de la diálisis	Utiliza el mismo principio físico-químico de la DPCA; pero esta se realiza principalmente durante el sueño; mediante la utilización de un equipo mecanizado (cicladora), que se encarga de introducir y extraer el líquido dialítico según la programación

La evaluación de la dosis y calidad de la diálisis peritoneal son determinadas de la misma forma que se hace la hemodiálisis, integrando los aspectos clínicos, el índice de Kt/V y la tasa de reducción de urea. Las complicaciones infecciosas son las más frecuentes; la peritonitis es causada por la manipulación incorrecta de la conexión y desconexión, así como la contaminación del líquido dialítico. Las hernias abdominales, son otra complicación, por lo general secundarias al aumento de la presión intraabdominal, las fugas pericatéter, hemo y neumoperitoneo. Con el tiempo, se produce la esclerosis del peritoneo, que induce a la falla en la difusión, lo que obliga al cambio de medida dialítica.

Trasplante renal

El trasplante renal es el tratamiento definitivo y de elección en la ERCT. Permite el total restablecimiento del funcionalismo renal, tanto excretor como endocrinometabólico. Sin embargo, es la terapia de más difícil acceso ya que la demanda de trasplante supera por mucho la oferta en el mundo. La elección del paciente para trasplante debe hacerlo un equipo multidisciplinario, en donde se evalúen las condiciones físicas y bioquímicas del paciente, sin olvidar las psíquicas y, es la selección basada en la histocompatibilidad el mayor de los problemas, que incluye la selección de la terapia farmacológica anti-rechazo del injerto.

Calidad de vida y pronóstico del paciente con ERC. La calidad de vida describe aspectos multidimensionales de la autopercepción de la vida del individuo en relación con su cultura, sistema de valores, expectativas y preocupaciones; comprende aspectos subjetivos relacionados con su condición física y emocional. La inmensa mayoría de estudios en la calidad de vida del paciente con ERC se basan en la utilización del cuestionario KDQOL-SF36 (Kidney Disease Quality of Life Instrument Short Form); un instrumento específico, validado y con adaptación multicultural. Se ha demostrado que la baja calidad de vida de estos pacientes está principalmente asociada al temor del desenlace fatal y a las frecuentes hospitalizaciones, independientemente de otros factores como los demográficos y comorbilidades.

Cerca del 50% de los pacientes, en hemodiálisis, refieren deterioro significativo en la calidad de vida, en las dimensiones físicas y emocionales, incluida la actividad laboral, la sexualidad y la autopercepción de utilidad en la sociedad. El pronóstico de los pacientes con estadios avanzados de ERC es precario. La mortalidad de estos subgrupos de pacientes oscila entre el 20 y 25% al año. Entre los elementos que juegan mayor importancia en la evaluación del pronóstico está la enfermedad cardiovascular, la anemia persistente o refractaria, la dislipidemia, la diabetes mellitus y la arterioesclerosis.

Bibliografía

Barreto SM, Ladeira RM, Duncan BB, Schmidt M, Lopes A, Benseñor I, et al. Chronic kidney disease among adult participants of the ELSA-Brasil cohort: association with race and socioeconomic position. J Epidemiol Community Health. 2016; 70: 380-89.

Chen JJ, Chang CH, Huang YT, Kuo G. Furosemide stress test as a predictive marker of acute kidney injury progression or renal replacement therapy: a systemic review and meta-analysis. Crit Care. 2020 May 7; 24(1): 202. doi: 10.1186/s13054-020-02912-8. PMID: 32381019; PMCID: PMC7206785.

Gaitone DY, Cook DR, Rivera I. Chronic kidney disease: detection and evaluation. Am Fam Physician. 2017; 96(12): 776-783.

Gonzalez-Bedata M, Rosa-Dieza G, Ferreiro A. El Registro Latinoamericano de Diálisis y Trasplante Renal: la importancia del desarrollo de los registros nacionales en Latinoamérica. Nefrol Latinoam. 2017; 14(1): 12-21.

Hui D, Hladunewich MA. Chronic kidney disease and pregnancy. Obstet Gynecol. 2019; 133: 1182-94.

Iff S, Craig JC, Turner R, et al. Reduced estimated GFR and cancer mortality. Am J Kidney Dis. 2014; 63: 23-30.

Inker LA, Schmid CH, Tighiouart H, et al. CKD-EPI. Investigators. Estimating glomerular filtration rate from serum creatinine and cystatin C. N Engl J Med. 2012; 367(7): 681-684.

Kim JH, Hwang KH, Park KS, Kong ID, Cha SK. Biological role of anti-aging protein klotho. J Lifestyle Med. 2015 Mar; 5(1): 1-6. doi: 10.15280/jlm.2015.5.1.1. Epub 2015 Mar 30. PMID: 26528423; PMCID: PMC4608225.

Ramos-Alcocer J. Salas-Nolasco O; Villegas-Domínguez J. Serrano-Vázquez C, Dehesa-López E, Márquez F. Calidad de vida y factores asociados en enfermedad renal crónica con terapia de sustitución. Archivos de Medicina Familiar. 2021; 23(2): 75-83.

Silver J, Naveh-Many T. FGF-23 and secondary hyperparathyroidism in chronic kidney disease. Nat Rev Nephrol. 2013; 9(11): 641-649.

Tangri N, Morgan E. Grams LAS, Caresh J, Lawrence A, Astor B, Brad Ch et al. CKD Prognosis Consortium. Multinational assessment of accuracy of equations for predicting risk of kidney failure: a meta- analysis. JAMA. 2016; 315(8): 822-825.

Webster A, Nagler E, Morton R, Masson P. Chronic kidney disease. Lancet. 2017; 389: 1238-52.

Weng PH, Hung KY, Huang HL, Chen JH, Sung PK, Huang KC. Cancer-specific mortality in chronic kidney disease: longitudinal follow-up of a large cohort. Clin J Am Soc Nephrol. 2011; 6: 1121-28.

CAPÍTULO 99
SÍNDROME NEFRÓTICO

JULIO V. DUQUE C.

El síndrome nefrótico es una entidad clínica, producto del incremento de la permeabilidad de la membrana glomerular, que se expresa con proteinuria igual o superior de 3,5 g/24 horas por 1,73 m^2 de superficie corporal. La nefrosis puede corresponder a una enfermedad renal primaria o ser consecuencia de patologías sistémicas comunes como diabetes mellitus, hipertensión arterial, enfermedades autoinmunes, infecciosas e incluso neoplásicas. Este estado de "hiperproteinuria" puede acompañarse de grados variables de edema, dislipidemia, lipiduria, y en menor grado hipertensión arterial, como consecuencia de los diferentes mecanismos fisiopatológicos que tienen como eje central el incremento de la permeabilidad de las proteínas en el glomérulo renal.

Cualquier patología glomerular primaria o secundaria, es capaz de inducir un síndrome nefrótico en algún momento de su evolución. La incidencia anual del síndrome nefrótico en adultos es de 3/100.000 personas y alrededor del 80% de los casos son idiopáticos. La nefropatía membranosa es la causa más común en los pacientes de etnia blanca, mientras que la glomeruloesclerosis focal y segmentaria predomina en la negra; estas patologías representan el 35% de los casos de síndrome nefrótico en adultos. La enfermedad de cambios mínimos y la nefropatía por inmunoglobulina A representa el 30% de los casos. Un 10% de los casos son secundarios a una afección médica subyacente, como la diabetes, hipertensión arterial e hipotiroidismo.

El mecanismo exacto desencadenante del síndrome nefrótico, es hasta el momento incierto, sin embargo el daño y/o disfunción de los diferentes componentes del glomérulo, incluida las células epiteliales (podocitos), genera pérdida de proteínas, debido a las limitaciones del tamaño de los poros en el membrana basal, así como las cargas de las barreras involucradas; solo ciertas proteínas puede perderse a través de la orina principalmente albúmina. Esta pérdida proteica hace que la presión oncótica del plasma disminuya y, por ende, la caída el volumen efectivo circulante, que es detectado por el aparato yuxtaglomerular; este estimula al eje renina-angiotensina y en consecuencia genera retención hidrosalina responsable del edema y la hipertensión.

En el síndrome nefrótico, existe un estado de hipercoagulabilidad, de origen multifactorial; donde hay un desbalance entre los factores anticoagulantes y los procoagulantes. Se genera una pérdida de proteína S y antitrombina (ambas con masas similares a la albúmina); se eleva el fibrinógeno y los factores V y VIII en respuesta al estado inflamatorio local y, existen evidencias que la hiperlipidemia observada en el síndrome nefrótico promueve fenómenos trombóticos por la actividad plaquetaria.

Los mecanismos fisiopatológicos que generan la dislipidemia consisten en la pérdida de activadores de *lipoproteinlipasa* y disfunción de la *lipasa* hepática, lo que trae como consecuencia una mayor producción de colesterol unido a lipoproteínas de baja densidad; además existe una sobreexpresión de proproteína *convertasa subtilisina/kexina tipo 9*, lo que promueve a la producción de lipoproteínas de baja densidad libres; factores que aumentan el riesgo de complicaciones cardiovasculares y deterioran el funcionalismo renal.

En el mecanismo fisiopatológico existen anticuerpos que se dirigen a PLA2-r (*anti-receptor de fosfolipasa A_2*) en los podocitos; actualmente considerado como la causa más probable de la nefropatía membranosa primaria, por lo tanto, aceptada como una enfermedad autoinmune renal específica.

MANIFESTACIONES CLÍNICAS

Las manifestaciones clínicas del síndrome nefrótico, están condicionadas por la velocidad de instauración del daño glomerular y el grado de proteinuria. El edema es el motivo principal de consulta; suele ser blando y frío; inicia en los miembros inferiores, es ascendente, fóvea positiva y progresa a la cara, sobre todo periorbitario (facies abotagada), a predominio matutino; al generalizase (anasarca) ocasiona poliserositis con derrame pleural, pericárdico y ascitis. La dislipidemia es responsable de los xantomas principalmente en la cara y miembros superiores. Con el avance de la hipoproteinemia, se presentan procesos infecciosos a repetición, fenómenos tromboticos principalmente trombosis venosa profunda, en menor proporción trombosis arteriales y signo de Müehrcke (uñas con banda transversales de color blanquecino).

DIAGNÓSTICO

El diagnóstico del síndrome nefrótico se basa en la sospecha clínica de un paciente con síndrome edematoso, por lo cual la anamnesis exhaustiva y dirigida debe ser el pilar fundamental, seguido de la demostración de proteinuria en rango nefrótico, e hiperlipemia. Desde el punto de vista de estudios complementarios estos deben solicitarse de acuerdo al contexto clínico del paciente. El análisis histopatológico (biopsia renal) esta indicado en el paciente cuya evaluación inicial no aporte una aproximación diagnóstica.

TRATAMIENTO

El tratamiento del síndrome nefrótico consiste en medidas higiénico-dietéticas y farmacológicas. Seguidamente se ofrecen las recomendaciones aceptadas actualmente.

Líquidos y dieta. Todos los pacientes con síndrome nefrótico deben ser controlados por un nutricionista. La ingesta de líquidos debe ser restringida a un máximo de 1.200 mL/día; en caso de requerir mayor volumen no deberá ser mayor al volumen de orina diario. Se recomienda una dieta baja en sodio, menos de 2,5 g de sal por día; en los pacientes con hipertensión arterial debe ser menos de 1,5 g/día. Según KDIGO la ingesta proteica debe ser de 0,8 g/kg/día con proteínas de alto valor biológico, independiente de la pérdida de proteínas. La dislipidemia debe ser tratada con medidas nutricionales generales, y el uso de estatinas solas o de preferencia en combinación a ezetimibe, el objetivo es obtener niveles de LDLc menor a 100 mg/dL; y menos de 70 mg/dL si hay enfermedad arterial coronaria. Actualmente hay evidencias del rol de las estatinas en la reducción de la proteinuria, sin embargo no existen consensos para este fin. Se recomienda seguir pautas para la dosificación basada en la respuesta de los lípidos y así minimizar los efectos secundarios por dosis elevadas.

Hipertensión arterial y edema. La hipertensión arterial no es un problema prominente en el síndrome, pero si constituye un signo de mal pronóstico. Las recomendaciones del panel del Kidney Disease Improving Global Outcomes (KDIGO) de 2012, establece que la presión arterial debe ser ≤130/80 mm Hg. Hoy en día se acepta la superioridad de los IECA y ARA-II a las dosis convencionales, para el disminuir la presión arterial y presión intraglomerular; así como reducir la proteinuria y evitar la progresión del daño renal.

El tratamiento de elección para el manejo del edema son los diuréticos de ASA (estos deben unirse a proteínas transportadoras); la disminución de proteínas séricas en este síndrome limita su eficacia por lo que muchas veces se requiere dosis más elevadas para obtener una adecuada respuesta diurética. La mejor vía de administración es la intravenosa, ya que el edema que suele presentar la pared intestinal hace incierta su absorción con la administración oral. La diuresis debe ser relativamente gradual y guiada por el peso diario; con el objetivo de disminuir 1 a 2 kg/peso por día. La dosis oral inicial razonable de furosemida es de 40 mg tres veces diarias o bumetanida 1 mg dos veces al día; la cual puede duplicarse si no hay una respuesta diurética adecuada. El límite superior para la furosemida es de 240 mg por dosis o 600 mg en total por día, sin embargo, no hay evidencia clara o justificación para este límite. Si no hay una adecuada respuesta clínica, pueden adicionarse diuréticos tiazídicos orales. También un bolo intravenoso de albúmina humana al 20%, antes de un bolo de diurético intravenoso.

Trombosis. A pesar del riesgo conocido de fenómenos trombóticos en los pacientes con este síndrome, no hay estudios aleatorizados, ni ensayos controlados que permitan orientar la utilización de anticoagulación profiláctica ni el tiempo de su uso. Se debe individualizar los casos y evaluar el riesgo de trombosis para la enfermedad subyacente. Existen consideraciones que permiten indicar la tromboprofilaxis como son; albúmina sérica inferior a 2,0 g/dL, proteinuria ≥10 g/24 horas, estados trombofílicos preexistentes, índice de masa corporal ≥35 kg/m^2, cirugía abdominal u ortopédica reciente, inmovilización prolongada y antecedentes familiares de tromboembolismo con predisposición genética. En casos individualizados los esquemas farmacológicos utilizados incluyen; ácido acetilsalicílico a dosis de 81 a 325 mg/día y heparina de bajo peso molecular por vía subcutánea: enoxaparina 40 mg/día, tinzaparina 4.500 UI/día y dalteparina 5.000 UI/día. Actualmente los nuevos anticoagulantes orales de acción directa no están aprobados para esta medida preventiva.

Tratamiento inmunomodulador. La terapia inmunomoduladora debe ser establecida en función del cuadro histopatológico y la enfermedad de base o desencadenante. Los corticoesteroides constituyen el tratamiento inespecífico más ampliamente utilizado en el mundo, tanto en terapia aguda (pulsos) como en tratamientos a mediano plazo. El esquema de "pulso" se calcula a razón de 750 mg/m^2 de superficie corporal, seguido por corticoesteroides vía oral a la dosis de 1 mg/kg/día, hasta alcanzar la remisión como monoterapia o en combinación con fármacos ahorradores de corticoesteroides frecuentemente utilizados como son la azatioprina 2-3 mg/kg/día VO o, micofenolato de mofetilo 600 mg/m^2 IV, un máximo de 3 g/día VO.

Otros esquemas de tratamiento que permiten la remisión a corto plazo, y más aún cuando se asocia a un compromiso sistémico es la ciclofosfamida a razón de 750-1.000 mg/m^2 IV; o 2 mg/kg/día VO. De igual forma, se describen tratamientos con rituximab, eculizumab, ciclosporina, inhibidores de calcineurina (sirolimus, tacrolimus). La hormona adrenocorticotropa (ACTH) ha surgido como una alternativa eficaz para el tratamiento del síndrome nefrótico, con reducción significativa de la proteinuria masiva y excelentes márgenes de seguridad y eficacia. Se usa el esquema de Ponticelli y col. ACTH formulación de depósito intramuscular 150-200 mg/m^2 dos veces por semana, en meses alternos con metilprednisolona y ciclofosfamida o clorambucil durante 6 meses).

El **esquema de Ponticelli modificado** consiste en la administración durante seis meses de un esquema alterno de corticoesteroides y ciclofosfamida (o clorambucil). En el **primer mes** se administra metilprednisolona 1 g IV los días 1, 2 y 3, seguido de prednisona 0,5 mg/kg/día por los 27 días restantes. El **segundo mes** ciclofosfamida 2 mg/kg/día VO. Los **meses 3 y 5** repetir el esquema empleado en el primer mes, mientras que los **meses 4 y 6** repetir el esquema del segundo mes. Estudios multicéntricos liderados por estos investigadores concluyen excelentes márgenes de seguridad y eficacia.

Estudios aleatorizados y controlados con ACTH, realizados por Ponticelli han informado una remisión similar de la proteinuria; sola o en asociación al esquema original de Ponticelli. Estos informes han generado nuevo interés con el uso de esta hormona como tratamiento para el síndrome nefrótico, particularmente en pacientes que son resistentes a los tratamientos convencionales, corticoesteroides-resistentes o con insuficiencia suprarrenal. La dosis de ACTH gel es de 80 U SC, dos veces a la semana por 6 meses.

El pronóstico del síndrome nefrótico está condicionado por la causa desencadenante, la enfermedad subyacente y los factores inherentes al paciente como edad, sexo y raza. Un gran número de enfermos mejoran sin terapia específica, con una tasa de remisión del 76%. Mientras que, la progresión a la ERC solo se observa en el 12% de los casos, generalmente asociados a proteinuria masiva por encima de 14 g/día debe ser muy raro y con un desenlace fatal, promedio de tres años.

Bibliografía

Bomback AS, Radhakrishnan J. Treatment of nephrotic syndrome with adrenocorticotropic hormone (ACTH). Discov Med. 2011; 12(63): 91-6.

Kodner C. Nephrotic syndrome in adults: diagnosis and management. Am Fam Physician. 2019; 80(19): 1129-34.

Königshausen E, Sellin L. Recent treatment advances and new trials in adult nephrotic syndrome. Biomed Res Int. 2017; 17(1): 76-89.

Lieberman KV, Pavlova-Wolf A. Adrenocorticotropic hormone therapy for the treatment of idiopathic nephrotic syndrome in children and young adults: a systematic review of early clinical studies with contemporary relevance. J Nephrol. 2017; 30(1): 35-44.

Mahalingasivam V, Booth J, Sheaff M, Yaqoob M. Nephrotic syndrome in adults. Acute Med. 2018; 17(1): 36-43.

Palmer SC, Craig JC, Navaneethan SD, Tonelli M, Pellegrini F, Strippoli GF. Benefits and harms of statin therapy for persons with chronic kidney disease: a systematic review and meta-analysis. Ann Intern Med. 2012; 157: 263-75.

Politano SA, Colbert GB, Hamiduzzaman N. Nephrotic syndrome. Prim Care. 2020; 47(4): 597-613.

CAPÍTULO 100
LITIASIS RENAL

MARY CARMEN CIFELLI, SHIRLEY N. GUIPE DE MOTA

INTRODUCCIÓN

La litiasis renal, nefrolitiasis o urolitiasis, se refiere a la presencia de cálculos en el tracto urinario; más del 90% está localizada en el tracto urinario superior y uréteres, y un pequeño porcentaje en la vejiga y uretra. Alrededor del 5% de la población en EE. UU. ha presentado nefrolitiasis en algún momento de su vida y cerca de un 50% ha tenido una recurrencia en los siguientes 5 años. La incidencia anual de litiasis en EE. UU. es de 8 a 20 personas por 10.000 habitantes y la tasa anual de hospitalización es de 8 a 10 casos por 1.000 admisiones. La prevalencia ha aumentado constantemente desde finales de la década de 1970, lo que sugiere factores de riesgo asociados al estilo de vida, especialmente la dieta. El riesgo de cálculos aumenta con la obesidad (basada en la circunferencia abdominal y el índice de masa corporal). Así mismo se ha observado un aumento de la prevalencia en climas cálidos debido quizás a la deshidratación y sobresaturación de la orina. Constituye la tercera causa de alteraciones del tracto urinario, solo superada por las infecciones y las patologías prostáticas. Es más frecuente en hombres que en mujeres y se inicia en la tercera década de la vida. Ser portador de nefrolitiasis representa una carga laboral para el patrono y los empleados.

Los cálculos urinarios son agregados policristalinos compuestos por una cantidad variable de cristales y matriz orgánica. Existen dos teorías que pretenden explicar la génesis del cálculo: la nucleación de cristales y los inhibidores de cristales; asociados a trastornos metabólicos, infección urinaria crónica, hábitos alimentarios, estilo de vida, medicamentos y enfermedades primarias.

Teoría de la nucleación de cristales. Se consideran dos fases; inicialmente ocurre la *nucleación homogénea* de pequeñas cantidades de cristales específicos, seguida de la *nucleación heterogénea,* cuando se asocian impurezas o compuestos químicos diferentes. Una vez formado el núcleo y atrapado en las vías urinarias (habitualmente en los cálices y pelvis renal) crece lentamente hasta formar el cálculo. A pesar de que la teoría de la nucleación sugiere una orina sobresaturada, los cálculos no siempre se forman en pacientes hiperexcretores de cristales o con estados de deshidratación. Sin embargo, es innegable el papel predominante de la concentración de solutos, de manera que, mientras mayor sea la concentración de iones, superior será la probabilidad de precipitarse; y por el contrario, bajas concentraciones de iones producen disminución de la saturación e incremento de su solubilidad.

Teoría de los inhibidores de cristales. Esta sostiene que los cálculos se forman por la ausencia o baja concentración de *inhibidores naturales de la litogénesis* como el citrato, magnesio, pirofosfato, glucosamicoglicanos y glicoproteínas. Sin embargo, muchas personas con escasos inhibidores jamás forman cálculos y otros con abundancia de estos, paradójicamente, los forman.

Los cálculos, generalmente son heterogéneos en su composición química y en la fisiopatología de su formación. Existen 4 tipos principales de cálculos renales: cerca de un 80% de ellos está compuesto de calcio, principalmente de oxalato de calcio; 5% de ácido úrico, 2% de cistina y el resto por fosfato amónico-magnésico (conocidos como "cálculos infecciosos" o de estruvita). A continuación se describen las causas que explican la génesis de los cálculos renales: alteraciones metabólicas, infección urinaria crónica, h*ábitos* alimentarios, estilo de vida, medicamentos y enfermedades primarias.

Alteraciones metabólicas. Estas explican la litiasis renal en un 80% a 95%; las más frecuentes son hipercalciuria idiopática, hiperoxaluria, hipocitraturia, hiperuricosuria e hipercistinuria. Estos trastornos en un alto porcentaje se presentan en pacientes con alteraciones anatómicas y funcionales del tracto urinario:

1. **Hipercalciuria idiopática**. Abarca un 50% a 55% del total de cálculos renales. Es de índole familiar y se caracteriza por normocalcemia con aumento de la excreción urinaria de calcio bajo las formas de oxalato y fosfato (VR= <4 mg/kg/día o <300 mg/día o <7,5 mmol/día). Su etiología es incierta, aunque se atribuye a una hiperactividad genética de la vitamina D o su receptor.

2. **Hiperoxaluria (10% a 30%)**. El oxalato urinario en el hombre proviene de la dieta (50%); abundante en espinacas, acelgas, remolacha, chocolate, pimentón, frutos secos, y del metabolismo endógeno; sin embargo, la ingesta excesiva de oxalato raramente causa litiasis como mecanismo aislado. La excreción urinaria de oxalato mayor de 100 mg/24 horas (VR=< 40 mg/día) puede conducir a la insuficiencia renal aguda. La hiperoxaluria resulta de un aumento de la absorción y/o producción intestinal de oxalato que puede ser primaria o secundaria. La *hiperoxaluria primaria* es autosómica recesiva e infrecuente; y se caracteriza por un aumento en la producción de oxalato causada por un defecto enzimático; se pueden encontrar en su cuadro clínico nefrocalcinosis, grandes cálculos radiopacos y enfermedad renal crónica en la población pediátrica. La *hiperoxaluria secundaria*, de origen alimentario y por diversas patologías gastrointestinales, ocasiona una absorción excesiva de oxalato y frecuentemente está asociada con la malabsorción de grasas y esteatorrea (el calcio se une a los ácidos grasos, en vez del oxalato, que queda libre y se reabsorbe en el colon). Otras entidades del tubo digestivo o asociadas a hiperoxaluria son la enfermedad inflamatoria intestinal, insuficiencia pancreática exógena y la cirugía bariátrica (derivación gástrica y yeyuno-ileal). En estos pacientes, una dieta baja en grasas impide la hiperoxaluria por disminución de la absorción intestinal de oxalato. No existe evidencia contundente que demuestre que la ingesta de oxalato es un factor que aumenta el riesgo de nefrolitiasis. Respecto a la ingesta de calcio; algunos autores afirman que su consumo, sí aumenta el riesgo de litiasis por calcio; sin embargo, otros mencionan que el aumento dietario de este elemento puede disminuir el riesgo, al unirse con el oxalato en el intestino, lo que disminuye su absorción.

3. **Hipocitraturia (20%-40%)**. La hipocitraturia se define como un citrato urinario menor de 320 mg/24 horas (VR= 320 a 1.240 mg/día); es idiopática en la mayoría de los pacientes, pero se puede asociar a la acidosis tubular renal, hipopotasemia por diuréticos y diarreas crónicas. La acidosis induce a un aumento de la reabsorción tubular de citrato e interfiere con su captación peritubular y síntesis. Igualmente, las infecciones urinarias también reducen el citrato al ser utilizados por las bacterias. El citrato es un inhibidor de la litogénesis, evita la formación de cálculos de calcio al formar un complejo soluble con este, y reducir de manera eficaz el calcio urinario libre; además, se ubica en la superficie de los cristales de calcio ya formados, hecho que impide su crecimiento y la agregación de partículas de mayor tamaño. La hipopotasemia se ha visto que aumenta la absorción de citrato por el riñón, lo que disminuye su excreción y aumenta la incidencia de litiasis. Mientras que ocurre lo contrario con las proteínas animales, a mayor ingesta, mayor cantidad de ácido úrico, que disminuye el pH urinario y aumenta el riesgo de la formación de cálculos de ácido úrico.
4. **Hiperuricosuria (20%)**. Un factor que influye directamente en la solubilidad del ácido úrico es el pH urinario. Una orina ácida persistente favorece la precipitación de cristales de ácido úrico y la formación de cálculos, aun con excreción normal de este (VR= <850 mg/día hombres y 800 mg/día mujeres). Las causas que contribuyen a la acidez urinaria son la orina concentrada, el síndrome metabólico, la obesidad y la diarrea crónica. De igual manera, una hiperuricosuria importante, que puede desencadenar una insuficiencia renal aguda se observa en la gota, los síndromes mieloproliferativos y el uso de citostáticos.
5. **Hipercistinuria**. Se observa una alteración del transporte de cistina en el túbulo contorneado proximal del riñón con pérdidas excesivas de cistina insoluble por la orina. Los cristales de cistina taponan los túbulos colectores terminales y dañan las papilas y médula renal, lo que puede llevar a la insuficiencia renal.

Infección urinaria crónica. Los pacientes con infección urinaria crónica o recidivante presentan mayor incidencia de litiasis renal, particularmente por bacterias productoras de *ureasa* (*Proteus, Klebsiella, Pseudomonas*). La *ureasa* desdobla la urea en CO_2 y amonio NH_4, este puede elevar el pH urinario hasta 9 y precipitar el fosfato y magnesio para formar el *fosfato amónico-magnésico (estruvita)*; este tipo de litiasis puede hacerse "coraliforme". Debido a la existencia de muchos factores, la mayoría de las veces es difícil definir en pacientes con infección del tracto urinario y litiasis ¿qué ocurrió primero?. La presencia de infecciones del tracto urinario y/o alteraciones urodinámicas no descarta la necesidad de la investigación metabólica y viceversa.

Hábitos alimentarios y estilo de vida. Estos influyen en la formación de cálculos renales. La disminución de la ingesta hídrica, alto consumo de proteínas y sodio aumentan directamente los niveles urinarios de ácido úrico y calcio. Igualmente, la poca ingesta de potasio y citrato aportados por la dieta constituyen factores de riesgo para su formación. Una dieta rica en proteína animal, además de producir hiperuricemia, también es responsable de una acidosis metabólica que lleva al aumento de la resorción ósea de calcio e hipercalciuria, hiperoxaluria por aumento de la fenilalanina, triptófano y tirosina; e hipocitraturia por su efecto acidificante. La obesidad también está relacionada con la elevación de los niveles séricos y urinarios de componentes litogénicos como aumento de la producción endógena de oxalato con la consecuente oxaluria;

la hiperglucemia incrementa la calciuria a través del aumento de la fosfaturia y estimulación de la vitamina D con la consiguiente hiperabsorción intestinal de calcio; además, hiperuricemia, que lleva a hiperuricosuria.

Medicamentos. Algunos fármacos pueden causar nefrolitiasis; por ej., *aumento de la calciuria* (acetozolamida, calcioantagonistas, preparados que contengan calcio o vitamina D, antiácidos quelantes de fósforo (carbonato de calcio), furosemida y teofilina; *aumento de la oxaluria* (vitamina C); *aumento de la uricosuria* (uricosúricos) y *sustancias poco solubles* (triamterene).

Enfermedades primarias. Un 5% de los pacientes con cálculos de calcio tiene hiperparatiroidismo primario o causas menos frecuentes como sarcoidosis, intoxicación por vitamina D, hipertiroidismo, acidosis tubular renal, mieloma múltiple, cáncer metastásico e hiperoxaluria primaria.

MANIFESTACIONES CLÍNICAS

La litiasis renal suele ser asintomática o manifestarse con dolor, que puede ser leve y poco notable o ser intenso y requerir hospitalización hasta una morbilidad sustancial, que incluye dolor crónico o incluso enfermedad renal crónica. El llamado "**cólico renal o nefrítico**" se caracteriza por dolor agudo súbito, de fuerte intensidad en la región lumbar o el flanco, irradiado a la ingle; en "olas" o paroxismos debido al movimiento del cálculo en la pelvis renal y al espasmo del uréter. Concomitantemente, náuseas, vómitos, hipotensión arterial, distensión abdominal, íleo reflejo, hematuria macro y/o microscópica. Cuando el cálculo pasa por la uretra ocasiona disuria, urgencia miccional y aumento de la frecuencia. Curiosamente, la ausencia de hematuria no excluye el cólico renal o una nefrolitiasis. Las patologías que se confunden con un cólico renal son los sangrados dentro del riñón que enclavan coágulos sanguíneos en el uréter, el embarazo ectópico, el aneurisma aórtico accidentado, la obstrucción intestinal aguda y las radiculopatías. El sitio del dolor puede sugerir el lugar de la obstrucción: un dolor lumbar y/o en el flanco se relaciona con el cálculo en la pelvis renal y uréter superior, y cuando se irradia a los genitales sugiere la presencia del cálculo en el uréter medio o inferior; este patrón doloroso puede cambiar progresivamente con la migración del cálculo. Los cálculos de estruvita, por sí solos, no producen síntomas a menos que se fragmenten, rompan y pasen por la uretra; los cálculos coraliformes, muchas veces pasan desapercibidos y en un 28% de los pacientes pueden llevar a la enfermedad renal crónica oligosintomática en un período de 8 años. Un cálculo impactado en el uréter puede producir obstrucción renal persistente y sepsis; además, esta última se puede desencadenar por la instrumentación del tracto urinario.

DIAGNÓSTICO

El diagnóstico de la nefrolitiasis es inicialmente sospechado por la historia clínica; seguidamente debe corroborarse con estudios de imagen (radiografía simple de abdomen, ultrasonido y la urografía de eliminación (actualmente reemplazada por la uro-TC, uro-RM y la PET-TC); además, la evaluación metabólica orientada hacia la búsqueda de potenciales alteraciones sistémicas metabólicas.

Radiografía simple de abdomen. A través de este estudio se pueden identificar cálculos radiopacos por su contenido de calcio, estruvita y cistina; los de ácido úrico son radiolúcidos. Una radiografía simple de abdomen positiva es por lo general suficiente para considerar el diagnóstico de litiasis en pacientes con clínica de dolor agudo y hematuria.

Ultrasonido. Este examen evalúa las características de los riñones, sus detalles parenquimatosos y la presencia de ectasia pielocalicial que expresa obstrucción del árbol urinario por cálculos pieloureterales. Es el procedimiento de elección, particularmente cuando se quiere evitar la radiación, pacientes con alergia al contraste yodado y en mujeres embarazadas. Es muy sensible para el diagnóstico de obstrucción del tracto urinario; inclusive pueden diagnosticarse cálculos radiolúcidos que no se observan en la urografía de eliminación, aunque tiene la desventaja de que no detecta cálculos muy pequeños. El ultrasonido para cálculos >5 mm en la región pielocalicial tiene una sensibilidad del 96% y una especificidad del 100%; aunque para localizaciones anatómicas inferiores, la sensibilidad se reduce hasta el 78% y la especificidad al 31%. Los equipos modernos de ultrasonido con Doppler mejoran de manera significativa el perfil del ultrasonido.

Urografía de eliminación. Tiene una sensibilidad de 50% a 87% y una especificidad de 92% a 100% para detectar cálculos. Es segura a pesar de la necesidad de utilizar material de contraste yodado y suministra información sobre el grado de obstrucción. Es el procedimiento diagnóstico de elección en la mayoría de los casos, tiene una sensibilidad del 94% al 100% y una especificidad del 92% al 100%; sin embargo, hoy en día ha sido reemplazada por la uro-TC, por su mayor versatilidad y evita el uso de contraste yodado.

Evaluación metabólica. Deben tomarse en cuenta algunas consideraciones para practicar estos exámenes:

1. Hacer el estudio ambulatorio al menos un mes después de cualquier hospitalización.
2. Haber transcurrido al menos tres meses después del último episodio clínico urológico. Se debe recordar que el uso de AINE y la obstrucción urinaria transitoria pueden inducir anomalías tubulares que impiden una adecuada interpretación del estudio.
3. Recoger la orina de 24 horas y agregar un conservante que evite la contaminación, como el timol, y mantenerla en sitio fresco.
4. Advertir al enfermo que no debe hacer ejercicio físico intenso, pues este puede producir hipocitraturia.
5. Para evaluar la hipocitraturia debe hacerse en enfermos con urocultivo negativo, pues en caso positivo puede existir un consumo posrenal de este.
6. Para la interpretación de la oxaluria es necesario observar lo siguiente: cuando el pH en la orina de 24 horas es alcalino, existe una transformación no enzimática del ácido ascórbico a oxalato que puede originar falsas elevaciones de la oxaluria.

Se recomienda que se recojan y analicen los cálculos, en la medida de lo posible, ya que la identificación de oxalato cálcico, ácido úrico, estruvita o cistina puede orientar el diagnóstico. Para determinar la etiología de los cálculos es importante buscar su composición química, aunque esta puede ofrecer impresiones no exactas por agregado de múltiples minerales de la orina en la superficie del cálculo, sin contribuir necesariamente a su formación.

Se recomienda realizar como parte del abordaje diagnóstico una valoración metabólica, que incluya los siguientes aspectos: orina de 24 horas, análisis completo de electrólitos, química sanguínea y uroanálisis, especialmente en pacientes con un primer episodio asociado a factores de riesgo, la formación de cálculos recurrentes, pacientes monorrenos, en población pediátrica, adultos jóvenes y ante la presencia de múltiples cálculos en un primer episodio:

1. **Bioquímica sanguínea.** Valorar los electrólitos, ya que un nivel sérico de potasio bajo acompañado de cloruro elevado y pH urinario mayor a 6,5 sugieren la presencia de acidosis tubular renal de tipo 1. **Hipercalcemia**: cuando existen niveles altos o normales altos (≥ 10 mg/dL) se deben valorar los niveles de hormona paratiroidea. **Hiperuricemia**: pueden indicar gota, aunque solo un 20% de los pacientes con gota desarrollan cálculos de ácido úrico. Valorar la glucemia, y el perfil de lípidos en pacientes obesos debido a la alta prevalencia de litiasis renal en personas con síndrome metabólico.
2. **Uroanálisis.** Determinar el **pH urinario**, ya que los cálculos de ácido úrico solo se forman a pH menor o igual a 5,50; mientras que los de fosfato de calcio y estruvita requieren un pH mayor a 7,25. El reporte microscópico puede dar más información sobre la morfología de los cristales (cristales hexagonales son patognomónicos de los cálculos de cistina). La tira reactiva al igual que la microscopía pueden orientar acerca de datos de infección urinaria, que predisponen a cálculos de estruvita.
3. **Orina de 24 horas.** Se deben tomar de 1 a 2 muestras, cada una debe ser recolectada manteniendo una dieta normal y en el reporte se debe incluir los valores del volumen urinario total, pH, calcio, oxalato, ácido úrico, citrato, sodio, potasio y creatinina; datos necesarios para determinar la composición de los cálculos, y la presencia de inhibidores o promotores de la formación de estos.

En el caso de la nefrolitiasis por *calcio*, la clave es valorar el calcio urinario en el contexto de oxalato de calcio (tipo de cálculo más común); se proponen el siguiente abordaje:

A. Si existe **normocalciuria**, se describen solamente tres etiologías posibles:
- Litiasis por exceso de promotor, son principalmente cálculos de ácido úrico.
- Litiasis por inhibidor insuficiente; se asocia a bajos niveles de citrato.
- Litiasis por exceso de soluto, se asocia a hiperoxaluria; si la excreción urinaria de oxalato de calcio es mayor a 75 mg/día, se considera primaria y si es menor a 75 mg/día, se deben considerar problemas de absorción o dietéticos.

B. Si existe **hipercalciuria**, inicialmente se deben determinar los niveles séricos de calcio, y según estos se procede a clasificar la etiología.
- **Calcio sérico elevado.** Se deben valorar los niveles de parathormona (PTH).
  - PTH elevada: se puede considerar una litiasis por hiperparatiroidismo primario.
  - PTH suprimida: se debe considerar sarcoidosis.
- **Calcio sérico normal.** No se recomienda realizar la prueba de carga de calcio como se hacía anteriormente para distinguir, hipercalciuria renal de hipercalciuria absortiva, ya que, sin importar la etiología, el manejo es el mismo. En este tipo pacientes se recomienda realizar una densitometría ósea debido a la alta incidencia de osteoporosis y osteopenia.

En el caso de la nefrolitiasis no cálcica, existen tres etiologías posibles, y cada una de ellas se asocia a la formación de un tipo de cálculo:

1. Cálculos de ácido úrico: necesita un pH menor a 5,5 y puede acompañarse de uricosuria.
2. Cálculos de estruvita: necesita un pH mayor a 7,25, se presenta en cuadros de infecciones a repetición por bacterias que tienen la enzima *ureasa* (*Proteus, Klebsiella, Pseudomonas*), que alcalinizan la orina y predisponen a la formación de cálculos de fosfato amónico magnésico.
3. Cálculos de cistina: necesita un pH menor a 7,00 y niveles de cistina urinaria elevados.

Los pacientes con cálculos a repetición deben ser sometidos además a un análisis de orina de 24 horas para medir el volumen urinario, pH, sodio, calcio, magnesio, fosfato, oxalato, citrato y ácido úrico, además de la creatinina y el nitrógeno ureico sanguíneo. Para mayor seguridad se recomienda repetirlos. Estas muestras se suelen recoger mientras se sigue una dieta normal estándar y evitar fármacos que podrían interferir con las determinaciones en orina (AINE, diuréticos, suplementos de calcio, antiácidos). Para completar la valoración clínica y metabólica necesaria para los pacientes con nefrolitiasis, se plantea según los casos:

1. Hipercalciuria y cálculos de calcio. Medir el calcio sérico y nitrógeno ureico sanguíneo. Además, en orina de 24 horas, volumen urinario, oxalato, calcio, sodio, citrato, ácido úrico, magnesio y creatinina.
2. Hipercalcemia: PTH y calcio iónico sérico.
3. Hiperoxaluria. Valorar el calcio y el oxalato en la dieta y el uso de vitamina C, además de enfermedades gastrointestinales.
4. Hiperuricosuria: valoración de la ingesta de purinas en la dieta, medir el ácido úrico urinario y el pH urinario posprandial.
5. Hipercistinuria. En la orina de primera hora de la mañana se observan cristales de cistina (placas hexagonales planas) y prueba de nitroprusiato de sodio positiva.
6. Infección urinaria y cálculos de estruvita: evaluar el sedimento urinario y urocultivo.
7. Orina ácida: determinar la existencia de acidosis tubular renal, diarrea crónica o gota.

TRATAMIENTO

El tratamiento de la nefrolitiasis depende del tamaño y localización de los cálculos e incluye manejo del cólico renal, modificación de la dieta, uso de medicamentos y tratamiento intervencionista.

Tratamiento del cólico renal. Muchos pacientes con cólico renal pueden ser manejados conservadoramente con analgésicos-antiespasmódicos e hidratación abundante; por lo general, es suficiente cuando los cálculos son menores de 5 mm de diámetro. Se debe hospitalizar a los pacientes que no toleren la vía oral, presenten dolor muy intenso y cálculos entre 5 y 9 mm que pueden salir espontáneamente con tratamiento médico. Los mayores de 1 cm, raramente se expulsan sin intervención y deben ser referidos al urólogo. Los AINE pueden controlar el espasmo ureteral y los narcóticos se utilizan en caso de no haber respuesta a estos. Para facilitar la expulsión del cálculo se usan los bloqueadores α adrenérgicos vía oral (alfuzosina, 10 mg/día o tamsulosina, 0,4 mg/día) durante 30 días. Al superar la crisis aguda del dolor se pueden manejar ambulatoriamente con analgésicos comunes e hidratación oral. Se debe insistir en que el paciente recoja y filtre la orina para obtener cualquier cálculo que sea expulsado y analizarlo posteriormente, y así permitir un mejor plan terapéutico.

Tratamiento no farmacológico (modificación de la dieta). La ingesta de 2 litros de líquidos al día incrementa el flujo urinario, disminuye la concentración de solutos y definitivamente protege la neoformación de cálculos. Se deben prohibir las bebidas gaseosas que contienen ácido fosfórico, pues su ingestión mayor de un litro por semana puede asociarse con litiasis a repetición; esta pequeña ingesta ácida puede inducir un aumento en la excreción de calcio y ácido úrico, con baja excreción de citrato. Curiosamente, el jugo de toronja puede elevar el riesgo de desarrollar cálculos; 8 onzas (240 mL) diarios aumentan un 44% el riesgo de formación de cálculos.

Disminución de la ingesta de proteínas. La excesiva ingesta proteica puede ocasionar cambios importantes en los niveles del calcio urinario, ácido úrico y excreción de citrato debido a que el metabolismo de los sulfuros contenido en los aminoácidos incrementa la excreción de ácido sulfúrico. Este efecto es más probable con la proteína animal que la vegetal debido a su mayor contenido de sulfuro, de tal manera que una ingesta menor de 1 g/kg por día de proteínas produce cambios favorables en la orina, aunque no se ha demostrado que esta medida reduzca la incidencia en la formación de cálculos.

Baja ingesta de sodio. El calcio se reabsorbe pasivamente en el túbulo contorneado proximal siguiendo un gradiente de concentración originado por la reabsorción de sodio y agua. Así, una baja ingesta de sodio de la dieta (80 a 100 mEq/día) puede aumentar la reabsorción proximal de sodio y calcio, lo cual conduce a una reducción en la excreción urinaria de calcio. Una disminución en la ingesta de sodio de 80 a 200 mEq/día disminuye la excreción de calcio cerca de 100 mg/día (2,5 mmol/día).

Ingesta de calcio. Aunque la hipercalciuria es un problema común en los formadores de cálculos, la limitación en su ingesta no es tan recomendable. La disminución del calcio intestinal libre conduce a una sobreabsorción del oxalato de la dieta y aumenta la oxaluria; además, se forma un oxalato de calcio más soluble en la luz intestinal. El efecto neto es una sobresaturación en la orina de oxalato de calcio que aumenta la tendencia a formar cálculos. También una baja ingesta de calcio de la dieta puede tener un segundo efecto deletéreo en pacientes con hipercalciuria idiopática, porque promueve la salida de calcio del hueso y del riñón con su consiguiente balance negativo. Esta pérdida extra de calcio exacerba la ya disminuida densidad ósea en el sexo femenino.

TRATAMIENTO FARMACOLÓGICO

Los medicamentos se deben indicar cuando los cambios dietéticos en un período de 6 meses la enfermedad litiásica permanece activa (evidencia de formación de nuevos cálculos, aumento de tamaño de los ya existentes o desplazamiento de los mismos). Se debe hacer hincapié en que el tratamiento es principalmente para prevenir nueva precipitación de oxalato de calcio, ya que la disolución de los cálculos es poco probable cuando se comparan con los de ácido úrico o cistina. El tipo de tratamiento varía según la anormalidad metabólica presente. De manera ordinaria se repite la medición de la orina de 24 horas en los primeros meses luego de iniciado el tratamiento; para verificar los cambios que se han producido. Posteriormente se repite el mismo procedimiento en un intervalo de 12 a 18 meses. El tratamiento médico de la nefrolitiasis consiste en las siguientes medidas.

1. **Hipercalciuria idiopática.** Restringir el cloruro de sodio y proteínas en la dieta; tiazidas (si la excreción de calcio es >8 mmol/día) y alcalinizar la orina con citrato de potasio o bicarbonato de sodio si la excreción de calcio está entre 7 y 8 mmol/día. Para *alcalinizar la orina* se usa de preferencia el citrato de potasio que se inicia con 1,8 g (10 mEq de ión potasio) VO tres veces diarias, con los alimentos (dosis máxima, 2,16 g); la dosis se ajusta según el control del nivel de citraturia de 24 horas y/o las mediciones del pH urinario.
2. **Hipercalcemia por hiperparatiroidismo primario:** paratiroidectomía.
3. **Hiperoxaluria:** restricción de grasa y oxalatos de la dieta, suplementos de calcio y magnesio (este último no indicado en pacientes con insuficiencia renal).
4. **Hipocitraturia:** uso de alimentos cítricos y alcalinización de la orina.
5. **Hiperuricosuria:** restricción de purinas en la dieta; alcalinización de la orina (mantener un pH urinario entre 6-6,5) y alopurinol en caso de no haber respuesta con las medidas anteriores.
6. **Cálculos de cistina:** dieta hiposódica, restricción de proteínas y alcalinización de la orina.
7. **Cálculos de estruvita:** control de la infección urinaria con antibióticos.
8. **Orina ácida (acidosis tubular renal):** alcalinizar la orina.

Tratamiento intervencionista. Las opciones para el tratamiento de la litiasis no resuelta incluyen la litotripsia extracorpórea con ondas de choque, litotripsia endoscópica con ultrasonido, electrohidráulica, láser, pielolitotomía abierta y nefrolitotomía percutánea. La litotripsia con ondas de choque extracorpórea es el tratamiento de elección en el 85% de los pacientes; particularmente efectiva para los cálculos de la pelvis renal y en la porción superior del uréter. Con los actuales equipos, la mayoría de los pacientes tolera razonablemente el procedimiento, aunque un tercio de ellos puede presentar fiebre transitoria leve, obstrucción por los fragmentos de del cálculo, hematuria o infección urinaria.

Recurrencias. Después del episodio inicial de un cálculo renal sintomático, las recurrencias son comunes. En los primeros 5 años, el 19% de los pacientes tienen otro episodio sintomático que requiera atención clínica, mientras que un 11% adicional autocontrola un episodio sintomático. En el momento del episodio inicial sintomático de cálculos renales, el 50% de los pacientes tienen al menos un cálculo renal asintomático concurrente que persistirá. La mitad de estos pacientes pasarán un cálculo retenido dentro de los 5 años y, de estos pacientes, la mitad tendrá un episodio sintomático con el pasaje de un cálculo retenido. Incluso un episodio previamente sospechado (sin cálculos confirmados) o un cálculo renal asintomático incidental en el pasado, se asocia con un mayor riesgo de recurrencia sintomática. Otros factores de riesgo para la recurrencia incluyen la edad más temprana, el sexo masculino, los antecedentes familiares de cálculos renales, la obesidad y el embarazo. Los cálculos más grandes y un mayor número de cálculos asintomáticos detectados en las imágenes se asocian con tasas más altas de recurrencia sintomática futura. Las tasas de recurrencia son más altas durante el primer año después de un episodio, y luego disminuyen con el tiempo. Las personas con cálculos sintomáticos recurrentes tienen un riesgo dos veces mayor de insuficiencia renal, y se desconoce si los tratamientos preventivos para los cálculos renales reducen el riesgo de esta complicación.

El tratamiento dietético y farmacológico para la prevención de cálculos deben considerar tanto el riesgo de recurrencia como las preferencias del paciente. Los cambios en la dieta son molestos, y las medicinas pueden ser perjudiciales si laos cambios dietéticos por sí solos fallan. Después de que pasa o se retira el cálculo, una evaluación posterior de la orina de 24 horas puede ayudar a guiar la terapia preventiva. Un menor volumen de orina (1.000 mL/24 h), conduce a un mayor calcio en orina (>250 mg/24 h); por lo tanto el aumento del calcio en la orina se puede controlar con una dieta baja en cloruro de sodio (1.500-2.000 mg/24 h). El calcio alto en la orina también se puede reducir con un diurético tiazídico (clortalidona 25 mg/día). Para la disminución del citrato en la orina se describe el uso empírico del citrato de potasio para prevenir los cálculos renales que reaparecen después de intentar el aumento de la ingesta de líquidos.

Litiasis en la embarazada. Es una situación importante, aunque rara, que se presenta como un cólico renal o una infección urinaria persistente. El cuadro clínico se confunde con una pielonefritis, apendicitis aguda o un trabajo de parto prematuro. Las complicaciones que se pueden presentar cuando un cálculo grande en la vejiga obstruye el canal del parto son la infección urinaria, aborto espontáneo, trabajo de parto prematuro y distocia. Los exámenes de excreción de calcio y urato no tienen valor durante el embarazo y lactancia. El tratamiento consiste en reposo en cama, hidratación y analgésicos. Los procedimientos como el cateterismo ureteral retrógrado, la extracción citoscópica, la nefrostomía percutánea y la cirugía abierta son necesarios en un tercio de los casos, cuando existe obstrucción asociada al deterioro de la función renal, dolor, infección persistente, sepsis o cólico nefrítico asociados al trabajo de parto prematuro, que no respondan a los tocolíticos. A veces es necesaria la intervención cesárea. La litotripsia extracorpórea no está indicada.

Los medicamentos usados para prevenir la formación de cálculos, como las tiazidas, pueden provocar en el feto hipoglucemia, hiponatremia, trombocitopenia, además de inhibir la normal expansión del volumen plasmático que se da en el embarazo. En cuanto al alopurinol, no se sabe los efectos que puede producir en el feto; mejor no usarlo. La penicilamina es teratogénica. Las medidas generales consisten en la ingestión suficiente de líquidos. En la litiasis cálcica, limitar la ingestión de calcio y vitaminas; y en la litiasis úrica y por cistina, limitar los alimentos ricos en purinas y alcalinizar la orina.

Bibliografía

Al-Ansari A, Al-Naimi AA, Alobaidy A. Efficacy of tamsolusin in the management of lower ureteral stones: a ramdomized double-blind placebo-controlled study of 100 patients. Urology. 2010; 75: 4-10.

Asplin JR. Evaluation of the kidney stone patient. Semin Nephrol. 2008; 28: 99-104.

Burgher A, Berman M, Holtzman JL, et al. Progression of nephrolithiasis: long-term outcomes with observation of asymptomatic calculi. J Endourol. 2004; 18(6): 534-9.

Cameron MA, Sakhaee K. Uric acid nephrolithiasis. Urol Clin N Am. 2007; 34: 335-340.

Clayman R, Patel R, Pearle M. "STONE TREES": Metabolic evaluation and medical treatment of the urolithiasis patient made easy. J Endourol. 2018; 32(5): 387-392.

Dion M, Ankawi G, Chew B, et al. CUA guideline on the evaluation and medical management of the kidney stone patient - 2016 update. Canad Urologic Assoc J. 2016; 10(11-12): E347-58. Disponible en: https://doi.org/10.5489/cuaj.421816

Fink HA, Wilt TJ, Eidman E, et al. Medical management to prevent recurrent nephrolithiasis in adults: a systematic review for an American College of Physicians Clinical Guideline. Ann Intern Med. 2013; 158(7): 535-43.

Preminger GM, Tiselius HG, et al. EAU/AUA nephrolithiasis guideline panel. J Urol. 2007; 178(6): 2418-34.

Rule AD, Lieske JC, Pais VM. Management of kidney stones in 2020. JAMA. 2020; 323(19): 1961-1962. doi:10.1001/jama.2020.0662.

Saigal Ch, Joyce G, Timilsina AR, et al. Direct and indirect costs of nephrolithiasis in an employed population: opportunity for disease management? Kidney Int. 2005; 68: 1808-1814.

Singh P, Enders FT, Vaughan LE, et al. Stone composition among first-time symptomatic kidney stone formers in the community. Mayo Clin Proc. 2015; 90(10): 1356-1365. doi: 10.1016/j.mayocp.2015.07.016

Türc, C, Knoll T, Petrik A, Sarica K, Straub M, Seitz C. Guidelines on urolithiasis. European Association of Urology 2011. Available from:http://www.uroweb.org/gls/pdf/21_Urolithiasis_LR.pdf.

Vaughan LE, Enders FT, Lieske JC, et al. Predictors of symptomatic kidney stone recurrence after the first and subsequent episodes. Mayo Clin Proc. 2019; 94(2): 202-210. doi: 10.1016/j.mayocp. 2018.09.016.

Worcester, Elaine M, Coe Fredric L. Calcium kidney stones. N Engl J Med. 2010; 363: 954-63.

CAPÍTULO 101
NEFRITIS INTERSTICIAL

MARITZA DURÁN-CASTILLO,
LEDWIN RODRÍGUEZ-GÓMEZ

INTRODUCCIÓN

La nefritis intersticial (NI) o enfermedad tubulointersticial renal, agrupa una variedad amplia de patologías que comparten un denominador común, la infiltración inmunomediada del espacio intersticial renal, que puede presentarse en forma aguda o crónica. La nefritis intersticial aguda es una de las causas más comunes de insuficiencia renal aguda (IRA), tanto en pacientes ambulatorios como hospitalizados. El *estándar de oro* para su diagnóstico es la biopsia renal; se ha encontrado nefritis intersticial en 1%-3% de todas las biopsias renales y en 6,5% a 35% de las biopsias realizadas por IRA. Sin embargo, la biopsia renal no es práctica rutinaria por lo que su verdadera incidencia está subestimada.

En la patogénesis de la nefritis intersticial aguda, las evidencias apuntan a reacciones de hipersensibilidad mediadas por fenómenos inmunológicos. En la exposición a medicamentos, ellas van a actuar como haptenos que se unen al citoplasma o a componentes extracelulares de las células tubulares donde generan una respuesta inmune del huésped. Puede haber elevación de IgE que sugiere una reacción de hipersensibilidad tipo-1 o una reacción idiosincrática de hipersensibilidad tipo IV, que genera un patrón de daño intersticial. Esto va a producir una tubulitis e inflamación intersticial con edema, y un infiltrado compuesto por linfocitos CD4 y T junto a monocitos o macrófagos, mezclados con células plasmáticas, eosinófilos y algunos neutrófilos. Los depósitos de complejos inmunes son raros. En la nefritis intersticial aguda secundaria a infecciones se ha propuesto que algunos antígenos microbianos pueden depositarse en el intersticio e imitar a un antígeno normalmente presente en la membrana basal tubular e inducir una respuesta inmune directamente contra ese antígeno. Por otra parte, puede haber efectos citopáticos directos del microorganismo, o inflamación mediada por citocinas. En la enfermedad anti-membrana basal tubular (anti-MBT), los anticuerpos anti-MBT son dirigidos contra el antígeno de nefritis tubulointersticial en la membrana basal tubular proximal renal. En el caso del síndrome de nefritis tubulointersticial y uveítis, está involucrada la inmunidad celular como una reacción de hipersensibilidad retardada.

El no diagnosticar la nefritis intersticial aguda puede llevar a fibrosis, daño renal permanente y enfermedad renal crónica (ERC). La nefritis intersticial crónica, puede ser producida por medicamentos, tóxicos, cristales, infecciones, procesos obstructivos, depósitos de lípidos, mecanismos inmunológicos, elevaciones agudas de la presión arterial e isquemia. Se producen alteraciones tubulares (proliferación celular, dilatación tubular y formación de cilindros), infiltración del intersticio por colágeno (I, III, VI), proliferación de fibroblastos, infiltración por células inflamatorias (macrófagos y linfocitos T) y apoptosis de todas las líneas celulares. Se ha observado expresión de antígenos de histocompatibilidad (HLA), liberación de citocinas y activación del complejo de ataque a la membrana, dependiente del complemento (C5b-9). Los mecanismos inmunes están relacionados con la nefritis intersticial en el LES.

Entre las causas de nefritis intersticial aguda se encuentran los medicamentos, infecciones, enfermedades sistémicas, mecanismos autoinmunes y formas ideopáticas de la enfermedad.

Medicamentos

La exposición a fármacos es la causa más común de nefritis intersticial aguda en la práctica clínica; es responsable del 70% a 90% de los casos de esta enfermedad. Corresponde del 3% a 14% de la IRA demostradas por biopsia. Cualquier medicamento puede causar nefritis intersticial aguda. Los antibióticos (penicilinas, cefalosporinas, quinolonas, macrólidos, tetraciclinas, antituberculosos, trimetoprim-sulfametoxazol, rifampicina, vancomicina). Los antiinflamatorios no esteroideos, están frecuentemente asociados a nefritis intersticial aguda. Los inhibidores de bomba de protones, 5-aminosalicilatos, alopurinol y aciclovir son otra causa común de nefritis intersticial aguda. Otros agentes causales son los anticonvulsivantes (difenilhidantoína, ácido valproico, diazepam, fenobarbital), diuréticos (tiazidas, furosemida); otros como, azatioprina, captopril, ciclosporina, propranolol, indinavir y cimetidina) y fármacos para el tratamiento del cáncer, donde destacan los inhibidores del control inmunitario como el ipilimumab, atezolizumab, pembrolizumab y nivolumab. La IRA se produce en 2% con el uso de ipilimumab, 1,9% con nivolumab, 1,4% pembrolizumab y 4,9% para la combinación ipilimumab-nivolumab. Con estos medicamentos el daño renal puede ocurrir por formación de autoanticuerpos contra autoantígenos que comparten epítopes con el tumor. El uso de isotretinoina se ha asociado a nefritis tubulointersticial eosinofílica. La cocaína también puede causar NI.

Infecciones

Bacterianas (estreptococos, neumococos, enterobacterias, salmonelas, bacilos (tuberculoso y diftérico); espiroquetas (sífilis y leptospiras). Virus (VIH, CMV, VEB, hantavirus, sarampión, influenza, herpes simple, hepatitis A y B) y otras (micoplasma, leishmanias, toxoplasma, clamidias, *Plasmodium falciparum* y *vivax*, histoplasmosis y coccidiodomicosis).

Enfermedades autoinmunes. Lupus eritematoso sistémico, sarcoidosis, síndrome de Sjögren, enfermedad por IgA.

Otras. Nefritis intersticial acompañada de uveítis o iritis, uni o bilateral de aparición aguda síndrome TINU); el compromiso renal usualmente precede las manifestaciones oculares, pero pueden suceder simultáneamente. Es más frecuente en jóvenes, particularmente en mujeres. La enfermedad de anticuerpos antimembrana basal tubular, se puede presentar con IRA o ERC en todos los grupos etarios.

Enfermedades malignas: linfoproliferativas, discrasias de células plasmáticas.

MANIFESTACIONES CLÍNICAS

En la nefritis intersticial aguda por medicamentos, el período de latencia después de la exposición, puede ir desde 8-14 días tras comenzar el antibiótico, 76 días post AINE y 234 días después de inhibidores de la bomba de protones. El enfermo se presenta usualmente con IRA no oligúrica, proteinuria menor de 1 g/24h, hematuria y leucocituria. Los AINE pueden causar NI con síndrome nefrótico. Rara vez es necesario dializar a estos pacientes y existe la posibilidad de que al omitir el medicamento se normalice la función renal. La tríada típica de erupción, fiebre y eosinofilia, se encuentra solo en el 10% de los pacientes. Puede ser asintomática o manifestar síntomas no específicos como náuseas, vómitos, malestar, dolor en flancos, hipertensión arterial, edema, fiebre, erupción cutánea, artralgias y eosinofilia.

Ante un paciente infectado, además del microorganismo, la administración de antibióticos, antivirales y antimicóticos, potencialmente, pueden causar una nefritis intersticial aguda; sin embargo, con el uso actual de antibacterianos, la causa de esta nefritis por infecciones ha disminuido. Es importante destacar que a las manifestaciones clínicas de la nefritis intersticial aguda deben agregarse las propias de las enfermedades primarias (LES, sarcoidosis).

Basado en la duración y patrones del daño intersticial, la nefritis intersticial se divide en agudas (días a semanas) o crónicas (meses a años). En la nefritis intersticial crónica, las manifestaciones clínicas varían según su causa; la expresión renal incluye deterioro progresivo de la función renal hasta requerir diálisis. Durante la evolución (que puede ser muy variable), lo usual es detectar hipertensión arterial, proteinuria en rango no nefrótico y anormalidades en el sedimento como una leucocituria importante. En los pacientes con nefritis intersticial crónica son frecuentes los defectos de la función tubular como alteraciones de la concentración y dilución de la orina, acidosis tubular renal y aminoaciduria. Se han descrito pacientes perdedores de sodio, pero también hipertensos sensibles a este.

DIAGNÓSTICO

El diagnóstico de nefritis intersticial aguda debe considerarse en pacientes con los hallazgos arriba descritos, y la asociación con el uso de fármacos debe ser sospechado cuando existe relación temporal entre su inicio y la aparición de alteraciones clínicas y de laboratorio, que habitualmente ocurren después de 3 a 5 días de la exposición, sin embargo, se han descrito luego de semanas y meses. Los estudios con ultrasonido no aportan mayores elementos diagnósticos que apunten a nefritis intersticial; tampoco la TC o la RM. El diagnóstico definitivo se establece por biopsia renal con hallazgos característicos de edema intersticial y marcado infiltrado intersticial constituidos principalmente por linfocitos T y monocitos. La biopsia renal está indicada en:

1. Pacientes con hallazgos clínicos y uroanálisis característico de nefritis intersticial aguda que no han sido tratados con fármacos conocidos como causantes de esta enfermedad.
2. Pacientes tratados con fármacos conocidos como causantes de nefritis intersticial aguda sin uroanálisis característico.
3. Pacientes en quienes se considera la terapia con corticoesteroides.
4. Pacientes con nefritis intersticial aguda que no han recibido corticoesteroides y no han tenido recuperación después de la suspensión del fármaco.

TRATAMIENTO

Se deben identificar en los pacientes los medicamentos y otras sustancias con los que haya estado en contacto, así como los procesos sistémicos e infecciosos posibles, causantes de nefritis intersticial; sin embargo, en pacientes que reciben varios medicamentos, especialmente en infectados, las posibilidades pueden ser muchas; siempre debe evaluarse si el paciente recibe antiinflamatorios no esteroideos, dada la alta frecuencia de estos fármacos en la enfermedad. Se deben descontinuar los potenciales agentes causales en todos los casos de nefritis intersticial aguda inducido por fármacos a menos que esta sea crucial para el tratamiento de una enfermedad grave, no se disponga de alternativas terapéuticas y la biopsia renal no haya sido hecha. Si existen múltiples medicamentos implicados se deben retirar secuencialmente si la falla renal es leve, y simultáneamente en caso de ser grave. Tras la suspensión del fármaco causal debe evitarse que en el futuro el individuo se exponga a ella o a un análogo cercano.

En los pacientes que no muestran mejoría de la función renal 3 a 7 días posterior a la suspensión del medicamento causal, se debe hacer una biopsia renal e iniciar prednisona a la dosis 1 mg/kg VO con su posterior titulación, tras dos semanas de tratamiento y mejoría de la función renal; reducir 10 mg cada 5 días hasta alcanzar la dosis de 10 mg/día, seguido de una titulación más lenta hasta omitirla (duración del tratamiento 4-12 semanas, puede variar en función de la respuesta y efectos adversos a los corticoesteroides).

En los casos que requieran diálisis dentro de las 24 a 72 horas siguientes, se debe iniciar sin demora metilprednisolona 500-1.000 mg/día IV por 3 dosis (habitualmente posterior a la biopsia renal), seguido por prednisona a la dosis descrita. Sin embargo, la evidencia de la efectividad de los corticoesteroides se ha evaluado solo mediante estudios retrospectivos, reporte de casos y opiniones de expertos, por lo que su beneficio no es concluyente; además, deben considerarse sus efectos adversos, por cuya razón debe evaluarse su administración. Si tras 3 a 4 semanas de tratamiento no se obtiene mejoría de la función renal se debe considerar:

1. Un diagnóstico alterno, especialmente si la biopsia no ha sido hecha.
2. Si la biopsia reporta fibrosis intersticial y cambios histológicos crónicos sugiere ausencia de respuesta a los corticoesteroides.
3. Si la biopsia reporta infiltrado inflamatorio intersticial, se debe prolongar la terapia con corticoesteroides por 8 a 12 semanas o reemplazarlo por otro inmunosupresor. Una alternativa es la administración de micofenolato de mofetilo (2 g/día VO dividida en dos dosis, para un adulto promedio).
4. En la nefritis intersticial crónica el tratamiento específico es para la enfermedad primaria y no tiene lugar el uso de corticoesteroides.

Bibliografía

Bezerra da Silva G, Pinto J, Guardão Barros E, et al. Kidney involvement in malaria: an update. Rev Inst Med Trop São Paulo. 2017; 59: e53 1-6.

Fletcher A. Eosinophiluria and acute interstitial nephritis. N Engl J Med. 2008; 358: 1760-1761.

González E, Gutiérrez E, Galeano C, et al. Early steroid treatment improves the recovery of renal function in patients with drug-induced acute interstitial nephritis. Kidney Int. 2008; 73: 940-946.

Haghighi F, Karimzadeh I. Isotretinoin and the kidney: opportunities and threats. Clinical Cosmetic and Investigational Dermatology. 2020; 13: 485-494.

House AA, Silva Oliveira S, Ronco C. Anti-inflammatory drugs and the kidney. Int J Artif Organs. 2007; 30: 1042-1046.

Kawanoa M, Saekib T, Nakashima H. IgG4-related kidney disease and retroperitoneal fibrosis: an update. Modern Rheumatology. 2019; 29(2): 231-239.

Krishnan N, Perazella M. Drug-induced acute interstitial nephritis. Iranian J Kidney Diseases. 2015; 9: 3-13.

Kwiatkowska E, Domanski L, Dziedziejko V, Kajdy A, Stefanska K, Kwiatkowski S. The mechanism of drug nephrotoxicity and the methods for preventing kidney damage. Int J Mol Sci. 2021; 22: 6109.

Mackensen F, Billing H. Tubulointerstitial nephritis and uveitis syndrome. Curr Opin Ophthalmol. 2009; 20: 525-531.

Moledina D, Parazella M. Drug-induced acute interstitial nephritis. Clin J Am Soc Nephrol. 2017; 12: 2046-2049.

Moledina D, Parikh Ch D. Differentiating acute interstitial nephritis from acute tubular injury: a challenge for clinicians. Nephron. 2019; 143: 211-216.

Okafor L, Hewins P, Murraya P, Denniston A. Tubulointerstitial nephritis and uveitis (TINU) syndrome: a systematic review of its epidemiology, demographics and risk factors. Orphanet J of Rare Diseases. 2017; 12(128): 1-9.

Prendecki M, Tanna A, Salama A, Tam F, Cairns T, Taube D. Long-term outcome in biopsy proven acute interstitial nephritis treated with steroids. Clin Kindney J. 2017; 10(2): 223-239.

Rathi J. Natural medicines causing acute renal injury. Semin Nephrol. 2008; 28: 416-428.

Rodríguez-Iturbe B. Is mycophenolate mofetil a new treatment option in acute intersticial nephritis? Clin J Am Soc Nephrol. 2006; 1: 609-615.

CAPÍTULO 102
PIELONEFRITIS CRÓNICA

ADRIANNA BETTIOL-M, MIGUEL RONDÓN-NUCETE

INTRODUCCIÓN

La pielonefritis crónica, o nefritis tubulointersticial crónica es un proceso inflamatorio de la pelvis y el parénquima renal de etiología múltiple (infecciosa, medicamentosa, metabólica, inmunológica, e incluso nefroangioesclerótica), de la cual no se conoce bien la prevalencia y la progresión a la enfermedad renal crónica, que es aproximadamente de un 13%. La lesión inicial consiste en una infiltración medular intersticial de neutrófilos, linfocitos y de otras células mononucleares; posteriormente se observa destrucción de glomérulos, túbulos y aparecen fibroblastos. La pielonefritis crónica se debe diferenciar de patologías que pueden presentar a confusión como la tuberculosis renal, la pielonefritis xantogranulomatosa, el hipernefroma y la displasia renal.

En la etiopatogenia se ha propuesto un fenómeno de autoinmunidad, responsable de la pielonefritis crónica, explicable por la detección de anticuerpos contra la proteína de Tamm-Horsfall. Los niveles elevados de anticuerpos IgG contra el lípido A se asocian con la gravedad de la infección y la progresión de la destrucción del parénquima renal. Existen otros factores de riesgo predisponentes: nefrocalcinosis, riñones poliquísticos, vejiga neurogénica, litiasis renal, síntomas obstructivos por hiperplasia prostática, el perfil de los antígenos tipo I relacionados con los grupos sanguíneos ABO.

La pielonefritis xantogranulomatosa es una variante poco común que parece representar una respuesta inflamatoria anormal a la infección. El color amarillento del tejido afectado se atribuye a la presencia de células gigantes, macrófagos llenos de lípidos y cúmulos de colesterol. El riñón aumenta de tamaño, y son frecuentes la fibrosis perirrenal y adherencias a estructuras retroperitoneales adyacentes. El trastorno es casi siempre unilateral, y aparece más a menudo en mujeres de mediana edad con antecedentes de infecciones urinarias recurrentes.

La pielonefritis crónica de origen infeccioso aparece como consecuencia de reflujo vesicoureteral, anormalidades anatómicas de la vía urinaria o procesos obstructivos (hiperplasia prostática o litiasis renal). Por lo tanto, la etiopatogenia de la pielonefritis crónica se puede dividir en tres tipos: pielonefritis crónica con reflujo (nefropatía por reflujo), pielonefritis crónica con obstrucción crónica (nefropatía obstructiva) y la pielonefritis idiopática crónica; en esta condición el diagnóstico se debe realizar con precaución; después de excluir las posibles causas subyacentes. Las bacterias causantes de la infección renal, en su mayoría gramnegativas (*E. coli, Klebsiella, Proteus mirabilis, enterococos, Pseudomonas* y *Serratia*) provienen de la región anogenital, ascienden a la vejiga por la uretra y, mediante el reflujo vesicoureteral, fácilmente alcanzan los riñones. Eventualmente puede haber una colonización hematógena de bacterias al parénquima, particularmente en enfermos crónicos o por el uso de inmunosupresores. En la patogénesis de la pielonefritis crónica influyen factores como el sexo femenino, la actividad sexual, el embarazo, los factores genéticos, la disfunción neurogénica de la vejiga y la virulencia bacteriana.

MANIFESTACIONES CLÍNICAS

Es notable la escasa sintomatología de la pielonefritis crónica, hecho que retarda el descubrimiento de la enfermedad. Generalmente se advierte cuando ha alcanzado etapas avanzadas la enfermedad renal crónica. Es necesario hacer un diagnóstico temprano y utilizar antimicrobianos oportunamente, así como corregir quirúrgicamente la anomalía urológica, aunque no siempre garantiza el detenimiento del proceso inflamatorio crónico. Las manifestaciones más frecuentes son:

1. Episodios de pielonefritis o cistitis agudas recurrentes. Los pacientes pueden presentan fiebre, dolor lumbar o abdominal, malestar o anorexia.
2. Dolor lumbar. Cuando se exacerba con la micción hace sospechar la existencia de un reflujo vesicoureteral.
3. Poliuria con polidipsia sin hiperglicemia.
4. Deshidratación e hiponatremia, esta última sobre todo cuando se restringe el sodio en la dieta.
5. Hipertensión arterial sistémica en un porcentaje importantes de los pacientes.
6. Signos de enfermedad renal crónica: hiperparatiroidismo secundario, osteítis fibrosa y osteomalacia.
7. Acidosis metabólica, acidosis hiperclorémica o acidosis tubular proximal debida a la pérdida de bicarbonato por la orina.
8. Complicaciones de la pielonefritis crónica: proteinuria importante, glomeruloesclerosis focal, progresión de daño renal, pielonefritis xantogranulomatosa (8,2% de los casos) y pionefrosis (en casos de obstrucción).

DIAGNÓSTICO

Los exámenes solicitados en un paciente en quien se sospeche el diagnóstico de pielonefritis crónica, son los siguientes:

1. **Examen de orina.** Puede encontrarse albúmina, leucocitos, piocitos, glóbulos rojos y, ocasionalmente, bacterias; además células epiteliales renales, cilindros granulosos y leucocitarios. En caso de compromiso tubular aparece glucosa (en ausencia de diabetes mellitus), aminoácidos, fosfato y potasio. El hallazgo de proteinuria es un factor pronóstico negativo. La presencia de restos de células de la papila es expresión de necrosis papilar.
2. **Urocultivo y antibiograma,** que frecuentemente reporta *E. coli* o *Proteus* spp.

3. **Exámenes que exploran la función renal**: urea, creatinina, depuración de creatinina endógena, electrólitos y gases arteriales. Antes de la aparición de la retención azoada se observa acidosis hiperclorémica y pérdida de la capacidad de concentración de la orina, particularmente cuando el proceso pielonefrítico bilateral está muy avanzado.
4. **Hemograma básico.** En presencia de enfermedad renal crónica se espera una anemia normocítica por déficit de eritropoyetina.
5. **Urografía de eliminación.** Actualmente reemplazada por la uro-TC y uro-RM. Permite apreciar retardo o diferencias en la eliminación del medio de contraste, tamaño de ambos riñones, anormalidades del parénquima renal (bordes irregulares orientan a pielonefritis crónica), dilatación o deformidades del sistema pielocaliceal (hidronefrosis), ectasia ureteral, tamaño y forma de la vejiga y, finalmente, masas tumorales en cualquier sitio del tracto urinario.
6. **Ultrasonido renal.** Estudio obligatorio en el evaluación clínica de la pielonefritis crónica, porque proporciona información sobre la dimensión de los riñones. Los perfiles renales pueden estar más o menos alterados, según el número de cicatrices corticales (áreas triangulares hiperecoicas) y la presencia de áreas pseudonodulares de hipertrofia compensadora segmentaria El parénquima pseudonodular parece una pseudomasa; por lo que es necesario el diagnóstico diferencial con un tumor. Por el contrario, en áreas hipertróficas, los vasos renales muestran la distribución radial normal y los índices de resistencia renal son normales o ligeramente elevados. En la etapa final, el riñón pielonefrítico es pequeño, encogido y muestra un parénquima desestructurado hiperecoico; por lo que resulta imposible distinguir el seno renal del parénquima. Además permite visualizar la presencia o no de litiasis renal, dilataciones del sistema pieloureteral e hidronefrosis.
7. **Uretrocistografía miccional.** Es de extraordinario valor para determinar la existencia del reflujo vesicoureteral y la orina residual.
8. **Citoscopia y ureteropielografía retrógrada.** Útil para determinar procesos intravesicales, observar la eliminación de orina por cada uréter y ver el sistema pieloureteral.
9. **Estudio isotópico de los riñones para valorar el porcentaje de la función renal por separado.** Este examen es más sensible que la urografía de eliminación para detectar cicatrices; es de elección en niños.

TRATAMIENTO

El diagnóstico precoz y el tratamiento oportuno de la pielonefritis aguda garantizan la curación hasta en un 80% de los pacientes y evita la progresión a la pielonefritis crónica e insuficiencia renal. Es importante el control de la infección con antibióticos seleccionados según el cultivo y antibiograma (ver capítulo sobre infección urinaria). En caso de reagudizaciones frecuentes se recomienda el uso intermitente de antimicrobianos a dosis bajas y por tiempo prolongado (meses), sin pretender esterilizar la orina; en esta forma se evitan los episodios de pielonefritis agudas; los antimicrobianos más empleados son los siguientes: trimetoprim-sulfametoxazol: TMP80/SMZ400 mg, dos comprimidos inicial VO y luego uno cada 24 horas y nitrofurantoína 50-100 mg VO hora sueño, asociado al ácido ascórbico para acidificar la orina. Es conveniente ajustar la dosis de estos medicamentos en presencia de enfermedad renal crónica. Asimismo, se aconseja no cambiar sin motivo los antibióticos. El fin es impedir el desarrollo temprano de resistencia. En la pielonefritis xantogranulomatosa, se debe controlar la infección local, seguido por una nefrectomía total con extracción de todos los tejidos afectados.

La prevención es importante después de cumplirse un tratamiento adecuado, particularmente en mujeres que hayan presentado más de dos infecciones en un lapso de 6 meses. Es muy importante la corrección definitiva de obstrucciones y anomalías del sistema urinario mediante cirugía. Sin embargo, en casos de reflujo vesicoureteral primario, una de las anomalías urológicas más frecuentes en niños, no hay evidencia convincente a favor de cirugía o de tratamiento médico. La intervención quirúrgica estándar en esos casos ha sido la reimplantación ureteral mediante cirugía abierta o laparoscópica, y más recientemente la implantación endoscópica.

Bibliografía

Alvarado JE. ¿Pielonefritis crónica atrófica o nefropatía por reflujo? Revisión de un concepto. Trabajo de ascenso a profesor agregado. Universidad de Los Andes. Facultad de Medicina. 1983, Mérida.

Anumudu S, Eknoyan G. Pyelonephritis: a historical reappraisal. J Am Soc Nephrol. 2019 Jun; 30(6): 914-917.

D'Achiardi RR. Echeverri S JE. Infección urinaria en el adulto. En: Barreto S FJ, Ruiz M M, Borrero RJ. Nefrología, Quinta edición. Medellín, Colombia. Corporación para Investigaciones Biológicas; 2012: 135-136.

Diamond DA, Mattoo TK. Endoscopic treatment of primary vesicoureteral reflux. N Engl J Med. 2012; 366: 1218-1226.

Guarino N, Casamassima MG, Tadini B, et al. Natural history of vesicoureteral reflux associated with kidney anomalies. Urology. 2005; 65(6): 1208-11.

Gupta K. International clinical practice guidelines for the treatment of acute uncomplicated cystitis and pyelonephritis in women: a 2010 update bythe Infectous Diseases Society of America and the European Society for Microbiology and Infectious Diseases. Clin Infect Dis. 2011; 52: e103.

Herness J, Buttolph A, Hammer NC. Acute pyelonephritis in adults: rapid evidence review. Am Fam Physician. 2020 Aug 1; 102(3): 173-180

Hooton TM. Diagnosis, prevention, and treatment of catheter associated urinary tract infection in adults: 2009 international clinical practice guidelines from the Infectious Diseases Society of America. Clin Infect Dis. 2010; 50: 625.

Johnson JR, Russo TA. Acute pyelonephritis in adults. N Engl J Med. 2018 Jan 4; 378(1): 48-59.

Meola M, Samoni S, Petrucci I. Clinical scenarios in chronic kidney disease: chronic tubulointerstitial diseases. Contrib Nephrol. 2016; 188: 108-19.

Papadopoulos GI, Mountanos IG, Manolakakis SI, Chrysanthakopoulos G, Papaliodi E, Farmakis AD. Chronic pyelonephritis presenting as a renal sinus tumor with retroperitoneal extension: a case report. J Med Case Rep. 2009; 15(3): 9054.

Perazella MA. Clinical approach to diagnosing acute and chronic tubulointerstitial disease. Adv Chronic Kidney Dis. 2017 Mar; 24(2): 57-63.

Trautner BW. Management of catheter-associated urinary trac infection. Curr opin Infect Dis. 2010; 23:76.

CAPÍTULO 103
NEFROPATÍA EN EL EMBARAZO

VIRGINIA SALAZAR M, JEAN CARLOS INDRIAGO-COLMENARES

INTRODUCCIÓN

El embarazo normal produce cambios morfológicos y hemodinámicos en los riñones y el tracto urinario, además, modificaciones de la función renal y del equilibrio hidroelectrolítico. Para definir y clasificar las complicaciones renales durante el embarazo se emplea la clasificación del Comité de Terminología del Colegio Americano de Obstetras y Ginecólogos (2013):

1. Preeclampsia y eclampsia.
2. Hipertensión arterial crónica: esencial y secundaria.
3. Hipertensión arterial crónica con preeclampsia sobreañadida.
4. Hipertensión arterial gestacional.
5. Otras complicaciones como infección urinaria, insuficiencia renal aguda y glomerulonefritis aguda.

PREECLAMPSIA

La preeclampsia ocurre generalmente en pacientes jóvenes primíparas, sin antecedentes de enfermedades vasculares o renales, y aparece después de la semana 20 de la gestación. Se ha demostrado que en la preeclampsia existe hipoperfusión e isquemia placentaria asociada a la hipertensión arterial y proteinuria; además, se han observado modificaciones hemodinámicas y, alteraciones hematológicas e inmunes.

Modificaciones hemodinámicas
1. El gasto cardíaco no se modifica.
2. El volumen plasmático disminuye.
3. La resistencia periférica aumenta por modificaciones humorales, como:
    - La angiotensina II; aunque sus niveles disminuyen, existe una mayor sensibilidad vascular a su acción.
    - La prostaglandina $F_2\alpha$ con efecto vasopresor, aumenta.
    - La prostaglandina I_2, de acción vasodilatadora, disminuye.
    - El sistema calicreína-quinina de acción vasoconstrictora, disminuye.

Alteraciones hematológicas

1. Coagulación intravascular diseminada crónica. Se ha demostrado que el consumo del factor VII se correlaciona con la gravedad de la preeclampsia.
2. Incremento de los factores de la coagulación (fibrinógeno, factores V-VII- VIII-X y von Willebrand); y disminución del factor XI y la proteína S, una proteína inhibidora del factor V activado y el factor VIII y, adicionalmente la actividad fibrinolítica está disminuida. Se genera un estado de hipercoagulabilidad con formación de trombos en diferentes órganos (hígado, cerebro y riñón).
3. Trombocitopenia en los casos graves.
4. Depósito de fibrina en riñones, hígado, cerebro y placenta debido a la disminución de la actividad fibrinolítica.

Alteraciones inmunológicas. Al parecer, existe una producción materna de anticuerpos dirigidos contra antígenos fetales. Se ha postulado que la preeclampsia podría ser una enfermedad de inmunocomplejos generada por un exceso de antígenos o por una respuesta de anticuerpos inadecuada; responsable de las glomerulopatías, las alteraciones de la coagulación y las lesiones placentarias. La preeclampsia cursa con ciertas manifestaciones anatomopatológicas renales muy características denominada **endoteliosis glomerular.** Con el microscopio de luz se observa tumefacción segmentaria de las células endoteliales, engrosamiento de la pared del capilar con disminución de su luz y aumento de la matriz y células mesangiales. El microscopio electrónico, además, permite ver depósitos subendoteliales y engrosamiento focal subendotelial de la membrana basal, que adopta un aspecto festoneado; en la vertiente epitelial hay tumefacción, transformación vellosa de los podocitos y fusión focal de los pedicelos. La inmunofluorescencia muestra depósitos glomerulares de anti-IgG, anti-IgM, anti-IgA, anti-C3 y anti-fibrinógeno/fibrina.

En la preeclampsia se presentan las siguientes manifestaciones clínicas:

Hipertensión arterial (confirmada en dos ocasiones con al menos 4 horas de diferencia). Presión arterial >140/90 mm Hg, de aparición reciente después de la semana 20 de gestación y con uno o más de los siguientes hallazgos:

1. Proteinuria significativa (definida como la excreción urinaria de más de 300 mg de proteínas en orina de 24 horas o relación proteína/creatinina ≥0,3 (mg/mg) (30 mg/mmol). También, en una muestra de orina aleatoria o tira reactiva con proteínas ≥2+, si no se dispone de una medición cuantitativa.
2. Compromiso renal: creatinina sérica >1,1 mg/dL (97,2 micromol/L) o el doble de la concentración de creatinina en ausencia de otra enfermedad renal.
3. Trastornos hematológicos: trombocitopenia <100 x 10^9/L.
4. Compromiso hepático: aminotransferasas al menos el doble del límite superior de las concentraciones normales.
5. Compromiso neurológico: cefalea de nueva aparición y persistente, no explicada por diagnósticos alternativos y que no responde a las dosis habituales de analgésicos; además, alteraciones visuales (escotomas, visión borrosa).
6. Edema pulmonar.

ECLAMPSIA

En caso de no tratarse adecuadamente, la preeclampsia puede seguir el curso hacia la eclampsia, que se caracteriza por:

1. Movimientos musculares involuntarios (mioclonías) y convulsiones tónico-clónicas.
2. Encefalopatía hipertensiva. Caracterizada por cefalea intensa, alteraciones de la conducta, trastornos sensoriales, amaurosis, hiperreflexia osteotendinosa, edema y hemorragias en la retina, convulsiones y signos focales neurológicos.
3. Proteinuria masiva, posibilidad de insuficiencia renal aguda y coagulopatía de consumo.
4. Hepatopatía por necrosis hepatocelular.

El conjunto de manifestaciones de la preeclampsia y eclampsia desaparece generalmente a los ocho días siguientes del alumbramiento. Una historia reciente de preeclampsia requiere una buena exploración nefrológica previa a un nuevo embarazo. La recidiva en embarazos ulteriores es infrecuente. La preeclampsia se debe diferenciar de la hipertensión arterial crónica, de la hipertensión arterial con preeclampsia sobreañadida y de la que se desarrolla durante el embarazo (hipertensión gestacional).

HIPERTENSIÓN ARTERIAL CRÓNICA

Esta se puede sumar al embarazo y ser esencial o secundaria. Muchas veces se precisa el antecedente de hipertensión arterial en la paciente o en su familia. En estos casos, la elevación de la presión arterial se descubre en los primeros meses del embarazo (antes de la semana 20 de gestación) o, se mantiene 12 semanas posteriores al parto y generalmente ocurre en multíparas, no existe proteinuria o es mínima, el fondo de ojo puede revelar una retinopatía hipertensiva y los fetos son pequeños. Recordar que, algunas pacientes hipertensas pueden desarrollar en el último trimestre una fase acelerada de la HTA, con oliguria, proteinuria y CID; que pueden repetirse en los embarazos sucesivos.

HIPERTENSIÓN ARTERIAL CRÓNICA CON PREECLAMPSIA SOBREAÑADIDA

Se define como una historia previa de hipertensión antes del embarazo (esencial o secundaria) o elevación de la presión arterial por encima de 140/90 mm Hg antes de las 20 semanas de la gestación, a la que se suma una preeclampsia. Se caracteriza por el agravamiento agudo de la hipertensión arterial o se hace resistente, aparición reciente de proteinuria o aumento de ella y nueva disfunción súbita de órganos.

HIPERTENSIÓN ARTERIAL GESTACIONAL

Se define como la aparición de hipertensión arterial sin otros síntomas de preeclampsia después de las 20 semanas de la gestación, durante el trabajo de parto o en las primeras 24 horas del posparto; ocurre en mujeres previamente normotensas y generalmente se resuelve a las 12 semanas después del parto.

Infección urinaria. Es uno de los problemas del tracto urinario más frecuentes durante el embarazo. La prevalencia de bacteriuria asintomática ocurre cerca del 10%, por lo que es necesario ser diligente en el diagnóstico y su tratamiento, ya que se puede complicar con una pielonefritis aguda en el 40% de los casos; que obviamente lleva a mayor morbilidad y mortalidad maternofetal. La pielonefritis aguda es una complicación seria, se presenta usualmente entre la semana 20 y 28 de gestación y se caracteriza por fiebre, dolor lumbar y disuria, que puede llevar a la sepsis, CID e insuficiencia renal aguda.

Insuficiencia renal aguda. La IRA es rara en el embarazo y usualmente ocurre en mujeres sin alteraciones renales previas. Puede ser de origen prerrenal, posrenal o renal; entre las que sobresalen la preeclampsia grave, el síndrome de HELLP, la púrpura trombótica trombocitopénica asociada al embarazo, el síndrome urémico hemolítico y la falla hepática aguda del embarazo, que puede llevar a la insufieciencia renal aguda.

DIAGNÓSTICO

1. Pruebas funcionales renales: urea, creatinina, electrólitos, proteinuria en 24 horas y examen completo de orina.
2. Pruebas funcionales hepáticas: bilirrubina, aminotransferasas, TP y TPT.
3. Hematológica completa: hemoglobina, hematocrito, plaquetas, proteínas totales y electroforesis y gases arteriales.
4. Exámenes no invasivos: como ultrasonido renal, uro-TC (ha reemplazado la urografía de eliminación), estudio funcional y morfológico del riñón con radioisótopos y radiografía del tórax, que deben hacerse 4 meses después del parto.

TRATAMIENTO

El enfoque terapéutico de la preeclampsia debe basarse en evitar la progresión de la enfermedad, seguida de un adecuado y minucioso control y en casos que aparezca reducir el desarrollo de esta.

1. **Prevención.** El uso de aspirina a una dosis de 81-150 mg, después de las 12 semanas del embarazo y antes de las 16 preferiblemente; ha demostrado reducir la frecuencia de preeclampsia en paciente con riesgo moderado o alto para esta. Entre los factores de riesgo alto están: embarazo previo con preeclampsia de inicio precoz, diabetes mellitus tipo 1 y 2, hipertensión arterial crónica, gestación múltiple, nefropatías y enfermedades autoinmunes (LES y síndrome antifosfolipídico); tan solo uno de estos factores justifica el uso de aspirina a dosis baja. Para riesgo moderado: nuliparidad, obesidad, antecedentes familiares de preeclampsia, mayor de 35 años, concepción *in vitro*; en caso de presentar dos o más de estos, tambiénse recomienda el uso de aspirina.
2. **Preeclampsia instaurada.** Toda paciente en quien se sospeche preeclampsia se debe tomar las siguientes medidas:
    - Hospitalización y vigilancia estricta.
    - Reposo en cama, preferiblemente en decúbito lateral izquierdo.
    - Control de la presión arterial. Es importante no descender bruscamente la presión arterial, pues se puede producir una disminución de la perfusión útero-placentaria

y consecuencias nefastas para el feto. Son eficaces medicamentos como hidralazina, 5 mg IV o IM de inicio y repetirla cada 20-40 minutos si es necesario, hasta completar 20 mg; también se pueden usar por vía oral 50 a 300 mg c/12 h; labetalol (bloqueador α y β) 10-20 mg IV en infusión, luego, 20 a 80 mg cada 20 a 30 minutos, máximo 300 mg y por vía oral 25 a 200 mg c/12 h. Nifedipino de liberación prolongada 30-120 mg VO al día; esta se ha empleado por vía sublingual en caso de emergencias hipertensivas durante el embarazo, aunque se debe evitar en el momento del parto, pues disminuye la actividad uterina. Los diuréticos solo se usan en caso de existir insuficiencia cardíaca descompensada, edema importante y oliguria-anuria. En el embarazo está contraindicado el uso de IECA o ARA-II debido al riesgo de defectos fetales y falla renal.

- **Profilaxis de las convulsiones.** Se sugiere la administración profiláctica de sulfato de magnesio para las convulsiones intraparto y posparto a todas las pacientes con preeclampsia y características graves. La dosis de carga es de 4-6 g IV durante 15 minutos, seguido de una infusión por 24 horas a razón de 1 g/hora. Especial restricción cuando haya elevación de creatinina mayor a 2,5 mg/dL o en quienes se sospeche toxicidad por el magnesio; considerar la no administración de la dosis de mantenimiento.

Tratamiento de la eclampsia. Si se constata la presencia de convulsiones, las intervención inicial se basa en mantener la permeabilidad de la vía aérea y disminuir el riesgo de aspiración. Con relación al manejo de la presión arterial, las consideraciones terapéuticas son idénticas a las utilizadas en la preeclampsia.

Control de las convulsiones. Se utiliza el sulfato de magnesio con el fin de disminuir la excitabilidad del SNC; además, por su acción anticonvulsivante y cierto efecto hipotensor. La dosis fue mencionada previamente en el manejo de la preeclampsia sin embargo es importante conocer el manejo en caso de recurrencias, donde se puede administrar un bolo adicional de 2 a 4 g de sulfato de magnesio por vía IV durante cinco minutos; con monitoreo frecuente para detectar signos de toxicidad por magnesio (por ej., pérdida del reflejo rotuliano y bradipnea <12 por minuto). En caso de persistencia de las convulsiones puede utilizarse diazepam, 5-10 mg IV en 4-5 minutos (máximo 10 mg) o clonazepam, 1-2 mg en 2-5 minutos. Es importante mantener el monitoreo continuo de la paciente: presión arterial, pulso, frecuencia respiratoria, temperatura, saturación de oxígeno, gasto urinario/hora y reflejo patelar cada hora. Una hiporreflexia osteotendinosa orienta a favor de sobredosis de magnesio (nivel terapéutico 1,7-5 mmol/L). Como antídoto se usa el gluconato de calcio al 10% 10 mL (940 mg de calcio) IV en 5 minutos; repetirlo una vez SOS.

Inducción del parto. Se practica en caso de embarazo mayor de 34 semanas; siempre que se demuestre con pruebas la madurez fetal. Sin embargo, se debe inducir el parto o interrumpir el embarazo mediante cesárea cuando haya inminencia de eclampsia.

Otras medidas preventivas. El calcio reduce la incidencia de hipertensión arterial inducida por el embarazo; la dosis es de 2 g VO al día a partir de la semana 20.

Bibliografía

American College of Obstetricians and Gynecologists. Gestational hypertension and preeclampsia. Practice Bulletin. Number 222. Obstet Gynecol. 2020; 135: e237-260.

Ankumah NE, Sibai BM. Chronic hypertension in pregnancy: diagnosis, management, and outcomes. Clin Obstet Gynecol. 2017; 60(1): 206-214.

Bernstein PS, Martin JN Jr, Barton JR, et al. National Partnership for Maternal Safety: Consensus bundLe on severe hypertension during pregnancy and the postpartum period. Obstet Gynecol 2017; 130(2): 347-357.

Brown MA, Magee LA, Kenny LC, Karumanchi SA, McCarthy FP, Saito S, Hall DR, Warren CE, Adoyi G, Ishaku S; International Society for the Study of Hypertension in Pregnancy (ISSHP). Hypertensive Disorders of Pregnancy: ISSHP Classification, Diagnosis, and Management Recommendations for International Practice. Hypertension. 2018; 72(1): 24-43.

Eiland E, Nzerue Ch, Faulkner M. Preeclampsia 2012. Journal of Pregnancy. 2012; 2012: 1-7.

Magee LA, von Dadelszen P. State-of-the-Art diagnosis and treatment of hypertension in pregnancy. Mayo Clin Proc. 2018; 93(11): 1664-1677.

Prakash J. The kidney in pregnancy: a journey of three decades. Indian J Nephrol. 2012; 22(3): 159-167.

Steegers Eric, Von Dadelszen Peter, Duvekot Johannes, Pijnenborg R. Pre-eclampsia. Lancet. 2010; 376: 631-44.

Sutton ALM, Harper LM, Tita ATN. Hypertensive disorders in pregnancy. Obstet Gynecol. Clin North Am. 2018; 45(2): 333-347.

The American College of obstetricians and gynecologists. Task force on hypertension in pregnancy. 2013. Library of congress Cataloging. ISBN 978-1-934984-28-4.

The American College of obstetricians and gynecologists. Emergent therapy for acute-onset, severe hypertension with preeclampsia o eclampsia. Obstet Gynecol. 2011; 118(6): 1465-1468.

Tomoda S, Kitanaka T, Ogita S & Hidaka A. Preventio of pregnancy-induced hypertension by calcium dietary supplement: a preliminary report. J Obstet Gynecol. 1995; 21: 281-288.

Vest, AR, Cho LS. Hypertension in pregnancy. Cardiol Clin. 2012; 30: 407-423.

SECCIÓN OCHO

REUMATOLOGÍA

CAPÍTULO 104
ARTRITIS REUMATOIDE

HUMBERTO RIERA, ALBERTO NOGUERA

INTRODUCCIÓN

La artritis reumatoide (AR) es una enfermedad inflamatoria sistémica crónica de naturaleza autoinmune y etiología desconocida. Es sistémica porque, además de la afección articular que es la forma mas agresiva de expresión clínica, puede afectar otros órganos y sistemas. Se caracteriza por inflamación de la membrana sinovial de la articulación (sinovitis) que daña la estructura articular y puede llevar a la discapacidad funcional articular y locomotora parcial o total, temporal o definitiva. En algunos pacientes se alteran otros tejidos y órganos como consecuencia de la inflamación.

La prevalencia de la artritis reumatode puede ser muy variable según la región que se estudie y puede ir entre 0,5 y 1,5 de pacientes que sufren esta enfermedad por cada 100 personas de la población general. Aunque puede aparecer en cualquier edad, existen unos picos de incidencia que se ubican entre la cuarta y quinta década de la vida y afecta de 2 a 3 veces mayormente a la mujer con respecto al hombre.

En la AR se altera la capacidad del sistema inmune de reconocer lo propio frente a lo extraño de ciertas células o moléculas del propio organismo, de manera que son consideradas ajenas y, por tanto, atacadas. No se conoce con exactitud la génesis de la autoinmunidad en la AR; se ha postulado la interacción de factores internos como la predisposición genética y hormonal y, externos como virus, bacterias, contaminantes ambientales, tóxicos, cigarrillo y fármacos. Se ha postulado que el proceso inmunopatológico se desencadena por la activación del linfocito T por una célula presentadora de antígenos (CPA); esta activa la célula T mediante señales antígenoespecífica y coestimuladoras. En la señal antígenespecífica, el receptor de la célula T reconoce y se une al complejo formado por el autoantígeno con una molécula del sistema mayor de histocompatibilidad. Las señales coestimuladoras pueden estimular o deprimir la activación de la célula T. La célula T activada estimula a su vez linfocitos B, macrófagos, monocitos, fibroblastos y la secreción de citocinas proinflamatorias (mensajeros químicos entre las células) como el factor de necrosis tumoral alfa (TNFα) e interleucina 2 (IL-2) y las JAK cinasas que son una serie de proteínas pertenecientes a las enzimas intracitoplasmáticas de la familia de las tirosina kinasas, involucradas en el proceso de señalización desde los receptores de superficie de membrana de las citocinas, y llevan información hasta el núcleo de la célula para forman parte de las vías de transducción de señales destinadas a la regulación de la expresión vinculadas a la cascada de la inflamación en la artritis reumatoide. Por su parte, los linfocitos B activados producen diversos autoanticuerpos como el factor reumatoide (FR) y autoanticuerpos contra péptidos citrulinados cíclicos (anti-CCP). Los macrófagos activados, por su lado, secretan citocinas (TNFα, IL-1, IL-6), que estimulan los fibroblastos sinoviales, osteoclastos, condrocitos (liberadores de metaloprotasas), los cuales intervienen en la degradación del hueso y el cartílago articular. Estas citocinas proinflamatorias también contribuyen a la aparición y mantenimiento del dolor y edema articular, así como a la activación de nuevas células T, células B y macrófagos, hecho que autoperpetúa el proceso inmunopatogénico de la AR. Se ha reportado la asociación de la AR con el gen HLA-DR4 y algunos subtipos (Dw4, Dw14, Dw15) y otros genes DR (DR1, DR3, DR6, DR9). Cuando se descubrió que subtipos del DR4 (DRB1 0404 y DRB1 0408) compartían una secuencia similar de aminoácidos entre la posición 70-74 de sus cadenas beta, surgió la hipótesis de que este "epítopo compartido" es el que se asocia con más consistencia con la AR. La investigación acerca del cromosoma X y los estrógenos busca la explicación de la mayor frecuencia de la AR en las mujeres.

MANIFESTACIONES CLÍNICAS

Los síntomas y signos de la AR de comienzo reciente se deben a la sinovitis. El dolor de la sinovitis puede empezar de manera insidiosa o brusca, con intensidad leve a moderada, en una o pocas articulaciones, sin desencadenante aparente, acompañado de calor y disminución de los movimientos articulares. La rigidez matinal de la AR se prolonga por más de una hora y se calma a medida que aumenta la actividad física de la mañana. El dolor se alivia con la inmovilidad y el reposo, pero aumenta con el movimiento articular activo o pasivo y con la presión sobre la articulación. Junto con las manifestaciones iniciales de sinovitis también pueden aparecer expresiones inflamatorias sistémicas como fiebre y malestar general. La tumefacción articular de la sinovitis se percibe en articulaciones superficiales cuando el edema sinovial y el exudado dentro de la cavidad articular (derrame) alcanzan cierto tamaño.

En ocasiones hay un período prodrómico de síntomas articulares leves y fugaces como sensibilidad y rigidez en algunas articulaciones después del reposo prolongado, que desaparecen con la actividad física, o dolor metacarpiano leve y fugaz que aparece cada vez que las manos se aprietan entre sí. Con el tiempo se pueden inflamar progresivamente otras articulaciones pequeñas y grandes de ambos lados del cuerpo, con un patrón simétrico. En la sinovitis se inflaman las articulaciones que tienen cavidades articulares revestidas por membrana sinovial, como las metacarpofalángicas (MCF), las interfalángicas proximal (IFP), los carpos, codos, hombros, rodillas, tobillos, metatarsofalángicas (MTF), temporomaxilares, esternoclaviculares, acromioclaviculares, coxofemorales y y los segmentos superiores de la columna cervical. Existen criterios predictivos para estimar, tras la primera consulta la probabilidad de que la sinovitis que recién comienza evolucione hacia una artritis reumatoide autolimitada, persistente no erosiva o persistente erosiva.

Manifestaciones clínicas de las manos en la AR establecida

Las erosiones del hueso articular pueden empezar antes de cumplirse un año de haber aparecido los primeros síntomas de sinovitis; estas se detectan por radiografías simples, mientras que las incipientes leves y la sinovitis subclínica solo se descubren con el ultrasonido articular. Los daños de la estructura articular causan diversos grados de deformación, desalineación y discapacidad funcional articular, características propias de la AR establecida. En la articulación sinovial (diartrodial, móvil) ocurre inflamación de la membrana sinovial que recubre la parte interna de la cápsula articular, sinovitis proliferativa (*pannus*) que invade y erosiona los sitios del hueso articular no recubiertos por cartílago (hueso desnudo), aumento del líquido sinovial (derrame) y disminución de grosor del cartílago articular **(FIG. 117)**. También se presenta desviación cubital de la mano, atrofia interósea, nódulos subcutáneos, deformación "en ojal" del dedo pulgar, deformaciones "en cuello de cisne" y "saltamontes" de los dedos. La desviación cubital se produce por la desalineación de los huesos articulares debido a que los músculos y tendones de un lado de la articulación dominan al lado opuesto **(FIG. 118)**.

FIG. 117. Se observa inflamación de la membrana sinovial que recubre la parte interna de la cápsula articular, sinovitis proliferativa (pannus) que invade y erosiona los sitios del hueso articular no recubiertos por cartílago (hueso desnudo) y aumento del líquido intraarticular.

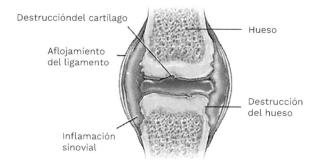

FIG. 118. A: muestra subluxaciones, deformación "en ojal" del dedo pulgar con deformaciones "en cuello de cisne" y "saltamontes" de los dedos. B: revela desviación cubital de la mano, atrofia interósea, nódulos subcutáneos y engrosamiento de las articulaciones metacarpofalángicas.

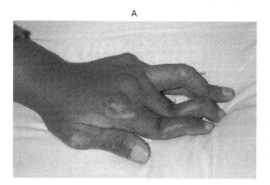
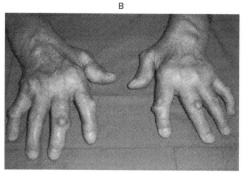

Manifestaciones de la columna cervical

La inflamación de las articulaciones de la columna cervical, que no son visibles ni palpables al examinador, se puede manifestar por dolor y espasmo de la musculatura del cuello. La inestabilidad cervical puede ser consecuencia de la destrucción de las articulaciones apofisarias que llevan a mal alineamiento o subluxación, y microfracturas vertebrales que favorecen la degeneración del cartílago vertebral. El segmento de la columna cervical mas afectado en el caso de la artritis reumatoide, corresponde a C1 y C2 en el cual ocurre por una distensión del ligamento que rodea a la apófisis odontoide separando esta estructura de la pared posterior del arco de C1 produciendo inestabilidad. Un movimiento brusco de flexión o extensión del cuello en estas condiciones puede producir una lesión neurológica muy seria. Solicitar un estudio radiográfico LL de columna cervical nos permita evaluar las condiciones de esta articulación en la paciente y poder advertir a los anestesiólogos antes de someterse a una intervención quirúrgica y evitar complicaciones al realizar maniobras de extensión del cuello para la intubación endotraqueal. Estas lesiones pueden conducir a compresión medular con deterioro neurológico.

Manifestaciones periarticulares y locomotoras. El daño articular se puede acompañar de diversas alteraciones de las estructuras articulares vecinas, entre ellas debilitamiento y acortamiento de tendones, ligamentos y músculos, inflamación de la vaina sinovial que envuelve los tendones (tenosinovitis), inflamación de bolsas serosas (bursitis), reducción de la fuerza muscular por disminución de la movilidad articular y pérdida de elasticidad de la piel que recubre la articulación. La progresión del daño articular y periarticular puede conducir a la discapacidad funcional locomotora. El paciente pierde capacidad para cuidarse por sí mismo y llevar a cabo las actividades de la vida diaria. La calidad de vida se deteriora y el tiempo de vida se acorta.

Manifestaciones extrarticulares de la artritis reumatoide

Nódulos reumatoides subcutáneos. Pueden ser de 1 a 2 cm, son de consistencia firme, sin signos inflamatorios y adheridos a los planos profundos. No duelen, a no ser que se rompan y ulceren. Se localizan en cualquier parte del cuerpo, aunque con más frecuencia en zonas de presión y roce de los codos, dedos de las manos, rodillas, regiones isquiáticas y en bursas o vainas tendinosas. Además de la localización subcutánea se han descrito nódulos reumatoides en otras partes del cuerpo como esclerótica, músculos, pulmón y corazón. La histopatología muestra una formación nodular con colágeno degenerado, fibrina central, corona de histiocitos y fibrosis externa. Por razones estéticas o compresivas se puede remover con cirugía.

Pulmones y pleura. Las consecuencias de la inflamación reumatoide en estructuras broncopulmonares está dada por nódulos reumatoides, enfermedad obstructiva de pequeños y grandes bronquios, vasculitis, enfermedad pulmonar intersticial (EPI) e hipertensión pulmonar. La pleuritis se manifiesta por dolor pleurítico y/o derrame pleural que se confirma con la radiografía de tórax.

La EPI se inicia con inflamación del intersticio pulmonar que lleva a la fibrosis intersticial, con alteración del recambio de gases alvéolo-capilares. Se manifiesta por disnea, tos seca, crepitantes basales que no se modifican con la tos y a veces por dedos hipocráticos; esta complicación aumenta la mortalidad en pacientes con AR. La radiografía de tórax revela en fases avanzadas opacidad reticular (vidrio esmerilado) y nódulos basales bilaterales. La TC de alta resolución permite el diagnóstico precoz de la EPI y evalúa la extensión de la enfermedad; además, descubre patologías asociadas como bulas, enfisema y bronquiectasias. El tratamiento precoz con terapia biológica puede detener la fase inflamatoria de la EPI y, por tanto, prevenir la fibrosis residual.

Recientemente se está avanzando en el estudio sobre agentes moduladores de la migración y activación de fibroblastos que son las células que inician y perpetúan el proceso de fibrosis del intersticio de los pulmones como son el nintedanib y la pirfenidona. El diagnóstico temprano y el manejo multidisciplinario podría evitar la progresión y la complicación respiratoria en nuestros pacientes.

Síndrome de Sjögren. La inflamación y fibrosis consecutiva de las glándulas salivares y lagrimales produce diversos síntomas de sequedad de la boca y ojos. La boca seca se manifiesta por sequedad de los labios, lengua o garganta, dificultad para masticar, tragar, degustar o hablar, así como también ardor y úlceras en la boca. Las lágrimas están formadas por tres capas, acuosa, oleosa y mucínica; la falta de al menos una de ellas o la producción insuficiente de lágrimas, causa ojo seco (xeroftalmia), que se manifiesta por sensación de cuerpo extraño, picazón, ardor, mucosidad en la superficie del ojo, enrojecimiento, sensibilidad a la luz, visión borrosa, cansancio de la vista al utilizar computadoras o leer durante tiempo prolongado y dificultad para usar lentes de contacto. Los síntomas aumentan en lugares secos, aviones, calefacción, aire acondicionado y en presencia de humo de cigarrillo.

Amiloidosis secundaria. Las enfermedades reumáticas, entre ellas la AR, causan frecuentemente amiloidosis secundaria (reactiva, tipo AA). La prevalencia en pacientes con AR oscila entre el 5% y 17% y se menciona la predisposición genética para el desarrollo de amiloidosis. La proteína amiloide A se encuentra elevada en la sangre >1.000 mg/L (VR= <10 mg/L); esta sale a través de la pared vascular y se deposita en diversos tejidos y órganos; la síntesis de la proteína precursora aumenta en los hepatocitos por efecto de la inflamación crónica. Los depósitos de amiloide en el riñón ocasionan proteinuria progresiva, microhematuria y enfermedad renal crónica; en el tubo digestivo pueden ocasionar hemorragia digestiva y un síndrome de malabsorción intestinal. Los depósitos en los pequeños vasos pueden causar eventos isquémicos. El diagnóstico de la amiloidosis se confirma por la biopsia renal, grasa subcutánea abdominal, así como mucosa gingival o rectal teñida con rojo Congo y bajo luz de microscopía polarizada, que muestra birrefringencia amarilla y verde. En el riñón se observa depósito extracelular de un material filamentoso homogéneo acelular (amiloide) PAS y rojo Congo positivos; el amiloide se aprecia como una sustancia homogénea rojizo-anaranjada que engrosa el intersticio renal, oblitera la luz de los capilares glomerulares y puede reemplazar al glomérulo.

Vasculitis. Los pacientes con AR de larga data, gran actividad y otros factores de mal pronóstico, desarrollan vasculitis de pequeños vasos de la piel en las extremidades inferiores, que se manifiestan por ulceraciones dérmicas. Con poca frecuencia aparece polineuropatía o mononeuritis múltiple debida a vasculitis de los *vasa vasorum* de los nervios periféricos y vasculitis en diferentes órganos: (cerebral, pulmonar), glomerulonefritis e infartos mesentéricos. Los anticuerpos ANCA pueden ser positivos en la vasculitis de la AR.

Embarazo. La AR no se correlaciona directamente con la fecundidad, fertilidad, abortos y fetos de bajo peso al nacer; por el contrario, hay remisión de la AR en el 75% de las embarazadas y regreso al estatus pregestación seis a ocho meses después del parto. La placenta remueve una enorme cantidad de anticuerpos dirigidos contra antígenos del feto e inactiva gran parte de la prednisona (recordemos que la dexametasona y betametasona atraviesan la placenta). Los AINE se contraindican en el tercer trimestre del embarazo porque prolongan el tiempo de gestación y el trabajo de parto, además de que pueden inducir sangrado y cierre prematuro del *ductus arterioso*.

DIAGNÓSTICO

Se debe sospechar la existencia de AR de comienzo reciente en todo paciente con manifestaciones clínicas de sinovitis en tres o más articulaciones por más de seis semanas de duración y menos de un año de evolución. La sospecha aumenta cuando la rigidez matinal dura más de una hora y hay sinovitis simétrica en las manos y dolor metacarpofalángico fugaz al comprimir al mismo tiempo los bordes laterales de la mano, y/o dolor metatarsofalángico fugaz al comprimir al mismo tiempo los bordes laterales del pie. El diagnóstico de la AR reciente depende significativamente de los conocimientos, destreza clínica y experiencia del médico actuante. Los criterios de clasificación AR 2010 ayudan al diagnóstico, pero el médico puede sospechar prematuramente la AR en un paciente con sinovitis aunque no cumpla los criterios de clasificación de la enfermedad o presente manifestaciones no incluidas en dichos criterios. La función principal de los criterios de clasificación AR 2010 es discriminar en forma estandarizada los pacientes con sinovitis reciente sin diagnóstico definido, cuáles de ellos tienen AR con mayor probabilidad para beneficiarlos con el inicio temprano de fármacos antirreumáticos modicadores de la enfermedad (FAME por las siglas en español y DMARD en inglés) o para incluirlos en análisis clínicos evolutivos que ameriten criterios de uniformidad. El procedimiento de aplicación de los Criterios de Clasificación AR 2010 se hace por la asignación de puntos (ver la siguiente clasificación).

Asignación de puntos por la cantidad y tamaño de las articulaciones con sinovitis:
- 1 articulación grande con sinovitis = 0 puntos
- 2 o más articulaciones grandes con sinovitis = 1 punto
- 1 a 3 articulaciones pequeñas con sinovitis = 2 puntos
- 4 a 10 articulaciones pequeñas con sinovitis = 3 puntos
- 10 o más articulaciones pequeñas con sinovitis = 5 puntos

Asignación de puntos por la duración de la sinovitis:
- 0 puntos por sinovitis menor de 6 semanas
- 1 punto por sinovitis de 6 o más semanas de evolución

Asignación de puntos por los resultados del FR, anti-CCP, PCR y VSG:
- FR y anti CCP negativos = 0 puntos
- FR y/o anti-CCP positivos bajos (<3 valores normales) = 2 puntos
- FR y/o anti-CCP positivos altos (>3 valores normales) = 3 puntos
- VSG y PCR normales = 0 puntos
- VSG y/o PCR elevadas = 1 punto

Los resultados de la suma de puntos se interpretan así:

1. El paciente con artritis (sinovitis) de comienzo reciente que resulte con 6 o más puntos se clasifica como AR definida, siempre y cuando dicha artritis no sea mejor explicada por otra enfermedad reumática diferente a la AR como lupus eritematoso sistémico, artritis reactiva, gota, artritis psoriática, vasculitis u otra artropatía inflamatoria autoinmune.
2. El paciente con artritis (sinovitis) de comienzo reciente con menos de 6 puntos se clasifica como sinovitis sin diagnóstico definido (sinovitis indiferenciada) y se somete a seguimiento, y si en las próximas consultas alcanza o sobrepasa los 6 puntos y la sinovitis no puede ser explicada por una causa distinta a la AR, se clasifica como AR definida.
3. El paciente con artritis (sinovitis) de reciente comienzo que en las radiografías de las articulaciones inflamadas tenga erosiones típicas de AR, se clasifica como AR definida, independientemente de la puntuación.
4. El paciente con artritis de más de un año de evolución, activa o inactiva, con o sin tratamiento, con clínica retrospectiva compatible con una sumatoria de 6 o más puntos, se clasifica como AR definida.

Durante el proceso de aplicación de los criterios de clasificación AR 2010 se deben tener en consideración los siguientes aspectos.

1. La sinovitis de las articulaciones interfalángicas distales y trapecio-metacarpianas no se incluye en el puntaje por su asociación marcada con la osteoartrosis.
2. A la artritis de la primera articulación metatarsofalángica tampoco se les asignan puntos por su relación con la podagra (gota).
3. Se consideran articulaciones grandes los hombros, codos, caderas, rodillas y tobillos, y pequeñas las MCF, segunda a quinta, las IFP, incluidas la del pulgar, y las MTF, segunda a quinta.
4. Dos articulaciones grandes más dos pequeñas recibe 2 puntos.
5. En más de 10 articulaciones con sinovitis, incluida al menos una pequeña, se agrega el puntaje por la sinovitis de las témporomandibulares, esternoclaviculares y acromioclaviculares.

Clinimetría

Mediante este procedimiento, a los pacientes con AR se les puede medir la actividad clínica de la enfermedad, la discapacidad funcional, el daño estructural y la calidad de vida.

La intensidad de la actividad de la enfermedad (actividad inflamatoria) se puede medir en la práctica clínica con el DAS28, elemento clinimétrico compuesto y formado por varios instrumentos clinimétricos simples como los recuentos, tanto de articulaciones dolorosas como tumefactas y los reactantes de fase aguda. Para calcular el DAS28 se introducen en una calculadora clínica portátil o en aplicaciones que se pueden bajar en celulares o accesorios, los siguientes datos: el número de articulaciones dolorosas MÁS el número de articulaciones tumefactas, MÁS el número correspondiente a la evaluación global que hizo el paciente de su enfermedad en una escala visual análoga de 100 mm, MÁS el resultado en mg/dL de la proteína C reactiva (como alternativa la VSG, en mm 1 hora). Un DAS28 igual o mayor de 5.1 indica actividad alta de la enfermedad, y menor de 2.6 AR que está en remisión. Se considera que hay *buena respuesta* en la mejoría de la AR cuando hay una disminución del DAS28 mayor de 2.1 comparado con el DAS28 basal, siempre y cuando el DAS28 actual sea igual o menor de 3.2

El recuento de articulaciones dolorosas y articulaciones tumefactas para el cálculo del DAS28 se hace en las siguientes 28 articulaciones seleccionadas: 10 MCF y 10 IFP, 2 hombros, 2 codos, 2 carpos y 2 rodillas. En este recuento no se incluyen los tobillos por la dificultad en ellos de diferenciar la inflamación articular de la obesidad y de diferentes tipos de edema, tampoco se incluyen las articulaciones de los pies por la baja reproducibilidad ni las coxofemorales por la imposibilidad de detectar tumefacción y dolor a la presión. El recuento articular 28 ha sido validado, es reproducible y sensible a los cambios y se correlaciona con medidas de discapacidad, puntajes radiográficos y predicción de mortalidad a largo plazo. La evaluación global de la AR por el paciente es un dato necesario para el cálculo del DAS28, esta se hace en una escala visual análoga o EVA **(FIG. 119)**; el paciente entrenado marca el número (o un sitio entre dos números) que se corresponda con la máxima intensidad de su enfermedad en la última semana.

FIG. 119. Escala visual análoga (EVA 100 mm).

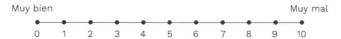

Estudios por imágenes

Los procedimientos imagenológicos empleados en el diagnóstico de la AR son radiografía articular, TC de alta resolución y ultrasonido.

Radiografía articular. Esta permite detectar la hinchazón fusiforme de los tejidos blandos que rodean las articulaciones, la reducción de la densidad mineral ósea (osteopenia), la disminución de los espacios articulares, los quistes óseos subcondriales, las erosiones óseas, las subluxaciones y las anquilosis. A medida que la AR avanza, aumenta la proporción de erosiones y estrechamiento del espacio articular y aparecen alteraciones en la alineación ósea, subluxaciones con anquilosis fibrosa y ósea **(FIG. 120)**.

FIG. 120. Radiografía de las articulaciones MCF de la mano. Se observa osteopenia, disminución de los espacios articulares, quistes óseos subcondriales y erosiones óseas (ver flechas), subluxaciones, alteraciones en la alineación ósea y aumento de partes blandas.

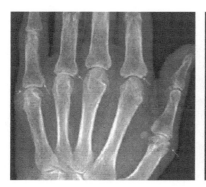 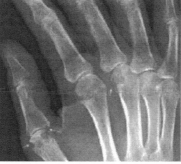

Las radiografías cervicales en posiciones anteroposterior, lateral y oblicuas para ver las vértebras C1-C2 y el foramen intervertebral (agujeros de conjunción), pueden revelar la existencia de artritis inflamatoria y subluxaciones. La radiografía lateral en flexión de la columna cervical puede detectar la subluxación de la articulación atloido-axoidea; esta subluxación por deslizamiento hacia adelante del atlas sobre el axis se explica por debilitamiento inflamatorio del ligamento transverso causado por la sinovitis de la bursa sinovial adyacente; la intervención quirúrgica se considera cuando hay más de 8 mm entre la apófisis odontoides y el atlas **(FIG. 121)**. La subluxación anteroposterior progresiva del atlas sobre el axis puede llevar a la migración vertical (superior) de la apófisis odontoides. Cuando el atlas se mueve hacia atrás sobre el axis se debe sospechar de fractura o destrucción de la apófisis odontoides. La TC con reconstrucción en 3 D muestra subluxaciones y fracturas no percibidas en la radiografía simple y la RM es útil para identificar compresiones de raíces cervicales **(FIG. 122)**.

Ultrasonido articular. Las erosiones óseas incipientes y leves y la sinovitis subclínica se pueden ver y evaluar por ecografía articular. Además, la ecografía músculoesquelética permite el diagnóstico y evaluación de lesiones de tendones, ligamentos y músculos. Con la ecografía-Doppler se puede apreciar el grado de inflamación sobre las estructuras sinoviales que nos indican de manera semicuantitativa el grado de actividad de la enfermedad inclusive de manera anticipada al hallazgo clínico.

FIG. 121. Dibujos y radiografía de la columna cervical que revelan subluxación atlanto-axoidea.

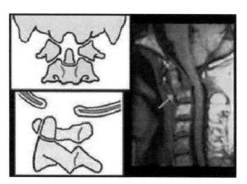

FIG. 122. TC con reconstrucción digital en el plano frontal, con vista antero-posterior. Muestra subluxación atlanto-axoidea con traslación rotatoria de la masa lateral izquierda del atlas hacia atrás.

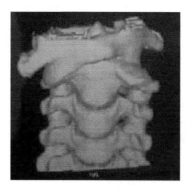

TRATAMIENTO

La reumatología es una de las ramas de la medicina que ha alcanzado grandes avances en materia de tratamiento farmacológico, produciendo un impacto notablemente favorable a nuestros pacientes especialmente en el área de la artritis reumatoide. Esto ha sido el producto de gran inversión en materia de recursos humanos y proyectos de investigación para conocer mejor los mecanismos fisiopatogénicos de la producción de esta enfermedad.

El principal objetivo de un tratamiento para la artritis reumatoide es lograr la remisión de la enfermedad, evitar las secuelas físicas y discapacitantes y recuperar las habilidades perdidas.

No existe un esquema rígido de tratamiento para los pacientes, sin embargo hay guías terapéuticas que nos pueden orientar a alcanzar esa remisión y cada esquema debe ser individualizado a cada paciente.

Calcular el grado de severidad mediante la presencia de factores de riesgo con el cual la enfermedad va a comprometer al paciente indica la audacia y la determinación para iniciar con un tratamiento agresivo desde el momento en que se hace el diagnóstico.

Lograr la remisión y recuperar la capacidad de realizar las actividades habituales de la vida diaria en todos sus aspectos es la prioridad.

Las consultas sucesivas permiten la evaluación de la eficacia y efectos adversos de los fármacos, hacer el ajuste terapéutico periódico (cambios de fármacos, dosis o lapsos de administración). Los AINE tienen efecto analgésico temporal, los inhibidores de la COX-1 (ketoprofeno, naproxeno, ibuprofeno, diclofenac), se administran dos o tres veces al día VO. Los inhibidores de la COX-2 (meloxicam, celecoxib y etoricoxib), tienen menos efectos adversos gástricos pero se incrementan los riesgos cardiovasculares, una vida media más prolongada y se pueden administrar una sola vez al día. Los corticoesteroides tienen capacidad antiinflamatoria alta pero efectos adversos limitan su uso prolongado; las dosis elevadas o la inyección intraarticular se reservan para casos especiales; la prednisona a dosis baja (5 mg VO 8 am) se puede administrar durante un tiempo limitado.

El metotrexato (MTX) es el FAME más utilizado y el de primera elección; es un antifólico que inhibe la multiplicación de los linfocitos. Una vez definido el diagnóstico de AR se inicia el MTX y se empieza la preparación del paciente para la terapia biológica. Un esquema de administración escalonada de MTX es empezar con 10 mg VO cada 8 días durante el primer mes y en caso de respuesta no satisfactoria se eleva a 15 mg semanales en el segundo mes y hasta 25 mg semanales en el tercer mes; se debe asociar ácido fólico 5 mg VO al día después de cada dosis de MTX. Hay que vigilar eficacia y efectos adversos, y no está indicado en el embarazo y lactancia. Además, hay que tener en cuenta que la biodisponibilidad del MTX parenteral (ampollas de 2 mL con 50 mg) es mayor que la oral. Otros FAME sintéticos útiles al inicio de la enfermedad son la leflunomida, inhibidor de la síntesis de pirimidina, 20 mg VO/día, y la hidroxicloroquina, 200 a 400 mg VO/día.

Los fármacos biológicos son los FAME, que han demostrado la mayor capacidad para lograr la mejoría clínica de la AR; se debe mantener la remisión de la actividad inflamatoria y detener la progresión del daño articular. Se usan para el tratamiento de la actividad inflamatoria y no el daño estructural establecido. Se requiere acertada indicación, ausencia de contraindicaciones y descartar patologías latentes que pueden reactivarse, como tuberculosis, micosis profundas, hepatitis vírica e infecciones oportunistas. Están contraindicados en embarazo y lactancia, y antes de iniciarlos, el paciente debe firmar su consentimiento. Seguidamente se describen algunos fármacos biológicos (TABLA 125).

TABLA 125. Fármacos biológicos.

Fármaco	Mecanismo	Vía	Dosis	Mantenimiento
Adalimumab	Anti-TNF α	SC	40 mg	quincenal
Etarnecept	Anti-TNF α	SC	50 mg	semanal
Infliximab	Anti-TNF α	IV	3 mg/kg	bimensual
Abatacept	Modulación células T	IV	<60 kg: 500mg 61 a 99 kg: 750 mg >100 kg: 1.000 mg	mensual
Tocilizumab	Anti-IL6	SC	8 mg/kg	bimensual
Rituximab	Anti-células B	IV	2 dosis 1.000mg separadas	por 14 días

IV = intravenosa; SC = subcutánea; anti-TNF α = anticuerpos del factor de necrosis tumoral alfa; modulación células T = proteína de fusión moduladora de la activación de células T; anti-IL6 = anticuerpo monoclonal humanizado bloqueador del receptor de la interleucina 6; anti-células B = anticuerpo monoclonal contra linfocitos B

La terapia biológica se inicia por lo general con un anti-TNFα asociado al FAME sintético que viene recibiendo el paciente. Si el primer anti-TNFα resulta ineficaz, se puede cambiar por otro anti-TNFα u otro agente biológico. No se deben usar al mismo tiempo dos o más fármacos biológicos. Se deben tomar precauciones cuando se emplean, como la administración previa de metilprednisolona (o equivalente), 100 mg IV lentamente, que reducen la incidencia y gravedad de las reacciones anafilácticas. La evaluación periódica de eficacia y efectos adversos permite el ajuste de la dosis y lapsos de administración o el cambio de estos agentes. Es frecuente la administración de fármacos biológicos en forma secuencial hasta encontrar el mejor tolerado y más eficaz durante el mayor tiempo.

Nunca deja de sorprender los avances en materia de nuevas alternativas farmacológicas para estas enfermedades de origen autoinmune.

Con la intención de detener esa cascada de la inflamación por diferentes vías y distintos puntos, han aparecido los bloqueadores o inhibidores de las JAK cinasas. Entre estos agentes tenemos el tofacitinib, baricitinib, upadacitinib y el filgotinib que son de administración oral y mejoran la adhesión al tratamiento por parte de los pacientes. Con ellos inicia una nueva era en la terapéutica de la artritis reumatoide, y se plantea entonces nuevas expectativas tanto en los efectos benéficos como en los cuidados ante los efectos indeseables a corto y a largo plazo.

La educación del paciente, la combinación de reposo, los ejercicios de fortalecimiento músculo esquelético y las interconsultas con otras especialidades médico-quirúrgicas son otras de las medidas terapéuticas que se utilizan en el paciente con AR según la necesidad y en el momento oportuno.

Las fisioterapias en el paciente con AR son diversas y muy útiles. Los ejercicios articulares mejoran la movilidad articular y la función osteomuscular. El calor profundo, la estimulación eléctrica y las técnicas de calor y frío mejoran la rigidez, el dolor y la inflamación. Las férulas de apoyo articular y los dispositivos ortopédicos permiten la alineación de las articulaciones.

La cirugía está indicada cuando existe daño grave articular con disfunción de la misma, preferentemente el reemplazo articular total con instalación de prótesis, especialmente en grandes articulaciones como caderas, rodillas y hombros.

Bibliografía

Criterios 2010 de Clasificación AR: ACR/EULAR. Ann Rheum Dis. 2010; 69:1580-8 / Arthritis Rheum. 2010; 62: 2569-81.

Cush JJ. Rheumatoid arthritis: early diagnosis and treatment. Med Clin North Am. 2021 Mar; 105(2): 355-365.

DeQuattro K, Imboden JB. Neurologic manifestations of rheumatoid arthritis. Rheum Dis Clin North Am. 2017 Nov; 43(4): 561-571.

Funovits J, Aletaha D, Bykerk V, Combe B, et al. The 2010 American College of Rheumatology/European League Against Rheumatism classification criteria for rheumatoid arthritis: methodological report phase I. Ann Rheum Dis. 2010; 69(9): 1589-95 / Arthritis Rheum. 2010; 62: 2569-81.

García McGregor E. Artritis reumatoide y embarazo. Boletín de Reumatología No. 104, 22 de abril 2014, publicado en: garciamacgregor@gmail.com

Macías Fernández I, Fernández Rodríguez A, García Pérez S. Uso de etanercept en amiloidosis secundarias a artritis reumatoide: a propósito de dos casos. Reumatol Clin. 2011; 7(6): 397-400. DOI: 10.1016/j.reuma.2010.12.005.

Mahajan T, Mikuls T. Recent advances in the treatment of Rheumatoid Arthritis. Curr Opin Rheumatol. 2018; 30(3): 231-237.

Malhotra H, Garg V, Singh G. Biomarker approach towards rheumatoid arthritis treatment. Curr Rheumatol Rev. 2021; 17(2): 162-175.

Mezzano V, Iacobelli S. Anticuerpos anti-péptido citrulinado cíclico. Reumatología. 2007; 23(4): 137-141.

Noguera A. Clinimetría en la artritis reumatoide. Conferencia en las Jornadas del Capítulo Sur Oriental de la Sociedad Venezolana de Reumatología. Cumaná, Venezuela, 2012.

Noguera A, Rosas A, Quintero M, Betancourt L. Caracterización de la Consulta Externa de la Unidad de Reumatología del estado Mérida, con sede en el Hospital Universitario de Mérida (HULA), durante los primeros cinco (5) años de funcionamiento. Biblioteca de la Facultad de Medicina de la Universidad de Los Andes, Mérida, Venezuela. 1988.

Santos Castañeda, Navarro F, Fernández-Carballido C, et al. Diferencias en el manejo de la artritis reumatoide precoz y establecida. Reumatol Clin. 2011; 7(3): 172-8. DOI: 10.1016/j.reuma.2010.08.001.

Smolen JS, Aletaha D, McInnes IB. Rheumatoid arthritis. Lancet. 2016 Oct 22; 388(10055): 2023-2038.

Soubrier M, Mathieu S, Payet S, Dubost JJ, Ristori JM. Elderly-onset rheumatoid arthritis. Joint Bone Spine. 2010; 77(4): 290-6.

Tornero Molina J, Sanmartí Sala R, Rodríguez Valverde V, et al. Actualización del Documento de Consenso de la Sociedad Española de Reumatología sobre el uso de terapias biológicas en la artritis reumatoide. Reumatol Clin. 2010; 6: 23-36.

Vargas A, Pineda C. Evaluación radiográfica del daño anatómico en la artritis reumatoide. Rev Colomb Reum. 2006; 13: 214-227.

Wind S, Schmid U, et al. Clinical pharmacokinetics and pharmacodynamics of Nintedanib. Clinical Pharmacokinetics. 2019; 58: 1131-1147.

Wollenhaupt J, et al. Safety and efficacy of tofacitinib for up to 9.5 years in the treatment of rheumatoid arthritis: final results of a global, open-label, long-term extensión study. Arthritis Research & Therapy. 2019; 21: 89.

CAPÍTULO 105
LUPUS ERITEMATOSO SISTÉMICO

LUIS ARTURO GUTIÉRREZ G, CARLOS TARAZONA, YVONNE RANGEL

INTRODUCCIÓN

El lupus eritematoso sistémico (LES) es el prototipo de las enfermedades autoinmunitarias; de origen multifactorial, con una gran producción de autoanticuerpos y manifestada por un amplio espectro clínico que puede afectar solo la piel (lupus cutáneo), varios órganos (multisistémica) o ser organoespecífica (renal, pulmonar, ocular). En esta enfermedad el sistema inmune ataca las células sanas; la activación de este sistema se caracteriza por una respuesta exagerada de las linfocitos B y T y pérdida de la tolerancia inmune frente a la producción de autoantígenos.

La incidencia de LES en EE. UU. es de 23 casos x 100.000 habitantes, es la más elevada en el mundo y la prevalencia es más alta en asiáticos, afroamericanos, afrocaribeños y estadounidenses hispanos, en comparación con los estadounidenses de ascendencia europea y anglosajona. La prevalencia de la enfermedad en la población mundial es de 20 a 150 casos por 100.000 habitantes y las tasas de incidencia mundial estimada, excepto (África, Oceanía y América Central) son de 1 a 25 por 100.000 habitantes y la incidencia casi se triplicó en los últimos 40 años. Dados los nuevos criterios diagnósticos existe un avance en la detección temprana de la enfermedad.

La enfermedad suele ser más común en áreas urbanas que rurales y es menos frecuente en los habitantes negros de África. El LES predomina en el sexo femenino con una relación hasta de 15:1 (en posmenopáusicas, desciende a 8:1). Se observa con más frecuencia entre los 20 a 40 años de edad, predominio que se ha atribuido en parte a la actividad estrogénica y la tasa de mortalidad es 3 veces mayor que la población general. La sobrevida es de 80% a los 10 años después del diagnóstico, y de 65% a los 20 años. La muerte precoz se debe a la actividad de la enfermedad o infecciones, y la tardía, generalmente por enfermedad ateroesclerótica. El LES está relacionado con factores genéticos, epigenéticos, hormonales, inmunológicos y ambientales.

Factores genéticos. Existe un alto índice de concordancia (14% a 57%) de LES en gemelos monocigóticos. Un 5%-12% de los familiares de pacientes con LES tienen la enfermedad o presentan anticuerpos anti-C1q, anticardiolipina y niveles bajos de C3 y C4. Alrededor de un 27% de niños de madres con SLE tienen anticuerpos antinucleares (AAN) positivos. Estudios del genoma completo (GWAS) ha identificado aproximadamente 45 locus de genes con polimorfismos que predisponen en un 18% a la susceptibilidad para desarrollar LES. Este polimorfismo de genes origina inicialmente autoanticuerpos patógenos y complejos inmunes contra el ácido nucleico derivado de las mismas células del huésped. Los factores genéticos que ocasionan la más alta proporción de riesgo son las deficiencias de componentes del complemento C1q (requerido para eliminar células apoptósicas), C4A y B, C2, o la presencia de un gen mutado TREX1. Otros genes con variantes que predisponen al LES implican algunos de la inmunidad innata (IRF5, STAT4, IRAK1, TNFAIP3, SPP1, TLR7); la mayoría de los cuales está asociada al aumento de la sensibilidad o elevación de interferón-α. La sobreexpresión de los genes inducidos por interferón-α se encuentra en las células de la sangre periférica en un 60% de los pacientes con LES (variante PTPN22), necesarios para alcanzar una susceptibilidad genética suficiente, que permita el desarrollo de la enfermedad.

Factores epigenéticos. Las modificaciones epigenéticas son importantes en la patogenia del LES. Estos incluyen hipometilación del ADN, lo que influye en la transcripción de proteínas; igualmente, la influencia de los microARN (miARN) sobre la transcripción de varios genes que predisponen al LES; la hipometilación afecta a los genes específicos. Una variante de codificación del gen ITGAM se asocia al desarrollo de la enfermedad renal, erupción discoide y manifestaciones inmunológicas en pacientes con LES de ascendencia europea.

Factores hormonales. Se ha demostrado en pacientes con LES que el metabolismo de los estrógenos está desviado hacia la formación de *16-alfahidroxilados* con alta actividad estrogénica. Es conocida la exacerbación del LES durante el embarazo, con el uso de anticonceptivos orales, y la asociación con el síndrome de Klinefelter.

Factores inmunológicos. Se sospecha que sobre un terreno genéticamente predispuesto actúan agentes exógenos contra el ADN del paciente y lo transforma en antígeno. De manera que las células inmunocompetentes del organismo dejan de reconocer estas estructuras como propias y generan autoanticuerpos contra ellas para formar complejos antígeno-anticuerpo (anti-ADN). Estos complejos circulantes son depositados en la membrana basal de los vasos sanguíneos y de múltiples órganos, en donde producen lesiones celulares y moleculares como consecuencia de la reacción inmunológica e inflamatoria. Esta respuesta activa el complemento, facilita la migración de neutrófilos y favorece la liberación de citocinas y prostaglandinas. Este proceso ocurre particularmente en los glomérulos renales, piel, articulaciones, serosas, plexos coroideos, SNC y pulmones.

Factores ambientales. Se conoce la activación de las lesiones cutáneas del LES ante la luz ultravioleta solar. Igualmente, la aparición de un cuadro clínico semejante al LES con la administración de hidralazina, sulfas, procainamida, isoniazida, anticonvulsivantes, metildopa y clorpromazina (lupus inducido por fármacos).

No existe evidencia suficiente para determinar cuáles factores genéticos específicos incrementan el riesgo para desarrollar LES. Por lo que no se recomienda en personas asintomáticas; incluso en quienes tienen historia familiar de la enfermedad, realizar pruebas de despistaje. Los anticuerpos antinucleares (ANA), especialmente en títulos bajos pueden detectarse en personas sanas, ancianos o en pacientes con otras enfermedades autoinmunes, o infecciosas. La presencia de ANA, indica activación anómala del sistema inmune, que puede preceder a las manifestaciones clínicas del LES de 3 a 9 años. No existe evidencia que tratar de modular el sistema inmune, durante este periodo clínico "silente", pueda detener el desarrollo de la enfermedad.

MANIFESTACIONES CLÍNICAS

La presentación inicial del LES, puede simular un síndrome viral con síntomas constitucionales como pérdida de peso, fatiga y fiebre; además, artralgias y artritis; caracterizada por rigidez matutina y edema articular leve a moderado. El LES generalmente se inicia de forma brusca, sin un desencadenante aparente, y su evolución es impredecible por el riesgo permanente de "reactivarse"; más del 50% de los pacientes a través del tiempo desarrolla daño orgánico permanente. Los síntomas y signos del LES resultan de la inflamación de órganos y sistemas. EL LES debe diferenciarse de muchas enfermedades que se expresan al inicio con síntomas ambiguos.

1. **Síndrome de fatiga crónica y la fibromialgia.** Pueden presentar síntomas musculoesqueléticos generalizados, parecidos al LES; pero no presentan lesiones cutáneas, artritis y los ANA son negativos.
2. **Artritis reumatoide.** Se caracteriza por inflamación articular extensa, lesiones erosivas y positividad del factor reumatoide y del anticuerpo contra péptidos citrulinados cíclicos (anti-CCP).
3. **Fármacos como,** la procainamida, hidralazina, minociclina, isoniacida, y los inhibidores del factor de necrosis tumoral, pueden causar un lupus inducido por fármacos, en el cual los síntomas pueden ser: fiebre, serositis, artritis y eritema; los anticuerpos anti-histona están presentes en el 75% de estos pacientes con esta variedad de lupus, sin embargo, no son patognomónicos. Los síntomas remiten a los días o semanas de omitir la medicación.
4. **Vasculitis**: vasos medianos y pequeños y la púrpura trombocitopénica trombótica.
5. **Artritis víricas** (infección por parvovirus y VIH/sida); que pueden ser similares al LES.
6. **Síndromes mieloproliferativos y linfoproliferativos,** pueden presentar ANA positivos, anemia, fiebre, derrame pleural y linfadenopatías.

El LES, como enfermedad compleja, se puede expresar clínicamente de manera variable debido a que puede afectar múltiples órganos. Es sumamente importante saber que al comienzo de la enfermedad puede haber 1, 2 o 3 criterios clínicos aislados o síntomas sugestivos de LES, por tiempo variable (semanas, meses o años); hasta que se agregan síntomas y signos que definen el diagnóstico. En esta etapa de la enfermedad es sumamente importante el control de la angustia del paciente y familiares; quienes esperan que se defina un diagnóstico; le enfermedad es conocida y temida por la población y generalmente solicitan la intervención de múltiples especialistas. Los criterios de clasificación del LES por *Systemic Lupus International Collaborating Clinics* 2012 (SLICC), en comparación con los de *American College of Rheumatology* (ACR) 1997, son más sensibles (97% vs 83%), pero menos específicos (84% vs 96%). Estos criterios han sido actualizados en el año 2019 de manera conjunta por el ACR/EULAR (*American College Rheumatology/European League Against Rheumatism*); con mayor sensibilidad y especificidad que los criterios anteriores y constituyen un abordaje más actualizado para alcanzar un diagnóstico temprano y preciso de LES. Se considera de entrada que el paciente debe tener un ANA positivo con una dilución igual o mayor de 80, hecho con células HEp2 o similar **(TABLA 126)**.

TABLA 126. Criterios de lupus eritematoso sistémico (ACR/EULAR-2019).

Criterio	Valor
Dominios clínicos	
Constitucionales	
Fiebre >38 °C	2
Hematológicos	
Leucopenia	3
Trombocitopenia	4
Anemia hemolítica autoinmune	4
Neuropsiquiátricos	
Delirio	2
Psicosis	3
Convulsiones	5
Mucocutáneos	
Alopecia no cicatricial	2
Úlceras orales	2
Lupus cutáneo discoide	4
Lupus cutáneo agudo	6
Serosas	
Derrame pleural o pericárdico	5
Pericarditis aguda	6
Musculoesquelético	
Compromiso articular	6
Renal	
Proteinuria más 0,5 g/24 h	4
Nefritis lúpica (biopsia renal clase II o V)	8
Nefritis lúpica (biopsia renal clase III o IV)	10
Pruebas inmunológicas	
Anticuerpos antifosfolipídicos	
Anticardiolipina o anti-β2GP1 o anticoagulante lúpico	2
Complemento	
Niveles bajos de C3 o C4	3
Niveles bajos de C3 y C4	4
Anticuerpos específicos para LES	
Anti-ADN doble cadena o anti-Smith	6

Criterios de entrada. Títulos de ANA mayor o igual a 1:80 (en 2 células epiteliales humanas), o un resultado equivalente (siempre). Si está ausente no clasificar como LES; si está presente aplicar criterios adicionales.

Criterios adicionales. No aplicar un criterio, si existe una explicación más justificada que LES. Para clasificar LES, se requiere 1 o más criterios clínicos, y 10 puntos totales o más; no necesitan ocurrir simultáneamente y dentro de cada dominio, solo el criterio con mayor valor será sumado al puntaje total.

Criterios de actividad del lupus eritematoso sistémico. Una vez hecho el diagnóstico de LES, el seguimiento a largo plazo consiste en la detección temprana de los episodios de "actividad de la enfermedad" para instaurar una pronta y adecuada terapéutica. La actividad de la enfermedad se puede diagnosticar con manifestaciones clínicas específicas; por ej., artritis o serositis, alteraciones inmunológicas o niveles de anti-ADNdc o complemento. La actividad de la enfermedad se define como manifestaciones agudas reversibles del proceso inflamatorio y refleja el tipo y gravedad del órgano involucrado en un momento determinado. La capacidad de evaluar el grado de actividad en un paciente con LES es de gran importancia puesto que muchas decisiones terapéuticas dependen de la exactitud con que el clínico juzga la actividad de la enfermedad.

Con el uso del índice global de actividad del LES (Systemic Lupus Eritematosus Disease Activity Index SLEDAI) se incluyen 9 órganos y sistemas: SNC, vascular, renal, musculoesquelético, serosas, dérmico, inmunológico, constitucional y hematológico; y se agrupan en cuatro categorías o puntaje (del 1 al 8), lo que refleja la importancia de cada órgano y sistema en la actividad de la enfermedad **(TABLA 127)**.

TABLA 127. Criterios de actividad del LES (SLEDAI)*.

Puntaje	Descripción	Definición
8	Convulsiones	Comienzo reciente. Excluir causas metabólicas, infecciosas o fármacos
8	Psicosis	Incluye alucinaciones, incoherencia, incapacidad para asociaciones, pensamiento ilógico, bizarro y desordenado; estado catatónico. Excluir uremia y fármacos
8	Síndrome cerebral orgánico	Función mental alterada con pérdida de la orientación, memoria y otras funciones intelectuales
8	Disturbios visuales	Cambios en la retina por LES, incluye cuerpos citoides, hemorragia retiniana, hemorragias o exudados gruesos en coroides o neuritis óptica. Excluir causado por HTA, infección o fármacos
8	Alteración de nervios craneales	Neuropatía de nervios craneales, de reciente inicio motora y sensorial, que involucra estos nervios
8	Cefaleas por LES	Cefalea persistente, acentuada: puede ser migrañosa pero no responde a la analgesia narcótica
8	Accidente cerebrovascular	ACV de reciente aparición. Excluir ateroesclerosis
8	Vasculitis	Ulceración, gangrena, nódulos en dedos, infarto periungueal, hemorragias en astilla, biopsia o angiograma de vasculitis
4	Artritis	Más de 2 articulaciones con dolor y signos de inflamación

4	Miositis	Debilidad o dolor muscular proximal asociado al aumento de la CPK/aldolasa o cambios electromiográficos o biopsia que demuestre miositis
4	Cilindros urinarios	Cilindros de glóbulos rojos o granulares
4	Hematuria	>5 glóbulos rojos/campo. Excluir cálculos, infección urinaria y otras causas
4	Proteinuria	>0,5 g/24 horas. Inicio reciente o incremento rápido mayor de 0,5 g/24 horas
4	Piuria	>5 glóbulos blancos/campo. Excluir infección
2	*Rash*	Inicio reciente o infección recurrente tipo *rash*
2	Alopecia	Inicio reciente o pérdida recurrente y difusa del cabello o en parches
2	Úlcera mucosa	Inicio reciente o ulceraciones nasales u orales recurrentes
2	Pleuritis	Dolor torácico pleurítico con frote, derrame o engrosamiento pleural
2	Pericarditis	Dolor pericárdico con al menos uno de los siguientes: frote o derrame (confirmado por electrocardiograma o ecocardiograma)
2	Complemento disminuido	Disminución del CH50, C3 o C4 por debajo del límite normal del laboratorio >25% por ensayo Farr o según el rango normal para el laboratorio
2	AAN	Aumento del anti-ADNdc
2	Fiebre >38 ºC	Excluir infecciones
1	Trombocitopenia	Plaquetas <100 x 10^9/L
1	Leucopenia	<3 x 10^9/L glóbulos blancos. Excluir causado por medicamentos

- Systemic Lupus Eritematosus Disease Activity Index (SLEDAI). El puntaje máximo total es 105.

A continuación se describen las alteraciones específicas de los diferentes órganos y sistemas y el tratamiento actualmente aceptado.

Enfermedad dermatológica

Las manifestaciones cutáneas del LES ocurren en 75%-80% de los pacientes. El término "lupus eritematoso cutáneo" es aplicado a pacientes con lesiones en la piel causadas por el LES, bien sea si la enfermedad está confinada solo a la piel o representa parte del proceso sistémico. La mayoría de las variantes morfológicas del lupus eritematoso cutáneo puede ser dividida en dos amplias categorías, con cambios histopatológicos característicos: las específicas (dermatitis malar, lupus cutáneo agudo, subagudo, crónico y buloso) y las no específicas (telangiectasias, *livedo reticularis* y fotosensibilidad).

Dermatitis malar. Se caracteriza por fotosensibilidad y eritema malar en "alas de mariposa". Es una lesión de comienzo abrupto generalmente después de la exposición solar y se caracteriza por eritema y edema, que respeta los surcos nasolabiales; a diferencia del acné tipo rosácea, que se destaca por tener descamación en estos surcos y la presencia de pápulas o pústulas; también se puede confundir con la dermatitis por contacto, dermatitis seborreica e infección por dermatofitos.

Lupus cutáneo agudo. Este consiste en un eritema indurado o plano en las eminencias malares, cuero cabelludo, brazos, manos, cuello y tórax; puede ser localizado o generalizado. El localizado presenta fotosensibilidad y eritema malar en "alas de mariposa", y el generalizado, eritema extenso o lesiones similares a la necrólisis epidérmica tóxica o bulosa. Además, se encuentran el lupus eritematoso verrugoso o hipertrófico, el lupus eritematoso palmar o plantar y el lupus profundo (paniculitis).

Lupus eritematoso cutáneo subagudo. Las lesiones se distribuyen en áreas de exposición a la luz; son típicamente simétricas, extensas, superficiales y no dejan cicatriz; aunque ocasionalmente dejan despigmentación posinflamatoria o telangiectasias. Involucran el cuello, hombros, tórax superior, dorso superior y la superficie extensora de las manos. Comienza con pequeñas placas o pápulas descamativas, eritematosas, fotosensibles, que luego se hacen papuloescamosas (psoriasiformes) no induradas o policíclicas anulares. Generalmente está asociado con la presencia de anticuerpos anti-Ro/SSA, deficiencias genéticas del complemento C2 y C4 y ciertos medicamentos como la hidralazina. En estudios histológicos se ha demostrado el depósito de IgG epidérmica generando la clásica "mancha" en la unión dermoepidérmica o "banda lúpica".

Lupus eritematoso cutáneo crónico. Incluye el lupus discoide y otros tipos menos comunes como: lupus eritematoso hipertrófico (caracterizado por lesiones verrugosas), paniculitis lúpica y el *lupus tumidus*. El **lupus discoide** es la forma cutánea más frecuente del lupus cutáneo crónico y se caracteriza por placas induradas, que evolucionan a cicatrices con hipopigmentación central e hiperpigmentación en el borde activo; solo el 3%-5% de pacientes con lupus discoide se asocia con la enfermedad sistémica. En esta condición, las lesiones discoides se encuentran usualmente en la cara, cuero cabelludo, orejas o cuello. Comienzan como pápulas o placas eritematosas con descamación moderada; cuando la lesión progresa, la descamación se hace gruesa y adherente, los orificios foliculares se dilatan y se llenan de detritos queratínicos (tapón folicular).

Lesiones cutáneas no específicas, pero relacionadas con el LES. Lesiones vasculares (telangiectasias, vasculitis, *livedo reticularis*), nódulos reumatoides, urticaria y alopecia (frontal o difusa). En la mayoría de los pacientes no existe correlación entre el *rash* y la exacerbación de la enfermedad sistémica, aunque hay casos aislados que pueden desarrollarlo como primer signo de actividad. La existencia o aparición del *rash* en pacientes con LES, no debe llevar a la consideración de la terapia sistémica.

Fotosensibilidad. Uno a dos tercios de los pacientes con LES tiene fotosensibilidad, la cual es definida como un *rash* cutáneo inusual producido por la luz solar. Además de inducir *rash*, la radiación solar puede también exacerbar la actividad sistémica de la enfermedad y generar un efecto negativo en la calidad de vida del paciente. Aproximadamente un 70% de los pacientes con anti-Ro/SSA positivo puede presentar fotosensibilidad.

Aproximadamente del 20% a 80% de los pacientes con lupus eritematoso cutáneo responde a la hidroxicloroquina (antimalárico); estos fármacos también pueden tener efectos beneficiosos en las manifestaciones no cutáneas del LES como artralgias o artritis y fatiga. Cuando existe resistencia del lupus eritematoso cutáneo a los antimaláricos, se pueden usar agentes como la dapsona, azatioprina, talidomida, interferón intralesional y retinoides. Al comparar la acitretina (retinoide) con la hidroxicloroquina, ambos medicamentos tienen eficacia similar para mejorar el eritema, la infiltración, la descamación y la hiperqueratosis. Sin embargo, el uso prolongado de los retinoides debe limitarse por los efectos adversos (teratogenicidad, sequedad cutaneomucosa e hiperlipidemia).

Enfermedad articular

La artralgia o artritis leve con rigidez matutina es la más común de las manifestaciones iniciales del LES; cerca del 76% de estos pacientes desarrolla artritis. Usualmente es una poliartritis periférica, simétrica o no, de grandes y pequeñas articulaciones, transitoria y de curso benigno; a diferencia de la artritis reumatoide, el derrame y engrosamiento sinovial no es frecuente y si lo hay no es de tipo inflamatorio, tampoco es común la deformidad articular y no existen erosiones óseas en el estudio radiológico; sin embargo, la deformidad moderada en manos puede ocurrir en el 10% de los pacientes con LES. Manifestaciones menos frecuentes son nódulos y deformidades articulares notables; estas alteraciones articulares son comunes en la artritis reumatoide y frecuentemente se confunden las dos enfermedades. Sin embargo, el LES y la artritis reumatoide pueden coexistir en algunos pacientes con superposición de ambas enfermedades *"rhupus"*.

Enfermedad renal

El riñón es el órgano más comúnmente afectado por el LES. Se ha demostrado su compromiso hasta en un 60% de los pacientes con la enfermedad. Su presencia representa una morbilidad y mortalidad significativa en estos pacientes; comparados con aquellos sin daño renal. A pesar de los avances terapéuticos, hasta un 30% de los pacientes avanzan a la enfermedad renal crónica terminal (ERCT). Inclusive, con el uso del microscopio de luz, el electrónico y la inmunofluorescencia se pueden detectar alteraciones mínimas en casi todos estos pacientes. La localización de los complejos inmunes en el riñón es el evento inicial para el desarrollo de la nefritis lúpica. La disminución persistente del complemento C3 o CH50 y los anti-ADNdc se asocia a la actividad de la enfermedad, vasculitis y glomerulonefritis; los niveles de ANA son menos consistentes para el diagnóstico de la actividad renal del LES. Las alteraciones serológicas, del sedimento urinario y la proteinuria pueden desarrollarse muchos meses antes de evidenciarse el compromiso renal. Las pruebas de la función renal (creatinina sérica y depuración de creatinina) son indicadores imprecisos de la tasa de filtración glomerular y probablemente subestiman la gravedad de la glomerulonefritis. Estas medidas pueden fallar en detectar precozmente el daño del parénquima renal debido a los mecanismos hemodinámicos compensatorios intrarrenales, que aumentan la filtración en los glomérulos perfundidos; por esta razón es necesaria la biopsia renal para establecer el tipo de nefritis lúpica y la estrategia terapéutica recomendada.

Las indicaciones de la biopsia renal son: aumento de la creatinina sérica, sin otra causa explicable, proteinuria confirmada, mayor de 1,0 g/24 h o combinación de las siguientes condiciones: proteinuria >0,5 g/24 h más hematuria > de 5 eritrocitos por campo o; proteinuria >0,5 g/24 h más cilindros celulares.

Clasificación de nefritis lúpica:

- Clase I: cambios mesangiales mínimos.
- Clase II: mesangial proliferativa.
- Clase III: focal proliferativa.
- Clase IV: difusa proliferativa (activa, activa crónica o lesiones crónicas).
- Clase V: membranosa (con o sin coexistencia de clase III o IV).
- Clase VI: esclerosis avanzada (más de 90% de glomérulos escleróticos).

La Asociación Europea de Diálisis y Trasplante Renal, en conjunto con European League Against Rheumatism (EULAR) establece los siguientes objetivos del tratamiento. Alcanzar una reducción igual o mayor del 25% de la proteinuria con depuración de creatinina estable (10% del valor inicial) a los tres meses del tratamiento; y una reducción de la depuración de creatinina y la proteinuria del 50% a los 6 meses del tratamiento. Los corticoesteroides son frecuentemente usados como terapia inicial y única en los pacientes con nefritis lúpica. La prednisona a dosis intermedias o bajas es por lo general suficiente para los pacientes con glomerulonefritis mesangial y proliferativa focal leve. Los pacientes con glomerulonefritis proliferativa focal grave y proliferativa difusa son incluidos para tratamientos inmunosupresores vigorosos, con el objetivo de controlar la inflamación intrarrenal. El tratamiento debe iniciarse con metilprednisolona en pulsos de 0,5 a 1 g IV/día por 3 días; seguido de prednisona 0,5 a 1 mg/kg/VO/día por 4 semanas; y disminución gradual de la dosis hasta llegar a 7,5 mg/día, en un período de 3 a 6 meses. Estas dosis, junto a fármacos citotóxicos, predisponen a infecciones oportunistas fatales del SNC y pulmón. En consecuencia, se sugiere iniciar profilaxis con antibioticoterapia mientras dure el tratamiento intenso de la nefritis lúpica. Se ha propuesto el trimetoprim/sulfametoxazol 80/400 mg VO tres veces al día, por semana.

Los fármacos inmunosupresores son más eficaces que la prednisona para controlar los signos clínicos de nefritis activa, prevenir la atrofia renal y reducir el riesgo de ERCT; pero no han demostrado ser más efectivas en reducir el riesgo de muerte. A continuación se describen los citotóxicos empleados en la nefropatía lúpica.

Ciclofosfamida. Su administración en pulsos IV intermitentes, es considerada el tratamiento de elección para la glomerulonefritis proliferativa difusa. Se propone un esquema de 500 mg IV cada dos semanas por 6 dosis.

Azatioprina. Es un antagonista de las purinas que junto con los corticoesteroides, reducen la actividad del lupus. Se considera como terapia de mantenimiento, luego de completar los pulsos de ciclofosfamida o del micofenolato de mofetilo o, durante el embarazo.

Micofenolato de mofetilo. Actualmente es reconocida su eficacia y seguridad como agente citostático en algunos pacientes con LES grave, principalmente con nefritis lúpica proliferativa difusa. Posee pocos efectos adversos (principalmente gastrointestinales: diarrea persistente y gastritis), por lo que recientemente ha sido aprobado por la FDA para el tratamiento de la alteración renal. Su mecanismo de acción es mediante la inhibición de la síntesis de purinas, tiene un efecto antiproliferativo de los linfocitos y de las células mesangiales renales y, atenúa la producción de autoanticuerpos por las células B. Ha sido ampliamente usado en el trasplante de órganos sólidos, así como en la nefropatía por inmunoglobulina A, vasculitis de pequeños vasos y psoriasis. Cuando se asocia a la prednisona ofrece una mayor eficacia, seguridad y tolerancia en comparación con la ciclofosfamida en la nefritis lúpica.

Enfermedad neuropsiquiátrica

Los síntomas neuropsiquiátricos son comunes en los pacientes con LES y se pueden dividir en *eventos primarios*, que resultan directamente del daño mediado inmunológicamente del SNC y que típicamente se presentan en el marco del LES activo; y en *eventos secundarios*, por enfermedad en otros órganos, complicaciones del tratamiento o ambos. Infrecuentemente, el LES puede presentarse de inicio con enfermedad neuropsiquiátrica, especialmente en pacientes jóvenes. Los mecanismos patogénicos del compromiso neuropsiquiátrico se atribuyen a la oclusión vascular por vasculopatía, vasculitis (rara), leucoaglutinación, trombosis y al daño o disfunción de la neurona medida por anticuerpos. La anormalidad histopatológica predominante son los microinfartos multifocales de la corteza cerebral, relacionados al daño microvascular. En líneas generales, el SNC, el autónomo y el periférico pueden estar involucrados. A continuación se describen las manifestaciones neuropsiquiátricas del LES.

Síndrome cerebral orgánico. Ha sido reportado en el 20% de estos pacientes. Usualmente se manifiesta con trastornos de la memoria, apatía, pérdida del juicio, intelecto, orientación, agitación, corea y delirio; el estupor y coma pueden ocurrir en casos graves.

Deterioro cognitivo límite. Se presenta entre el 20% a 70% de estos pacientes, particularmente cuando se usan las pruebas neuropsicológicas formales. El daño cerebral lento y progresivo puede ocurrir en pocos pacientes y llevar a depresión mayor, psicosis y demencia.

El estudio del líquido cefalorraquídeo solo ayuda a excluir una meningitis infecciosa aguda o crónica; sin embargo, se pueden conseguir complejos *ADN-anti-ADN*, pleocitosis, aumento de las proteínas e incremento de bandas oligoclonales. Los anticuerpos anti-neurona están presentes en el suero del 75% de los pacientes con LES y compromiso neuropsiquiátrico. Igualmente, los anticuerpos contra la *proteína P ribosomal* están presentes en 45% a 90% de estos pacientes. Los anticuerpos anticardiolipina se han relacionado con manifestaciones neuropsiquiátricas, accidentes cerebrovasculares, demencia vascular (multiinfarto), convulsiones, trombosis arterial o venosa cerebral, corea y mielitis transversa aguda.

Los corticoesteroides son la terapia de primera línea para la mayoría de las manifestaciones neuropsiquiátricas. En pacientes con enfermedad grave o que no responden al tratamiento con prednisona oral, se usan los pulsos de metilprednisolona. Los pulsos de ciclofosfamida IV son útiles en pacientes con enfermedad muy grave (ataque cerebrovascular, cerebritis, mielitis transversa o coma). También cuando fallan los corticoesteroides o en recaídas (aun con terapia esteroidea ambulatoria). La plasmaféresis y la inmunoglobulina IV han sido propuestas como terapia adyuvante para pacientes graves, así como la anticoagulación para enfermos con trombosis de los senos venosos cerebrales.

Enfermedad cardíaca

Las manifestaciones cardíacas en el LES comprenden la enfermedad valvular, enfermedad pericárdica y disfunción miocárdica. La arteriopatía coronaria ateroesclerótica contribuye en un tercio de todas las muertes de estos enfermos.

La prevalencia de valvulopatías asociadas a LES abarca un 18% a 74% y depende en parte de la cronicidad de la enfermedad y del método diagnóstico empleado. La patogénesis de la enfermedad valvular cardíaca en el LES es desconocida; los hallazgos son vegetaciones verrugosas, degeneración y engrosamiento fibrinoide de la válvula, valvulitis, vasculitis y ruptura de las cuerdas tendinosas. Las lesiones valvulares se han encontrado con elevada frecuencia en pacientes con LES y anticuerpos antifosfolipídicos. Abarcan desde el engrosamiento valvular, con o sin disfunción (regurgitación o estenosis), hasta una lesión valvular definida, endocarditis de Libman-Sacks (endocarditis verrugosa no bacteriana); usualmente ocurre en las válvulas mitral y aórtica. Estas lesiones valvulares pueden ocasionar alteraciones hemodinámicas significativas que requieren su reemplazo.

La pericarditis fibrinosa es la alteración cardíaca más frecuente del LES, inclusive puede ser la primera manifestación de esta enfermedad. Generalmente cursa con fiebre, dolor torácico, disnea y taquicardia. Rara vez hay pericarditis constrictiva o taponamiento cardíaco. Frecuentemente, el derrame pericárdico es hemorrágico.

El compromiso miocárdico se sospecha cuando existe taquicardia en ausencia de fiebre o anemia y puede llegar a producir insuficiencia cardíaca crónica refractaria al tratamiento. En ocasiones se asocia a miopatía inflamatoria periférica. En caso de miocarditis se observa elevación de la troponina y CK-MB. El ECG puede revelar alteraciones del segmento ST y trastornos de conducción.

La ateroesclerosis acelerada ha surgido como una causa significativa de muerte y enfermedad en pacientes con LES. La tasa de mortalidad por arteriopatía coronaria en estos pacientes es 9 veces mayor que en el resto de la población y el 53% de los pacientes con LES presenta 3 o más factores de riesgos para enfermedad cardiovascular. La dislipidemia inducida por corticoesteroides puede potenciar el proceso de ateroesclerosis.

Enfermedad pulmonar

El compromiso del sistema respiratorio en el LES es relativamente común y sus manifestaciones clínicas muy variadas. La enfermedad pulmonar aguda tiende a desarrollarse durante la actividad lúpica sistémica, mientras que la afectación pulmonar crónica puede progresar independientemente de la actividad de la enfermedad en otros órganos. La neumonitis lúpica aguda y el síndrome de hemorragia alveolar son enfermedades pulmonares agudas poco comunes en los pacientes con LES y resultan del daño agudo de la unidad alvéolo-capilar. La *neumonitis lúpica aguda* se confunde con una infección respiratoria baja, pues es de comienzo abrupto con fiebre, disnea e hipoxemia; la radiografía del tórax revela infiltrado alveolar en "parches" sin evidencia de infección subyacente. El *síndrome de hemorragia alveolar*, menos común, se presenta de forma similar, pero con disminución aguda de los niveles de hemoglobina por el sangrado intrapulmonar. Los corticoesteroides son generalmente aceptados como la terapia inicial para el daño pulmonar mediado inmunológicamente en estos pacientes. Los pulsos de metilprednisolona son efectivos para el síndrome hemorrágico agudo. La adición de azatioprina o ciclofosfamida es recomendada para pacientes críticamente enfermos o que no respondan a los corticoesteroides. La plasmaféresis, como adyuvante a la terapia inmunosupresora, ha sido usada en pacientes que se deterioran rápidamente. La tasa de mortalidad de ambos síndromes es alrededor del 50% a 90%, a pesar del tratamiento.

La *enfermedad pulmonar intersticial crónica* puede desarrollarse como consecuencia de la neumonitis aguda o ser una manifestación independiente del LES. Los hallazgos radiológicos fortuitos de la enfermedad intersticial son más comunes que los síntomas.

La *hipertensión arterial pulmonar* es otra alteración altamente reconocida como complicación del LES; el fenómeno de Raynaud se observa en el 75% de estos pacientes; comparado con el 25% observado en enfermos con LES. Los hallazgos serológicos muestran alta incidencia de anti-RNP, factor reumatoide y anticuerpos antifosfolipídicos. La patogénesis de la hipertensión pulmonar secundaria al LES es desconocida, pero se acepta que resulta de la oclusión vascular por vasoconstricción, vasculopatía o vasculitis, agregación plaquetaria, trombosis y enfermedad del parénquima pulmonar. El pronóstico es reservado y no se conoce terapia efectiva.

LES y embarazo

Probablemente, la fertilidad de hombres y mujeres con LES es normal; pero hay un aumento de 2-3 veces de la tasa de pérdida fetal. De igual manera, la muerte del feto es mayor en madres con actividad de la enfermedad, presencia de anticuerpos antifosfolipídicos y/o nefritis lúpica; estas se deben controlar con prednisona o prednisolona a la menor dosis efectiva y por el menor tiempo posible. Los efectos adversos sobre el feto a la exposición de corticoesteroides (principalmente betametasona) pueden incluir bajo peso al nacer, anormalidades en el desarrollo del SNC y predisposición al síndrome metabólico del adulto. En pacientes con LES, anticuerpos antifosfolipídicos presentes y pérdidas fetales previas se logra incrementar la proporción de nacidos vivos con tratamiento a base de heparina (no fraccionada o de bajo peso molecular) asociada a dosis bajas de ácido acetilsalicílico, esta última después de la 12ª semana de gestación. Además, la presencia del anti-Ro/SSA en la madre, frecuentemente se relaciona con lupus neonatal (erupción cutánea y bloqueo cardíaco congénito). Las mujeres con LES inactivo, usualmente toleran bien el embarazo; sin embargo, un pequeño porcentaje desarrolla actividad grave que amerita tratamiento con corticoesteroides o interrupción del embarazo. El pronóstico materno se ensombrece cuando existe nefritis activa o daño irreversible del riñón, cerebro o corazón.

Otras manifestaciones

Las pacientes con LES pueden presentar manifestaciones sistémicas que incluyen síntomas constitucionales, fiebre de origen desconocido, mialgias, vómitos y dolor abdominal. Además, linfadenopatías generalizadas indoloras, anemia, miositis y alteraciones del fondo de ojo (hemorragias e infiltrados algodonosos o cuerpos citoides). Las manifestaciones gastrointestinales incluyen la peritonitis aséptica, pancreatitis aguda e infarto intestinal y, ocasionalmente, hepatoesplenomegalia. Por otra parte, estos pacientes son propensos a complicaciones infecciosas, posiblemente por mecanismos de inmunodeficiencia asociados a la enfermedad. Por eso la profilaxis antibiótica durante los procedimientos invasivos dentales y genitourinarios, así como las inmunizaciones contra influenza, COVID-19 y neumococo, son generalmente recomendadas. Aunque varias infecciones bacterianas, víricas u oportunistas se asocian al LES, cierto tipo de infecciones ocurren más que otras; la infección por *Herpes zóster* ocurre con una tasa de 16 episodios por 1.000 pacientes/año y el riesgo de diseminación está significativamente relacionado con el uso de la terapia inmunosupresora. Reportes de bacteriemia por *Salmonella*, sepsis por neumococo y artritis séptica poliarticular por gramnegativos sugieren un defecto en la función del SMF en su patogénesis. Generalmente, estos pacientes presentan leucocitosis, aumento de la VSG y aumento de la proteína C-reactiva.

Síndrome de anticuerpos (antifosfolipídico)

Consiste en un *síndrome de anticuerpos antifosfolipídicos secundario*; caracterizado por:
1. **Presencia de anticuerpos antifosfolipídicos en títulos altos por ELISA**, anticuerpos anticardiolipina (IgG o IgM), prueba positiva para anticoagulante lúpico y anticuerpos contra la *glicoproteína β12*.
2. **Ocurrencia de eventos clínicos sospechosos**, tales como trombosis arterial o venosa recurrentes o, abortos a repetición.

Es necesario considerar un *síndrome de anticuerpos antifosfolipídicos primario* caracterizado por positividad de los anticuerpos antifosfolipídicos que no tienen LES y *secundario* a la presencia de LES. En vista que los ANA y anti-ADNdc, ocasionalmente están presentes en el síndrome primario, los criterios clínicos deben prevalecer para diferenciar ambas enfermedades. En el síndrome de anticuerpos antifosfolipídicos secundario, la presencia de estos anticuerpos afecta adversamente la sobrevida de los pacientes con LES. Algunos de estos enfermos pueden presentar elevaciones transitorias, usualmente títulos bajos, de anticuerpos antifosfolipídicos, que varían con la actividad de la enfermedad, pero generalmente no tienen las complicaciones graves del síndrome primario.

La oclusión vascular en el síndrome de anticuerpos antifosfolipídicos primario no es inflamatoria, aunque puede estar precedida por daño endotelial. Esto contrasta con la oclusión vascular causada por la vasculitis inflamatoria de un LES grave y la oclusión vascular de la ateroesclerosis acelerada. La presencia de *livedo reticularis* y trombocitopenia crónica, en ausencia de LES activo o ateroesclerosis avanzada, soportan el diagnóstico de síndrome de anticuerpos antifosfolipídicos primario. La existencia de evidencias extravasculares del LES activo sugiere el diagnóstico de vasculitis por LES. La distinción entre ambas entidades es primordial, puesto que el síndrome de anticuerpos antifosfolipídicos primario es tratado básicamente con fármacos antiplaquetarios y/o anticoagulantes, y no con terapia inmunosupresora.

Trombocitopenia. La trombocitopenia autoinmune ocurre en el 25% de los pacientes con LES y puede ser grave (plaquetas <20 x 10^9/L en 5% de ellos). Dado que los ANA positivo se presenta en un 30% de los pacientes con púrpura trombocitopénica autoinmune, se genera un problema diagnóstico y terapéutico.

Anticuerpos antiplaquetarios. Se encuentran en los pacientes con LES con o sin trombo-citopenia. También se ha observado la asociación entre el desarrollo de trombocitopenia y la presencia de anticuerpos antifosfolipídicos. El sangrado espontáneo es raro, a menos que el conteo de plaquetas sea <30 x 10^9/L en asociación con un defecto de la función plaquetaria (congénito o adquirido) o coagulopatías. Aunque la trombocitopenia, raramente causa hemorragia fatal en estos pacientes, es un marcador de gravedad de la enfermedad y un pronóstico reservado. El tratamiento puede no ser necesario en pacientes sin evidencia de actividad del LES en otros órganos, con un conteo de plaquetas < de 20 x 10^9/L y sin evidencia de coagulopatía o disfunción plaquetaria. Para pacientes graves, los corticoesteroides son usualmente recomendados como terapia inicial, y los que fracasan con ellos pueden beneficiarse con danazol, inmunoglobulina intravenosa, alcaloides de la vinca o pulsos intermitentes de metilprednisolona, dexametasona o ciclofosfamida; y finalmente la esplenectomía.

DIAGNÓSTICO

El diagnóstico del LES se orienta con una excelente historia clínica y el examen físico; y siempre considerar los criterios diagnósticos ACR/EULAR. Las pruebas de laboratorio son fundamentales para confirmar la enfermedad. A continuación se describen las diferentes pruebas básicas más aceptadas en la actualidad: hemograma completo, prueba de Coombs directa y reticulocitos (para descartar una anemia hemolítica), VSG, PCR, uroanálisis y pruebas inmunológicas: anticuerpos antinucleares, anti-ADNdc, anti-SSA/SSB, anti-Smith/RNP, anticuerpos antifosfolipídicos, complemento C3, C4 y CH50.

Alteraciones inmunológicas. Los ANA son inmunoglobulinas tipo IgG o IgM dirigidas contra estructuras nucleares. El patrón difuso, mediante la inmunofluorescencia, es el hallazgo generalmente reportado en el LES. El anticuerpo contra el ADN nativo de doble cadena (anti-ADNdc) está presente en el 75% de los pacientes con LES; sin embargo, el más específico pero menos sensible para el diagnóstico, es el anti-Smith (anti-Sm). Existen también otros anticuerpos contra la proteína ribonuclear RNA (anti-RNP, anti-Ro/SSA y anti-La/SSBiky) y contra los fosfolípidos (anticardiolipina), que están presentes no solo en el LES, sino en otras enfermedades autoinmunes **(TABLA 128)**.

TABLA 128. Frecuencia de pruebas inmunológicas anormales en el LES.

Anormalidad	Al comienzo (%)	En cualquier momento (%)
Anticuerpo antinuclear	76	94
Anti-ADN doble cadena	34	71
Anti-Sm	31	49
Anti-RNP	21	35
Anti-Ro/SSA	33	67
Anti-La/SSB	27	49
Hipocomplementemia	44	77

TRATAMIENTO

Medidas generales

La educación, consejos y soporte de los pacientes con LES es primordial debido a la complejidad e imprevisibilidad de la enfermedad. Es importante tomar en cuenta las siguientes medidas:

1. Instruir al paciente en la necesidad de minimizar la exposición al sol, usar protector solar (FP 50 o 100) y hacer ejercicio regularmente.
2. Recomendar la orientación dietética precoz y regular, para prevenir obesidad, osteoporosis y dislipidemia.
3. Evitar el tabaquismo y antibióticos que contengan TMP/SXZ (recordar los factores epigenéticos en la susceptibilidad de padecer la enfermedad).
4. Hacer una evaluación médica ordinaria (oftalmológica, ginecológica y odontológica).
5. Tomar medidas preventivas: inmunizaciones contra hepatitis B, *Haemophilus* influenza, COVID-19, neumococo e influenza (nunca indicar inmunizaciones con virus vivos atenuados).
6. Planificar el embarazo y el método contraceptivo ideal (solo uso de anticonceptivos orales con progestágenos, nunca estrógenos ni combinaciones).

Tratamiento farmacológico

Los medicamentos empleados en el LES suprimen las exacerbaciones y prolongan la vida; sin embargo, actualmente no existe una cura radical de la enfermedad. Los fármacos que son la piedra angular para tratamiento del LES son los AINE, corticoesteroides, antimaláricos, citostáticos y anticuerpos monoclonales.

Antiinflamatorios no esteroideos. Son útiles para el control de la fiebre, artritis y serositis leve. Sin embargo, su uso prolongado puede causar o agravar la hipertensión arterial, el edema periférico, el daño renal y la hemorragia digestiva. Los más serios y frecuentes efectos de los AINE son la gastritis, úlcera gástrica y sangrado gastrointestinal; los pacientes con alto riesgo para esta complicación deben ser tratados con agentes gastroprotectores como los inhibidores de la bomba de protones.

Corticoesteroides. Se usan cuando no existe respuesta a los AINE o hay compromiso importante de órganos como riñón, SNC, alteraciones hematológicas (anemia hemolítica o trombocitopenia grave), serositis (pericarditis, pleuritis), miocarditis, vasculitis necrosante y lesiones dermatológicas extensas. Se recomienda una densitometría ósea anual para el diagnóstico precoz de osteopenia y osteoporosis. Es importante considerar que los pacientes que toman corticoesteroides son inmunosuprimidos y los signos de infección pueden estar enmascarados. Tienen efecto antiinflamatorio debido a la regulación trasncripcional negativa de genes proinflamatorios. Dosis de prednisona VO diaria: baja: <7 mg; media: >7- <30 mg; alta: >30 - <100 mg; muy alta: >100 mg y bolos de metilprednisolona >250 mg/día. Causan edema, hipertension arterial, diabetes mellitus, acné, miopatía, hiperlipidemia, necrosis avascular ósea y osteoporosis, entre otros.

Agentes antimaláricos. Los disponibles son hidroxicloroquina, cloroquina y quinacrina; estos alteran la función lisosomal, por lo que modifican el procesamiento de antígenos y la inducción de autoinmunidad; además de inmunomoduladores son antitrombótico. Muy útiles en las manifestaciones mucocutáneas y articulares del LES, así como en los síntomas constitucionales como fatiga, cefalea, mialgias y disminuyen los niveles de LDL. Se ha demostrado que la incidencia de toxicidad retiniana es de 0,5% a los cinco años de uso continuo y se eleva a 4%, luego de 20 años; además causan hiperpigmentación de la piel, miopatía con neuropatía periférica y toxicidad miocárdica (extremadamente rara).

Deben tomarse precauciones especiales en pacientes con comorbilidades preexistentes como hipertensión arterial o diabetes mellitus. Todos los pacientes con diagnóstico de lupus deben recibir antimaláricos, con el objetivo de disminuir la frecuencia e intensidad de las recaídas de la enfermedad, para reducir el riesgo cardiovascular y el uso de los corticoesteroides. La dosis de hidroxicloroquina es de 200-400 mg/día VO.

Agentes citostáticos. Aquellos pacientes que reciben medicación citostática/inmunosupresora (metotrexato, azatioprina, ciclofosfamida, ciclosporina y tracolimus), se deben monitorear cuidadosamente su toxicidad, particularmente hematológica, hepática y renal, así como la posibilidad de infección. La elección de la droga depende de la naturaleza y gravedad de la condición que afecta al paciente; por ej., en pacientes con artritis grave, el metotrexato se prefiere como medicación inicial, mientras que en la nefritis lúpica son preferibles la ciclofosfamida, azatioprina o micofenolato de mofetilo. Si el tratamiento con corticoesteroides no es exitoso o no tolerado en las manifestaciones no renales del LES como: citopenias, compromiso del SNC, hemorragias pulmonares y vasculitis, se deben usar fármacos citostáticos y anticuerpos monoclonales (belimumab y el rituximab), aunque estos últimos medicamentos se pueden asociar a los corticoesteroides para reducir sus dosis y efectos adversos.

Metotrexato. Inhibe la síntesis del ADN. Dosis: 5-25 mg VO o SC semanal. Causa intolerancia gastrointestinal y hepatotoxicidad.

Azatioprina. Inhibe la síntesis de ADN y la proliferación celular. Dosis 50 a 100 mg/día VO. Causa: intolerancia gastrointestinal, hepatotoxicidad y mielosupresión.

Ciclofosfamida. Agente alquilante, inhibe la proliferación de células B y T. Dosis: se basa en la superficie corporal, y en la función renal. Uso oral o IV. Causa intolerancia gastrointestinal, alopecia, mielosupresión, cistitis hemorrágica, cáncer de vejiga, supresión gonadal e infertilidad.

Micofenolato de mofetilo. Inhibe la proliferación linfocitaria por inhibición de la *inosina monofosfato deshidrogenasa* y la síntesis de nucleótidos de guanosina de *novo*, promueve la apoptosis de linfocitos T. Dosis de 3.000 mg/día VO. Causan: intolerancia gastrointestinal y mielosupresión.

Ciclosporina. Inhibidor de la *calcineurina*, inhibe proliferación de linfocitos T y activación o expresión de citocinas proinflamatorias. Dosis: 2,5-4,5 mg/kg/día VO. Causa: nefrotoxicidad, mielosupresión e interactúa con el alopurinol.

Tacrolimus. Inhibidor de la *calcineurina*. Dosis: 2-3 mg VO. Causa: nefrotoxicidad, neurotoxicidad, hipertrofia miocárdica, hiperpotasemia, infecciones y cáncer.

Belimumab. Es un anticuerpo monoclonal totalmente humano que inhibe la actividad biológica del BLyS (BAFF, *B cell activating factor)*, lo que hace inhibir la estimulación del linfocito B y restablecer el potencial de los linfocitos B auto-reactivos para sufrir apoptosis, lo cual logra una reducción del número de linfocitos B circulantes. Este fármaco debe utilizarse en combinación con el tratamiento estándar. La dosis es de 3 dosis de 10 mg/kg IV en intervalos de 2 semanas; luego 10 mg/kg mensual. Causa reacción de hipersensibilidad, toxicidad gastrointestinal, depresión, mialgias, migraña e infecciones.

Rituximab. Causa depleción de la expresión de CD20 en los linfocitos B. Dosis: 2 dosis de 1000 mg, en intervalos de 2 semanas; pueden repetirse cada 6 meses. Causa reacción con la infusión intravenosa, infecciones y raras veces leucoencefalopatía multifocal progresiva.

En ocasiones es difícil distinguir entre las manifestaciones del LES activo y los efectos adversos de los medicamentos empleados. Mientras que las citopenias pueden representar toxicidad por fármacos, también pueden resultar de la inflamación activa, por lo que la dosis del fármaco debe ser incrementada. Asimismo, la fiebre puede representar LES activo o infección. En estos casos, el compromiso de otros órganos puede orientar a LES entre ambas entidades.

La plasmaféresis se emplea para reducir los complejos inmunes circulantes y mejorar las manifestaciones clínicas con afectación grave del SNC o el riñón; o que no respondan a los corticoesteroides y/o citostáticos. Finalmente, a pesar del tratamiento óptimo, algunos casos de LES avanzan a enfermedad renal terminal con requerimiento de diálisis y/o trasplante renal. La tasa de recurrencia del LES en el riñón trasplantado es de aproximadamente 6%, un poco mayor que en la población general trasplantada.

Bibliografía

Alarcón GS, McGwin G Jr, Bastian HM, Roseman JM, Lisse J, Fessler BJ, et al. Systemic lupus erythematosus in three ethnic group VII: predictors of early mortality in the LUMINA cohort. Arthritis Rheum (Arthritis Care Res). 2001; 45(191): 202-208.

Arango Ch, Mosquera C. Evaluación de los criterios de clasificación SLICC en pacientes con lupus eritematoso sistémico juvenil seguidos en una clínica pediátrica de Bogotá, Colombia. Rev Colomb Reumatol. 2018; 25(2). https://doi.org/10.1016/j.rcreu.2017.12.001

Bertsias G, et al. EULAR rcomendations for the management of systemic lupus erythematosus. Report of a Task Force of the EULAR Standing Committee for International Clinical Studies including therapeutics. Ann Rheum Dis. 2008; 67: 195-205.

Chan TM, Li FK, Tang CSO, et al. Efficacy of mycophenolate mofetil in patients with diffuse proliferative lupus nephritis. N Engl J Med. 2000; 343: 1156-62.

Derivation and validation of the Systemic Lupus International Collaborating Clinics classification criteria for systemic lupus erythematosus. Arthritis Rheum. 2012; 64(8): 2677-86.

Ginzler EM, Dooley MA, Aranow C, et al. Mycophenolate Mofetil or intravenous Cyclophosphamide for Lupus Nephritis. N Engl J Med. 2005; 353(21): 2219-28.

Kapitsinou P, Boletis J, Skopouli F, et al. Lupus nephritis: treatment with mycophenolate mofetil. Rheumatology. 2004; 43: 377-80.

Kim SS, Kirou KA, Erkan D. Belimumab in systemic lupus erythematosus: an update for clinicians. Therp Adv Chronic Dis. 2012; 3(1): 11-23.

Kiriakidou M, Ching C. In the Clinic. Systemic lupus erythematosus. Ann Inter Med. 2022; 18(11): 30-35.

Marian V, Anolik J. Treatment targets in systemic lupus erythematosus: biology and clinical perspective. Arthritis Res Ther. 2012; 14(Suppl 4): S3-S10.

Merrill, Jhoan T. Treatment of Systemic Lupus Erythematosus. A 2012 Update. Bulletin of the NYU Hospital for Joint Diseases. 2012; 70(3): 172-6.

Schur PH, Wallace DJ: Overview of the therapy and prognosis of systemic lupus erithematosus in adults. UpToDate, October 2021.

Sifuentes G, Walter A, García-Villanueva M, Boteanu A, Iglesias AL, Zea-Mendoza A. Nuevas dinas terapéuticas en el lupus eritematosos (parte 2/2). Rheumatol Clin. 2012; 8(5): 263-269.

CAPÍTULO 106
ESCLEROSIS SISTÉMICA

ADRIANNA BETTIOL-MENEGALDO

INTRODUCCIÓN

La esclerosis sistémica (ES), llamada esclerodermia, es una enfermedad del tejido conectivo crónica y sistémica; su patogenia se caracteriza por 3 aspectos: vasculopatía de vasos pequeños, producción de autoanticuerpos y disfunción de los fibroblastos que conduce a un mayor depósito de matriz extracelular. Sus principales manifestaciones son cutáneas, generalmente localizadas en cara y extremidades; pero presenta además manifestaciones sistémicas, principalmente el sistema pulmonar, cardiovascular, digestivo y renal. El término *esclerodermia* (*skleros*: duro y *dermia*: piel) se refiere a la apariencia clínica de la piel no solo observada en la ES, sino también en otras enfermedades. La ES presenta una incidencia que oscila, según las series publicadas, entre 2 y 10 nuevos casos por millón de habitantes al año. Predomina en el sexo femenino, con una relación mujer/hombre 5-9/1. La edad media de comienzo es alrededor de los 40 años, aunque puede presentarse en niños y ancianos. Un 30% de los pacientes con ES muere a los 5 años de haber sido diagnosticada; la sobrevida a los 10 años puede llegar al 70%, pero con una morbilidad e incapacidad progresiva que depende fundamentalmente del compromiso pulmonar, renal o cardíaco. Dada su alta morbilidad y discapacidad a largo plazo, es importante reconocer precozmente sus manifestaciones clínicas para ofrecerles una terapia y seguimiento adecuado, y así mejorar su calidad de vida.

En el año 2013 los criterios de la American College of Rheumatology (ARA) y EULAR (Liga Europea contra el reumatismo) consideraron que un criterio por sí solo es suficiente para clasificar un paciente con ES: por ej., engrosamiento de la piel de los dedos que se extiende desde las articulaciones metacarpofalángicas. De no cumplirse con un criterio único, se aplica el sistema de puntos; de manera que, una puntuación ≥9 se clasifica como con ES; en ocasiones es prudente y necesario incluir otros como el roce de tendones, calcinosis y disfagia.

La *enfermedad mixta del tejido conectivo* "traslape" (*síndrome de Sharp*) se basa en la coexistencia de esclerosis sistémica limitada (ESL) y otras enfermedades autoinmunes; lupus eritematoso sistémico, dermatomiositis y artritis reumatoide presentan anticuerpos contra la ribonucleoproteína nuclear (U1-RNP), pero no anticuerpos específicos para ES. El cuadro inicial comprende el fenómeno de Raynaud, edema de las manos, mialgias y, posteriormente, lesiones de ESL como esclerodactilia, calcinosis y telangiectasia cutánea; también aparecen manifestaciones cutáneas de LES y dermatomiositis. En esta condición se puede observar fibrosis pulmonar, glomerulonefritis membranosa y síndrome de Sjögren. A diferencia de los pacientes con ES, estos enfermos responden a los esteroides. Otra entidad que se asocia a la ES es la *enfermedad indiferenciada del tejido conectivo,* caracterizada por cursar con esclerodermia, ser de curso moderado y presentar síntomas y signos incompletos de otras conjuntivopatías sin reunir en su totalidad los criterios establecidos para el diagnóstico.

La patogenia de la ES no está bien definida, sin embargo, existen evidencias de que es un trastorno de naturaleza inmune, vascular, vírica o ambiental. De hecho, en estos pacientes se observan complejos inmunes, autoanticuerpos contra una gran variedad de antígenos nucleares, activación de las células T ayudadoras y monocitos, aumento de las concentraciones séricas de linfoquinas derivadas de las células T e interleucina 2. Las células mononucleares que infiltran la dermis, pulmón y tejidos afectados producen citocinas, como el factor β transformador del crecimiento (TGF-β), el factor epidérmico del crecimiento, factores de crecimiento derivados de las plaquetas y factor b de necrosis tumoral (TNF-β). Estas citocinas estimulan los fibroblastos para la producción excesiva de colágeno tipo I y II. También existe un aumento de la permeabilidad vascular por un daño endotelial con engrosamiento de la subíntima de los vasos sanguíneos. La *hipótesis vascular* considera que inicialmente se produce una lesión endotelial con aumento de la permeabilidad vascular y agregación plaquetaria con liberación del factor β-transformador del crecimiento (TGF-β) y el factor de crecimiento derivado de las plaquetas, que estimulan la proliferación de fibroblastos y la producción de fibrosis con la consiguiente obstrucción de arterias finas. En cuanto a *factores ambientales* se han observado manifestaciones de esclerodermia en la exposición a sustancias como el L-triptofano, bleomicina, cocaína, pentazocina, biopolímeros, silicio, silicona, cloruro de vinilo, tricloroetileno, aceite tóxico de colza y traumas físicos de las vibraciones.

Entre los posibles agentes causales se habla de factores genéticos que contribuyen a su desarrollo; esto se ha evidenciado al encontrar varios miembros de una familia afectados con la enfermedad, elevada prevalencia de ciertos alelos de antígenos leucocitarios humanos (HLA), el complejo mayor de histocompatibilidad (CMH) y, diferentes tipos de autoanticuerpos. De manera que, existe fuerte evidencia de que la producción de autoanticuerpos en la ES está determinada principalmente por factores genéticos; pero no son suficientes para el desarrollo de la enfermedad, y que probablemente un factor importante sea el ambiental o de origen adquirido.

MANIFESTACIONES CLÍNICAS

La clasificación de las esclerodermias incluye: las formas localizadas (morfeas) y las formas sistémicas (esclerosis sistémica); que se clasifican a su vez en esclerosis sistémica limitada (ESL) y esclerosis sistémica difusa (ESD).

En las formas sistémicas, en un principio es difícil distinguirlas, y son la evolución y el compromiso visceral los que al final definen cada identidad. En la ESL no se compromete la piel en un 10%, es de mejor pronóstico y cursa con menos miopatía, fibrosis pulmonar y crisis renal por esclerodermia. Dada la similitud estrecha entre ambas entidades, en este capítulo se describe la enfermedad en líneas generales como ES, que obviamente involucra en grado variable la piel, pulmones, riñones, corazón, tracto gastrointestinal y otros órganos. Un 70% de los pacientes presenta ESL y el 30% restante ESD.

Existe la esclerodermia localizada (EL) que afecta solo la piel, sin compromiso visceral; esta incluye variantes clínicas que se caracterizan por la forma y extensión de la piel afectada como la morfea en gotas, morfea difusa, esclerodermia lineal y "en golpe de sable".

La morfea difusa se caracteriza por afectar grandes áreas de la piel y en muchas partes del cuerpo que puede llevar a deformaciones por el engrosamiento cutáneo. La esclerodermia lineal, como su nombre indica, es una franja o línea de piel engrosada; puede afectar solo a la piel o a la piel y el músculo subyacente; se observa con mayor frecuencia en los brazos y piernas; cuando cruzan una articulación pueden producir limitación del movimiento articular. Es más frecuente en los niños y adolescentes; el 80% de los pacientes es diagnosticado antes de los 20 años de edad y afecta predominantemente al sexo femenino. La esclerodermia en "golpe de sable" se observa en la cara o en el cuero cabelludo y puede llegar a ser destructiva; cuando compromete la cara puede afectar la lengua y la boca, seguir un curso impredecible y volver a activarse aun después de muchos años. Hasta los momentos no hay una cura para la esclerodermia localizada. La terapia física es importante para preservar el rango de movimiento de las articulaciones afectadas. Los medicamentos que se han utilizado son corticoesteroides, antipalúdicos y D-penicilamina, solos o combinados, con resultados variables y solo recomendados en pacientes con enfermedad activa que progresa rápidamente. El metotrexato y la ciclosporina pueden resultar útiles en pacientes con afectación de áreas extensas de la piel o de los tejidos profundos adyacentes.

Manifestaciones cutáneas

El engrosamiento de la piel comienza generalmente en los dedos y manos, y luego en antebrazos, pies, miembros inferiores y tronco. Es frecuente el fenómeno de Raynaud. La calcinosis y miositis se asocian al anticuerpo contra PM/Scl. El compromiso cutáneo evoluciona en tres fases sucesivas: edematosa, esclerótica y atrófica, o tardía. La piel, inicialmente es brillante y edematosa, con pérdida de las marcas cutáneas superficiales y las arrugas; es engrosada, tensa y no deja fóvea a la presión; con el tiempo se acartona y se atrofia. Posteriormente se compromete la cara, dando la clásica "facies inmóvil", con restricción de la apertura de la boca (arcada dentaria) menor de 3 cm, que da el aspecto en "boca de pescado" o "cara de ratón", nariz en "pico" y arrugas alrededor de los labios; finalmente progresa a los antebrazos y el tronco. Usualmente se producen ulceraciones en las prominencias óseas, esclerodactilia y se pueden observar hipo o hiperpigmentaciones y mezclas pigmentarias con aspecto de "sal y pimienta". La biopsia cutánea muestra una dermis hipocelular y engrosada con epidermis atrófica, pérdida de folículos pilosos y glándulas sudoríparas, acumulación de fibras de colágeno y fibrosis intensa de la dermis y del tejido subcutáneo, e infiltrados perivasculares e intersticiales de linfocitos e histiocitos. Para el tratamiento de las manifestaciones tempranas de la piel en la ES se debe considerarse el uso de prednisona a dosis bajas, 5 mg VO al día. Otras alternativas son metotrexate y mofetilo de micofenolato. Son útiles las pomadas hidrofílicas, aceites de baño y masajes de la piel.

Fenómeno de Raynaud. Se caracteriza por un vasoespasmo reversible de las arterias y una activación plaquetaria que libera tromboxano A_2 y serotonina, las cuales contribuyen a la vasoconstricción. En la ES, la vasculopatía estructural (cambios proliferativos de la íntima y fibrosis de la media y adventicia) predomina sobre la disfunción endotelial, aunque ambos factores juegan un rol importante en la fisiopatogenia. Se caracteriza por cambios en la coloración de la piel de los dedos de las manos, pies y nariz con la exposición al frío o al estrés; clásicamente es trifásico, aunque puede ser bifásico o monofásico. Se inicia con *palidez* cutánea por el vasoespasmo, seguida de *cianosis* por el estancamiento de sangre en los capilares y vénulas dilatadas, y, finalmente, *eritema* por la reperfusión. La visualización de los capilares del pliegue ungueal con el microscopio (capilaroscopia) permite ver los capilares distorsionados y dilatados con bucles ensanchados e irregulares y áreas avasculares. Como complicación se observan ulceraciones en los dedos o en las áreas de calcinosis y pérdida de las falanges debido a la necrosis por la isquemia. Este fenómeno puede presentarse meses y hasta años antes del desarrollo de la esclerodermia. El tratamiento consiste en evitar la exposición al frío, cubrir las manos con guantes, eliminar el tabaco, evitar el estrés y tomar baños con agua tibia. Los bloqueadores de los canales de calcio son la opción inicial para el fenómeno de Raynaud, la fluoxetina y los ARA-II son terapias adicionales. Los inhibidores de la fosfodiesterasa 5 se usan ampliamente para las úlceras digitales. La terapia con epoprostenol endovenoso esta indicado para la isquemia digital y para el fenómeno de Raynaud grave.

Manifestaciones pulmonares

Ocurren en el 40% a 60% de los pacientes con ES y son la causa más frecuente de muerte. Existen tres formas de afectación pulmonar: enfermedad pulmonar intersticial, hipertensión arterial pulmonar (por vasculopatía precapilar obstructiva), asociada o no a fibrosis pulmonar, y pleuritis con engrosamiento pleural, que generalmente es leve.

Enfermedad pulmonar intersticial. Se asocia con mayor frecuencia a la ESD, gran compromiso cutáneo y presencia de anticuerpos contra topoisomerasa-I (presentándose hasta en un 70% de estos pacientes). Otros anticuerpos asociados a fibrosis pulmonar son los anticuerpos anti-U11/U12 RNP y anti-Th/To RNP; menos frecuentes en la práctica clínica habitual. Se desarrolla lentamente, aparece en las etapas finales de la enfermedad y es la afectación pulmonar que cursa con mayor mortalidad. Todos los pacientes deberían ser evaluados en búsqueda de enfermedad pulmonar difusa al momento del diagnóstico de esclerosis sistémica. Se estima que un 75% de los pacientes con ES tiene este compromiso con restricción ventilatoria subclínica, y que solo se determina por una disminución de la capacidad de difusión pulmonar del monóxido de carbono (DLCO) y de la capacidad vital forzada, pero sin compromiso de los índices de flujo. Cursa con un patrón restrictivo caracterizado por disnea, crepitantes esclerofónicos y cambios radiológicos. Actualmente el mejor estudio es la TC del tórax; que además permite diferenciar el patrón y la extensión del compromiso pulmonar. Las pruebas de función pulmonar permiten establecer las condiciones basales y evaluar su evolución durante el seguimiento. El patrón radiológico y subtipo histológico más frecuente en estos pacientes es la neumonía intersticial no específica, que se observa en el TC de tórax como un patrón de vidrio esmerilado homogéneo y, preservación de la arquitectura del parénquima pulmonar. El otro patrón, menos frecuente es la neumonía intersticial, que se observa con el patrón en panal de abejas y, una mayor alteración de la arquitectura pulmonar y fibrosis. El reconocimiento temprano es clave para establecer el tratamiento adecuado. Se sugieren los pulsos de ciclofosfamida VO mensual; seguidos de micofenolato, mofetilo (como fármaco de primea línea) o azatioprina. El trasplante de células madre hematopoyéticas, podría considerarse en pacientes que han fallado con la inmunosupresión.

Hipertensión arterial pulmonar. Su prevalencia en los pacientes con esclerosis sistémica es aproximadamente del 15% y está asociada generalmente con la variante limitada. Puede ser causada por el compromiso vascular de la esclerodermia o ser consecuencia de la fibrosis pulmonar, relacionada con el remodelamiento y oclusión de pequeñas arteriolas. Se observa con frecuencia en mujeres jóvenes; puede aparecer en los comienzos de la enfermedad, aunque generalmente ocurre después de varios años, evoluciona en forma acelerada e inesperada con una escasa sobrevida. Se destaca la presencia de anticuerpos contra centrómeros (ACA), U1-RNP, U3-RNP (fibrilarina) y B23. Se define por una presión media de la arteria pulmonar >40 mm Hg con presión de enclavamiento "cuña" de la pulmonar <15mm Hg y disminución de la DLCO, que sugieren vasculopatía obstructiva pulmonar. Las concentraciones séricas elevadas del péptido natriurético cerebral (BNP) y pro-BNP en N-terminal guardan relación con la gravedad y sobrevida de esta patología. Se caracteriza por disnea insidiosa, sin ortopnea, tos seca, síncopes y dolor torácico difuso. Lamentablemente, muchos pacientes se presentan con una hipertensión pulmonar avanzada y una capacidad vital forzada menor de 1,6 L. El examen físico revela un segundo ruido (P) acentuado, sobrecarga del ventrículo derecho, insuficiencia tricuspídea e insuficiencia cardíaca derecha. Se recomienda realizar *screening*, al menos una vez al año en estos pacientes. El ecocardiograma permite estimar la hipertensión pulmonar y la biopsia pulmonar (realizada excepcionalmente) revela los cambios vasculares característicos de la enfermedad: fibrosis arterial con reducción de la luz, aumento del colágeno septal, células mononucleares (linfocitos, plasmocitos y macrófagos) y matriz mixoide rodeada de células inflamatorias alveolares. En el tratamiento hay que considerar el uso de bosentan (antagonista dual del receptor de endotelina) que ha demostrado la mejoría del ejercicio físico, la clase funcional y las mediciones hemodinámicas de la hipertensión arterial pulmonar. Otra alternativa es el sitaxsentan (antagonista del receptor de endotelina A-selectivo), el sildenafilo (inhibidor selectivo de la fosfodiesterasa 5) y el epoprostenol (antiproliferativo e inhibidor de la agregación plaquetaria). En casos muy graves se pueden asociar estos medicamentos.

Manifestaciones renales

Es notable la llamada "crisis renal por esclerodermia", más frecuente en la ESD (hasta el 10% de los pacientes y generalmente en los primeros 3 años de la enfermedad), afectación extensa y difusa de la piel, y cursa con anticuerpos contra las RNA polimerasas I y III y antitopoisomerasa I. Se manifiesta como una microangiopatía trombótica, produciendo hipertensión arterial maligna e injuria renal rápidamente progresiva y sus consecuencias: encefalopatía hipertensiva (cefalea, visión borrosa, retinopatía hipertensiva y convulsiones), insuficiencia cardíaca, anemia hemolítica microangiopática, proteinuria, hematuria, cilindros granulosos, aumento de la renina plasmática e infartos renales corticales. El diagnóstico es clínico y, en la paraclínica se encuentran niveles elevados de creatinina sérica, con los criterios actuales de injuria renal aguda (aumento mayor o igual a 0,3 mg/dL en 48 horas o de 1,5 veces sobre el basal). La trombocitopenia puede presentarse hasta en el 50% de los pacientes. En el examen de orina completo puede encontrarse proteinuria sin llegar a rango nefrótico y hematuria microscópica. El tratamiento de elección son los inhibidores de la ECA y la diálisis de urgencia.

Manifestaciones cardíacas

Son, por lo general, poco estudiadas y diagnosticadas en estos pacientes. Se estima una prevalencia de complicaciones cardíacas en un 35% de estos pacientes, y en la biopsia hasta un 100% de prevalencia. La mayoría de las manifestaciones cardíacas son subclínicas, especialmente en las etapas tempranas de la enfermedad. El compromiso cardíaco es considerado un factor de muy mal pronóstico, con una mortalidad estimada a los 5 años >75%. La afectación cardíaca es más frecuente en la ESD y se asocia a la presencia de anticuerpos topoisomerasa-I. El hallazgo más frecuente es el derrame pericárdico crónico sin dolor ni frote; el único síntoma es el edema de miembros inferiores y el taponamiento es raro. La insuficiencia cardíaca ocurre solo en un 20%. Es frecuente encontrar soplos de insuficiencia mitral o tricuspídea por dilatación ventricular debido a la hipertensión arterial sistémica o pulmonar respectivamente. En el electrocardiograma puede encontrarse un patrón de infarto septal y trastornos de conducción por fibrosis miocárdica, además de arritmias ventriculares y supraventriculares que ensombrecen el pronóstico. Son importantes los métodos de despistaje para su diagnóstico precoz; se utilizan con mayor frecuencia métodos no invasivos como la ecocardiografía transtorácica y la RM cardíaca; ambos permiten cuantificar la fibrosis miocárdica. La radiografía de tórax demuestra cardiomegalia y el ecocardiograma evidencia derrame pericárdico e hipertensión pulmonar. El tratamiento de elección son los calcioantagonistas y, en caso de pericarditis, los AINE y corticoesteroides. A veces es necesario abrir una ventana pericárdica.

Manifestaciones esofágicas

Alrededor de un 90% de los pacientes con ES presenta hipomotilidad esofágica, contracciones incoordinadas y disminución de la presión del esfínter esofágico inferior; la parálisis completa del esófago puede ocurrir en un 36% de los enfermos. El síntoma frecuente es la disfagia, particularmente para los sólidos; pirosis por reflujo esofágico, que empeora con la posición supina, y esofagitis crónica, que puede conducir al "esófago de Barrett". La regurgitación persistente habla en favor de estrechez esofágica. El estudio más útil para determinar la función esofágica es el cine-esofagograma y la manometría esofágica; sin embargo, la presencia de síntomas es suficiente para establecer el diagnóstico e iniciar tratamiento, tal como elevación de 12 cm de la cabecera de la cama y no ingerir comidas copiosas 4 horas antes de acostarse. Si persisten los síntomas de pirosis se usan los inhibidores de la bomba de protones y procinéticos como el cisapride al acostarse; la metoclopramida se emplea para aumentar la peristalsis esofágica y la presión del esfínter esofágico inferior, media hora antes de las comidas y al acostarse; también el sucralfato antes de las comidas y al acostarse. Cuando ocurre estenosis esofágica son necesarias las dilataciones.

Manifestaciones del intestino delgado y colon

Son menos frecuentes que las esofágicas; la hipomotilidad intestinal está presente hasta en un 40% de los pacientes debido a un defecto en el reflejo neurogénico. Se observan cambios en el hábito intestinal: diarreas acuosas y malabsorción intestinal por hipomotilidad del intestino delgado y excesiva proliferación bacteriana; se expresa por pérdida de peso, anemia, esteatorrea, bajos niveles de caroteno sérico y déficit en la absorción de la D-xilosa. El tratamiento de la malabsorción intestinal consiste en antibióticos intermitentes para erradicar la proliferación bacteriana (metronidazol, tetraciclinas, eritromicina); para la hipomotilidad, octreótido y cisapride; además, alimentos parcialmente digeridos (aminoácidos y triglicéridos de cadena mediana) e inclusive hiperalimentación parenteral. En el colon se producen grandes divertículos que se impactan y producen pseudoobstrucción intestinal, perforación o hemorragias. También la hipomotilidad, que puede ocasionar constipación crónica y obstrucción intestinal.

Manifestaciones de otros órganos

En la ES se puede observar un sinnúmero de manifestaciones clínicas no necesariamente relacionadas con la afectación clásica de órganos y sistemas:

1. Hemorragia digestiva superior e inferior por telangiectasias.
2. Cirrosis biliar con anticuerpos antimitocondriales positivos.
3. **Anemia por diferentes causas**: déficit nutricional, enfermedad renal crónica, anemia hemolítica microangiopática o por sangrado gastrointestinal.
4. **Artritis.** Es un síntoma inicial en la ESP y está presente en 2/3 de los pacientes; se puede observar una artritis inflamatoria erosiva de los dedos con estrechamiento del espacio articular y erosiones marginales que semejan una artritis reumatoide.
5. Síndrome de Sjögren en un 17% de los pacientes.
6. Polimiositis en un 10% de los enfermos, aunque la debilidad solo se encuentra en un 60% a 80% de estos pacientes.
7. **Neuropatías**: síndrome del túnel del carpo y neuralgia del trigémino.

DIAGNÓSTICO

Las manifestaciones clínicas de la ES son altamente orientadoras del diagnóstico; el estudio de cada órgano comprometido sirve para definir el grado de deterioro que ha alcanzado la enfermedad. Los estudios histopatológicos de la piel y los órganos involucrados revelan una combinación de pérdida capilar generalizada y vasculopatía obliterante de arterias finas por proliferación de la íntima, junto con acumulación de tejido conjuntivo compuesto de colágenos de endotelina-1m, fibronectina y proteoglucanos. Los AAN, patrón homogéneo, están positivos en el 90% de los pacientes; se observan anticuerpos contra la topoisomerasa-1 (anti-Scl-70), antiRNA polimerasa III y contra centrómero (ACA). Los ACA son positivos en el 80% de los pacientes con ESL y está asociado a un incremento del riesgo de hipertensión pulmonar y mínimo compromiso cardíaco o renal. Los anticuerpos antifibrilarina (U3-RNP) se asocian al compromiso cardíaco, renal, hipertensión pulmonar y miositis. Los PM/Scl se encuentra en las manifestaciones clínicas de miositis y calcinosis de la ESL. También existe una activación de la cascada del complemento que está en relación con el grado de actividad de la enfermedad. Otras alteraciones son discreto aumento de la VSG, eosinofilia, factor reumatoide positivo y aumento de las aglutininas en frío.

TRATAMIENTO

Se han usado una serie de medicamentos con el intento de detener la inflamación, la fibrosis y sus consecuencias en diferentes órganos, pero actualmente no existe un medicamento específico y satisfactorio para la ES. La identificación temprana y el tratamiento de las patologías de cada órgano en particular, llevan a una mejoría de la calidad de vida y sobrevida en estos pacientes.

Bibliografía

Denton CP, Hughes M, Gak N, Vila J, Maya HB, Kuntal Ch, Kim F, Luke L. et al. Guidelines and Audit Working Group. BSR and BHPR guideline for the treatment of systemic sclerosis. Rheumatology 2016; 55: 1906-1910.

Denton CP, Khanna D. Systemic sclerosis. Lancet 2017; 390: 1685–99.

Escribano P, Joven B, Loza E, Andreu J, Jimenez C, de Yebenes M, et al. 2013 ACR/EULAR systemic sclerosis classification criteria in patients with associated pulmonary arterial hypertension. Seminars in Arthritis and Rheumatism. 2018; 47(6): 870-876.

Gabrielli A, Avvdimento IV and Krieg T. Scleroderma. N EngL J Med. 2009; 360:1989-2003.

Kowal-Bielecka 0, Landewe R, Avouac, Chwiesko JS, EUSTAR co-authors et al. EULAR recomendations for the treatment of systemic sclerosi: a report from the EULAR Sclerodermia Trials and Research group (EUSTAR). Ann Rheum Dis. 2009; 68:620-628.

Kowal-Bielecka O, Bieleck M, Kowal K. Recent advances in the diagnosis and treatment of systemic sclerosis. Pol Arch Med Wewn. 2013; 123(1.2): 51-58.

Leroux MB y Bergero A. Esclerodermia localizada: Diagnósticos diferenciales. Rev Argent Dermatol. [online]. 2011; 9(3) [citado 2013-07-13].

Orvain C, Assassib S, Avouac J, Allanore Y. Systemic sclerosis pathogenesis: contribution of recent advances in genetics. Current Opinion in Rheumatology. 2020; 32(6): 505-514.

San Martín-Campos C. Manifestaciones clínicas y diagnóstico precoz de la esclerosis sistémica. Revista Electrónica de Portales Médicos.com. 2021; Volumen XVI. Número 4: 150.

Sobanskia V, Lescoatf A, Launay D. Novel classifications for systemic sclerosis: challenging historical subsets to unlock new doors. Current Opinion in Rheumatology. 2020; 32(6): 463-471.

Stochmal A, Czuwara J, Trojanowska M, Rudnicka L. Antinuclear antibodies in systemic sclerosis: an update. Clin Rev Allergy Immunol. 2020; 58(1): 40-51.

Varga J, Abrham D. Systemic sclerosis: A prototypic multisystem fibrotic disorder. J Clin Invest. 2007; 117: 557-563.

CAPÍTULO 107
MIOPATÍA INFLAMATORIA

ADRIANNA BETTIOL-MENEGALDO

INTRODUCCIÓN

Las miopatías inflamatorias idiopáticas (MII) o miositis, son un grupo heterogéneo de miopatías adquiridas que tienen en común la presencia de inflamación en el músculo, compromiso variable de la piel y de otros órganos. Se caracterizan por debilidad muscular proximal, enzimas musculares elevadas, cambios miopáticos en la electromiografía y biopsia muscular anormal. Histológicamente se distinguen por la inflamación muscular, aunque a veces es difícil documentarla. Basado en los diferentes estudios clínicos, histológicos, inmunopatológicos y características de los autoanticuerpos; las MII involucran cinco grupos distintos: dermatomiositis (DM), polimiositis (PM), miopatía autoinmune necrosante (NAM), síndrome antisintetasa-miositis de superposición (Anti-SS-OM) y la miositis por cuerpos de inclusión (IBM).

Las MII tienen una incidencia anual entre 0,1 a 5,8 por 100.000 personas. Con excepción de la dermatomiositis juvenil, las MII son enfermedades que afectan generalmente a adultos, aunque la presentación en niños ha sido registrada con mayor frecuencia en los últimos años. La edad de inicio de las MII está en entre los 45-60 años en adultos, y alrededor de los 15 años para las formas juveniles. La incidencia de dermatomiositis es de aproximadamente 0,8 a 1,2 por 100.000 y la de polimiositis 0,1 a 3,2 por 100.000 personas. La dermatomiositis se distribuye bimodalmente, con picos entre 5-14 y 45-65 años. Tanto la polimiositis como la dermatomiositis son más frecuentes en mujeres con una relación de 2:13, mientras que la miositis por cuerpos de inclusión es la miopatía adquirida más frecuente en los hombres mayores de 50 años, con una prevalencia de 51,3 por millón. La miositis autoinmune necrosante representa un 19% de las MII y las miositis no especificas un 39%. Diferentes criterios diagnósticos se han propuesto para las MII, con distintas sensibilidades y especificidades; lo que refleja la gran complejidad e incomprensión de estas enfermedades, aunado a las dificultades generadas por la superposición de los distintos fenotipos clínico-patológicos.

La etiología de la miopatía inflamatoria, además de autoinmune, está relacionada con factores genéticos e infecciosos (virus, bacterias y parásitos). Orienta al origen inmune la presencia de un 20% de autoanticuerpos, el vínculo con genes específicos del complejo principal de histocompatibilidad y la respuesta a la inmunoterapia. La microangiopatía e isquemia muscular se relacionan con mecanismos de inmunidad humoral, regulada por el complemento. Existe una miotoxicidad regulada por linfocitos T CD8 que, junto a los macrófagos, destruyen las fibras musculares.

DERMATOMIOSITIS

La DM es una enfermedad primaria del tejido conjuntivo que afecta la piel y los músculos en grado variable. Se caracteriza por tener un inicio insidioso y evolución subaguda; cursa con debilidad muscular proximal simétrica por inflamación muscular, lesiones en la piel y anticuerpos específicos. La incidencia estimada de DM es de 5 a 9 casos por millón de habitantes/año y es dos veces más frecuente en el sexo femenino. Aunque puede presentarse a cualquier edad, existen dos picos de máxima incidencia: uno en la infancia, entre los 5 y 10 años, y otro entre la tercera y cuarta década de la vida. La tasa de sobrevida a los 5 años es de 75% a 90%.

Cuando la enfermedad aparece en personas mayores de 50 años se debe sospechar de neoplasia maligna oculta; en los ancianos, la remisión es menos frecuente y con mayor mortalidad. La dermatomiositis puede estar asociada simultáneamente (*sobreposición o superposición*) a otras enfermedades como lupus eritematoso sistémico, esclerosis sistémica o artritis reumatoide, y entonces se le denomina "*enfermedad mixta del tejido conjuntivo*", que en un 50% puede evolucionar a la esclerosis sistémica. La "*enfermedad indiferenciada del tejido conjuntivo*" se refiere a un cuadro clínico con rasgos poco definidos de miopatía inflamatoria, lupus eritematoso sistémico, esclerosis sistémica o artritis reumatoide. Ocurre generalmente en personas jóvenes y con el tiempo puede evolucionar a una entidad clínica bien definida. Los pacientes con superposición de DM y esclerosis generalizada pueden presentar el anti-PM/Scl, dirigido contra un complejo nucléolo-proteína.

Las manifestaciones clínicas de la DM, en líneas generales son comunes con las de PM y miositis por cuerpos de inclusión; tales como fiebre, pérdida de peso, artralgias, malestar general, escalofríos, disfagia y disfonía. Sin embargo, la DM es precedida de lesiones cutáneas que recuerdan la dermatitis seborreica o un eritema de los surcos faciales. Obviamente, la PM y la miositis con cuerpos de inclusión carecen de compromiso cutáneo, pero la afectación de órganos es común en grado variable a la DM. La lesión más característica de la DM es un edema y coloración rojo-violáceo periorbitaria, más marcada en los parpados superiores, conocido como eritema heliotropo, se observa en el 60% de los pacientes. Cuando la enfermedad está más desarrollada se produce erupción eritematosa, fotosensibilidad que afecta la frente y los pómulos, distribuida en forma de "alas de mariposa"; puede expandirse por el cuello y tórax "signo en V", hombros y dorso "signo del chal" o aparecer en las superficies extensoras de las extremidades (codos, rodillas y tobillos). El "signo de Gottron" es un clásico eritema descamativo maculopapular en los nudillos de los dedos y se puede observar en el 70% de los pacientes. Son frecuentes el fenómeno de Raynaud (10%) y el eritema del pliegue ungueal distal asociado a telangiectasias, aunque esto último también se ve en LES. La capilaroscopia del lecho ungueal revela una microangiopatía con asas capilares dilatadas.

En la DM pueden verse afectado otros órganos y sistemas. El sistema digestivo se puede manifestar con disfagia por hipomotilidad esofágica (30%), razón por la cual se debe hacer una manometría esofágica. En la forma juvenil asociada a una vasculitis pueden presentarse múltiples ulceras intestinales de evolución fatal. En el sistema cardiovascular, puede verse miocarditis, pericarditis y vasculitis coronaria. La miocardiopatía dilatada es una complicación rara y de estar presente es de mal pronóstico. El 10% a 20% de las muertes en las miopatías inflamatorias es atribuida a enfermedad cardíaca, especialmente infarto del miocardio, que se presenta 16 veces más que en la población general. Las alteraciones electrocardiográficas no son específicas y ocurren alrededor del 20% (alteración del segmento ST-T, bloqueos de ramas, AV completo y taquiarritmias). El sistema respiratorio, puede verse afectado, en aproximadamente el 10 % de los pacientes se presenta enfermedad pulmonar intersticial, esta puede anteceder en ocasiones a la miopatía; puede evidenciarse un patrón restrictivo, disminución de la capacidad pulmonar total y la capacidad de difusión.

La DM se ha asociado al cáncer en un 15% del total de los casos, puede preceder o presentarse 2 años después de la aparición de la enfermedad. El cáncer más frecuente asociado a la DM son: ovario, mamas, colon, pulmón, melanomas y linfomas no Hodgkin. En la DM, especialmente en la juvenil, puede presentarse en un 10% a 20% de los pacientes en la fase inflamatoria de la enfermedad, la calcificación extensiva del tejido celular subcutáneo y músculos, es una complicación lamentable. Los pacientes con dermatomiositis presentan elevación de anticuerpos específicos incluyendo anti-Mi2 que se asocia con las típicas lesiones cutáneas; anti-MDA5, que se asocia con lesiones cutáneas y enfermedad pulmonar intersticial; anti factor de trascripción intermediario 1 (anti-TIF1) en pacientes que suelen presentar lesiones cutáneas graves y cáncer, y anti-proteína de la matriz nuclear 2 (anti-NXP2), que en pacientes adultos se asocia al cáncer. Es importante destacar que las lesiones cutáneas características de DM, pueden también encontrarse en pacientes con síndrome antisientetasa (ASS), en los que la histopatología, así como la serología contribuyen a diferenciarlos.

POLIMIOSITIS

Es una entidad rara, sobrestimada y representa un diagnóstico de descarte, ya que más del 30% de estas en el seguimiento cumplen con criterios para miositis por cuerpos de inclusión o el síndrome antisintetasa-miositis. La afectación muscular se manifiesta por debilidad creciente que afecta progresivamente los músculos estriados del tronco y de las cinturas escapular y pélvica (25%). El paciente suele consultar por incapacidad para levantarse de la silla, de la posición en cuclillas o peinarse. El paciente suele consultar por incapacidad para levantarse de la silla, de la posición en cuclillas o peinarse). En fases avanzadas es común la marcha de Trendelemburg (marcha de pato) debido a la debilidad de los músculos abductores de los muslos. Los flexores del cuello son músculos muy severamente afectados (cabeza caída) y puede presentarse con algún grado de disfagia por debilidad de los músculos faríngeos y palatinos. La debilidad de los músculos respiratorios conduce a insuficiencia ventilatoria que predispone a infección pulmonar bacteriana.

MIOPATIA AUTOINMUNE NECROSANTE

La miopatía necrosante inmunomediada es una entidad clínico-patológica que representa el 19% de las MII. Si bien puede ocurrir en cualquier edad, es más frecuente en adultos y cursa con una elevación muy marcada de la CK y de los títulos de anticuerpos específicos de miositis o anticuerpos asociados a miositis. Puede presentarse de forma espontánea, aislada, o en el contexto de una infección vírica, pacientes con cáncer, enfermedades del tejido conectivo o con la ingesta de estatinas (aun después de haber sido suspendida). La presentación clínica de esta enfermedad depende de la causa que la determina. Cursa con debilidad proximal simétrica subaguda, con instauración más rápida y frecuentemente más grave que la PM y, sin lesiones cutáneas. En un 40% hay compromiso de la musculatura distal, además es frecuente la cefaloparesia, disfagia, mialgias, compromiso respiratorio y cardíaco. Cursa con una elevación muy marcada de la CK y de los títulos de anticuerpos específicos de miositis o anticuerpos asociados a miositis. Aproximadamente un 60% de los pacientes con miopatía autoinmune necrosante muestran títulos elevados de anticuerpos anti-SRP o anti-HMGCR.

MIOSITIS CON CUERPOS DE INCLUSIÓN

Enfermedad de evolución lenta, implacable y discapacitante. Es tres veces más frecuente en hombres que en mujeres y generalmente aparece por encima de los 50 años de edad. La debilidad muscular progresa durante años, es asimétrica, distal desde el inicio, con incapacidad para aprehender objetos y puede haber disminución de la motilidad facial. Los hallazgos característicos de la IBM son el comienzo distal en los flexores de los dedos en la extremidad superior, con atrofia del antebrazo, del compartimiento anterolateral de las piernas (dorsiflexión del pie), asociados con atrofia de los cuádriceps, que conduce a caídas y traumas frecuentes. Si bien los hallazgos semiológicos son característicos de esta enfermedad, el diagnóstico se hace a menudo con un promedio de 5 años de retraso, por exclusión en pacientes diagnosticados con PM que no responden al tratamiento inmunosupresor o por una combinación de los hallazgos clínicos, electrodiagnósticos y patológicos. La CK suele estar elevada hasta cinco veces sobre el valor de referencia, pero puede estar normal. Los títulos de anti-cN1A están elevados en un 60%-70% de los pacientes con IBM, sin embargo pueden también estarlo en la DM (15%), PM (5%), el lupus eritematoso sistémico (14%-20%) y en el síndrome de Sjögren (23%-36%), por lo que no son específicos. La RM es útil para identificar el patrón característico de la miositis con cuerpos de inclusión y permite excluir otras miopatías. El estudio electrofisiológico es de difícil interpretación ya que combina hallazgos miopáticos y neurogénicos (o pseudoneurogénicos), que hace que se confunda con una enfermedad de motoneurona o un compromiso radicular. La biopsia muscular muestra hallazgos que forman parte de los criterios diagnósticos de miositis con cuerpos de inclusión: infiltrados inflamatorios consistentes con una polimiositis, vacuolas ribeteadas, depósitos amiloideos generalmente próximos a las vacuolas ribeteadas (cuerpos de inclusión), positivos con rojo Congo o cristal violeta.

SÍNDROME ANTISINTETASA-MIOSITIS DE SUPERPOSICIÓN (ANTI SS-OM)

El síndrome de sobreposición sobreviene cuando la MII se presenta con signos y síntomas extramusculares como los que se observan en el lupus eritematoso sistémico (LES), esclerodermia o en la enfermedad mixta del tejido conectivo. Estas manifestaciones son por ejemplo artritis, enfermedad pulmonar intersticial, fenómeno de Raynaud o síndrome de Sjögren. El síndrome antisintetasa es la forma más común de miositis de sobreposición, es una forma particularmente grave de MII definida por la presencia de anticuerpos antisintetasa (más comúnmente anti Jo-1), asociados a enfermedad pulmonar intersticial, síndrome de Raynaud, fiebre, poliartritis distal simétrica de manos y pies, erupciones cutáneas ("rash") pudiendo ser indistinguibles a los de la DM.

DIAGNÓSTICO

El diagnóstico de la DM/PM debe basarse en las manifestaciones clínicas y confirmarse con exámenes bioquímicos, electromiográficos e histológicos, a saber:

1. **Enzimas musculares.** En la fase activa de la enfermedad se liberan algunas enzimas; la creatinincinasa (CK-MM) es la más sensible para la necrosis del músculo estriado y es el mejor índice de actividad; la elevación de la CK-MB es factible. Las ASAT-GOT y la LDH también se elevan; la aldolasa es otra alternativa.
2. **Electromiografía.** Es una de las formas más seguras de confirmar la presencia de una miopatía y distinguirla de una debilidad muscular de origen neural. Los hallazgos más sobresalientes son potenciales miopáticos de duración breve, unidades policíclicas de baja amplitud en la activación voluntaria y aumento de la actividad espontánea con fibrilaciones, descargas repetitivas complejas y ondas afiladas positivas. En la MCI son frecuentes los potenciales mixtos (unidades polifásicas de duración corta y larga) que indican un proceso crónico con regeneración de las fibras musculares.
3. **Biopsia muscular.** Es el procedimiento más valioso y definitivo para el diagnóstico de la polimiositis y para excluir otras enfermedades neuromusculares. La muestra debe obtenerse siempre de dos músculos (por el salpicado irregular de las lesiones musculares), preferiblemente hipersensibles, de la cintura escapular o pelviana (deltoides, supraespinoso, glúteo o cuadríceps) y guiados por RM. En la DM, la histopatología revela inflamación en el endomisio a predominio perivascular o localizada en los tabiques interfasciculares y alrededor de los fascículos con atrofia perifascicular; vasos sanguíneos con hiperplasia endotelial, trombos de fibrina y obstrucción de capilares. La PM revela inflamación "primaria" con el complejo CD8/MHC-I y ausencia de vacuolas. La MCI presenta inflamación primaria de una miopatía crónica con complejo CD8/MHC-I, fibras vacuoladas con depósitos de amiloide beta y fibras que no captan la citocromoxigenasa.
4. **Biopsia de piel.** Los hallazgos no son específicos y una biopsia normal no descarta la enfermedad, ya que la afectación muscular tampoco es uniforme. Se describe atrofia de la epidermis, dilatación vascular subpapilar y papilar, edema subepidérmico intenso y depósitos de mucina en la dermis superior, además de vacuolización y cuerpos coloides asociados a edema de la dermis, que son muy específicos de dermatomiositis o lupus eritematoso sistémico.
5. **RM (T1).** Esta técnica permite el estudio funcional de la miopatía al determinar las variaciones en la cantidad de agua de los tejidos y su consumo de energía. Revela sitios de inflamación y edema muscular; sirve para la toma de biopsia, monitorizar el tratamiento y diferenciarla de la miopatía por esteroides.

6. **Exámenes inmunológicos.** En el 60% de los pacientes con MII se consigue elevación de los títulos de anticuerpos contra complejos moleculares relacionados con el ARN o contra antígenos citoplasmáticos. La determinación de los anticuerpos específicos de miositis y anticuerpos asociados a miositis es fundamental para el diagnóstico y el pronóstico de las MII. Los anticuerpos denominados genéricamente "antisintetasa" por estar dirigidos contra distintas aminoacil-ARN sintetasas, están presentes en 20%-30% de los pacientes con MII. Estos son un grupo de 8 anticuerpos entre los que destaca el anti-Jo1 que está presente en 75% de los pacientes y está asociado con el síndrome antisintetasa. Los anticuerpos específicos de miositis relacionados con IMNM están dirigidos más frecuentemente contra la proteína traslacional transportadora SRP o contra la 3-hidroximetil-glutaril-coenzima-A-reductasa (HMGCR), que es a su vez el blanco farmacológico de las estatinas. Los anticuerpos asociados a DM incluyen el anti-Mi2 relacionado con las lesiones cutáneas características, el anti-MDA5 en la DM amiopática o la enfermedad pulmonar intersticial, y el anticuerpo anti-TIF1 y el anti-NPX2 generalmente asociados con la presencia de neoplasia en pacientes adultos con DM. Y el anticuerpo anti-nucleotidasa citosólica 51A (anti-cN1A) está elevado en un alto porcentaje de los pacientes con miositis con cuerpos de inclusión, pero la sensibilidad y especificidad de esta anticuerpo es variable.
7. **Despistaje de neoplasia oculta.** El cáncer ocurre en el 15% de los pacientes con DM, razón por la que se debe buscar cuando las características del paciente lo sugieran: edad avanzada, síntomas constitucionales, síntomas y signos organoespecíficos de cáncer. Es necesario y prudente el uso de exámenes dirigidos al órgano sospechado; se deben agotar los estudios imagenológicos, incluyendo la PET corporal total. Es prudente hacer la Rx y TC del tórax y abdominopélvica, estudios endoscópicos gastrointestinales, Ca-125, APE y mamografía; sin embargo, la orientación clínica es de gran valor para la solicitar e insistir en algunos estudios.

TRATAMIENTO

Los objetivos primarios del tratamiento son preservar y, si es posible, mejorar la función muscular, prevenir la atrofia y evitar las contracturas musculares que resultan de la limitada movilidad articular y de la cicatrización fibrótica de los músculos inflamados; esto puede lograrse con medidas generales y terapia farmacológica.

Medidas generales

1. Reposo físico durante la actividad inflamatoria de la enfermedad.
2. Ejercicios con movimientos pasivos durante la fase activa para evitar contracturas; posteriormente se inicia la fisioterapia con movimientos activos y resistencia leve, en cama.
3. Calor local para aplacar los espasmos musculares; se debe evitar el calor intenso y los masajes porque intensifican el proceso inflamatorio.
4. La dermatosis se puede tratar con fotoprotección, corticoesteroides tópicos, antimaláricos: hidroxicloroquina: 200-400 mg/día VO y, en casos de intolerancia o no respuesta, cloroquina, quinacrina o mepacrina. Otra alternativa son los agentes inmunomoduladores.

Terapia farmacológica. Los pacientes con DM responden más que PM a los inmunosupresores y los MIC son refractarios.

Dermatomiositis

1. Prednisona en dosis altas (oral o intravenosa intermitente en casos agudos).
2. En pacientes que responden a los corticoesteroides, agregar un inmunosupresor: micofenolato de mofetilo (preferible), azatioprina o metotrexato.
3. Inmunoglobulina intravenosa de dosis alta (Ig IV) si los pasos 1 y 2 fallan.
4. Rituximab, si la Ig IV no es suficientemente eficaz.
5. Considere nuevos productos biológicos, como eculizumab, otros agentes anti-células B o inhibidores de JAK.
6. Futuro más prometedor: agentes bloqueadores del complemento como eculizumab, ravulizumab (ultomiris), zilucoplan.

Polimiositis

1. Prednisona en dosis altas (oral o intravenosa intermitente en casos agudos).
2. En pacientes que responden a los corticoesteroides, agregar un inmunosupresor: micofenolato de mofetilo más azatioprina o metotrexato.
3. Inmunoglobulina intravenosa con dosis altas, si fallan los pasos 1 y 2.
4. Rituximab, si la Ig IV no es suficientemente eficaz.
5. Si lo anterior no es satisfactorio, reconsiderar el diagnóstico y revalorar con una nueva biopsia muscular.

Miositis necrosante autoinmune

1. Metilprednisolona en dosis altas (en casos agudos puede ser necesario 1 g IV/día durante 5 días).
2. Inmunoglobulina intravenosa a dosis altas.
3. Rituximab, si la Ig no es suficientemente eficaz.
4. Considerar nuevos productos biológicos, incluido eculizumab, otros agentes anti-células B o inhibidores de JAK.
5. Futuro más prometedor: agentes bloqueadores del complemento, como: eculizumab, ravulizumab (ultomiris), zilucoplan.

Síndrome antisintetasa-miositis de superposición (anti SS-OM)

1. Prednisona en dosis altas (oral o endovenosa intermitente en casos agudos).
2. En pacientes que responden a los esteroides, agregar un inmunosupresor: preferible micofenolato de mofetilo, azatioprina, o metotrexato.
3. Inmunoglobulina intravenosa a dosis altas, si los pasos 1 y 2 fallan.
4. Rituximab, si la Ig no es suficientemente eficaz.
5. Si hay enfermedad pulmonar intersticial, también se puede considerar la ciclofosfamida.

Miositis con cuerpos de inclusión

1. Terapia física.
2. Si la disfagia es importante, Ig IV.

3. Todos los ensayos con inmunosupresores, agentes inmunomoduladores, factores de crecimiento muscular, e inhibidores de TGF-β no han demostrado beneficio. Entre ellos, el más prometedor fue el alemtuzumab en un estudio no controlado.

Bibliografía

Bevilacqua JA, Earle N. Miopatías Inflamatorias. Rev Med Clin Condes. 2018; 29(6): 611-621.

Biliciler S, Kwan J. Inflammatory myopathies. Utility of antibody testing. Neurol Clin. 2020; 38: 661-678.

Castro, C and Gourley, M. Diagnosis and treatment of inflammatory myopathy: issues and management. Ther Adv Musculoskelet Dis. 2012; 4(2): 111-120.

Choy EHS, Isenberg DA. Treatment of dermatomyositis and polymiositis. Reumatology. 2002; 41: 7-13.

Dalakas, M and Hohlfeld, R. Polymyositis and dermatomyositis.The Lancet. 2003; 362: 971-982.

Dalakas MC. Review: An update on inflammatory and autommune myopathies. Neuropathol Appl Neurobiol. 2011; 37: 226.

Dalakas MC. Immunotherapy of myositis: Issues, concers and future prospects. Nat Rev Rheumatol. 2010; 6: 129.

Dalakas MC. Inflammatory myopathies: update on diagnosis, pathogenesis and therapies, and COVID-19-related implications. Acta Myologica 2020; XXXIX: 289-301

Erin Vermaak, Neil McHugh. Current management of dermatomyositis. International Journal of Clinical Rheumatology. 2012; 7(2): 197-215.

Feely MG. Idiopathic inflammatory myositis. Physician Assist Clin. 2021; 6: 97-109.

Katsuyuki Shinjo S, Carlos de Souza F, Bertacini de Moraes J. Dermatomyositis and polymyositis: from immunopathology to immunotherapy (immunobiologics). Rev Bras Reumatol. 2013; 53(1): 101-110.

Lundberg IE, Miller FW, Tjarnlund A, Bottai M. Diagnóstico y clasificación de las miopatías inflamatorias idiopáticas. J Intern Med. 2016; 280(1): 39-51.

Marvi, U, Chung L, Fiorentino D. Clinical presentation and evaluation of Dermatomyositis. Indian J Dermatol. 2012; 57(5): 375-381.

Needham M, Mastaglia FL: Inclusion body myositis. Current pathogenic concepts an diagnostic and therapeutic approaches. Lancet Neurol. 2007; 6: 620.

Selva-O'Callaghan A, Pinal-Fernandez L, Trallero-Araguás E, Milisenda JC, Grau-Junyent JM, Andrew LM, Grau-Junyent Josep Maria, Mammen AL. Classification and management of adult inflammatory myopathies. Lancet Neurology. 2018; (17): 816-828.

CAPÍTULO 108
OSTEOPOROSIS

CARLOS ALBERTO RONDÓN-MALAVE, EDGAR NIETO

INTRODUCCIÓN

La osteoporosis es la enfermedad ósea más frecuente. Una definición sencilla sería que es una "resistencia ósea disminuida que aumenta el riesgo de fracturas". Este concepto destaca los aspectos básicos que definen la osteoporosis como un proceso de desmineralización ósea, caracterizado por una masa ósea baja (disminución de la cantidad), un deterioro de la microarquitectura ósea (disminución de la calidad) y la presencia de fracturas como consecuencia final. La osteoporosis es un problema de salud pública cada vez más importante, por su gran impacto en la calidad y cantidad de vida que va más allá de los límites médicos, sociales y económicos.

La enfermedad tiene una amplia distribución mundial con una prevalencia variable en diferentes regiones. A escala mundial, más de 200 millones de personas padecen de osteoporosis, por lo que se considera una verdadera epidemia. Se calcula que en sociedades desarrolladas, la osteoporosis se diagnóstica y trata adecuadamente en solo 10%-20% de la población. La Fundación Nacional de Osteoporosis (NOF) estima que 10.2 millones de estadounidenses tienen osteoporosis y que otros 43.4 millones tienen osteopenia. Anualmente más de 2 millones de fracturas relacionadas con la osteoporosis ocurren en los EE. UU. y de estos, más del 70% suceden en mujeres. En nuestro país, la incidencia de osteoporosis no está suficientemente establecida. En un estudio de UNILIME-UC se encontró que en la población femenina mayor de 50 años existe una incidencia de osteopenia del 40% y osteoporosis del 25%, y en el grupo etario mayor de 70 años, solo un 10% resultó con masa ósea normal. Se ha observado resultados similares de morbilidad en el Reino Unido, con estudios epidemiológicos que hipotetizan que una de cada dos mujeres y uno de cada cinco hombres mayores de 50 años sufrirán una fractura osteoporótica a lo largo de su vida. En 2010, se estimó que la cifra mundial de personas de 50 años y mayores que suponían alto riesgo de fractura por osteoporosis era de 158 millones y según la Fundación Internacional de Osteoporosis (IOF) publicada en el 2017, se estima que esta cifra se duplicará para 2040. Es importante fomentar los factores que incrementan la densidad ósea durante del adulto, ya que una mayor densidad mineral ósea en la menopausia reduce el riesgo de fracturas osteoporóticas en el futuro.

Factores predisponentes a la osteoporosis. Los factores que predisponen a la osteoporosis son heredogenéticos (madres con osteoporosis, osteogénesis imperfecta), edad avanzada, género femenino, raza blanca, menor índice de masa corporal o desnutrición (las personas delgadas son más propensas a la osteoporosis, posiblemente porque el tejido adiposo es fuente de estrógenos y el peso supone un estímulo mecánico para el esqueleto), inmovilización prolongada, factores hormonales (menor exposición a los estrógenos, menarquia tardía, menopausia precoz antes de los 45 años de edad, amenorreas por más de 1 año, hipogonadismo, hipertiroidismo, hiperparatiroidismo, hipercortisolismo, diabetes tipo 1 y déficit de producción de 1,25 dihidroxivitamina D), factores higiénico-dietéticos y estilo de vida (poca ingestión o deficiente absorción intestinal de calcio, escaso ejercicio físico, pues la sobrecarga mecánica favorece la formación de hueso e inhibe la resorción ósea), abuso de sustancias (más de una caja de cigarrillo diaria, alcohol y 4-5 tazas de café al día) el consumo moderado de alcohol, por encima de 2 unidades (dos copas de vino) diarias, probablemente mediada por la supresión de las células madres mesenquimáticas que por un lado disminuye la formación ósea mediada por osteoblastos y por otro lado por activación de la resorción ósea mediada por osteoclastos, enfermedades crónicas (malabsorción intestinal, hepatopatías, artritis reumatoide, mieloma múltiple, espondilitis anquilosante) y tratamientos (corticoesteroides, citostáticos, anticonvulsivantes, heparina y rayos X), enfermedad broncopulmonar obstructiva crónica y diabetes tipo II.

MANIFESTACIONES CLÍNICAS

La osteoporosis ha sido descrita como una enfermedad pediátrica con consecuencias geriátricas, por lo que alcanzar la masa ósea máxima durante la juventud es sumamente importante. La pérdida de densidad ósea suele ser gradual y sin manifestaciones clínicas evidentes; sin embargo, uno de los síntomas atribuidos consiste en dolores óseos crónicos incriminados a la presencia de microfracturas. Es notable la pérdida de estatura por compresión de las vértebras, estas disminuyen sus medidas y generan cifosis de la columna dorsal. Se observa disminución de la distancia de la parrilla costal a la pelvis a nivel de la línea axilar media (menos de dos traveses de dedo, o sea < de 4 cm), incapacidad para tocar la pared con el occipital cuando la persona se pone en pie con los talones y la espalda pegadas a la pared y edéntulas (menos de 20 dientes). Sin embargo, la expresión más frecuente y peligrosa de la osteoporosis son las fracturas, generalmente por traumas muy leves o movimientos forzados. Aunque cualquier hueso está expuesto, son más frecuentes columna vertebral, muñeca (cúbito y radio) y cadera (fémur). Debido a que la osteoporosis se relaciona con los síntomas de la menopausia (fogaje facial, diaforesis, parestesias en las manos, sequedad de la vagina, irritación uretral por atrofia genitourinaria, aumento de los niveles de gonadotropinas y reducción de las hormonas esteroideas gonadales), es importante reconocerlos para definir la terapia sustitutiva con estrógenos.

DIAGNÓSTICO

No existen expresiones bioquímicas que orienten el diagnóstico de la osteoporosis y la radiografía ósea revela alteraciones solo cuando se encuentra en etapas avanzadas, caracterizadas por desmineralización ósea, vértebras bicóncavas con acentuación de las trabeculaciones verticales y bordes bien definidos (como trazados a lápiz) y adelgazamiento de la corteza de los huesos largos o cuando ya existen la mayor de sus complicaciones, las fracturas. La única manera confiable de determinar la pérdida de masa ósea es midiendo la densidad mineral ósea (DMO) con la absorciometría por rayos X de energía doble (DXA, dual-energy x-ray absorptiometry), la absorciometría por rayos X por un solo nivel de energía (SXA, *single-energy x-ray absorptiometry*), la tomografía computarizada (TC), el ultrasonido y las pruebas de laboratorio. La biopsia del hueso solo se acepta para hacer el diagnóstico diferencial con otras enfermedades óseas de índole maligna.

Densitometría ósea (DXA). Es un método no invasivo, muy exacto, que utiliza rayos X de doble energía y baja radiación, capaz de detectar porcentajes relativamente bajos de pérdida ósea. Es el método estándar de oro comúnmente usado para medir la DMO; puede ser *central* (columna y cadera) o *periférica* (antebrazo, dedo y talón); permite definir si hay disminución de la DMO y la ubica en el rango normal, osteopenia u osteoporosis según la clasificación de la OMS; además, permite calcular el riesgo de fractura. En algunas personas, la medición debe hacerse en el radio por la dificultad de evaluar la columna o cadera debido a intervenciones quirúrgicas previas o cualquier otra alteración que impida la correcta interpretación del estudio densitométrico, tal como ocurre en personas obesas y ancianos, en quienes las alteraciones morfológicas de la columna como osteofitos, esclerosis y otros cambios degenerativos, imposibilitan la interpretación adecuada de los resultados. En el hiperparatiroidismo es útil el estudio por DXA del antebrazo, ya que mide predominantemente el hueso cortical, que es el más afectado en esta endocrinopatía. Con la SXA se mide la densidad ósea del talón.

La DMO se mide de preferencia en la columna lumbar y fémur (cuello y trocánter). La densitometría informa dos valores: *T-score*, que es la comparación de la DMO del paciente con una población joven normal, la raza y sexo y, el *Z-score*, que es la comparación de la DMO con una población de la misma edad, también ajustada a la raza y sexo. Este cálculo estadístico permite cuantificar en cuál medida un resultado se aparta de la normalidad y, por tanto, orientar el tratamiento. El resultado debe encontrarse entre 1 *Desviación Standard (DE)* por arriba o por debajo del promedio y da los puntajes *T o Z*; al compararlo con las poblaciones antes mencionadas se observa a cuantas desviaciones estándar se ubica del valor promedio de DMO de esa población y se obtienen los valores o *score T y Z*. Cada DE equivale a un 10% menos de DMO en columna y a 12% menos en fémur. Algunos resultados pueden no ser representativos del estado real de la masa ósea del paciente en situaciones, tales como las alteraciones del eje (escoliosis o rotoescoliosis), procesos degenerativos (artrosis), elementos quirúrgicos (osteosíntesis) que impidan la evaluación adecuada de los cuerpos vertebrales y se ha estimado que la exploración de columna lumbar será utilizable si al menos se pueden evidenciar dos cuerpos vertebrales contiguos. En el fémur la valoración puede ser realizada indistintamente en el lado derecho o izquierdo, ya que no se han observado diferencias significativas entre ambas caderas, en ausencia de artefactos, enfermedades degenerativas o cirugías previas, pero en caso de existir alguna de estas circunstancias, se recomienda medir la cadera no afectada. Según la OMS, la DMO se clasifica en categorías:

- **Normal.** DMO inferior como máximo a 1 DE con respecto a la media de referencia: T score= hasta −1 DE. La DMO suele ser de 1.000-900 mg por cm^2 de hueso.
- **Osteopenia.** Consiste en una masa ósea reducida, la DMO se ubica entre menos una DE y menos dos y media: T score: -1 a −2.5 DE. La DMO suele ser de 750-850 mg por cm^2 de hueso. En términos generales, el riesgo de fractura ósea se duplica con cada DS por debajo de la considerada normal; por lo tanto, una persona con una -1DS en la DMO, ya tiene el

doble riesgo de fractura ósea que una persona con valores normales. Conocer esta información nos ayuda a identificar el riesgo en el cual una persona se encuentra y nos permite indicar un tratamiento preventivo para evitar fracturas a futuro.
- **Osteoporosis.** La DMO está por debajo de dos y media DE del valor medio de referencia. El *T score*: -2.5 o > DE. La DMO es inferior a 650 mg por cm^2 de hueso. Según las normas de International Society for Clinical Densitometry (ISCD) se considera el diagnóstico de osteoporosis en hombres mayores de 50 años y mujeres posmenopáusicas.
- **Osteoporosis grave.** Presenta valores semejantes a la osteoporosis, pero asociada a fracturas ante traumas leves.

Indicaciones de la densitometría ósea. La decisión de realizar la evaluación de la densidad ósea debe basarse en el perfil de riesgo de fractura de un individuo y en la evaluación de la salud del esqueleto. Considerar la evaluación de BMD en las siguientes personas: Mujeres de 65 años o más y hombres de 70 años o más, independientemente de los factores de riesgo clínicos. Mujeres posmenopáusicas más jóvenes, mujeres en transición menopáusica y hombres de 50 a 69 años con factores de riesgo clínicos de fractura. Adultos con una fractura a los 50 años o después. En la mujer posmenopáusica se recomienda, además, repetir la exploración al año de la primera para establecer la tendencia de la evolución de la masa ósea (estable, perdedora rápida cuando la diferencia entre ambos controles es superior a un 5%; perdedora lenta cuando esa diferencia es inferior a un 3%).

TC. Mide la diferencia de absorción de los rayos ionizantes por el tejido calcificado, comparada con una referencia mineral, como una solución de K_2HPO_4. Es una técnica tridimensional que permite determinar la densidad verdadera (masa de tejido óseo por unidad de volumen). Tiene la ventaja de que puede analizar por separado el hueso trabecular y cortical de cualquier región (columna lumbar, cadera, antebrazo y tibia), es una prueba breve, rápida, sin contraste y que utiliza baja dosis de radiación. Existe evidencia de que la densitometría por TC sin fantom, presenta muy alta correlación con la DMO por QCT y que es confiable para evaluar la densidad ósea vertebral, pero tiene la desventaja de ser más costosa. La pQCT-HR: Desde el 2005 la tomografía computarizada cuantitativa periférica de alta resolución (HR-pQCT) para evaluar la microarquitectura ósea ha crecido rápidamente. Sin embargo, un consenso sobre el método de análisis y las imágenes a realizarse, es necesario para que pueda compararse en forma adecuada con los otros métodos existente.

Ultrasonido. Mide la masa ósea mediante el cálculo de la atenuación de la señal a su paso por el hueso y de la velocidad para cruzarlo. Es útil para estimar básicamente la densidad del hueso trabecular del calcáneo y cuello del fémur; secundariamente, antebrazo, tibia, peroné y falanges proximales. Se usa para la predicción del riesgo de fractura comparable al DEXA; aunque su correlación es baja. Como prueba de tamizaje, el ultrasonido permite evaluar, como método complementario, la osteoporosis y el riesgo de fracturas en mujeres mayores de 70 años como único método, en pacientes con incapacidad para movilizarse (encamados, asilos, ancianatos), tamizaje selectivo en pacientes con factores de riesgo y osteoporosis inducida por corticoesteroides, que mide de preferencia el hueso trabecular del calcáneo. Su alto VPN (Valor Predictivo Negativo), lo lleva a considerarla como técnica de cribado previa a la DEXA. Su bajo VPP (Valor Predictivo Positivo) hace necesario combinarla con otros métodos de cribado selectivo complementarios o sustitutivos, como lo son las reglas de predicción, que se deberían analizar en cada contexto de aplicación.

Pruebas de laboratorio. Los marcadores de remodelamiento óseo se hacen para descartar enfermedades secundarias, presencia de tumores óseos y evaluar el patrón de remodelado óseo. Estos son importantes para escoger la terapia, predecir la pérdida de masa ósea y las fracturas y, especialmente, para vigilar la efectividad de la terapia y su adherencia; no se utilizan habitualmente para diagnosticar la osteoporosis. Existen los marcadores de formación ósea y de resorción ósea, pero apenas disponibles en laboratorios clínicos. Su uso podría permitir la identificación de pacientes con mayor riesgo de fractura y monitorear la respuesta terapéutica:

- **Marcadores de formación ósea**: fosfatasa alcalina sérica específica del hueso, osteocalcina sérica y el péptido sérico C y N terminal del procolágeno tipo I.
- **Marcadores de resorción ósea**: N-telopéptido entrecruzado en suero y orina, C-telopéptido entrecruzado en suero y orina, hidroxiprolina, piridinolina (Pir) y deoxipiridinolina (Dpir) libre total urinaria.

TRATAMIENTO

El tratamiento actual de la osteoporosis consiste en prevenir básicamente la pérdida de la masa ósea antes de la menopausia y la progresión de la enfermedad cuando esta se ha instalado, ya que no hay manera de aumentar sustancialmente la masa ósea una verz perdida. La terapia se debe comenzar en las etapas tempranas de la menopausia y por tiempo prolongado; algunos autores consideran que por 10 años y otros hasta los 75 años de edad. Es sumamente importante tomar las medidas preventivas aerca de los factores de riesgo de la población.

MEDIDAS PREVENTIVAS

Prevención primaria. Es conveniente una nutrición y aporte de calcio adecuado, particularmente en la adolescencia y durante el embarazo, ejercicio físico moderado (no catabólico) y control de factores de riesgo (tabaquismo, alcohol y café), medidas estas que deben perdurar toda la vida. Mención aparte, merece el uso de terapia de reemplazo hormonal, considerada hoy día una estrategia de prevención primaria en grupos específicos de la población femenina en etapa posmenopáusica; lamentablemente, es este un tema controversial entre ginecólogos, cirujanos-oncólogos e internistas-endocrinólogos; debido a que predisponen a la aparición de cáncer de mama.

Prevención secundaria. En esta etapa, el objetivo es el diagnóstico precoz y el tratamiento adecuado. Parece sensata la utilización de la tecnología diagnóstica mencionada en sujetos con marcados factores de riesgo epidemiológico de manera que el costo-beneficio sea claramente positivo en el enfoque de pacientes de alto riesgo. Se debe individualizar cada caso teniendo en cuenta que el objeto es conseguir una mayor resistencia ósea para disminuir el riesgo de fracturas.

Prevención terciaria. El objeto más importante es reducir las complicaciones propias de los pacientes fracturados y tratar de disminuir la reincidencia de fracturas en los huesos osteoporóticos. Estas medidas se concentran principalmente en controlar el microambiente familiar (limitación funcional, necesidad de asistencia física, prevención de caídas, uso de fármacos, déficit sensorial y deterioro nutricional).

Tratamiento farmacológico

Es importante considerar que, independientemente de la etapa de la historia natural de la enfermedad en que se encuentra el paciente, deben seguir operando medidas de prevención primaria y utilización racional de fármacos de alto costo y limitado efecto. El objeto del tratamiento farmacológico es aumentar la resistencia del hueso (calidad ósea más densidad mineral ósea), reestructurar la microarquitectura del hueso y equilibrar el proceso de remodelado (formación de hueso nuevo y cambio del deteriorado). Los medicamentos más estudiados y aprobados que han demostrado efectividad se incluyen en los grupos de fármacos antirresortivos (anticatabólicas) y las formadoras de hueso (anabólicas).

Las guías europeas de tratamiento recomiendan que las mujeres posmenopáusicas con una fractura previa por fragilidad, deban recibir tratamiento sin evaluación adicional, sin embargo la DMO y la determinación del riesgo de fracturas a 10 años, utilizando la Herramienta FRAX (Fracture risk assessment Tools) siempre es apropiada, sobre todo en las posmenopáusicas más recientes sin antecedentes de fracturas.

Fármacos antirresortivos. Medicamentos que retrasan el adelgazamiento progresivo del hueso, como bisfosfonatos (alendronato, risedronato, pamidronato, ibandronato), estrógenos, tibolona, calcitonina, moduladores selectivos de los receptores estrogénicos (SERM) como raloxifeno, lasofoxifeno y proloxofeno, que tienen propiedades estrogénicas en el hueso, pero que actúan como antagonistas de los receptores estrogénicos de la mama y el endometrio, los anticuerpos monoclonales (denosumab) y la calcitonina.

Fármacos formadores de hueso. Ayudan a reconstruir el esqueleto, como ranelato de estroncio, PTH (teriparatida), abaloparatida, vitamina D (calcitriol, alfacalcidiol), calcio, esteroides anabolizantes (decanoato de nandrolona) y flúor.

Fármacos antirresortivos

Bisfosfonatos. Son medicamentos con estudios de eficacia y seguridad considerados de primera línea para la prevención y el tratamiento de la osteoporosis. Son análogos sintéticos de los pirofosfatos que se unen con gran avidez a los cristales de fosfato de calcio de la hidroxiapatita, inhiben su disolución y previenen las calcificaciones patológicas. Tienen la propiedad de disminuir la actividad osteoclástica e inducir su apoptosis y, por consiguiente, la resorción ósea. Además, inhiben la producción de interleuquina-6, estimulan la formación de los precursores de los osteoblastos (incrementan su número y diferenciación) y les permite la liberación de sustancias inhibidoras de los osteoclastos.

Los bisfosfonatos tienen entre ellos estructuras moleculares y mecanismos de acción similares, sin embargo, existen importantes diferencias en su potencia y toxicidad. En mujeres posmenopáusicas con alto riesgo de fracturas, se recomienda el tratamiento inicial con bisfosfonatos (alendronato, risedronato y ácido zoledrónico), siendo estos medicamentos de primera elección en el tratamiento de la osteoporosis postmenopáusica, especialmente en mujeres mayores de 60 años, y son los más efectivos para inhibir la resorción ósea; los menos potentes son el ibandronato el cual no es recomendado para reducir el riesgo de fractura y su mayor uso es en la osteopenia y el pamidronato que se usa en pediatría para tratar la enfermedad de Paget, la hipercalceima aguda y la osteoporosis secundaria a otras enfermedades. El tratamiento continuo aumenta progresivamente la masa ósea con disminución del riego de fracturas, particularmente el cuello del fémur y aplastamiento de los cuerpos vertebrales. Los efectos adversos son: síntomas similares a la gripe con el uso intravenoso, disfagia, gastritis, dispepsia, estreñimiento o diarrea. Hay riesgo muy bajo (1/1.500-1.100.000 paciente-año) de ocurrir osteonecrosis de mandíbula; generalmente asociado con un procedimiento dental invasivo, como una extracción o implante dental, y puede repetir. Se debe evitar en el embarazo y la lactancia. También se ha visto epiescleritis, queratitis y uveítis con muy poca frecuencia y, dolor osteoarticular y muscular difuso, que amerita la suspensión del tratamiento. Se usa de manera continua, por lo menos durante 3 años, a la dosis de 10 mg VO diarios o 70 mg semanales, con el estómago vacío, en ayunas y preferiblemente al amanecer, con un vaso grande de agua, 30 a 60 minutos antes del desayuno. Risedronato, 5 mg VO diarios o 35 mg semanales; ibandronato, 150 mg VO mensual; zolendronato, 5 mg IV en infusión durante 15 minutos, para tratamiento, una vez al año y para prevención cada dos años. Estos compuestos se han utilizado hasta por 7 años sin observarse eventos adversos serios; actualmente no se sabe hasta cuándo es conveniente mantener la supresión del remodelado óseo con bisfosfonatos para lograr una reducción significativa del riesgo de fractura en pacientes con osteoporosis. Es recomendable asociarlos con el complemento de calcio y vitamina D. Los bisfosfonatos son generalmente seguros y bien tolerados; además, se han relacionado, en algunos estudios con disminución de la mortalidad por eventos cardiovasculares y cáncer.

Estrógenos. Disminuyen la sensibilidad del osteoclasto a la PTH, con la consiguiente reducción de la resorción ósea; aumentan la masa ósea, lo que hace disminuir en un 40% las fracturas vertebrales y de cadera. La administración de estrógenos, con o sin medroxiprogesterona, mejora la densidad mineral ósea y reduce el riesgo de fractura en la mujer postmenopáusica, sin embargo, su uso no está aprobado para el tratamiento de la osteoporosis debido a la evidencia de que los riesgos pueden ser mayores que los beneficios, en particular con respecto a las enfermedades cardiovasculares y el cáncer de mama. En conclusión, aunque la terapia con estrógenos es efectiva en la prevención de fracturas por osteoporosis, no se recomienda su uso rutinario dada la posibilidad de efectos secundarios graves (Recomendación A).

Tibolona. Es un esteroide sintético perteneciente a un nuevo grupo farmacológico conocido como STEAR (Specific Tisular Estrogenic Activity Regulador) que ha demostrado su capacidad de preservar y aumentar la densidad mineral ósea tanto en la columna lumbar como el fémur proximal. Posee acciones leves androgénicas, estrogénicas y progestacionales, pero sin causar proliferación endometrial o aumento de la densidad mamaria; tiene la ventaja de mejorar los síntomas menopáusicos dependientes de la disminución de estrógenos. Su uso no está aprobado actualmente para el tratamiento de la osteoporosis. La dosis es de 1,25 a 2,5 mg VO diarios.

Calcitonina. Es un péptido de origen hormonal hipocalcemiante de 32 aminoácidos producido por las células C de la glándula tiroides. Al unirse a los osteoclastos inhibe notablemente su acción, lo que contribuye a una disminución de la resorción del hueso. Ha sido sintetizada la calcitonina humana (que no desarrolla anticuerpos), además de la porcina y la de salmón. La calcitonina no es considerada un tratamiento de primera línea para la osteoporosis y ha sido aprobada por la FDA para el tratamiento de la osteoporosis en mujeres que tienen al menos 5 años de posmenopáusia, cuando están contraindicados o no tolerados otros medicamentos con eficacia demostrada como el raloxifeno, bisfosfonatos, estrógenos, denosumab, tibolona, teriparatida o labaloparatida y; para quienes estas terapias no se consideran apropiadas. Es un analgésico efectivo en caso de aplastamientos vertebrales por osteoporosis. Las indicaciones precisas de la calcitonina son hipercalcemias, enfermedad de Paget, dolores óseos asociados con osteolisis y osteoporosis postmenopáusica. Los efectos adversos son náuseas, anorexia, rubor facial, poliuria, escalofríos, efectos locales en el lugar de la inyección, reacciones generalizadas de la piel e hipersensibilidad anafiláctica con taquicardia, hipotensión y colapso, particularmente si se administra por vía intravenosa. Debido a la posible asociación entre malignidad y uso de calcitonina-salmón, la necesidad de terapia continua debe ser reevaluado periódicamente. La más fácil de obtener es la calcitonina sintética de salmón, cuya dosis varía entre 50 y 100 UI subcutánea o IM diarias o en días alternos, o por nebulizador nasal, 50 a 100 UI c/12 h, ambos en ciclos de 3 semanas con 3 semanas de descanso. Cuando se usa calcitonina por vía IM se debe emplear una sal de calcio VO a las 4 horas.

Agonista/antagonista de estrógeno (antes conocido como SERMS)

Raloxifeno. Es un derivado de benzotiofeno que disminuye la resorción y el remodelado óseo, además de reducir la cantidad de osteoclastos y su actividad. Los efectos adversos son calambres, síntomas vasomotores y enfermedad tromboembólica (semejante a los estrógenos). Se indica en la osteopenia y osteoporosis trabecular con o sin fractura, en mujeres posmenopáusicas sin síntomas climatéricos. La dosis es de 60 mg/día VO.

Lasofoxifeno. Es un modulador selectivo del receptor de estrógeno no esteroideo que se considera un posible tratamiento de medicina de precisión para mujeres con cáncer de mama. Los efectos son favorables sobre el hueso y secundariamente reducen el colesterol LDL en mujeres posmenopáusicas. La droga es bien tolerada y su administración por tiempo prolongado en dosis de 10 mg VO/día no ha demostrado atipias, hiperplasia o cáncer endometrial.

Bazedoxifeno. El uso de este fármaco combinado con estrógenos conjugados aumentó significativamente la BMD media de la columna lumbar y la BMD total de cadera a los 12 meses comparados con placebo en mujeres que habían estado en la posmenopausia entre 1 y 5 años. Se encuentra en tabletas de 0,45 mg/20 mg, que se debe tomar una vez al día sin tener en cuenta las comidas, destinados solo para las mujeres posmenopáusicas que todavía tienen útero. Debido a que estos productos contienen estrógeno, está aprobado con las mismas medidas de advertencia y precauciones descritas con productos de estrógeno. En general, se recomiendan los agonistas/antagonistas de estrógenos en pacientes con bajo riesgo de trombosis venosa profunda y para quienes los bisfosfonatos o denosumab no son apropiados.

Anticuerpos monoclonales

Denosumab. Es un anticuerpo monoclonal diseñado para adherirse a un antígeno denominado RANKL *(Receptor Activator Nuclear kappa Ligand)*, que activa los osteoclastos. Al adherirse al RANKL y bloquearlo, reduce la formación, actividad y supervivencia de los osteoclastos, de manera que disminuye la pérdida de masa ósea y el riesgo de fracturas. Los efectos adversos son infecciones, dermatitis e hipocalcemia. La dosis es de 60 mg subcutánea cada 6 meses. Los efectos de denosumab sobre la remodelación ósea, reflejados en los marcadores de recambio óseo, se observan después de 6 meses de uso y no se recomienda su interrupción ni *holidays*; además, se sugiere que se reevalúe el riesgo de fractura después de 5 a 10 años. Las mujeres que persisten con un alto riesgo de osteoporosis deben continuar con denosumab o ser tratadas con otras terapias para la osteoporosis, por un riesgo de pérdida rápida de densidad mineral ósea y un mayor riesgo de fractura.

Romosozumab. Es un anticuerpo monoclonal, aprobado para mujeres posmenopáusicas con alto riesgo de fractura. Está dirigido contra la esclerostina, la cual inhibe la diferenciación de células precursoras en osteoblastos maduros, permitiendo así, el incremento de la actividad de los osteoblastos aumentando la remodelación ósea. En mujeres posmenopáusicas con osteoporosis y riesgo muy alto de fracturas, puntaje T bajo < −2.5 y fracturas previas o fracturas vertebrales múltiples, se recomienda el tratamiento con romosozumab 210 mg mensuales subcutánea durante 12 meses para la reducción de fracturas vertebrales, no vertebrales y de cadera. Está contraindicado en las mujeres con alto riesgo o antecedentes de enfermedad cardiovascular, accidente cerebrovascular o infarto del miocardio.

Ranelato de estroncio. Inhibe la resorción del hueso y estimula ligeramente la formación ósea. La absorción del medicamento por vía oral disminuye con los alimentos, especialmente los lácteos. Los efectos adversos más importantes son náuseas, diarrea, cefalea, eczema y aumento del riesgo de tromboembolia venosa. Su uso debe evitarse en pacientes con fenilcetonuria y enfermedad renal grave (<30 mL/min de depuración de creatinina). Disminuye la absorción de quinolonas y tetraciclinas. Se usa a la dosis de 2 g/día VO en la noche. Desde el 2014 el Comité para la Evaluación de Riesgos en Farmacovigilancia europeo (PRAC), ha recomendado suspender su comercialización ya que actualmente el balance beneficio-riesgo de ranelato de estroncio es desfavorable. Para mayo de 2017, el fabricante de ranelato de estroncio (Protelos®) comunicó la intención de cesar el suministro de estos medicamentos. En dicha notificación se informó que la producción y distribución cesaría a finales de agosto de 2017.

Hormona peptídica paratiroidea (Teriparatida). Es un análogo de la PTH (1-34h PTH) con efecto anabólico sobre el hueso, por lo que aumenta la formación de masa ósea y disminuye la tasa de fracturas vertebrales y no vertebrales. Está indicada en osteoporosis posmenopáusica con alto riesgo de fracturas, hombres con osteoporosis primaria o por hipogonadismo y pacientes que reciben corticoesteroides sistémicos por tiempo prolongado. Sus efectos adversos son leves, como cefalea, mialgias, debilidad, mareos y náuseas. Está contraindicada en pacientes con osteosarcoma, enfermedad de Paget, elevación de la fosfatasa alcalina o historia de radiación esquelética. Se usa a la dosis de 20 μg/día subcutánea por un tiempo máximo de 2 años. Puede asociarse a los bisfosfonatos y lamentablemente es muy costosa. El retratamiento con teriparatide

Se ha evaluado su reutilización en grupos pequeños de pacientes, a intervalos de 1 año entre los cursos de teriparatide en el cual los pacientes no recibieron terapia alguna. La abaloparatida fue aprobada en los Estados Unidos en 2017 para tratar mujeres con osteoporosis posmenopáusica con alto riesgo de fractura a razón de 80 µg diarios con las mismas restricciones y advertencias que la teriparatida; no aprobada en Europa. La abaloparatida es un análogo de la región 1–34 de la PTH y es una PTHrP (péptido relacionado con la PTH). Su uso está aprobado en EE. UU. pero no en Europa. Un metanálisis reciente reveló que el uso de este fármaco produjo reducciones del 87%, 50% y 61% en las fracturas vertebrales, no vertebrales y de muñeca, respectivamente.

Vitamina D. Los niveles séricos de 1-25 OH) D bajos son frecuentes en pacientes con osteoporosis definida y en los que hacen fractura de cadera, por lo que es aconsejable medirlos en paciente con riesgo probable de su deficiencia. Los análogos de la vitamina D son efectivos para preservar la falla ósea en la osteoporosis; sin embargo, no deben usarse como tratamiento ordinario para osteoporosis, a menos que exista una deficiencia demostrada, como ocurre en los ancianos que no reciben sol o que el paciente tome medicamentos como difenilhidantoína, fenobarbital, corticoesteroides o flúor y en pacientes con obesidad, y en aquellos con antecedentes de malabsorción. La vitamina D_3 (colecalciferol) se usa a dosis de 800 UI VO diarias combinada con calcio elemental, 375 mg VO diarios por 12 a 18 meses. El calcitriol (metabolito activo del colecalciferol) tiene efecto directo sobre las células óseas y reduce la tasa de fracturas, pero puede producir hipercalcemia e hipercalciuria; la dosis es de 0,5 a 1 µg VO diarios. Los efectos secundarios observados por la vitamina D y sus metabolitos son hipercalcemia e hipercalciuria (0,2%-0,4%), por lo que se recomienda un control sérico periódico; sin embargo, no aumenta el riesgo litiasis urinaria. Se deben usar en osteoporosis asociada a déficit de vitamina D, osteoporosis del adulto joven y sujetos mayores de 60 años con osteoporosis grave.

Calcio. El calcio en la niñez facilita el crecimiento y la consolidación del hueso; es determinante en la formación del pico de masa ósea y su mantenimiento previo a la menopausia. Después de que se ha alcanzado la madurez del esqueleto, evita la pérdida del hueso cortical (no el trabecular) y disminuye la pérdida de densidad mineral ósea, por lo cual debe emplearse tanto en la prevención como coadyuvante en todas las terapias de la osteoporosis. Se puede asociar a los bisfosfonatos, estrógenos y progesterona. La ingestión de calcio con los alimentos como leche, yogur, quesos y requesón, es conveniente en personas propensas a padecer osteoporosis. Por otro lado, la ingesta adecuada de suplementos de calcio es fundamental en cualquier programa de salud para huesos sanos o para tratamiento o prevención de la osteoporosis. Las sales de calcio mejor toleradas son lactato, gluconato y carbonato (todas igualmente efectivas). Las sales solubles de calcio como el citrato de calcio parecen absorberse mejor y no requieren acidez gástrica. El efecto sobre la resorción ósea es superior si la sal de calcio se toma al acostarse a la dosis de 1 a 1,5 g VO diarios en la noche. En la **TABLA 129** aparecen los requerimientos diarios de calcio según la edad del individuo.

Esteroides (androgénico) anabolizantes. Se pueden usar cuando los estrógenos están contraindicados, e inclusive se pueden asociar a ellos. Son agentes antirresortivos y aumentan el calcio total del esqueleto y la masa ósea. Están contraindicados en presencia de cáncer mamario o genital. Producen virilización, retención de sodio, edema, alteraciones de las pruebas hepáticas e icteria obstructiva. Se usa estanozolol, 10 mg VO diarios, o decanoato de nandrolona, 25

TABLA 129. Requerimientos de calcio por grupo etáreo.

Años de edad	Calcio (mg/día)	Vasos de leche/día
1 a 5	500	1 a 2
6 a 10	800	3
11 a 24	1.200-1.500	4 a 5
25 a 50	1.000	3 a 4
>50	1.200	4
Embarazo y lactancia	1.200-1.500	5

a 50 mg IM cada 4 semanas por 4 a 6 meses, y la testosterona, que mejora la osteoporosis del hombre con hipogonadismo. Aunque existe alguna prueba de que podrían aumentar la densidad mineral ósea en el antebrazo, la falta de evidencias concluyentes acerca de su influencia sobre la incidencia de fracturas y sus efectos adversos a largo plazo no parece justificar su utilización.

Flúor. No se debe usar como preventivo de las fracturas porque aumenta la formación del hueso trabecular en extremidades y columna pero reduce la masa cortical. Su indicación más precisa es en la fracturas de las vértebras, pero un tercio de los pacientes no responde. Los efectos adversos son trastornos gastrointestinales, dolores óseos y artralgias. Está contraindicado en insuficiencia renal, embarazo, osteomalacia y úlcera péptica. La dosis es de 20 a 40 mg VO diarios por 5 años, asociado al calcio y/o la vitamina D. Se trató con dosis más bajas, incluso con presentaciones de liberación prolongada pero no tuvo eficacia comprobada. La FDA no aprueba su utilización en el tratamiento de la osteoporosis.

La osteoporosis en el hombre

La osteoporosis ha incrementado su incidencia en la población masculina y en las últimas décadas. El aumento de la masa ósea en el hombre es similar al de la mujer durante la vida reproductiva y con el avance de la edad pierde un promedio de un 14% de hueso en comparación a 47% en la mujer. La pérdida de masa ósea trabecular es similar en ambos sexos, pero no el hueso cortical, que es menor en el hombre por la menor resorción cortical y mayor formación perióstica. La incidencia de fracturas es mayor en hombres que en mujeres desde los 18 hasta los 50 años de edad, y posteriormente se hacen más frecuentes en mujeres. Por razones aún no muy claras, la incidencia de fracturas de cadera en hombres tiene una tendencia a incrementarse más rápidamente que en las mujeres y la mortalidad en hombres mayores de 75 años es considerablemente más alta que en mujeres. La osteoporosis en el hombre puede ser primaria (46%) y secundaria (54%).

- **Osteoporosis primaria.** Se define como osteoporosis idiopática y en ella que no se puede identificar un agente causal bajo criterios clínicos y de laboratorio. Ocurre hasta en un 46% de los hombres que son evaluados por la presencia de fracturas.
- **Osteoporosis secundaria.** Ocurre entre un 54% a 77% de los hombres; la causa principal (16%-18%) es el uso excesivo de corticoesteroides, que inhiben la síntesis de colágeno por

parte de los osteoblastos y reducen los niveles de testosterona circulante. Los estrógenos, particularmente el estradiol, han sido implicados en la patogénesis de la osteoporosis masculina debido a que parte de la testosterona producida se convierte en estradiol por acción la enzima *aromatasa*. El hipogonadismo está asociado a una reducción de la densidad mineral ósea y un aumento de fracturas. El alcoholismo tiene una relación directa con la pérdida ósea y fracturas; además, se asocia el aumento en la incidencia de caídas, traumas, reducción de la actividad osteoblástica, deficiencias nutricionales y cierto grado de hipogonadismo. El tabaquismo está asociado a un aumento de fracturas vertebrales. La hipercalciuria y/o litiasis renal están relacionadas con reducción de la densidad mineral ósea. Todas las causas descritas junto con bajo peso y estatura baja, son entonces considerados factores de riesgo para desarrollar osteoporosis y su consecuente complicación, las fracturas.

Papel de los esteroides sexuales. En el hombre se ha confirmado la relación predominante entre la deficiencia de estrógenos y la pérdida ósea. Es conocida la deficiencia en la expresión de proteínas inducida por los receptores estrogénicos alfa en hombres con osteoporosis primaria. La expresión de los receptores a estrógenos alfa (RE-alfa) y beta (RE-beta) y de receptores andrógenos (RA) en el hueso, es 10 veces menor en las células osteoblásticas y osteoclásticas que en las células del aparato reproductivo. La testosterona cumple un papel importante a través de su acción anabólica para incrementar la masa muscular por ser un substrato para la conversión a estrógenos por la *5 alfa aromatasa* e incrementar los niveles de 1,25 (OH) vitamina D.

Recomendaciones

1. Realizar DMO por absorciometría de rayos X de energía dual, a hombres de mayor riesgo (70 años y hombres de 50 a 69 años con factores de riesgo).
2. Realizar pruebas de laboratorio para detectar las causas contribuyentes y verificar que los valores de calcio y vitamina D sean adecuados.
3. Fomentar el ejercicio libre y/o con soporte de peso.
4. Evitar el tabaquismo y el alcohol excesivo.
5. Tratamiento farmacológico para hombres de 50 años o más, con antecedentes de fracturas de columna o de cadera, a aquellos con puntajes T de 2.5 o menos, y los que tengan alto riesgo de fractura.
6. Controlar regularmente el tratamiento con pruebas de absorciometría de rayos X de energía dual en serie.

CONCLUSIONES

El tratamiento para la osteoporosis como enfermedad crónica, suele ser largo en el tiempo, por lo que el clínico debe saber, no solo seleccionar la mejor terapia para cada situación clínica, tener muy claro el mecanismo de acción, eficacia y seguridad de cada uno de los fármacos, las diferencias que existen según su vía de administración, el holiday (mantener un tiempo sin tratamiento), la suspensión definitiva del medicamento o cuando recurrir al tratamiento secuencial en un momento determinado de la evolución de la enfermedad. Algunas recomendaciones sobre las ventajas de un tratamiento secuencial.

1. A excepción de los bisfosfonatos, que tienen un efecto residual antifractura, la descontinuación del tratamiento para la osteoporosis no es favorable para el hueso, y es especialmente negativa con el denosumab. Por este motivo pueden plantearse "vacaciones terapéuticas" solo en pacientes tratados con bisfosfonatos y que tengan bajo riesgo de fractura.
2. El cambio de un antirresortivo por otro antirresortivo, con diferente mecanismo de acción, es una alternativa que puede ser favorable en el manejo de algunos pacientes con osteoporosis.
3. Aunque cambiar un antirresortivo por un osteoformador puede asociarse a una menor ganancia inicial de densidad mineral ósea (o incluso pérdida en el caso de denosumab); esto no parece tener consecuencias negativas en la eficacia antifractura.
4. Empezar con un tratamiento osteoformador (teriparatida o romosuzumab) y continuar posteriormente con un antirresortivo constituye la mejor secuencia de tratamiento; por lo que podría ser la opción preferente en pacientes con muy alto riesgo de fracturas.

Bibliografía

Arana-Arri E; Gutiérrez Ibarluzea I; Ecenarro Mugaguren A y Asua Batarrita J. Valor predictivo de la densitometría por ultrasonidos como método de cribado selectivo de la osteoporosis en atención primaria. Aten Primaria. 2007; 39(12): 655-9.

Bord S, Ireland D, Beavan S, Compston J. The effects of estrogens on Osteoprotegerin, RANKL, and estrogen receptor expression in human osteoblasts. Bone. 2003; 32: 136-41.

Camacho PM; Petak SM; Binkley N; Diab DL, et al. American Association of Clinical Endocrinologists / American College of Endocrinology Clinical Practice Guidelines for the Diagnosis and Treatment of Postmenopausal Osteoporosis. 2020 update. Endocrine practice vol. 26 (suppl 1) may 2020.

Casado E, Neyro JL. Ventajas de un tratamiento secuencial. Rev Osteoporos Metab Miner. 2021; 13(4): 107-116.

Cedeño J. Osteoporosis en Hombres. Osteoporosis Una visión integral. Copyright Aventis Pharma 2001 pp. 121-8.

Compendium of Osteoporosis, (IOF), October 2017. pdf.

Cosman F. Parathyroid hormon treatment for osteoporosis: Curr Opin Endocrinol Diabetes Obes. 2008; 15: 495.

Cosman F; de Beur SJ; LeBoff MS; Lewiecki EM; Tanner B; Randall S & Lindsay R. Clinician's Guide to Prevention and Treatment of Osteoporosis. Osteoporosis Int. 2014; 25(10): 2359-81.

Cummings SR, et al. Freedom Trial: Denosumab for prevention of fractures in postmenopausal women with osteoporosis. New Engl J Med. 2009; 361(8): 756-65.

Eastell R; Rosen CJ; Black DM; Cheung AM; Hassan Murad M & Shoback D. Pharmacological management of osteoporosis in postmenopausal women: an Endocrine Society. Clinical practice guideline. J Clin Endocrinol Metab. 2019 May 1; 104(5): 1595-1622.

Eby JM; Sharieh F & Callaci JJ. Impact of alcohol on bone health, homeostasis and fracture repair. Curr Pathobiol Rep. 2020 Sep; 8(3): 75-86.

Hermberg HC; De Luca S; Troncoso F; Lozano MP; Rey M; Boffa S y Pozzo MJ. Densidad ósea volumétrica vertebral obtenida sin fantoma en estudios de rutina de tomografía computarizada de abdomen: correlación con los valores medidos por densitometría ósea area por rayos X. Osteol. 2016; 12(3): 180-187.

Hightower L. Osteoporosis: pediatric disease with geriatric consequences. Orthop Nurs. 2000; 19: 59-62.

Kanis JA; Johansson H; Johnell O; Oden A; De Laet C; Eisman JA; Pols H & Tenenhouse A. Alcohol intake as a risk factor for fracture. Osteoporos Int. 2005 Jul; 16(7): 737-42.

Kanis JA; Harvey NC, et al. Reginster Algorithm for the management of patients at low, high and very high risk of osteoporotic fractures. Osteoporosis International. 2020; 31: 1-12.

McClung MR. Role of bone-forming agents in the management of osteoporosis. Aging Clinical and Experimental Research. 2021; 33: 775-791.

Nelson H; Haney E; Dana T; Bougatsos C & Chou R. Screening for Osteoporosis. Ann Intern Med. 2010; 153: 99-111.

Position statement. Management of osteoporosis in postmenopausal women: 2010 position statement of the North American Menopause Societ. Menopause. 2010; 17(1): 25-54.

Præst Holm J; Hyldstrup L & Beck JJ. Time trends in osteoporosis risk factor profiles: a comparative analysis of risk factors, comorbidities, and medications over twelve years. Endocrine. 2016 Oct; 54(1): 241-255.

Romero Barco CM; Manrique Arija S y Rodríguez Pérez M. Marcadores bioquímicos en osteoporosis. Utilidad en la práctica clínica. RHeumatol Clin. 2012; 8(2): 149-152.

Shoback D, Rosen CJ, Black DM, et al. Pharmacological management of osteoporosis in postmenopausal. The Journal of Clinical Endocrinology & Metabolism. 2020; 105: 587-594.

Tenover JL. The androgen-deficient ageing male: Current treatment options. Rev Urol. 2003; 5: S22-S28.

Tucker KL. Osteoporosis prevention and nutrition. Current Osteoporos Rep. 2009; 7(4): 111-17.

Watts NB; AdLer RA, Bilezikian JP; Drake MT; Eastell R; Orwoll ES; Finkelstein JS. Osteoporosis in men: an Endocrine Society clinical practice guideline. Journal of Clinical Endocrinology & Metabolism. 2012; 97(6): 1802-1822.

Weisinger JR. Fisiopatología de la osteoporosis. Osteoporosis Una visión integral. Copyright Aventis Pharma. 2001; pp. 17-26.

Weisinger JR. Avances en el conocimiento de la fisiopatología de la osteoporosis. Rev. Escuela Luis Razetti. Universidad Central de Venezuela. 2002.

Wright NC; Looker AC; Saag KG, et al. The recent prevalence of osteoporosis and low bone mass in the United States based on bone mineral density at the femoral neck or lumbar spine. J Bone Miner Res. 2014; 29: 2520-2526.

Whittier DE; Boyd SK, et al. Bouxsein. Guidelines for the assessment of bone density and microarchitecture in vivo using high-resolution peripheral quantitative computed tomography. Osteoporosis International. 2020; 31: 1607-1627.

CAPÍTULO 109
SÍNDROME VASCULÍTICO

JOSÉ AGUSTÍN CARABALLO-SIERRA, IRAMA MALDONADO-BASTIDAS

INTRODUCCIÓN

El síndrome vasculítico o vasculitis comprende un amplio espectro de enfermedades que tienen como denominador común un proceso inflamatorio, y con frecuencia necrótico, de los vasos sanguíneos (arterias, venas o capilares), de diferente tamaño y localización. Cualquiera que sea la ubicación de la vasculitis, la consecuencia es la obstrucción del vaso con la consiguiente isquemia tisular y disfunción de diferentes órganos; aunque puede haber un daño parenquimatoso no necesariamente relacionado con la vasculitis. Se puede desencadenar por múltiples causas como infecciones, medicamentos y procesos autoinmunes. La vasculitis puede ser *primaria* como manifestación única de la enfermedad, tal como ocurre en la poliarteritis nodosa, o ser *secundaria* a una patología que padece el paciente, como ocurre en las enfermedades autoinmunes: lupus eritematoso sistémico o artritis reumatoide. La patogenia de la vasculitis es compleja; en la mayoría de las enfermedades intervienen procesos inmunológicos con depósitos de complejos inmunes en la pared del vaso. Clásicamente se han descrito dos mecanismos:

- **Primer mecanismo**. Se produce un aumento de la permeabilidad vascular por aminas vasoactivas de las plaquetas e IgE; luego, se depositan los complejos inmunes (antígeno-anticuerpo) en la pared del vaso, se activa el complemento y finalmente se generan factores quimiotácticos para los polimorfonucleares (PMN). La infiltración de PMN facilita la liberación de enzimas lisosomales (*colagenasa* y *elastasa*) que necrosan la pared del vaso, con la consecuente trombosis, hemorragia y cambios isquémicos de los tejidos.
- **Segundo mecanismo**. Consiste en complejos inmunes que desencadenan la hipersensibilidad retardada, y la lesión es mediada por la inmunidad celular. Las citocinas, como el interferón gamma, activan las células endoteliales de los vasos y pueden expresar las moléculas del antígeno leucocitario humano de la clase II, lo cual permite a estas células participar en las reacciones inmunitarias como es la interacción con los linfocitos T CD4+; además, las células endoteliales pueden secretar IL-I, que activa los linfocitos T e inicia los procesos inmunitarios en la pared vascular, que facilita el acúmulo de monocitos y macrófagos. La activación de los macrófagos genera enzimas lisosomales que causan daño directo de la pared vascular, o bien se transforman en células epitelioides y en células gigantes multinucleadas integrantes del granuloma típico **(FIG. 123)**.

FIG. 123. Complejos inmunes en la vasculitis.

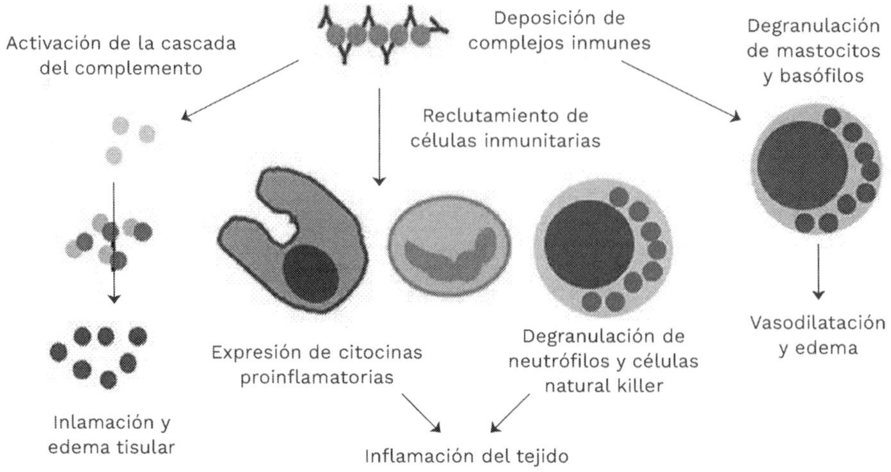

La vasculitis comprende una serie de entidades clínicas muchas veces difíciles de incluir en una enfermedad específica; inicialmente puede ser localizada y posteriormente sistémica, con afectación de múltiples órganos. Generalmente, los exámenes de laboratorio, la biopsia y la evolución de la enfermedad ayudan a definir la enfermedad. Actualmente, la vasculitis se clasifica según el Consenso Internacional Chapel Hill 2012, que intenta agruparlas de acuerdo con el tamaño de los vasos comprometidos*, la seropositividad de los anticuerpos anticitoplasma de los neutrófilos (ANCA) y la presencia de complejos inmunes en la pared vascular.

Las vasculitis asociadas a los anticuerpos anticitoplasma de los neutrófilos (ANCA) afectan pequeños y medianos vasos, tal como la poliangitis microscópica, la granulomatosis con poliangitis y la granulomatosis eosinofílica con poliangitis; estas tienen similares características clínicas, patológicas y terapéuticas. Las pruebas usadas para detectar estas vasculitis son la inmunofluorescencia indirecta (IIF) y el ELISA. La IIF ofrece dos patrones inmunofluorescentes; el patrón citoplasmático granular (c-ANCA) y el patrón perinuclear (p-ANCA). Los c-ANCA pueden revelar mediante el inmunoensayo la presencia de anticuerpos contra la proteinasa 3 (PR3-ANCA+), generalmente presentes en la granulomatosis con poliangitis y; los p-ANCA anticuerpos contra la mieloperoxidasa (MPO-ANCA+) en la poliangitis microscópica y la granulomatosis eosinofílica con poliangitis. Recordar que los ANCA no son específicos para las vasculitis, dado que las pruebas de IIF pueden detectar patrones ANCA atípicos (a-ANCA) presentes en otras enfermedades inflamatorias, como las vasculitis inducidas por fármacos, colitis ulcerosa, colangitis esclerosante primaria, hepatitis autoinmune, artritis reumatoide, lupus eritematoso sistémico, enfermedad pulmonar intersticial, fibrosis quística e infecciones.

Clasificación de las vasculitis

Consenso Internacional Chapel Hill 2012 (modificado):

1. **Vasculitis de vasos grandes***:
    - Arteritis de Takayasu.
    - Arteritis de células gigantes.

- Tromboangitis obliterante (enfermedad de Buerger).
2. **Vasculitis de vasos medianos***:
    - Poliarteritis nodosa.
    - Enfermedad de Kawasaki.
3. **Vasculitis de vasos pequeños***:
    - Vasculitis con ANCA positivos:
        - Poliangitis microscópica.
        - Granulomatosis con poliangitis (de Wegener).
        - Granulomatosis eosinofílica con poliangitis (síndrome de Churg-Strauss).
    - Vasculitis asociada a complejos inmunes en la pared vascular:
        - Enfermedad antimembrana basal glomerular.
        - Vasculitis crioglobulinémica.
        - Vasculitis asociada a IgA (púrpura de Henoch-Schönlein).
        - Vasculitis anti-C1q (vasculitis urticariana hipocomplementémica).
4. **Vasculitis de vasos variables** (afecta capilares, arterias y venas de cualquier tamaño):
    - Enfermedad de Behçet.
    - Síndrome de Cogan.
5. **Vasculitis de un solo órgano**:
    - Angitis leucocitoclástica cutánea.
    - Arteritis cutánea primaria.
    - Vasculitis primaria del SNC.
    - Aortitis aislada.
6. **Vasculitis asociada a enfermedad sistémica** (vasculitis secundaria): vasculitis reumatoide, lúpica, sarcoidosis, policondritis.
7. **Vasculitis asociada con etiología probable**:
    - Vasculitis crioglobulinémica asociada al virus de la hepatitis C.
    - Vasculitis asociada al virus de la hepatitis B.
    - Aortitis sifilítica.
    - Vasculitis asociada a fármacos con inmunocomplejos (hidralazina).
    - Vasculitis asociada a fármacos con ANCA positivo.
    - Cáncer.

* *Vasos grandes*: aorta, sus ramas y venas análogas; *vasos medianos*: arterias y venas viscerales principales y sus ramas iniciales; *vasos pequeños:* arterias intraparenquimatosas (riñones, piel, músculos), arteriolas, capilares, vénulas y venas. Cualquiera que sea el grupo, la vasculitis puede afectar arterias de cualquier tamaño.

ARTERITIS DE TAKAYASU

Es una enfermedad frecuente en los países orientales; afecta a mujeres jóvenes y consiste en una oclusión por vasculitis, de grandes arterias, en particular las ramas del arco aórtico, carótidas, renales y viscerales; sin embargo, la angiografía con fluoresceína ha demostrado compromiso hasta de pequeñas arterias (ciliar y retiniana). Las manifestaciones clínicas de la enfermedad consisten en la asimetría o ausencia de pulsos arteriales, "enfermedad sin pulso", tensión arterial diferente en ambos brazos (> de 10 mm Hg), claudicación de los miembros, sobre todo los superiores, y presencia de soplos arteriales (subclavia, carótida). Además, pueden encontrarse linfadenopatías cervicales, carotidinia, claudicación al masticar, tinnitus, sordera neurosensorial, parestesias en las extremidades, hemoptisis y eritema nudoso. Son notables también la isquemia cerebral (cefalea, vértigo, trastornos visuales, síncope e infarto cerebral), insuficiencia coronaria, insuficiencia cardíaca, hipertensión arterial (más del 50% de los pacientes). Otros síntomas son fiebre, artritis, malestar general, sudoración nocturna, debilidad y mialgias.

Los exámenes muestran VSG elevada y anemia. El diagnóstico de certeza se hace con la biopsia arterial, pero esta solo se practica cuando se lleva a cabo una cirugía reparadora vascular. Para orientar el diagnóstico se hace una aortografía completa (angio-TC y angio-RM con gadolinio). Mediante estos estudios se puede observar una irregularidad en las paredes de los vasos, estenosis, dilatación postestenótica, formación de aneurismas, oclusión y evidencia de una circulación adversa aumentada. La histopatología revela una panarteritis con infiltrado de células inflamatorias mononucleares y, ocasionalmente, células gigantes. Se suele observar una inflamación granulomatosa en la adventicia que progresa gradualmente hasta afectar toda la pared arterial.

Para el tratamiento de las vasculitis en general, se mencionarán los medicamentos según las recomendaciones y el nivel de evidencia. Para tal fin, es necesario un equipo multidisciplinario con experiencia; constituido por internista, reumatólogo, inmunólogo, nefrólogo, entre otros; quienes decidirán la elección de los medicamentos. Es importante individualizar el tratamiento de cada paciente; ya que este depende del compromiso de los órganos, la gravedad de la enfermedad y cambios o adiciones frecuentes de medicamentos. Por tanto, las dosis y combinación de ellos no se analizará en este capítulo, porque es inherente a la magnitud de la vasculitis, al daño de órganos vitales (riñón, cerebro, corazón y pulmón) y, a la tolerancia y respuesta de las fármacos inmunosupresores. En seguida se describe el tratamiento de la arteritis de Takayasu.

Recomendación
- I: corticoesteroides y tocilizumab.
- IIa: metotrexato, azatioprina, inhibidor del TNF, antiagregantes plaquetarios y "*bypass*" quirúrgico.
- IIb: pulsos de corticoesteroides, ciclofosfamida, micofenolato de mofetilo, tracolimus, ciclosporina y cirugía endovascular.

Nivel de evidencia
- B: corticoesteroides, metotrexato, ciclofosfamida, azatioprina, micofenolato mofetil, tocilizumab, inhibidor del TNF y antiagregantes plaquetarios.
- C: pulsos de corticoesteroides, tacrolimus, ciclosporina, "bypass" quirúrgico y cirugía endovascular.

ARTERITIS DE CÉLULAS GIGANTES

Es una arteritis que afecta preferentemente al sexo femenino después de los 50 años de edad. Compromete con frecuencia ramas de la arteria carótida, en especial la arteria temporal superficial. Se asocia a la polimialgia reumática y se parece tanto a ella que a veces es difícil diferenciarla. Los síntomas son cefalea intensa de nueva aparición o de características distintas si es que el paciente padece de cefaleas previas "bandera roja", localizada en la región temporal y dolor en el cuero cabelludo, sobre todo al peinarse; además, anorexia, pérdida de peso, fiebre, malestar general, fatiga o debilidad, claudicación de la mandíbula para masticar, diaforesis, dolor muscular proximal, trastornos visuales por neuropatía óptica isquémica y compromiso de las arterias retinianas (amaurosis fugaz, ceguera y diplopía) y síntomas del SNC como alucinaciones, confusión, vértigo, sordera, síncopes, ataxia e infarto cerebral. La arteria temporal se palpa tortuosa, engrosada, dolorosa y con la amplitud del pulso disminuida. La lesión de la arteria subclavia causa claudicación del miembro superior con las mismas características de la arteritis de Takayasu. Además, puede presentarse aneurisma de la arteria aorta, disección e insuficiencia valvular con dolor anginoso.

La *polimialgia reumática,* aunque puede ocurrir en forma aislada, en un 50% de los casos se asocia a la arteritis de células gigantes, lo que ha hecho pensar que son cuadros clínicos distintos que se originan de un mismo proceso patológico. No es tan agresiva como la arteritis de células gigantes y produce con menos frecuencia pérdida de visión, aunque puede complicarse con aneurisma de la aorta. Se caracteriza por dolor y rigidez matutina por más de 30 minutos en la cintura escapular, cadera, cuello y espalda, al menos por 1 mes y en dos de estas áreas. Los exámenes revelan aumento importante de la VSG incluso frecuentemente por encima de 50 mm/hora, anemia normocítica normocrómica y trombocitosis. La biopsia de la arteria temporal muestra engrosamiento de la íntima y cambios granulomatosos como infiltración de células mononucleares y células gigantes. La angio-TC y angio-RM pueden revelar lesiones estenosantes de las grandes arterias. El eco-Doppler de la arteria temporal muestra engrosamiento de la pared vascular.

El tratamiento de la arteritis de células gigantes tiene por finalidad disminuir los síntomas y prevenir la pérdida visual. Se inicia con prednisona a la dosis de 40 a 60 mg VO diarios por 3 a 4 semanas, con reducción progresiva hasta alcanzar una dosis de 7,5 a 10 mg diarios según la respuesta del paciente. Estos enfermos responden bien al uso de prednisona a dosis bajas de 10-20 mg/día. Además de la respuesta clínica, la VSG se usa como un indicador para la reducción de la dosis de corticosteroides. En seguida, el tratamiento recomendado para la arteritis de células gigantes.

Recomendación
- I: corticoesteroides VO, pulso de corticoesteroides, tocilizumab.
- IIa: metotrexato, antiagregantes plaquetarios.
- IIb: ciclofosfamida, azatioprina, etanercept.
- III: ciclosporina, infliximab, adalimumab.

Nivel de evidencia
- A: metotrexato, tocilizumab.
- B: corticoesteroides VO, pulso de corticoesteroides, ciclofosfamida, azatioprina, ciclosporina, infliximab, adalimumab, etanercept, antiagregantes plaquetarios.

TROMBOANGITIS OBLITERANTE (ENFERMEDAD DE BUERGER)

La tromboangitis obliterante ocurre con frecuencia en pacientes masculinos de 20 a 40 años de edad y con el hábito de fumar. Se caracteriza por presentar lesiones segmentadas de las arterias y venas de las extremidades, y afecta principalmente las arterias del antebrazo, mano y por debajo de la poplítea. Aunque la sobrevida es favorable; su calidad es limitada, debido a dolores isquémicos en reposo, úlceras y amputaciones progresivas. Los criterios diagnósticos de Shionoya para la tromboangitis obliterante son los siguientes:

1. Inicio antes de los 50 años de edad.
2. Historia de ser fumador; activo o pasivo.
3. Obstrucción arterial infrapoplítea.
4. Compromiso de miembros superiores y tromboflebitis superficial migratoria.
5. Ausencia de otros factores de riesgo para ateroesclerosis.

En esta enfermedad se observa atrofia de los dedos de las manos y pies, escaso desarrollo de las uñas y pelos de las extremidades; disminución de la temperatura de la piel de las extremidades, dedos de las manos y pies. Soplos en las arterias ilíacas, femorales y poplíteas, disminución o ausencia de los pulsos arteriales periféricos. Esta enfermedad se confirma con las pruebas de provocación de Allen y elevación de la pierna (estirada). La angio-RM con gadolinio y la histopatología contribuyen al diagnóstico. En seguida el tratamiento recomendado de esta enfermedad.

Recomendaciones
- I: cese de fumar, antiagregantes* y control del dolor.
- IIa: alprostadil **, lipoPGE1, fisioterapia y cirugía vascular "*bypass*".
- IIb: bloqueo de nervios simpáticos y simpatectomía.
- III: tratamiento endovascular.

Nivel de evidencia: incluye C en todas las modalidades de tratamiento.
*cilostazol, clopidogrel, ticlopidina, beraprost, entre otros; ** PGE1-CD (prostaglandina).

POLIARTERITIS NUDOSA

La poliarteritis nodosa es una enfermedad poco frecuente, se caracteriza por una vasculitis necrosante que afecta las arterias de mediano y pequeño calibre. Se presenta entre la cuarta y quinta década de la vida y ataca de preferencia al sexo masculino en proporción 3:1. Compromete múltiples órganos: riñones, piel, corazón, sistema nervioso central y periférico, músculos, hígado e intestino. Usualmente se producen infiltrados con cavernas pulmonares y glomerulonefritis con insuficiencia renal progresiva. Las manifestaciones clínicas comienzan, como en la mayoría de las vasculitis sistémicas, en forma insidiosa, con síntomas constitucionales, fiebre, malestar general, anorexia, pérdida de peso, cefalea, mialgias y artralgias. Se pueden palpar nódulos de 0,5 a 1 cm (aneurismas) en el trayecto de las arterias; signos de obstrucción arterial (equimosis, ulceración y gangrena de los dedos de las manos y pies); púrpura vascular palpable, fenómeno de Raynaud, *livedo reticularis*, sobre todo en las extremidades inferiores; mononeuritis múltiple; exudados y hemorragias retinianas. Puede haber afección genital, testicular, ovárica y dolor en el epidídimo.

Las complicaciones más frecuentes de la poliarteritis nodosa son neuropatía periférica, mononeuritis múltiple, hipertensión arterial, encefalopatía difusa, accidente cerebrovascular, pancreatitis aguda, infarto del miocardio por afectación de las arterias coronarias e infarto intestinal. Las causas más frecuentes de muerte son la insuficiencia renal, infecciones, insuficiencia cardíaca y hemorragia gastrointestinal.

Los exámenes de laboratorio revelan leucocitosis con neutrofilia, anemia normocítica normocrómica, trombocitosis, aumento de la PCR-VSG, hipergammaglobulinemia y ANCA negativos. Se debe investigar la presencia del antígeno del virus de la hepatitis B. La biopsia de órganos comprometidos, frecuentemente músculos y nervios de los miembros inferiores (nervio sural), revela una infiltración de polimorfonucleares y células mononucleares de los vasos con necrosis fibrinoide; no hay formación de granulomas. En el riñón se demuestra un compromiso vasculítico de las arterias de mediano calibre que produce infartos renales e hipertensión arterial. Si no hay tejidos fácilmente accesibles para una biopsia, la arteriografía demuestra aneurismas en arterias de mediano y pequeño calibre en la vasculatura renal, hepática y esplácnica y es suficiente para hacer el diagnóstico. En seguida el tratamiento indicado para la poliarteritis nodosa.

Recomendación
- I: corticoesteroides.
- IIa: pulso de corticoesteroides y ciclofosfamida.
- IIb: metotrexato, azatioprina y plasmaféresis.

Nivel de evidencia
- A: ciclofosfamida.
- B: corticoesteroides, metotrexato, azatioprina.
- C: plasmaferesis y pulso de corticoesteroides.

ENFERMEDAD DE KAWASAKI

La enfermedad de Kawasaki se considera un síndrome mucocutáneo con linfadenopatías (linfático mucotutáneo). Puede afectar arterias medianas (coronarias) y pequeñas. Es una vasculitis muy poco frecuente en nuestro medio y afecta generalmente a niños menores de 5 años. Al parecer, un microorganismo desencadena el fenómeno de hipersensibilidad. Se caracteriza por fiebre, erupción morbiliforme en tronco y extremidades, linfadenopatías cervicales, enrojecimiento conjuntival, eritema de la cavidad oral, labios y palmas con descamación en la punta de los dedos; la lengua es tan eritematosa que se le llama "lengua en fresa". La enfermedad puede complicarse con pericarditis, miocarditis, cardiomegalia e insuficiencia coronaria por arteritis con dilatación aneurismática y trombosis. El tratamiento consiste en el inicio precoz de inmunoglobulina 2 g/kg IV a pasar en 12 horas, más aspirina 30-50 mg/kg VO repartidos en 4 tomas hasta que desaparezca la fiebre; si esta persiste se repite la inmunoglobulina. Si continúan las manifestaciones clínicas: metilprednisolona 30 mg/kg/día por 3 días. Si aún continúa: infliximab 5 mg/kg IV más anakinra 4-8 mg/kg/día, subcutánea por 15 días. Los corticoesteroides se reservan para los casos que no responden al régimen anterior.

POLIANGITIS MICROSCÓPICA

Es una vasculitis necrosante sistémica de vasos pequeños (vénulas, capilares y arteriolas) y ocasionalmente vasos de mediano calibre. Se ha separado de la granulomatosis con poliangitis y la poliarteritis nodosa clásica por tener características particulares. Histopatológicamente no se observa la formación de granulomas ni depósitos inmunes y se manifiesta como una glomerulonefritis necrosante focal (rápidamente progresiva) e insuficiencia renal si no es tratada oportunamente. Con menos frecuencia afecta el pulmón, que se manifiesta clínicamente por hemoptisis debida a hemorragia alveolar neumonía intersticial; además, pueden ocurrir artralgias, lesiones cutáneas como *livedo reticularis,* nódulos subcutáneos, púrpura palpable, nódulos subcutáneos, disminución de la agudeza visual, epiescleritis, hipoacusia neurosensorial, otitis media, neuropatía periférica, parálisis facial, ACV, inflamación meníngea, dolor abdominal y melena. Esta entidad es una de las causas más frecuente del síndrome riñón-pulmón. En los exámenes de laboratorio destaca la presencia del anticuerpo anticitoplasma de los neutrófilos (ANCA) en un 90% de los casos, con un patrón perinuclear o mieloperoxidasa positivo (MPO-ANCA+). El tratamiento es similar a la granulomatosis con poliangeitis. Tratamiento de inducción-remisión:

1. Corticoesteroides más ciclofosfamida IV o VO. Como alternativa corticoesteroides más rituximab.
2. Cuando no se puede usar ciclofosfamida ni rituximab, y hay un compromiso moderado de órganos y riñón se puede usar corticoesteroides más metotrexato y como alternativa corticoesteroides más micofenolato de mofetilo.
3. Cuando existe compromiso renal grave se usa corticoesteroides más ciclofosfamida IV y plasmaféresis.

Terapia de mantenimiento remisión:
1. Corticoesteroides más azatioprina.
2. Fármacos alternativos: rituximab, metotrexato y micofenolato de mofetilo.

GRANULOMATOSIS CON POLIANGITIS (ENFERMEDAD DE WEGENER)

Es una vasculitis caracterizada por la formación de granulomas intra o extravasculares con necrosis de pequeñas arterias y venas. Ataca preferentemente al adulto entre la cuarta a quinta década de la vida y ambos sexos por igual. Afecta el tracto respiratorio superior (95% de los pacientes) e inferior (85%-90% de los pacientes), así como los riñones (80%). Cursa con úlceras de la mucosa nasal y perforación del tabique, rinorrea purulenta, nariz en silla de montar, úlceras faringolarígeas con disfonía, sinusitis, otitis media, disminución/pérdida de la audición y trastornos oculares. El compromiso pulmonar puede ser asintomático o expresarse clínicamente con disnea, dolor torácico, tos y hemoptisis. La afección renal se caracteriza por una glomerulonefritis rápidamente progresiva y el desarrollo de una enfermedad renal crónica terminal en pocas semanas si no se administra el tratamiento adecuado. Además, los pacientes pueden presentar nódulos subcutáneos, lesiones ulcerosas y papulares en la piel, manifestaciones oculares tales como conjuntivitis, uveítis, epiescleritis y proptosis. Otras manifestaciones clínicas comprenden fiebre, artritis, mialgias, pericarditis, miocarditis, inflamación meníngea, neuropatías de nervios craneales y mononeuritis múltiple.

Los exámenes de laboratorio revelan VSG elevada; en los países occidentales hasta un 96% de los pacientes tienen positivo el c-ANCA (PR3-ANCA), hipoxemia, hematuria, proteinuria, cilindruria e hipergammaglobulinemia (IgA e IgE). La biopsia renal, inicialmente muestra una glomerulonefritis segmentaria y focal, la cual puede evolucionar con formación de semilunas.

La radiografía de tórax revela un infiltrado intersticial y lesiones nodulares que frecuentemente se cavitan.

El tratamiento de elección de la granulomatosis con poliangitis es semejante a la poliangitis microscópica, debe iniciarse lo más pronto posible debido a su curso fatal con una mortalidad del 85% en el primer año, sobre todo en pacientes con vasculitis grave e insuficiencia renal.

GRANULOMATOSIS EOSINOFÍLICA CON POLIANGITIS (SÍNDROME DE CHURG-STRAUSS)

La edad promedio de inicio es a los 48 años y predomina en las mujeres. Es una enfermedad semejante a la poliarteritis nodosa pero se diferencia de ella por estar precedida de un estado alérgico como asma, rinitis, sinusitis, pólipos nasales o infecciones respiratorias, y básicamente por comprometer el pulmón. Se puede observar arteritis coronaria y periférica, mononeuritis múltiple y glomerulonefritis. La piel presenta nódulos y púrpura palpable. Los exámenes que ayudan al diagnóstico son una leucocitosis con eosinofilia mayor de 15%, anemia, VSG elevada y aumento de la IgE. Aproximadamente la mitad de los pacientes tiene ANCA circulante contra *mieloperoxidasa* (MPO-ANCA). La radiografía de tórax muestra un infiltrado intersticial y lesiones nodulares, generalmente migratorias o transitorias. La biopsia es semejante a la PAN, con la diferencia de que hay infiltración de eosinófilos y granulomas perivasculares con células epitelioides y gigantes. Existe un cuadro denominado de imbricamiento o "sobreposición" que comparte las características clínicas de la PAN y la granulomatosis eosinofílica con poliangitis. El tramiento consiste en el siguiente esquema.

Recomendaciones
- I: corticoesteroides.
- IIa: pulso de corticoesteroides, ciclofosfamida, azatioprina, metotrexato y dosis altas de immunoglobulina.
- IIb: rituximab, anti-IL5 y anti-IgE.
- III: plsamaféresis.

Nivel de evidencia
- B: corticoesteroides, ciclofosfamida, dosis altas de inmunoglobulinas, rituximab, anti-IL5, anti-IgE y plasmaféresis.
- C: pulso de corticoesteroides, metotrexato y azatioprina.

Para reducir la dosis de corticoesteroides se ha usado el mepolizumab (anti-IL 5) a la dosis de 300 mg subcutánea cada 4 semanas.

VASCULITIS ASOCIADA A IgA (PÚRPURA DE HENOCH-SCHÖNLEIN)

Es un síndrome que se presenta en ambos sexos y a cualquier edad, aun cuando 80% de los casos ocurre en pacientes menores de 20 años. La histopatología revela una vasculitis leucocitoclástica de vasos pequeños provocada por la acción de diversos antígenos mediante una reacción de hipersensibilidad tipo III, por la cual, los complejos inmunes IgA1 y C3 se depositan básicamente en los vasos de la piel, articulaciones, serosa del tubo digestivo y membrana basal del glomérulo del riñón. En dichos órganos se produce una reacción inflamatoria en los vasos sanguíneos con aumento de la permeabilidad vascular. Las principales causas asociadas a esta vasculitis son infecciones bacterianas (estreptococos β-hemolítico), alimentos, vacunas, picaduras de insectos y fármacos.

Clínicamente se manifiesta con la triada: erupción cutánea o púrpura palpable en todos los pacientes, artralgia/artritis y dolor abdominal en el 85% y 65% de los casos respectivamente. Un 2%-5% puede complicarse con glomerulonefritis aguda o crónica progresiva, indistinguible de la nefropatía IgA (esta última se limita solo al riñón). Los exámenes de laboratorio revelan una leucocitosis leve, recuento plaquetario normal y, en algunos, casos eosinofilia. Elevación de la IgA y el complemento sérico normal.

La lesión cutánea consiste en maculopápulas eritematosas (púrpura palpable), en ocasiones pruriginosas, autolimitadas (6-8 semanas), que pueden ir desde lesiones aisladas de unos milímetros hasta la confluencia de ellas. Según la edad del paciente, la erupción posee dos tipos de distribución. En los pacientes pediátricos, las lesiones aparecen principalmente en la región glútea o en el dorso, aunque pueden presentarse en los miembros superiores e inferiores, tronco, cuello y rara vez en cara. Por el contrario, en los pacientes adultos, la distribución de las lesiones es simétrica y centrípeta; se inician en el dorso de ambos pies, ascienden y en varios días se localizan en tobillos, piernas, muslos y se detienen tanto en la región inguinal como glútea; rara vez llegan al tronco o las extremidades superiores y respetan el cuello y la cabeza. Cuando se presenta en pacientes encamados, las lesiones se localizan en la región dorsal.

Por tratarse de una vasculitis, estas lesiones desaparecen a la digitopresión; aunque, la extravasación de glóbulos rojos puede producir posteriormente petequias o pequeñas equimosis que no desaparecen a la presión; finalmente van cambiando de color rojo a café oscuro y ocre hasta desaparecer. En pocas ocasiones por trombosis capilar dejan como secuela pequeñas úlceras que cicatrizan posteriormente. El tratamiento en la mayoría de los casos es sintomático: suspender fármacos, repso, AINE y antihistamínicos. Cuando la afección es grave o compromete órganos, se recomienda el siguiente esquema:

Compromiso extra-renal (piel, artralgias, dolor abdominal)

Recomendación
- IIa: AINE, corticoesteroides y factor XIII humano concentrado.
- IIb: antihistamínicos.

Nivel de evidencia
- B: factor XIII humano concentrado.
- C: AINE, corticoesteroides y antihistamínicos.

Compromiso renal

Recomendación
- IIa: corticoesteroides, (pulso de corticoesteroide + urocinasa + ciclofosfamida), (corticoesteroides + azatioprina), amigdalectomía + pulsos de corticoesteroides.

- IIb: antiagregantes, (corticoesteroides + micofenolato de mofetilo), (corticoesteroides + ciclosporina), plasmaféresis.
- III: ciclofosfamida.

Nivel de evidencia
- B: ciclofosfamida.
- C: antiagregantes plaquetarios, corticoesteroides, (pulso de corticoesteroides + urocinasa + ciclofosfamida), (corticoesteroides+azatioprina), (corticoesteroides + micofenolato de mofetilo), (corticoesteroides+ciclosporina), plasmaféresis y (amigdalectomía más pulsos de esteroides).

ENFERMEDAD DE BEHÇET

Es una vasculitis de arterias de todos los tamaños, aunque la lesión venosa es la más frecuente. Se produce panarteritis o panflebitis, engrosamiento de la íntima por fibrosis y obstrucción de la luz. La enfermedad afecta con más frecuencia individuos de la tercera década y es dos veces más frecuente en el hombre. Los pacientes cursan con úlceras orales o aftas, las cuales suelen ser extensas, dolorosas, de fondo amarillento, rodeadas de un halo eritematoso y que se resuelven sin dejar cicatriz en menos de tres semanas; tienden a respetar el dorso de la lengua y el paladar duro. Las úlceras genitales se presentan en 75% de los pacientes y asientan en el pene y el escroto, y en la vulva y vagina, son dolorosas y más profundas que las orales y suelen dejar cicatrices. Las lesiones oculares se presentan en 30%-70% e incluyen uveítis, iridociclitis, vasculitis retiniana y neuritis óptica que ocasiona ceguera. También pueden observarse lesiones acneiformes en la piel, nódulos, eritema nudoso, tromboflebitis superficial migratoria, trombosis arterial y púrpura palpable, además, artritis de grandes articulaciones, no deformante, oligoarticular y asimétrica. Las complicaciones vasculares son aneurismas arteriales que incluye la aorta y pulmonar, y trombosis venosa (profunda de los miembros inferiores, vena cava, porta y senos venosos cerebrales). Se describe también meningoencefalitis, déficit motor focal, ataxia, manifestaciones psiquiátricas, ulceraciones en el íleon distal o ciego. Se puede presentar el fenómeno de la patergia, que consiste en la aparición de pápulas o pústulas ante la más mínima erosión de la piel o inyección intradérmica de solución salina.

Los exámenes de laboratorio revelan leucocitosis con desviación a la izquierda, VSG elevada, inmunocomplejos circulantes. En las etapas avanzadas están presentes en el suero autoanticuerpos contra enolasa alfa de las células endoteliales y anticuerpos anti-*Sacharomyces cerevisiae* (ASCA), característicos de la enfermedad de Crohn.

Para el tratamiento de las úlceras orales y genitales es efectivo el uso de la colchicina en dosis de 1,5-2 mg/día VO. La talidomida, 100 mg/día VO, es también útil para el tratamiento de las manifestaciones mucocutáneas y suspensión de sucralfato para las úlceras orales y genitales. Para las complicaciones viscerales se han usado los agentes inmunosupresores azatioprina (2 mg/kg/día), metotrexato (25 mg VO semanal), ciclofosfamida y azatioprina. Para la enfermedad grave se recomienda el siguiente esquema:

Recomendación
- IIa: corticoesteroides, azatioprina, ciclofosfamida, anticoagulantes y terapia inmunosupresora perioperatoria.

- IIb: ciclosporina, metotrexato, inhibidor del TNF, reconstrucción vascular y tratamiento endovascular.

Nivel de evidencia
- B: corticoesteroides, azatioprina, ciclofosfamida, inhibidor del TNF, reconstrucción vascular, tratamiento endovascular y terapia inmunosupresora perioperatoria.
- C: ciclosporina, metotrexato, anticoagulantes.

ANGITIS LEUCOCITOCLÁSTICA CUTÁNEA

Es la forma más común de vasculitis, denominada también vasculitis por hipersensibilidad o vasculitis cutánea idiopática. Afecta de preferencia las arteriolas, capilares y vénulas de la piel, y ocasionalmente se lesionan órganos internos como riñones y tubo digestivo; raramente produce una glomerulonefritis de curso benigno. La biopsia de piel revela un infiltrado de polimorfonucleares en las paredes y alrededor de los vasos sanguíneos de la dermis; muchos neutrófilos fragmentados, dando origen al llamado "polvo nuclear", razón por la que se le denomina *vasculitis leucocitoclástica*. Se han encontrado depósitos granulares de IgM, IgG, C3 y complejos antígeno-anticuerpo en los vasos comprometidos, que supone un mecanismo de hipersensibilidad tipo III en la patogénesis de la inflamación vascular. La enfermedad puede ser idiopática (30% se desconoce la causa) o secundaria, precedida de múltiples factores: artritis reumatoide, LES y síndrome de Sjögren; medicamentos: penicilina y β-betalactámicos, isoniazida, sulfas, AINE, anticonvulsivantes, alopurinol, metildopa, quinolonas, sueros heterólogos, quinidina, procainamida; antagonistas del factor de necrosis tumoral alfa (anti-TNFα). Microorganismos: estreptococos β-hemolíticos y virus de la hepatitis B.

En esta vasculitis se observa la clásica "púrpura palpable" caracterizada por lesiones que se presentan al mismo tiempo, tienen la misma antigüedad y van desde alteraciones puntiformes hasta varios centímetros de diámetro, que pueden ser pruriginosas y dolorosas; además, pápulas, nódulos, vesículas, ampollas, úlceras y urticaria recurrente crónica, localizadas de preferencia en los miembros inferiores. Además de la manifestación cutánea puede presentarse ocasionalmente fiebre, artralgias y linfadenopatías. Muchos casos de angitis leucocitoclástica cutánea son moderados y se resuelven al controlar la causa, como: suspender medicamentos, tratar las enfermedades malignas y autoinmunes (LES, artritis reumatoide), reposo, elevación de las piernas, uso de antihistamínicos, AINE, y antibióticos cuando hay sospecha de infección. En caso de poca respuesta se pueden usar corticoesteroides con suspensión gradual en 4 a 6 semanas. Raras veces es necesario el uso de los inmunosupresores empleados en la vasculitis.

ENFERMEDAD ANTIMEMBRANA BASAL DEL GLOMÉRULO

Esta vasculitis presenta autoanticuerpos antimembrana basal del glomérulo; se asocia a glomerulonefirtis con necrosis y semilunas, aunque también puede comprometer la membrana basal alveolocapilar del pulmón con tos y hemoptisis, propios del síndrome de Goodpasture.

VASCULITIS CRIOGLOBULINÉMICA

Cursa con depósitos inmunes de crioglobulinas en los vasos pequeños; además la presencia de crioglobulinas en el suero; compromete el glomérulo, piel y nervios periféricos. Cuando se encuentra la etiología se escribe "asociada a", por ej., vasculitis crioglobulinémica asociada a hepatitis C.

VASCULITIS URTICARIANA HIPOCOMPLEMENTÉMICA (VASCULITIS ANTI-C1Q)

Se caracteriza por urticaria, hipocomplementemia y anticuerpos anti-C1q; cursa con glomerulonefritis aguda, artritis, EPOC e inflamación ocular.

SÍNDROME DE COGAN

Se destaca por lesión inflamatoria ocular (conjuntivitis, queratitis intersticial, uveítis, epiescleritis), enfermedad del oído interno con pérdida de la audición neurosensorial y disfunción vestibular. Las manifestaciones de vasculitis incluyen arteritis de vasos pequeños y grandes: aortitis, aneurisma aórtico y valvulitis (mitral y aórtica). Se debe iniciar el uso de corticoesteroides para evitar la progresión de la enfermedad.

VASCULITIS DE UN SOLO ÓRGANO

Afecta las arterias y venas de cualquier tamaño de un solo órgano (unifocal o multifocal) y algunas veces evolucionan a una vasculitis sistémica. El órgano y tamaño del vaso describen la vasculitis, por ej., vasculitis cutánea de pequeños vasos, vasculitis del SNC o vasculitis testicular. Generalmente no tiene expresión en los exámenes de laboratorio. La vasculitis del SNC amerita que no sea una manifestación de vasculitis sistémica, neurosífilis o enfermedad sistémica (LES, sarcoidosis).

VASCULITIS ASOCIADA A PROBABLE ETIOLOGÍA

Se debe especificar la causa, por ej., poliangitis microscópica asociada a la hidralazina, poliarteritis nodosa asociada al virus de la hepatitis B, vasculitis crioglobulinémica asociada al virus de la hepatitis C, aortitis asociada a sífilis, vasculitis de la enfermedad del suero asociada a complejos inmunes o vasculitis asociada a cáncer (tumores sólidos, enfermedades linfoproliferativas clon de células B y el síndrome mielodisplásico).

VASCULITIS DE VASOS PEQUEÑOS ASOCIADA A COMPLEJOS INMUNES

Presenta depósitos de inmunoglobulinas y complemento en la pared vascular, predomina en los vasos pequeños y se puede asociar a glomerulonefritis aguda. Esta vasculopatía se asocia frecuentemente a una vasculitis de etiología probable.

Bibliografía

Bums J & Glodé M. Kawasaki syndrome. Lancet. 2004; 364: 533-544.

Cacione DG, Macedo CR, Baptista-Silva JCC y Grupo Vascular Cochrane. Tratamiento farmacológico de la enfermedad de Buerger. Cochrane Database Syst Rev. 2016 Mar; 3: CD011033.

De Groot K, Harper L, Jayne D, et al. Pulse versus daily oral cyclophosphamide for induction of remission in antineutrophil cytoplasmic antibody-associated vasculitis: a randomized trial. Ann Intern Med. 2009; 150: 670-680.

Demir S, Sönmez HE, Özen S. Vasculitis: Decade in review. Curr Rheumatol Rev. 2019; 15(1): 14-22.

Hellmich B, Beatriz Sanchez-Alamo B, Schirmer JH, Berti A. et al. EULAR recommendations for the management of ANCA-associated vasculitis: 2022 update.

Jennette JC, Falk RJ, Bacon PA, et al. 2012 Revised International Chapel Hill Consensus Conference Nomenclature of Vasculitides. Arthritis & rheumatism. 2013; 65(1): 1-11.

Kobayashi S, Komagata Y, Komuro I, Komori K, et al. JCS 2017 Guideline on Management of Vasculitis Syndrome. Circulation Journal. 2020; 84: 299-359.

Molloy ES and Langford CA Vasculitis mimics. Current Opinion in Rheumatology. 2008; 20: 29-34.

Saadoun D, Vautier M, Cacoub P. Medium and Large-Vessel Vasculitis. Circulation. 2021; 143(3): 267-282.

Stone J, Merkel P, Spiera R, Seo P, Langford C, et al. Rituximab versus Cyclophosphamide in ANCA-associated renal vasculitis. N Engl J Med. 2010; 363: 221-232.

Unizony S, Villarreal M, Eli M. Miloslavsky EM, Na Lu N, et al. Clinical outcomes of treatment of Anti-Neutrophil Cytoplasmic Antibody (ANCA)-Associated Vasculitis Based on ANCA Type. Ann Rheum Dis. 2016 Jun; 75(6): 1166-1169.

R, Ahmed A, Patel I, Luqmani R. Update on the classification of vasculitis. Best Pract Res Clin Rheumatol. 2013 Feb; 27(1): 3-17.

Wechsler M, Akuthota P, Jayne J, Khoury P, et al. Mepolizumab or placebo for eosinophilic granulomatosis with polyangiitis. N Engl J Med. 2017; 376(20): 1921-1932.

Wiik A. Curr Opin Rheumatol. Drug-induced vasculitis. 2008; 20(1): 35-39.

Yurdakul S Hamuryudan V. Yazici H. Behçet syndrome. Current Opinion in Rheumatology. 2004; 16(1): 38-42.

CAPÍTULO 110
DORSOLUMBALGIAS

LUIS ARTURO GUTIÉRREZ G., YOHAMA CARABALLO-ARIAS

INTRODUCCIÓN

Los dolores de espalda (dorsalgias) y de la región lumbar (lumbalgias) son extremadamente frecuentes en la práctica médica, siendo una de las primeras causas de consulta en medicina interna. Las nuevas formas de empleo, cambios en el entorno laboral, trabajo sedentario y obesidad, entre otros, están impactando fuertemente la salud musculoesquelética a nivel mundial y están estrechamente relacionados con aspectos humanos y ergonómicos. El dolor lumbar es la principal causa de discapacidad en 160 países de 204 estudiados en el año 2019. Por lo tanto, es necesario insistir en investigaciones científicas, que contribuyan a prevenir las dorsolumbalgias. Esto tiene su explicación por la estructura y funciones de la región dorsolumbar: el raquis, con sus ligamentos que lo estabilizan, discos intervertebrales, músculos, médula espinal y sus envolturas, nervios segmentarios y vasos sanguíneos, aunque en un 80% de los pacientes se desconoce la explicación anatomopatológica del dolor.

La columna vertebral posee una parte anterior, compuesta por los cuerpos vertebrales que soportan el peso del organismo, y una posterior formada por los arcos vertebrales que forman el conducto raquídeo. Los cuerpos vertebrales están separados por medio de los discos intervertebrales, que tienen una porción central denominada núcleo pulposo, rodeada por un anillo fibroso que amortigua las sacudidas que sufre el encéfalo y la médula durante la marcha, los movimientos y los traumas del raquis. La estabilidad de la columna vertebral se debe a la presencia de ligamentos muy fuertes, algunos longitudinales, que unen las vértebras a lo largo de la columna, y otros cruzados y oblicuos entre los segmentos vertebrales. El raquis se articula con la pelvis merced a las articulaciones sacroilíacas reforzadas por poderosos ligamentos y a la caja torácica por las costillas que se articulan con las vértebras dorsales.

Los músculos de la región cérvico-dorso-lumbar están dispuestos en tres planos que permiten un extraordinario sostén y estabilidad de la columna y a la vez le facilitan los variados movimientos de flexión, extensión, rotación e inclinación hacia los lados. Dentro del conducto raquídeo, la médula espinal proyecta los nervios raquídeos que emergen por los agujeros de conjunción para inervar el tronco y las extremidades. Los nervios sensitivos, motores y autónomos para las estructuras de sostén del tronco, extremidades y vísceras abdominales, se ubican en la región dorsolumbar. Por otra parte, los órganos abdominales y pélvicos se mantienen en posición normal gracias al sostén de los ligamentos suspensores que los unen a la pared anterior del raquis.

Estas consideraciones anatómicas explican el por qué las dorsolumbalgias pueden ser producidas por diversas afecciones que comprometen cualquiera de las estructuras y órganos mencionados. Las dorsalgias puras son poco frecuentes si se comparan con las lumbalgias, puesto que la columna lumbar es la que soporta más carga y posee mayor movimiento.

Etiopatogenia. Las causas más comunes de dorsolumbalgias son las afecciones mecánicas y traumáticas de la espalda y región lumbar, como esguinces, distensiones, torsiones y fracturas, consecuencia de levantar objetos pesados, movimientos bruscos, caídas de cierta altura o desaceleraciones bruscas en accidentes de tránsito. Otras causas frecuentes de dorsolumbalgias son osteoartrosis, vicios posturales, contracturas musculares, anomalías congénitas de la columna (alteraciones vertebrales, cifosis, escoliosis y espina bífida), espondilolisis y espondilolistesis, metástasis o cáncer primario de los cuerpos vertebrales, protrusión o hernia de los discos vertebrales lumbares y, finalmente, factores emocionales que pueden originar, agravar y mantener dolores dorsolumbares, particularmente en pacientes con neurosis, ansiedad, depresión e hipocondría.

Por último, en la región dorsolumbar pueden ocurrir los llamados dolores referidos ocasionados por afecciones como neumotórax, dolor coronario, pleuroneumopatías, úlcera péptica, colecistitis, aneurisma disecante de la aorta torácica o abdominal (en esta patología el dolor se irradia a escrotos y piernas), cólico nefrítico, prostatitis, absceso perirrenal, fibromiomas y retroversión uterina. En líneas generales y para los fines prácticos de este capítulo, los dolores más frecuentes se pueden clasificar en dorsalgias puras, dorsolumbalgias, lumbalgias puras, lumbociáticas y ciáticas.

Dorsalgias puras. Las más frecuentes son las ocasionadas por osteoartrosis, contracturas musculares, cifosis dorsal, espalda recta, escoliosis, trastornos estáticos de los jóvenes, cifosis juvenil o enfermedad de Scheuermann, disfunción intervertebral segmentaria y los dolores referidos. Además, causas menos frecuentes como artropatías inflamatorias seronegativas (espondilitis anquilosante), tumores, metástasis óseas y abscesos epidurales.

Dorsolumbalgias. Se pueden deber a las mismas causas que originan las dorsalgias puras, pero la gran mayoría es por trastornos de la estática debido a modificaciones funcionales o anatómicas de los ejes de carga de la columna, como ocurre en la hiperlordosis lumbar, la hipercifosis dorsal, la espalda recta y la escoliosis, también por irritación de las ramas sensitivas dorsolumbares (D10 a L1), traumatismos óseos como esguinces, distensiones y torsiones agudas de la columna dorsolumbar, ruptura de los discos intervertebrales y fracturas vertebrales, espondiloartritis (espondilitis anquilosante y artritis psoriásica, artritis reactiva, artritis enteropática y espondiloartritis no-radiográfica), finalmente, enfermedades destructivas del tipo de las neoplasias, infecciosas (*S. aureus*), osteoporosis, enfermedad de Paget, periartropatía de la cadera, osteoartritis en personas de edad con sobrepeso, lesiones del ligamento longitudinal común posterior y, finalmente, por compromiso de las articulaciones posteriores, otros ligamentos y pequeña musculatura autónoma. Se describirán las causas más trascendentales observadas en la práctica diaria.

- **Osteoporosis (microfracturas).** Es digna de analizar por su alta frecuencia en mujeres a partir de la cuarta edad como consecuencia de menopausia, corticoterapia, hipertiroidismo, hiperparatiroidismo y enfermedad de Cushing. Se debe a una disminución de la masa ósea que condiciona aplastamientos vertebrales al efectuar movimientos bruscos, caer e, inclusive, hacer movimientos triviales. Afecta particularmente las vértebras dorsales más bajas. El diagnóstico se orienta por la radiología, que revela una reducción homogénea de la densidad ósea, adelgazamiento de la cortical y aplastamientos vertebrales en "cuña". Las compresiones medulares consecuencia del aplastamiento vertebral son rarísimas, puesto que el muro posterior del raquis permanece intacto. Es importante para el diagnóstico la densitometría ósea. El tratamiento consiste en: si la fractura es reciente el uso de vertebroplastía (inyección de una mezcla de cemento en el hueso fracturado o inserción de un balón (cifoplastía); además, reposo y ejercicios isométricos de manera sistemática para prevenir la atrofia muscular, AINE, consejos para prevenir futuros aplastamientos vertebrales y caídas, aporte suficiente de calcio y tratamiento farmacológico (ver capítulo de osteoporosis).

- **Osteomielitis de la columna (espondilodiscitis).** Puede ser osteomielitis vertebral, discitis (inflamación del disco intervertebral) y abscesos epidurales producto de siembras bacterianas de procesos infecciosos a distancia. Se debe generalmente a *S. aureus*, gramnegativos y bacilo tuberculoso. Cursa con fiebre, compromiso del estado general, puntos dolorosos sobre las vértebras, leucocitosis y aumento de la VSG. La RM es superior a la gammagrafía ósea para determinar los procesos infecciosos de cuerpos vertebrales, discos y regiones paravertebrales. Una lesión discal acompañada de compromiso vertebral en la RM sugiere infección.
- **Espondilitis anquilosante.** Es una artritis inflamatoria seronegativa (factor reumatoide ausente), crónica y progresiva que compromete la columna en general, las articulaciones sacroilíacas y, en menor grado, las grandes articulaciones de los miembros inferiores y esporádicamente las pequeñas. Es más frecuente en el sexo masculino entre los 18 y 30 años de edad. EL HLA-B27 está presente en el 90% de estos pacientes, indicativo de un gen predisponente de esta enfermedad. Los dolores de la columna en general se presentan durante el reposo y las posiciones antálgicas no lo calman. Existe rigidez universal de la columna, especialmente matinal, así como una disminución de la expansión torácica. La Rx de la columna revela en los estados avanzados una forma en "caña de bambú" y signos de sacroileitis (erosiones y esclerosis de la articulación). Puede acompañarse de monoartritis, oligoartritis periférica, sinovitis y entesopatías. Suele haber manifestaciones extraarticulares como uveítis anterior no granulomatosa, amiloidosis renal e insuficiencia aórtica. En esta enfermedad existen muchas probabilidades de invalidez, por lo que el diagnóstico debe ser precoz para una fisioterapia inmediata y tratamiento farmacológico.

Lumbalgias puras. Se caracterizan por dolor ubicado especialmente en la región lumbosacra y en el ángulo costovertebral. Se puede deber a las mismas causas que originan las dorsolumbalgias, pero la gran mayoría es por trastornos de la estática ocasionados por modificaciones funcionales o anatómicas de los ejes de carga de la columna, como ocurre en la hiperlordosis lumbar; también por irritación de las ramas sensitivas lumbares (D11 a L1), por compromiso de las articulaciones posteriores con dolores que se irradian a las crestas ilíacas, por anomalías vertebrales congénitas lumbares (espina bífida), por espondilolisis y espondilolistesis (desplazamiento de una vértebra sobre otra, generalmente L5 sobre S1 o L4 sobre L5), traumatismos óseos que ocasionan esguinces, distensiones y torsiones agudas de la columna lumbosacra, ruptura de los discos intervertebrales y fracturas vertebrales; artritis hipertrófica y, finalmente, enfermedades destructivas del tipo de las neoplasias, infecciosas (TBC) y metabólicas (osteoporosis), enfermedad de Paget, periartropatía de la cadera, osteoartritis en personas de edad con sobrepeso, lesiones del ligamento longitudinal común posterior y, por último, al compromiso de las articulaciones posteriores, otros ligamentos y pequeña musculatura autónoma.

- **Neoplasias de la columna.** Se sospecha de ellas en personas mayores de 50 años; las metástasis vertebrales provienen generalmente de la mama, pulmón, tiroides o próstata, aunque pueden ser por mieloma múltiple, leucemias, linfomas o tumores primarios medulares o extradurales. Cursan con anemia y aumento de la VSG. La RM es más sensible para metástasis de la columna (96%) que la gammagrafía ósea (77%) y la PET-CT con F-FDG se recomienda solo para estadificación del paciente.

Lumbociáticas y ciáticas. Se producen dolores intensos agudos o crónicos de la región lumbosacra, con irradiación a los miembros inferiores hasta el talón y el pie, siguiendo un trayecto radicular por lesión de una raíz nerviosa con déficit neurológico sensitivo-motor (parestesias, hiper o hiposensibilidad cutánea, alteración de los reflejos osteotendinosos y paresias del miembro afectado). Generalmente es producida por un prolapso discal, estenosis idiopática degenerativa del canal espinal, síndrome de la cola de caballo, reabsorción del disco intervertebral, discitis e hipertensión venosa intravertebral:

1. **Hernia discal.** La enfermedad se debe a una compresión radicular, generalmente de la región L4-L5 y L5 S1, que abarca el 95% de los casos y, L2-L4, el 2% al 5%. El dolor se exacerba sentado y alivia al levantarse. El compromiso de las raíces da origen a una sintomatología en particular:
   - **L2-L4:** dolor y parestesia en la cara posterolateral o anterior del muslo y anterointerna de la pierna.
   - **L3-L4:** disminución de la fuerza extensión de rodilla por compromiso del músculo cuadríceps y disminución del reflejo rotuliano.
   - **L4-L5:** ocasiona dolor y parestesias que se irradian a la cara posterior del muslo, anterolateral de la pierna y cara interna del pie y dedo gordo. Disminución dorsiflexión del pie y del primer dedo del pie, y los reflejos están conservados.
   - **L5-S1:** ocasiona dolor y parestesia de cara posterior del muslo y la pierna, región posterolateral del pie y dedos laterales; debilidad para la flexión plantar y los dedos, así como para caminar en la punta de los dedos (por compromiso del músculo peroneo). Hay disminución del reflejo calcáneo (aquíleo) y la maniobra de Lasègue es positiva.

2. **Estenosis del canal raquídeo.** Se producen compresiones de raíces nerviosas como consecuencia de hipertrofia de las facetas articulares del ligamento amarillo. El paciente refiere dolor lumbar y parestesias en los miembros inferiores, que empeoran con la extensión del tronco y al caminar (claudicación neurogénica), la cual cede a los 10 o 15 minutos de reposo; igualmente se calma sentarse. Se observa un déficit sensorial por dermatomas, maniobra de Lasègue positiva y debilidad muscular.

3. **Síndrome de cola de caballo.** Se debe a lesiones plurirradiculares como resultado de un gran esfuerzo con rotación o extensión violenta del tronco o una hernia discal voluminosa de la línea media. Es de instalación súbita y progres con dolor lumbar irradiado a la fosa ilíaca y arco crural, anestesia en "silla de montar" (región perianal y cara interna de los muslos), parestesias y debilidad de ambas piernas, ausencia de reflejos osteotendinosos y trastornos de los esfínteres (retención urinaria). Generalmente es una emergencia neuroquirúrgica, aunque los casos crónicos pueden tratarse electivamente.

DIAGNÓSTICO

El enfoque inicial de las dorsolumbalgias debe estar orientado a determinar el tiempo de evolución, puesto que el 90% de ellas remite en las primeras 4 semanas después del inicio de la sintomatología. Se puede determinar la duración de la sintomatología según su prolongación en el tiempo: agudo (menos de 6 semanas), subagudo (entre 6 semanas y 3 meses) y crónico (más de 3 meses). Para evaluar un dolor dorsolumbar es importante una adecuada historia clínica: edad, ocupación, antecedente de traumatismo, manifestaciones similares previas, en qué tipo de actividad apareció del dolor, localización, empeoramiento de los síntomas (por el ejercicio y los cambios posturales), alivio, duración, periodicidad, síntomas neurológicos asociados (parestesias, disestesias, hipostesias) y pérdida de control de esfínteres. Además, definir si la dorsolumbalgia es de origen mecánico (empeora con el ejercicio, mejora con el reposo) o es de etiología inflamatoria (rigidez matinal, el dolor lo despierta en la noche y mejora con el ejercicio).

Durante el interrogatorio es importante detectar síntomas que sugieran "malignidad" o que pueda estar cursando un proceso neoplásico o infeccioso. Estas son las llamadas "banderas rojas" del dolor dorsolumbar (TABLA 130).

TABLA 130. "Banderas rojas" del dolor dorsolumbar.

- Edad: < de 20 años o > de 55
- Historia de cáncer
- Pérdida inexplicable de peso
- Factores de riesgo para infección espinal: infección bacteriana reciente como de vías urinarias, drogadicción IV, punciones lumbares, acupuntura
- Inmunosupresión (corticoterapia, trasplante o VIH)
- Dolor nocturno grave o que empeora en el supino

El examen físico debe comprender inspección de la columna para buscar deformidades, pruebas exploratorias de movilidad del cuello, raquis y extremidades (flexión, extensión y rotación); determinar alteraciones neurológicas (motoras, sensitivas, sensoriales (micción y defecación) e hiporreflexia osteotendinosa; exploración signos de que sugieran radiculopatía, como la maniobra de Lasègue o Bragard.

Los estudios radiológicos deben indicarse ante un cuadro de dolor persistente (> 1 mes) o empeoramiento de la sintomatología a pesar de un tratamiento apropiado o en presencia de "banderas rojas". Radiografías simples y dinámicas para evaluar lesiones de la columna (destrucción vertebral, masas, tumores, infecciones de las estructuras paravertebrales, anormalidad de las caras articulares, degeneración discal, espondilosis, espina bífida oculta, sacralización de la quinta lumbar o lumbarización de la primera sacra) y articulaciones sacroilíacas para observar "sacroilitis", tomografía computarizada para evaluar estructuras óseas (fracturas, atrofia facetaría) y estrechez del canal medular. La RM es el estudio de elección en patología de columna por permitir la visualización de las estructuras normales y patológicas en ella contenidas (médula espinal, ligamentos, raíces nerviosas, disco intervertebral, grupos musculares); estudios más especializados, electromiografía y conducción nerviosa, que permiten confirmar el compromiso neurológico radicular. La gammagrafía ósea es útil para descartar malignidad o infección en presencia de una radiografía normal.

Los estudios de laboratorio deben incluir hemograma básico y reactantes de fase aguda (PCR, VSG) cuando se sospeche de infección y artritis, proteínas séricas para descartar un mieloma, la fosfatasa alcalina se eleva por la actividad osteoblástica en fracturas y metástasis y el antígeno prostático específico (total y libre) para el carcinoma metastásico de la próstata. El PPD es útil para orientar a una tuberculosis, el HLB27 cuando se piensa en una espondilitis anquilosante y el TC para evaluar ruptura de ligamentos y contusiones/contracturas musculares.

TRATAMIENTO

Cualquiera que sea el diagnóstico, el tratamiento del dolor dorsolumbar leve a grave, con cierto grado de invalidez, incluye medidas generales, farmacológicas y quirúrgicas. El tratamiento de más del 80% de los pacientes con dorsolumbalgias debe ser médico y consiste en reposo en cama, fisioterapia, analgesia y relajantes musculares según el caso.

Medidas generales

1. **Reposo en cama dura**. Se usa cuando el dolor es muy grave, particularmente en las hernias discales protruidas. Se prefiere la posición semirreclinada con almohadas bajo las rodillas y los hombros, y no menos de dos semanas ni más de cuatro. Solo se debe permitir al paciente sentarse para comer e ir al baño.
2. **Higiene postural**. Adoptar posturas especiales, corregir vicios posturales, efectuar correctamente ciertos trabajos, evitar tacones altos, levantar adecuadamente objetos pesados (doblar las rodilla) y corregir la obesidad.
3. **Fisioterapia**. Terapia sedativa que incluye manejo con frío y calor local o estimulación eléctrica para disminuir el espasmo muscular y calmar el dolor. Higiene postural para el correcto posicionamiento y movilización de la columna. Fortalecimiento del grupo muscular espinal (la natación es muy útil para el dolor lumbar crónico).
4. **Inmovilizaciones**. En caso de dorsolumbalgias sin indicación quirúrgica es recomendable el uso de corsés y tirantes para aumentar la presión intraabdominal e inmovilizar temporalmente la articulación lumbosacra. En los pacientes con artritis reumatoide y osteoartritis, las fajas y corsés pueden ser de ayuda en los lapsos de enfermedad activa, mientras que en los períodos asintomáticos, el ejercicio dirigido refuerza los músculos y mejora las posibilidades de movimiento.
5. Ultrasonido, estimulación neural eléctrica transcutánea y diatermia de onda corta.

Medidas farmacológicas

1. **Analgésicos**. Se puede usar cualquiera de los analgésicos comunes: acetaminofeno, dipirona o AINE como ibuprofeno o naproxeno, o los nuevos inhibidores preferenciales o selectivos de la COX_2 (meloxicam, celecoxib, etoricoxib, acetamicina). Para casos graves se debe indicar codeína, sola o combinada con analgésicos como acetaminofeno y corticoesteroides orales o endovenosos.

2. **Infiltraciones locales** de los puntos dolorosos con lidocaína o novocaína, solas o combinadas con dexametasona o betametasona.
3. **Relajantes musculares** (tiocolchicósido, metocarbamol, ciclobenzaprina, tizanidina).

Medidas quirúrgicas

1. Estenosis espinal si aparecen signos sugestivos de déficit neurológico.
2. Estados graves de espondilolistesis. Se debe recurrir a la fijación quirúrgica del segmento listésico con laminectomía, remoción del disco y fusión en casos graves.
3. Tumores o lesiones óseas que compriman las raíces nerviosas. Se debe indicar irradiación, descompresión quirúrgica y la quimioterapia.
4. Hernias discales con afectación progresiva de nervios sensitivomotores tipo ciática intratable, con maniobra de Lasègue positiva, ausencia de reflejos y compromiso de esfínteres o si persisten estas manifestaciones después de los 4 a 6 meses de tratamiento conservador.
5. Síndrome de la cola de caballo con afectación de esfínteres (retención urinaria), anestesia en silla de montar (región perianal y cara interna de los muslos), parestesias y debilidad de ambas piernas.

Bibliografía

Bagley LJ. Imaging of spinal trauma. Radiol Clin North Am. 2006; 44: 1.

Bhangle SD, et al. Back pain made simple: An approach based on principles and evidence. Cleve Clin J. Med. 2009; 76: 393.

Cavlier R, et al. Spondylolysis and spondylolisthesis in children and adolescent: Diagnosis, natural history, and non-surgical management. J Am Acad Orthop Surg. 2006; 14: 417.

Chou R. Low back pain. Ann Intern Med. 2021 Aug; 174(8): 113-128.

Cieza A, Causey K, Kamenov K, et al. Global estimates of the need for rehabilitation based on the Global Burden of Disease study 2019: a systematic analysis for the Global Burden of Disease Study 2019. Lancet. 2021; 396: 2006-2017.

Ehrlich GE, Khaltaev NG. Low back pain initiative. Geneva: World Health Organization; 1999.

Institute for Clinical Systems Improvement Health Care Guidelines. Adult Acute and Subacute low back pain. November 2012. www.icsi.org.

Katz JN, Zimmerman ZE, Mass H, Makhni MC. Diagnosis and management of lumbar spinal stenosis: a review. JAMA. 2022 May 3; 327(17): 1688-1699.

Knezevic NN, Candido KD, Vlaeyen JWS. Low back pain. Lancet. 2021 Jul 3; 398(10294): 78-92.

Lassiter W, Allam AE. Inflammatory Back Pain. 2021 Jun 17. In: StatPearls [Internet]. Treasure Island (FL): StatPearls Publishing; 2021 Jan. PMID: 30969575.

Maher C, Underwood M, Buchbinder R. Non-specific low back pain. Lancet. 2017 Feb 18; 389(10070): 736-747.

Management of osteoporosis in post menopausal women: 2010 Position Statement of the North American Menopause Society. Menopause 2010; 17(1): 25-54.

Patrick N, Emanski E, Knaub MA. Acute and chronic low back pain. Med Clin North Am. 2014 Jul; 98(4): 777-89.

Peul WC, et al. Surgery versus prolonged conservative treatment for sciatica. N Engl J Med. 2007; 356: 2245.

Ritchlin C, Adamopoulos IE. Axial spondyloarthritis: new advances in diagnosis and management. BMJ. 2021 Jan 4;372:m4447. doi: 10.1136/bmj.m4447. PMID: 33397652.

Sieper J, et al. The Assesment of Spondyloarthritis International Society (ASAS) habdbook: A guide to assess spondyloarthritis. Ann Rheum Dis. 2009; 68: ii1.

Weinstein JN, et al. Surgical vs nonoperative treatment for lumbar disc herniation. The spine patients outcomes research trial (SPORT): A randomized trial. JAMA. 2006; 296: 2441.

Will JS, Bury DC, Miller A. Mechanical low back pain. Am Fam Physician. 2018 Oct 1; 98(7): 421-428.

CAPÍTULO 111
REUMATISMO DE PARTES BLANDAS

HUMBERTO RIERA, YOHAMA CARABALLO-ARIAS

INTRODUCCIÓN

El reumatismo de partes blandas está considerado como una de las principales causas de morbilidad en el mundo, muy común y potencialmente discapacitante, pero prevenible. Clínicamente se caracteriza por dolor regional de las extremidades y comprende un amplio número de enfermedades que afectan músculos, tendones, vainas tendinosas y componentes periarticulares y neurovasculares. Por similitudes clínicas y etiopatogénicas se incluyen algunas neuropatías por atrapamiento (síndrome del túnel del carpo y la neuropatía del nervio axilar), ciertos procesos vasculares como el síndrome del opérculo torácico y los síndromes compartamentales crónicos, además de enfermedades generalizadas como fibromialgia, síndrome miofascial y síndrome de fatiga crónica. Otras enfermedades a tener en cuenta son la polimialgia reumática y las fases iniciales de las enfermedades autoinmunes, que cursan con aumento de la VSG y PCR.

El reumatismo de partes blandas es una causa frecuente de consultas en medicina interna y reumatología; genera ausentismo laboral y cada vez son más los casos que se declaran como *enfermedad ocupacional,* tanto en países de altos y bajos ingresos económicos. Generalmente es causado por microtraumas agudos o crónicos, cuya causa habitual es el abuso de movimientos repetitivos y posturas forzadas sobre tendones, entesis y bursas, durante ciertas actividades laborales y recreativas, sin embargo, pueden ser manifestaciones prodrómicas de algunas enfermedades sistémicas, metabólicas e inflamatorias como diabetes mellitus, hipotiroidismo, artritis reumatoide, lupus eritematoso sistémico (LES) y miopatías inflamatorias. El impacto epidemiológico y las consecuencias socioeconómicas del reumatismo de partes blandas son significativos; se estima que su prevalencia varía entre el 15% y el 36% y, obviamente, supera las artritis propiamente dichas (AR, LES). Lamentablemente, los recursos asignados para la investigación y difusión del conocimiento de estas enfermedades son muy escasos; no obstante, el interés de la comunidad médica acerca de estas afecciones es cada vez mayor, hecho que redunda en la calidad de atención de los pacientes con la consecuente disminución de sufrimiento, discapacidad y pérdidas socioeconómicas personales y laborales.

Hoy día se sabe que estos trastornos son de origen multifactorial y la OMS también los define como "desórdenes relacionados con el trabajo" que pueden ser causados tanto por exposiciones ocupacionales como no ocupacionales. Sin embargo, casi todos los TME guardan relación con el trabajo, aunque no hayan sido causados directamente por la actividad laboral; impactan de manera importante en la calidad de vida de los trabajadores y en muchos países son considerados enfermedades laborales. La comprensión sobre las causas de los TME ha progresado en los últimos años en el campo de la epidemiología, biomecánica de la carga, tolerancia de los tejidos, respuesta fisiológica a la carga sobre los tejidos, percepción del dolor, influencias individuales, genéticas, psicosociales y organizacionales, y el papel de las intervenciones médicas primarias y secundarias.

En la medida que el origen de esta alteración estructural está relacionado, en buena medida a la actividad física y la ejecución de movimientos repetitivos, el enfoque terapéutico médico y quirúrgico se debe complementar con los procedimientos de la Medicina Física y Rehabilitación. Lo mas importante es identificar la causa que desencadena la patología en nuestro paciente. Es también importante disminuir la intensidad del dolor. En tal sentido se debe usar el AINE mas idóneo con menor riesgo a producir los efectos adversos ajustando siempre a la condición del paciente y la intensidad del dolor. El uso de presentaciones tópicas en estas patologías, pueden minimizar los efectos gastrointestinales de estos medicamentos.

En ocasiones el uso de esteroides locales o sistémicos a dosis mínimas necesaria son indispensables para disminuir el proceso inflamatorio perilesional. En casos de atrapamiento de nervios periféricos el uso de neuromododuladores como la pregabalina ayudan a mejorar los síntomas neuropáticos.

En esta última década han aparecido nuevos planteamientos prometedores de procedimientos médicos como alternativas como son el uso de plasma rico en plaquetas o el uso de células madre con la intención de realizar reparaciones tisulares. Sin embargo debemos contar con mayor soporte de la Medicina basada en la evidencia.

Un error conceptual es la utilización del sufijo "itis", que indica inflamación como, por ejemplo, en las designaciones "síndromes de tendinitis-bursitis" y "periartritis", cuando la evidencia histopatológica en diversos síndromes de mano, muñeca, codo, hombro y pie no revela inflamación, sino que se trata de una tendinosis angiofibroblástica. Este proceso, que se repite con pequeñas variaciones en los distintos cuadros, está caracterizado por hiperplasia vascular, desorganización de fibras colágenas, incremento de la sustancia intercelular, hiperplasia miofibroblástica y metaplasia fibrocartilaginosa. Una denominación correcta de estos síndromes sería la sustitución de "itis" por "patía" u "osis"; por ejemplo, tendinosis, tendinopatía o fasciopatía. En Venezuela se aplica una lista de trastornos músculo-esqueléticos de origen ocupacional publicada en el CIE 10-2008 **(TABLA 131)**.

El reumatismo de partes blandas, según el área anatómica y las estructuras comprometidas, se puede agrupar en las siguientes patologías:

- **Extremidad superior (manos, carpo, codo, hombro)**: dedo en gatillo, tendinopatía de De Quervain, epicondilitis lateral, epicondilitis medial, bursitis olecraneana, síndrome de pinzamiento subacromial, tendinopatía bicipital y síndromes de atrapamiento neural (túnel del carpo y túnel de Guyon).
- **Cadera**: síndrome trocantérico.

- **Rodillas**: síndrome anserino.
- **Pies**: talalgia plantar, síndrome del túnel del tarso.
- **Otros síndromes**: doloroso regional complejo, doloroso miofascial y fatiga crónica.

TABLA 131. Listado de trastornos músculo-esqueléticos ocupacionales aplicados en Venezuela.

Código 010	CIE 10	Trastornos músculo-esqueléticos
010-01	M54 5	Lumbago no especificado
010-02	M50	Trastorno del disco intervertebral
010-03	G56.0	Síndrome del túnel del carpo
010-04	M70	Trastornos de los tejidos blandos relacionados con el uso excesivo y la presión
010-05	M75	Lesiones de hombro
010-06	M77	Epicondilitis
010-08	M65	Sinovitis y tendinitis
010-09	M50.1	Trastorno del disco cervical con radiculopatía
010-10	M50.8	Otros trastornos del disco cervical
010-11	M51.1	Trastornos del disco lumbar con radiculopatía
010-12	M51.9	Trastornos de los discos intervertebrales no específicos
010-13	M70.1	Bursitis de mano
010-14	M70.2	Bursitis del olécranon
010-15	M70.3	Otras bursitis de codo
010-16	M70.5	Bursitis de la rodilla
010-17	M70.8	Otros trastornos no especificados de los tejidos blandos relacionados con el uso excesivo y la presión
010-18	M75.1	Síndrome del manguito rotador
010-19	M75.5	Bursitis de hombro
010-20	M75.9	Lesiones de hombro no especificadas

A continuación, y siguiendo una orientación de distal a proximal, se describen los aspectos más relevantes de los síndromes más frecuentes o representativos incluidos dentro de esta enfermedad.

DEDO EN GATILLO

El dedo en gatillo (dedo en resorte o tendinopatía flexora digital por atrapamiento), es una tendinopatía por compresión de los tendones flexores digitales de la mano durante su paso por debajo de las poleas flexoras en la cara palmar de las articulaciones metacarpofalángicas. Se debe a la hipertrofia de la vaina fibrosa digital por una lesión angiofibroblástica, generalmente por abuso de labores biomecánicas y en pacientes con diabetes. El diagnóstico es muy sencillo; el dedo se bloquea en flexión y al extenderlo se desbloquea con un chasquido palmar. Debido a que solo el 15% de los pacientes mejora espontáneamente, el dedo engatillado requiere intervención terapéutica. La infiltración local con esteroides de depósito es eficaz en 50% de los casos, después de la primera inyección. Luego de tres semanas, los dedos que no mejoran se pueden reinfiltrar. La liberación quirúrgica cerrada o abierta, es una alternativa cuando falla el manejo médico o estén contraindicados los corticoesteroides.

TENDINOPATÍA DE DE QUERVAIN

También llamada "tendinopatía estenosante del primer túnel dorsal". Se produce por comprensión mecánica de los tendones que conforman la tabaquera anatómica (extensor corto y abductor largo del pulgar) cuando pasan por el primer compartimiento extensor de la región radial de la muñeca (apófisis estiloides del radio); se produce una lesión angiofibroblástica por el estrés biomecánico (rotación de la muñeca) debido al uso de herramientas manuales, madres noveles o cuidadoras de infantes, por cargarlos con el pulgar extendido. El cuadro clínico es característico, dolor en la cara radial de la muñeca, con importante dificultad para ejecutar acciones como girar la chapa de una puerta, manipular llaves o abrir botellas con tapón de roscas. El signo de Finkelstein despierta dolor de la tabaquera anatómica al apretar el pulgar con los dedos y girar la mano en sentido cubital. La infiltración con esteroides de depósito es el tratamiento de elección. Los raros fracasos al tratamiento médico requieren manejo quirúrgico.

EPICONDILITIS LATERAL

Denominada también "codo del tenista" o epicondilalgia, consiste en una tendinopatía angiofibroblástica por sobreuso de los tendones extensores de la muñeca cercana a su inserción proximal en el epicóndilo lateral; usualmente se autolimita si se reducen los factores causales. Se debe al abuso laboral o deportivo, un leve esfuerzo de carga o extensión con rotación forzada de la muñeca (desyerbar, destornillar). Los pacientes tienen dolor lateral del codo, que se exacerba al estrechar la mano al saludar o abrir una puerta; se encuentra un punto hipersensible inmediatamente distal al epicondilo lateral y la extensión resistida de la muñeca reproduce el dolor. El cuadro es regresivo cuando se deja evolucionar y se evitan esfuerzos mayores; el dolor desaparece espontáneamente en unos meses o en un año; a veces es conveniente poner el codo en reposo con un cabestrillo a 90º. Los AINE pueden ser útiles. La infiltración local es eficaz en la mayoría de los casos.

Siempre es importante contar con Medicina Física y Rehabilitación. Algunos casos, luego de fracaso con métodos convencionales, se resuelve luego de una cirugía y en casos refractarios se ha planteado la radioterapia local a dosis mínima.

EPICONDILITIS MEDIAL

Denominado "codo del golfista" y "beisbolista", es una condición paralela a la epicondilitis lateral. La diferencia entre estas condiciones estriba en el hecho de que en la epicondilitis medial, los tendones afectados corresponden al origen de los músculos que efectúan la flexión y pronación de la muñeca (palmar mayor y pronador redondo), por lo que el dolor y disfunción son localizables en la proyección cutánea de la epitróclea y las maniobras de provocación, en los casos dudosos, consisten en la reproducción del dolor durante la flexión y pronación de la muñeca contrarresistencia. Recordemos que un 25%-50% de estos pacientes puede tener una neuritis del nervio cubital, caracterizada por dolor fulgurante al tacto del nervio en el canal epitrócleo-olecraneano e hipoestesia y parestesia en el lado cubital de la mano. Las medidas terapéuticas son similares a las empleadas en la epicondilitis lateral.

BURSITIS OLECRANEANA

Se asocia a la presencia de derrame en la bursa olecraneana, localizada entre la piel y la apófisis olecraneana, en el ápice del codo. Las condiciones desencadenantes frecuentes son los traumatismos crónicos por presión de origen ocupacional y la sinovitis intrabursal por artropatía inflamatoria crónica (artritis reumatoide o gota). La bursitis olecraneana séptica se puede presentar por el acceso de microorganismos a la bursa a través de abrasiones o fisuras cutáneas; el cuadro clínico se caracteriza por fiebre y afectación del estado general. El tratamiento depende fundamentalmente de la etiología; los casos atribuibles a microtraumatismo responden usualmente al drenaje de la bursa, vendaje compresivo y supresión del evento desencadenante. Los casos que aparecen en el contexto de una enfermedad inflamatoria articular o depósito de cristales responden al tratamiento dirigido contra la enfermedad subyacente.

SÍNDROME DE PINZAMIENTO SUBACROMIAL "TENDINITIS DEL MANGUITO DE LOS ROTADORES"

Es uno de los más comunes de los reumatismos de partes blandas y por lo tanto, la causa más frecuente de dolor del hombro. Se debe a la compresión anatómica o dinámica del manguito rotador, constituido por los tendones del supraespinoso, infraespinoso, redondo menor y subescapular, lo cual provoca una lesión angiofibroblástica que en algunos casos progresa a la ruptura tendinosa parcial o completa. El tendón supraespinoso es el más vulnerable, seguido del infraespinoso. El diagnóstico se sospecha por dolor en la región superolateral del hombro, se irradia al deltoides, es recurrente con discapacidad/debilidad para llevar a cabo actividades que implican la abducción y rotación externa del hombro; además, se despierta dolor del hombro al tratar de tocar el omóplato con la mano. El ultrasonido y la RM son útiles para el diagnóstico. El tratamiento incluye AINE y ejercicios pendulares. En casos graves se hace la infiltración subacromial con esteroides por vía lateral. En casos refractarios al manejo médico o en quienes se demuestre compresión anatómica o ruptura tendinosa, la tendencia actual es efectuar procedimientos quirúrgicos descompresivos y fijación con grapas. Los casos más agresivos terminan en hombros congelados con limitación importante a los movimientos y en ocasiones requiere de liberación quirúrgica de adherencias residuales.

TENDINOPATÍA BICIPITAL

La tendinopatía bicipital se asocia frecuentemente a la patología del manguito rotador debido a la proximidad anatómica entre estas estructuras. Se presenta con dolor en la cara anterior del hombro a lo largo de la proyección cutánea de la corredera bicipital. En el examen físico se aprecia hipersensibilidad al deslizar el dedo pulgar del examinador sobre el tendón bicipital a su paso por la corredera bicipital. El manejo sigue las guías generales para los síndromes de partes blandas: identificar y suprimir o modificar del factor biomecánico desencadenante, AINE, fisioterapia, infiltración con esteroides de depósito y en casos refractarios cirugía ortopédica. Muchos de estos casos son desencadenados por la presencia de cristales de hidroxiapatita, o calcificaciones de estructuras vecinas que causan la irritación y síntomas locales.

SÍNDROME TROCANTÉRICO

Denominado anteriormente bursitis trocantérica, es una tendinopatía por abuso biomecánico de los tendones glúteos en un sitio cercano a su inserción en el trocánter mayor; la RM muestra que en la mayoría de los pacientes, la lesión anatómica es una tendinopatía o desgarro periinsercional del glúteo medio o del menor. Es común hasta un 15% en sujetos de la tercera edad. El paciente típico se queja de dolor en la región peritrocantérica y cara lateral de la cadera durante la marcha y a menudo cuando se acuesta sobre el lado afectado; el dolor se puede irradiar lateralmente hasta la rodilla y en algunos casos llega a la pierna. La maniobra diagnóstica más confiable es la palpación profunda, con la que se encuentra hipersensibilidad "fulgurante" en el ángulo posterior del trocánter mayor. El tratamiento debe incluir la corrección de la anomalía biomecánica, AINE y fisioterapia. Los casos refractarios a estas medidas responden generalmente a la infiltración de esteroides de depósito en la región trocantérica.

SÍNDROME ANSERINO

Aún no se ha identificado la estructura anatómica que origina este padecimiento; anteriormente se llamaba "bursitis anserina", derivada de la estructura anatómica o tendón del pie anserino (el apelativo anserino denota su similitud con la pata de ganso); este corresponde a la inserción tendinosa de los músculos sartorios, grácil y semitendinoso en la cara medial de la tibia proximal y la bursa subyacente a esta inserción, que separa el tendón del sartorio de los otros dos tendones. Es una causa frecuente y fácilmente tratable de dolor inferomedial de la rodilla y se ha postulado que los síntomas se deben a una entesopatía del pie anserino o también reflejo de procesos patológicos del compartimiento medial de la rodilla como osteoartritis y rupturas o quistes del menisco. Su prevalencia es mayor en mujeres de mediana edad con sobrepeso/obesidad, así como en diabéticos. El ultrasonido no ha demostrado alteraciones en la bursa anserina. El diagnóstico es clínico y el tratamiento inicial incluye control ponderal, AINE y fisioterapia; en casos refractarios se infiltran esteroides de depósito en la zona dolorosa.

FASCITIS PLANTAR (TALALGIA)

Es el reumatismo de partes blandas más frecuente de los miembros inferiores y se caracteriza por dolor en la región plantar del talón, específicamente percibido en el centro o en la región inferomedial del calcáneo. La talalgia plantar es relativamente frecuente en corredores recreativos o profesionales que tienen alteraciones biomecánicas con la marcha. En no atletas se puede desarrollar *de novo* o como manifestación de espondiloartropatías o artritis reumatoide. Esta entidad es también conocida erróneamente como fascitis plantar o espolón calcáneo, sin embargo, los estudios de imagen, ganmagrafía ósea, ultrasonido o RM han mostrado que en la gran mayoría de pacientes la anomalía corresponde a una fasciopatía angiofibroblástica en la región cercana a la inserción proximal de la fascia plantar. El diagnóstico no impone ningún reto para el clínico; hay dolor subcalcáneo a la presión digital y al apoyar el talón. En fases tempranas hay dolor con los primeros pasos; en casos de evolución prolongada, el dolor es permanente durante la marcha. El diagnóstico se confirma por la hipersensibilidad en la región plantar, en la parte central o inferomedial del talón, particularmente sobre la tuberosidad inferomedial del calcáneo. Aunque su eficacia no se ha demostrado definitivamente, se utilizan las siguientes medidas para corregir anomalías en la alineación del talón: uso de calzado con tacón elevado, dispositivo ortóticos como "taloneras" y férulas nocturnas para mantener el pie en dorsiflexión y ejercicios de distención del talón. Los AINE son útiles para el control sintomático. La aplicación de esteroides de depósito por inyección puede ser eficaz cuando las medidas previas han fracasado. Las ondas de choque extracorpóreas son eficaces a corto y largo plazo en sujetos que no han respondido a las medidas terapéuticas anteriores.

SÍNDROMES CANALICULARES O DE ATRAPAMIENTO NEURAL

Comprenden un conjunto de manifestaciones neurológicas debidas a la irritación mecánica de los nervios por causas reumáticas o no. El nervio se comprime a su paso por el desfiladero osteoligamentoso y muscular inextensible o al atravesar una fascia aponeurótica o muscular. El diagnóstico definitivo se establece con la electromiografía y la velocidad de conducción del nervio afectado en donde se pone en evidencia el enlentecimiento de la transmisión de la señal eléctrica por daño del axón de esta estructura nerviosa y el estudio se hace de manera comparativa con el lado sano.

SÍNDROME DEL TÚNEL DEL CARPO

Se trata de una neuropatía por atrapamiento del nervio mediano en el canal del carpo. Hay un claro riesgo ocupacional en actividades que implican el uso repetitivo y actividades contra resistencia de la mano y muñeca, como peluqueras, trabajadores manuales, empaquetadores. Cualquier condición que aumente el volumen del contenido (edema por embarazo, mixedema, amiloidosis) o produzca compresión extrínseca (contenido fibro-óseo-luxación del semilunar o inflamación por necrosis avascular del escafoides), resulta en incremento de la presión en el interior del túnel y compresión del nervio mediano en este sitio inextensible. Las manifestaciones clínicas varían según el estadio de la enfermedad y su etiología. Los pacientes con síndrome del túnel carpiano dinámico presentan parestesias nocturnas y diurnas en la región tenar y dedos pulgar, índice y parte del anular; en estadios avanzados de la enfermedad hay dolor, hipoestesia en el territorio del mediano y por lo general atrofia tenar. Para el diagnóstico es útil el signo de Tinel, que consiste en percutir a nivel de la cara palmar de la muñeca (ocasiona parestesia de uno o varios dedos), y la maniobra de Phalen, que consiste en mantener las muñecas en máxima flexión durante un minuto, y si aparecen parestesias se orienta el diagnóstico. La EMG confirma el compromiso del nervio mediano. El tratamiento debe incluir el manejo general de la enfermedad de base y la supresión o modificación del factor biomecánico desencadenante, además de las medidas locales necesarias para disminuir la presión en el canal del carpo. En pacientes con patología inflamatoria subyacente se indica un corticoesteroides intramuscular seguido por un curso breve de prednisona oral. El síndrome dinámico se puede tratar con férulas nocturnas en posición neutra. Si las molestias no cesan, se infiltra con esteroides. La recurrencia después de una tercera infiltración sin respuesta a un curso corto de manejo fisioterápico, es indicativo de cirugía descompresiva.

SÍNDROME DEL TÚNEL DE GUYON

Este túnel se encuentra por delante del ligamento anular del carpo y por dentro del pisiforme (canal de Guyon). Se produce una compresión del nervio cubital a ese nivel, lo que ocasiona alteraciones sensitivas de la parte cubital de la mano y parestesias en la región cubital del cuarto y quinto dedo.

SÍNDROME DEL TÚNEL CRURAL

Se produce una compresión del nervio femorocutáneo por un desdoblamiento fibroso del arco crural cerca de su inserción en la espina ilíaca anterosuperior. Ocasiona una neuralgia parestésica con disestesia en raqueta de la cara anterior y externa del muslo. Este síndrome también es conocido con el nombre de "meralgia parestésica".

SÍNDROME DEL TÚNEL DEL TARSO

Ocurre una compresión del nervio tibial posterior y sus ramas en el canal del tarso, justo por detrás del maléolo interno, debido a traumatismos, esguinces, fracturas del tobillo, compresiones, artritis o tenosinovitis. Hay edema, dolor y parestesias con "sensación de quemadura" en el tobillo, la planta del pie y los dedos, que se exacerban al caminar. A veces se produce un déficit sensitivo y paresia de la flexión plantar de los dedos. El signo de Tinel es positivo (dolor) cuando se percute la parte posterior del maléolo interno.

SÍNDROME DOLOROSO REGIONAL COMPLEJO (SDRC) O ALGODISTROFIA

El SDRC se divide en I y II; el SDRC I, anteriormente llamado *distrofia simpática refleja*; y el SDRC II, o *causalgia*, el cual se debe al compromiso de un nervio periférico y cuyas molestias se centran particularmente en la distribución anatómica de ese nervio.

Síndrome doloroso regional complejo I. Es el más frecuente de estos síndromes y se debe a un trastorno vasomotor neurovegetativo observado en muchas condiciones: fracturas de extremidades, infarto cardíaco y ACV. Se caracteriza fundamentalmente por anodinia (percepción dolorosa con cualquier estímulo) e hiperpatía (dolor exagerado a un estímulo poco doloroso). Afecta cualquier parte de la extremidad; se puede ver desde un hombro doloroso simple hasta su anquilosis completa y el lado contralateral se puede afectar en un 25%. Este síndrome puede evolucionar en tres fases:

- **Fase I.** Ocurre de semanas a meses después del evento desencadenante y se caracteriza por dolor intenso de la extremidad afectada, es difuso, espontáneo, de carácter urente, pulsátil o sordo; concomitantemente se produce edema que deforma la mano, inclusive la región periarticular, con calor, sudoración y crecimiento del vello.
- **Fase II.** Ocurre 3 a 6 meses de la lesión inicial; la piel se vuelve fina, rosada, brillante y fría; se puede detectar diferencia de temperatura al compararlo con el lado sano.
- **Fase III.** Se presenta de 6 a 12 meses del accidente; la piel y el tejido celular subcutáneo se observan atróficas con piel seca, contracturas irreversibles en flexión, rigidez articular,

mano en garra, alteración de los movimientos del hombro, codo y mano, y hay osteopenia en la radiografía. El tratamiento consiste en movilización precoz después del accidente, AINE, esteroides orales, calcioantagonistas y moduladores neuropáticos (pregabalina, carbamazepina, amitriptilina). Algunos pacientes requieren inmovilización con férulas de ser necesario, así como corticoesteroides locales a dosis bajas.

SÍNDROME DOLOROSO MIOFASCIAL

Es la causa más común de dolores musculoesqueléticos y está asociado frecuentemente a posturas inadecuadas y contracción estática prolongada, como leer o trabajar frente a computadoras. Se caracteriza por dolor localizado en un área muscular con una distribución típica; el músculo afectado es de una consistencia firme, tenso, indurado y con "sensación de cuerda". El área o sitio del dolor se llama "punto de gatillo" y el dolor es referido desde estos puntos hacia áreas definidas a distancia. Si el punto es localizado con certeza y se inyecta un anestésico local, seguido de estiramiento pasivo, el dolor puede desaparecer. Los puntos son hiperirritables, dolorosos a la presión y pueden producir fenómenos autonómicos, respuesta de tipo "salto" dirigida a un sitio específico, generalmente a cierta distancia del punto inicial. El dolor es sordo, también profundo y el paciente puede describir el movimiento, la actividad o posición que lo origina. Los puntos se localizan frecuentemente en la cintura escapular, con dolor referido al cuello, hombros, brazos y parte superior de la espalda. También se encuentra en los músculos de la cabeza, la región suboccipital y el cuello, lo cual origina cefaleas atípicas. Los puntos de gatillo en las regiones lumbosacras y músculos glúteos causan a menudo síndromes que remedan un dolor del nervio ciático.

El tratamiento consiste en inactivar el punto de gatillo (xilocaína al 1%, 1 a 2 mL), seguido de estiramiento del músculo por un minuto; también se puede colocar un *spray* de fluorimetano en el sitio doloroso. Además, se deben eliminar los factores perpetuantes (malas posturas y movimientos repetitivos). También se ha usado con buenos resultados la electropuntura y la digitopresión, complementados con medios físicos, ejercicio, masajes, estiramientos, educación postural y apoyo emocional.

SÍNDROME DE FATIGA CRÓNICA

Es un síndrome de etiología incierta y curso autolimitado que afecta dos veces más al sexo femenino entre los 25 y 45 años de edad. Aunque no existe una etiología demostrada se han incriminado causas virales, inmunológicas y hormonales. El paciente, por lo general, recuerda el comienzo, relativamente rápido, posterior a un proceso infeccioso agudo viral o estrés; queda con debilidad, agotamiento insoportable, febrícula, depresión y ansiedad. Los criterios clínicos se enumeran a continuación:

1. Fatiga persistente que no se alivia con el reposo, limitando las actividades profesionales, sociales y personales del individuo.
2. Cuatro o más de los siguientes síntomas, que persisten por más de 6 meses, son déficit de la concentración y memoria, cefalea, dolor de garganta, linfadenopatías dolorosas, artralgias, mialgias, insomnio y sueño no reparador. El diagnóstico del síndrome de fatiga crónica es esencialmente clínico; los exámenes de laboratorio, generalmente se usan para excluir

otras enfermedades como las autoinmunes, el hipotiroidismo, la mononucleosis infecciosa y las enfermedades psiquiátricas. El tratamiento consiste en atender seriamente las quejas del paciente, explicarle que se conoce la enfermedad, que dura varias semanas y que puede repercutir en su trabajo, ambiente social y familiar. Calmar los síntomas con AINE para dolores, antihistamínicos y descongestionantes para las manifestaciones rinofaríngeas y antidepresivos no sedantes para la depresión. Pequeñas o leves mejorías son fundamentales para la recuperación del paciente. Se debe evitar alcohol, cigarrillo, café y es conveniente hacer ejercicios moderados.

Bibliografía

Altink N, Kerkhoffs G. Emerging biological treatment methods for ankle joint and soft tissue conditions. Clinical applications as alternative or adjuvant. Foot and Ankle Clinics. 2021; 26: 225-235.

Álvarez-Nemegyei J y Canoso JJ. Nombre y clasificación de los reumatismos de tejidos blandos. Reumatol Clin. 2007; 3(4): 151-2.

Avellaneda-Fernández A, Pérez-Martín Álvaro, Izquierdo-Martínez, et al. Chronic fatigue syndrome: aetiology, diagnosis and treatment. BMC Psichiatry. 2009; 23(9) (Suppl 1): S1.

Bruyn G, Moller I, Klauser A, Martinoli C. Soft tissue pathology: regional pain syndrome, nerves and ligaments. Rheumatology. 2012; 51: 22-25.

Canoso JJ, Álvarez J. Reumatismo de partes blandas. En: Alarcon-Segovia D, Molina J, editores. Tratado hispanoamericano de reumatología. 1ª ed. Bogotá: Nomos; 2006.

Demers-Lavelle E, Lavelle W, Smith H. Myofascial trigger points. Anesthesiology Clin. 2007; 25: 841-851.

Guía de Atención Integral Basada en la Evidencia para Desórdenes Musculoesqueléticos (DME) relacionados con Movimientos Repetitivos de Miembros Superiores (Síndrome de Túnel Carpiano, Epicondilitis y Enfermedad de De Quervain (GATI-DME).

Echezuría L, Fernández M, Rísquez A, Rodríguez Alfonso. Temas de epidemiología y salud pública Tomo II. Capítulo: Trastornos músculo-esqueléticos de origen ocupacioanal. 1ª ed., Venezuela: EBUC; 2013. pp. 745-764.

Goff J, Crawford R. Diagnosis and treatment of plantar fasciitis. AFP. 2011; 84(6): 676-682.

Hubbard MJ, Hildebrand BA, Battafarano MM, et al. Common soft tissue musculoskeletal pain disorders. Prim Care. 2018 Jun; 45(2): 289-303.

Reid S, Chalder T, Cleare A, et al. Chronic fatigue syndrome. Clinical Evidence. 2011; 05: 1101-1156.

So Ho and Man-Lung Yip R. Management of common soft tissue rheumatism. Hong Kong Bull Rheum Dis. 2009; 9: 50-56.

Tosti Rick, Ilyas, Asif. Acute carpal tunnel syndrome. Orthop Clin N Am. 2012; 43: 459-465.

Vélez H, Rojas W, Borrero J y colaboradores. Fundamentos de medicina. Reumatología. Capítulo 36 y 62. Reumatismo de tejidos blandos. 7ª edición. Corporación para Investigaciones Biológicas. Colombia. 2012.

CAPÍTULO 112
FIBROMIALGIA

ANDREA ALEJANDRA BONELLI-NATERA,
LUISA BETANCOURT DE ADARMES(†)

INTRODUCCIÓN

La fibromialgia es un síndrome que se caracteriza por dolor generalizado, no articular, "múltiples puntos dolorosos" y mialgias que causan cierta discapacidad. Resaltan sentimientos de "infelicidad crónica" con gran necesidad de afecto y simpatía. Constituye la causa más común de dolor crónico musculoesquelético generalizado. No es una enfermedad degenerativa o amenazante para la vida, y tampoco cursa con artritis, debilidad muscular o trastornos neurológicos. En 1990 el Colegio Americano de Reumatologia estableció los criterios para su definicion y diagnóstico y fue reconocida como enfermedad por la OMS en el año 1992. No existen pruebas de laboratorio ni imagenológicas para hacer el diagnóstico, razón por la que es una enfermedad de exclusión. La mayoría de los pacientes son del sexo femenino, entre los 25 y 50 años de edad, con una frecuencia de 4 por 100 mujeres, 1 por 200 hombres y afecta 2% a 4% de la población en general. El 80%-90% de los pacientes afectados son mujeres en edad fertil y productiva. Cerca del 20% de la consulta de los reumatólogos y hasta 10% de los internistas está representada por esta enfermedad y es el segundo trastorno más común observado por los reumatólogos (después de la osteoartritis).

Aunque la etiología es incierta, análisis fisiopatológicos sugieren que la fibromialgia es una enfermedad dolorosa que compromete varios mecanismos como la sensibilidad central, la supresión de las vías inhibidoras descendentes y alteraciones en la liberación de neurotransmisores; elementos que actúan como desencadenantes en pacientes predispuestos. En muchos casos, las alteraciones emocionales y psiquiátricas pueden afectar y modular el procesamiento del dolor y aumentar la gravedad de la enfermedad.

MANIFESTACIONES CLÍNICAS

La fibromialgia es de comienzo insidioso, frecuentemente desencadenada por traumas físicos, psíquicos o infecciones víricas; el dolor dura mucho tiempo a pesar de múltiples tratamientos, la remisión completa ocurre en un 25% y las recaídas son frecuentes. Alrededor de un 26% de los pacientes cursa con depresion y suelen haber antecedentes familiares de depresiones mayores; sin embargo, es importante aclarar que los síntomas de la fibromialgia no pertenecen a somatizaciones ni trastornos conversivos. Se asocia a otras enfermedades como el síndrome de intestino irritable (50% a 80%), cefalea tensional, migraña y síndrome de fatiga crónica. Es muy importante excluir de entrada múltiples patologías orgánicas que angustian al paciente, como osteoartritis, enfermedades autoinmunitarias, artritis reactiva, artritis reumatoide, espondilitis anquilosante e hipotiroidismo, entre otras. Una buena historia clínica y excelente examen musculoesquelético definen la enfermedad en cerca de un 80% de los pacientes y, tomar en cuenta que es un diagnóstico que debe excluir enfermeades orgánicas. La fibromialgia se caracteriza por dolores musculoesqueléticos múltiples y cronicos, fatiga, trastornos del sueño, síntomas afectivos/cognitivos y somáticos.

Dolor. Es el síntoma que centra la vida del paciente; puede comenzar en la nuca, hombros y columna dorsolumbar (más del 80% de los pacientes tienen dolor en estos sitios); luego, abarca otras partes del cuerpo. El paciente tiene dificultad para señalar el sitio exacto del dolor, no puede localizarlo ni definir si es articular o muscular. Expresa frecuentemente "me duele todo el cuerpo" y al evaluarlo corresponde a la inserción ósea de ciertos tendones y algunos músculos. Hay sensaciones parestésicas de las extremidades que simulan una polineuropatía y la piel es dolorosa al tacto ligero, pudiendo llegar, incluso a la alodinia. El dolor empeora con la tensión física y emocional, la mala calidad del sueño y los cambios climáticos.

Fatiga. La sensación de cansancio es un síntoma fundamental en estos pacientes. Se puede manifestar en forma de crisis de agotamiento de uno o dos días de duración y, frecuentemente es continuo, y por lo general no mejora con el sueño ni el reposo. Existe una sensación de debilidad muscular con el ejercicio o las actividades mínimas, que simulan una polimiositis.

Trastornos del sueño. La alteración del sueño constituye un síntoma cardinal de la enfermedad. Puede preceder al dolor y se suele correlacionar con la intensidad del síndrome. Se caracteriza por compromiso, tanto de la conciliación como de su mantenimiento y despertares frecuentes; hechos que determinan su carácter poco o no reparador.

Trastornos afectivos y cognitivos. Están presentes en la mayoría de estos pacientes, inicialmente ansiedad, depresión, inestabilidad emocional e intolerancia al estrés; y después, déficit de la memoria reciente, alteraciones en la atención y concentración.

Síntomas somáticos. Fatiga crónica, alteración del patrón de sueño e incluso trastornos cognitivos.

American College of Rheumatology (ACR), en el año 1990. estableció los criterios de clasificación de la fibromialgia, según los puntos dolorosos, hipersensibilidad a la presión y su distribución corporal (extensa y simétrica). Debe haber dolor importante, al menos en 11 de 18 puntos de hipersensibilidad, es de ubicación bilateral, bien definido y por más de 3 meses. La palpación digital se hace con una fuerza aproximada de 4 kg/cm^2, que equivale a la *palidez del lecho ungueal del examinador*; se debe deslizar el dedo para precisar mejor el punto. Los puntos y ubicación son 18 **(FIG. 124)**:

1. **Occipucio**: en la inserción de los músculos occipitales.
2. **Cervicales bajos**: por detrás del tercio inferior del músculo esternocleidomastoideo, que corresponde a la cara anterior de los espacios intertransversos, a nivel de C5-C7.
3. **Trapecios**: en la parte media del borde superior.

FIG. 124. Representación esquemática de los sitios dolorosos de la fibromialgia.
Adaptado de Collado A, et al. Med Clin (Barc) 2002; 118(19).

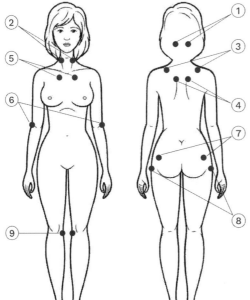

1. Occipucio
2. Cervicales bajos
3. Trapecios
4. Supraespinosos
5. Segunda costilla
6. Epicóndilos
7. Glúteos
8. Trocánter mayor
9. Rodillas

4. **Supraespinosos**: en el extremo interno de la espina del omóplato.
5. **Segunda costilla**: en la cara anterior de la segunda articulación condrocostal.
6. **Epicóndilos**: a dos centímetros por debajo de los epicóndilos laterales (externos).
7. **Glúteos**: en el cuadrante superoexterno de las nalgas.
8. **Trocánter mayor**: por detrás de la prominencia trocantérea.
9. **Rodillas**: cara interna, por encima de la línea articular.

En el año 2010, la ACR estableció nuevos criterios para el diagnóstico de fibromialgia, debido a que un 25% de los pacientes no satisfacía los criterios de clasificación del año 1990; con esta nueva definición se clasifica correctamente el 88% de los casos. Las variables diagnósticas más importantes son el Índice de Dolor Generalizado (*Widespread Pain Index* o *WPI*) y el Índice de Gravedad de Síntomas (*Symptom Severity Score* o *SS Score*): **parte 1**, que incluye la fatiga, sueño no reparador y síntomas cognitivos y, **parte 2** que evalúa los síntomas somáticos.

WPI. Se anota el número de áreas dolorosas que el paciente refiere durante la última semana (puntos descritos arriba). El valor oscila entre 0 y 18.

SS *Score* (Parte 1). Fatiga, sueño no reparador y síntomas cognitivos; para cada uno de los tres síntomas indicados el SS *Score* se suma la gravedad de ellos durante la pasada semana. La puntuación final debe oscilar entre 0 y 9 puntos, con base en la siguiente escala:

- 0 = Sin problemas.
- 1 = Leve, casi siempre leve o intermitente.

- 2 = Moderado. Genera problemas considerables, y está casi siempre presente.
- 3 = Grave. Es persistente, continuo y con gran compromiso de la calidad de vida.

SS Score (Parte 2). Síntomas somáticos numerosos. Se debe indagar la existencia de problemas de comprensión o memoria, cefalea, mareos, intolerancia al ortostatismo y a los cambios de temperatura, visión borrosa, sequedad de ojos, tinnitus, ansiedad, depresión, fatiga/agotamiento, manifestaciones musculares (dolor, debilidad, contracturas, rigidez a predominio matutino, sensación subjetiva de tumefacción, entumecimiento y hormigueo), dolor torácico, pérdida o cambios en el gusto, boca seca, aftas orales, anorexia, náuseas, vómitos, acidez y dolor epigástrico, cólicos abdominales, estreñimiento, diarrea, caída del cabello, intolerancia al sol, hiperhidrosis, prurito, erupciones, urticaria, equimosis frecuentes, hipersensibilidad sensorial, fenómeno de Raynaud, respiración entrecortada, palpitaciones, sibilancias, dismenorrea, micciones frecuentes dolorosas y espasmos vesicales. Se enfatiza en que estas manifestaciones empeoran con el estrés, frío, ansiedad y exceso de actividades. Los síntomas somáticos se cuantifican de la siguiente manera:

- 0 = Asintomático (0 síntomas).
- 1 = Pocos síntomas (entre 1 y 10).
- 2 = Un número moderado de síntomas (entre 11 y 24).
- 3 = Un gran acúmulo de síntomas (25 o más).

Se cuenta el número de síntomas marcados por el paciente, que equivale a una puntuación y se anotan; la suma de la puntuación de la SS-Parte 2 está entre 0 y 3. Se suma la puntuación SS-Parte 1+ SS-Parte 2 y se comprueba que la puntuación total se encuentre entre 0 y 12 puntos. Un paciente cumple criterios diagnósticos para fibromialgia si están presentes las siguientes tres condiciones:

1. Índice de dolor generalizado (WPI) ≥7 e índice de gravedad de síntomas (SS Score) ≥5 o (WPI entre 3-6 y SS Score) ≥9.
2. Los síntomas han estado presentes, en un estado similar, durante los últimos tres meses.
3. El enfermo no tiene otra patología que pueda explicar el dolor.

TRATAMIENTO

Hasta el momento no se dispone de un tratamiento curativo que controle totalmente la sintomatología o modifique de forma sustancial la evolución natural de la fibromialgia. Se le debe insistir al paciente que es una enfermedad frecuente, tratable, no orgánica, no incapacitante, estrechamente relacionada con el estrés de la vida diaria, y que la incorporación a un cambio de conducta cotidiana es sumamente importante para la recuperación de sus dolencias. No se dispone de suficientes estudios para recomendar una terapéutica complementaria (homeopatía, taichi), excepto el yoga dirigido. Los objetivos del tratamiento son aliviar el dolor, incrementar el sueño reparador, mejorar la calidad de vida, la funcionalidad y la actividad física mediante la reducción de estos síntomas, que combinen el tratamiento no farmacológico con el farmacológico.

Tratamiento no farmacológico

Las medidas generales incluyen la educación e información al paciente, control del estrés, tratamiento psicológico, aspectos laborales y actividad, ejercicio físico y fisiatría. Todo esto asociado a una estrategia terapéutica multidisciplinaria e individualizada que incluya aspectos cognitivos, comportamiento y entendimiento de la enfermedad (1A).

Educación e información al paciente. Constituyen una piedra angular y debe ser el primer paso en el abordaje terapéutico de todo paciente con fibromialgia. Se debe dar una información adecuada y expresada en un lenguaje claro, sencillo y empático; además dar charlas educativas sobre el diagnóstico, pronóstico y terapia de la enfermedad (1C).

Control del estrés. Se usa la terapia de relajación, biorretroalimentación, programas conductuales, hipnoterapia, e identificar los factores angustiantes del paciente para ayudarle a enfrentarlos.

Tratamiento psicológico. Su objetivo es controlar los aspectos emocionales, cognitivos, conductuales y sociales que puedan precipitar o agravar la enfermedad. La terapia cognitivo-conductual es la intervención psicológica que ha demostrado más eficacia en esta enfermedad, especialmente si se combina con un programa de ejercicio físico aeróbico (1A).

Aspectos laborales y actividad. Se deben aplicar medidas ergonómicas: ajustar la altura de la silla al escritorio, usar un soporte en la cabeza (cabecera de apoyo); además iniciar lenta y progresivamente ejercicios aeróbicos: caminatas, bicicleta o natación, 20 a 30 minutos 4 a 5 veces por semana.

Ejercicio físico. Es uno de los pilares básicos del tratamiento de la fibromialgia (1A). El ejercicio aeróbico, en cualquiera de sus modalidades, ha mostrado un efecto beneficioso por sí mismo (caminatas, ciclismo, natación, salto a la cuerda). Mejora la sensación global de bienestar, la función física y el dolor.

Fisiatría: masajes profundos, estiramiento muscular, aplicación de calor local, empleo de anestésicos tópicos y estimulación eléctrica. Se puede permitir a algunos pacientes la acupuntura y quiropráctica.

Tratamiento farmacológico

Actualmente hay tres medicamentos aprobados por la FDA: pregabalina, 75 a 300 mg/día y dos antidepresivos inhibidores de la recaptación de adrenalina y serotonina: duloxetina a la dosis de 30-60 mg/día y milnacipram, 50-100 mg/día. El uso de tramadol, solo o combinado con acetaminofeno, es útil para el control del dolor con mejoría de la calidad de vida (1B). Seguidamente se describen los medicamentos que tradicionalmente se han usado con excelentes resultados.

Antidepresivos. Mejoran el sueño y la depresión. Los antidepresivos tricíclicos se deben emplear a dosis bajas y a la hora del sueño, como la amitriptilina a dosis de 25 mg VO hora sueño. También se han empleado otros antidepresivos de segunda generación como la fluoxetina (20 mg); inhibidores de la MAO como la moclobemida y el pirlindol; que además de su efecto antidepresivo reducen el dolor y mejoran la funcionalidad del movimiento.

Tranquilizantes: alprazolan: 0,5 a 2 mg/día, o diazepam, para controlar la ansiedad y el insomnio.

Analgésicos sedantes: tramadol más acetaminofeno, pregabalina y tropisetron.

Bibliografía

Bellato E, Marini E, Castoldi F, et al. Fibromyalgia syndrome: etiology, pathogenesis, diagnosis, and treatment. Pain Research and Treatment. 2012. doi: 10.1155/2012/426130.

Carville SF, Arendt-Nielsen S, Bliddal H, et al. EULAR evidence based recommendations for the management of fibromyalgia syndrome. Ann Reum Dis. 2007. doi: 10.1136/ard.2007.071522.

Clauw J, Lesley M, Arnold MD, Bill H, McCarberg MD. The science of fibromyalgia. Mayo Clin Proc. 2011; 86(9): 907-911.

Clauw DJ. Fibromyalgia: a clinical review. JAMA. 2014; 311: 1547-1552.

Chaves D. Actualización en fibromialgia. Asociación Costarricense de Medicina Forense-ASOCOMEFO. 2013; 30(1): 1409-0015.

Escolar-Martin JM, Durán-Barbosa R. Fisiopatología de la fibromialgia: alteraciones a nivel cerebral y muscular. Fisioterapia. 2011; 33(4): 173-182.

Goldenberg DL. Diagnosing fibromyalgia as a disease, an illness, a state, or a trait? Arthritis Care Res. 2019; 71: 334-339.

Goldenberg DL. Rheumatologists need more clues to diagnose fibromyalgia? J Rheumatol. 2020; 47: 650-658.

Jahan F, Kshmira N, Waris Q, Rizwan Q. Fibromyalgia syndrome: an overview of pathophysiology, diagnosis and management. Oman Medical Journal. 2012; 27(3): 192-195.

Kleykamp BA, Ferguson MC, McNicol E, et al. The prevalence of psychiatric and chronic pain comorbidities in fibromyalgia: an ACTTION systematic review. Semin Arthritis Rheum. 2021; 51: 166-171.

Revuelta-Evrard E, Segura-Escobar E, Tevar JP. Depresión, ansiedad y fibromialgia. Rev Soc Esp Dolor. 2010; 17(7): 326-332.

Vélez H, Rojas W, Borrero J, et al. Fundamentos de Medicina. Reumatología. Capítulo 62; Reumatismo de tejidos blandos. 7ª edición. Corporación para Investigaciones Biológicas. Colombia. 2012.

Wolfe F, Clauw D, Fitzcharles MA, et al. The American College of Rheumatology preliminary diagnostic criteria for fibromyalgia and measurement of symptom severity. Arthritis Care&Research. 2010; 62(5): 600-610.

Wolfe F, Clauw DJ, Fitzcharles MA, Goldenberg DL, Hauser W, Katz RL, et al. Revisions to the 2010/2011 fibromyalgia diagnostic criteria. Semin Arthritis Rheum. 2016; 46(3): 319-29.

CAPÍTULO 113
HIPERURICEMIA Y GOTA

MORELIA NUÑEZ-SOTELO

INTRODUCCIÓN

La hiperuricemia consiste en la elevación del ácido úrico en la sangre por encima de 7 mg/dL; es consecuencia de causas que incrementan la producción de urato o que disminuyen su excreción renal; normalmente el umbral de saturación del ácido úrico es de 6,8 mg/dL. La hiperuricemia mantenida en el tiempo puede ser asintomática o, producir la gota articular, inducir la formación de tofos gotosos en tejidos no articulares, llevar a la enfermedad renal crónica o producir un daño del endotelio vascular. La gota se define por el depósito local de cristales de urato monosódico (UMS) en las articulaciones. Se requieren dos condiciones para la formación de estos cristales; el primero es la hiperuricemia mantenida y el segundo las características tisulares locales, que pueden favorecer la nucleación y el desarrollo de los cristales. Se estima que la gota articular aparece en 3 de cada 1.000 personas con hiperuricemia; la mayoría hombres de mediana edad y en menor proporción mujeres postmenopáusicas. La frecuencia de la artritis gotosa fue 3,7% en 1.879 pacientes atendidos en la Unidad de Reumatología del Hospital Universitario de Los Andes, Mérida, Venezuela. Los enfermos con hiperuricemia y gota deben tener especial cuidado con sus comorbilidades, debido a que la suma de ellos aumenta la morbilidad y mortalidad por accidente cerebro vascular e infarto del miocardio: diabetes mellitus, hipertensión arterial, dislipidemia (hipertrigliceridemia), síndrome metabólico, obesidad, tabaquismo, enfermedad renal crónica, neoplasias, psoriasis, enfermedad de Paget ósea. La hiperuricemia se puede deber a un aumento de la producción de uratos o a una disminución de la excreción renal de uratos.

Hiperuricemia por aumento de la producción de uratos

- Dieta rica en purinas (carnes rojas, vísceras, mariscos y cerveza).
- Aumento del catabolismo del ATP (etanol, ejercicio intenso, isquemia tisular, glucogenosis).
- Quimioterapia citotóxica (incluye el síndrome de lisis tumoral).
- Déficit de glucosa-6-fosfato dehidrogenasa (glucogenosis tipo I).
- Enfermedades hematológicas y neoplásicas con aumento del recambio celular.
- Defectos genéticos en la vía de las purinas (sobre-expresión de fosforribosilpirofosfato sintetasa, deficiencia de hipoxantina-guanina fosforibosiltransferasa (síndrome de Lesch-Nyhan y de Kelley-Seegmiller).
- Misceláneas: obesidad, enfermedad de Paget ósea, psoriasis, hipertrigliceridemia y consumo de vitamina B_{12}.

Hiperuricemia por disminución de la excreción renal de uratos

- Enfermedad renal crónica.
- Fármacos (tiazidas, diuréticos de asa, niacina, pirazinamida, ciclosporina).
- Intoxicación por plomo (gota saturnina).
- Metabólica (acidosis láctica, cetosis, deshidratación).
- Endocrinas (hiperparatirodisismo, hipotiroidismo).
- Renal: hipertensión arterial nefrógena, poliquistosis renal, nefropatía por analgésicos y enfermedad renal quística medular.

Hiperuricemia asintomática. Es un hallazgo de laboratorio frecuente; la mayoría de los pacientes son portadores sanos de por vida, sin manifestaciones clínicas; aunque una minoría desarrolla gota. La incidencia anual de artritis gotosa en 2.046 hombres inicialmente sanos, seguidos durante 15 años, fue de 4,9% con ácido úrico mayor de 9 mg/dL; en comparación a 0,5% con ácido úrico de 7,0 a 8,9 mg/dL, y 0,1% menor de 7,0 mg/dL. La incidencia acumulada de artritis gotosa a los 5 años es del 22% con ácido úrico mayor de 9 mg/dL y, es tres veces mayor en pacientes hipertensos. Otros riesgos de los portadores de hiperuricemia sostenida (asintomáticos o gotosos) son las enfermedades cardiovasculares y renal crónica. Para establecer el diagnóstico de la fase subclínica de la artritis gotosa es prudente buscar periódicamente signos ecográficos de inflamación sinovial incipiente, asintomática, y que no se detectan por el examen físico.

DIAGNÓSTICO

Existen criterios diagnósticos para la artritis gotosa establecidas por el Colegio Americano de Reumatología y la Liga Europea de Reumatología (ACR/EULAR) **(TABLA 132)**.

El "patrón de oro" para el diagnóstico de la gota es la identificación de cristales de urato en el líquido sinovial o los tofos, mediante el microscopio de luz polarizada. Además, es fundamental conocer los criterios clínicos y las imágenes que nos permiten la identificación de los pacientes con gota.

Las recomendaciones EULAR 2018 para el diagnóstico de gota señalan tres pasos. El primero se basa en la identificación de cristales de UMS en el líquido sinovial o aspirados de tofo; el segundo paso se establece por un diagnóstico clínico (basado en la presencia de hiperuricemia y las características clínicas de la gota); y por último, la utilización de imágenes para buscar la evidencia de depósitos de cristales de UMS: radiología convencional de manos y/o pies, ultrasonido (imagen de doble contorno), TC de doble energía y RM.

Para el clínico es importante recordar los criterios clínicos ACR/EULAR 2015 para un episodio sintomático. Se destaca el compromiso de la primera articulación metatarsofalángica (MTF); sin embargo, puede ser oligoarticular o, la inflamación del tobillo o tarso, en ausencia de artritis en la primera articulación MTF. Es necesario tomar en cuenta las características de esta inflamación como es la presencia de eritema sobre la articulación comprometida o dolor intenso al tocarla o presionarla o; gran dificultad para caminar e incapacidad para usar la articulación afectada. Puede presentarse una de estas características o tres de ellas. El ataque agudo

TABLA 132. Criterios de clasificación ACR/EULAR 2015 (≥8 puntos).

Criterios	Categorías	Puntuación
Paso 1: Criterio de entrada (necesario)	Al menos 1 episodio de hinchazón, dolor o sensibilidad en una articulación periférica o bursa	
Paso 2: Criterio suficiente (si se cumple, se puede clasificar como gota sin necesitar paso 3)	Presencia de cristales de UMS en una articulación, bursa sintomática o tofo	
Paso 3: Criterio (que se utilizará si no se cumple el criterio suficiente, paso 2)		
	Clínica	
Patrón de afectación de la articular o bursa durante episodios sintomáticos	Tobillo o tarso (como parte de un episodio monoarticular u oligoarticular sin afectación de la primera articulación metatarsofalángica	1
	Afectación de la primera articulación metatarsofalángica (episodio monoarticular u oligoarticular)	2
Características de los episodios sintomáticos • Eritema sobre la articulación afectada (informada por el paciente u observada por un médico) • Dolor intenso al tocar o presionar la articulación afectada • Gran dificultad para caminar o incapacidad para usar la articulación afectada	Una característica Dos características Tres características	1 2 3
Curso temporal del episodio(s), alguna vez Presencia (alguna vez) de ≥2, independientemente del tratamiento antiinflamatorio: • Tiempo de dolor máximo <24 h • Resolución de síntomas en ≤14 días • Resolución completa entre episodios sintomáticos	Un episodio típico Episodios típicos recurrentes	1 2
Evidencia clínica de tofos: Drenaje o aspecto de tiza por debajo de la piel de nódulos subcutáneos, a menudo con vascularización suprayacente, ubicada en lugares típicos: articulaciones, orejas, bursa de olécranon, almohadillas de los dedos, tendones (por ej., calcáneo o Aquíles)	Presentes	4
	Laboratorio	
• Urato sérico: medido por el método de la uricasa. (Lo ideal sería valorar sin que el paciente esté recibiendo tratamiento hipouricemiante >4 semanas desde el comienzo de un episodio (es decir, durante el período intercrítico). Se debe puntuar el valor más alto independientemente del tiempo • Análisis de líquido sinovial de alguna articulación o bursa sintomática (alguna vez) debe ser evaluada por un observador capacitado	• <4 mg/dL (<0,24 mmol/L) • 6 – <8 mg/dL (0,36 – <0,48 mmol/L) • 8 – <10 mg/dL (0,48 – <0,60 mmol/L) • ≥10 mg/dL (≥0,60 mmol/L) • Urato monosódico negativo	-4 2 3 4 -2

	Imagen	
• Evidencia de depósitos de urato en una articulación o bolsa sintomática (alguna vez): ultrasonido (signo de doble contorno) o DECT	Presente (cualquiera de las dos modalidades)	4
• Pruebas radiografía convencional de al menos una erosión característica de gota en las manos y/o los pies	Presente	4

UMS: urato monosódico. DECT: Dual-energy computed tomography.

de gota puede presentar manifestaciones sistémicas como fiebre y malestar general, asociadas a leucocitosis, aumento de la VSG y de la proteína C reactiva. Hay que destacar que el ácido úrico sanguíneo puede estar normal, por lo que debe imperar la clínica. La artritis gotosa aguda se autolimita y su evolución natural dura días o pocas semanas.

En la buena práctica clínica es importante la realización de una cuidadosa historia clínica y exploración física exhaustiva. Recuerde que cada tipo de artritis tiene un comportamiento característico y, que la forma de presentación de la artritis gotosa, por lo general es bien definida y se puede diagnosticar si se recuerda lo siguiente:

- Monoartritis aguda con dolor intenso y enrojecimiento (80% de los episodios iniciales de gota son monoarticulares).
- Localización preferente en las extremidades inferiores, especialmente la primera MTF.
- Antecedentes de episodios inflamatorios en articulaciones de extremidades inferiores.
- Resolución completa del episodio agudo en un período de tiempo variable; pocos días a dos semanas.
- Presencia de lesiones que sugieran tofos.
- Antecedentes familiares de gota y uso de fármacos hiperuricemiantes.
- Presencia de comorbilidades y factores de riesgo para gota.

Artritis tofácea crónica. Esta artropatía se debe a la formación de tofos en la articulación y alrededor de ella, con una deformación dura de la articulación y por lo general no dolorosa. Los tofos articulares son más frecuentes después de varios ataques sucesivos de artritis gotosa aguda, aunque en raras ocasiones, los tofos representan la primera manifestación clínica de la gota. Los tofos son formaciones nodulares con depósitos de cristales de urato monosódico, rodeados por una cubierta granulomatosa. Crecen lentamente por la adición de nuevos cristales, mientras se mantenga la hiperuricemia; y cuando alcanzan cierto tamaño se hacen visibles, palpables, deforman la articulación y pueden erosionar el hueso y cartílago. El estudio anatomopatológico del tofo gotoso revela la existencia de agujas birrefringentes dentro de un granuloma de cuerpo extraño, y el estudio químico confirma que estas agujas son cristales de urato. Los tofos gotosos se pueden formar en cualquier parte del cuerpo donde se hayan depositado los cristales por la hiperuricemia mantenida; excepto en el SNC debido a que el ácido úrico no atraviesa la barrera hematoencefálica. Las localizaciones más frecuentes de los tofos son el tejido celular subcutáneo de las manos, pies y codos; lóbulo de la oreja, bolsas serosas olecraniana, aquiliana o prerrotulina. Se han hallado tofos gotosos en el riñón, miocardio, aorta, lengua, laringe y ojos. Los tofos subcutáneos tienen forma nodular, tamaño variable y consistencia dura; la piel que los recubre es lisa, brillante y amarillenta. Los tofos no duelen ni dan síntomas, a no ser que se inflamen, rompan, ulceren o, compriman un nervio periférico. La compresión del nervio mediano por un tofo del carpo puede producir un síndrome del túnel del carpo. En estos casos, si los tofos no disminuyen por efecto del tratamiento hipouricemiante, se recurre a la cirugía.

TRATAMIENTO

El tratamiento no farmacológico de la hiperuricemia y artritis gotosa requiere medidas higiénico-dietéticas especiales; hay evidencias de que su cumplimiento es fundamental para el éxito del tratamiento y mejorar el pronóstico de la enfermedad. La dieta debe ser equilibrada en todos sus componentes, individualizarse, tomando en cuenta las comorbilidades y ser confeccionada por un nutricionista. La educación del paciente tiene como objetivos lograr el control del peso, la reducción del consumo de alcohol y tabaco, realizar ejercicio físico periódico y conciencia del autocuidado. Hay que evitar los alimentos que incrementan los niveles de urato sérico y el riesgo de gota y, favorecer el consumo de productos que lo disminuyen. Los alimentos que aumentan el riesgo de gota son las carnes rojas, mariscos, pescado, productos con elevado contenido de proteínas de origen animal y alimentos ricos en fructosa; estos últimos, además, aumentan la resistencia a la insulina. Los alimentos que mejoran los niveles séricos de ácido úrico y han demostrado un efecto protector son la leche, el yogurt, productos bajos en grasa, el café y proteínas de origen vegetal (legumbres y frutos secos). De igual manera, se recomienda el consumo de alimentos ricos en purinas de origen vegetal que no incrementan los niveles de ácido úrico (guisantes, lentejas, espinacas, hongos, avena o coliflor).

Tratamiento de la artritis gotosa aguda

El tratamiento incluye antiinflamatorios no esteroideos (AINE), colchicina y corticoesteroides.

Antiinflamatorios no esteroideos. Los AINE, constituyen el tratamiento de primera elección en ausencia de contraindicaciones. Su mecanismo de acción consiste en inhibir la enzima ciclooxigenasa (COX) bloqueando la síntesis de la prostaciclina y, por tanto, los mecanismos inflamatorios. Se indican lo antes posible, combinados si es necesario, con otros analgésicos potentes y se deben mantener hasta que desaparezca la inflamación. Se pueden indicar los AINE clásicos (ketoprofeno, naproxeno, ibuprofeno, diclofenac) o un AINE selectivo inhibidor de la COX-2 (meloxicam, rofecoxib, lumiracoxib y etoricoxib); con menos efectos adversos: gastrointestinal, cardiovascular y renal. El etoricoxib 120 mg/día VO equivale a la indometacina 50 mg VO c/8 h, y con menos efecto gastrointestinal. Lo más importante es destacar que el éxito terapéutico no es el AINE a elegir, sino la precocidad en el inicio del tratamiento, que se asocia con una resolución más rápida de los síntomas.

Colchicina. Es una opción terapéutica superior a los AINE o corticoesteroides; sobre todo en pacientes con enfermedad renal crónica y diabetes mellitus. Sus manifestaciones gastrointestinales (vómito, diarrea y dolor abdominal), con dosis altas de colchicina (4,8 mg) duplican la observada con dosis bajas (1,8 mg). Por lo tanto, se recomienda administrar una dosis de 1,8 mg VO en las primeras 12 horas del inicio de los síntomas. Otra ventaja de la colchicina es que puede prevenir ataques de artritis gotosa en un 50% de los pacientes, a la dosis de 0,5 a 1 mg/VO día durante 6 meses.

La colchicina endovenosa actualmente no se recomienda debido a que puede ocasionar aplasia medular, necrosis hepática, insuficiencia renal aguda, coagulación intravascular diseminada, convulsiones e inclusive muerte.

Corticoesteroides. Se pueden usar por VO, parenteral o intraarticular. La utilización de corticoesteroides está especialmente recomendada cuando está contraindicado o limitado el uso de AINE y colchicina; sobre todo en pacientes con enfermedad renal crónica. La administración intraarticular se hace en caso de monoartritis y parenteral en el compromiso oligoarticular o poliarticular. Existe evidencia de la efectividad de la prednisolona a la dosis de 35 mg VO por 5 días en pacientes con gota aguda; el alivio del dolor es equivalente a los AINE y no hay diferencias en la presentación de efectos adversos.

Tratamiento de la hiperuricemia y gota crónica

El tratamiento de la gota requiere la normalización del ácido úrico en la sangre; esto se logra si la uricemia se reduce significativamente por debajo del límite de saturación del urato. El principal objetivo es conseguir la disolución de los cristales de urato monosódico depositados en las estructuras articulares, al lograr una uremia menor a 6 mg/dL para gota usual y menor de 5 mg/dL si es una gota tofácea.

Uricostáticos. Estos medicamentos frenan la síntesis de ácido úrico; los más empleados son el alopurinol y el febuxostat:

- **Alopurinol.** Este fármaco reduce las concentraciones de ácido úrico en la sangre por bloqueo de la enzima xantina oxidasa en la vía metabólica de las purinas; es eficaz, bien tolerado y no se debe indicar en la hiperuricemia asintomática. El esquema progresivo de la dosis comienza con 100 mg/día VO y aumentos de 100 mg cada 2 semanas hasta llegar a 300 mg/día; o dosis mayores para lograr la reducción de la uricemia por debajo de 6 mg/dL; no es aconsejable dosis mayores de 600 mg/día. Es especialmente útil en caso de cálculos renales, condición clínica que contraindica el empleo de fármacos uricosúricos. Dentro de los medicamentos antigotosos, el alopurinol es el compuesto que produce reacciones alérgicas con más frecuencia. Se estima que aproximadamente un 2% de los pacientes presenta una reacción de hipersensibilidad a este fármaco. La mayoría de ellas son reacciones cutáneas exantemáticas leves, se han descrito también formas más graves e incluso algunas con desenlace fatal. De hecho, se ha señalado al alopurinol como la primera causa de necrólisis epidérmica tóxica.
- **Febuxostat.** Este medicamento inhibe notablemente la xantina oxidasa para disminuir las concentraciones sanguíneas de ácido úrico; a diferencia del alopurinol, no inhibe otras enzimas de las vías metabólicas de las purinas y pirimidinas. El febuxostat se debe considerar en el paciente que no pueda recibir alopurinol por contraindicaciones, ineficacia o efectos adversos graves y, antes de intentar la desensibilización al alopurinol: Así mismo se debe considerar su utilización en enfermos con insuficiencia renal, y antes de administrar fármacos uricosúricos (probenecid, sulfinpirazona) para el tratamiento y prevención de la nefrolitiasis por cálculos de ácido úrico. La dosis es de 40 a 80 mg/VO día.

Uricosúricos. Estos medicamentos aumentan la excreción de ácido úrico por el riñón. Se conocen varios transportadores moleculares en el túbulo proximal que regulan la excreción de urato; entre ellos los transportadores de aniones orgánicos (Organic Anion Transporter OAT); están los OAT1 y OAT3, implicados en la captación de urato en el primer paso de la secreción tubular. Adicionalmente el transportador de urato (URAT1) reabsorbe el urato filtrado desde la orina a las células tubulares. Los uricosúricos empleados son el probenecid, sulfinpirazona, benzbromarona y el lesinurad:

- **Probenecid.** Inhibe la reabsorción de uratos al interferir con el URAT1; además actúa sobre los transportadores OAT1 y OAT3. Al favorecer la excreción de ácido úrico no es eficaz en pacientes con enfermedad renal crónica. Se usa en pacientes con las siguientes condiciones: hiperuricemia atribuida a escasa eliminación de ácido úrico (< de 800 mg en 24 horas), con una dieta normal, depuración de creatinina > de 80 mL/min y ausencia de nefrolitiasis por ácido úrico; dada la tendencia del probenecid a producir cálculos. Los efectos adversos son ataque agudo de gota, litiasis renal, erupciones cutáneas y problemas gastrointestinales; está contraindicado en la úlcera péptica. La dosis inicial es de 250 mg VO c/12 h por cuatro semanas; luego, se aumenta progresivamente, si es necesario, hasta 3 g diarios divididos en 3 tomas, por tiempo indefinido. El paciente debe tomar suficiente cantidad de líquido para mantener una **diuresis diaria de 2 litros y alcalinizar la orina con bicarbonato de sodio.**
- **Sulfinpirazona.** Es un uricosúrico más potente que el probenecid. También inhibe la reabsorción de uratos al interferir con el URAT1; y adicionalmente inhibe la recaptación del transportador OAT4. La sulfinpirazona potencia la acción de las sulfas y los hipoglicemiantes orales (sulfonilureas); sus efectos uricosúricos son neutralizados por los salicilatos; además, es antiagregante plaquetario y causa irritación gástrica. Se inicia con 200 a 400 mg/VO día, dividida en dos dosis y con las comidas o leche; la dosis se debe aumentar progresivamente, y de mantenimiento hasta 800 mg/día.
- **Benzbromarona.** Inhibe de forma potente y selectiva el trasportador tubular renal URAT1, lo que favorece la excreción renal de ácido úrico. Este fármaco tiene una elevada biodisponibilidad tras su administración oral, metabolismo hepático y excreción por la vía biliar, por lo que su farmacocinética no se altera de forma importante en pacientes con enfermedad renal crónica moderada. Al contrario de la sulfinpirazona o el probenecid, la benzbromarona mantiene su eficacia en estadios de filtrado glomerular bajos de la enfermedad renal crónica. La dosis de inicio suele ser de 50 mg/VO día y puede aumentarse hasta 200 mg/día en caso necesario. En general, la benzbromarona es bien tolerada, pero se han descrito casos aislados de citolisis hepática grave. Se recomienda solo en pacientes con gota tofácea o poliarticular, intolerancia al alopurinol o un control inadecuado de la hiperuricemia.
- **Lesinurad.** Es un uricosúrico inhibidor de la transcriptasa inversa con efecto sobre los trasportadores renales de urato, principalmente hURAT1. La dosis recomendada es de 200 mg VO por la mañana; se debe administrar conjuntamente con una dosis matutina de un inhibidor de la xantina oxidasa (alopurinol o febuxostat). En caso de tener que interrumpir el tratamiento con el inhibidor de la xantina oxidasa, también hacerlo con el lesinurad. Se debe informar a los pacientes de que el incumplimiento de estas medidas aumenta el riesgo de daño renal.

Uricolíticos. Son los análogos de la urato oxidasa, como la pegloticasa:

- **Pegloticasa** (polietilenglicol de la rasburicasa). Es la primera uricasa recombinante conjugada con polietilenglicol desarrollada para el tratamiento preventivo de la gota, que actúa por la degradación del ácido úrico a alantoína. Representa una alternativa hipouricemiante, utilizada en pacientes con gota sintomática avanzada que no tienen respuesta con los fármacos de primera línea o, presentan alguna contraindicación a las mismas. El efecto hipouricemiante comienza meses después de la primera dosis, de manera que, en ese tiempo se recomienda la colchicina para prevenir ataques de artritis gotosa aguda. Los anticuerpos antipegloticasa reducen su eficacia. Se administran 8 mg IV quincenal.

Terapias biológicas en la artritis gotosa

El uso de la terapia biológica con anticuerpos monoclonales anti-interleucina-1 (anti-IL1) es una alternativa terapéutica, a considerar en pacientes con gota que no pueden recibir, no toleren o no responden al alopurinol, febuxostat y/o uricosúricos.

Bloqueantes de la interleucina-1 (inhibición de la respuesta inflamatoria mediada por la interleucina-1)

- **Anakinra**. Es un anticuerpo monoclonal inhibidor de IL-1. Forma parte de los fármacos biológicos disponibles para el tratamiento de la artritis reumatoide. Existe evidencia del uso de anakinra en pacientes con gota refractaria al tratamiento convencional, a la dosis de 100 mg/día subcutánea durante tres días; se obtiene alivio de la inflamación a los tres días del tratamiento.
- **Rilonacept**. Es un receptor soluble de IL-1 unido a la porción Fc o fragmento cristalizable de la inmunoglobulina que inhibe la IL-1α y la IL-1β. Se utiliza en niños con el síndrome autoinflamatorio asociado a criopirina, en el cual la IL-1 juega un papel patogénico importante. Se ha ensayado en pacientes con gota poliarticular refractaria a los tratamientos convencionales. Es útil para la prevención de la crisis gotosa aguda al inicio del tratamiento con alopurinol; y es inferior a la indometacina como analgésico. La dosis es de 160 mg SC.
- **Canakinumab**. Es un anticuerpo monoclonal humano anti-interleucina-1β, con una vida media de 28 días. Está indicado en el tratamiento sintomático de pacientes adultos con ataques frecuentes de artritis gotosa (al menos 3 ataques en los 12 meses previos); y en los cuales está contraindicado el tratamiento con AINE, colchicina o no responden adecuadamente al uso repetido de corticoesteroides. Para un efecto máximo, se debe administrar canakinumab tan pronto como sea posible después del inicio de un ataque articular. En pacientes adultos con ataque de artritis gotosa; la dosis única recomendada de canakinumab es de 150 mg subcutánea. Los pacientes que no responden al tratamiento inicial no deben volver a ser tratados con canakinumab. En pacientes respondedores y que requieren un retratamiento, deben tener un intervalo de al menos 3 meses, antes de administrar una nueva dosis.

Cirugía. Se emplea en caso de tofos voluminosos periarticulares con la finalidad de acelerar la recuperación mecánica y funcional. Cuando el paciente va a ser intervenido debe recibir, tres días antes y tres días después de la cirugía, colchicina, 2 mg VO diarios, o en su defecto indometacina para evitar un ataque agudo de gota. En caso de intolerancia gástrica puede administrarse la indometacina por vía rectal, siempre asociados a protectores gástricos.

Bibliografía

Afinogenova Y, Danve A, Neogi T. Update on gout management: what is old and what is new. Curr Opin Rheumatol. 2022 Mar 1; 34(2): 118-124.

A So DMM, Shamim T Canakinumab (ACZ885) vs. triamcinolone acetonide for treatment of acute flares and prevention of recurrent flares in gouty arthritis patients refractory to or contraindicated to NSAIDs and/ or colchicine. Arthritis Rheum. 2009; 60: LB4.

Burns CM, Wortmann RL. Gout therapeutics: new drugs for an old disease. Lancet. 2011; 377(9760): 165-177.

Dalbeth N, Gosling AL, Gaffo A, Abhishek A. Gout. Lancet. 2021 May 15; 397(10287): 1843-1855.

Di Vitorio G, Noguera A, Rosas A, Quintero M, Betancourt L. Actitud terapéutica ante la hiperuricemia y la Gota. Bol de la Soc de Intern y Resid. HULA. 1984; año 2 vol 2 No 1. doi:10.3265/

Díaz del Campo Fontecha Petra, Pérez Ruiz Fernando, et al. Guía de Práctica Clínica para el Manejo de Pacientes con Gota. Edición: 2020.

Helget LN, Mikuls TR. Environmental triggers of hyperuricemia and gout. Rheum Dis Clin North Am. 2022 Nov; 48(4): 891-906.

John D, Fitz G, Dalbeth N, Mikuls T, Brignardello-Petersen R, Guyatt G, Aryeh MA, et al. 2020 American College of Rheumatology Guideline for the Management of Gout. Arthritis Care & Research. 2020; Vol 0, Nº 0: 1-17.

Kuo CF, Grainge MJ, Zhang W, Doherty M. Global epidemiology of gout: prevalence, incidence and risk factors. Nat Rev Rheumatol. 2015; 11(11): 649-62.

Li Q, Li X, Wang J, Liu H, Kwong JS, et al. Diagnosis and treatment for hyperuricemia and gout: a systematic review of clinical practice guidelines and consensus statements. BMJ Open. 2019 Aug 24; 9(8): e026677.

Nefrologia Suplemento Extraordinario.pre 2012.Mar.114 http://www.revistanefrologia.com

Noguera A. Frecuencia de enfermedades reumáticas en la consulta externa de la Unidad de Reumatología, Hospital Universitario, Mérida. En: "Lupus Eritematoso Sistémico", p. 39 (Alberto Noguera, Editorial Quintero, Mérida). Consejo de Publicaciones ULA, 1994.

Perez-Ruiz F. Treating to target: a strategy to cure gout. Rheumatology (Oxford) 2009; 48 Suppl 2: ii9-ii14.

Richette P, Doherty M, Pascual E, Barskova V, Becce F, Castaneda J, et al. 2018 updated European League Against Rheumatism evidence-based recommendations for the diagnosis of gout. Ann Rheum Dis. 2020; 79:31–38.

Shah A, Keenan RT. Gout, hyperuricemia, and the risk of cardiovascular disease: cause and effect? Curr Rheumatol Rep. 2010; 12(2): 118-124.

Schumacher HR Jr, Sundy JS, Terkeltaub R, Knapp HR, Mellis SJ, Stahl N, Yancopoulos GD, Soo Y, King-Davis S, Weinstein SP, Radin AR; 0619 Study Group. Rilonacept (interleukin-1 trap) in the prevention of acute gout flares during initiation of urate-lowering therapy: Results of a phase II randomized, double-blind, placebo-controlled trial. Arthritis Rheum. 2012; 64(3): 876-84.

Terkeltaub R, Sundy JS, Schumacher HR, Murphy F, Bookbinder S, Biedermann S, et al. The interleukin 1inhibitor rilonacept in treatment of chronic gouty arthritis: results of a placebo-controlled, monosequence crossover, non-randomised, single-blind pilot study. Ann Rheum Dis. 2009; 68(10): 1613-1617.

Tuhina Neogi, Tim L Th A Jansen, Nicola Dalbeth, Jaap Fransen, H Ralph Schumacher, Dianne Berendsen, et al. 2015 Gout classification criteria: an American College of Rheumatology / European League Against Rheumatism collaborative initiative. Ann Rheum Dis. 2015; 74: 1789-1798.

Wright SA, Filippucci E, McVeigh C, Grey A, McCarron M, Grassi W, et al. High-resolution ultrasonography of the first metatarsal phalangeal joint in gout: a controlled study. Ann Rheum Dis. 2007; 66(7): 859-864.

CAPÍTULO 114
ESTADOS DE HIPERCOAGULABILIDAD

MAURICE ELIZABETH HERNÁNDEZ, HILDEBRANDO ROMERO-SANDOVAL

INTRODUCCIÓN

Los estados de hipercoagulabilidad se caracterizan por una activación exagerada del sistema de la coagulación y cumplen un rol importante en la patogénesis del tromboembolismo venoso (TEV) y, en menor proporción trombosis arterial, ya que esta se debe fundamentalmente a una elevada activación plaquetaria y a la pérdida de las propiedades tromborresistente del endotelio vascular. Los estados de hipercoagulabilidad evolucionan con recurrencias de 17,5% a los 2 años y de 30,3% a los 8 años. Cuando se repite una trombosis venosa profunda (TVP) en una pierna, aumenta la posibilidad de presentarla en el miembro contralateral. Recordar que el tromboembolismo arterial puede originarse de un trombo venoso por *embolismo paradójico* a través de un foramen oval patente; este representa el 31%-77% de los accidentes cerebrovasculares criptogenéticos.

La historia clínica de la trombosis debe incluir, la edad de comienzo, localización de la trombosis previa y los estudios que han demostrado el tromboembolismo venoso. Además, antecedentes personales: cirugías, traumatismos, insuficiencia cardíaca, inmovilización, uso de anticonceptivos, terapia de reemplazo hormonal, historia obstétrica, enfermedades del tejido conectivo, síndrome nefrótico y el uso de medicamentos, que pueden inducir la formación de anticuerpos antifosfolipídicos como la hidralazina y procainamida. Es importante la historia familiar con un defecto hereditario o cáncer, ya que la presencia de trombosis recurrente a pesar de la anticoagulación adecuada es común en pacientes con neoplasias ocultas o cáncer recurrente.

El examen físico general debe prestar especial atención al sistema vascular, extremidades, pulmón, corazón, órganos abdominales y la piel. Los signos que pueden presentarse en la trombosis venosa pueden no ser confiables, ya que ninguno confirma el diagnóstico y tienen una sensibilidad y especificidad variables.

Normalmente existen proteínas plasmáticas antitrombóticas que actúan como inhibidores fisiológicos en sitios estratégicos de la cascada de la coagulación y sirven para mantener una fluidez sanguínea adecuada **(FIG. 125)**. Una alteración o disminución de estas proteínas lleva a

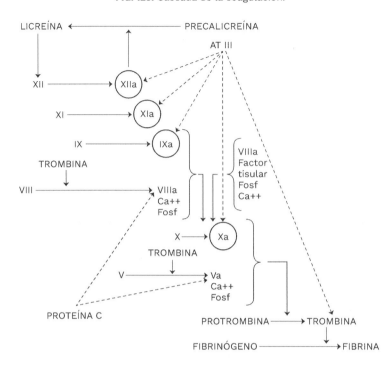

FIG. 125. Cascada de la coagulación.

un estado de hipercoagulabilidad conocido, como *trombofilia,* que puede ser primaria (congénita o adquirida) o secundaria. La trombofilia se define como *una predisposición genética al tromboembolismo,* es decir, que existen factores hereditarios que por sí solos predisponen a la trombosis, pero que por lo general requieren la interacción de otros factores (hereditarios o adquiridos) para desencadenar la enfermedad. Las bases hereditarias del TEV están soportadas por el hecho de que estos pacientes tienen una o más anormalidades genéticas asociadas y que son detectadas en un 50% en análisis de laboratorios especializados. Según el riesgo trombótico, las trombofilias pueden ser **leves** (riesgo bajo), como las formas heterocigotas de la mutación del factor V Leiden, del gen de protrombina 20210A, y los déficits de proteína C o proteína S o, **graves** (riesgo alto), como las formas homocigotas de las mutaciones antes mencionadas, o la asociación heterocigota de 2 mutaciones, como el déficit de antitrombina y el síndrome antifosfolipídico.

Varias enfermedades comunes se asocian con un riesgo aumentado de trombosis, tales como insuficiencia cardíaca crónica, cáncer (tromboflebitis superficiales migratorias o síndrome de Trousseau), cirugía mayor, obesidad y quimioterapia, entre otros.

En muchos casos se genera una mayor actividad del factor tisular, estasis venosa y daño endotelial (tríada de Virchow), que promueve la trombosis y la CID crónica. Varias enfermedades hematológicas como la hemoglobinuria paroxística nocturna, trombocitemia esencial y policitemia rubra vera, predisponen a la trombosis a través de un aumento de la viscosidad y células sanguíneas anormales. Otras enfermedades promueven la trombosis por el daño endotelial como la enfermedad de Behçet, la enfermedad de Kawasaki y la hiperhomocisteinemia.

Los estados de hipercoagulabilidad se clasifican en la siguiente tabla **(TABLA 133)**.

TABLA 133. Estados de hipercoagulabilidad.

ESTADOS DE HIPERCOAGULABILIDAD PRIMARIOS

1. **Trombofilias congénitas o hereditarias**
   Disminución de proteínas antitrombóticas
   - Deficiencia de antitrombina
   - Deficiencia de proteína C
   - Deficiencia de proteínas S

   Incremento de proteínas protrombóticas
   - Factor V Leiden (resistencia de la proteína C activada)
   - Mutación del gen de la protrombina G 20210A
   - Niveles elevados de factores VII, XI, IX, VIII, y factor de von Willebrand

2. **Trombofilias adquiridas o secundarias**
   - Síndrome de anticuerpos antifosfolipídicos
   - Hiperhomocisteinemia
   - Hemoglobina paroxística nocturna
   - Anticuerpos inducidos por la heparina (AcIH)

ESTADOS DE HIPERCOAGULABILIDAD SECUNDARIOS

Síndrome nefrótico, embarazo y puerperio, uso de anticonceptivos orales (estrógenos), neoplasias, obesidad, sida, posoperatorio.

TROMBOFILIAS CONGÉNITAS O HEREDITARIAS

Deficiencia de proteína C

La deficiencia de proteína C se transmite por herencia autosómica recesiva; el defecto puede ser cuantitativo o cualitativo. La síntesis de esta proteína ocurre en el hígado y depende de la vitamina K; esta proteína debe ser activada en la superficie del endotelio vascular por un complejo que forma la trombina con una proteína endotelial llamada *trombomodulina*. La proteína C activada se libera en la superficie endotelial y se une a un cofactor, la proteína S, para formar el *complejo proteína C/S,* este se une a los fosfolípidos de la membrana plaquetaria, en donde ejerce una acción antitrombótica y además inhibe los factores Va y VIIIa del sistema de la coagulación. La deficiencia de proteína C representa alrededor del 10% de los pacientes adultos con fenómenos trombóticos a repetición. Se pueden presentar trombosis venosa y embolismo pulmonar recurrente en el adulto joven, necrosis cutánea inducida por el uso de la warfarina sódica y púrpura fulminante neonatal.

Los niveles de proteína C caen rápidamente cuando se comienza la terapia con warfarina; esto ocurre antes que los niveles de protrombina y factor X disminuyan a un nivel de anticoagulación. Este desbalance inicial transitorio entre los mecanismos procoagulantes y anticoagulantes favorece la trombosis en los primeros días de la anticoagulación oral. Existen dos métodos para analizar la proteína C: el funcional e inmunológico; este último incluye (electroinmunoensayo, ELISA y radioinmunoensayo). Los estudios funcionales son los preferidos y comprenden el aislamiento o purificación parcial de la proteína C del plasma:

1. Activación de la proteína C por la trombina o el complejo trombina-trombomodulina.
2. Cuantificación de la proteína C activada; se logra con la medición de la actividad anticoagulante o la habilidad para escindir substratos de bajo peso molecular.
3. Ensayo funcional (cromogénico con veneno de serpiente).

Deficiencia de proteína S

Como la deficiencia de proteína C; la deficiencia de S también se transmite por herencia autonómica. Es una glucoproteína "vitamina K dependiente" que se sintetiza en los hepatocitos, megacariocitos y células de Leydig del testículo. Actúa como un cofactor para que la proteína C inactive los factores Va y VIIIa. La incidencia del déficit congénito de la proteína S es del 10% y existen dos formas diferentes: cualitativa y cuantitativa. En la forma cualitativa (**tipo I**) hay una disminución de la proteína S libre, pero la unida a la C4b es normal. En la cuantitativa, denominada **tipo II**, hay una disminución de la proteína S libre y la unida a la C4b. El tratamiento de las deficiencias de proteínas C/S consiste en el uso prolongado de heparina (de alto o bajo peso molecular); sin embargo, existe el riesgo de recidiva de la trombosis cuando se pasa la heparina a los anticoagulantes orales. Entre los métodos de laboratorio, para determinar déficit de proteína S están los siguientes: el ensayo funcional (inespecífico) y el antígeno total o libre.

Antitrombina (AT)

Es una globulina alfa-2 que inhibe la coagulación al inactivar no solo la trombina, sino otras proteínas séricas como los factores XIIa, XIa, Xa y IXa, la proteína C activada y la kalicreína. En la administración de heparina, la inactivación de la trombina y Xa por la antitrombina es notablemente acelerada y casi instantánea.

El déficit de la antitrombina puede ser congénito o adquirido. El **déficit congénito** se produce por mutaciones puntuales en el gen de la AT, el cual se encuentra en el cromosoma 1 y se trasmite por herencia autosómica dominante (0,2%-0,4% de la población general). El estado homocigoto es incompatible con la vida, mientras que el estado heterocigoto otorga una actividad funcional de un 40%-60% de lo normal. La clínica de trombosis aparece cuando la actividad de la AT es menor del 50%. El déficit de AT puede ser cuantitativo y cualitativo, por lo que se describen dos tipos. **Tipo 1 cuantitativo**: la capacidad antigénica y funcional están disminuidas y el **tipo II cualitativo**: la capacidad antigénica esta normal con disminución de la capacidad funcional, lo que altera la unión de la AT a la trombina o a la heparina, y se describen tres subtipos: **subtipo IIA** esta alterada la unión de la AT con la trombina y la heparina; **subtipo IIB**: solo está alterada su unión a la trombina, y **subtipo IIIC**: esta alterada su unión a la heparina (no genera trombosis).

El **déficit adquirido de AT** ocurre por *trastornos de su síntesis:* hepatopatías, fármacos (anticonceptivos orales y *L-asparaginasa*); *aumento en su eliminación*: síndrome nefrótico, enteropatías perdedoras de proteínas y *consumo excesivo* como la CID. En el déficit de AT ya sea congénito o adquirido, la enfermedad se presenta en jóvenes, ocurre cualquier fenómeno tromboembólico arterial o venoso y se dificulta alcanzar la anticoagulación con heparina. El uso de anticonceptivos orales disminuye los niveles de antitrombina. El ensayo funcional (actividad del cofactor heparina anti-Xa), es el método para determinar su déficit. El tratamiento se hace con base en concentrados potentes de AT.

Mutación del factor V Leiden

El factor V es una glucoproteína plasmática que se sintetiza en el hígado y se activa por la trombina; es el cofactor del factor Xa en el *complejo protrombinasa* (Xa-Va). La mutación consiste en un trastorno molecular que sustituye el aminoácido arginina por el ácido glutámico del factor V (alteración conocida como factor V Leiden); exactamente en el punto donde la proteína C inactiva este factor. La proteína C rompe, en condiciones normales, la unión Arg-Gly, y como lo que se encuentra unida a la glicina en esta patología no es arginina sino el ácido glutámico, no lo reconoce y el factor V sigue acelerando la coagulación y, por ende, favoreciendo la trombosis. Como importancia clínica destaca en primer lugar que la mutación del factor V Leiden está relacionada con un mayor riesgo de trombosis asociada al uso de anticonceptivos orales (30 veces mayor), y en segundo lugar, que es la causa de trombosis más frecuente en personas relativamente jóvenes sin factores de riesgo. Una manera de determinarlo es haciendo un tiempo de tromboplastina parcial activado (TTPa) como control; luego, se repite añadiendo proteína C activada y se vuelve a medir el TTPa; en esta enfermedad no se prolonga como debería hacerlo; recordar que la proteína C actúa como un anticoagulante.

Mutación del gen de la protrombina (G20210A)

En este trastorno se produce una mutación en el nucleótido G20210A de la molécula de protrombina (cambia la guanina por adenina en el último nucleótido de la región 3'UT). Este polimorfismo dialélico no ocasiona alteraciones estructurales en la molécula de protrombina, pero sí cuantitativo, es decir, en estos pacientes hay un aumento de los niveles plasmáticos de protrombina. El riesgo de trombosis es 2 a 3 veces mayor que en las personas normales y predomina entre los 40 y 50 años. Como importancia clínica destaca una mayor prevalencia en pacientes con trombosis de los senos venosos intracraneales y mayor riesgo de trombosis con el uso de anticonceptivos orales. En las pruebas de coagulación *in vitro* se ha demostrado una mayor generación de trombina a medida que aumenta la concentración de protrombina, porque estos pacientes muestran valores elevados de protrombina en el plasma. El método de laboratorio definitivo es determinar su genotipo.

Mutación C46T en el gen del factor XII

El factor XII es una *serin-proteasa* de contacto que forma parte del sistema de la coagulación y fibrinólisis. La función del factor XII es controversial, ya que su deficiencia se ha asociado a fenómenos trombóticos. Debido a que el polimorfismo C46T en el gen del factor XII influye en los niveles plasmáticos de este, se ha observado un incremento de hasta un 6% de riesgo de padecer trombosis venosa en los pacientes que presentan esta mutación. El factor XII está disminuido y de hecho fue la primera manifestación de trombosis en el personaje que la descubrió (Hageman), ya que cursaba con un TTP prolongado sin sangrado. Últimamente se han puesto de manifiesto mutaciones del gen que codifica esta proteína, de manera que, si existe una mutación, no se sintetiza el factor adecuadamente.

Aumento del factor VIII

El factor VIII constituye un importante cofactor en la activación del factor X; su deficiencia produce la hemofilia A (enfermedad hemorrágica); por el contrario, niveles elevados se asocian con el incremento del riesgo de trombosis. Un valor por encima del percentil 90 de la población normal se asocia con un riesgo 3 a 5 veces mayor de padecer trombosis. Hoy día se acepta que este trastorno tiene una base genética, aunque también puede ser adquirido (enfermedades inflamatorias, hepatopatías y el embarazo).

TROMBOFILIAS ADQUIRIDAS

Síndrome de anticuerpos antifosfolipídicos

El síndrome de anticuerpos antifosfolipídicos es un trastorno autoinmune trombofílico adquirido que consiste en la presencia de anticuerpos antifosfolipídicos (AAF) IgG o IgM que tienen la propiedad de favorecer la coagulación *in vivo*, pero inhibirla *in vitro*, es decir, en el paciente se asocia con eventos tromboembólicos (inhiben las vías anticoagulantes), mientras que en el laboratorio, estos anticuerpos ocasionan prolongación de los tiempos de coagulación (inhiben las vías procoagulantes). Inicialmente se describió el llamado *anticoagulante lúpico* por haber sido descubierto en pacientes con lupus eritematoso sistémico; sin embargo, posteriormente se descubrieron otros anticuerpos antifosfolipídicos llamados anticardiolipinas, por lo general, IgG o IgM, y anticuerpos IgG o IgM contra el complejo β2-glucoproteína-1-*fosfolípido* (anti-β2-GP1). También se han encontrado anticuerpos anticardiolipinas que tienen reacción cruzada contra algunos productos biológicos usados para la prueba de la sífilis, razón por la que estos pacientes pueden presentar un VDRL falso positivo. Sin embargo, se debe destacar que los anticuerpos anticardiolipinas son 200 a 400 veces más sensibles que el VDRL para detectar el síndrome antifosfolipídicos.

Los AAF se pueden encontrar en personas normales sin evidencias clínicas de trombosis o por el uso de medicamentos como clorpromazina, procainamida, quinidina, difenilhidantoína e hidralazina, y en enfermedades autoinmunes como LES, síndrome de Sjögren, enfermedad mixta del tejido conectivo, artritis reumatoide, púrpura trombocitopénica inmune, enfermedad de Behçet y sida. Recordar que los pacientes con LES tienen tres veces más probabilidad de presentar púrpura trombocitopénica inmune cuando está presente el anticoagulante lúpico; la trombocitopenia se produce por unión de los AAF a los fosfolípidos de las plaquetas, lo que favorece su destrucción por el sistema mononuclear fagocítico.

En líneas generales, el síndrome AFL puede cursar con *livedo reticularis*, compromiso pulmonar con tos no productiva, disnea, infiltrados y edema pulmonar. Los cuadros de trombosis en diferentes órganos y sus consecuencias en un paciente relativamente joven y sin factores de riesgo, hacen sospechar la enfermedad primaria. Los eventos clínicos más resaltantes son:

1. Trombosis venosa profunda de los miembros inferiores, de la vena cava y tromboembolismo pulmonar.
2. Síndrome de Budd-Chiari (trombosis de venas suprahepáticas).

3. Isquemia cerebral transitoria, *ictus* isquémico (trombótico o embólico), corea, convulsiones, demencia vascular, mielitis transversa, migraña, hipertensión intracraneal idiopática, trombosis venosa cerebral, mononeuritis múltiple.
4. Angina de pecho, infarto del miocardio, vegetaciones valvulares cardíacas, trombo intracardíaco, endocarditis trombótica no-bacteriana.
5. Trombosis arterial periférica con necrosis y gangrena superficial de la piel, isquemia digital y retiniana, úlceras crónicas de las piernas y acrocianosis.
6. Anemia hemolítica y trombocitopenia.
7. Compromiso renal: microangiopatía renal e hipertensión arterial.
8. Infarto mesentérico, esplénico y hepático.
9. Pérdidas fetales y partos prematuros debido a enfermedad hipertensiva asociada al embarazo y a una insuficiencia uteroplacentaria que resulta de una pobre perfusión placentaria por trombosis localizada. Los anticuerpos antifosfolipídicos pueden también impedir la implantación trofoblástica y la producción hormonal.

La predisposición *in vivo* a desarrollar trombosis se debe a múltiples mecanismos:

1. La unión de los AAF a los fosfolípidos plaquetarios (factor plaquetario III) favorece la adhesión y agregación de las plaquetas.
2. La unión de los AAF a los fosfolípidos endoteliales deteriora el endotelio, hecho que dificulta la generación de prostaciclina (potente inhibidor de la agregación plaquetaria) y del "factor relajante del endotelio" con el consiguiente espasmo vascular y cambios isquémicos.
3. Los AAF promueven la coagulación a través de los factores VIII y V activados en presencia de Ca^{2+}, e inhibe la activación de las proteínas C y S.
4. Activan el complemento.
5. Disminuye una proteína proteolítica fibrinolítica llamada *anexina V*.
6. Reacción cruzada entre los anticuerpos antifosfolipídicos y los glucosaminoglicanos.
7. Daño endotelial mediado por oxidantes.

El diagnóstico actual del síndrome antifosfolipídicos se basa en el Consenso de Sydeny publicado en el año 2006. Como en los criterios anteriores, se requiere un criterio clínico y un criterio de laboratorio para el diagnóstico apropiado.

1. Uno o más episodios de trombosis vascular, que puede presentarse en cualquier órgano o tejido e involucrar vasos de cualquier calibre, inclusive lechos capilares, bien sea del sistema venoso o arterial.
2. Complicaciones obstétricas. Una o más muertes inexplicadas de fetos morfológicamente normales a las 10 semanas o más de la gestación, o uno o más partos prematuros de neonatos morfológicamente normales a las 34 semanas o más de gestación, o tres o más abortos espontáneos consecutivos inexplicados antes de las 10 semanas de gestación.
3. Criterios de laboratorio.

A pesar de los esfuerzos internacionales para estandarizar las pruebas de laboratorio en la detección de AAF, continúa siendo un problema por la variedad en su ejecución. Los datos de prevalencia de estos anticuerpos varían de un centro a otro, lo cual, seguramente, ha contribuido a la generación de controversias para el entendimiento de este síndrome. A continuación de describen las pruebas de laboratorio más prácticas y útiles para su detección y los criterios para el diagnóstico.

Anticuerpos contra el anticoagulante lúpico. Debe realizarse cuatro pasos:

Primer paso. Demostrar la prolongación del tiempo de coagulación en por lo menos una prueba de coagulación *in vitro* dependiente de fosfolípidos. Se recomienda hacer dos o más pruebas sensibles para descartar la presencia de anticuerpos anticoagulante lúpico. Dichas pruebas deben evaluar las distintas vías de la cascada de la coagulación:

1. La vía extrínseca de la coagulación (tiempo de protrombina diluido).
2. La vía intrínseca de la coagulación (tiempo de tromboplastina parcial activado, TTPa diluido, tiempo de coágulo sílica-coloidal, tiempo de coágulo caolín).
3. La vía final común de la coagulación (tiempo de veneno-víbora de Russell, tiempo de veneno-taipan, tiempos de textarin y ecarin).

Segundo paso. Falta de corrección del tiempo de coagulación al mezclar el plasma del paciente con otro normal.

Tercer paso. Se confirma la presencia de anticuerpos anticoagulante lúpico a través del acortamiento o corrección del tiempo de coagulación prolongado después de agregar fosfolípidos en exceso o plaquetas.

Cuarto paso. Si la prueba confirmatoria es negativa se deben excluir otras coagulopatías. Si se sospecha la presencia de un inhibidor, la confirmación se hace a través del uso de factores específicos de la coagulación.

Anticuerpos anticardiolipinas. Se usan pruebas inmunológicas de fase sólida (generalmente inmunoanálisis enzimáticos). Se hacen con plaquetas cubiertas de cardiolipina en presencia de β2-GP1 sérica de origen bovino. Los anticuerpos anticardiolipinas de los pacientes con síndrome de anticuerpos antifosfolipídicos son dependientes de β2-GP1, mientras que los anticuerpos de los pacientes con enfermedades infecciosas son independientes de β2-GP1.

Anticuerpos anti-β2-GP1. También se emplean pruebas inmunológicas de fase sólida (prueba de inmunoabsorción ligada a enzima), que se hace con plaquetas cubiertas de β2-GP1. Las pruebas de anticuerpos contra el complejo β2-glucoproteína-fosfolípido 1 (anti-β2-GP1) detectan anticuerpos contra la β2-GP1 humana con mayor frecuencia que la β2-GP1 bovina (como en la prueba de anticuerpos anticardiolipina).

Los *anticuerpos anticardiolipinas* con títulos del isotipo IgG o IgM deben ser detectados con la prueba de ELISA, en niveles moderados o altos, en dos o más ocasiones al menos en intervalos de 12 semanas entre uno y otro. El anticoagulante lúpico positivo debe ser detectado en la sangre con pruebas de coagulación en dos o más ocasiones; al menos a intervalos de 12 semanas de separación entre una y otra determinación y los anticuerpos anti-β2-glucoproteína-fosfolípido 1 (anti-β2-GP1), deben confirmarse en dos ocasiones y separadas por un mínimo de 12 semanas de separación.

Hiperhomocisteinemia

La homocisteína es un aminoácido que se metaboliza a cisteína, donde actúan la vitamina B_6 o la vitamina B_{12} (metionina) como cofactores. Las personas con niveles aumentados de homocisteína tienen un riesgo mayor de presentar trombosis arteriales o venosas que el resto de la población en general, es decir, 1,7 veces mayor de enfermedad coronaria, 2,5 de enfermedad cerebrovascular y 6,8 de enfermedad arterial periférica.

La hiperhomocisteinemia puede ser congénita o adquirida. *Congénita:* por un déficit enzimático (la enzima *cistationina sintetasa β* necesaria para la conversión de homocisteína en cistationina), y por una mutación puntual en el gen de la *metilen-tetrahidrofolato reductasa* (C677T MTHFR), sustitución de citosina por timina en la posición 677. *Adquirida:* déficit de vitaminas B_{12}, B_6, y ácido fólico. La homocisteinemia induce daño endotelial y está relacionada con aumento de la actividad del factor tisular, FXII y FV y, un descenso de la proteína C. El tratamiento con ácido fólico, vitamina B_{12} y vitamina B_6 disminuye los niveles de homocisteína

ESTADOS DE HIPERCOAGULABILIDAD SECUNDARIOS

En determinadas situaciones clínicas existe un riesgo de trombosis. En estas circunstancias se producen cambios biológicos relacionados con la inflamación y la respuesta inflamatorias de fase aguda, que desequilibran los mecanismos antitrombóticos y protrombóticos. Actualmente, estas situaciones clínicas adquiridas pueden concurrir en pacientes con una base genética que favorezca la trombosis y en las que el riesgo trombótico indudablemente es mayor. A continuación, se describen las condiciones adquiridas que frecuentemente cursan con fenómenos tromboembólicos.

Síndrome nefrótico. Estos pacientes son susceptibles de padecer trombosis; se ha asociado a diferentes factores: pérdida renal de la antitrombina, aumento del fibrinógeno y factor VIII; además, alteración de la función plaquetaria por la hiperlipidemia.

Embarazo y puerperio. El mayor riesgo de trombosis ocurre en el último trimestre del embarazo, puerperio, mujeres mayores de 35 años, preeclampsia y partos intervenidos por cesárea. Los fenómenos trombóticos se deben a la compresión y estasis venosa y a la relajación del músculo liso inducido por las hormonas. También al aumento de los factores de la coagulación II, VII y X disminución de los niveles de antitrombina, disminución de la proteína S, mayor generación de fibrina, descenso de la actividad fibrinolítica y aumento del PAI-2 (inhibidor del activador del plasminógeno de tipo placentario).

Uso de anticonceptivos orales. Se observan con el uso de dosis altas de estrógenos que ocasionan disminución del tono vascular y vasodilatación, elementos que promueven la estasis venosa, proliferación del endotelio y engrosamiento de la íntima. También se produce aumento de los factores de la coagulación como el II, VIII, IX, X y fibrinógeno; finalmente, disminución de la capacidad del plasma para inhibir el factor Xa.

Neoplasias. Desde hace mucho tiempo se ha observado relación entre neoplasia y enfermedad tromboembólica. Su frecuencia se ha estimado alrededor de un 15% para todo tipo de cáncer, llegando incluso a un 50% para el páncreas; lo cual se debe tener en cuenta en el período posoperatorio de estos pacientes. La trombosis venosa profunda puede ser el primer signo de la presencia de un tumor en más del 50% de los pacientes (puede aparecer hasta seis meses previos al inicio de las manifestaciones neoplásicas); es frecuente en el cáncer de pulmón, útero, páncreas, próstata o mama. La **tromboflebitis superficial migratoria** (síndrome de Trousseau) es más sugestiva de cáncer que la típica TVP de un solo miembro. Entre los mecanismos involucrados en su génesis se mencionan fallas en el sistema fibrinolítico (hipofibrinólisis secundaria a un aumento del PAI-1), anticuerpos anticoagulantes (parecidos al lupus) y citocinas procoagulantes y proinflamatorias.

En líneas generales y en síntesis de lo anteriormente expuesto, La aproximación diagnóstica del paciente con sospecha de trombosis venosa es un proceso de por lo menos dos pasos.

1. El primer paso consiste en la realización de una cuidadosa historia clínica y el examen físico combinado con pruebas de laboratorio para caracterizar la gravedad de la condición trombótica y determinar la presencia de cualquiera de las causas adquiridas de hipercoagulabilidad.
2. El segundo paso es el despistaje de las causas de trombofilia heredadas en subgrupos de pacientes seleccionados. La selección de los pacientes a quienes se les deben hacer las pruebas, la factibilidad de lograrlas y el momento de hacerlas; son puntos importantes para considerar.

DIAGNÓSTICO

La evaluación inicial debe incluir una hemograma completo, pruebas de coagulación, pruebas de función hepática, renal y uroanálisis:

- Cifras por encima de los rangos de referencia del hematocrito, leucocitos y contaje plaquetario (bicitosis o pancitosis) pueden orientar a una *policitemia rubra vera* o trombocitemia esencial; estos trastornos mieloproliferativos crónicos Philadelphia negativos predisponen a los pacientes a eventos trombóticos venosos y arteriales.
- Trombocitosis reactiva o eritrocitosis secundaria, pueden generarse por la presencia de una neoplasia oculta (síndromes paraneoplásicos) y ser un factor predisponente para la formación de trombos.
- Anemia, leucopenia y trombocitopenia (pancitopenia) se puede encontrar en la hemoglobinuria paroxística nocturna, un trastorno hematológico que se puede presentar, como una hemólisis intravascular crónica, pancitopenia y complicaciones trombóticas que ocurren en las venas: mesentéricas, hepática, esplénica y venas renales; que pueden generar circulación venosa adversa en el abdomen.
- Trombosis y trombocitopenia ocurre en la terapia con heparina en 30% a 80% de los casos.
- Una prolongación inexplicable del TTPa, que no corrige con plasma normal y un VDRL falso positivo es sugestivo de la presencia del síndrome de anticuerpos antifoslípidos, y si es corregido con plasma normal orienta al déficit de algún factor del sistema de la coagulación (vía intrínseca).
- El frotis de sangre periférica puede orientar hacia algún diagnóstico en el contexto del paciente, a saber: fragmentación de los glóbulos rojos (esquistocitos) en la coagulación

intravascular diseminada y microangiopatías trombóticas (púrpura trombocitopénica trombótica, síndrome urémico hemolítico). A pesar de que el sangrado es el problema más común en pacientes con coagulación intravascular diseminada (CID); los pacientes con enfermedades malignas pueden tener una de coagulopatía de consumo crónica (CID crónica) y desarrollar complicaciones trombóticas venosas o arteriales (síndrome paraneoplásico).

En qué pacientes están indicados los análisis de despistaje para una trombofilia congénita o adquirida? En líneas generales se aceptan las siguientes criterios para iniciar el protocolo de estudio de una trombofilia:

1. Tromboembolismo venoso idiopático (en ausencia de los factores de riesgo conocidos).
2. Historia familiar de tromboembolismo venoso en uno o más familiares en primero o segundo grado.
3. Trombosis en menores de 50 años.
4. Trombosis en lugares inusuales (venas mesentéricas o cerebrales).
5. Trombosis venosa masiva.
6. Tromboembolismo recurrente.

TRATAMIENTO

Los pacientes con el síndrome de anticuerpos antifosfolipídicos deben ser tratados con warfarina hasta alcanzar un INR entre 2 y 3 en caso de un primer evento de trombosis venosa. En la trombosis arterial se debe combinar la anticoagulación con warfarina y antiagregantes plaquetarios. Recientemente se ha considerado el uso de inmunosupresores como la hidroxicloroquina que han demostrado *in vitro* que reducen la activación y agregación de anticuerpos anti-β2-GP1.

Las opciones de anticoagulación para la prevención y tratamiento de la enfermedad tromboembólica, han aumentado en las últimas décadas. Además de las heparinas y los antagonistas de la vitamina K, se han desarrollado anticoagulantes que intervienen directamente en la actividad enzimática de la trombina y el factor Xa. Los fármacos utilizados para las diferentes modalidades de anticoagulación en la enfermedad tromboembólica venosa y arterial son: heparina no fraccionada (HNF), heparinas de bajo peso molecular (HBPM), anticoagulantes orales vitamina K dependientes (acenocumarol y warfarina) y fondaparinux. Los nuevos anticoagulantes orales de acción directa o NACO (apixabán, edoxabán, rivaroxabán o debitarán, entre otros), no requieren por lo general monitoreo de laboratorio y no están aprobados para los estados de hipercoagulabilidad (ver terapia antitrombótica).

La terapia anticoagulante de mantenimiento para los estados de hipercoagulabilidad se administra más allá del período convencional que es 3 a 12 meses; se recomienda la terapia extendida por un tiempo no bien definido en las guías clínicas. En cuanto a la elección del tratamiento para la anticoagulación a largo plazo, se deben tomar en cuenta las siguientes consideraciones:
- Las heparinas de bajo peso molecular y el fondaparinux son fármacos de elección a largo plazo para pacientes con función renal grave, embarazadas o con cáncer activo y se deben evitar en pacientes con trombocitopenia inducida por la heparina.
- Antagonistas de la vitamina K (warfarina). Se utiliza para la mayoría de las no embarazadas y pacientes que cursan con insuficiencia renal moderada (depuración de creatinina >30

mL/minuto). La dosificación de estos agentes es individualizada y se deben observar las condiciones que puedan afectar la vida media del anticoagulante; por ej., deterioro de la depuración de creatinina, la interacción con los alimentos y fármacos, pérdida o aumento de peso y los efectos adversos de estos medicamentos (necrosis cutánea, trombocitopenia y osteoporosis).

- La warfarina debe superponerse con la heparina hasta que el índice internacional normalizado (INR) sea terapéutico durante más de 24 horas (INR= 3-3,5).
- Se debe asegurar la anticoagulación terapéutica durante los períodos de transición. Las interrupciones durante los primeros tres meses deben evitarse debido al alto riesgo de trombosis recurrente durante este período.
- Las tasas de mayor sangrado con la heparina de bajo peso molecular y la warfarina durante los primeros tres meses de terapia anticoagulante son bajas (menos del 2%).
- Existen análisis para evaluar el riesgo de recurrencias una vez suspendido el anticoagulante; el más usado es la el dímero D; que debe hacerse al mes de haber finalizado el tratamiento anticoagulante.

Bibliografía

Bauer KA. Management of thrombophilia. J Thromb Haemost. 2003; 1: 1429-1434.

Georged D, Erkan D. Antiphospholipid syndrome. Prog Cardiovasc Dis. 2009; 52: 115-120.

Keeling D, Mackie I, Moore GW, et al. Guidelines on the investigation and management of antiphospholipid syndrome. British J Haematol. 2012; 157: 47-58.

Neumann I, Izcovich A, Aguilar R, et al. ASH, ABHH, ACHO, Grupo CAHT, Grupo CLAHT, SAH, SBHH, SHU, SOCHIHEM, SOMETH, Sociedad Panameña de Hematología, SPH, and SVH 2021 guidelines for management of venous thromboembolism in Latin America. Blood Adv. 2021; 5: 3032-3046.

Ortel TL, Neumann I, Ageno W, et al. American Society of Hematology 2020 guidelines for management of venous thromboembolism: treatment of deep vein thrombosis and pulmonary embolism. Blood Adv. 2020; 4: 4693-4738.

Rosendaal FR, Van Hyckama A, Tanis BC, et al. Estrogens, progestogens and thrombosis. J Thromb Haemost. 2003; 1: 1371-1380.

Ruiz-Irastorza G, Crowther M, Branch W, et al. Antiphospholipid syndrome. Lancet. 2010; 376: 1498-1509.

Seligsohn U, Lubetsky A. Genetic susceptibility to venous thrombosis. N Engl J Med. 2001; 344: 1222-1231.

Stevens SM, Woller SC, Kreuziger LB, et al. Antithrombotic therapy for VTE disease: second update of the CHEST guideline and expert panel report. Chest. 2021; 160: e545.

Turpie AGG. Pentasaccharides. Seminans in Hematol. 2002; 39(3): 158-171.

Weitz JI, Strony J, Ageno W, et al. Milvexian for the prevention of venous thromboembolism. N Engl J Med. 2021; 385: 2161.

Witt DM, Nieuwlaat R, Clark NP, et al. American Society of Hematology 2018 guidelines for management of venous thromboembolism: optimal management of anticoagulation therapy. Blood Adv. 2018; 2: 3257-3291.

CAPÍTULO 115
EMERGENCIAS REUMATOLÓGICAS

LUIS ARTURO GUTIÉRREZ G.

INTRODUCCIÓN

Las verdaderas emergencias reumatológicas son aquellas que ponen en peligro la vida del paciente en minutos o afectan gravemente un órgano con una mortalidad del 50%, inclusive con la intervención terapéutica. Estas emergencias comprenden el síndrome antifosfolipídico catastrófico (SAFc), síndrome pulmón-riñón (SPR), vasculitis del sistema nervioso central (SNC), síndrome anti-Ro (lupus neonatal) y síndrome de activación macrofágica (SAM). Por el contrario, las urgencias reumatológicas son de evolución lenta y no necesariamente mortales, y deben ser atendidas en el lapso de seis horas para evitar complicaciones mayores; estas incluyen artritis séptica, anemia hemolítica, ataque de gota, crisis lúpica (exceptuando la que afectan órganos vitales) y glomerulonefritis rápidamente progresiva. A continuación se describen las verdaderas emergencias reumatológicas.

SÍNDROME ANTIFOSFOLIPÍDICO CATASTRÓFICO

El SAFc o síndrome de Asherson es una forma grave y rápidamente evolutiva del síndrome antifosfolipídico (SAF) que conduce a insuficiencia multiorgánica (afectación de tres o más órganos). Existen evidencias anatomopatológicas de oclusión en los vasos de pequeño y gran calibre, y el laboratorio revela generalmente títulos elevados de anticuerpos antifosfolipídicos (AAF). Esta entidad ocurre en menos del 1% de los pacientes con SAF, >90% de ellos es primario; el resto se presenta en *overlap* con otras enfermedades autoinmunes (SAF secundario), que en orden decreciente son LES, síndrome de Sjögren, esclerosis sistémica, artritis reumatoide, *lupus-like* y un pequeño porcentaje de colitis ulcerosa. La evidencia clínica de oclusión vascular se confirma con angio-TC, angio-RM, arteriografía y ultrasonografía duplex arterio/venosa. Es importante, siempre que se sospeche e esta entidad, solicitar el funcionalismo renal, ya que el riñón es uno de las primeros órganos en comprometerse; la afectación renal se sospecha por la presencia de hipertensión arterial grave (>180/100 mm Hg), retención azoada súbita y/o proteinuria (>500 mg/24 horas). Los criterios del SAF catastrófico pueden ser definitivos o probables.

SAFc definitivo

1. Evidencia de oclusión de un vaso o el efecto de su oclusión, en más de 3 órganos, sistemas o tejidos.

2. Manifestaciones clínicas simultáneas o en menos de una semana.
3. Confirmación anatomopatológica de la oclusión de los vasos de pequeño calibre en por lo menos un órgano o tejido.
4. Presencia de anticuerpos antifosfolipídicos (anticoagulante lúpico y/o anticuerpos anticardiolipina).

SAFc probable

1. Afectación de dos órganos o sistemas.
2. Ocurrencia de dos eventos en menos de 1 semana y un tercero antes de la 4ª semana.
3. Los cuatro criterios, excepto la ausencia de confirmación de laboratorio separada de al menos seis semanas debido a la muerte precoz del paciente.
4. Generalmente, evidencia clínica de oclusión vascular confirmada por técnicas de imagen hechas a su debido tiempo. Se debe descartar la afectación renal.

Se sospecha esta enfermedad en pacientes por lo general jóvenes, del sexo femenino, gran afectación sistémica, VDRL positivo, trombocitopenia, leucopenia, anemia hemolítica y, muchas veces, Coombs positivo. El frotis de sangre periférica es fundamental, ya que puede revelar glóbulos rojos fragmentados (esquistocitos) característicos de la hemólisis microangiopática; además, TP/TTP prolongados (recordemos que *in vitro*, los tiempos de coagulación se prolongan pero, *in vivo* existe un estado de hipercoagulabilidad) y el *fast lab* (VSG, PCR, fibrinógeno, procalcitonina, VDRL, C3, C4, RA, prueba de Coombs).

Manifestaciones clínicas

La afectación es multiorgánica; se producen trombos en el tronco de la arteria renal o sus ramas, arterias intrarrenales o arteriolas, capilares glomerulares y venas renales; predomina la oclusión de los pequeños vasos (microangiopatía trombótica). El compromiso pulmonar ocasiona un SDRA, algunas veces acompañado de hemoptisis (hemorragia intraalveolar), embolia pulmonar o trombosis de la arteria pulmonar. El porcentaje de compromiso de órganos y sistemas en el SAFc comprende: renal 78%, pulmonar 66%, SNC 56%, cutánea 50%, cardíaca 50%, gastrointestinal 38%, hepática 34%, suprarrenal 13% y urogenital 6%. La afectación más temida es la del SNC, manifestada por infartos cerebrales, que producen deterioro neurológico y convulsiones. La manifestación del sistema nervioso periférico más frecuente es la mononeuritis múltiple. Los pacientes pueden cursar con infarto testicular, caracterizado por dolor escrotal intenso e inflamación; además se ha observado necrosis de la próstata que simula una prostatitis aguda e infarto ovárico. Las manifestaciones gastrointestinales incluyen perforación esofágica, colitis isquémica e infartos hepáticos y esplénicos. El dolor abdominal agudo y distensión abdominal simulan un abdomen agudo quirúrgico que obliga a laparotomías innecesarias.

Tratamiento

Debido a lo aparatoso del cuadro clínico es necesario iniciar el tratamiento en la UCI; es urgente el acceso venoso central, línea arterial, soporte ventilatorio, control de la tensión arterial, fluidoterapia y manejo del desequilibrio hidroelectrolítico. La presencia de un fallo multiorgánico amerita el uso de anticoagulantes; se puede iniciar con heparina no fraccionada a la dosis de ataque de 5.000 U en bolo seguido de una infusión continua de 1.500 unidades/h con un control estricto de TTP. La heparina de bajo peso molecular como la enoxaparina es también altamente efectiva a la dosis de 1 mg/kg c/12 h. Si el curso clínico es satisfactorio y el paciente tolera la vía oral, se debe iniciar warfarina sódica hasta obtener un INR entre 3 y 4,5. Los corticoesteroides inhiben la inflamación, estabilizan las membrana de los lisosomas y disminuyen la fagocitosis y la opsonización; se debe usar la metilprednisolona (de mayor potencia y no posee el efecto del primer paso hepático) a la dosis de 15-20 mg/día en bolo durante 3-5 días, luego, una dosis de mantenimiento de 1-2 mg/kg dividido en 3 tomas al día. Si el paciente no responde se asocia gammaglobulina, 400 mg/kg/día por 5 días (dosis promedio 25-30 g/día) a una velocidad de infusión de 0,5 mL/kg/hora, esta se debe repetir mensualmente una vez que el paciente esté fuera de peligro. En los enfermos que no respondan a los corticoesteroides se usa la ciclofosfamida a la dosis de 0,5-1 g/m^2 subcutánea, siempre en conjunto con la gammaglobulina. A los pacientes gravemente enfermos que no hayan respondido a la gammaglobulina y los citostáticos, se recomienda hacerles aféresis por 3 a 5 días seguidos (100-150 mL/min). En no respondedores, se utiliza el esquema de EULER, el cual consiste en intercalar sesiones de inmunoadsorción con pulsos de ciclofosfamida.

SÍNDROME PULMÓN-RIÑÓN

El "síndrome pulmón-riñón" (SPR), fue descrito inicialmente por Goodpasture en 1919. Se caracteriza por cursar con insuficiencia renal y respiratoria debido a un proceso autoinmune que desencadena una glomerulonefritis rápidamente progresiva y hemorragia alveolar difusa. Desde el punto de vista fisiopatológico ocurre una vasculitis sistémica de pequeños vasos (arteriolas, vénulas y capilares), con infiltración y necrosis de las paredes vasculares y la consecuente extravasación de eritrocitos al alvéolo pulmonar. La histopatología pulmonar revela capilaritis, y en el riñón produce disrupción del glomérulo, necrosis fibrinoide y formación de semilunas; el daño de las paredes vasculares produce extravasación de células de extirpe inmune y fibrina en el espacio de Bowman, con la consecuente obliteración y pérdida de la función renal. Desde el punto de vista inmunopatológico se han descrito tres entidades: tipo 1 (mediados por anticuerpos), tipo 2 (mediado por complejos inmunes) y tipo 3 (pauci-inmune). El tipo 1 está relacionado con anticuerpos antimembrana basal glomerular (anti-MBG), el tipo 2 con el LES y el tipo 3 con las vasculitis asociadas a los anticuerpos anti-citoplasma de los neutrófilos (ANCA).

Las causas más frecuentes del SPR en el adulto son las vasculitis asociadas a los ANCA en un 56%-77% de los pacientes, seguido por los anticuerpos anti-MBG en un 12%-17%. Entre las causas menos frecuentes (<10%) se encuentran la enfermedad doble positiva, vasculitis asociada a SAF, vasculitis asociada a LES y vasculitis por IgA (púrpura de Henoch-Schönlein). A continuación otras causas menos frecuente de etiología no autoinmune:

- **Enfermedades cardiovasculares**: insuficiencia cardíaca crónica, hipertensión maligna con falla renal y cardíaca, daño renal con edema pulmonar, enfermedad valvular y tumores auriculares.
- **Infecciones**: leptospirosis, infecciones (*Staphylococcus aureus, Legionella pneumophila*), hantavirus y malaria.

- **Fenómenos embólicos**: enfermedad tromboembolica, émbolos de colesterol y embolismo graso.
- **Toxinas**: intoxicación por paraquat, solventes, *Cannabis* (marihuana) y *crack* (cocaína).
- **Anormalidades hemostáticas**: trombocitopenia, uremia, uso de (anticoagulantes, antitrombóticos, antiplaquetarios o trombolíticos) y CID.
- **Malignidad**: cáncer pulmonar primario y metastásico.
- **Varios**: barotrauma, hemosiderosis idiopática, linfoangioleiomatosis y hemangiomatosis pulmonar-capilar.
- **Enfermedad Doble-Positiva en el SPR**. En pacientes con SPR existe un subgrupo de enfermos en quienes se encuentran presentes ambos autoanticuerpos (ANCA y anti-MBG). Este subgrupo de pacientes solo representa 5%-14% de todos los SPR. El antígeno mayormente asociado al ANCA es la mieloperoxidasa (MPO), que junto a la edad avanzada y ameritar hemodiálisis, son factores de mal pronóstico y menor tasa de sobrevida.

Diagnóstico

La radiografía simple del tórax es muy sensible, pero no específica para el diagnóstico de SPR; menos del 13% de los pacientes con hemorragia alveolar difusa no presenta el típico sombreado extenso en parches debido a que es un proceso muy dinámico y las opacidades cambian rápidamente **(FIG. 126)**. Los pacientes con SPR autoinmune no presentan derrame pleural, y si este existe, posiblemente se deba a ICC o sobrecarga de líquidos. La TACAR (tomografía de tórax de alta resolución) es superior a la radiografía de tórax para detectar opacificaciones localizadas en "vidrio esmerilado" o zonas más confluentes en "parches". La ecocardiografía transtorácica puede ayudar al diagnóstico del edema pulmonar cardiogénico.

El examen simple de orina con tira reactiva revela hematuria y proteinuria (sedimento activo). En el SPR, la hematuria suele ser microscópica con eritrocitos dismórficos (provenientes del glomérulo). El examen microscópico puede revelar cilindros hemáticos que sugieren LES. La presencia de células tubulares renales, cilindros (hialinos, celulares epiteliales y mixtos), orienta a una sepsis. Se debe insistir en estudios más avanzados como el "perfil inmunológico", biopsia renal y el lavado broncoalveolar por fibrobroncoscopia.

FIG. 126. Radiografía del tórax en SPR (opacidades en parches).

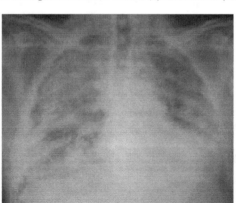

Tratamiento

Como ocurre en todas las enfermedades autoinmunes, y en especial cuando una intervención temprana puede salvar la vida del paciente, no se deben esperar los estudios avanzados. El corticoesteroide con mejor resultado en esta vasculitis es la metilprednisolona 15-20 mg/día IV en bolo por 3-5 días continuos seguido de una dosis de mantenimiento de 1-2 mg/kg/ (dividido en tres tomas); concomitantemente, ciclofosfamida a la dosis de 0,5-1 g/m² SC. En el SPR asociado a los anti-MBG se usa el recambio plasmático (*aféresis*) 100-150 mL/min por 14 días continuos o hasta que desaparezcan los anticuerpos anti-MBG. Cuando el SPR se asocia a un ANCA positivo se usa una terapia biológica como el rituximab (anti-CD20), a la dosis de 350 mg m² subcutánea, cuatro veces por semana. Dado que la tasa de recaída en estos pacientes oscila entre un 27%-35%, se recomiendan medicamentos inmunosupresores de mantenimiento como el metotrexato, azatioprina o el micofenolato mofetilo (**FIG. 127**).

VASCULITIS DEL SISTEMA NERVIOSO CENTRAL

La vasculitis del SNC compromete las arterias y venas cerebrales de todo calibre, que lleva a daño tisular por isquemia y consecuente activación de la cascada inflamatoria por efecto directo del complejo antígeno-anticuerpo, mediada fundamentalmente por citocinas Th1. Las enferme-

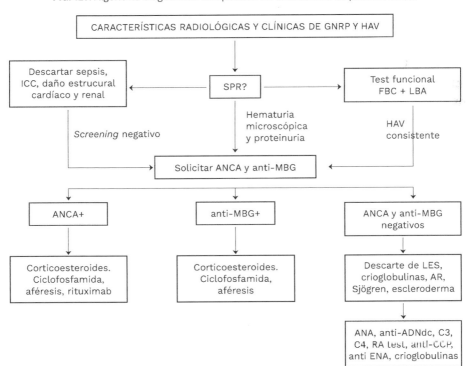

FIG. 127. Algoritmo diagnóstico-terapéutico en el síndrome de pulmón-riñón.

GNRP: glomerulonefritis rápidamente progresiva: SPR: síndrome pulmón-riñón. HAV: hemorragia alveolar difusa. FBC: fibrobroncoscopia. LBA: lavado broncoalveolar. AR: artritis reumatoide. anti-CCP: anti-péptido cíclico citrulinado. anti-ENA: anti-antígenos nucleares extraíbles.

dades reumáticas que producen vasculitis en el SNC y periférico se mencionan a continuación y, seguidamente, una aproximación diagnóstica **(TABLA 134)**:

1. **Enfermedades del tejido conectivo**: lupus eritematoso sistémico, esclerosis sistémica, artritis reumatoide, síndrome de Sjögren, enfermedad mixta del tejido conectivo y enfermedad de Behçet.
2. **Vasculitis sistémica necrosante**: poliarteritis nodosa, granulomatosis eosinofílica con poliangitis (síndrome de Churg-Strauss), poliangitis microscópica, enfermedad de Kawasaki.
3. **Vasculitis granulomatosa sistémica**: granulomatosis con poliangitis (granulomatosis de Wegener); granulomatosis linfomatoide, granuloma letal de la línea media.

TABLA 134. Aproximación diagnóstica en las vasculitis del SNC.

	Reactantes de fase aguda VSG/PCR	Pulsos	Úlceras recurrentes	Anticuerpos
Poliangitis granulomatosa	↑↑↑↑	Normal	(-)	ANCA-c
Behçet	↑↑↑↑	Normal	(-)	(-)*
LES	↑↑	Normal	(+/-)	ANA, anti-ADNdc
Sjögren	↑	Normal	(-)	Anti-Ro/Anti-La
Takayasu	↑↑↑↑	≠	(+)	(-)

* No asociado a autoanticuerpo, pero sí al antígeno de histocompatibilidad HLA-B51.

Diagnóstico

Se sospecha de una vasculitis cerebral de naturaleza autoinmune cuando ocurre en una paciente del sexo femenino, joven, sin historia previa de enfermedad cardiovascular y con lesiones cerebrales focales o múltiples en la RM o TC. El LCR revela pleocitosis a predominio de células plasmocitarias y, con menor frecuencia, los PMN. Es importante conocer los niveles de proteínas en el LCR, ya que una disociación citoproteica (LCR con pleocitosis sin elevación de las proteínas o discreto aumento) orienta a un proceso autoinmune; mientras que una disociación albúmino-citológica (elevación de las proteínas con discreta pleocitosis) se observa en el síndrome de Guillain-Barré y la esclerosis múltiple. El estudio del LCR también descarta infecciones o neoplasias.

Las lesiones sugestivas de vasculitis en la imagen cerebral se caracterizan por un mayor compromiso en la unión de la sustancia blanca con la gris, lesiones puntiformes en el parénquima y lesiones focales múltiples. La angiografía cerebral sirve para demostrar la estenosis segmentaria de vasos intracraneales. La biopsia leptomeníngea y parenquimatosa cerebral muestran la existencia de inflamación vascular y permiten excluir otros diagnósticos, pero ha caído en desuso por su complejidad y poca sensibilidad. Las imágenes observadas en la RM cerebral son sensibles pero no específicas porque las alteraciones comparten características con lesiones focales de la sustancia blanca de origen vascular no inmune; igualmente, la presencia de atrofia cortical y del cuerpo calloso se observa en otras enfermedades autoinmunes como la esclerosis múltiple **(FIG. 128)**.

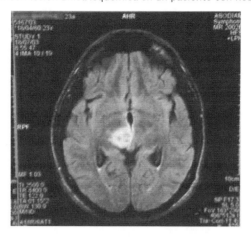

FIG. 128. RM con lesión única isquémica en un paciente con neuro-Behçet.

El advenimiento de la TC con emisión de fotón único (SPECT) ha sido de gran ayuda para evaluar el flujo sanguíneo regional cerebral y detectar alteraciones funcionales como, por ej., inflamación de grandes vasos en la enfermedad de Takayasu. Actualmente se considera el estudio de elección en los síndromes vasculíticos del SNC por ser de mayor sensibilidad que la angiorresonancia e incluso de mayor utilidad que la arteriografía cerebral. Gracias al SPECT se puede hacer seguimiento de las enfermedades autoinmunes antes y después del tratamiento.

Tratamiento

El tratamiento inicial consiste en bolos de metilprednisolona, 1 g/día por 3 días, más ciclofosfamida 0,5-1 g/m² SC IV mensual por 1-2 años, seguido de prednisona, 1 mg/kg/día VO dividida en dos dosis. Luego de alcanzar la remisión en el caso de granulomatosis con poliangitis se puede sustituir el inmunosupresor por metotrexato 20-25 mg/semanal VO; en caso de vasculitis por Behçet, azatioprina 1-2 mg/kg/día VO o colchicina. En la vasculitis por Takayasu, además de los inmunosupresores comunes se puede indicar micofenolato de mofetilo 1-2 g/día VO, y como la alternativa los bloqueantes del factor de necrosis tumoral (Anti-TNF: adalimumba, infliximab y etanercept). El uso de fármacos anti-CD20 (Rituximab) está reservado para las vasculitis ANCA+.

SÍNDROME ANTI-RO (LUPUS NEONATAL)

El lupus eritematoso neonatal es considerado como un modelo de adquisición pasiva de enfermedad autoinmune; se debe al paso transplacentario de los anticuerpos maternos anti-SSA/Ro y anti-SSB/La al feto. Se presenta después de la semana 16 y con mayor frecuencia alrededor de la semana 30 del embarazo, con una incidencia de 1:15.000 nacidos vivos. Sin tratamiento, la mortalidad *in utero* es de 23% y al año de 54%.

Los rasgos clínicos característicos del síndrome anti-Ro neonatal son erupción cutánea transitoria, bloqueo cardíaco congénito, disfunción hepatobiliar, alteraciones hematológicas, neurológicas y pulmonares. La presentación clínica en el feto y el recién nacido es la bradicardia al momento del nacimiento, lesiones cutáneas en un 15%-25%, caracterizadas por un eritema anular que afecta todo el cuerpo (placas anulares descamativas) y sin el típico eritema malar del LES. La afectación hepática suele ser asintomática y se expresa por elevación de las aminotransferasas e hiperbilirrubinemia con patrón colestásico. Una vez alcanzada la adolescencia y la adultez no se encuentran hallazgos de enfermedad autoinmune. Se debe sospechar esta patología en toda embarazada cuando al inicio del embarazo estén positivos los anticuerpos anti-Ro y anti-La.

Tratamiento

Se recomiendan evaluaciones mensuales en toda paciente embarazada portadora de enfermedades autoinmunes, por un equipo multidisciplinario (internista-reumatólogo, ginecobstetra y neonatólogo). En el momento que se observe bradicardia *in utero* se recomienda mantener o iniciar corticoesteroides fluorados como la dexametasona (los fluorados traspasan la barrera transplacentaria), 4 a 6 mg/día VO. Una vez fuera del útero, el recién nacido debe contar con unidad de cuidados intensivos y un cardiólogo pediatra por la posibilidad de tener que instalar un marcapaso definitivo o transitorio.

SÍNDROME DE ACTIVACIÓN MACROFÁGICA

La entidad más temida de todas las emergencias reumatológica es sin duda el síndrome de activación macrofágica (SAM), con una mortalidad de alrededor del 70% y generalmente subdiagnosticada (30% *post mortem*). Consiste en un cuadro clínico agudo y grave de insuficiencia hepática, CID y encefalopatía asociado a la presencia de macrófagos activados en la MO, con signos de hemofagocitosis. La activación macrofágica puede ser desencadenada por infecciones víricas (Epstein Barr, HIV), fármacos (aspirina, antirretrovirales, sulfasalazina, corticoesteroides, azatioprina y anti-TNF). Desde el punto de vista inmunopatogénico, las histiocitosis reactivas son procesos de activación y proliferación no maligna e incontrolada de los macrófagos-histiocitos que llevan a un estado de hipercitocinemia. La citometría de flujo reporta un defecto en la función de la células *natural killer* (NK) con bajo nivel de expresión de perforina.

Las manifestaciones clínicas consisten en fiebre prolongada (mínimo 7 días), con picos mayores de 39°C, melenas, somnolencia, erupciones, eritema, ictericia y linfadenopatías. Es frecuente la hepatoesplenomegalia. El SAM se ha descrito en enfermedades autoinmunes como el LES, artritis idiopática juvenil, enfermedad Still del adulto, poliarteritis nodosa y enfermedad de Kawasaki. Los criterios diagnósticos del SAM se describen a continuación:

- **Criterio clínico**: fiebre (con picos >de 39 °C, mínimo 7 días), esplenomegalia y linfadenopatías.
- **Criterios de laboratorio**: citopenias (Hb <9 g/dL, plaquetas <10 x 10^9/L y neutrófilos <1 x 10^9/L), hipertrigliceridemia > 265 mg/dL, hipofibrinogenemia < 150 mg/L, hiperferritinemia >500 µg/L y actividad de la NK baja o ausente.
- **Criterio histopatológico**: confirmación de hemofagocitosis en la MO, bazo o ganglios linfáticos.

Tratamiento

El tratamiento debe ser precoz para evitar el daño grave de los órganos involucrados. Comprende terapia de soporte precoz, vigilancia y monitorización continua en la unidad de cuidados intensivos, corrección del equilibrio hidroelectrolítico, transfusiones de plasma fresco congelado, pancultivos y antibioticoterapia en el caso de que la reactivación sea de causa infecciosa. El tratamiento de elección es la ciclosporina A, a la dosis de 3-5 mg/kg/día VO o IV; asociar corticoesteroides al comienzo o 24 horas después si no hay mejoría hasta que se normalicen los parámetros biológicos. La ciclosporina suprime selectivamente la función de los linfocitos T, lo cual inhibe la producción de citocinas. La efectividad de la inmunoglobulina intravenosa ha sido modesta, solo se recomienda después de las ocho semanas (su uso prematuro está contraindicado) y la dosis es de 500 mg/kg una vez al mes. El trasplante de células hematopoyéticas alogénicas parece proporcionar la mejor tasa de curación global en el SAM.

Bibliografía

Bucciarelli S, Espinosa G, Cervera R, Erkan D, Gómez-Puerta JA, Ramos-Casals M, et al. For the CAPS Registry Project Group (European Forum on Antipsopholipid Antibodies). Mortality in the catastrophic antiphospholipid syndrome. Causes of death and prognostic factors in a series of 250 patients. Arthritis Rheum. 2006; 54: 2568-76.

Buyon JP, Waltock J, Kleinman C, Copel J. In utero identification and therapy of congenital heart block. Lupus. 1995; 4: 116-21.

Casal Moura M, Irazabal MV, Eirin A, Zand L, Sethi S, Borah BJ, Winters JL, Moriarty JP, Cartin-Ceba R, Berti A, Baqir M, Thompson GE, Makol A, Warrington KJ, Thao V, Specks U, Fervenza FC. Efficacy of rituximab and plasma exchange in antineutrophil cytoplasmic antibody-associated vasculitis with severe kidney disease. J Am Soc Nephrol. 2020 Nov; 31(11): 2688-2704.

Erkan D, Asherson RA, Espinosa G, Cervera R, Font J, Piette JC, et al. The long-term outcome of catastrophic antiphospholipid syndrome survivors. Ann Rheum Dis. 2003; 62: 530-3.

Euler HH, Schroeder JO, Harten P, Zeuner RA, Gutschmidt HJ. Treatment-free remission in severe systemic lupus erythematosus following synchronization of plasmapheresis with subsequent pulse cyclophosphamide. Arthritis Rheum. 1994; 37(12): 1784-94.

Grom AA, Mellins ED. Macrophage activation syndrome: advances towards understanding pathogenesis. Curr Opin Rheumatol. 2010; 22: 561.

Gutierrez-Gonzalez, LA. Síndrome anti-fosfolipido catastrófico. A propósito de un caso. Archivos del CNER. Caracas, DC [update Oct 2007; cited april 2013]. Available from: http://cner.org.ve/pdf/caso1-2007.pdf

Janka GE. Haemophagocytic syndromes. Blood Reviews. 2007; 21: 245-53.

Jayne DR, Gaskin G, Rasmussen N, et al. Randomized trial of plasma exchange or high-dosage methylprednisolone as adjunctive therapy for severe renal vasculitis. J Am Soc Nephrol. 2007; 18: 2180-8.

Lee RW, D'Cruz DP. Pulmonary renal vasculitis syndromes. Autoimmun Rev. 2010; 9: 657-60.

Medina F et al. Acute abdomen in systemic lupus erythematosus: the importance of early laparotomy. Am. J. Med. 1997; 103: 100-105.

Oku K, Atsumi S, Furukawa, et al. Cerebral imaging by magnetic resonance imaging and single photon emission computed tomography in systemic lupus erythematosus with central nervous system involvement. Rheumatology 2003; 42: 773-777.

Plasma exchange and glucocorticoid dosing in the treatment of ANCA-associated vasculitis: a multicentre randomised controlled trial-PEXIVAS 2010; http://www. bctu.bham.ac.uk/pexivas.

Smith RM, Jones RB, Specks U, Bond S, Nodale M, Aljayyousi R, Andrews J, Bruchfeld A, Camilleri B, Carette S, Cheung CK, Derebail V, Doulton T, Forbess L, Fujimoto S, Furuta S, Gewurz-Singer O, Harper L, Ito-Ihara T, Khalidi N, Klocke R, Koening C, Komagata Y, Langford C, Lanyon P, Luqmani RA, Makino H, McAlear CA, Monach P, Moreland LW, Mynard K, Nachman P, Pagnoux C, Pearce F, Peh CA, Pusey C, Ranganathan D, Rhee RL, Spiera R, Sreih AG, Tesar V, Walters G, Weisman MH, Wroe C, Merkel PA, Jayne D; RITAZAREM coinvestigators; RITAZAREM co-investigators. Rituximab as therapy to induce remission after relapse in ANCA-associated vasculitis. Ann Rheum Dis. 2020 Sep; 79(9): 1243-1249.

Taibi A, Durand Fontanier S, Charissoux A, Mathonnet M. Man With Joint Pain and Abdominal Pain. Ann Emerg Med. 2020 Aug; 76(2): 153-190.

West SC, Arulkumaran N, Philip W Ind, Pusey CD. Pulmonary-renal syndrome: a life threatening but treatable condition. Postgrad Med. J 2013; 89: 274-283.

SECCIÓN NUEVE

NEUMOLOGÍA

CAPÍTULO 116

ASMA

AGUSTÍN ACUÑA-IZCARAY

INTRODUCCIÓN

El asma es un síndrome inflamatorio crónico de las vías respiratorias que se acompaña de obstrucción variable del flujo de aire e hiperrespuesta bronquial, que usualmente mejora espontáneamente o por acción del tratamiento. Esta inflamación puede generar cambios estructurales en la pared del bronquio conocidos como remodelado (*airway remodeling*).

El asma es la enfermedad crónica no comunicable más común; afecta alrededor de 260 millones de personas en el mundo (2019). Se caracteriza por síntomas variables como: disnea, tos, sensación de opresión torácica y sibilancias, con períodos de exacerbaciones (asma aguda) que pueden ser de evolución fatal. La mayoría de la morbimortalidad asociada al asma es prevenible (Uso de CI). La patogenia del asma es heterogénea, puede estar asociada con factores endógenos (genética y atopia), ambientales como los alérgenos, tóxicos ocupacionales (tolueno, anhídrido trimetílico), tabaquismo y desencadenantes como infecciones, ejercicio, aire frío, polución (dióxido de azufre, ozono y óxido de nitrógeno), bloqueadores β-adrenérgicos, aspirina e irritantes (aerosoles, perfumes, pinturas). Las infecciones respiratorias superiores por rinovirus, virus sincitial respiratorio y coronavirus son los factores desencadenantes más frecuentes en las exacerbaciones del asma.

El asma es un síndrome heterogéneo que, por años, ha sido dividido en diferentes subtipos clínicos. Estos corresponden a grupos (*clusters*) reconocidos por sus características demográficas, clínicas y/o fisiopatológicas denominadas comúnmente como "fenotipos de asma"; sin embargo, estos fenotipos no se correlacionan fuertemente con un determinado proceso patogénico (endotipo) o con la respuesta al tratamiento. Los fenotipos más comunes incluyen asma alérgica, no alérgica, de aparición tardía (*late-onset asthma*), asma inducida por el ejercicio, asma con limitación fija al flujo aéreo y asma asociada a la obesidad.

Predisposición genética. El asma alérgica, más común en la infancia, se considera un trastorno poligénico asociado a polimorfismos de genes en el cromosoma 5q que compromete los linfocitos T2 colaboradores y la producción de sus interleucinas (4, 5, 9 y 13), que son los mediadores responsables de la inflamación crónica del asma. Otras citocinas proinflamatorias como el TNF-α y la interleucinas 1β, amplifican la respuesta inflamatoria e intervienen en la forma grave de la enfermedad.

Atopia. Es el principal factor de riesgo para padecer asma en la infancia; hasta un 80% de los pacientes asmáticos pueden presentar rinitis alérgica y/o dermatitis atópica en el transcurso de su vida. Los alérgenos que provocan la sensibilización son proteínas que generalmente provienen de ácaros (*Dermatophagoides pteronyssinus*), pelos de perros y gatos, cucarachas, polen y esporas de hongos. La patogenia de la atopia se centra en la producción de anticuerpos IgE (anti-IgE) específicos, indiscutiblemente regida por mecanismos genéticos; los niveles sanguíneos de IgE se correlacionan con la respuesta inicial y sostenida a los alérgenos. En este grupo también se incluye el asma intrínseca, sin elevación de la IgE sérica; caracterizada porque aparece en el adulto, es persistente, puede presentar pólipos nasales y se desencadena por la ingestión de ácido acetilsalicílico.

Factores ambientales. Es posible que los factores ambientales decidan en los primeros años de vida, que las personas atópicas se vuelvan asmáticas, aunque también existen pacientes que tienen una sensibilización independiente de la atopia. La "hipótesis de la higiene del asma" sugiere que existen factores protectores contra el asma como el ingreso prematuro a guarderías, tener hermanos mayores y padecer de *infecciones tempranas*. La exposición a infecciones y endotoxinas provoca una respuesta inmunitaria protectora, predominantemente a base de células T1.

El *remodelado* de la pared bronquial en el paciente asmático es variable y puede estar infiltrado por linfocitos T, mastocitos, eosinófilos y/o neutrófilos; además, presentar engrosamiento de la membrana basal por colágeno, hiperplasia o hipertrofia del músculo liso, tapón de moco, vasodilatación y angiogénesis. Los mastocitos son responsables de la respuesta broncoconstrictora aguda a los factores ambientales, estos son activados por alérgenos mediante un mecanismo que depende de su unión a la IgE específica, que los hace más sensibles a la activación y liberación de mediadores como la histamina, prostaglandina D2 y cisteinil-leucotrienos, que al final son los responsables de la broncoconstricción; además, aumento de la permeabilidad microvascular, secreción de moco, hiperplasia e hipertrofia del músculo liso bronquial.

Por su parte, las células dendríticas de la mucosa bronquial captan alérgenos y los transforman en péptidos alergénicos (antígenos), que son presentados a los linfocitos T de los ganglios linfáticos regionales para generar anti-IgE específica para cada antígeno. De igual manera, las células dendríticas estimulan la generación de linfocitos Th2. Una vez sintetizada la IgE se une a sus receptores de alta afinidad (FcεRI) en la superficie de los mastocitos tisulares o basófilos en la sangre periférica, así como también a los receptores de baja afinidad (FcεRII o CD 23) en la superficie de los linfocitos, eosinófilos, plaquetas y macrófagos. La unión de un receptor del mastocito a la IgE con el alérgeno, activa e induce la liberación de mediadores como: interleucinas 1-5, interferón gamma y TNF-α, que favorecen la inflamación. Por su lado, los eosinófilos liberan la proteína mayor básica, peroxidasa y proteína catiónica, que lesiona la vía aérea y perpetúa el proceso inflamatorio; además, estos generan leucotrienos, especialmente C4, un potente broncoconstrictor que se mantiene gracias a la liberación de citocinas y quemocinas. También, al ingresar el antígeno a la vía aérea se activan los linfocitos T2 para producir interleucina 5, que favorece la maduración de los eosinófilos en la médula ósea, los cuales, al migrar al tejido pulmonar, liberan las sustancias mencionadas.

MANIFESTACIONES CLÍNICAS

La dificultad diagnóstica central del asma es que no existe una prueba *estándar de oro* y que los signos y síntomas pueden ser comunes a otras enfermedades respiratorias. El **asma leve** o con síntomas infrecuentes representa 50%-75% de los pacientes y contribuye con el 30%-40% de las exacerbaciones y con escaso porcentaje de muertes. En la medida que se agrava, se va a caracterizar por episodios recurrentes de disnea, particularmente en la noche o temprano en la mañana, opresión torácica y tos seca o húmeda, generalmente no productiva, en donde generalmente se logra identificar algún estímulo desencadenante.

El examen físico en la exacerbación puede presentar roncus y/o sibilancias universales en todo el tórax a predominio espiratorio. La evaluación clínica del asma debe ser multidisciplinaria y se debe determinar el control y el riesgo: presencia de síntomas diurnos y nocturnos, uso de broncodilatadores de rescate, actividad física diaria y pruebas de la función pulmonar. El riesgo se evalúa por las exacerbaciones, comorbilidades, deterioro espirométrico y efectos secundarios de la medicación, principalmente por el uso frecuente de corticoesteroides sistémicos.

DIAGNÓSTICO

Las pruebas de la función pulmonar tienen un rol importante en el diagnóstico y seguimiento de los pacientes con asma. Las mediciones espirométricas (flujo espiratorio máximo o pico, VEF_1, capacidad vital o capacidad vital forzada CVF) son el *estándar de oro* para evaluar la limitación al flujo aéreo y su respuesta a broncodilatadores o hiperrespuesta a broncoconstrictores. La limitación al flujo aéreo es usualmente definida como la disminución de la relación VEF_1/CVF <0,7 posbroncodilatador (VR= >0,8 o >80%); sin embargo, como este valor disminuye con la edad, se sugiere utilizar el límite inferior de normalidad de los sujetos jóvenes. La prueba de difusión con monóxido de carbono (DLCO) permite evaluar si existe asociación con una enfermedad intersticial y/o enfisema pulmonar. La medición de volúmenes pulmonares (volumen residual y capacidad pulmonar total) puede ser útil para determinar el grado de atrapamiento aéreo o hiperinflación pulmonar.

Pruebas de broncoprovocación. Son útiles para pacientes con sintomatología de asma, pero con espirometría normal. Mide la reactividad de las vías aéreas ante el ejercicio o la inhalación de **metacolina** o **histamina**; una caída > de 20% del VEF_1/CVF orienta el diagnóstico con alta sensibilidad y valor predictivo negativo; sin embargo, la especificidad es baja debido a que los pacientes con EPOC, rinitis alérgica y fibrosis quística pueden también resultar positivos con esta prueba.

Evaluación de la inflamación de la vía aérea. La biopsia bronquial, lavado bronquioalveolar y el análisis del esputo inducido, son útiles solo en estudios de investigación clínica; sin embargo, que en la práctica diaria, por ahora se limita a evaluar la cantidad de eosinófilos en sangre periférica y en algunos centros especializados, la medición de óxido nítrico exhalado (FeNO).

TRATAMIENTO

El tratamiento integral del asma consiste en evitar la exposición de los factores desencadenantes, monitorizar la evolución clínica y las pruebas de función pulmonar; además, establecer el plan de medicamentos para cada paciente. La meta es obtener un adecuado control clínico no solo en las situaciones de crisis, sino en su prevención y mantenimiento. La medicación para tratar el asma se divide en aliviadores y controladores. Los medicamentos de emergencia (aliviadores) se utilizan para revertir la exacerbación en forma rápida mediante los agonistas β2 inhalados de acción corta (salbutamol, terbutalina, clenbuterol, fenoterol, reproterol y pirbuterol) sulfato de magnesio, anticolinérgicos inhalados y corticoesteroides sistémicos. Los medicamentos usados para el mantenimiento (controladores) inhiben los mecanismos inflamatorios básicos y son esencialmente los agonistas β2 de acción prolongada inhalados (formoterol, salmeterol y vilanterol); adicionalmente se podrían usar modificadores de leucotrienos o teofilinas en aquellos pacientes que no logran controlarse con el uso de agonistas β2 de acción prolongada, en combinación con corticoesteroides inhalados de acció prolongada. En estos pacientes graves y que no responden a la terapia inhalada con dosis altas, se recomienda el uso de anticuerpos monoclonales, que dependen del fenotipo inflamatorio: T2 alérgico (omalizumab o dupilumab), T2 esosinofílico (mepolizumab, dupilumab, reslizumab o benralizumab) y para los No T2 ha surgido el uso de tezepelumab que bloquea la linfopoyetina del estroma tímico (TSLP).

Medicamentos usados de emergencia (aliviadores)

El asma aguda puede tener dos patrones de presentación: evolución rápida y de evolución lenta. La gravedad de la exacerbación determina la intensidad y duración del tratamiento aliviador o de rescate.

Asma de evolución rápida (<6 horas). Constituye la minoría de las exacerbaciones y es más frecuente en hombres; por lo general es desencadenada por alergenos, ejercicio o estímulos psicológicos y el mecanismo fisiopatológico suele ser la broncoconstricción (broncoespasmo). Responde rápidamente a los broncodilatadores.

Asma de evolución lenta (>6 horas, usualmente días o semanas). Sucede en un 80%-90% de las exacerbaciones del asma, predominan en mujeres, se desencadena por infecciones de la vía aérea superior, su mecanismo predominante es la inflamación de la vía aérea, produce la mayor parte de las hospitalizaciones por asma y responde lentamente al tratamiento.

Agonistas β2 de acción corta. Son fármacos que activan los receptores adrenérgicos β2 y relajan el músculo liso bronquial; además inhiben la liberación de mediadores por los mastocitos, reducen el edema bronquial y mejoran la secreción de moco; no anulan la inflamación primaria, razón por la que se deben usar o estar precedidos por los corticoesteroides. Son los medicamentos preferidos para aliviar el broncoespasmo en el episodio agudo y para la prevención de la bronconstricción generada por el ejercicio. Sus efectos secundarios son temblor, taquicardia y arritmias cardíacas. Los más usados son el salbutamol, terbutalina y clenbuterol. El formoterol, aunque es un agonista β2 de acción prolongada también se puede usar para aliviar síntomas agudos por su inicio de acción rápida. Los agonistas β2 de acción corta deben usarse solo para el control agudo de síntomas, a la menor dosis y frecuencia posible.

Los objetivos del tratamiento pueden concretarse en: mantener la SpO$_2$ (saturación periférica de oxígeno) >92%, revertir la obstrucción bronquial (midiendo el flujo espiratorio pico o VEF$_1$) y reducir la inflamación de la vía aérea con el uso de corticoesteroides. De tal manera que el tratamiento estándar es el siguiente:

1. Oxígeno (FIO$_2$ <40%) si la saturación arterial de O$_2$ (SaO$_2$) es <92%.
2. Prednisona 50 mg VO o hidrocortisona 250 mg IV o metilprednisolona 80 mg IV.
3. Salbutamol: 100 µg/pulsación + 250-500 µg de bromuro de ipratropio (las dosis varían de acuerdo a la gravedad). Mediante un inhalador dosificador presurizado (pMDI): 6-8 pulsaciones inhaladas c/10-15 min durante la primera hora y luego 2-4 pulsaciones cada 2-4 horas, hasta lograr que las variables clínicas y funcionales mejoren.
4. Anticolinérgicos de acción corta inhalados: ipratropio 40-120 µg c/4-6 h y tiotropio 18µg c/24 h.

Como alternativa:

1. Nebulizaciones a través de oxígeno o aire comprimido con salbutamol 2,5 mg más ipratropio 500 µg c/20 min durante la primera hora; y luego cada 2-4 horas hasta lograr que las variables clínicas y funcionales mejoren.

Considerar en las crisis graves: magnesio IV, salbutamol IV en infusión lenta y ventilación mecánica no invasiva. El sulfato de magnesio se puede utilizar en las crisis graves que no hayan respondido satisfactoriamente al tratamiento inicial. Se administra una sola dosis de 40 mg/kg (máximo 2 g) IV en 20 minutos. El sulfato de magnesio nebulizado junto con un agonista β2 adrenérgico en el tratamiento de una exacerbación de asma parece tener beneficios en la mejoría de la función pulmonar.

Medicamentos de mantenimiento (controladores)

Agonistas β2 de acción prolongada. Seguidamente se resume el tratamiento con broncodilatadores y corticoesteroides usado en la EPOC **(TABLA 135)**.

Corticoesteroides inhalados de acción prolongada. Mejoran la calidad de vida del paciente, normalizan las pruebas de función pulmonar, disminuyen la hiperreactividad e inflamación de la vía aérea y reducen la frecuencia y gravedad de las crisis; inclusive bajan la mortalidad asociada al asma. No curan la enfermedad y al descontinuarlos hay recaídas en una alta proporción de pacientes. Tienen el inconveniente de la candidiasis oral, disfonía y, ocasionalmente, tos, que se pueden controlar con el enjuague bucal después de su uso o con profármacos que se activan en el pulmón (no en la faringe), como la ciclesonida. Las dosis diarias, repartidas cada 12 horas, son las siguientes: dipropionato de beclometasona 200 a 2.000 µg; budesonida, 200 a 1.600 µg; propionato de fluticasona 100 a 1.000 µg; mometasona 100 a 800 µg y ciclesonida 80-160 µg.

TABLA 135. Fármacos más usados en las enfermedades de la vía aérea inferior.

Tipo	Presentación (μg por inhalación)	Dosis media (μg)	Duración del efecto (h)
Broncodilatador de acción corta			
Salbutamol	pMDI, 100 μg/inh	200-600 μg c/4-6 h	4-6
Ipratropio	pMDI, 20 μg/inh	40-120 μg c/4-6 h	4-6
Broncodilatador de acción prolongada			
Formoterol	pMDI, DPI, 4,5-12 μg/inh	9-12 μg c/12 h	+12
Salmeterol	pMDI, DPI, 25-50 μg/inh	50 μg c/12 h	+12
Indacaterol	DPI, 150-300 μg/inh	150-300 μg c/24 h	+24
Olodaterol	DPI, 2,5 μg/inh	5 μg c/24 h	+24
Tiotropio	DPI, 18 μg/inh SMI, 2,5 μg/inh	18 μg c/24 h 5 μg c/24h	+24 +24
Aclidinio	pMDI, 400 μg/inh	400 μg c/12 h	+12
Glicopirronio	DPI, 50 μg/inh	50 μg c/24 h	+24
Umeclidinio	DPI, 62,5 μg/inh	62,5 μg	+24
Combinación LABA/CI			
Formoterol/Budesonida	DPI, 4,5/160 μg/inh	IPS, 9/320 μg c/12 h	+12
Salmeterol/Fluticasona	DPI, 50/100 μg/inh	50/250-500 μg c/12 h	+12
Vilanterol/Furoato fluticasona	DPI, 25/100 μg/inh	25/100 μg c/24 h	+24
Combinación LAMA + LABA			
Glicopirronio/Indacaterol	DPI, 50/110 μg/inh	50/110 μg/24 h	+24
Tiotropio/Olodaterol	ISM, 2,5/2,5 μg/inh	5/5 μg c/24 h	+24
Aclidinio/Formoterol	DPI, 340/12 μg/inh	340/12 μg c/12 h	+12
Umeclidinio/Vilanterol	DPI, 62,5/25 μg/inh	62,5/25 μg/ 24 h	+24

pMDI: *metered dose inhalator* (inhalador de dosis medida presurizado)l; DPI: *dry powder inhalator* (inhalador de polvo seco); ISM: inhalador *soft mist*; LABA: agonistas β2 de acción prolongada; LAMA: anticolinérgicos de acción prolongada y CI: corticoesteroides inhalado.

Bibliografía

Acuña-Izcaray A, Sánchez-Angarita E, Plaza V, Rodrigo G, Montes de Oca M, Gich I, et al. Quality assessment of asthma clinical practice guidelines: a systematic appraisal. Chest. 2013; 144(2): 390-7.

Ducharme FM, Lasserson TJ, Cates CJ. Long-acting β2 -agonists versus anti-leukotrienes as add-on therapy to inhaled corticosteroids for chronic asthma. Cochrane Database of Systematic Reviews 2006, Issue 4. Art. No. CD003137. DOI:10.1002/14651858.CD003137.

Fanta CH. Asthma. N Engl J Med. 2009; 360: 2226. Global strategy for asthma management and prevention. Actualización 2021. The GINA reports are available on www.ginasthma.org.

García G, Bergna M, Vásquez JC, et al. Severe asthma: adding new evidence - Latin American Thoracic Society. ERJ Open Res. 2021 Jan 18; 7(1): 00318-2020.

Global Initiative for Asthma (GINA 2022). Global strategy for asthma management and prevention. https://ginasthma.org/gina-reports/. Actualizado en abril 2002.

Gray Sarah E, Cifu Adam S, Press Valerie G. Therapy for mild to moderate asthma press. JAMA. 2022 Aug 9; 328(6): 575-576. doi: 10.1001/jama.2022.12258..

Hamid Q, Tulic M. New therap for asthma. Is there any progress? Trends Pharmacol Sci. 2010; 31: 355-360.

Lazarus SC. Emergency treatment of asthma. N Engl J Med. 2010; 363: 755-760.

Plaza V, Alobid I, Alvarez C, Guía española para el manejo del asma (GEMA) versión 5.1. Aspectos destacados y controversias. Archivos de Bronconeumología. 2022; 58(2): 150-158.

Wenzel SE, Busse WW. Severe asthma: lessons from the Severe Asthma Research Program. J Allergy Clin Immunol. 2007; 119: 14-19.

CAPÍTULO 117
ENFERMEDAD PULMONAR OBSTRUCTIVA CRÓNICA

AGUSTÍN ACUÑA-IZCARAY, JOSÉ EFRAÍN SÁNCHEZ-ANGARITA

INTRODUCCIÓN

La enfermedad pulmonar obstructiva crónica (EPOC) es una patología respiratoria de alta prevalencia mundial; es la tercera causa de muerte en el mundo y en 2019 ocasionó 3.23 millones de defunciones. En Venezuela se ubica en el octavo lugar dentro de las causas de mortalidad; sin embargo, los datos provenientes del estudio PLATINO determinaron una prevalencia en Caracas del 12,1% en la población de fumadores mayores de 40 años.

Para *Global Initiative for Chronic Obstructive Lung Diseases* (**GOLD**), la EPOC es definida como "Enfermedad común, prevenible y tratable; que se caracteriza por síntomas respiratorios persistentes y limitación del flujo de aire, debido a anomalías de las vías respiratorias y/o alveolares, generalmente causadas por una exposición significativa a partículas o gases nocivos". La limitación al flujo aéreo se confirma con una relación entre el volumen espiratorio forzado en el primer segundo (VEF1) y la capacidad vital forzada (CVF) menor de 0,70, luego del uso de un broncodilatador inhalado. Es un síndrome caracterizado por alteraciones de la vía aérea con diferentes formas de presentación y evolución; cursa con disnea, tos, expectoración, exacerbaciones, manifestaciones extrapulmonares y enfermedades concomitantes (ALAT, 2019). Existen dos entidades que conforman el EPOC y, pueden o no coexistir: bronquitis crónica y enfisema.

Bronquitis crónica. Es definida clínicamente por la presencia de tos productiva con expectoración, durante al menos 3 meses al año, por 2 años consecutivos; en ausencia de otras neumopatías. Desde el punto de vista anatomopatológico se caracteriza por aumento del número de células caliciformes (*goblet cells*), inflamación de la vía aérea (mediada por inmunidad celular tipo T1 y T2), aumento del músculo liso bronquial y tapones mucosos intraluminales.

Enfisema. Se debe a la destrucción permanente de los espacios bronquiolo-alveolares a partir de los bronquiolos respiratorios, lo que lleva a una progresiva disminución de la retracción elástica, que ocasiona atrapamiento de aire y aumento de la resistencia al flujo aéreo. Existe una susceptibilidad genética para el desarrollo del enfisema ante la exposición ambiental de tabaco y/o combustión de biomasa. Además, una deficiencia genética, heredada o adquirida de α1-antitripsina y anti-proteasa que favorece la destrucción del parénquima pulmonar. El estudio histopatológico puede revelar un patrón **centrolobulillar** caracterizado por destrucción del bronquiolo respiratorio y conductos alveolares en el centro del acino y, el **panlobulillar** que afecta el acino completo; aunque es frecuente encontrar los dos componentes. El patrón centrolobulillar suele ubicarse en los campos pulmonares superiores y está más relacionado con el hábito de fumar, y el panlobulillar tiende a ser universal y se presenta más en la deficiencia de α1-antitripsina.

La heterogeneidad de la EPOC ha llevado a identificar diferentes subgrupos de pacientes que comparten características clínicas. Algunos autores han propuesto agruparlos bajo el término de fenotipos clínicos por su relación con desenlaces relevantes y los utilizan para orientar la terapéutica. Tradicionalmente, se han descrito dos fenotipos clínicos en la EPOC, el "abotagado azul" de la bronquitis crónica (pacientes obesos y cianóticos) y el "soplador rosado" del enfisema (pacientes delgados y no cianóticos en reposo). En la actualidad, los fenotipos clínicos más estudiados son: *no-exacerbador* (con enfisema o bronquitis crónica), *exacerbador* (*agudizador*) (con enfisema o bronquitis crónica) y el mixto EPOC-asma. Las evidencias indican que los fumadores con síntomas respiratorios crónicos y/o evidencia tomográfica de anomalías estructurales de los pulmones (enfisema y/o engrosamiento de la pared bronquial), sin limitación al flujo de aire tienen peores desenlaces clínicos (exacerbaciones y neumonía) y riesgo alto de desarrollar limitación al flujo de aire, aunque no llenan los criterios actuales del diagnóstico de EPOC.

DIAGNÓSTICO

El diagnóstico de EPOC se sospecha por la presencia de factores de riesgo (tabaco, combustibles de biomasa, vapores o polvos ocupacionales, entre otros); acompañada de síntomas respiratorios: disnea de esfuerzo, tos con o sin expectoración) En adultos sospechosos, mayores de 40 años se debe considerar el diagnóstico de EPOC y solicitar una espirometría con broncodilatadores confirmatoria. La presencia de limitación al flujo de aire posbroncodilatadores confirma el diagnóstico de EPOC.

Es importante precisar, en cuanto a los factores de riesgo: la duración, intensidad y continuidad de la exposición. Se debe calcular el índice de paquetes/año (IPA) para el humo de tabaco (número promedio de cigarrillos fumados al día multiplicado por el número de años que fumó o ha fumado dividido entre 20); el de horas-año para humo de leña (número promedio de horas al día cocinando con fogón de leña multiplicado por el número de años que ha cocinado) o el número de años usando leña como combustible para cocinar. Un paciente de 40 años o más, fumador de ≥10 paquete/año o expuesto a humo de leña por más de 200 horas-año o 10 años, tiene un riesgo elevado de EPOC.

Una tercera parte de los pacientes con EPOC son asintomáticos; la presencia de tos y expectoración orientan a la presencia de EPOC y su intensidad se relaciona con un peor desenlace. La tos frecuentemente es productiva, de predominio matutino y no tiene relación con el grado de obstrucción al flujo aéreo. El aumento de la expectoración y características purulentas sugieren exacerbación, infección o presencia de bronquiectasias; la expectoración hemoptoica es sugestiva de carcinoma broncogénico.

La limitación de las actividades de la vida diaria y del ejercicio físico son los principales determinantes de la discapacidad y el deterioro de la calidad de vida de estos enfermos. Existen escalas que miden el grado de disnea, como la escala de disnea modificada de *Medical Research Council* (mMRC): *grado 0*: disnea solo al hacer ejercicio intenso; g*rado 1*: andar rápido o subir una cuesta poco pronunciada; *grado 2*: incapacidad para mantener el paso con otras personas de la misma edad y en terreno plano; *grado 3*: tener que descansar al andar unos 100 metros en plano, y a los pocos minutos y *grado 4*: aparece con ciertas actividades básicas, como vestirse, peinarse o cepillarse los dientes, e incapacidad para salir de casa.

Espirometría forzada con un broncodilatador. Para confirmar el diagnóstico de la EPOC es imprescindible hacer una espirometría para determinar la presencia de limitación del flujo de aire. Esta se establece por el valor de la relación entre el volumen espirado forzado en el primer segundo y la capacidad vital forzada (VEF1/CVF) con la prueba posbroncodilatadora (pos-BD), que debe ser <0,70. Este criterio es el parámetro de elección para el diagnóstico definitivo de la EPOC, a pesar de que se puede sub-diagnosticar la presencia de limitación al flujo aéreo en personas mayores a 65 años. La guía clínica latinoamericana de EPOC propone que en toda persona con sospecha de esta enfermedad, se lleve una estrategia de búsqueda o cribado (tamizaje) para el seguimiento, evaluación y estratificación de la gravedad **(FIG. 129)**.

FIG. 129. Proceso diagnóstico de la EPOC. Adaptado de Guía latinoamericana de EPOC, 2021.

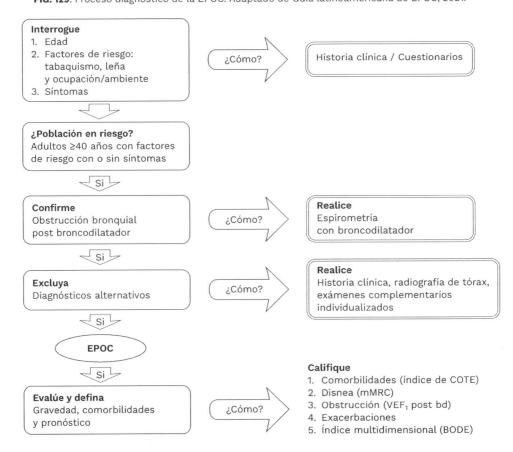

Evaluaciones complementarias

Son útiles para el diagnóstico diferencial, la evaluación de la gravedad de la EPOC, la individualización del tratamiento y la definición del pronóstico de la enfermedad; se describen a continuación.

Índice de masa corporal o IMC= peso en kg/talla m². En la EPOC, valores de IMC menores a 20 kg/m² se asocian con mayor mortalidad y mayor a 30 con peor calidad de vida, mayor disnea, menor distancia recorrida en la prueba de caminata de seis minutos (C6M) y mayor expresión clínica de las comorbilidades.

Saturación de oxígeno por el oxímetro de pulso (SpO_2) en reposo. Aunque tiene variabilidad y puede sobrestimar la saturación de oxígeno de la hemoglobina sanguínea, puede ser útil para sugerir mayor gravedad e identificar pacientes elegibles a oxigenoterapia.

Hemoglobina y hematocrito. Permite descartar policitemia asociada a la hipoxemia.

Gasometría arterial. Se emplea en alturas bajas (<1.500 m sobre el nivel del mar) para la evaluación inicial de los pacientes con obstrucción grave (SaO_2 en reposo <93%) y en enfermos con manifestaciones clínicas de hipoxemia, para determinar la oxigenoterapia ambulatoria. En etapas avanzadas la hipoxemia se asocia con hipercapnia, marcador de gravedad, que se relaciona con mal pronóstico.

Pruebas de función respiratoria. Además de la espirometría para definir los volúmenes pulmonares y la capacidad de difusión alvéolo-capilar (DLCO o TLCO y KCO); se usan pruebas de ejercicio submáximas (por ej., caminata de 6 minutos) y máximas como la prueba de esfuerzo cardiopulmonar, que evalúan la tolerancia al ejercicio.

Radiografía de tórax. Se recomienda en la evaluación inicial para excluir otras enfermedades como cáncer de pulmón, tuberculosis, enfermedad pulmonar intersticial y enfermedad ocupacional. En la EPOC moderada y grave se pueden encontrar en la radiografía signos de hiperinflación o "atrapamiento" de aire.

Tomografía de tórax. Es útil para determinar el daño estructural causado por la EPOC; además, define el tipo, grado y distribución del enfisema; además, presencia de comorbilidades como bronquiectasias, cáncer o fibrosis pulmonar.

Electrocardiograma y ecocardiograma. Están indicados si hay evidencia clínica o radiográfica de hipertensión pulmonar.

Biomarcadores en sangre. El incremento de la proteína C reactiva cuantitativa, el fibrinógeno y el conteo de eosinófilos en sangre periférica se asocia con desenlaces clínicos significativos, como el aumento de exacerbaciones, hospitalizaciones y mortalidad.

ESTRATIFICACIÓN DE LA GRAVEDAD DEL ENFERMO

Para estratificar la gravedad de la EPOC se utilizan variables de fácil medición, que se correlacionan con desenlaces clínicos relevantes, como la mortalidad y la calidad de vida. Las siguientes tres variables representan tres dimensiones del impacto de la enfermedad: impacto clínico actual (grado de disnea y limitación al flujo aéreo), riesgo futuro de exacerbaciones y hospitalizaciones por exacerbación:

Frecuencia y gravedad de las exacerbaciones y hospitalizaciones por la EPOC en el año anterior. Su registro es parte esencial de la estratificación de la gravedad de la enfermedad. La mayor frecuencia y gravedad de las exacerbaciones y hospitalizaciones se asocia con peor calidad de vida, altos costos sanitarios y mayor mortalidad.

Gravedad de la disnea. Para su cuantificación se recomienda la escala modificada del Medical Research Council mMRC, que puede ser autoevaluada y se correlaciona bien con la mortalidad, cambios con el tiempo (exacerbaciones) y con otras variables clínicas y funcionales **(TABLA 136)**.

Grado de obstrucción al flujo aéreo. Una vez que se comprueba la limitación al flujo de aire, el VEF_1, expresado como porcentaje del valor esperado, es la variable que mejor define la gravedad de la limitación al flujo de aire **(TABLA 137 y 138)**.

TABLA 136. Escala modificada del Medical Research Council (mMRC).

Grado	Descripción de la disnea
0	Solo me quedo sin aliento con el ejercicio intenso
1	Me falta el aliento cuando me apresuro en terreno llano o cuando camino cuesta arriba
2	En terreno llano, camino más lento que las personas de la misma edad debido a la falta de aire, o tengo que detenerme para respirar cuando camino a mi propio ritmo en el llano
3	Me detengo para respirar después de caminar unos 100 metros o después de unos minutos en terreno llano
4	Me falta demasiado el aire como para salir de casa o estoy sin aliento cuando me visto

Un grado de escala mMRC de 3 tiene significativamente peor pronóstico y se puede utilizar para predecir hospitalizaciones y exacerbaciones.

TABLA 137. Gravedad de la obstrucción según el VEF_1.

Gravedad	VEF_1 (% del esperado)*
Leve	>80
Moderado	50-80
Grave	30-49
Muy grave	<30

* Siempre que haya obstrucción definida por una relación VEF_1/CVF <0,70

TABLA 138. Estratificación de la gravedad de la EPOC.

Nivel de gravedad	Criterios de evaluación		
	Disnea (mMRC)	VEF$_1$ (% del esperado)	Exacerbaciones en los últimos 12 meses
Leve (Todos los parámetros)	0-1	≥80	Ninguna
Moderada (Al menos uno de los parámetros)	2	50-79	1 Moderada
Grave (Al menos uno de los parámetros)	3-4	<50	≥2 Moderadas o ≥1 Hospitalización

Índices complementarios

Prueba de evaluación de COPD (CAT™). El CAT es una medida unidimensional de deterioro del estado de salud en la EPOC y contiene 8 elementos. La puntuación varía de 0 a 40, se correlaciona bien con el cuestionario de Saint George's (SGRQ).

Índice BODE. Este índice se desarrolló como respuesta al interés de encontrar un modelo multidimensional para predecir con mayor certeza la mortalidad en la EPOC. El BODE utiliza variables con gran poder pronóstico, de fácil medición, no invasivas y bajo costo (disnea mMRC, VEF$_1$, IMC y C6M). Su puntuación oscila entre 0 (mejor pronóstico) y 10 (peor pronóstico). El incremento en una unidad de su puntuación aumenta la mortalidad por cualquier causa o respiratoria en 34% y 62%, respectivamente. El índice BODE se correlaciona bien con la calidad de vida, cuestionarios clínicos, variables funcionales y otros índices multidimensionales, por lo cual se ha planteado su uso, no solo para la determinación del pronóstico, sino para el seguimiento y la evaluación de los resultados de algunas intervenciones como la rehabilitación **(TABLA 139)**.

TABLA 139. Índice de BODE.

	Marcadores	Puntuación			
		0	1	2	3
B	IMC (kg/m^2)	≥21	≤21	-	-
O	VEF$_1$ (%)	≥65	50-64	36-49	≤35
D	Disnea (mMRC)	0-1	2	3	4
E	C6M	≥350	250-349	150-249	≤149

Identificación de comorbilidades y su impacto clínico y pronóstico (Índice COTE). Las comorbilidades son frecuentes en la EPOC y tienen un impacto negativo en los síntomas, calidad de vida, mortalidad y costos de atención. Se debe hacer énfasis en el diagnóstico y tratamiento de la enfermedad cardiovascular, ansiedad, reflujo gastroesofágico, osteoporosis y cáncer de pulmón (TABLA 140).

TABLA 140. Índice de COTE.

Comorbilidad	Puntos
Cáncer de pulmón, esófago, páncreas y mama	6
Ansiedad	6
Otros tipos de cáncer	2
Cirrosis hepática	2
Fibrilación auricular/aleteo	2
Diabetes mellitus con neuropatía	2
Fibrosis pulmonar	2
Insuficiencia cardíaca crónica	1
Úlcera gástrica/duodenal	1
Enfermedad coronaria	1

TRATAMIENTO

EPOC estable. La terapéutica se basa en la combinación de medidas preventivas e intervenciones que mejoren los síntomas, calidad de vida, función pulmonar, tolerancia al ejercicio, la frecuencia y gravedad de las exacerbaciones. Este abordaje debe ser complementado con un programa de educación médica continua del paciente y su familia, el control a la exposición de los factores de riesgo (como al humo del tabaco o biomasa), las alteraciones nutricionales, vacunación y el estímulo para realizar actividad física regular.

Las recomendaciones más usadas en Latinoamérica, para el tratamiento farmacológico de la EPOC se basan en las recomendaciones de la *Global Initiative for Chronic Obstructive Lung Disease* (GOLD)1, la Guía española de la enfermedad pulmonar obstructiva crónica (GesEPOC) y la Guía de práctica clínica Latinoamericana de EPOC (LatinEpoc 2019). En general los tres documentos promueven la evaluación multidimensional de la EPOC y las estrategias terapéuticas que varía de acuerdo con un modelo de estratificación o características clínicas (fenotipos) de la EPOC. Los objetivos principales del tratamiento farmacológico son mejorar los síntomas, la calidad de vida, tolerancia al ejercicio, la frecuencia y gravedad de las exacerbaciones. Para lograr estos objetivos los medicamentos deben ser administrados de manera individualizada según la gravedad de la disnea, de la obstrucción del flujo de aire y la frecuencia y gravedad de las exacerbaciones. En los pacientes con enfermedad leve y síntomas ocasionales puede ser suficiente la monoterapia con broncodilatadores de acción corta o larga (adrenérgicos β_2 y anticolinérgicos). Los pacientes con enfermedad más grave por lo general necesitan combinación de varios fármacos **TABLA 141**.

TABLA 141. Fármacos más usados en las enfermedades de la vía aérea inferior.

Tipo	Presentación (µg por inhalación)	Dosis media (µg)	Duración del efecto (horas)
Broncodilatador de acción corta			
Salbutamol	pMDI, 100 µg/inh	200-600 µg c/4-6 h	4-6
Ipratropio	pMDI, 20 µg/inh	40-120 µg c/4-6 h	4-6
Broncodilatador de acción prolongada			
Formoterol	pMDI, DPI, 4,5–12 µg/inh	9-12 µg c/12 h	+12
Salmeterol	pMDI, DPI, 25-50 µg/inh	50 µg c/12 h	+12
Indacaterol	DPI, 150-300 µg/inh	150-300 µg c/24 h	+24
Olodaterol	DPI, 2,5 µg/inh	5 µg c/24h	+24
Tiotropio	DPI, 18 µg/inh SMI, 2,5 µg/inh	18 µg c/24 h 5 µg c/24h	+24 +24
Aclidinio	pMDI, 400 µg/inh	400 µg c/12 h	+12
Glicopirronio	DPI, 50 µg/inh	50 µg c/24 h	+24
Umeclidinio	DPI, 62,5 µg/inh	62,5 µg	+24
Combinación LABA/CI			
Formoterol/Budesonida	DPI, 4,5/160 µg/inh	IPS, 9/320 µg c/12 h	+12
Salmeterol/Fluticasona	DPI, 50/100 µg/inh	50/250-500 µg c/12 h	+12
Vilanterol/Furoato fluticasona	DPI, 25/100 µg/inh	25/100 µg c/24 h	+24
Combinación LAMA + LABA			
Glicopirronio/Indacaterol	DPI, 50/110 µg/inh	50/110 µg/24 h	+24
Tiotropio/Olodaterol	ISM, 2,5/ 2,5 µg/inh	5/5 µg c/24 h	+24
Aclidinio/Formoterol	DPI, 340/12 µg/inh	340/12 µg c/12 h	+12
Umeclidinio/Vilanterol	DPI, 62,5/25 µg/inh	62,5/25 µg/ 24 h	+24

pMDI: *metered dose inhalator* (inhalador de dosis medida presurizado)l; DPI: *dry powder inhalator* (inhalador de polvo seco); ISM: inhalador *soft mist*; LABA: agonistas β_2 de acción prolongada; LAMA: anticolinérgicos de acción prolongada y CI: corticoesteroide inhalado.

Tratamiento de la EPOC leve a grave. Recomendación de la Asociación Latinoamericana de Tórax (ALAT). Algoritmo (FIG. 130)

EPOC leve a moderada. En pacientes con indicadores de gravedad leve a moderada (mMRC 0-2 o VEF_1>50% pos-BD) sin exacerbaciones en el año anterior se recomienda iniciar tratamiento con monoterapia broncodilatadora: anticolinérgicos de acción prolongada (LAMA) y agonistas β2 de acción prolongada (LABA). La monoterapia con LABA o LAMA en estos pacientes son equivalentes y pueden ser usados indistintamente para el tratamiento de la disnea, mejorar la calidad de vida y la función pulmonar. Si el paciente ha presentado alguna exacerbación se

FIG. 130. Tratamiento farmacológico según la gravedad de la EPOC.

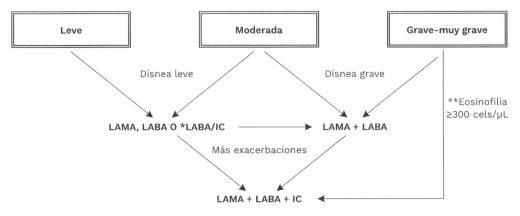

*Considerar iniciar en leve-moderado con eosinofilia ≥300 cel/µL
** Considerar iniciar en grave con eosinofilia ≥300 cels/µL

prefiere el uso de monoterapia con LAMA sobre LABAs por su mayor efecto en la prevención de las exacerbaciones. En enfermedad moderada (mMRC 3-4 o VEF_1<50%) o en aquellos pacientes que persisten con importante disnea y reciben monoterapia broncodilatadora se recomienda el uso combinado de dos broncodilatadores de diferentes mecanismos de acción o doble terapia broncodilatadora (LABA+LAMA). Los pacientes con un recuento de eosinófilos ≥300 eosinófilos/µL o aquellos con antecedente de diagnóstico médico previo de asma bronquial antes de los 40 años se benefician del uso de terapia combinada LABA/CI.

En cada control se debe evaluar la respuesta de los síntomas, frecuencia y gravedad de las exacerbaciones, dosis y frecuencia de la administración de los fármacos prescritos y de rescate, técnica de la aplicación de los inhaladores y el consumo de cigarrillo.

EPOC grave-muy grave. Se recomienda el uso de la doble terapia broncodilatadora (LABA + LAMA) en pacientes con EPOC grave (mMRC 3-4 o VEF_1<50%). Si presentan nuevas exacerbaciones que requieren el uso de corticosteroides y/o antibióticos o ≥1 hospitalizaciones por exacerbación y reciben doble terapia broncodilatadora se recomienda escalar a triple terapia (LABA/LAMA/CI). Esta también estaría indicada de inicio en aquellos pacientes graves con alta probabilidad de respuesta al CI (pacientes con recuento de eosinófilos ≥300 eosinófilos/µL). Se considera asociar roflumilast (antiinflamatorio oral, que inhibe la fosfodiesterasa 4), ante la falta de control de la frecuencia de exacerbaciones y reciben terapia triple (LABA/LAMA/CI) o en aquellos pacientes que reciben doble terapia de baja probabilidad de respuesta al corticoesteroide inhalado (pacientes con recuento de eosinófilos <100 eosinófilos/µL).

Cese del tabaquismo. La suspensión del cigarrillo es la intervención más costo-efectiva para la prevención de la EPOC; esta puede producir síntomas de abstinencia que se pueden atenuar mediante la administración de fármacos como la terapia de reemplazo de nicotina, el bupropión, nortriptilina y la vareniclina. El bupropión y el reemplazo de nicotina tienen la misma eficacia. La vareniclina es superior a las formas individuales de la terapia de reemplazo de nicotina y al bupropión. Estas terapias farmacológicas siempre deben ser usada de forma combinada con consejos médicos u orientación conductual y no como terapia única.

Vacunación. Se recomienda en todos los pacientes con EPOC mayores de 65 años la administración de vacunas polivalentes contra la influenza (trivalente, virus fragmentado e inactivado), contra neumococo (PCV13 and PPSV23) y vacuna contra el coronavirus (COVID-19).

Oxigenoterapia a largo plazo. Estudios a largo plazo han demostrado que el tratamiento con oxigenoterapia continua domiciliaria por un promedio de 15 horas/día disminuye la mortalidad global en los pacientes que tienen hipoxemia diurna grave ($PaO_2 \leq 50$ mm Hg o $SaO_2 <88\%$) e insuficiencia cardíaca derecha **(TABLA 142)**.

TABLA 142. Indicaciones de oxigenoterapia continua en pacientes con EPOC.

PaO_2 en reposo ≤55 mm Hg o SaO_2 (saturación de O_2 por gasometría) <88% con o sin hipercapnia
PaO_2 56-59 mm Hg o SaO_2 89% asociado a: hipertensión pulmonar y/o edema periférico, sugestivo de insuficiencia cardíaca derecha congestiva o policitemia (hematocrito >55%)

Rehabilitación pulmonar. La rehabilitación pulmonar es una intervención multidisciplinaria, diseñada para reducir síntomas, optimizar el estado funcional, mejorar la calidad de vida y reducir los costos sanitarios. Se ha demostrado que la rehabilitación es una estrategia terapéutica eficaz para mejorar la disnea, la calidad de vida y tolerancia al ejercicio; especialmente en pacientes con disnea grave y/o con riesgo elevado de exacerbaciones

Ventilación mecánica no invasiva en pacientes estables. La ventilación mecánica no invasiva se usa ocasionalmente en pacientes con EPOC muy grave y en condiciones estables. Se considera su uso en un grupo seleccionado de pacientes, particularmente en aquellos con hipercapnia diurna pronunciada y hospitalización reciente; aunque existen controversias sobre sus beneficios en la mortalidad, función pulmonar, tolerancia al ejercicio, calidad de vida, fuerza muscular respiratoria y eficiencia del sueño. En pacientes con EPOC y apnea obstructiva del sueño existe una clara indicación para el uso de presión positiva continua en la vía aérea (CPAP).

Tratamiento quirúrgico y endoscópico de la EPOC. Existen tres tipos de cirugía en pacientes con EPOC: resección de bulas gigantes, reducción de volumen pulmonar y trasplante del pulmón. La reducción endoscópica del volumen pulmonar es un procedimiento mínimamente invasivo que se realiza mediante la colocación de válvulas y espirales.

Trasplante pulmonar. En pacientes seleccionados con EPOC muy grave, se ha demostrado que el trasplante pulmonar mejora el estado de salud y la capacidad funcional, pero no prolonga la supervivencia. Se recomienda considerar el trasplante pulmonar en aquellos pacientes que continúan deteriorándose a pesar de recibir el máximo tratamiento médico. Los criterios estándar para el trasplante pulmonar en la EPOC incluyen: paciente con enfermedad progresiva, no candidato para la reducción del volumen pulmonar endoscópica o quirúrgica, calificación de BODE de 7-10, historia de hospitalizaciones repetidas por exacerbaciones con hipercapnia ($PaCO_2 >55$ mm Hg), distribución homogénea del enfisema, VEF_1 o DLCO <20%, hipertensión pulmonar moderada a grave y/o *cor pulmonale* a pesar de la oxigenoterapia, tres o más exacerbaciones graves durante el año anterior, o una exacerbación grave con insuficiencia respiratoria hipercápnica aguda. La sobrevida reportada para el trasplante pulmonar en estos pacientes ha aumentado a 5,5 años; es de 7 años en los que reciben un trasplante pulmonar bilateral y de 5 años en los que reciben trasplante unilateral.

Exacerbaciones de la EPOC

Las exacerbaciones de la EPOC se definen como un evento agudo en la evolución de la enfermedad, que se caracteriza por empeoramiento de la disnea, aumento de la tos y/o expectoración (cantidad y características purulentas), más allá de la variabilidad diaria, y lo suficiente para modificar el tratamiento habitual.

Las exacerbaciones de la EPOC se asocian con aumento en la mortalidad, el número de hospitalizaciones, el uso de recursos de salud, empeoramiento en la calidad de vida y de la función pulmonar. También se ha demostrado en estos pacientes un riesgo cardiovascular aumentado que incrementa el infarto del miocardio en los primeros 30 días posterior al evento (HR=3,8; 95% CI 2,7-5,5), este riesgo es mayor si requiere hospitalización (HR= 9,9; 95% CI 6,6-14,9).

La clasificación de la EPOC más usada, pero cuestionada, basada fundamentalmente en el uso de recursos de salud, se describe a continuación **(TABLA 143)**.

TABLA 143. Clasificación de las exacerbaciones de EPOC.

Leve (tratamiento ambulatorio)	Empeoramiento de los síntomas que requiere aumento del uso de broncodilatadores de acción corta en relación con las dosis habituales (3 *puff* adicionales por dos días consecutivos)
Moderado (tratamiento ambulatorio o breve estancia en la unidad de emergencia)	Empeoramiento de los síntomas que requiere el uso de corticoesteroides y/o antibióticos vía oral
Grave (tratamiento hospitalario en sala general)	Empeoramiento de los síntomas que requiere el uso de corticoesteroides y/o antibióticos vía oral o intravenosa
Muy grave (tratamiento hospitalario en la unidad de cuidados intensivos)	Empeoramiento de los síntomas que requiere el uso de corticoesteroides y/o antibióticos vía intravenosa y en ocasiones ventilación mecánica

Bibliografía

Agustí A, Celli B. Natural history of COPD: gaps and opportunities. ERJ Open Res. 2017; 3(4): 117-121.

Global Strategy for Prevention, Diagnosis and Management of COPD: 2022 Report. https://goldcopd.org/2022-gold-reports-2/ [acceso Jun 2022].

Mathioudakis AG, Abroug F, Agusti A, et al. ERS statement: a core outcome set for clinical trials evaluating the management of COPD exacerbations. Eur Respir J. 2022; 59(5): 2102006.

Miravitlles M, Calle M, Molina J, et al. Spanish COPD guidelines (GesEPOC) 2021: updated pharmacological treatment of stable COPD. Arch Bronconeumol. 2022; 58: 69-81.

Montes de Oca M, López MV, Acuña A, et al. Guía de Práctica Clínica Latinoamericana de EPOC. Basada en evidencia https://alatorax.org/es/guias/guia-de-practica-clinica-latinoamericana-de-epoc-basada-en-evidencia. [Acceso Oct 2021].

Montes de Oca M, López MV, Acuña A, et al. Incorporando nuevas evidencias sobre medicamentos inhalados en la EPOC. Asociación Latinoamericana de Tórax (ALAT) 2019. Arch Bronconeumol. 2020; 56(2): 106-113.

CAPÍTULO 118
CÁNCER PULMONAR

INGRID NÚÑEZ-SÁNCHEZ, AGUSTÍN ACUÑA-IZCARAY

INTRODUCCIÓN

El cáncer pulmonar ocupa la primera causa de muerte global por cáncer con una incidencia cercana a los 2 millones por año. El término cáncer del pulmón o carcinoma broncogénico se refiere a que el proceso de malignidad se origina en el epitelio de la vía aérea (bronquios, bronquiolos y alvéolos). Un número importante de factores de riesgo ambientales y estilo de vida han sido asociados con el desarrollo de cáncer de pulmón, sin embargo, la exposición al cigarrillo representan el 80%-90% y tiene 20 veces más riesgo de desarrollarlo en comparación a no fumadores (índice de paquetes año >20); de manera que, el 80% corresponde a fumadores por su exposición a factores cancerígenos (alquitrán, aminas aromáticas, nitrosaminas y polonio). En la etiopatogenia de los no fumadores se ha propuesto exposición al radón, arsénico, uranio, cromo, níquel, asbestos, cristales de sílica, contaminación del aire atmosférico, hidrocarburos aromáticos policíclicos y exposición previa a radiaciones ionizantes. El promedio de sobrevida a los 5 años es del 15% (esta sobrevida es para el cáncer de pulmón en general, para todos los tipos e incluso todos los estadios).

En la actualidad se acepta que la biología molecular del cáncer pulmonar corresponde a un número de condiciones epigenéticas y moleculares y/o genéticas necesarias para transformar el epitelio bronquial normal en cáncer pulmonar. Se conoce que la activación oncogénica puede producirse a través de varios mecanismos como la activación del gen K-Ras; proteína afín en la transducción de señales entre el factor de crecimiento, la membrana y mutación del receptor del factor de crecimiento epidérmico (*epidermal grown factor receptor* o *EGFR*), que es un receptor de la enzima *tirosina cinasa* que activa las proteínas MYC y un factor de crecimiento del endotelio vascular. El descubrimiento de este factor en 2004, ha permitido el desarrollo de terapias inhibidoras de la enzima *tirosina cinasa*, alternativa primaria del tratamiento para un subgrupo de pacientes con adenocarcinoma, fundamentalmente con enfermedad avanzada. De igual manera existe una expresión anormal de la *telomerasa* involucrada en la inmortalización de las células humanas y patogénesis del cáncer. Actualmente, entre los biomarcadores y oncogenes más estudiados figura el *EGFR*, relacionado con los procesos de proliferación, diferenciación, migración, adhesión, invasión y bloqueo de la apoptosis celular. La mutación de este gen se expresa en 80% a 90% de los carcinomas del pulmón de células no pequeñas, frecuentemente el adenocarcinoma, y en mujeres no fumadoras. La genética molecular ha demostrado que hay una tendencia autosómica dominante familiar del carcinoma pulmonar, en la que existe una activación de oncogenes dominantes e inactivación de oncogenes recesivos, supresores de tumores. Se ha observado una pérdida del brazo corto del cromosoma 3 en un 90% de los pacientes con cáncer pulmonar de células pequeñas. En estos pacientes se observa una mutación genética importante que incluye deleción 3p (14-23) en la región que contiene el gen supresor del tumor FHIT y pérdida del supresor tumoral gen retinoblastoma, y más frecuentemente, mutación en TP53.

El carcinoma broncogénico, en líneas generales, puede ser de células no pequeñas y células pequeñas.

Cáncer de células no pequeñas (*NSCLC non-small cell lung cancer*). Incluye el carcinoma de células escamosas, adenocarcinoma y carcinoma de células grandes; representan el 80%-90% de todos los cánceres epiteliales del pulmón e incluye los patrones lipídico, mucinoso, anillo de sello y células claras, entre otros.

Cáncer de células pequeñas (*SCLC small cell lung cancer*). Representa cerca de un 10% de los cánceres pulmonares y más del 90% de los pacientes son longevos o fumadores crónicos. Es una enfermedad agresiva caracterizada por alta tasa de crecimiento, diseminación prematura a ganglios linfáticos y metástasis a distancia; son centrales (cerca del hilio pulmonar) e invaden temprano el mediastino. Son altamente sensibles a la quimioterapia y radioterapia; sin embargo, en el momento del diagnóstico, la mayoría de los casos es irresecable y el 55% presenta metástasis a distancia (cerebro, hígado, médula ósea y suprarrenal). Dada la tendencia a dar metástasis tempranas, el tratamiento local es de poco beneficio. Alrededor del 12% cursa con síndromes paraneoplásicos endocrinos y neurológicos. La enfermedad avanzada sin tratamiento tiene una sobrevida de 3 meses. Se trata básicamente con quimioterapia, con una sobrevida a los 2 años para la enfermedad limitada <40% y para la extensa el 5%.

MANIFESTACIONES CLÍNICAS

Alrededor del 90% de los pacientes con carcinoma pulmonar es asintomático en el momento del diagnóstico y se descubre fortuitamente por una radiografía de tórax. Lamentablemente, los síntomas constitucionales (pérdida de peso, anorexia y debilidad) son consecuencia de la invasión tumoral. Los signos y síntomas se pueden presentar de acuerdo a la ubicación de la lesión, su extensión en el tórax, la presencia de lesiones metastásicas y los síndromes paraneoplásicos.

Relacionados con la ubicación de la lesión

- **Tos.** Se debe a la invasión endobronquial del tumor, compresión extrínseca del bronquio o por neumonía obstructiva.
- **Hemoptisis.** Puede ser el síntoma inicial en más del 50% de los casos, raramente es masiva y se debe a erosión de los vasos sanguíneos por invasión tumoral.
- **Disnea.** Se debe a cualquiera de las siguientes eventualidades: invasión tumoral, derrame pleural, atelectasia, paresia diafragmática con elevación del hemidiafragma (por compresión del nervio frénico) o diseminación linfática del tumor (linfangitis carcinomatosa).
- **Dolor torácico**, que generalmente se asocia al compromiso de la pleura.

- **Fiebre.** Puede ser consecuencia de la "neumonitis" o neumonía causada por la obstrucción bronquial.
- **Estridor o disnea inspiratoria y/o sibilancias,** por compresión tumoral de la tráquea o bronquios.

Relacionados con la extensión de la lesión:
- **Disfonía.** Se debe a la compresión del nervio laríngeo recurrente, que ocasiona parálisis de las cuerdas vocales (pliegues vocales).
- **Disfagia,** por compresión del esófago.
- **Hipo y disnea,** por afectación del hemidiafragma, secundaria a la compresión del nervio frénico del lado afectado.
- **Síndrome de Pancoast.** Se caracteriza por la presencia o extensión de la lesión tumoral hacia el ápice del pulmón. Puede producir invasión del ganglio estrellado o ganglio cervicotorácico, que origina a su vez el síndrome Claude-Bernard-Horner (ptosis palpebral, miosis y anhidrosis facial del lado afectado); invasión del plexo braquial, que ocasiona dolor en el hombro ipsilateral, irradiado al borde cubital del antebrazo y destrucción de las primeras costillas.
- **Derrame pleural por invasión metastásica de la pleura** (exudado hemorrágico) o por obstrucción del drenaje linfático del pulmón. Su presencia expresa enfermedad en **estadio IV**.
- **Síndrome de la vena cava superior,** debido a la compresión de la vena cava superior por invasión de estructuras dentro del mediastino; se caracteriza por ingurgitación yugular, red venosa adversa del tórax y edema en esclavina.
- Insuficiencia cardíaca, cianosis, arritmias y taponamiento cardíaco por invasión pericárdica.

Manifestaciones clínicas secundarias a las metástasis (estas depende de la ubicación de las lesiones)

- **Cerebro:** déficit neurológico e hipertensión intracraneal.
- **Huesos:** dolor y fracturas patológicas, frecuentes en costillas y vértebras.
- **Médula ósea:** imagen leucoeritroblástica con citopenias.
- **Hígado:** hepatomegalia dolorosa con ictericia y alteraciones de las pruebas hepáticas.
- **Suprarrenales.** El compromiso de estas glándulas está presente en un 10% al 20%, y se expresa por diferentes grados de insuficiencia suprarrenal.

Síndromes paraneoplásicos. Constituyen un conjunto de signos y síntomas secundarios a la producción de hormonas biológicamente activas, factores de crecimiento, citocinas, anticuerpos u otras producidas por el tumor. Pueden ser el primer signo de la enfermedad. El tratamiento consiste en el control de la propia enfermedad que los origina.

Osteoartropatía primaria hipertrófica con periostitis y dedos en palillo de tambor. Se produce dolor, hiperestesia e inflamación en los huesos afectados. Es más frecuente encontrarlo en el adenocarcinoma pulmonar.

Síndromes de hipercoagulabilidad: tromboflebitis superficial migratoria (síndrome de Trousseau), CID, endocarditis trombótica no bacteriana (marántica), leucoeritroblastosis, trombocitosis o trombocitopenia.

Dermatológicos: polimiositis, dermatomiositis, acantosis *nigricans*, esclerodermia, hiperqueratosis, hiperpigmentación, eritema *gyratum repens* e hipertricosis lanuginosa.

Neurológicos: neuropatía periférica y autonómica, polineuritis, polimiositis, encefalomielitis paraneoplásica, degeneración cortical y/o degeneración subaguda del cerebelo, leucoencefalopatía multifocal progresiva y neuritis óptica (ceguera retiniana).

Síndromes endocrinos:

- Hipercalcemia e hipofosfatemia debidas a la producción ectópica de una molécula parecida a la hormona paratiroidea, en particular por el carcinoma epidermoide.
- Síndrome de secreción inapropiada de hormona antidiurética por producción de una sustancia parecida a la hormona antidiurética, y que ocurre hasta en un 40% de los tumores de células pequeñas; ocasiona hiponatremia.
- Síndrome de Cushing, particularmente en el carcinoma de células pequeñas, por producción de una sustancia similar a la ACTH.
- Síndrome miasténico de Eaton-Lambert, observado en el carcinoma de células pequeñas. Se caracteriza por debilidad proximal, compromiso de nervios craneales bulbares, que afecta la deglución y respiración.
- Otros: síndrome carcinoide, síndrome nefrótico, secreción de péptidos vasoactivos con diarrea, hipertiroidismo, hipercalcitonemia, secreción de hormona del crecimiento, hiperprolactinemia (ginecomastia), hiperglucemia, hiperuricemia, aumento de las hormonas folículo estimulante y luteinizante y secreción del péptido natriurético auricular; que cursa con hiponatremia, hipotensión y síncope.

International Association for the Study of Lung Cancer (octava edición 2016) estadifica el carcinoma pulmonar de células no pequeñas en los siguientes grupos de acuerdo a la T, N y M (T: tumor primario; N: ganglios linfáticos hiliares o mediastinales y M: metástasis).

Tumor primario (T):

- **T0:** no tumor primario
    - **Tis:** carcinoma *in situ* (escamoso o adenocarcinoma)
- **TX:** Lavado bronquial con células cancerosas (radiografía de tórax normal).
- **T1:** Tumor con diámetro ≤ de 3 cm
    - **T1a (mi):** adenocarcinoma mínimamente invasivo
    - **T1a (ss):** Tumor de extensión superficial en las vías respiratorias centrales.
    - **T1a:** Tumor ≤1 cm
    - **T1b:** Tumor >1 cm pero ≤2 cm
    - **T1c:** Tumor >2 cm pero ≤3 cm
- **T2:** Tumor >3 cm pero ≤5 cm o tumor que involucra: pleura visceral **(T2 Visc Pl)** y/o bronquio principal (≥ 2 cm distal a la carina), atelectasia del hilio **(T2 cent)**
    - **T2a:** Tumor >3 cm pero ≤4 cm
    - **T2b:** Tumor >4 cm pero ≤5 cm
- **T3:** Tumor >5 cm pero ≤7 cm o invasión de la pared torácica, pericardio, nervio frénico o nódulo (s) tumoral (es) separados en el mismo lóbulo.

- **T4:** Tumor >7 cm o tumor que invade: mediastino, diafragma, corazón, grandes vasos, nervio laríngeo recurrente, carina, tráquea, esófago, espinas o nódulo (s) tumoral (es) separados en un lóbulo ipsilateral diferente

Ganglios linfáticos (N):
- **N0:** Sin metástasis en ganglios linfáticos regionales
- **N1:** Metástasis en ganglios peribronquiales hiliares proximales, ipsilateral y ganglios linfáticos intrapulmonares
- **N2:** Metástasis en ganglios del mediastino, ganglios subcarinales o en ambos sitios ipsilateral
- **N3:** Metástasis en ganglios del mediastino contralateral, hiliares, escalénicos o supraclaviculares ipsilaterales o contralaterales.

Metástasis a distancia (M):
- **M0:** Ausencia de metástasis a distancia
- **M1a:** derrame pleural o pericárdico maligno, nódulos pleurales o pericárdicos o nódulo (s) tumoral (es) separado en un lóbulo contralateral
- **M1b:** metástasis extratorácica única
- **M1c:** metástasis extratorácicas múltiples (1 o más de 1 órgano).

Clasificación por estadios

T/M	Estadio	N0	N1	N2	N3
T1	T1a ≤1	IA1	IIB	IIIA	IIIB
	T1b >1-2	IA2	IIB	IIIA	IIIB
	T1c >2-3	IA3	IIB	IIIA	IIIB
T2	T2a Cent, Pl Vise	IB	IIB	IIIA	IIIB
	T2a >3-4	IB	IIB	IIIA	IIIB
	T2b >4-5	IIA	IIB	IIIA	IIIB
T3	T3 >5-7	IIB	IIIA	IIIB	IIIC
	T3 Inv	IIB	IIIA	IIIB	IIIC
	T3 Satel	IIB	IIIA	IIIB	IIIC
T4	T4 >7	IIIA	IIIA	IIIB	IIIC
	T4 Inv	IIIA	IIIA	IIIB	IIIC
	T4 Nod Ipsi	IIIA	IIIA	IIIB	IIIC
M1	M1a Nod Contr	IVA	IVA	IVA	IVA
	M1a Disem Pl	IVA	IVA	IVA	IVA
	M1b Simple	IVA	IVA	IVA	IVA
	M1c Multi	IVB	IVB	IVB	IVB

DIAGNÓSTICO

El diagnóstico inicial del cáncer de pulmón, puede realizarse mediante una radiografía simple de tórax posteroanterior y lateral, sin embargo, siempre es necesario para establecer un diagnóstico más preciso, así como la estadificación, hacer una tomografía de tórax y abdomen con contraste. Esta, nos permite definir el tamaño, la ubicación y precisión de las lesiones pulmonares; además descubrir linfadenopatías mediastínicas e hiliares, presencia de derrame pleural y lesiones metastásicas (hepáticas, suprarrenales, huesos y otras partes de la cavidad torácica).

Para establecer el diagnóstico histológico o definitivo, se debe recurrir a procedimientos, en su mayoría mínimamente invasivos. La técnica depende básicamente del tamaño y ubicación de la enfermedad. En **lesiones centrales**, se prefieren estudios broncoscópicos, ya sea para lavado, cepillado y biopsia de lesiones endobronquiales. En lesiones que **rodean al bronquio**, punciones aspirativas con aguja fina y/o biopsias transbroquiales, en su mayoría guiadas por fluoroscopia, o también el uso de ecobroncoscopia para biopsias de lesiones pulmonares o linfadenopatías; esta última, también se utiliza con frecuencia para la estadificación mediastínica, independientemente de la ubicación de la lesión. Cuando las lesiones tienen **ubicación periférica** se prefieren biopsias transtorácicas guiadas por ecografía/tomografía, o por toracoscopia médica; aunque en la actualidad, también existen métodos como la navegación electromagnética y broncoscopia robótica, que permiten biopsias de nódulos o tumores periféricos a través de estudios endoscópicos.

El diagnóstico también se puede realizar con estudios del líquido pleural "maligno", con la citología del mismo obtenido mediante toracocentesis; igualmente, biopsias de linfadenopatías periféricas palpables o lesiones metastásicas más accesibles que las del pulmón. Finalmente, el diagnóstico histológico definitivo, cuando no se cuenta con estos recursos o las lesiones son de difícil acceso, se hace con procedimientos invasivos o quirúrgicos como la mediastinoscopia, videotoracoscopia, mediastinotomía y/o toracotomía; sin embargo, en la actualidad con el avance de la neumología intervencionista estos procedimientos se hacen cada vez menos para el diagnóstico, y su mayor utilidad es para los casos de resección pulmonar.

Estudios de extensión. La tomografía por emisión de positrones (CT-PET), es el método más útil para estadificar el cáncer de pulmón, incluso en la actualidad se usa para tomar decisiones terapéuticas. Sin embargo, no es de fácil acceso para todos los centros de salud y tiene un alto costo; además puede presentar falsos negativos en casos de lesiones pequeñas de <1 cm de tamaño y en tumores con baja actividad metabólica como carcinoides y adenocarcinomas y, falsos positivos cuando hay enfermedades inflamatorias, como la neumonía o patologías granulomatosas; por esta razón su indicación debe ser bien cautelosa. Cuando la CT-PET no está disponible se pueden usar los métodos convencionales como la TC de abdomen y pelvis con contraste, que nos permite evaluar la presencia de lesiones metastásicas en el hígado y glándulas suprarrenales. Para el estudio de lesiones óseas se usa la gammagrafía ósea y para detectar lesiones metastásicas cerebrales se prefiere la RM cerebral con gadolinio.

Evaluación funcional. Hasta el momento, el tratamiento radical curativo del cáncer de pulmón es quirúrgico, desafortunadamente la mayoría de los pacientes son diagnosticados en estadios avanzados donde esta opción no es posible (condición irresecable). En ocasiones, a pesar de ser un estadio temprano, existen otras condiciones médicas que hacen que el paciente sea inoperable, debido a comorbilidades; por este motivo es que se hace fundamental la evaluación funcional.

Todos los pacientes necesitan al menos un ECG y espirometría para determinar el volumen de pulmón que puede ser resecado e identificar el riesgo posoperatorio. Es necesario realizar pruebas de volúmenes pulmonares y de capacidad de difusión de monóxido de carbono (DLCO). La insuficiencia respiratoria, rara vez ocurre cuando el valor predictivo posoperatorio del volumen espiratorio forzado en el 1er segundo (VEF$_1$) y DLCO son mayores de 30% y 40% respectivamente. Adicionalmente, la prueba de esfuerzo cardiopulmonar está indicada cuando VEF$_1$ o la DLCO están por debajo del 80% de su valor estimado. EL mejor predictivo de mortalidad por complicaciones posoperatorias ha sido el consumo de oxígeno máximo (VO$_2$); su valor >20 mL/k/min está más relacionado con menos complicaciones o mortalidad. La saturación de oxígeno en reposo menor de 90%, su caída mayor de 4% con el ejercicio o hipercapnia en reposo, ha sido asociado con mayores complicaciones posoperatorias.

Adicionalmente, es importante evaluar las condiciones de comorbilidad del paciente, antes de someterlo a una resección pulmonar, como enfermedad cardíaca (ecocardiograma, cateterismo, entre otros) o metabólica-renal (diabetes mellitus, obesidad o insuficiencia renal o hepática).

El **tratamiento** médico del cáncer pulmonar (quimioterapia y radioterapia) se encuentra disponible en los protocolos internacionales *ad hoc*; y su descripción escapa a los objetivos académicos de esta Obra.

Bibliografía

Detterbeck FC, Boffa DJ, Kim AW, Tanoue LT, The 8th Ed. Lung cancer stage classification, CHEST (2016), doi: 10.1016/j.chest.2016.10.010.

Groot PM, Chung JH, Ackman JB, et al. ACR Appropriateness criteria noninvasive clinical staging of primary lung cancer. J Am Coll Radiol. 2019; 16: S184-S195.

Han SS, Rivera GA, Tammemägi MC, et al. Risk stratification for second primary lung cancer. J Clin Oncol. 2017; 35: 2893-2899.

Hobbs SB, Chung JH, Walker CM, et al. Appropriateness criteria. Diffuse lung disease. J Am Coll Radiol 2021; 18: S320-S329.

Molassiotis A, Smith JA, Mazzone P, et al. Symptomatic treatment of cough among adults patients with lung cancer. Chest. 2017; 151(4): 861-874.

Sun S, Shiller JH, Gazdar AF. Lung cancer in never smokers-a different disease. Nat Rev Cancer. 2007; 7: 778-790.

Travis WD, Bambrilla E, Rielly GJ. New pathologic classification of lung cancer: relevance for clinical practice and clinical trials. J Clin Oncol. 2013; 31: 992-1001.

Travis WD, Brambilla E, Noguchi M, et al. International Association for the Study of Lung Cancer/American Thoracic Society/European Respiratory Society International Multidisciplinary Classification of Lung Adenocarcinoma. J Thoracic Oncology. 2011; 6(2): 244-285.

CAPÍTULO 119

DERRAME PLEURAL

LILIANA ELIZABETH SUÁREZ-BLANDENIER, GUSTAVO VILLASMIL P,
LYN EYLEEN HURTADO-BENCOMO

INTRODUCCIÓN

El derrame pleural se define como la acumulación anormal de líquido de cualquier naturaleza en el espacio pleural y puede ser una manifestación tanto de enfermedades sistémicas como intratorácicas. El derrame pleural está asociado a más de 50 etiologías; sin embargo, más del 75% es causado por insuficiencia cardíaca, neumonía, neoplasia y tuberculosis. La etiología del derrame pleural es tan desafiante que muchas veces no se logra el diagnóstico final en el 20% de los pacientes. El derrame pleural neoplásico es la segunda causa más frecuente de exudado pleural. El cáncer de pulmón, mama y el linfoma representan la gran mayoría de las metástasis pleurales. Se estima que el 15% de los pacientes con cáncer de pulmón desarrollan derrame pleural al inicio de la enfermedad y, el 50% en el transcurso de la enfermedad.

Ambas pleuras visceral y parietal desempeñan un papel importantes en mantener la homeostasis. Están cubiertas por células mesoteliales, que son metabólicamente activas y producen muchas sustancias, que incluyen las glucoproteínas ricas en ácido hialurónico, óxido nítrico, y factor de crecimiento de transformación β.

En individuos sanos existe en el espacio pleural aproximadamente 25 mL de líquido, el cual actúa como una película entre las superficies visceral y parietal. El volumen y composición del líquido pleural se mantiene constante mediante un equilibrio entre las presiones hidrostática y oncótica por un lado, y por el otro, la relación entre la permeabilidad de los capilares pleurales y los vasos linfáticos. El intercambio de líquido y proteínas en el espacio pleural ocurre en su totalidad a través de la pleura parietal, debido a que su lecho capilar tiene mayor presión hidrostática que el espacio pleural y los capilares de la pleura visceral; por tanto, en condiciones normales, el líquido pleural es continuamente filtrado de la superficie de la pleura parietal al espacio pleural: el 80% se reabsorbe por los capilares de la pleura visceral y el otro 20% por los canales linfáticos situados por debajo de estas serosas. En condiciones normales se producen y reabsorben diariamente 100 a 200 mL de líquido pleural (0,1 a 0,2 mL por kg/hora), cuyo contenido en proteínas es menor de 1,5 g/dL, con patrón electroforético muy similar al plasma.

El derrame pleural ocasiona alteración ventilatoria restrictiva con disminución de la capacidad pulmonar total, residual funcional y vital forzada. Puede producir hipoxemia, aumento de la diferencia alvéolo/arterial de oxígeno, desequilibrio de la relación ventilación/perfusión y alteración del funcionamiento de los músculos respiratorios, por descenso del diafragma. En los derrames masivos se afecta la función cardíaca al disminuir el gasto cardíaco. Una amplia variedad de circunstancias puede alterar el intercambio del líquido pleural y generar derrames pleurales, que de acuerdo a su naturaleza bioquímica pueden ser clasificados según los criterios de Light, en dos tipos: trasudados y exudados.

El trasudado consiste en un ultrafiltrado del plasma, debido particularmente a tres factores:

1. Aumento de la presión hidrostática pulmonar, como ocurre en la insuficiencia cardíaca izquierda descompensada.
2. Disminución de la presión coloido-osmótica del plasma (hipoalbuminemia) propia de los estados edematosos (síndrome nefrótico o cirrosis)
3. Paso del líquido ascítico a través del diafragma por defecto de este o por linfáticos trans-diafragmáticos.

En el exudado está afectada la pleura y existe un aumento de la permeabilidad de los vasos pleurales (infección o TBC) o una obstrucción de los vasos linfáticos pleurales y/o pulmonares, como ocurre en las metástasis pleurales o en la obstrucción linfática tumoral del mediastino. En este último caso se incluye el quilotórax, que es debido a la obstrucción del conducto torácico por un tumor o por ruptura traumática. Orienta la existencia de un exudado si uno o más de los siguientes criterios modificados de Light está presente:

1. Cociente pleura/suero de proteína superior a 0,5.
2. Cociente pleura/suero de LDH superior a 0,6.
3. LDH pleural superior a 2/3 del máximo valor sérico admitido como normal (200 U/L).

Los criterios de Light diagnostican erróneamente hasta un 25% de los trasudados como exudados, particularmente en pacientes con insuficiencia cardíaca que reciben diuréticos. Para resolver este problema, algunos autores, recomiendan medir el gradiente de albúmina o proteínas entre el suero y el líquido pleural, siempre que la sospecha clínica de trasudado no se vea apoyada por la aplicación de los criterios de Light. Cuando esta diferencia es superior a 1,2 g/dL (albúmina) o 3,1 g/dL (proteínas), el paciente tendrá con toda probabilidad un trasudado. Otro inconveniente de los criterios de Light es que se requiere una extracción simultánea de sangre para calcular los cocientes. No obstante, algunos estudios han demostrado que la combinación de LDH y colesterol en el líquido pleural tiene un poder discriminante similar a los criterios de Light; con la ventaja de evitar la muestra sanguínea. De este modo, se considera que un líquido pleural es exudado si tiene una concentración de colesterol superior a 60 mg/dL o una LDH mayor de 307 U/L (dos tercios del límite superior de la normalidad para la LDH sérica).

CAUSAS DE DERRAMES PLEURALES

Las causas más frecuentes de los derrames pleurales (exudados y trasudados) se resumen a continuación **(TABLA 144)**.

Exudados

Las causas comunes de exudados son las infecciones pulmonares como neumonías bacterianas o tuberculosis, malignidad, trastornos inflamatorios como la pancreatitis, LES, artritis reumatoi-

TABLA 144. Causas de derrame pleural.

Trasudados	Exudados
Insuficiencia cardíaca congestiva	Paraneumónico
Cirrosis	TBC pleural
Síndrome nefrótico	Neoplasias: primarias o metastásicas
Glomerulonefritis	Embolismo pulmonar
Diálisis peritoneal	Pancreatitis
Hipoalbuminemia	Secundario a infarto del miocardio
Filtración de LCR	Enfermedades autoinmunes
Urinotórax	Secundario a medicamentos
	Hemotórax
	Quilotórax
	Benignos asociados a enfermedad por asbesto

de, síndrome de lesión poscardíaca, quilotórax (debido a la obstrucción linfática) y hemotórax (sangre en el espacio pleural). Las causas menos comunes son el tromboembolismo pulmonar que puede ser exudado o trasudado, inducido por fármacos (metotrexato, amiodarona, fenitoína, dasatinib, generalmente exudados) y; exudados posradioterapia, ruptura esofágica y el síndrome de hiperestimulación ovárica.

Neoplasias. El derrame pleural maligno es la segunda causa de exudado pleural. El cáncer de pulmón, mama, linfomas y tumores primarios de origen desconocido representan la gran mayoría de las metástasis pleurales. Se estima que el 15% de los pacientes con cáncer del pulmón desarrollan derrame pleural al inicio de la enfermedad, mientras que el 50% lo hacen en el transcurso de su evolución. Más del 40% de los derrames pleurales son malignos y tienen varias explicaciones: compromiso pleural directo por infiltración tumoral con citología del líquido positiva; obstrucción linfática o venosa; neumonitis por la obstrucción bronquial que produce el tumor y, finalmente, por la hipoproteinemia. El cáncer broncogénico es la neoplasia maligna que más produce derrame pleural unilateral. Por su parte, los carcinomas metastásicos afectan bilateralmente la pleura y el más frecuente es el carcinoma de mama, seguido por los carcinomas de ovario, riñón, estómago y páncreas. Los linfomas y leucemias, luego del cáncer broncogénico y de la metástasis del cáncer de mama, siguen en orden de frecuencia como productores de derrame pleural. El síndrome de Meigs, clásicamente descrito como un tumor benigno del ovario, cursa con ascitis y derrame pleural del lado derecho; se debe al paso de líquido peritoneal al espacio pleural por los canales linfáticos del diafragma. La sobrevida media de pacientes con derrame pleural maligno, por lo general, es de 6 a 12 meses.

Infecciones. Los exudados más comunes son los asociados a una neumonía (derrame paraneumónico). El empiema se refiere a la presencia macroscópica de pus en el espacio pleural. Otros derrames se deben a tuberculosis pleural (TBCP), absceso subfrénico, absceso hepático drenado a la cavidad plural, micosis sistémicas y virus.

Misceláneas. Tromboembolismo o infarto pulmonar (este puede ser exudado o trasudado), pancreatitis aguda, pleuritis urémica, enfermedades autoinmunes (lupus eritematoso sistémico y artritis reumatoide), medicamentos (hidralazina, procainamida y nitrofurantoína), linfangio-leiomiomatosis y derrames poscirugía abdominal alta.

Trasudados

Las causas más frecuentes son por insuficiencia cardíaca descompensada, tromboembolismo pulmonar, cirrosis hepática, enfermedades renales (enfermedad renal crónica y el síndrome nefrótico), hipoalbuminemia por desnutrición o enteropatía perdedora de proteínas, mixedema y sarcoidosis. A menudo se consideran condiciones benignas los derrames asociados con insuficiencia cardíaca congestiva, insuficiencia hepática y renal; se ha demostrado que estas, están asociados con altas tasas de mortalidad de 1 año en 50%, 25% y 46%, respectivamente.

Derrame pleural de origen cardíaco. Es el trasudado más frecuente, ocurre en pacientes con insuficiencia cardíaca descompensada, habitualmente es bilateral y predomina en el lado derecho. Su etiopatogenia se debe a la falla cardíaca izquierda, por lo que se acompaña de cardiomegalia y sintomatología propia de la enfermedad. Desaparece con el tratamiento específico y diuréticos, razón por la cual no requiere toracocentesis. En pacientes con insuficiencia cardíaca y derrame pleural unilateral que no responden al tratamiento médico a la semana se impone una toracocentesis. Debe practicarse una toracocentesis diagnóstica cuando los síntomas o los estudios radiológicos sean incongruentes, como: dolor torácico, fiebre, ausencia de cardiomegalia, derrame pleural marcado en ambos hemitórax y; carencia de respuesta clínica y radiológica a los diuréticos. Sin embargo, la presencia de un derrame pleural unilateral o la ausencia de cardiomegalia en la radiografía de tórax, no excluye que un derrame pleural sea causado por insuficiencia cardíaca. El aumento del péptido natriurético (NT-proBNP) en el líquido pleural de estos pacientes es de gran ayuda diagnóstica (VR= 125 pg/L). Un punto de corte de los niveles de NT-proBNP mayor de 130 pg/mL apoyan la probabilidad para el diagnóstico de derrame pleural por insuficiencia cardíaca. Aunque estos resultados no son concluyentes, niveles bajos del NT-proBNP excluyen esta etiología. La evolución crónica puede deberse al engrosamiento difuso de la pleura, el cual dificulta la reabsorción del líquido pleural; cuando esto ocurre suele elevarse ligeramente la tasa de proteínas por encima del límite entre exudado y trasudado (3 g/dL). La asociación de una LDH elevada obliga a practicar otros procedimientos diagnósticos para descartar causas de exudado.

Tromboembolismo pulmonar. Una de las causas más comunes de derrame pleural no diagnosticado, es el tromboembolismo pulmonar. Un 20%-55% de estos pacientes tienen un derrame pleural. La presencia de derrame, se correlaciona con la gravedad de la embolia e infarto pulmonar. Clínicamente, estos pacientes se caracterizan por una discrepancia entre el volumen del derrame, que a menudo es pequeño, y la disnea acompañante, que es grave. El mecanismo de producción es el aumento de la permeabilidad de los vasos sanguíneos y generalmente es secundario a un infarto pulmonar, por lo que suele ser de aspecto serohemático con características bioquímicas de exudado, aunque pueden presentarse como trasudado. Su evolución es autolimitada, mejora al tratar la enfermedad y no requiere toracocentesis.

Derrame pleural de origen hepático o "hidrotórax hepático". Ocurre en el 10% de los pacientes con cirrosis hepática que cursa con ascitis y, generalmente es derecho. Esta condición es el resultado de un gradiente de presión entre la cavidad peritoneal y los espacios pleurales (presiones negativas), lo que favorece el paso de líquido abdominal al tórax. Este también es promovido por los defectos diafragmáticos encontrados frecuentemente en la porción tendinosa del diafragma derecho. Este último, más el "efecto pistón" del hígado, explica que la mayoría de estos sean derechos. Generalmente el derrame pleural es un trasudado, aunque su bioquímica puede parecerse a un exudado y ocasionalmente, un quilotórax. El derrame pleural también debe analizarse para excluir una patología cardíaca asociada, enfermedad pulmonar (neumonía, tuberculosis o cáncer) o patología pleural y; fundamentalmente, para detectar un empiema espontáneo, que se encuentra en el 13% de los pacientes con cirrosis y derrame pleural. El diagnóstico se establece por el análisis del derrame pleural, en lugar de analizar el líquido ascítico. La característica bioquímica es la de un trasudado, pero en pacientes con trastornos de la coagulación puede observarse de aspecto serohemático. Cuando compromete la respiración se debe drenar y tener en cuenta los riesgos inherentes al trastorno de la coagulación que puedan tener estos pacientes, la posibilidad de producir hipovolemia y la rápida recidiva a expensa de la ascitis, por lo que es importante su tratamiento estricto.

Derrame pleural de origen pancreático. Suele presentarse del lado izquierdo, se asocia a pancreatitis aguda y en ocasiones se debe a las formaciones de fístulas pancreato-pleurales, pancreato-mediastino-pleurales o comunicación transdiafragmática por vía linfática. Su aspecto suele ser serofibrinoso en caso de pancreatitis subaguda o crónica y hemorrágico en la pancreatitis aguda. La amilasa elevada en el líquido pleural no es patognomónica de este tipo de derrame, ya que se puede encontrar también en pleuritis neoplásicas y rotura esofágica (en esta última se eleva la amilasa salival y no la pancreática). El tratamiento inicial es para la pancreatitis subyacente, pero si el derrame es hemorrágico se debe aplicar un tubo de drenaje para preservar el tejido pulmonar de la injuria inducida por las enzimas proteolíticas, que suele contener el líquido.

Derrame pleural de origen renal. La etiopatogenia depende de la patología que los produce. En el síndrome nefrótico se debe al descenso de la presión oncótica por la hipoalbuminemia y suele ser bilateral. En la diálisis peritoneal se debe a la formación de fístulas transdiafragmáticas, de características bioquímicas similar al del líquido de diálisis. En la obstrucción del sistema nefroexcretor con hidronefrosis se debe al paso de líquido a través de las vías linfáticas o por formación de fístulas transdiafragmáticas; el líquido se caracteriza por ser un trasudado y oler a orina, y la relación entre creatinina pleural y plasmática es superior a 1. En la uremia crónica se debe a los trastornos microvasculares y de la coagulación que acompaña a la insuficiencia renal; suele ser unilateral, serohemático o francamente hemorrágico, de tipo exudado con alto contenido de creatinina, pero a diferencia del urinotórax la relación de creatinina pleura/plasma, es inferior a 1. El tratamiento depende de su etiopatogenia.

Pulmón atrapado. El pulmón atrapado es la secuela de una inflamación del espacio pleural que genera la formación de un membrana fibrinosa sobre la superficie de la pleura visceral e impide la expansión pulmonar; esto induce a un aumento de la presión negativa en el espacio pleural. El liquido pleural es un trasudado, aunque los niveles de proteínas en las etapas iniciales pueden semejar un exudado.

MANIFESTACIONES CLÍNICAS

El síntoma más común del derrame pleural es la disnea, cuya intensidad depende de la magnitud del derrame, la velocidad de instalación y la existencia de una enfermedad pulmonar subyacente. Se debe a un deterioro de la relación ventilación/perfusión con el consiguiente defecto del intercambio gaseoso. Otras manifestaciones son tos seca y puntada de dolor en un costado, llamado "pleurítico", que aumenta con la inspiración; este dolor, se origina en la pleura parietal, ya que la pleura visceral no contiene nociceptores ni fibras nerviosas nociceptivas. Síntomas como fiebre, esputo purulento e infiltrados pulmonares sugieren un empiema o un derrame por neumonía. Un curso subagudo o crónico, pérdida de peso, febrícula, palidez, debilidad y hemoptisis concomitante debe hacer sospechar al clínico de la posible existencia de un tumor subyacente o una TBC pulmonar. Los hallazgos físicos incluyen disminución de la expansibilidad respiratoria del hemitórax afectado y de las vibraciones vocales a la palpación. Mediante la percusión torácica se identifica una curva de matidez parabólica de concavidad hacia arriba, descrita clínicamente como "curva de Damoiseau". A la auscultación se percibe disminución o ausencia del murmullo vesicular y puede haber frote pleural habitualmente en derrames pequeños, de curso agudo y que se acompañan de inflamación de la pleura. Es frecuente auscultar egofonía, broncofonía y un soplo pleural por encima del derrame debido a la atelectasia compresiva que se origina. Si el derrame es masivo puede haber signos de desplazamiento del mediastino al lado contralateral (desviación de la tráquea o del ápex). Cuando se trata de un derrame maligno es necesaria la búsqueda de un tumor primario en los sitios más frecuentes mencionados.

DIAGNÓSTICO

En un paciente con manifestaciones clínicas de derrame pleural, la anamnesis exhaustiva orienta a la posible etiología. La solicitud de exámenes debería jerarquizarse según la sospecha diagnóstica. La identificación de un trasudado no amerita generalmente exámenes adicionales, a no ser que se sospeche una patología tumoral asociada o que no se pueda definir su naturaleza. El diagnóstico etiológico de un derrame pleural es fundamental para establecer el tratamiento. Se recomiendan los siguientes exámenes:

Radiografía de tórax. Confirma la sospecha clínica del derrame, su magnitud y si es libre o localizado. Los derrames pleurales suelen presentarse como unas opacidades densas y homogéneas. Con una proyección posteroanterior (PA) y lateral se determinan los derrames libres con un volumen mayor de 200 mL. Una proyección lateral permite ver derrames con un volumen mayor de 50 mL, pero si tiene una localización subpulmonar o se encuentra en pequeñas cantidades (200 mL) se recomienda una proyección en decúbito lateral sobre el lado enfermo, con rayos horizontales. Sin embargo, cuando el paciente no se puede mover, la placa en decúbito dorsal puede mostrar los siguientes signos de derrame: imagen de "vidrio esmerilado", visualización de los vasos pulmonares a través de la densidad del derrame y ausencia del broncograma aéreo que es propio de la condensación pulmonar por neumonía. Existen cuatro localizaciones anatómicas de un derrame: libre, interlobar, encapsulado y subpulmonar.

Derrame pleural libre. Es el más frecuente; ocupa la base del hemitórax, tiene la misma densidad de la silueta cardíaca y se identifica una curva de concavidad hacia arriba, "curva de Damoiseau". Cuando el derrame es masivo puede desplazar el mediastino hacia el lado contrario; de no ocurrir así hay que pensar en patologías del lado enfermo como obstrucción bronquial con atelectasia pulmonar, fijación del mediastino por infiltración tumoral de los ganglios linfáticos, atrapamiento del pulmón por mesoteliomas y condensación (neumonías más derrame).

Derrame interlobar. Puede localizarse en la cisura mayor, y se observa mejor en la radiografía lateral como una imagen que pasa por el borde superior de la silueta cardíaca, desde la cuarta vértebra dorsal hacia la parte anterior de la sexta o séptima costilla. La localización del líquido en la cisura menor u horizontal del pulmón derecho produce una imagen circunscrita de bordes bien definidos en el campo medio del hemitórax derecho, y en la radiografía lateral se observa una sombra que pasa horizontalmente por la parte superior de la silueta cardíaca e intersecta la cisura mayor. El derrame de la cisura menor es común en la insuficiencia cardíaca y puede simular la opacidad producida por un tumor, pero que desaparece con el tratamiento médico de la insuficiencia cardíaca, por cuya razón se le denomina "tumor fantasma o evanescente".

Derrame encapsulado. Producen sombras "caprichosas" en cualquier parte del hemitórax, no siguen cisuras o espacios pleurales, frecuentemente ocupan las porciones declives y son comunes en procesos infecciosos como los empiemas. Generalmente se presentan como opacidades convexas hacia el parénquima pulmonar y que no se movilizan con las proyecciones en decúbito lateral.

Derrame subpulmonar. Se localiza entre la base del pulmón y el diafragma, frecuentemente es libre; se observa como una elevación del hemidiafragma en la radiografía del tórax; en la posición de decúbito lateral, el líquido se desplaza hacia la parrilla costal. También se puede detectar por ultrasonido, lo que a su vez, sirve para guiar procedimientos como la toracocentesis. La presencia de aire en la cavidad pleural modifica la presión intrapleural y el líquido dibuja una línea recta o nivel, por lo que se llama "nivel hidroaéreo".

Ultrasonido torácico. Tiene mayor sensibilidad que la radiografía de tórax para la visualización de un derrame pleural; detecta septos pleurales e identifica las características asociadas a malignidad: engrosamiento parietal >1 cm; nódulos pleurales; y engrosamiento diafragmático >7 mm. El ultrasonido torácico tiene una sensibilidad del 73% y una especificidad de 100% para el diagnóstico de derrame pleural neoplásico, con mayor sensibilidad que la TC. El uso del ultrasonido torácico para la evaluación inicial de derrames pleurales se ha convertido en el estándar de oro en la atención primaria. El uso de este reduce la tasa de neumotórax (4,0% vs. 9,5%). Asi mismo, permite la identificación del hígado, bazo, diafragma y, pulmón subyacente; lo que facilita al operador identificar fácilmente el punto de entrada más seguro para la toracocentesis. El ultrasonido torácico, al final del procedimiento, puede confirmar la evacuación completa de líquidos y excluir un neumotórax yatrogénico. Es particularmente útil para pacientes críticamente enfermos o en ventilación mecánica, en decúbito supino; situación en que la radiografía de tórax es menos sensible, no produce radiaciones y se puede trasladar con facilidad al lugar donde se encuentra el paciente.

Tomografía computarizada. Permite definir con precisión la magnitud del derrame, diferenciar otras lesiones que simulan derrames, la existencia de patologías pleuropulmonares subyacentes (neoplasias o insuficiencia cardíaca) y distinguir un absceso pulmonar periférico de un empiema tabicado.

Tomografía por emisión de positrones (PET-CT). Contribuye a estimar la posible causa de malignidad de un nódulo pulmonar o pleural, específicamente el mesotelioma, y puede ayudar a identificar otros sitios implicados. La precisión del PET-CT para identificar derrame pleural neoplásico, mediante interpretaciones semicuantitativas, tiene una sensibilidad del 81% y especificidad de 74%; este resultado no aconseja su uso rutinario.

Toracocentesis. Se utiliza con fines terapéuticos y/o diagnósticos; a veces es difícil obtener el líquido, por lo que es recomendable guiarse con la fluoroscopia o el ultrasonido. La toracocentesis no es necesaria para el diagnóstico de derrame pleural secundario a insuficiencia cardíaca. Esta solo debe practicarse, cuando los signos clínicos o los estudios por imágenes sean sospechosos de una causa subyacente.

El aspecto del líquido es importante para orientar la etiología; además de las características del citoquímico. Un líquido turbio sugiere aumento de proteínas, leucocitos o lípidos. La presencia de pus con olor fétido es característica del empiema por anaerobios. El aspecto hemorrágico puede deberse a la presencia de sangre por traumatismo durante la toracocentesis, pero también puede ser ocasionado por infarto pulmonar, TBC o neoplasias. Si el hematocrito del derrame pleural excede a la mitad del hematocrito, hecho simultáneamente en sangre periférica, el paciente tiene un hemotórax.

Para definir la naturaleza del derrame es sumamente importante practicar el estudio citomorfológico y bioquímico del líquido pleural y una muestra simultánea de plasma para determinar proteínas y LDH. Las pruebas básicas del líquido pleural son las siguientes:

1. Estudios citomorfológicos (diferencial) y bioquímicos: proteínas, LDH, glucosa, pH.
2. Citología para estudio citopatológico.
3. Estudios microbiológicos: tinción de Gram, Ziehl-Neelsen y cultivos (bacterias, hongos, Mycobacterias).

Estudio citomorfológico. Las células del líquido pleural pueden estar aumentadas a expensas de los polimorfonucleares, linfocitos o eritrocitos. Un conteo diferencial de células sanguíneas en el líquido pleural puede reducir aún más el diagnóstico diferencial. Una concentración elevada de neutrófilos suele observarse en procesos agudos, como el derrame paraneumónico, el empiema y el derrame por tromboembolismo pulmonar. Un resultado a predominio de linfocíticos es más frecuente en la tuberculosis, derrames pleurales de larga duración, insuficiencia cardíaca descompensada o etiología maligna. Obviamente, el conteo diferencial de células sanguíneas en el líquido pleural no permite, por sí solo, determinar con precisión la causa del derrame. Si los PMN están por encima de 10.000 mm^3, orienta a un exudado, y más de 25.000 mm^3 a un empiema. Un predominio de linfocitos > del 50% sobre los PMN hace sospechar de neoplasias, tuberculosis, linfomas o artritis reumatoide. Linfocitos menos de 1.000 por mm^3 orientan a una neoplasia, de 1.000 a 5.000 mm^3 a una TBC pulmonar, y linfocitos de características malignas, a linfomas. La presencia de eosinófilos sugiere enfermedad benigna (reacción a fármacos, asbestosis, enfermedad parasitaria, sarcoidosis, enfermedad autoinmune o micosis). Los eritrocitos, entre 5.000 y 100.000 por mm^3, sugieren neoplasias, TBC o infarto pulmonar. Es importante destacar que un derrame serohemático, aunque sugiere neoplasias o TBC, puede presentarse en cualquier enfermedad. Sin embargo, no se ha demostrado que el conteo diferencial de células en el líquido pleural determine sustancialmente el manejo del derrame pleural y tenga el poder de discriminar los diferentes tipos de derrame, que inclusive podrían superponerse.

Pruebas bioquímicas o biomarcadores del líquido pleural. El estudio bioquímico del líquido pleural se debe interpretar en un contexto clínico apropiado para alcanzar una certeza diagnóstica precisa. Una glucosa en el líquido pleural entre 40 y 50 mg/dL (VR= 80 a 100 mg/dL) es sugestiva de neoplasias, infecciones o TBC, y cuando es menor de 30 sugiere artritis reumatoide. La tuberculosis pleural produce un exudado generalmente a predominio de linfocitos, glucosa < de 30 mg/dL, pH < de 7,25; por lo general es citrino, aunque puede ser sanguinolento y tener pocos bacilos (paucibacilar).

El pH del líquido pleural (semejante al sanguíneo) depende de su contenido en CO_2 y lactato; es proporcional a la reacción inflamatoria y a la actividad celular. Un pH < de 7,30 sugiere infección (bacterias o BK), neoplasias y enfermedad autoinmune; un pH > de 7,50 puede deberse a una infección por *Proteus mirabilis*, y un pH < de 7,20 es diagnóstico de empiema y uno de los criterios para drenaje y tubo permanente. Cuanto más bajo es el pH del líquido en una neoplasia maligna, el pronóstico es peor y reduce la posibilidad de una pleurodesis química efectiva. Para determinar el pH del líquido pleural se recomienda tomar la muestra con heparina (1.000 U/mL) y examinarlo inmediatamente.

La presencia de pus en el espacio pleural más un cultivo y/o Gram positivo definen al empiema, que siempre debe ser drenado. El empiema debe distinguirse del quilotórax y pseudoquilotórax, pues comparten algunas características. El empiema se puede distinguir de estas complicaciones por centrifugación, en el que se desarrolla un sobrenadante, mientras que esto no ocurre en los otros derrames. De acuerdo con la guía de la Sociedad Torácica Británica sobre el manejo de infección pleural, un derrame paraneumónico se define en el contexto de una neumonía con un pH inferior a 7,2 o un nivel de glucosa inferior a 61 mg/dL. Un cultivo de líquido positivo o pus indica un empiema. El pH y el nivel de glucosa son los mejores marcadores del derrame paraneumónico complicado.

Un derrame pleural lechoso puede ser quiloso o quiliforme; el quiloso implica una obstrucción anatómica del conducto torácico por neoplasias infiltrativas, linfomas o traumatismos. Cuando la lesión compromete el conducto torácico por debajo de la 5ª vértebra dorsal, el derrame es derecho, y cuando está por encima es izquierdo. El derrame quiloso tiene un contenido total de grasas (hasta 4 g/dL) a expensas de triglicéridos (> de 110 mg/dL) y colesterol (< de 200 mg/dL); además, posee quilomicrones y glóbulos de grasa que se demuestran con la coloración de Sudán III. El derrame quiliforme (pseudoquilotórax) se puede ver en procesos crónicos de diferentes etiologías con engrosamiento pleural; tiene un contenido de colesterol hasta de 5 g/dL, triglicéridos < de 50 mg/dL, no se demuestran glóbulos de grasa y pueden observarse cristales de colesterol.

La proteína C reactiva sérica (PCR), es un reactante de fase aguda que se eleva en la inflamación sistémica y, se puede utilizar para aproximar una etiología infecciosa en los derrames. La combinación de neutrófilo en el líquido pleural y una PCR > de 45 mg/L es altamente sugestiva de infección pleural; sin embargo, la PCR elevada también ocurre en enfermedades malignas y otras patologías. Los marcadores tumorales han tenido tradicionalmente una papel en el estudio de los derrames pleurales; sin embargo, su sensibilidad es inferior a la citología pleural. La mesotelina, como marcador diagnóstico del mesotelioma, tiene un alta especificidad pero poca sensibilidad. Los triglicéridos y los quilomicrones son útiles para determinar la presencia de quilotórax o pseudoquilotórax; más del 85% de los pacientes con un quilotórax tienen niveles de triglicéridos mayores de 110 mg/dL. El quilothorax se puede distinguir del empiema por centrifugación: el líquido quiloso sigue siendo lechoso, pero en el empiema muestra un sobrenadante claro. La amilasa en el líquido pleural, es sugestiva de una pancreatitis, o perforación esofágica; sin embargo, la causa más común de una amilasa alta son las enfermedades malignas. Los anticuerpos antinucleares (ANA) en el líquido pleural apoyan fuertemente el diagnóstico de pleuritis por LES. La adenosina desaminasa (ADA) es útil para determinar la presencia de tuberculosis y se ha demostrado que es más sensible y específica que la microbiología, tanto en esputo como en el líquido pleural. Sin embargo, otras enfermedades pueden mostrar un alto contenido de ADA en el líquido pleural, comúnmente los derrames paraneumónicos, empiemas y linfomas. Enfermedades como la artritis reumatoide, lupus eritematoso sistémico y la sarcoidosis pueden tener derrame pleural.

La enfermedad pleural es la presentación intratorácica más frecuente de la artritis reumatoide. Afecta sobre todo hombres de mediana edad, con nódulos reumatoideos, títulos altos de factor reumatoide, HLA-B8 y Dw3. Este derrame generalmente es asintomático, puede ser transitorio, recurrente o crónico (persistir por años), son pequeños, unilaterales (70%) y generalmente afecta el lado izquierdo. Es un exudado de aspecto seroso, lechoso, hemático o purulento; el predominio celular depende del tiempo transcurrido: polimorfonucleares en derrames recientes y mononucleares en crónicos. Se caracteriza por un pH <7,20, glucosa <50 mg/dL, LDH >1.000 U/L. La biopsia pleural, no es de ayuda diagnóstica, y la citología muestra generalmente macrófagos multinucleados y células gigantes.

Citologia y bloque celular del líquido pleural. La sensibilidad y especificidad de la citología del derrame, para la detección de malignidad varía del 40% al 80% y del 89% al 98%, respectivamente. El análisis citogenético y molecular se puede hacer en bloques celulares, frotis y preparaciones de líquido pleural (20 a 60 mL para la citología y 500 mL para el bloque celular). Es útil para el diagnóstico de las neoplasias.

Estudios microbiológicos. Se hacen cuando hay sospecha de una infección. La demostración de células malignas en el líquido pleural no es suficiente para hacer el diagnóstico de malignidad. Se requiere material celular adecuado para el diagnóstico molecular y, la toracoscopia para la biopsia. Se deben investigar gérmenes aeróbicos y anaeróbicos, BK y hongos. La tinción de Gram puede ayudar a identificar la etiología del patógeno. La investigación microbiológica produce un gran porcentaje de resultados falso-negativos. Se recomienda que los frascos de hemocultivos para gérmenes tanto aeróbicos como anaeróbicos, deben inocularse al lado de la cama, ya que esto aumenta el rendimiento del 40% al 60%. La elección de antibióticos en base a la suposición de que en el derrame pleural infeccioso, la microbiología es similar a la de la neumonía, es un error. Hasta el 30% de los pacientes con derrame infeccioso, no presentan consolidación en la radiografía de tórax, lo que sugiere que el término "derrame paraneumónico" no siempre es correcto, razón por lo que "derrame pleural infeccioso" es más apropiado. La aplicación de la reacción en cadena de la polimerasa (PCR) con el uso del gen 16S-rRNA mejora la sensibilidad en comparación con las técnicas de cultivo convencionales, sin embargo, se han demostrado que hay sustancias inhibidoras endógenas que producen falsos negativos. En la TBC pleural, el número de bacilos tuberculosos en el líquido pleural es por lo general bajo (paucibacilar). El examen microbiológico tiene una sensibilidad menor del 5% para la detección; por lo que la coloración Ziehl-Neelsen y el cultivo tiene una sensibilidad algo mayor de 10%-20%.

Biopsia pleural. Se emplea cuando los procedimientos anteriores no han permitido aclarar la enfermedad; es útil para el diagnóstico tanto de TBC y micosis pleural como para neoplasias. Se usan las agujas de Cope y Abrams. Si los resultados de las imágenes y el análisis del el líquido pleural son poco concluyentes, la biopsia pleural puede ser necesaria, por lo tanto, si la citología del líquido pleural resulta negativa o no concluyente, la biopsia pleural sigue siendo el estándar de oro para el diagnóstico de enfermedad pleural maligna. Tienen un papel ya establecido en el diagnóstico de la TBC pleural y recientemente, también han encontrado un lugar en el diagnóstico de la infección pleural no tuberculosa. Algunos estudios que han analizado la precisión diagnóstica de las agujas en las biopsias cerradas, utilizando el ultrasonido o TC guiado, resulta el procedimiento que tiene una precisión diagnóstica cercana al 90%; y que algunos estudios han comparado con la toracoscopia. Los mesoteliomas pleurales malignos tienen múltiples aspectos morfológicos y pueden simular otras neoplasias epiteliales. Si una tomografía computarizada torácica mejorada por contraste muestra una lesión pleural focal y el paciente no es adecuado para la toracoscopia, una biopsia con aguja de corte guiada por imágenes tiene un alto rendimiento y una bajo porcentaje de complicaciones. Si la citología del líquido pleural, es negativa o no concluyente, la pleuroscopia (médica o quirúrgica) se sugiere, puesto que el procedimiento es relativamente sencillo y la pleurodesis puede ser realizada al mismo tiempo. Debe hacerse el estudio histopatológico y el cultivo del tejido obtenido en la biopsia pleural para investigar bacterias, hongos y mycobacterias.

Toracoscopia o pleuroscopia. Consiste en observar las pleuras (visceral y parietal) con un toracoscopio o cualquier instrumento de fibra óptica. La toma de biopsias ayuda al diagnóstico cuando no se ha determinado la naturaleza del derrame. La toracoscopia tiene un rendimiento diagnóstico extremadamente alto, independientemente del dispositivo u operador, médico o cirujano. La toracoscopia tiene la ventaja de permitir la inspección directa de la superficie pleural, muestreo de tejido dirigido, y, si necesario, hacer pleurodesis (un procedimiento que consiste en fusionar las dos superficies pleurales para adherirlas entre sí). La toracoscopia es un procedimiento de bajo riesgo, con complicaciones reportadas en el 1,8% de los casos, y un tasa de mortalidad del 0,34%, aunque la mortalidad en procedimientos estrictamente diagnósticos no se ha informado. Una consideración importante con la pleuroscopia, es el diagnóstico de pleuritis inespecífica, una entidad con implicaciones clínicas poco claras determinadas en aproximadamente el 25% de los casos en grandes series. Varias estudios han sugerido que del 5% al 10% de los pacientes diagnosticados con pleuritis inespecífica a través de pleuroscopia o cirugía, finalmente desarrollan enfermedad pleural neoplásica. Las biopsias pleurales hechas a través de un abordaje endoscópico (toracoscopia) bajo visualización directa, se consideran el estándar de oro para el diagnóstico de una lesion pleural inexplicable y particularmente útil en el diagnóstico de la enfermedad pleural maligna. Se pueden hacer a través del abordaje local de toracoscopia anestésica, también titulada toracoscopia médica, a menudo a través de un puerto único o el enfoque quirúrgico toracoscópico asistido por video (VATS), más invasivo, utilizando hasta tres puertos.

Tuberculosis pleural (TBC pleural). La TBCP es la forma más común de TBC extrapulmonar en adultos; su frecuencia varía según la tasa de prevalencia, la edad de la población y la serología positiva para el VIH. Puede ser una manifestación de infección primaria de la TBC o estar relacionada con la reactivación de tuberculosis pulmonar. El empiema tuberculoso es una infección infrecuente, activa y crónica, que a menudo evoluciona al fibrotórax; en estos casos, se recomienda desbridar la cavidad pleural para mejorar la respuesta a los agentes antituberculosos. No existe una prueba precisa para el diagnóstico de TBC pleural. Puede ser aguda, subaguda o crónica. Los signos y síntomas incluyen tos, dolor torácico o pleurítico, fiebre, anorexia, pérdida de peso, sudores nocturnos y disnea. El derrame pleural suele ser unilateral y las lesiones pulmonares, se pueden ver en la radiografía de tórax en un 20% y en la TC de tórax 40%-85%. La relación células mononucleares/leucocitos, es significativamente mayor en el derrame pleural tuberculoso que no tuberculoso 95,9% vs. 77,8% ($p < 0,001$). Para el diagnóstico de la TBC pulmonar se emplean la adenosina desaminasa (ADA), el interferón gamma (IFN-γ) y la interleucina 27 (IL-27), con buena sensibilidad y especificidad. Valores de ADA ≤ 40 U/L generalmente descartan la TBC pulmonar y > de 90 U/L la confirman. IFN-γ y IL-27 son técnicas sofisticadas y costosas que no se hacen en los laboratorios clínicos de rutina. La identificación (microbiológica o molecular) de *M. tuberculsis* en el líquido pleural o tejidos siguen siendo el estándar de oro para la diagnóstico. Aunque la baciloscopia (Ziehl-Neelsen) y el cultivo del líquido pleural son sumamente importantes, la biopsia de la pleura asociada a cultivos/moleculares del tejido, también contribuyen al diagnóstico. Igualmente la prueba de amplificación de ácidos nucleicos (TAAN en inglés) que permite la detección rápida del genoma de *M. tuberculosis* en los especímenes. El compromiso pleural de pacientes con lupus eritematoso sistémico es del 75% en algún momento de la enfermedad; el líquido suele ser un exudado, en ocasiones sanguinolento, con celularidad a predominio de polimorfonucleares, AAN positivos y complemento (C3 y C4) disminuidos. En la artritis reumatoide, el factor reumatoide está positivo en diluciones altas y la glucosa muy baja.

Derrame pleural no diagnosticado. Este se califica cuando su etiología sigue siendo desconocida después de una revisión exhaustiva de la historia clínica, estudios imagenológicos, análisis del líquido pleural y de la sangre. La incidencia de estos derrames no diagnosticados es del 20%. Es necesario indagar sobre el uso de medicamentos que pueden ser la causa. Un derrame que se resuelve en poco tiempo, es sugestivo de una embolia pulmonar o de una infección no complicada, mientras que un derrame que persiste durante meses puede ser secundario a malignidad, tuberculosis o exposición al asbesto. Un derrame que llegue a la mitad superior del hemitórax es más frecuente en neoplasias y el hidrotórax hepático; mientras que, el derrame inferior que no alcanza un tercio del hemitórax, se puede asociar a embolia pulmonar, infección no complicada, exposición al asbesto o el uso de medicamentos. El derrame bilateral es sugestivo de una enfermedad sistémica como insuficiencia cardíaca descompensada, insuficiencia renal, hipoalbuminemia o neoplasia. Si el derrame pleural permanece sin diagnosticar, puede repetirse la toracocentesis para obtener una nueva muestra para citología, hacer un ultrasonido torácico para guiar una biopsia, y/o una pleuroscopia o videoasistida por cirugía toracoscópica. La mayoría de estos derrames no diagnosticados, son benignos y se resuelven espontáneamente. Sin embargo, 8,3% están asociados a neoplasias. El seguimiento del derrame es crucial. Si el curso de la enfermedad es favorable, se debe supervisar hasta que se resuelva.

TRATAMIENTO

Cuando se diagnóstica un derrame pleural, el tratamiento se basa en controlar la enfermedad subyacente. Los otros procedimientos terapéuticos en un derrame pleural son toracocentesis, la pleurodesis y, recientemente, el uso de la estreptocinasa intrapleural. Si los pacientes no responden a los antibióticos apropiados y un drenaje adecuado, puede ser necesario la toracoscopia con decorticación o desbridamiento. La instilación de fibrinolíticos intrapleurales y DNasa puede ser utilizado para mejorar el drenaje en pacientes que no responden a la terapia con antibióticos o no son candidatos elegibles para la intervención quirúrgica. Si un paciente con derrame pleural maligno esta asintomático, no siempre se indica el drenaje, a menos que se sospeche una infección subyacente. Para los derrames pleurales malignos que requieran drenajes frecuentes, las opciones son la pleurodesis (donde el espacio pleural desaparece mecánica o químicamente) con la instilación de irritantes en el espacio pleural y la colocación de catéter pleural. Los derrames quilosos se manejan inicialmente de forma conservadora, pero la mayoría ameritan cirugía **(TABLA 145)**.

TABLA 145. Tratamiento en derrames pleurales paraneumónicos.

Tipo de derrame	Características	Toracocentesis	Colocación de drenaje (tubo de tórax)	rt-PA y DNasa	TSVA
Paraneumónico simple	Mayor de 1 cm (Radiografía de tórax con rayos horizontales o ecotórax), Gram o cultivo negativo	si	no	no	no
Paraneumónico complejo	Derrame grande, loculado, pH menor de 7,15, glucosa menor de 40 mg/dL	no	si	Si (si el paciente no es elegible para cirugía)	si
Empiema	Pus o, Gram o cultivo +	no	si	no	si

Abreviaciones: DNasa: desoxirribonucleasa; rt-PA: activador del plasminógeno tisular recombinante; TSVA: toracoscopia asistida por video.

Toracocentesis. En muchos pacientes es necesaria una toracocentesis para aliviar la disnea. No se debe extraer más de un litro por punción para evitar una desviación mediastinal aguda, hipoxia, síncope vasovagal, *shock*, edema pulmonar agudo unilateral y dolor torácico opresivo grave. Si un derrame pleural gigante se drena rápidamente, con eliminación de volúmenes mayores de 1,5 L, la rápida reexpansión del pulmón colapsado puede ocasionalmente conducir a un edema pulmonar de reexpansión. Se pueden prevenir este edema pulmonar de reexpansión con la manometría pleural y la monitorización de la presión pleural durante el drenaje y su interrupción, una vez que la presión pleural cae por debajo de -20 cm de agua o, con la aparición de dolor torácico. Para practicar la toracocentesis es mejor con el paciente sentado en una silla, cabeza y brazos descansando sobre una mesa o la misma silla. Previamente se toman las medidas de asepsia y antisepsia y luego se aplica lidocaína al 1%. Se inserta una aguja o catéter Nº 17 o 18 en el sexto o séptimo espacio intercostal (por debajo del límite superior de la percusión mate), en la línea axilar media y luego se conecta a una llave de 3 vías y se extrae lentamente por gravedad o una jeringa. Cuando el derrame pleural es masivo y recidivante se debe drenar en uno o varios días por gravedad, mediante un tubo Nº 18 insertado en el octavo o noveno espacio intercostal, línea axilar posterior o también 5 a 10 cm de la columna vertebral en el mismo espacio. La presencia de sangre, pus o derrame con un pH entre 7,21 y 7,29, LDH mayor de 1.000 UI/L y una glucosa menor de 40 mg/dL, producen engrosamiento pleural rápido que dificulta la reexpansión pulmonar, por cuya razón se impone un drenaje torácico permanente con un sello de agua o un sistema de succión continua de tres frascos. Muchos de estos pacientes ameritan una pleurectomía para favorecer la expansión del pulmón. Las complicaciones más frecuentes de la toracocentesis son neumotórax, sangrados e infecciones. Las contraindicaciones son historia de sangrado y trombocitopenia por debajo de 50×10^9/L.

Pleurodesis. Se usa para provocar la adhesión entre la pleura visceral y parietal de manera que el líquido no se pueda reacumular. Se emplean sustancias con pH bajo como tetraciclinas, talco y bleomicina, o cáusticas como el hidróxido de sodio. Las complicaciones comunes son dolor torácico y fiebre. Se siguen los siguientes pasos:

1. Se coloca un tubo pleural Nº 18 para vaciar el derrame y permitir el drenaje durante dos días. Para que la pleurodesis sea efectiva debe existir un drenaje menor de 100 mL diarios.
2. Se hace una radiografía de tórax en posición de pie para confirmar la ausencia total del derrame y la reexpansión pulmonar total.
3. Se administran las sustancias a través del tubo. Primero, lidocaína al 1%, 15 a 30 mL para evitar dolor; se voltea el paciente y a los 5 minutos se le administra la tetraciclina a la dosis de 15 a 20 mg/kg (máximo 1,5 g), en 50 mL de solución salina 0,9%; finalmente, 25 mL de esta solución para lavar el tubo y luego se cierra el sistema por 24 horas. El talco se administra a la dosis de 2 a 5 g para neumotórax de repetición, y 5 a 10 g diluidos en solución salina para derrames malignos. La bleomicina, 60 U en 50 mL de solución dextrosa al 5%.
4. Se instruye al paciente para que una vez inyectada la sustancia cambie de posición cada 3 a 5 minutos para que el líquido se disemine por todo el espacio pleural.
5. Al término de 24 horas, si la radiografía muestra reexpansión total del pulmón y ausencia de derrame, se retira la sonda.
6. El procedimiento puede ser repetido a los días o semanas si es necesario.

Agentes fibrinolíticos. Es muy importante prevenir la progresión de la etapa fibropurulenta de la pleura, a la fase de organización posterior, con el desarrollo de una capa pleural fibrosa y sólida. El ensayo MIST-2, combina fibrinolíticos intrapleurales: rt-PA y desoxirribonucleasa (DNasa); estos aumentan el drenaje del líquido infectado, mejora la imagen radiográfica, disminuye la estancia hospitalaria y las tasas de intervención quirúrgica. El rt-PA ayuda a la división de las septaciones intrapleurales como agente fibrinolítico directo, y la DNasa promueve la escisión del ADN libre, reduce la viscosidad del líquido y facilita, aún más el drenaje del mismo. Además, se ha sugerido que la DNasa puede interferir con la formación de *biofilms*, que contienen la fibrina y el ADN como partes constituyentes, por lo que aumenta el efecto de los antibióticos. Hasta la fecha, la terapia enzimática intrapleural se reserva para los pacientes que fallan con el cuidado estándar y no son elegibles para cirugía, debido a las comorbilidades. Esta intervención también puede ser útil en lugares donde el acceso a la cirugía es limitado. La estreptocinasa, un agente más económico, ha mostrado ventaja en términos de resolución radiológica, de la infección pleural y de la necesidad de la cirugía en ensayos clínicos en pequeña escala; sin embargo, la estreptocinasa se continúa utilizando como agente fibrinolítico en la infección pleural compleja y en las partes del mundo donde los recursos son limitados. Se puede usar a la dosis de 250.000 U en 100 mL de solución salina al 0,9%; una vez instilda se cierra el tubo por 4 horas y luego se reinicia el drenaje. Se puede repetir diariamente por 10 a 14 días, si es necesario.

Bibliografía

Aboudara M, Maldonado F. Update in the management of pleural effusions. Med Clin N Am. 2019; 103: 475-485.

Antonangelo L, Faria CS, Sales RK. Tuberculous pleural effusion: diagnosis & management. Expert Review of Respiratory Medicine. 2019; 13(8): 747-759.

Beaudoin S, Gonzalez AV. Evaluation of the patient with pleural effusion. CMAJ. 2018; 190(12): E291-5.

Ferreiro L, Toubes ME, San José ME, Suárez-Antelo J, Golpe A, Valdés L. Advances in pleural effusion diagnostics. Expert Review of Respiratory Medicine. 2020; 14(1): 51-66.

Feller KD, Light R. Pleural disease. N Engl J Med. 2018; 378: 740-751.

Hassan M, Patel S, Sadaka AS, Bedawi EO, Corcoran JP, Porcel JM. Recent insights into the management of pleural infection. International Journal of General Medicine. 2021; 14: 3415-3429.

Jany B, Welte T. Pleural effusion in adults-etiology, diagnosis, and treatment. Dtsch Arztebl Int. 2019; 116: 377-86.

Krishna R, Rudrappa M. Pleural effusion. [Updated 2020 Oct 28]. In: StatPearls [Internet]. Treasure Island (FL): StatPearls Publishing; 2021 Jan. Disponible en: https://www.ncbi.nlm.nih.gov/books/NBK448189/.

Lei X, Wang J, Yang Z. Diagnostic accuracy of pleural effusion mononuclear cells/leukocyte ratio in tuberculous pleurisy. Front Med. 2021; 8: 639-661.

Lepus CM, Vivero M. Updates in effusion cytology. Surgical Pathology. 2018; 11: 523-544.

Light R. Pleural effusion. N Engl J Med. 2002; 346: 1971-77.

Porcel-Perez JM. Manejo práctico del derrame pleural. Ann Med Interna. 2002 (Madrid); 19(4): 58-64.

Sundaralingam A, Bedawi EO, Rahman NM. Diagnostics in pleural disease. Diagnostics. 2020; 10(12): 1046-1051.

Walker S, Maskell N. Identification and management of pleural effusions of multiple aetiologies. Curr Opin Pulm Med. 2017; 23(4): 339-345.

CAPÍTULO 120
NEUMONÍAS

CARMEN JULIA DELGADO-MOSQUERA, GUSTAVO J. VILLASMIL-PRIETO,
LYN EYLEEN HURTADO-BENCOMO

INTRODUCCIÓN

La neumonía se refiere a toda inflamación del parénquima pulmonar de etiología infecciosa, ya sea vírica, bacteriana, micótica o parasitaria. En general se produce una infiltración exudativa dada por neutrófilos y proteínas en los bronquiolos, alvéolos e intersticio; y se manifiesta con fiebre, tos, expectoración, disnea e hipoxemia que resulta de la alteración del intercambio gaseoso a nivel de la membrana alveolocapilar. La inflamación en los alvéolos se disemina localmente a través de los poros de Kohn y origina una consolidación segmentaria que luego puede hacerse lobar. El diagnóstico se establece por la anamnesis, la exploración física y la presencia en la radiografía y la TC de tórax de consolidación, infiltrados intersticiales y/o cavitaciones. La ecografía pulmonar es un método útil para el diagnóstico de esta entidad, siempre y cuando la afectación parenquimatosa comprometa la zona subpleural en contacto con la pared torácica lo cual ocurre en mas del 90% de los casos. Los diferentes mecanismos patogénicos involucrados en las neumonías son los siguientes:

1. **Aspiración de secreciones orofaríngeas.** Es el principal mecanismo; las bacterias de las vías respiratorias superiores alcanzan las vías inferiores a través de microaspiraciones.
2. **Inhalación de microorganismos.** Las partículas menores de 5 μ (a través de las gotitas de Flügge), llegan fácilmente a los alvéolos y pueden transportar inóculos bacterianos hasta de 100 microorganismos. La mayoría de las bacterias miden 1 μ; además, *Mycoplasma*, *Chlamydia* y *Coxiella* son 5 a 100 veces más pequeñas, lo que genera afectación periférica, multilobar, de predominio intersticial y multisegmentario.
3. **Diseminación hematógena.** Se generan partir de episodios de bacteriemia que ocurren por focos infecciosos a distancia (genitourinario, tegumentos, ORL). Producen infiltrados pulmonares, generalmente multifocales, con tendencia a la formación de cavernas y derrame pleural; se localizan generalmente en zonas periféricas y declives.
4. **Inoculación directa.** Se debe a traumatismos torácicos o a cirugía del tórax a través del mecanismo de extensión directa; igualmente por infecciones del área mediastínica o subfrénica por abcesos hepáticos.

MANIFESTACIONES CLÍNICAS

Las manifestaciones clínicas de las neumonías varían ampliamente; abarcan desde un proceso leve caracterizado por anorexia, fiebre, escalofríos, malestar, tos moderada y discretos ruidos adventicios pulmonares; hasta condiciones graves que cursan con tos (con o sin producción de esputo), disnea, dolor torácico (pleurítico), síndrome de distrés respiratorio agudo (SDRA) y sepsis, que puede evolucionar con hipotensión arterial, confusión y disfunción multiorgánica (renal, hepática y hematológica). Dicha gravedad está directamente relacionada con el volumen del inóculo y la intensidad de la respuesta inmune local y sistémica del paciente. Los signos de las neumonías incluyen taquipnea, taquicardia, aumento del trabajo respiratorio y ruidos respiratorios patológicos, como estertores crepitantes finos (alveolares) y roncus; además, signos de condensación pulmonar como frémito vocal, egofonía y matidez a la percusión. Los exámenes revelan leucocitosis con desviación a la izquierda o leucopenia, trombocitopenia, aumento de la VSG, PCR y, la procalcitonina en los casos de etiología bacteriana. Es necesario destacar que los pacientes de edad avanzada pueden cursar con cambios en el estado mental (confusión, somnolencia), hipo-anorexia y carecer de fiebre o leucocitosis. En pacientes inmunocomprometidos, los infiltrados pulmonares pueden no ser detectables en las radiografías de tórax; aunque sí, visualizarse con ultrasonido y la TC.

DIAGNÓSTICO

El diagnóstico de la neumonía se orienta con la clínica, si provienen de la comunidad, pacientes hospitalizados o provenientes de instituciones de cuidados (albergues o centros de diálisis). En los pacientes de edad avanzada, inmunocomprometidos, trasplantados y dependientes de corticoesteroides, en quienes se sospeche una neumonía y presenten una radiografía de tórax normal, se debe realizar una ecografía pulmonar o TC de tórax según entrenamiento en el método y disponibilidad respectivamente. Los cultivos cuantitativos aumentan la especificidad del diagnóstico de las neumonías hospitalarias y en pacientes con comorbilidades.

Radiografía de tórax. Se debe tener en cuenta que la radiografía puede ser normal en pacientes deshidratados, ancianos, neutropénicos o al principio de la infección. En la neumonía bacteriana se puede observar una imagen de condensación segmentaria o lobar con broncograma aéreo y, si es necrosante, un área radiolucida de paredes gruesas con o sin nivel en su interior (nivel hidroaéreo) que sugiere absceso o cavitación respectivamente. En la bronconeumonía aparece un componente intersticial, caracterizado por engrosamiento peribronquial y un patrón alveolar heterogéneo, sin límite segmentario definido. Las neumonías atípicas presentan opacidades reticulares y nodulares con una distribución multilobar, periférica y de predominio bibasal, típica con "patrón intersticial". Las neumonías bacterianas pueden producir gran necrosis (particularmente *Staphylococcus aureus* y *Klebsiella pneumoniae*), formación de abscesos, atelectasias, derrame pleural estéril y empiema, fístulas broncopleurales, fibrosis, pseudo-bronquiectasias y, raras veces, focos de infección a distancia como meningitis, endocarditis, pericarditis y osteomielitis.

Estimación de la gravedad en el paciente con neumonía

Una vez hecho el diagnóstico de neumonía, se debe definir su gravedad, con el fin de decidir el nivel de atención médica al cual se ha de derivar cada caso (ambulatorio, sala general o cuidados intensivos). Para tal fin se dispone de escalas clínicas validadas, como el índice de severidad de la neumonía (PSI, siglas en inglés), el CURB-65 (representa el acrónimo de los parámetros que la integran) y el CRB-65 que es similar al CURB-65, pero excluye urea y es ideal para ambientes extrahospitlarios. Estas escalas estiman la mortalidad asociada a la puntuación alcanzada para cada paciente y son las más empleadas en la decisión de ingreso **(TABLA 146)**.

TABLA 146. Escalas clínicas de estimación de la gravedad de neumonías (PSI y CURB-65).

PSI	CURB 65
Sexo Hombre (0 puntos) Mujeres (10 puntos)	**C**onfusión (1 punto)
Factores demográficos Edad (1 punto por cada año) Residente de asilo de ancianos (10 puntos)	**U**rea >20 mg/dL (1 punto)
Comorbilidad Enfermedad neoplásica activa (30 puntos) Enfermedad hepática crónica (20 puntos) Enfermedad cerebrovascular (10 puntos) Enfermedad renal crónica (10 puntos)	**R**espiratoria (frecuencia) >30/min (1 punto)
Hallazgos al examen físico Estado mental alterado (20 puntos) Frecuencia respiratoria >30/min (20 puntos) Presión arterial sistólica <90 mm Hg (20 puntos) Temperatura corporal <35 o >39 °C (15 puntos) Frecuencia cardíaca >125/min (10 puntos)	**B**lood pressure (presión arterial sistólica) <90 mm Hg o diastólica <60 mm Hg (1 punto)
Hallazgos paraclínicos pH por gasometría arterial <7,35 (30 puntos) Nitrógeno ureico en sangre >30 mg/dL (20 puntos) Sodio <130 mEq/L (10 puntos) Glucosa en sangre >250 mg/dL (10 puntos) Hematocrito >30% (10 puntos) PaO$_2$: <60 mm Hg o SpO$_2$ por oximetría de pulso <90% (10 puntos) Derrame pleural (10 puntos)	Edad >**65 años** (1 punto)

Clase de riesgo	Puntos	Probabilidad muerte a 30 días %	Clase de riesgo	Puntos	Probabilidad muerte a 30 días %
I	Si <50 años y sin neoplasia, ni insuficiencia cardíaca, enfermedad cerebrovascular, hepática o renal	0,1	1	0-1	<3
II	<70	0,6	2	2	9,2
III	71-90	0,9-2,8	3	3-5	31
IV	91-130	8,2-9,3			
V	>130	27-29,2			

En cuanto a la escala de PSI, se debe tener en cuenta que en pacientes menores de 51 años sin comorbilidades ni hallazgos físicos anormales se le asigna la clase I, que tiene asociada una mortalidad de 0,1%. En la escala de CURB-65, una puntuación de 0 a 1 punto se considera de baja gravedad y riesgo de muerte (<3%); de 2 puntos, moderada gravedad y riesgo de muerte de 9% y de 3 a 5 puntos, mayor gravedad y riesgo de muerte del 15% al 40%.

A continuación, se describe el nivel de atención médica recomendado, según la estimación de la gravedad de la neumonía.

Atención ambulatoria. Se considera que los pacientes con signos vitales normales (aparte de fiebre), sin complicaciones y con una neumonía leve pueden tratarse en un entorno ambulatorio. Estos pacientes suelen corresponder a las clases de riesgo PSI (I y II) y a puntuaciones CURB-65 de cero (o una puntuación CURB-65 de 1 por edad, es decir mayor de 65 años). En la mayoría de los pacientes atendidos en el ámbito ambulatorio no se necesitan pruebas diagnósticas de tipo microbiológico y se emplean los antibióticos en forma empírica; generalmente se tiene éxito; además el conocimiento del patógeno no suele mejorar los resultados.

Atención en sala general. Los pacientes con saturación <92% con el aire ambiente (o un cambio significativo con respecto al valor inicial), deben ser hospitalizados, lo mismo que los clasificados como PSI ≥III y puntuaciones CURB-65 ≥1 (o puntuación CURB-65 ≥2 si tienen más de 65 años). También se justifica la hospitalización para controlar de cerca la respuesta al tratamiento, los pacientes con signos tempranos de sepsis, enfermedad rápidamente progresiva, con comorbilidades o sospecha de infección por patógenos agresivos, ya que no están bien representados en los sistemas de puntuación de gravedad. Otras preocupaciones prácticas que pueden justificar la admisión al hospital son la incapacidad para ingerir medicamentos por vía oral, el deterioro cognitivo o funcional y otros problemas sociales que podrían afectar la adherencia a la medicación; por ej., abuso de sustancias, falta de vivienda o la residencia alejadas de la atención médica. En los pacientes que son ingresados en sala de hospitalización se debe obtener: hemocultivos, baciloscopia, tinción de Gram, cultivo de esputo, prueba de antígeno urinario para *Streptococcus pneumoniae*, PCR para *Legionella* spp. por su mayor sensibilidad y especificidad (como alternativa, antígeno urinario) y RT-PCR para SARS CoV-2. En estos pacientes, hacer un diagnóstico microbiológico permite una terapia dirigida que ayuda a limitar el uso excesivo de antibióticos de amplio espectro, prevenir la resistencia a los antimicrobianos y reducir las complicaciones innecesarias, como son las infecciones por *Clostridium difficile* y *Candida* spp.

En todos los pacientes que no presententen mejoría clínica, a pesar de la antibioticoterapia adecuada, se deben obtener muestras broncoscópicas para pruebas microbiológicas, cultivo para gérmenes aeróbicos, cultivo para *Legionella*, tinción, cultivo para hongos y pruebas para virus respiratorios; este último se hace mediante PCR y múltiplex viral; sin embargo, la detección de algún virus no confirma el diagnóstico de neumonía viral; aunque éstos puedan estar asociados con la patogénesis de una neumonía bacteriana o simplemente ser un colonizador del tracto respiratorio.

Admisión a cuidados intensivos. Debe hacerse la admisión en estos cuidados, a todo paciente que cumpla con cualquiera de los siguientes criterios de neumonía grave **(TABLA 147)**.

TABLA 147. Criterios de neumonía grave (IDSA/ATS 2019).

La definición validada incluye tres o más criterios menores y un criterio mayor
Criterios menores
Frecuencia respiratoria ≥30 respiraciones/min
Relación PaO_2/FiO_2 ≤250
Infiltrados multilobulares
Confusión/desorientación
Uremia (nivel de nitrógeno ureico en sangre ≥20 mg/dL)
Leucopenia * (recuento de glóbulos blancos <4.000 células/µL)
Trombocitopenia (recuento de plaquetas <100.000/µL)
Hipotermia (temperatura central <36 °C)
Hipotensión que requiere resucitación agresiva con líquidos
Criterios mayores (principales)
Shock séptico con necesidad de vasopresores
Insuficiencia respiratoria que requiere ventilación mecánica

*Leucopenia asociada a infección y no inducida por quimioterapia.

CLASIFICACIÓN DE LAS NEUMONÍAS SEGÚN EL AGENTE CAUSAL

Neumonía por *Streptococcus pneumoniae* (*S. pneumoniae* o *neumococo*). El neumococo es el agente más frecuente (40% al 60%) de las neumonías, tanto en el adulto sano como en el paciente inmunocomprometido. Se describe como, la neumonía clásica o "típica"; de comienzo abrupto, con dolor en puntada de costado, fiebre precedida de escalofríos y tos con expectoración hemoptoica o "herrumbrosa". Puede cursar con un derrame paraneumónico estéril, de evolución benigna y a veces se complica con empiema y el SDRA. La radiografía suele revelar un proceso de condensación lobar, pero también puede presentarse como bronconeumonía. La neumonía por otros estreptococos como *Streptococcus β hemolítico* del grupo A se complica con empiemas que progresan rápidamente, tienden a tabicarse y conducen a paquipleuritis que amerita uso de agentes fibrinolíticos o tratamiento quirúrgico (decorticación pleural); por cuya razón estos derrames se deben drenar precozmente. La condensación lobar puede durar hasta 6 semanas antes de desaparecer, a pesar de la mejoría clínica del paciente. Las neumonías por *Streptococcus pyogenes* son muy agresivas y ocurren por lo general después de epidemias de influenza o sarampión, así como en ciertos grupos poblacionales (cuarteles e internados).

La profilaxis con la vacuna antineumocócica polivalente está ampliamente justificada en ancianos, pacientes con infecciones neumocócicas a repetición, enfermedades crónicas (EPOC, cirrosis hepática, diabetes mellitus y alcoholismo), asplénicos, inmunocomprometidos y con enfermedades hematológicas (leucemias, linfomas y drepanocitosis) y del tejido conectivo. El tratamiento es a base de penicilina G o ampicilina, siempre y cuando la epidemiología de la zona de procedencia no sea de altos niveles de resistencia. De lo contrario se recomiendan cefalosporinas de tercera generación (ceftriaxona o cefotaxima), que también son útiles en pacientes de alto riesgo.

Neumonía por *Klebsiella pneumoniae* (*K. pneumoniae* o bacilo de FriedLänder). Es la neumonía por germen gramnegativo más frecuente en la comunidad y ataca a pacientes debilitados, especialmente alcohólicos. Tiene predilección por los lóbulos superiores, en los que forma consolidados homogéneos lobares o distribuidos en forma de "parches", con frecuente formación de abscesos y cavernas. La radiografía puede revelar el signo de la "cisura pulmonar abombada" por líquido intercisural. Cursa con un esputo pegajoso, gelatinoso y sanguinolento. La bacteriemia ocurre en el 25% de los casos y un 50% se complica con SDRA y *shock*. En ocasiones, el paciente puede recuperarse de la fase aguda y entrar en una etapa crónica, caracterizada por cavitación y lesiones cicatriciales que simulan la tuberculosis.

Neumonía por *Haemophilus influenzae* (*H. influenzae*). Representa el 10%-15% de las neumonías adquiridas en la comunidad y afecta a pacientes debilitados, en especial con EPOC, alcoholismo e infecciones víricas recientes. En un 50% de los casos se acompaña de derrame pleural.

Neumonía por *Staphylococcus aureus* (*S. auerus*). Puede comprometer el pulmón por microaspiración traqueobronquial o, diseminación hematógena de focos infecciosos a distancia (cutáneos, catéteres endovenosos, cabeza-cuello y genitales). Afecta a cualquier edad, personas sanas o debilitadas y dentro o fuera del hospital. Es frecuente la complicación con abscesos, neumatoceles y empiemas.

Neumonías por gérmenes anaeróbicos. Los patógenos más frecuentes en la práctica diaria son *Peptostreptococcus, Fusobacterium* y *Bacteroides (fragilis* y *melaninogenicus)*; gérmenes que forman parte de la flora normal de la boca y nasofaringe. De allí que la mayoría de estas neumonías sean consecuencia de aspiración del contenido orofaríngeo en pacientes en estado de coma, convulsiones, con procesos periodontales y padecimientos infecciosos a distancia (pelviperitonitis o infecciones de la cabeza y el cuello). También pueden ocurrir en infartos pulmonares, obstrucciones bronquiales por cuerpos extraños, tumores y bronquiectasias. Estas infecciones son generalmente mixtas, es decir, están asociadas con gérmenes aerobios que suelen ser gramnegativos.

El curso de estas neumonías ocurre en varias fases: neumonitis, neumonía necrosante, abscedación y empiema. En la neumonitis es notable la expectoración purulenta abundante y fétida. Pasados 7 a 16 días se desarrolla la necrosis, de evolución subaguda y con múltiples microabscesos (<1 cm) que pueden hacer confluir; esta fase es indolente y remeda la tuberculosis o el cáncer. Los pacientes suelen acudir a consulta tras varias semanas de síntomas, e incluso pueden presentar dedos en *palillo de tambor* y la radiografía mostrar cavidades con paredes engrosadas. Cuando la patogenia es por aspiración, los segmentos más comprometidos son los posteriores de los lóbulos superiores, lóbulo medio o segmentos apicales de los inferiores, con preferencia del pulmón derecho. El tratamiento de las infecciones pulmonares por anaerobios consiste en penicilina cristalina, 10 a 24 millones IV en 24 horas, dividida c/4 h por 10 a 14 días, y para el absceso pulmonar, por 6 a 12 semanas. La penicilina se puede indicar sola o asociada con clindamicina o metronidazol, particularmente en presencia de bacterias productoras de β-lactamasas.

Neumonías por otros gérmenes gramnegativos. Generalmente son intrahospitalarias; los patógenos más frecuentes son *P. aeruginosa, Acinetobacter, E. coli, S. marcescens, P. mirabilis* y *Providencia*. Están relacionadas con procedimientos o manipulaciones que rompen las barreras de defensa, como intubación endotraqueal, ventilación mecánica, cateterismo vesical, cistoscopia, entre otros; sobre todo en pacientes con enfermedades sistémicas subyacentes.

Neumonía por *Mycoplasma pneumoniae*. Se presenta en niños e individuos jóvenes y el contagio ocurre de persona a persona (por gotitas de Flügge). Es la causa más frecuente de las neumonías atípicas y responsable del 20% a 35% de las neumonías adquiridas en la comunidad. La enfermedad comienza en forma insidiosa y de manera atípica (malestar general, febrícula, cefalea, fotofobia, coriza y dolor de garganta). Es común la tos irritativa y los signos de consolidación son poco usuales. Frecuentemente se presentan con un infiltrado intersticial de distribución peribronquial o imágenes bronconeumónicas, desproporcionadas con sus escasas manifestaciones clínicas.

Las hallazgos extrapulmonares son poco frecuentes, por ej., hemolisis por crioaglutininas, que pueden dar origen al fenómeno de Raynaud, gangrena periférica y coagulación intravascular diseminada. Se describen también esplenomegalia, miringitis bullosa, neuritis óptica, meningoencefalitis, nefritis intersticial y glomerulonefritis. Generalmente no hay leucocitosis ni desviación a la izquierda, pero sí trombocitopenia. El diagnóstico bacteriológico es difícil, de tal manera que solo es posible mediante determinación de anticuerpos IgM específicos inicial y convaleciente (incremento ≥4 veces); reacción en cadena de la polimerasa (PCR) y mediante la determinación de crioaglutininas, que aparecen en el 50% de los pacientes. Es importante recordar que esta enfermedad presenta positividad del factor reumatoide y el VDRL. El tratamiento es a base de macrólidos por 10 a 14 días. Otras alternativas son doxiciclina o fluoroquinolonas respiratorias (levofloxacino o moxifloxacino).

Neumonía por *Chlamydophila pneumoniae*. Es la segunda causa de neumonía atípica de las neumonías adquiridas en la comunidad. El diagnóstico microbiológico es difícil debido a la necesidad de medios de cultivos especiales, pero puede hacerse con la determinación en el suero de anticuerpos IgM e IgG contra *C. pneumoniae* o a través de la prueba de microinmunofluorescencia; la demostración de un aumento de por lo menos cuatro veces de los títulos de anticuerpos séricos contra *Chlamydophila pneumoniae* confirma el diagnóstico. El tratamiento es similar a la neumonía por *Mycoplasma*.

Neumonía por *Chlamydia psittaci*. Es una enfermedad zoonótica aviaria que se transmite al hombre a través del estiércol de patos, loros, palomas, pollos y pavos; de los cuales los dos primeros son los más frecuentes. Se le denomina psitacosis aunque se prefiere **ornitosis** porque la fuente del microorganismo no es exclusiva de los loros (*Psittacus*). Tiene un período de incubación de 7 a 14 días y, después de su introducción en las vías aéreas superiores, el agente se disemina por vía hematógena hacia al sistema mononuclear fagocítico. La transmisión interhumana es infrecuente; sin embargo, se recomienda el aislamiento respiratorio del paciente. La infección es de inicio brusco con un síndrome neumónico asociado a un cuadro pseudogripal: febrícula, cefalea intensa, mialgias, artralgias, náuseas, vómitos, anorexia, coriza, epistaxis y pérdida de peso. Al examen físico se encuentra bradicardia relativa y esplenomegalia en la mayoría de los casos. El conteo y la fórmula blanca son normales. La radiografía de tórax puede revelar una consolidación homogénea o en parches que pueden ser de distribución segmentaria, lobar o multilobar hasta opacidades nodulares o de tipo intersticial. Es frecuente el derrame pleural. El tratamiento de elección son las tetraciclinas (doxiciclina) por 2 a 3 semanas. Como alternativa, los macrólidos en niños menores de 9 años y en embarazadas.

Neumonía por *Coxiella burnetti*. Es una rickettsia responsable de la Fiebre Q; microorganismo que se encuentra en la leche, carnes, excrementos, orina o placenta de los animales infectados o sus reservorios. Afecta el ganado bovino, caprino y ovino así como roedores; por tanto, es una zoonosis asociada a trabajadores en contacto con estos animales y su vector natural es una garrapata. Se produce un cuadro pseudogripal con fiebre alta, cefalea, mialgias, tos no productiva y signos de neumonía. Puede cursar con miocarditis, pericarditis y endocarditis, particularmente de la válvula aórtica, esta última puede ocurrir como secuela hasta en el 11% de los pacientes, y puede manifestarse meses o años después de la infección inicial. El recuento y fórmula blanca son normales y la radiografía de tórax revela una condensación segmentaria que predomina en los lóbulos inferiores. La neumonía es generalmente autolimitada, con una mortalidad menor del 1%. El diagnóstico de certeza se logra mediante el aumento de los títulos de anticuerpos séricos contra *C. burnetti*. El tratamiento de elección es la doxiciclina por 14 días y como alternativa el cloranfenicol a las dosis habituales.

Neumonía por *Legionella pneumophila*. Es una neumonía atípica de comienzo brusco y alta mortalidad, producida por una bacteria intracelular con débil coloración con la tinción de Gram, por lo tanto, no se logra identificar con dicha técnica ni desarrollarse en los medios de cultivos habituales; el microorganismo suele hallarse en el suelo y en los ambientes de aire acondicionado. La enfermedad tiende a ocurrir en epidemias o grupos de personas concentradas en lugares cerrados. A pesar de que su prevalencia en Venezuela es casi nula, se debe considerar en pacientes con viajes recientes a Europa y EE. UU. o, expuestos a *spas*, trabajos domésticos de plomería o que hayan estado en contacto con pacientes oncológicos. Las manifestaciones clínicas semejan un cuadro de influenza: comienzo agudo, fiebre alta, mialgias, cefalea, escalofríos, coriza, tos con expectoración purulenta, a veces hemoptoica y dolor pleurítico. Hasta en el 40% de los casos se presentan síntomas gastrointestinales (diarrea y dolor abdominal). Cursa con taquicardia, taquipnea, estertores crepitantes y generalmente no hay signos de condensación pulmonar. Se complica frecuentemente con el SDRA, *shock* e insuficiencia renal aguda. Su mayor gravedad la distingue de otras neumonías atípicas. Los exámenes de laboratorio son inespecíficos: leucocitosis importante, por lo general mayor de 25.000 mm^3; aumento de la VSG, proteinuria, hipoxemia, hiponatremia <130 mEq/L y, un 50% de los pacientes presenta elevación de las enzimas: AST, ALT, CPK y especialmente la LDH; esta última puede exceder las 700 U/L. El diagnóstico de certeza se logra al demostrar un aumento en los títulos de anticuerpos séricos contra *L. pneumophila*; su determinación en la orina también es fiable y se mantienen positivos semanas después de la infección. Estos recursos diagnósticos generalmente no están disponibles en los laboratorios clínicos. También se identifica *Legionella* mediante inmunofluorescencia indirecta en muestras de esputo o de tejido pulmonar; aunque este método tiene baja sensibilidad (<75%). La radiografía de tórax revela infiltrados pulmonares redondeados y poco precisos en ambos campos pulmonares, que pueden progresar a la condensación y a veces al derrame pleural. El tratamiento de elección son las fluoroquinolonas respiratorias por 2 a 3 semanas o los nuevos macrólidos (5 a 10 días); como alternativa, la doxiciclina.

Neumonías víricas. Son producidas por cualquier virus y varían desde una infección leve hasta una neumonía grave complicada con el SDRA de curso fatal. Son frecuentes en las edades extremas de la vida. Los virus pueden ser la causa directa de la infección pulmonar o complicarse con una infección bacteriana sobreagregada. Los más involucrados son adenovirus, sincitial respiratorio, virus de la varicela, sarampión, influenza y, recientemente SARS-CoV-2. Es necesaria una historia clínica exhaustiva, ya que muchas veces no se identifica el agente causal con los estudios microbiológicos. Además, la radiografía de tórax es inespecífica y los estudios serológicos requieren varias semanas. Es importante resaltar que las neumonías víricas están precedidas por manifestaciones sistémicas que predominan sobre los síntomas respiratorios; la influenza cursa una semana antes con coriza, febrícula y mialgias. En el sarampión y varicela, la neumonía se desarrolla generalmente de dos a tres días después de la erupción cutánea, y la infección por coronavirus predispone con frecuencia al SDRA. El tratamiento consiste en medidas generales y uso de medicamentos antivirales (cap. enfermedades víricas).

TRATAMIENTO

La terapia antimicrobiana inicial de las neumonías es generalmente empírica; se dirigen a ciertos grupos de gérmenes de acuerdo con múltiples factores clínicos y epidemiológicos del paciente, entre los que destacan la edad, comorbilidades, gravedad de la enfermedad, condición inmunitaria (inmunocompetente o inmunocomprometido) y, muy especialmente, el sitio donde se presume que fue contraída la enfermedad (comunidad, establecimientos de cuidado de ancianos, personas con discapacidades o, en el hospital). De acuerdo con tales variables se han propuesto diversas clasificaciones, comúnmente utilizadas para tomar decisiones terapéuticas.

Ambiente donde se contrajo la neumonía. En relación con este aspecto, las neumonías se clasifican en adquirida en la comunidad y nosocomial o intrahospitalaria; esta última ocurre después de las primeras 48 horas de la admisión del paciente al hospital; esta incluye la neumonía asociada a ventilación mecánica.

Condición inmune del huésped. Se distingue así, la neumonía del paciente inmunocomprometido y del inmunocompetente. Esta clasificación permite la presunción empírica del agente causal, la escogencia del antimicrobiano y su probable patrón de resistencia.

Evolución. Puede ser una neumonía de **resolución lenta** cuando el paciente a pesar de haber logrado alivio sintomático alcanza mejoría de la imagen radiológica menor del 50% en 2 semanas o incompleta a las 4 semanas. Por su parte, en la **resolución crónica** no se logra la mejoría sintomática ni radiológica en ese mismo lapso.

NEUMONÍAS ADQUIRIDAS EN LA COMUNIDAD

La neumonía adquirida en la comunidad (NAC) se presenta en ambientes extrahospitalarios o bien se diagnóstica en las primeras 48 horas tras el ingreso del paciente en el hospital. En personas previamente sanas, el agente más frecuente es *S. pneumoniae*. Los factores predisponentes más comunes son: ancianidad, desnutrición, enfermedades víricas, sida, diabetes mellitus, tabaquismo, enfermedades reumáticas, alcoholismo, cirrosis hepática y enfermedades pulmonares crónicas (EPOC, bronquiectasias y fibrotórax por tuberculosis). En estos pacientes las neumonías pueden ser graves, rápidamente progresivas y los gérmenes comúnmente implicados son *Klebsiella pneumoniae, Pseudomonas aeruginosa, Haemophylus influenzae, Staphylococcus aureus, Moraxella catarrhalis, Legionella pneumophila* y gérmenes anaeróbicos. De igual manera, la infección por virus (influenza, parainfluenza y sincitial respiratorio) y los hongos (*Histoplasma capsulatum* y *Paraccidioides braziliensis*). Es importante tomar en cuenta los factores de riesgo, la sospecha del microorganismo según las comorbilidades existentes y los criterios de sospecha de neumococos resistentes.

Factores de riesgo. Pacientes mayores de 65 años, provenientes de hogares de cuidado o ancianatos; con **comorbilidades:** enfermedad cardíaca, pulmonar, renal o hepática crónica, diabetes mellitus, alcoholismo, malignidad y asplenia y *condición social*: como la incapacidad para el cumplimiento de la terapia ambulatoria.

Sospecha del microorganismo según la comorbilidad existente

1. **Alcoholismo**: *S. pneumoniae* (incluye los resistentes a la penicilina), *Klebsiella pneumoniae* y anaerobios.
2. **EPOC**: *S. pneumoniae, Haemophilus influenzae* y *Moraxella catarrhallis*.
3. **Enfermedad periodontal, alcoholismo y convulsiones**: anaerobios. Como datos adicionales suelen ser necrosantes y por tanto cavitadas, afectan el pulmón derecho más frecuentemente que el izquierdo y las zonas más declives tales como segmento posterior del lóbulo superior y segmento apical del lóbulo inferior.
4. **Estancia en hogares de cuidado**: *S. pneumoniae, H. influenzae, S. aureus, Chlamidia pneumoniae*, bacilos gramnegativos y anaerobios.
5. **Influenza**: *S. pneumoniae, H. influenzae, S. aureus* y *S. pyogenes*.
6. **Daño estructural pulmonar (EPOC, bronquiectasias, fibrosis quística)**: *P. aeruginosa, Burkholderia cepacia* y *S. aureus*.

Criterios de sospecha de neumococos resistentes. Edad >65 años, procedentes de guarderías o establecimientos de cuidado, hospitalización reciente, historia de abuso de alcohol, terapia inmunosupresora, uso de β-lactámicos y macrólidos en los últimos tres meses, otitis media recurrente o colonización reciente en oído medio y senos paranasales y alta prevalencia de neumococo resistente en la localidad.

TRATAMIENTO

Neumonía adquirida en la comunidad en pacientes sanos. Tienen indicación de atención ambulatoria y que no tengan factores de riesgos para microorganismos resistentes, como: *S. aureus* resistente a meticilina, *Pseudomonas aeruginosa* y una resistencia neumocócica local <25%. Se usa cualquiera de los esquemas vía oral: amoxicilina 1 g c/8 h; doxiciclina 100 mg c/12 h por cinco días; azitromicina 500 mg el primer día y luego 250 mg al día, por cinco días; claritromicina 500 mg c/12 h o claritromicina-ER 1.000 mg al día.

Neumonía adquirida en la comunidad en pacientes con comorbilidad. En pacientes adultos, ambulatorios, con comorbilidades como enfermedad cardíaca, pulmonar crónica, hepática, renal, diabetes mellitus, alcoholismo, malignidad o asplenia, se proponen los siguientes esquemas (sin ningún orden de preferencia en particular). Terapia combinada con amoxicilina/clavulánico o cefalosporina de tercera generación más un macrólido o doxiciclina. Sin embargo, se puede indicar monoterapia con fluorquinolonas respiratorias. Los esquemas son los siguientes: amoxicilina/clavulánico 500/125 mg c/8 h o, amoxicilina/clavulánico 875/125 mg c/12 h o, 2.000/125 mg c/12 h o cefpodoxima 200 mg c/12 h o cefuroxima 500 mg c/12 h más azitromicina 500 mg el primer día, luego 250 mg al día o claritromicina 500 mg c/12 h, claritromicina liberación prolongada 1.000 mg al día o doxiciclina 100 mg c/12 h. El esquema con monoterapia incluye Levofloxacino 750 mg al día, moxifloxacino 400 mg al día o gemifloxacino 320 mg al día.

En pacientes adultos hospitalizados con neumonía de la comunidad, no grave y sin factores de riesgo de *Staphylococcus aureus* resistente a la meticilina (MRSA) o *P. aeruginosa*; se proponen los siguientes regímenes de tratamiento empírico, de cuerdo con las pautas de la American Thoracic Society/Sociedad de Enfermedades Infecciosas de América (ATS/IDSA); sin orden de preferencia en particular **(TABLA 148)**.

NEUMONIA INTRAHOSPITALARIA O NOSOCOMIAL

La neumonía intrahospitalaria (NIH), es la neumonía que está ausente al momento del ingreso hospitalario y, se desarrolla tras haber trascurrido más de 48 horas del mismo. Hoy en día se clasifica en tres grupos: NIH que no requiere ventilación artificial, NIH que requiere ventilación artificial y NIH adquirida durante la ventilación artificial o asociada a la ventilacion (NAV). De acuerdo con los lineamientos dictados por la IDSA, los criterios diagnósticos de las neumonías intrahospitalarias son los siguientes:

1. Infiltrados radiológicos nuevos o progresivos en pacientes hospitalizados, acompañados de signos, síntomas y/o pruebas de laboratorio de neumonía.
2. Fiebre, tos, disnea, dolor torácico y aumento de secreciones o, de aspecto purulento.
3. Crepitantes, roncus o egofanía a la auscultación pulmonar.
4. Hipoxia nueva o agravada, incremento del recuento de leucocitos, presencia de desviación a la izquierda (bandas) y procalcitonina elevada.

En cuanto a las pruebas de diagnóstico, aplicadas en estos casos, la guía recomienda:

1. Hemocultivos en todos los pacientes, antes de la prescripción de antibióticos.
2. Antígenos en la orina (neumococo, *Legionella*); solo si no se dispone de una muestra de secreciones del tracto respiratorio inferior.
3. Panel de patógenos respiratorios. No se recomienda de forma rutinaria, pero puede ser apropiado en pacientes con síndromes sugestivos de infección viral o atípica.
4. Cultivos de secreciones del tracto respiratorio inferior: recomendados en todos los pacientes.
5. Cultivo de esputo (en pacientes no intubados).
6. Cultivos de aspirado traqueal. En pacientes intubados (preferido).

7. LBA (lavado broncoalveolar) o mini-LBA. Se utiliza si se requiere información sobre otros posibles patógenos (hongos, mycobacterias, entre otros).
8. Biopsia pulmonar de ser necesario, pero se prefiere el aspirado traqueal, junto con los cultivos apropiados.

TABLA 148. Regímenes de tratamiento empírico sin orden de preferencia en particular (ATS/IDSA).

Criterio de gravedad (ATS/IDSA)	Régimen estándar	Aislamiento respiratorio (previo) de MRSA	Aislamiento respiratorio (previo) de P. aeruginosa	Hospitalización reciente y antibióticos parenterales, más factores de riesgo para MRSA	Hospitalización reciente y antibióticos parenterales, más factores de riesgo para P. aeruginosa
Neumonía hospitalaria no grave	β-lactamámicos* más macrólidos** o fluroquinolonas ***	Agregar cobertura para MRSA y obtenga cultivos/ PCR nasal para permitir la desescalada o la confirmación de la necesidad de continuar la terapia	Agregar cobertura para P. aeruginosa ++ y obtener cultivos para permitir la desescalada o la confirmación de la necesidad de continuar la terapia	Obtener cultivos pero mantener la cobertura de MRSA. Si la PCR nasal rápida está disponible, suspender la terapia empírica adicional contra MRSA si la prueba rápida es negativa o agregar cobertura si la PCR es positiva y obtenga cultivos	Obtener cultivos pero iniciar la cobertura para P. aeruginosa solo si los resultados del cultivo son positivos
Neumonía hospitalaria grave	β-lactámicos* más macrólidos** o β-lactámicos más fluroquinolonas***	Agregar cobertura para MRSA+ y obtener cultivos/ PCR nasal para permitir la desescalada o la confirmación de la necesidad de continuar la terapia	Agregar cobertura para P. aeruginosa ++ y obtener cultivos para permitir la desescalada o la confirmación de la necesidad de continuar la terapia	Agregar cobertura para MRSA y obtener PCR y cultivos nasales para permitir la desescalada o la confirmación de la necesidad de terapia continua	Agregar cobertura para P. aeruginosa ++ y obtener cultivos para permitir la desescalada o la confirmación de la necesidad de continuar la terapia

MRSA = *Staphylococcus aureus* resistente a meticilina (se define como resistente a la oxacilina en el antibiograma).
* Ampicilina + sulbactam 1,5 a 3 g c/6 h; cefotaxima 1 a 2 g c/8 h; ceftriaxona 1 a 2 g al día o ceftarolina 600 mg c/12 h.
** Azitromicina 500 mg al día o claritromicina 500 mg c/12 h. *** Levofloxacino 750 mg al día o moxifloxacino 400 mg al día; + Según las pautas ATS/IDSA 2016. HAP/ VAP: vancomicina (1,5 mg/kg c/12 h, ajuste según niveles) o linezolid (600 mg c/12 h); ++. Según las pautas de 2016 ATS/IDSA en NAH/NAV: piperacilina-tazobactam (4,5 g c/6 h), cefepima (2 g c/8 h), ceftazidima (2 g c/8 h), imipenem (500 mg c/6 h), meropenem (1 g c/8 h) o aztreonam (2 g c/8 h). No incluye cobertura para *Enterobacteriaceae* productoras de β-*lactamasa* de espectro expandido, que deben considerarse solo sobre la base de datos microbiológicos locales o del paciente.

TRATAMIENTO

Para determinar la terapia empírica adecuada hay que tener en cuenta la existencia de factores de riesgo importantes, tales como el uso previo de antibióticos, hospitalización reciente prolongada (>5 días) o colonización previa por patógeno *resistentes a múltiples fármacos* (MDR). Si además el paciente es ingresado en UCI con alta tasa de patógenos MDR (>25%), se recomienda elegir una terapia de amplio espectro con cobertura para microorganismos MDR. Si el paciente tiene un alto riesgo de mortalidad y su situación clínica es grave (*shock* séptico), se sugiere el uso de combinación de antibióticos con cobertura frente a *Pseudomonas* spp.

En las guías anteriores no se tienen en cuenta factores de gravedad como el *shock* séptico para la elección del tratamiento empírico, y el factor tiempo (neumonía precoz o tardía), que ha sido el más determinante. Sin embargo, a la luz de estudios que reportan un 50,7% de pacientes que cursan con NAV por gérmenes MDR, en ausencia de factores de riesgo, se ha señalado que los pacientes ingresados en condiciones de gravedad (*shock* séptico), independientemente de la temporalidad, deben ser considerados de alto riesgo para presentar una infección por microorganismos MDR, por lo que el tratamiento empírico debe ser de amplio espectro. Con base en base a lo anterior se desaconseja el uso de los conceptos de *neumonía temprana* y/o *neumonía tardía*, para la elección del tratamiento empírico. El uso de terapia empírica para el tratamiento del MRSA se debe iniciar solamente si existe una alta tasa de incidencia de este patógeno en el hospital o en la UCI (>25%). Por último, una vez que se conozca el resultado de los cultivos y la sensibilidad antibiótica, es aconsejable llevar a cabo un programa activo de política antibiótica, que intente el desescalamiento terapéutico, tan pronto como sea posible, en aquellos pacientes que muestren una respuesta adecuada a los antibióticos.

En caso de alergia marcada a β-lactamámicos se aconseja la vancomicina más aztreonam a las dosis habituales. Se debe considerar el uso de los siguientes agentes según la gravedad de la enfermedad y la probabilidad de aislamiento de patógenos resistentes: tobramicina si existe sospecha *Pseudomonas* multirresistente y tener en cuenta meropenem, cefepima o piperacilina-tazobactam si hay antecedentes de colonización por gérmenes β-lactamasas de espectro extendido (BLEE) o resistencia definida al aztreonam. En la neumonitis por aspiración no hay indicación de antibióticoterapia; esta no disminuye la necesidad de atención en cuidados intensivos, ni la necesidad subsiguiente de antibióticos ni reducen la mortalidad. Ante un epidosio importante de broncoaspiración el lavado bronquial precoz por broncoscopia es aconsejable, si está disponible.

Duración del tratamiento

1. 7 días para todos los patógenos.
2. Los pacientes con complicaciones como necrosis, abscesos, derrame pleural o empiema deben recibir tratamiento por más de 7 días y el tiempo debe ser individualizado según la respuesta clínica y biomarcadores como la procalcitonina.
3. La procalcitonina se puede usar como criterio para acortar la duración de la antibioticoterapia, de forma segura por debajo de los 7 días.
4. Linezolid es una alternativa aceptable a la vancomicina. Se debe suspender la vancomicina/linezolid si MRSA no se detecta en los cultivos a las 72 horas.

Se recomienda iniciar tratamiento antibiótico empírico con doble cobertura para bacilos gramnegativos con actividad antipseudomónica, más un antibiótico antiestafilocócico activo frente a MRSA si la prevalencia local de MRSA es superior al 25%, en presencia de alguno de los siguientes criterios: ingreso hospitalario anterior reciente, *shock* séptico, tratamiento antibiótico previo en los últimos 90 días, ingreso en una UCI con prevalencia de MRSA ≥25% o aislamiento previo de un microorganismo MDR o extremadamente resistente (XDR). El bajo riesgo de mortalidad se define como ≤15% de probabilidad de éxito. Factores de riesgo de MDR: uso previo de antibióticos, hospitalización reciente>5 días, *shock* séptico, centro con alta tasa de patógenos MDR (>25%) y colonización por patógenos MDR **(FIG. 131)**.

FIG. 131. Algoritmo de tratamiento antibiótico para la neumonía intrahospitalaria. Adaptado de Arch Bronconeumol. 2020; 56 Supl1: 11-9.

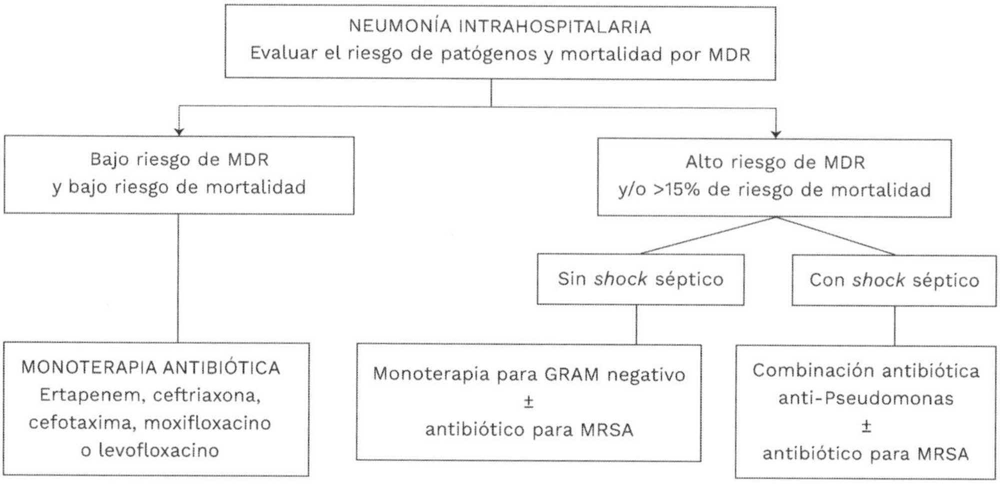

```
                    NEUMONÍA INTRAHOSPITALARIA
              Evaluar el riesgo de patógenos y mortalidad por MDR
                    │                              │
         Bajo riesgo de MDR              Alto riesgo de MDR
         y bajo riesgo de mortalidad     y/o >15% de riesgo de mortalidad
                                              │            │
                                         Sin shock     Con shock
                                         séptico       séptico

    MONOTERAPIA ANTIBIÓTICA      Monoterapia para       Combinación antibiótica
    Ertapenem, ceftriaxona,      GRAM negativo          anti-Pseudomonas
    cefotaxima, moxifloxacino    ±                      ±
    o levofloxacino              antibiótico para MRSA  antibiótico para MRSA
```

MDR: microorganismos multirresistentes; UCI: unidad de cuidados intensivos; MRSA: *Staphylococcus aureus* resistente a la meticilina (entiéndase resistente a oxacilina en el antibiograma).

NEUMONÍAS ASOCIADAS A CUIDADOS DE SALUD

Estas neumonías ocurren en pacientes que viven en geriátricos, unidades de cuidados crónicos, residencia asistida (NACS); incluye pacientes que llevan menos de 48 horas hospitalizados. En la actualización IDSA/ATS 2016, el concepto de NACS fue reconsiderado y, muchos expertos concluyeron que las características clínicas subyacentes de estos pacientes, constituyen el verdadero riesgo para bacterias resistentes; *Streptococcus pneumoniae* es el patógeno más frecuente en la NAC y la NACS; sin embargo la incidencia de *P. aeruginosa* y MRSA es mayor en el grupo de NACS, pero muy baja en general. En líneas generales, el tratamiento de acuerdo con las guías de NAC es útil en el 90% de los pacientes con NACS.

NEUMONÍAS ASOCIADAS A VENTILACIÓN MECÁNICA

Las neumonías asociadas a ventilación mecánica (NAV) son las infecciones más frecuentes en las unidades de cuidados intensivos. Con respecto al diagnóstico se mantienen los criterios clínicos definidos el año 2005, que incluyen: nuevo infiltrado en la radiografía de tórax, fiebre, leucocitosis, secreciones purulentas en la vía aérea y/o deterioro de la oxigenación. Los cuales ocurren después de 48 horas de la intubación. De acuerdo con su temporalidad se clasifica en precoz y tardía.

Neumonía precoz. Se inicia entre 4 y 7 días de la conexión del paciente a la ventilación mecánica. Los patógenos más comúnmente implicados son los que colonizan habitualmente la orofaringe: *Streptococcus pneumoniae, Haemophilus influenzae* y MSSA.

Neumonía tardía. Se desarrollan tras 7 días de la conexión del paciente a la ventilación mecánica y obedece a infecciones causadas por patógenos hospitalarios, que colonizan progresivamente la orofaringe del paciente, después de 24 horas del ingreso: MRSA, *Pseudomonas aeruginosa, Klebsiella* spp., *Acinetobacter* spp., entre otros. Si bien esta diferenciación puede ser práctica desde un punto de vista didáctico y docente, hay que tener presente que existen múltiples factores, determinados por el paciente o el medio ambiente, que pueden influir de manera determinante en la etiología de la neumonía asociada a ventilación. A continuación se definen los criterios diagnósticos de esta neumonía; que puede ser definitiva o probable.

Neumonía asociada a ventilación mecánica definitiva. Se basa en la identificación de infiltrados nuevos o persistentes y de secreción traqueobronquial purulenta en presencia de: 1. Evidencia radiológica y tomográfica de absceso pulmonar y cultivo positivo por punción. 2. Evidencia histológica de neumonía en la muestra de pulmón obtenida por biopsia o, examen posmortem inmediato con cultivo positivo.

Neumonía asociada a ventilación mecánica probable. Identificación de infiltrados nuevos o persistentes y de secreción traqueobronquial purulenta en presencia de: 1. Cultivo positivo de muestra de secreción traqueobronquial profunda. 2. Hemocultivo positivo sin relación con otro foco; obtenido 48 horas antes o después de la muestra respiratoria, con gérmenes idéntico a los aislados en la muestra. 3. Cultivo positivo de líquido pleural sin instrumentación previa y 4. evidencia histológica con cultivo negativo. Las alternativas terapéuticas de NAV según IDSA/ATS 2016 se describen en la **TABLA 149**.

La alta mortalidad de la neumonía asociada a ventilación, hace obligatorio su abordaje terapéutico temprano. A tal fin, la "Estrategia de Tarragona" propone 10 aspectos esenciales para considerar:

1. El antibiótico de elección debe ser prescrito de inmediato.
2. La elección del antibiótico podrá basarse en la tinción de Gram.
3. La prescripción del antibiótico debe ser modificada de acuerdo al cultivo reportado.
4. La prolongación de la antibióticoterapia no previene las recurrencias infecciosas.
5. Los pacientes con patologías pulmonares como EPOC o con más de 7 días de intubación deben recibir esquemas combinados de antibióticos dado su alto riesgo de neumonía por *Pseudomonas aeruginosa*.
6. MSSA es frecuente en pacientes comatosos. No se debe sospechar MRSA en ausencia de antibioterapia previa.
7. En principio, no están indicados los antifúngicos, inclusive en presencia de colonización por *Candida* spp.
8. La administración de vancomicina en la neumonía asociada a ventilación por grampositivos se asocia a mal pronóstico.
9. La elección de la antibioticoterapia debe basarse en el uso previo a antibióticos.

10. Las guías de tratamiento deben ser actualizadas regularmente y ajustarse a los parámetros de sensibilidad de cada unidad de cuidados intensivos. Adicionalmente los antibióticos en aerosol pueden tener valor como terapia complementaria en estas neumonías por patógenos multirresistentes. La colistina se debe considerar como terapia en casos documentados por *Acinetobacter*, resistente a carbapenémicos; el linezolid es una alternativa a la vancomicina y puede tener ventajas en las neumonías causadas por MRSA.

TABLA 149. Opciones terapéuticas de NAV según IDSA/ATS 2016. Adaptado de Clin Infect Dis. 2016; 63:61.

Antibióticos con espectro contra grampositivos con actividad MRSA	Antibióticos con espectro contra gramnegativos, con actividad antipseudomónica: agentes a base de β-lactámicos	Antibióticos con espectro contra gramnegativos, con actividad antipseudomónica: agentes no basados en β-lactámicos
Glicopéptidos[a] Vancomicina 15 mg/kg IV cada 8-12 h (considere una dosis de carga de 25-30 mg/kg x 1 para enfermedad grave)	**Penicilinas antipseudomónicas**[b] Piperazilina-tazobactam 4,5 g IV cada 6 h[b]	**Fluoroquinolonas** Ciprofloxacino 400 mg IV cada 8 h Levofloxacino 750 mg IV cada 24 h
o	o	o
Oxazolidinonas Linezolid 600 mg IV cada 12 h	**Cefalosporinas**[b] Cefepima 2 g IV cada 8 h Ceftazidima 2 g IV cada 8 h	**Aminoglucósidos**[a-c] Amikacina 15-20 mg/kg IV cada 24 h Gentamicina 5-7 mg/kg IV cada 24 h Tobramicina 5-7 mg/kg IV cada 24 h
	o	o
	Carbapenemes[b] Imipenem 500 mg IV cada 6 h[d] Meropenem 1 g IV cada 8 h	**Polimixina E (colistina):** 5 mg kg IV (dosis de carga); seguida de 2,5 mg x (1,5 x CrCl + 30) IV cada 12 h (dosis de mantenimiento) **Polimixina B:** 2,5-3 mg/kg dividida en dos dosis IV diarias
	o	
	Monobactámicos[f] Aztreonam 2 g IV cada 8 h	

Elija una opción grampositiva de la columna A; una opción gramnegativa de la columna B y una opción gramnegativa de la columna C. Tenga en cuenta que es posible modificar las dosis iniciales sugeridas en la tabla para pacientes con disfunción hepática o renal. Abreviaturas. CrCl: aclaramiento de creatinina; IV: intravenosa. [a]Niveles del fármaco y ajuste de dosis y/o intervalos requeridos. [b]Las infusiones extendidas pueden ser apropiadas. [c]Los regímenes de aminoglucósidos se asocian con tasas de respuesta clínica más baja, sin diferencias en la mortalidad. [d]Puede ser necesario reducir la dosis en pacientes que pesan < de 70 kg para prevenir las convulsiones. [e]Las polimixinas deben reservarse para entornos donde existe una alta prevalencia de resistencia a múltiples fármacos y experiencia local con el uso de estos medicamentos. La dosificación se basa en la actividad de la base de colistina (CBA); por ej., un millón de UI de colistina equivale a 30 mg de CBA, lo que corresponde a 80 mg del profármaco colistimetato. Polimixina B (1 mg = 10.000 unidades). [f]A falta de otras opciones, es aceptable usar aztreonam como agente adyuvante con otro basado en β-lactámicos porque tienen objetivos diferentes dentro de la pared celular bacteriana.

Bibliografía

American Thoracic S, Infectious Diseases Society of A. Guidelines for the management of adults with hospital-acquired, ventilator-associated, and healthcare-associated pneumonia. Am J Respir Crit Care Med. 2005; 171(4): 388-416.

Chavez MA, Shams N, Ellington LE, et al. Lung ultrasound for the diagnosis of pneumonia in adults: a systematic review and meta-analysis. Respiratory Research. 2014; 15: 50.

Fine MJ, Auble TE, Yealy DM, et al. A prediction rule to identify low-risk patients with community-acquired pneumonia. N Engl J Med. 1997; 336: 243-249.

Kalil AC, Metersky ML, Klompas M, et al. Management of adults with hospital-acquired and ventilator-associated pneumonia: 2016 Clinical Practice Guidelines by the Infectious Diseases Society of America and the American Thoracic Society. Clin Infect Dis. 2016; Sep 1; 63(5): 61-111.

Lim WS, van der Eerden MM, Laing R, et al. Defining community acquired pneumonia severity on presentation to hospital: an international derivation and validation study. Thorax. 2003; 58: 377-382.

Menéndez R, Cilloniz C, España P, et al. Neumonía adquirida en la comunidad. Normativa de la Sociedad Española de Neumología y Cirugía Torácica (SEPAR). Actualización 2020. Arch Bronconeumol. 2020; 56(S1): 1-10.

Metlay JP, Waterer GW, Long AC, et al. Diagnosis and treatment of adults with community-acquired pneumonia. An Official Clinical Practice Guideline of the American Thoracic Society and Infectious Diseases Society of America. Am J Respir Crit Care Med. 2019; Oct 1; 200(7): e45-e67.

Torres A, Menendez R. Neumonía que no responde y neumonía progresiva. Arch Bronconeumol. 2004; 40(S3): 36-42.

Torres A, Niederman MS, Chastre J, et al. International ERS/ESICM/ESCMID/ALAT guidelines for the management of hospital-acquired pneumonia and ventilator-associated pneumonia: Guidelines for the management of hospital-acquired pneumonia (HAP)/ventilator-associated pneumonia (VAP) of the European Respiratory Society (ERS), European Society of Intensive Care Medicine (ESICM), European Society of Clinical Microbiology and Infectious Diseases (ESCMID) and Asociación Latinoamericana del Tórax (ALAT). Eur Respir J. 2017; Sep 10; 50(3): 1700582.

Torres A, Barberán J, Ceccato A, et al. Neumonía intrahospitalaria. Normativa de la Sociedad Española de Neumología y Cirugía Torácica (SEPAR). Actualización 2020. Arch Bronconeumol. 2020; 56(S1): 11-19.

Real Academia Nacional de Medicina de España. Diccionario de términos médicos (en línea). En: http://dtme.ranm.es/index.aspx. Consultado el 13 de marzo de 2022.

Rello J. Impact of nosocomial infections on outcome: myths and evidence. Infect Control Hosp Epidemiol. 1999; 20: 392-394.

Rello J, Díaz E. Pneumonia in the intensive care unit. Crit Care Med. 2003; 31: 2544-2551.

Sandiumenge A, Díaz E, Bodi M et al. Treatment of ventilator-associated pneumonia: a patient-based approach based on the ten rules of "the Tarragona Strategy". Intensive Care Med. 2003; 29: 876-883.

Vidaur L, Rodríguez A, Rello J. Antibiotic therapy for sepsis, severe sepsis and septic shock: the "Tarragona Strategy". In Yearbook of Intensive Care and Emergency Medicine. J-L Vincent Ed: Springer. 2004: 229-241.

SECCIÓN DIEZ

CARDIOLOGÍA

CAPÍTULO 121
HIPERTENSIÓN ARTERIAL SISTÉMICA

JOSÉ RAMÓN GÓMEZ-MANCEBO

INTRODUCCIÓN

La hipertensión arterial (HTA) es la enfermedad cardiovascular más frecuente y constituye el factor de riesgo más importante de padecer ateroesclerosis, enfermedad coronaria y cerebrovascular; ocasiona en el mundo 7,6 millones de fallecimientos. Un estudio en 20 ciudades importantes de Venezuela, que incluyó 14.519 personas, se encontró una prevalencia de HTA de 34,7%, y en Maracaibo (Venezuela), sobre 7.294 personas fue de 36,7%. El Estudio EVESCAM con una muestra de 3.420 personas en toda Venezuela con edad media de 50,1 años determinó la prevalencia de HTA de 37,9% para hombres y 36,3% para mujeres. La hipertensión fue más prevalente en hombres hasta los 60 años y a partir de allí la prevalencia es mayor en mujeres. En Venezuela las enfermedades cardiovasculares han ocupado el primer lugar entre las causas de muerte (21%) y la hipertensión arterial aporta 1 de cada 10 muertes en individuos de 40 a 70 años.

Cada incremento de 10 y 20 mm Hg de la presión arterial sistólica y diastólica respectivamente, por encima de 115/75 mm Hg, duplica el riesgo de enfermedad cardiovascular. Más del 50% de los hipertensos tienen un factor de riesgo cardiovascular adicional; los más comunes son la diabetes mellitus (15%-20%), dislipidemias (elevación de LDL-colesterol y triglicéridos [30%]), sobrepeso y obesidad (40%), hiperuricemia (25%) y síndrome metabólico (40%); además, hábitos tabáquicos, alcohólicos y estilo de vida sedentario. La presencia de uno o más factores de riesgo cardiovasculares aumentan proporcionalmente el riesgo de patologías en los hipertensos: enfermedades coronarias, cerebro-vasculares y renales.

Alrededor de un 50% de los pacientes hipertensos desconoce su enfermedad y en la mayoría de ellos se detecta de forma casual y, lamentablemente, el porcentaje de personas hipertensas que sigue un control inadecuado oscila entre 25%-30%. La HTA está asociada a la herencia, etnia, ingesta crónica y excesiva de sodio y estrés. Los factores que agravan el pronóstico de la enfermedad son el género masculino, la población negra, la magnitud de las cifras tensionales, la presión del pulso (presión sistólica menos la diastólica VN= 40 mm Hg), un comienzo precoz, diabetes mellitus, hipercolesterolemia, tabaquismo e ingesta excesiva de sal y alcohol.

La HTA, por lo general es asintomática; de ahí el axioma de "asesino silencioso" y la mayoría de los pacientes no presenta inicialmente alteraciones al examen físico ni en los exámenes de laboratorio. Las quejas que pudieran existir son la cefalea, mareos, decaimiento, nerviosismo, palpitaciones y epistaxis. La HTA afecta de preferencia ciertos órganos, razón por la que se les ha denominado "órganos blanco"; en el *corazón,* se produce hipertrofia ventricular izquierda, insuficiencia cardíaca y cardiopatía isquémica (angina y síndromes coronarios agudos); en el *sistema nervioso central*: ictus cerebrovasculares, tanto isquémicos como hemorrágicos; en el *riñón* la nefroangioesclerosis con insuficiencia renal crónica y en el *ojo* la retinopatía hipertensiva.

La etiología de la HTA se desconoce en un 95% de los pacientes, por lo que se le llama **hipertensión arterial esencial, idiopática o primaria**; su patogenia es multifactorial con un gran componente heredofamiliar, condicionado por aumento de la actividad del sistema nervioso simpático, resistencia vascular anormal, elevación de la renina y hormonas retenedoras de sodio, actividad aumentada de los factores de crecimiento vascular y deficiencia de vasodilatadores (prostaglandinas); asociados a la diabetes mellitus, obesidad, resistencia a la insulina, alta ingesta de sodio y bajo consumo de potasio y calcio. En el futuro, los estudios de la biología molecular definirán las bases genéticas de la enfermedad hipertensiva y se diseñarán estrategias racionales de prevención y tratamiento.

En el 5% de los pacientes se identifica una **hipertensión arterial secundaria** por múltiples causas: renales, endocrinas, vasculares, neurógenas y farmacológicas. Las condiciones que hacen sospechar la presencia de este grupo son la aparición antes de los 20 años o después de los 50 años, HTA grave refractaria a múltiples fármacos y estigmas de enfermedades preexistentes. Seguidamente se enumeran las causas mas frecuentes de hipertensión arterial secundaria.

- **Renovasculares:** nefropatía diabética, glomerulonefritis, nefritis intersticial, enfermedad poliquística renal y vasculares (displasia fibromuscular y estenosis de las arterias renales por placas de ateroma).
- **Endocrinas:** hiper o hipotiroidismo (frecuentemente HTA sistólica y diastólica respectivamente), síndrome o enfermedad de Cushing, hiperaldosteronismo primario, feocromocitoma, acromegalia, preclampsia.
- **Vasculares:** coartación de la aorta, fístulas arteriovenosas y poliarteritis nodosa.
- **Neurógena:** aumento de la presión intracraneal (trauma craneoencefálico, lesiones ocupantes de espacio) y apnea del sueño.
- **Medicamentos y fármacos:** anticonceptivos orales, estrógenos, corticoesteroides, efedrina, eritropoyetina, ciclosporina, cocaína, anfetaminas y simpaticomiméticos.

MANIFESTACIONES CLÍNICAS

Los pacientes con HTA frecuentemente son asintomáticos, sin embargo, algunos síntomas pudieran sugerir HTA secundaria o complicaciones de la hipertensión que requieran investigación adicional. Debe indagarse el tiempo de aparición de la hipertensión o si es un debut reciente, las cifras previas de la presión arterial, la medicación antihipertensiva anterior y actual, otros medicamentos que puedan influenciar las cifras de presión arterial, historia de intolerancia a los fármacos antihipertensivos, la adherencia al tratamiento, HTA durante el embarazo o con el uso de anticonceptivos. Antecedentes personales: enfermedad cardiovascular dada por infarto del miocardio, insuficiencia cardíaca, ictus, ataques isquémicos transitorios, diabetes mellitus, dislipidemia, enfermedad renal crónica, tabaquismo, hábitos dietéticos, ingesta de alcohol, actividad física, aspectos psicosociales, historia de depresión y otros trastornos psiquiátricos. En los antecedentes familiares, averiguar enfermedad cardiovascular prematura, hipercolesterolemia (familiar) y diabetes mellitus.

Debe hacerse la evaluación del riesgo cardiovascular mediante las tablas de riesgo. Una estimación confiable del riesgo puede obtenerse en la práctica incluyendo la edad (>65 años), sexo (hombre > mujer), frecuencia cardíaca (>80 latidos/minuto), aumento del peso corporal, diabetes mellitus, LDL-colesterol o triglicéridos elevados, historia familiar de enfermedad cardiovascular, hipertensión arterial, inicio precoz de la menopausia, hábito de fumar, factores psicosociales o socioeconómicos. Daño a órganos blanco: hipertrofia ventricular izquierda (en el electrocardiograma), enfermedad renal crónica moderada a grave (tasa de filtración glomerular <60 mL/min/1,72m^2). Enfermedades: cardiopatía isquémica previa, insuficiencia cardíaca, ictus, enfermedad arterial periférica y fibrilación auricular.

Evaluar los síntomas y signos coexistentes con las cifras elevadas de presión arterial: dolor torácico, disnea, palpitaciones, claudicación intermitente, edema periférico, cefalea, visión borrosa, nicturia, hematuria y temblor.

Los **síntomas** que sugieren HTA secundaria son: debilidad o tetania muscular, calambres, arritmias, hipopotasemia por hiperaldosteronismo primario, edema pulmonar agudo (estenosis de arterial renal); sudoración, palpitaciones, cefaleas frecuentes en el feocromocitoma; ronquidos y sueño en vigilia por apnea obstructiva.

Los hallazgos clínicos que sugieren HTA secundaria son los siguientes:

1. **Hipercortisolismo:** obesidad centrípeta, estrías abdominales violáceas e hirsutismo.
2. **Feocromocitoma:** crisis de palpitaciones, palidez, diaforesis, síndromes neurocutáneos, pérdida de peso, hipotensión postural.
3. **Hiperaldosteronismo primario:** debilidad muscular, calambres, tetania, poliuria, polidipsia, hipopotasemia.
4. **Apnea del sueño:** somnolencia, ronquidos, enfermedad cerebrovascular.
5. **Coartación de la aorta:** ausencia o disminución de pulsos femorales, presión arterial en las piernas menor que en los brazos (índice tobillo-brazo < de 0,9).
6. **Enfermedad renovascular:** HTA de inicio reciente y refractaria al tratamiento, soplos periumbilicales y empeoramiento reciente de la presión arterial y retención azoada asociada con el uso de IECA.

El **examen físico** incluye toma de presión arterial, pulso carotideo y determinar sus características: frecuencia, ritmo, forma, amplitud y consistencia; pulso de la yugular y presión venosa, el ápex, auscultación cardíaca, la presencia de crepitantes pulmonares, edema periférico y soplos en carótidas, abdomen o femorales. Determinar el índice de masa corporal, la circunferencia abdominal y la circunferencia del cuello (mayor de 40 cm que sugiere apnea obstructiva del sueño); palpar la glándula tiroides y estrías rojo violáceas en el abdomen que sugieren Cushing. La prueba del índice tobillo-brazo (ITB) para detectar arteriopatía obstructiva de miembros inferiores o coartación de la aorta; se divide la presión arterial sistólica de la arteria dorsal del pie o tibial posterior entre la presión sistólcia de las arterias braquiales y se utiliza el valor más bajo de ambas piernas. El rango normal está entre 0,9 y 1,3; cuando se encuentra por debajo de 0,9 se considera una arteriopatía obstructiva; los valores superiores a 1,3 se han asociado a la ateroesclerosis (aumento de la rigidez vascular por calcificación de la pared arterial) y, a mayor riesgo de eventos cardíacos y mortalidad por todas las causas.

Fondo de ojo. Es importante examinarlo, si es posible con la pupila dilatada. Una de las maneras más prácticas y seguras de estudiar la evolución y el daño de la HTA a "órganos blanco" es a través de los cambios en el fondo de ojo; para eso es útil la clasificación de Keith-Wagener-Barker.

Clasificación de Keith-Wagener-Barker

- **Grado I:** vasoconstricción con una relación del diámetro arteria-vena de 1:3 (normal 2:3).
- **Grado II:** ateroesclerosis con aumento del brillo y tortuosidad de las arteriolas (aspecto en "alambre de cobre"), compresión venosa por la arteria o cruces arteriovenosos patológicos (signo de Gunn). Se Incluyen las alteraciones del grado I.
- **Grado III:** hemorragias superficiales y profundas, edema retiniano, exudados algodonosos y duros, estrella macular. Incluye el grado I y II.
- **Grado IV:** Todo lo anterior más edema de papila.

Wong T y Mitchell P han propuesto una clasificación de la retinopatía hipertensiva basándose en estudios poblacionales, por lo que tiene valor pronóstico **(TABLA 150)**. Los signos de la retinopatía hipertensiva son frecuentes y se correlacionan con las cifras elevadas de TA. Algunos de estos signos (hemorragias retinianas, microaneurismas y exudados algodonosos) son predictores de ictus y de muerte por enfermedad cerebrovascular, independientemente de las cifras tensionales y otros factores de riesgo. Los pacientes con estos signos de retinopatía pueden beneficiarse de una estrecha vigilancia de riesgo cerebrovascular y de adoptar medidas intensivas para disminuir ese riesgo.

TABLA 150. Clasificación de la retinopatía hipertensiva (Wong-Mitchell).

Grado de retinopatía	Signos retinianos	Asociaciones sistémicas
LEVE	Estrechamiento arteriolar generalizado y focalizado, cruces arteriovenosos, opacidad arteriolar "hilo de cobre"	Modesta asociación con riesgo de ictus, enfermedad arterial coronaria y muerte
MODERADA	Hemorragias, microaneurismas, exudados algodonosos y duros	Fuerte asociación con riesgo de ictus, déficit cognitivo y muerte por causas cardiovasculares
MALIGNA	Signos de retinopatía moderada más edema de papila	Fuerte asociación con muerte

Una modesta asociación se define como un *odds ratio* (razón de probabilidad) >1 y <2 y, fuerte asociación 2 o más.

DIAGNÓSTICO

Para establecer el diagnóstico de hipertensión arterial es muy importante tener en cuenta el sencillo pero complejo arte de tomar la presión arterial. Son más las veces que al no tener en cuenta algunos principios sobre su registro, se hace el diagnóstico *a priori* de hipertensión arterial. Seguidamente se aclaran conceptos básicos a tomar en cuenta para generar un diagnóstico y conducta apropiada, y se describen someramente algunas formas de esta enfermedad: hipertensión de "bata blanca", hipertensión enmascarada, urgencias y emergencias hipertensivas, hipertensión maligna, hipertensión arterial resistente y evento cerebrovascular.

Registro de la presión arterial. Debe usarse un dispositivo electrónico aneroide (oscilométrico) de brazo; si no está disponible, debe utilizarse uno electrónico manual auscultatorio y cuando no se puede medir la presión arterial del brazo, se podría utilizar un dispositivo electrónico en la muñeca. La selección del tamaño de la cámara de aire es esencial para la medición precisa de la presión arterial y depende de la circunferencia del brazo de cada individuo. Debe usarse una cámara inflable (látex) con una longitud del 80% de la circunferencia de la zona media-alta del brazo y; el ancho del brazalete (tela) un 40% de la circunferencia del brazo. Colocar el centro de la cámara inflable sobre la arteria braquial en la parte media del brazo (algunos tensiómetros marcan su ubicación en el brazalete) y el extremo inferior del manguito debe estar 2 a 3 cm por encima de la fosa antecubital. Se debe inflar el brazalete por encima de la presión sistólica estimada (>160 mm Hg), luego se desinfla a una velocidad de 2-3 mm Hg/segundo; usar el primer ruido de Korotkoff para definir la presión arterial sistólica (estos son de tono bajo, por lo que se sugiere el uso de la campana del estetoscopio) y su desaparición (quinto ruido) para la presión diastólica en adultos y niños. Si no desaparecen el punto alrededor de 40 mm Hg o en el desinflado completo; para una aproximación de la presión diastólica se usa el cuarto ruido (amortiguación de la intensidad de los ruidos de Korotkoff); este fenómeno se observa en la insuficiencia de la válvula aórtica y en la ateroesclerosis grave.

Siempre que sea posible las decisiones del diagnóstico y tratamiento deben hacerse confirmando medidas de la presión arterial en el consultorio y fuera de él (monitoreo ambulatorio de presión arterial (MAPA) o, automedida por el paciente o la familia (AMPA); siempre en un ambiente tranquilo y confortable. El individuo no debe fumar, tomar café, alimentos, ejercicio o usar teléfonos; 30, minutos antes de la medición; y no hablar con el paciente o el personal durante o entre las mediciones. La postura correcta del paciente debe ser: sentado con la espalda apoyada en una silla, relajado, piernas sin cruzar y pies apoyados en el piso. El brazo debe estar descubierto y descansar sobre una mesa o el escritorio; o el hombro del examinador y a la altura del corazón. Las tomas deben hacerse en ambos brazos; si hay una diferencia entre los dos, mayor de 10 mm Hg en mediciones repetidas debe anotarse la del brazo que tenga la mayor presión; si la diferencia es mayor de 20 mm Hg es anormal y debe descartarse una arteriopatía obstructiva. La toma de presión arterial en posición de pie se recomienda en pacientes tratados con antihipertensivos, con síntomas de hipotensión postural, o en diabéticos y personas mayores; se toma la presión después de un minuto de pie y a los 3 minutos. En líneas generales, si la primera lectura es menor de 130/85 mm Hg no se requieren más medidas; pero si es mayor, se debe hacer varios registros con intervalo de un minuto, hasta registrar una cifra confiable.

No se debe hacer el diagnóstico de hipertensión arterial en una sola visita al consultorio, a menos que la presión arterial sea muy alta (≥160/110 mm Hg) o haya evidencia de daño de órganos blanco o enfermedad cardiovascular; generalmente se confirma el diagnóstico en visitas sucesivas. Sin embargo, en algunos casos, el diagnóstico de hipertensión debe ser confirmado por MAPA o AMPA, particularmente en individuos tratados o no, con cifras de presión arterial en el rango de hipertensión grado 1 (140-159/90-99 mm Hg); estas, además identifican los fenómenos de hipertensión de "bata blanca" y el fenómeno de "hipertensión enmascarada".

La presión arterial se debe tomar en la mañana (antes del medicamento antihipertensivo), en la noche, antes de volver a la visita médica y siempre anotar las mediciones. Se recomiendan dos registros después de 5 minutos de reposo, en posición sentada y un minuto entre las medidas. Si se estabilizan las cifras con el tratamiento, debe hacerse un seguimiento a largo plazo tomando la presión 1 o 2 veces por semana o por mes. El promedio de AMPA indica hipertensión si los valores son mayores de 135/85 mm Hg.

Las recomendaciones para hacer el MAPA consisten en colocar el dispositivo (oscilométrico y validado) un día de trabajo rutinario, evitar la actividad extrema, relajar el brazo en cada toma por el dispositivo, registros cada 15-30 minutos durante el día y la noche; recoge 20 tomas válidas durante el día y 7 en la noche. Los valores que indican hipertensión arterial, según el registro de 24 horas dependen del promedio en vigilia y horas sueño. De aquí se desprende la posibilidad diagnóstica de hipertensión diurna, nocturna o durante las 24 horas. Con estos registros también se evalúa la ausencia del *dipper* nocturno (fisiológico); descenso normal de la presión arterial, de 10% a 20% **(TABLA 151)**.

TABLA 151. Definición de hipertensión arterial de acuerdo a las evaluaciones en el consultorio, ambulatorias y en el domicilio (ESC/ESH Guías. 2018).

	Valores de presión arterial en mm Hg		
	PAS		PAD
Presión arterial en el consultorio	≥140	y/o	≥90
Ambulatoria (MAPA)			
Vigilia (promedio)	≥135	y/o	≥85
Hora sueño (promedio)	≥120	y/o	≥70
24 horas promedio	≥135	y/o	≥85
Auto-medida en casa (AMPA)	≥135	y/o	≥85

De acuerdo a los valores de la presión arterial obtenidos en el consultorio se sugiere este esquema de seguimiento: <130/85 mm Hg medir la presión arterial anualmente; si hay otros factores de riesgo, a los 6 meses. Cifras de 130-159/85-99 mm Hg, se debe confirmar en tiempo breve con MAPA o AMPA; si es mayor de 160/100 mm Hg se considera la enfermedad hipertensiva.

Existe una clasificación simplificada del riesgo por HTA de acuerdo con la presencia de factores de riesgo, y partiendo del punto de corte para el diagnóstico de HTA PAS ≥140 mm Hg y PAD ≥90 mm Hg **(TABLA 152)**.

TABLA 152. Clasificación simplificada del riesgo por HTA relacionado con los factores de riesgo. International Society of Hypertension Guías (ISH 2020).

Factores de riesgo	Grado 1	Grado 2
DOB o enfermedad establecida	PA sistólica 140-159 PA diastólica 90-99	PA sistólica ≥160 PA diastólica ≥100
Sin otros factores de riesgo	bajo	moderado/alto
1 o 2 factores de riesgo	moderado	alto
≥3 factores de riesgo	alto	alto
DOB, enfermedad renal crónica estadio 3, DM, ECV	alto	alto

DOB: daño de órgano blanco. DM diabetes mellitus. ECV: enfermedad cardiovascular

HTA de bata blanca. Es aquella que se registra solo en el consultorio sin que esté elevada en las registros con MAPA o AMPA. Son pacientes con riesgo cardiovascular intermedio entre los normotensos y los hipertensos sostenidos. Si el riesgo cardiovascular es bajo y no hay evidencia de daño de órgano blanco, no es necesario dar tratamiento, pero sugerir modificaciones en los hábitos y estilo de vida, ya que pueden desarrollar hipertensión y ameritar tratamiento farmacológico.

HTA enmascarada. Se estima que 10% y 15% de los pacientes tienen "HTA enmascarada"; caracterizada por presión normal en el consultorio, pero elevada fuera de él (domicilio o actividades cotidianas). El riesgo que tienen estos pacientes es el mismo de los hipertensos. El diagnóstico requiere la confirmación con evaluaciones continuas en el consultorio y ambulatorias.

Urgencias y emergencias por hipertensión arterial. El término de **urgencia hipertensiva** ha sido utilizado para describir la hipertensión grave (sistólica ≥180 mm Hg, diastólica ≥110 mm Hg) en pacientes sin evidencia clínica de daño agudo de los órganos blanco. Estos pacientes ameritan la reducción de la presión arterial, pero usualmente no requieren hospitalización y el control puede hacerse con medicación oral y seguimiento ambulatorio cercano. Los incrementos agudos de la presión arterial a veces pueden ser inducidos por cuadros súbitos de dolor o la ingestión de simpaticomiméticos como la anfetamina o la cocaína. Las **emergencias hipertensivas** son situaciones amenazante de la vida, en las cuales los valores de la presión son muy elevados (sistólica ≥180 mm Hg, diastólica ≥120 mm Hg), asociados a daño agudo de órganos blanco; por lo tanto, se requiere la intervención inmediata, usualmente con medicamentos intravenoso. Los síntomas de la emergencia hipertensiva son cefalea, trastornos visuales, dolor en el pecho, disnea, temblor y déficits neurológicos. En la encefalopatía hipertensiva la somnolencia, el letargo, las convulsiones tonicoclónicas y la amaurosis cortical pueden preceder a la pérdida del conocimiento. Las lesiones neurológicas focales son raras y expresan la existencia de ictus. Estas emergencias se pueden presentar de varias maneras: hipertensión maligna y hemorragias e isquemia cerebral.

Hipertensión maligna. El término "maligna" denota su mal pronóstico; se caracteriza por cifras de presión muy elevadas, asociadas a cambios en el fondo de ojo (hemorragias en llama y/o papiledema), microangiopatía, coagulación intravascular diseminada, encefalopatía, insuficiencia cardíaca aguda e insuficiencia renal aguda. Existen otras condiciones clínicas que también requieren la reducción inmediata de la presión arterial como ocurre en cuadros agudos y críticos: disección aórtica, isquemia miocárdica aguda, insuficiencia cardíaca y crisis adrenérgicas del feocromocitoma.

Hemorragias e isquemia cerebral por emergencias hipertensivas. En la hemorragia intracerebral la disminución inmediata de la presión arterial (en las primeras 6 horas) hasta <140/90 mm Hg en general es seguro; puede reducir la expansión del hematoma y mejorar la recuperación funcional del individuo. En los ictus isquémicos agudos los beneficios de la reducción de la presión arterial son menos claros; los pacientes que no recibirán trombolisis; una elevación de la presión arterial (PAS ≥220 o PAD ≥120 mm Hg), amerita disminuirla en un 15%, con monitoreo continuo durante las primeras 24 horas del inicio del ictus. Si el paciente recibe trombolíticos la presión debe ser reducida y mantenida <180/105 mm Hg, al menos las primeras 24 horas postrombolisis, debido a la asociación que se ha reportado, de hemorragia intracerebral en pacientes con hipertensión marcada que han recibido trombolíticos.

Hipertensión arterial resistente. Se define como la hipertensión no controlada durante el tratamiento con 3 fármacos antihipertensivas de diferentes clases, prescritas a dosis e intervalos óptimos, en pacientes con buena adherencia a los antihipertensivos, la dieta y el ejercicio físico; por consiguiente la reducción de la presión arterial requiere 4 o más antihipertensivos. Tratar de excluir las posibles fallas en la toma de la presión causadas por dispositivos no validados u observadores no calificados. Similarmente, el efecto de "bata blanca", definido como la presión arterial en el consultorio mayor de 140/90 mm Hg pero en el domicilio menor de esos límites; por lo que debe ser descartada antes de diagnosticar hipertensión arterial resistente. Debe descartarse el uso de AINE, anticonceptivos orales, terapia hormonal, corticoesteroides, descongestionantes a base de pseudoefedrina o anorexígenos. Otra entidad a descartar es la "resistencia al tratamiento" por apnea del sueño. Debe indagarse el hábito de alcohol y drogas ilícitas (cocaína, anfetaminas). En la hipertensión resistente debe debe pensarse en la hipertensión arterial secundaria y evaluar el daño a órganos blanco con perfiles metabólicos básicos (electrólitos séricos, bicarbonato, glucosa, creatinina, nitrógeno ureico y examen de orina). Si el paciente toma un diurético tiazídico, debe cambiarse por un agente tiazídico-similar (clortalidona o indapamida) en lugar de hidroclorotiazida; lo que logra una reducción media de la presión sistólica de 5,6 mm Hg. Si la presión sigue incontrolada se agrega una cuarta medicación como un antagonista del receptor de mineralocorticoides (espironolactona o eplerenona). Si la presión arterial se mantiene no controlada el paso adicional es agregar un bloqueador β o un antagonista del receptor adrenérgico α-1.

Exámenes paraclínicos

1. **Laboratorio:** hemograma básico, electrólitos séricos, creatinina y estimación de la tasa de filtración glomerular, glucosa en ayunas, perfil de lípidos, examen de orina.
2. **Electrocardiograma:** detecta trastornos del ritmo, especialmente la fibrilación auricular, determina la hipertrofia ventricular izquierda y cambios que sugieran enfermedad cardíaca isquémica.

3. **Ecocardiograma**: se debe hacer ante la sospecha clínica o electrocardiográfica de anormalidades, para confirmar hipertrofia ventricular izquierda, alteraciones de la función sistólica y diastólica, dilatación de las aurículas y coartación aórtica.
4. **Eco-Doppler de carótidas**: para evaluar el origen de los soplos en el cuello o agregar información al riesgo cardiovascular y de riñones para evaluar morfología renal y flujos de las arterias renales.
5. **TC y RM del abdomen**: para para determinar la enfermedad renal parenquimatosa, estenosis de arterias renales (angio-RM) y neoplasias suprarrenales; además del cerebro ante la sospecha de enfermedad cerebrovascular (isquémica o hemorrágica por HTA).
6. **Pruebas para el despistaje de HTA secundaria**: relación aldosterona-renina, metanefrinas libres en plasma, TSH, T_3L y T_4L, cortisol sérico o salival nocturno, relación de albúmina/creatinina urinaria, ácido úrico en suero y pruebas hepáticas.

TRATAMIENTO

El propósito más importante en el tratamiento de la HTA es llevar las cifras de la presión arterial a valores normales para evitar el daño de "órganos blancos". Un tratamiento exitoso reduce la incidencia de infarto del miocardio e ictus cerebrovasculares entre 20% a 25%, y 40% a 50% la insuficiencia cardíaca. Se deben reducir las cifras tensionales de todos los enfermos hipertensos en general (sistólica <140 mm Hg y diastólica <90 mm Hg.

Es necesario educar al paciente y la familia acerca de su enfermedad, complicaciones y consecuencias. Es imprescindible la buena comunicación con el paciente, establecer gran empatía, respetar su integridad, conocer sus preferencias, creencias religiosas y características culturales; para así lograr adherencia al tratamiento. Enfatizar que la hipertensión arterial es una enfermedad crónica controlable que amerita un tratamiento permanente de por vida. Discutir en torno a los riesgos de no cumplir el tratamiento, insistir y explicar la importancia de las medidas no farmacológicas, que pueden contribuir a disminuir la necesidad de dosis altas de antihipertensivos y evitar la progresión de la enfermedad.

Tratamiento no farmacológico

Las intervenciones no farmacológicas establecidas para la prevención y tratamiento de la HTA son: disminuir el peso, reducir el consumo de sodio en la dieta, aumentar el consumo de potasio, cumplir dietas saludables para el corazón, realizar actividad física y reducir el consumo de alcohol. La mejor manera de obtener pérdida de peso es combinar la reducción de calorías ingeridas y la actividad física. La aproximación ideal es gradual y duradera, con reducción mensual ≤ de 2 kg. Se relaciona la disminución de 1 mm Hg de presión sistólica por cada kg de peso reducido. En pacientes con obesidad mórbida cuyo índice de masa corporal es >35 kg/m^2 e hipertensión arterial mal controlada se puede evaluar la indicación de cirugía bariátrica cuyo resultado conduce a una mejoría significativa del peso corporal y de la presión arterial.

Ingesta de sodio y potasio en la dieta. Cualquier disminución en la ingesta de sodio es útil debido a su asociación lineal con la presión arterial. La reducción de 1 g de sodio ingerido genera una disminución de la presión arterial sistólica de 3 mm Hg. Por lo tanto, la recomendación óptima es la ingestión de menos de 1,5 g/día. Debe indicarse la ingesta de alimentos frescos en lugar de los procesados, reducir los tamaños de las porciones, evitar aquellos con alto contenido de sodio y aderezar las comidas con sustitutos de la sal tales como hierbas y especias. Los suplementos con potasio disminuyen significativamente la presión arterial; el beneficio es de alrededor 60 mmol/día (2,3 g/día), pero se debe preferir el potasio que contienen las frutas y los vegetales dado el valor agregado de tales alimentos.

Patrones de dieta. La dieta mediterránea y la DASH (Dietary Approaches to Stop Hypertension) consisten en granos enteros, vegetales, legumbres, pescado, aceite de oliva, frutas, frutos secos, hierbas y consumo de alcohol muy moderado (definido como ≤1 trago estándar/día para mujeres y ≤2 para hombres; preferiblemente vino tinto). El cumplimiento de esta dieta después de 8 semanas baja la presión arterial sistólica 5,5 mm Hg y la diastólica 3 mm Hg.

Actividad física. Está demostrado el efecto beneficioso de la actividad física tal como caminar enérgicamente "no trotar, pero tampoco pasear", bicicleta, natación, bailar. La duración indicada es de 40 a 60 minutos, al menos 3 veces a la semana, para lograr un óptimo descenso de la presión arterial.

Consumo de alcohol. La cantidad de alcohol se mencionó en los patrones de dieta, sin embargo no se debe animar al paciente a ingerir alcohol por otros efectos adicionales como el riesgo de accidentes, enfermedades hepáticas, implicaciones legales y la potencial dependencia "No alcohol; ni moderadamente".

Tratamiento farmacológico

Los ensayos clínicos aleatorios han establecido que el tratamiento farmacológico adecuado reduce el riesgo de eventos cardiovasculares y muerte en los adultos hipertensos. Los pacientes con HTA grado 2 se les recomiendan las medidas no farmacológicas junto con dos antihipertensivos de diferentes grupos farmacológicos, independientemente que el paciente tenga historia de enfermedad cardiovascular. El empleo de una tableta con dos antihipertensivos combinados ayuda a la adherencia del tratamiento. A los pacientes hipertensos grado 1 con o sin historia de riesgo aumentado o enfermedad cardiovascular, también se debe recomendar las medidas no farmacológicas y, al menos un antihipertensivo; la meta terapéutica en menores de 65 años es de 130/80 mm Hg. En hipertensos mayores el estudio STEP realizado en hipertensos entre 60 y 80 años demostró que el tratamiento con meta de la presión sistólica entre 120-130 mm Hg redujo los eventos cardiovasculares (ictus, enfermedad coronaria aguda, Insuficiencia cardíaca aguda, revascularización miocárdica, fibrilación auricular o muerte de causa cardiovascular), comparados con los hipertensos cuya meta fue la presión sistólica entre 130-150 mm Hg. El temor a los efectos de la hipotensión definida como presión sistólica menor de 110 mm Hg o presión diastólica menor de 50 mm Hg fue mayor en el grupo de tratamiento intensivo pero no hubo diferencias significativas en cuanto a la aparición de síncope, temblor, fracturas o deterioro de la función renal.

No hay ensayos clínicos que incluyan adultos jóvenes entre 18 y 40 años con hipertensión. Sin embargo en todos ellos se recomienda el tratamiento no farmacológico. Los adultos en estadio 1, sin historia cardiovascular y riesgo leve se recomiendan los cambios de estilo de vida por 6 meses, si no se logra el objetivo de presión arterial menor de 130/80 mm Hg se considera el tratamiento farmacológico con un solo fármaco (diurético, calcioantagonista, o IECA). Deben considerarse situaciones especiales para iniciar el tratamiento farmacológico; como historia familiar de enfermedad cardiovascular prematura, antecedente personal de hipertensión durante el embarazo, o de nacimientos prematuros.

La primera línea de tratamiento farmacológico la conforman los diuréticos tiazídicos, calcioantagonistas, inhibidores de la enzima convertidora de angiotensina (IECA) y los bloqueadores del receptor de angiotensina II (ARA-II); además las combinaciones de dos fármacos. No deben administrarse simultáneamente los IECA con ARA-II, debido a los menores beneficios en la prevención de ictus; los bloqueadores β no se consideran de primera línea, sólo si el paciente tiene historia de enfermedad isquémica cardíaca o insuficiencia cardíaca. El objetivo terapéutico en hipertensión arterial debe ser el balance óptimo entre los beneficios de la reducción para prevenir eventos cardiovasculares y los riesgos de los efectos adversos, destacadas en las Guias americanas 2017 **(TABLA 153)**.

TABLA 153. Objetivo terapéutico de la hipertensión arterial (ACC/AHA. 2017).

Población	Presión sistólica	Presión diastólica
Menores de 65 años	130	<80
Mayores de 65 años	<130	Indiferente
Hipertensos diabéticos	<130	<80
Hipertensos con ERC sin diálisis ni diabetes mellitus	<130	<80
Ictus, enfermedad coronaria, enfermedad arterial periférica, insuficiencia cardíaca	<130	<80

Al iniciar el tratamiento el paciente puede ser controlado mediante AMPA que reportará en las primeras semanas por las vías posibles (consulta o reporte físico o electrónico); mediante este mecanismo se puede titular las dosis hasta alcanzar el objetivo de las cifras de presión arterial. Una vez controlada la hipertensión, el paciente puede ser evaluado con periodicidad de 3 a 6 meses. Se deben solicitar mediciones de electrólitos séricos y creatinina sérica cada 6 meses.

En el tratamiento de la HTA, la combinación de fármacos antihipertensivos permite disminuir la dosis de cada medicamento, se reducen sus efectos adversos y se potencian los diferentes mecanismos de acción. Si la presión arterial está ≥10-20 mm Hg por encima de la presión arterial deseada en pacientes sin tratamiento, se recomienda comenzar con dos medicamentos simultáneamente. Se debe aumentar lentamente la dosis combinando o sustituyendo en forma progresiva hasta obtener su normalización. Esto puede durar semanas mientras se llega a la meseta del efecto deseado.

Orientación para la elección de la terapia antihipertensiva según las comorbilidades asociadas del paciente hipertenso:

1. **Diabetes mellitus:** IECA o ARA-II.
2. **Insuficiencia cardíaca o disfunción sistólica postinfarto miocárdico:** furosemida, espironolactona o eplerenona, IECA o ARA-II, bloqueadores β cardioselectivos (metoprolol, carvedilol, bisoprolol).

3. **Enfermedad arterial coronaria y arritmias:** bloqueadores β o calcioantagonista no dihidropiridínico (verapamilo, diltiazem). Si hay disfunción sistólcia IECA o ARA-II.
4. **Insuficiencia renal:** TFG <60 mL/min, IECA, ARA-II o calcioantagonistas.
5. **Hipertensión arterial sistólica:** diuréticos y calcioantagonistas dihidropiridinicos de acción prolongada (amlodipino, nifedipino).
6. **Pacientes entre 18 y 39 años.** En general tienen un patrón hiperquinético con aumento de la actividad simpática, elevación de la frecuencia cardíaca y del gasto cardíaco con cifras altas de renina plasmática. La resistencia periférica es normal: bloqueadores β o IECA.
7. **Pacientes con hipertrofia ventricular izquierda:** IECA, ARA-II y/o calcioantagonistas.
8. **Postictus.** No utilizar bloqueador β aisladamente.
9. **Pacientes de etnia negra:** diuréticos y calcioantagonistas.

En la **TABLA 154** están indicadas las diferentes clases de antihipertensivos de primera y segunda línea, con los medicamerntos aceptados, dosis, mecanismos de acción, efectos adversos frecuentes y comentarios adicionales.

TABLA 154. Medicamentos antihipertensivos: dosis, mecanismo de acción, efectos adversos y comentarios.

Clase farmacológica	Fármaco	Dosis, mg/día, (frecuencia/día)	Mecanismo de acción	Efectos adversos más frecuentes	Comentarios
PRIMERA LÍNEA					
Diuréticos tiazídicos o similares	Clortalidona	12,5-25/día	Bloquean la reabsorción de Na en el túbulo distal renal	Hiponatremia, hipopotasemia, hipercalcemia, hiperuricemia, hiperglucemia y dislipidemia	La clortalidona se prefiere por la vida media prolongada y la reducción probada de ECV
	Hidroclorotiazida	12,5-50/día			
	Indapamida	1,25-2,5/día			
Inhibidores de la enzima convertidora de angiotensina (IECA)	Benazepril	10-40 (una o dos veces)	Inhiben la actividad y formación de la enzima convertidora de la angiotensina	Hiperpotasemia en ERC, reduce la TFG, IRA en el bloqueo grave del SRA, hipotensión, tos y angioedema	No utilizar en combinación con ARA-II. Contraindicados en el embarazo
	Enalapril	5-40 (dos veces)			
	Lisinopril	10-40/día			
	Ramipril	2,5-20/día			
	Trandolapril	1-4/día			
Antagonistas del receptor de angiotensina II (ARA-II)	Candesartán	8-32/día	Inhiben la unión de la angiotensina II al receptor AT1	Hiperpotasemia en ERC, IRA en el bloqueo grave del SRA e hipotensión	No utilizar en combinación con IECA; contraindicados en el embarazo
	Losartán	50-100 (una o dos veces)			
	Olmesartán	20-40/día			
	Telmisartán	40-80 día			
	Valsartán	80-320/día			
Calcioantagonistas (dihidropiridinas)	Amlodipino	5-10/día	Bloquean los canales de entrada de calcio tipo L, evitando su entrada a la célula	Edema perifério dosis-dependiente, hiperplasia gingival	Preferir amlodipino si es tolerado. Evitarlos en ICFEr
	Felodipino	2,5-10/día			
	Nifedipino-LL	30-90/día			
	Lercanidipino	5-10/día			
Calcioantagonistas (no dihidropiridinas)	Diltiazem LL	120-360/día		Bradicardia, náuseas, constipación	Evitar su uso con bloqueadores β, no usar en pacientes con ICFEr
	Verapamilo LL	100-300/día			

CAP. 121 — Hipertensión arterial sistémica

SEGUNDA LÍNEA					
Antagonistas de los receptores de mineralocorticoides	Eplerenona	50-100 (dos veces)	Bloquean la actividad del receptor mineralocorti-coide	Hiperpotasemia, especialmente en ERC y con suplementos de potasio. Espironolactona ginecomastia y disfunción eréctil	Preferibles en estados de renina sérica baja e hipertensión resistente
	Espironolactona	25-100/día			
Bloqueadores β	Metoprolol succinato	47,5-95/día	Bloquean los receptores adrenérgicos β	Asma, bradicardia, fatiga, intolerancia al ejercicio, interfieren la concentración y memoria, empeoran la depresión	Primera línea en enfermedad coronaria. Contraindicados en bloqueo AV o SA
	Metoprolol tartrato	50-100/día			
	Carvedilol	50-200/día			
	Bisoprolol	2,5-10/día			
	Nevbivolol	5/día			
Diuréticos ahorradores de potasio	Amilorida	5-10 (una o dos veces)	Bloquean la reabsorción de Na en el ducto cortical por inhibición del canal epitelial de NA	Hiperpotasemia en ERC	Poco efectivo para reducir presión arterial. Usado comúnmente para evitar la hipopotasemia durante el uso de diuréticos
	Triamterene	50-100 (una o dos veces)			
Diuréticos de asa	Furosemida	20-80 (dos veces)	Inhibe la reabsorción de sodio en el túbulo ascendente del asa de Henle por inhibición del cotransportador Na-K2	Disminución de volemia, hipopotasemia, hiperuricemia	Preferir en IRC con TFG <30 mL/min; en IC sintomática y al utilizar vasodilatadores directos como minoxidil
	Torsemida	5-10/día			
	Bumetanida	0,5-2/día			
	Ácido etacrínico	50 (una o dos veces)			
Antagonistas α-1	Doxazosina	1-16/día	Inhibe el receptor α-1 adrenérgico	Hipotensión ortostática	En aumento de la actividad del SNS. Uso actual en hiperplasia prostática
	Prazosina	0,5-20 (2 veces)			
Agonistas α-2 centrales	Clonidina (oral)	0,15-0,75 (dos veces)	Estimula los receptores α-2 adrenérgicos del SNC (bulbo raquídeo)	Sedación, boca seca, bradicardia, fatiga, constipación, hipotensión ortostática	Última línea debido a los efectos sobre el SNC y potencial aparición de crisis hipertensivas al suspenderlos. Útil para embarazadas
	α-metil-dopa	500-1.000 (2 a 3 veces)			
Vasodilatadores directos	Hidralazina	100-200 (2 a 3 veces)	Dilata las arteriolas periféricas	Taquicardia refleja, retención de líquido	Usar con diuréticos y bloqueadores β
	Minoxidilo	5-100 (1-3 veces)			

ERC: enfermedad renal crónica. TFG: tasa de filtración glomerular. IRA: insuficiencia renal aguda. SRA: Sistema renina angiotensina. LL: liberación lenta. ICFEr: insuficiencia cardíaca con fracción de eyección reducida. AV: aurículo ventricular. SA: sinoatrial. SNS: Sistema nervisoso simpático. SNC: Sistema nervioso central. ECV: enfermedad cardiovascular

Bibliografía

Ahmed N, Wahlgren N, Brainin M, et al. Relationship of blood pressure, antihypertensive therapy, and outcome in ischemic stroke treated with intravenous thrombolysis: retrospective analysis from Safe Implementation of Thrombolysis in Stroke-International Stroke Thrombolysis Register (SITS-ISTR). Stroke. 2009; 40: 2442-2449.

Anderson CS, Heeley E, Huang Y, et al. INTERACT2 Investigators. Rapid blood-pressure lowering in patients with acute intracerebral hemorrhage. N Engl J Med. 2013; 368: 2355-2365.

Arévalo Manso JJ, Juárez Martín B, Gala Chacón E, et al. El índice tobillo-brazo como predictor de mortalidad vascular. Scielo. Gerokomos 2012; 23. Doi.org/10.4321/S1134-928X2012000200007

Carey RM, Moran AE, Whelton PK. Treatment of hypertension. A review. JAMA. 2022; 328(18): 1849-1861. Doi:10.100l/jama2022.19590.

González J, Mechanick J, Duran M, et al. Re-classifying hypertension in the Venezuelan EVESCAM database using 2017 AHA/ACC criteria: high prevalence for control, and urgent call for action. Ann Global Health. 2019; 85: 1-8.

Lee M, Ovbiagele B, Hong KS, et al. Effect of blood pressure lowering in early ischemic stroke: meta-analysis. Stroke. 2015; 46: 1883-1889.

Lopez AD, Mathers CD, Ezzati M, et al. Regional burden of disease and risk factors, 2001: systematic analysis of population health data. Lancet. 2006; 367: 1747-1757.

Muntner P, Einhorn PT, Cushman WC, et al. Blood pressure assessment in adults in clinical practice and clinic-based research: JACCscientific expert panel. J Am Coll Cardiol. 2019; 73: 317-335.

Stergiou GS, Palatini P, Asmar R, et al. Blood pressure monitoring: theory and practice. European Society of Hypertension Working Group on blood pressure monitoring and cardiovascular variability teaching course proceedings. Blood Press Monit. 2018; 23: 1-8.

Sulbarán T. Hipertensión arterial, epidemiología, patogenia y terapéutica. Centro de Enfermedades Cardiovasculares. LUZ. Maracaibo, Venezuela. En: resúmenes de la 1ra Reunión Científica de la Sociedad Venezolana de Hipertensión arterial. 1999; 1-3.

Unger T, Borghi C, Charchar F, et. al. 2020 International Society of Hypertension Global Hypertension Practice Guidelines. Hypertension, 2020. DOI:10.1161/HYPERTENSIONAHA.120.15026.

Whelton PK, Carey RM, Aronow WS, et al. 2017. ACC/AHA/AAPA/ABC/ACPM/AGS/APhA/ ASH/ ASPC/ NMA/ PCNA Guideline for the prevention, detection, evaluation, and management of high blood pressure in adults: a report of the American College of Cardiology/American Heart Association Task Force on Clinical Practice Guidelines. Hypertension. 2018; 71: 1269-1324.

Williams B, Mancia G, Spiering W, et al. 2018 ESC/ESH Guidelines for the management of arterial hypertension: The task force for the management of arterial hypertension of the European Society of Cardiology and the European Society of Hypertension. J Hypertens. 2018; 36: 1953-2041.

Wong T, Mitchell P. Current concepts: hypertensive retinopathy. N Engl J Med. 2004; 351: 2310-2317.

ZhangW, Zhang S, Deng Y, et al. STEP Study Group. Trial of intensive blood-pressure control in older patients with hypertension. N Engl J Med. 2021; 385(14): 1268-1279. doi:10.1056/NEJMoa2111437.

CAPÍTULO 122
CARDIOPATÍA ISQUÉMICA

ISIS LANDAETA-NEZER

INTRODUCCIÓN

La cardiopatía isquémica es un trastorno en el cual parte del miocardio recibe una cantidad insuficiente de sangre y oxígeno; se genera un desequilibrio entre la oferta y demanda de oxígeno a una parte del miocardio. La causa más frecuente se debe a la ateroesclerosis de las arterias coronarias epicárdicas, que condiciona una disminución regional de la circulación miocárdica, con una perfusión insuficiente del miocardio irrigado por la arteria coronaria afectada. Las enfermedades cardiovasculares, que incluyen la cardiopatía isquémica, son la principal causa de mortalidad en los países occidentales. En EE.UU. se producen cada año alrededor 1,5 millones de infartos agudos del miocardio y, en Europa ocasionan 4 millones de muertes anuales. En Latinoamérica, representan 31% de todas las muertes según datos de la OMS.

Los principales mecanismos que generan isquemia miocárdica son la obstrucción coronaria por aterosesclerosis, espasmo focal o difuso de arterias normales, y la disfunción microvascular o ventricular izquierda, como expresión de miocardiopatía isquémica o, por mecanismos mixos. El más común es la ateroesclerosis, que comienza en la infancia con la formación de la estría grasa; en la adolescencia, ya se forman las primeras placas fibrosas, que posteriormente se agrandan y calcifican. Esta acumulación lipídica resulta del depósito gradual de colesterol LDL-C oxidado en la pared arterial; que desencadena una reacción inflamatoria crónica con células inflamatorias, proliferación de músculo liso y fibrosis que forman la placa ateroesclerótica; esta protruye hacia el lumen del vaso con disminución del diámetro interno y subsiguiente obstrucción. Según la magnitud y ubicación de la placa ateroesclerótica, puede permanecer asintomática o dar origen a una angina de pecho, que puede ser estable, con pocas modificaciones clínicas o, si existe una placa ateroesclerótica vulnerable, pueden aparecer los distintos síndromes coronarios agudos. La placa tiene un centro lipídico grande, poca densidad de músculo liso, gran concentración de células inflamatorias y una cápsula fibrosa delgada; la cual tiene la tendencia a fisurarse o romperse debido a factores dependientes del flujo sanguíneo y enzimas secretadas por los macrófagos que destruyen el colágeno. La exposición del centro lipídico a la circulación da como resultado la formación de un coágulo, inicialmente rico en plaquetas que puede ser parcialmente oclusivo y constituir el sustrato de la angina inestable o el infarto del miocardio sin elevación del ST. Si la oclusión progresa rápidamente por crecimiento de un trombo obstructivo, se origina un infarto con elevación del ST.

Existen factores de riesgo para la enfermedad ateroesclerótica coronaria, estos pueden ser: no modificables, como el sexo masculino, edad, herencia, menopausia, diabetes mellitus y otras disglucemias y; modificables, como la hipertensión arterial, dislipidemias, tabaquismo, obesidad, estrés, niveles elevados de homocisteína y el sedentarismo, entre otros. La combinación de estos factores tiene efecto sumatorio. Los pacientes con más predisposición a la enfermedad coronaria son los hombres mayores de 45 años y 55 años en la mujer, con antecedentes familiares de muerte precoz por infarto cardíaco.

El control de los factores modificables ha logrado disminuir la enfermedad coronaria, retardar la aparición y dimunuir la mortalidad de la misma; por su parte, la hipertensión arterial acelera la ateroesclerosis e incrementa la demanda de oxígeno del miocardio por aumento de la tensión en la pared del ventrículo izquierdo. La enfermedad coronaria se asocia a las dislipidemias, en especial los tipos IIa y IIb (clasificacón de Fredrickson), caracterizadas por aumento del colesterol total (CT), con colesterol LDL elevado; adicionalmente disminución de la HDL. La nicotina y otros productos del cigarrillo aumentan los radicales libres de oxígeno y el monóxido de carbono; factores que aceleran la enfermedad ateroesclerótica y la obstrucción coronaria por lesión del endotelio vascular, aumento de la adhesividad plaquetaria; factores, además, que contribuyen a la vasoconstricción.

La incidencia de enfermedad coronaria es dos veces mayor en los diabéticos debido a la ateroesclerosis precoz y a la frecuente asociación con hipertensión arterial, obesidad central y dislipidemias (síndrome metabólico); por esta razón, la diabetes mellitus se considera hoy en día un equivalente de enfermedad coronaria. Los individuos angustiados, competitivos y sometidos a estrés permanente (personalidad tipo A) presentan condiciones hiperadrenérgicas que aceleran la ateroesclerosis; adicionalmente, el sedentarismo se puede asociar con obesidad y dislipidemia. La práctica del ejercicio reduce el sobrepeso, el estrés, la hipertensión arterial y mejora el perfil lipídico con disminución del LDL-C y aumento de HDL-C.

MANIFESTACIONES CLÍNICAS

Generalmente la cardiopatía isquémica se manifiesta con síndromes coronarios crónicos que incluyen la enfermedad coronaria con angina estable o inestable y/o disnea y, con insuficiencia cardíaca de reciente comienzo por disfunción ventricular izquierda. La enfermedad coronaria puede ser estable con síntomas a un año del diagnóstico inicial por revascularización, angina con sospecha de enfermedad vasoespástica o microvascular o, asintomáticos que se detectan por estudios de control o *despistaje*. Los síndromes coronarios agudos, como el infarto agudo del miocardio (IAM) pueden presentarse con un electrocardiograma (ECG) sin elevación del segmento ST (IAMSEST), síndrome coronario agudo con elevación del segmento ST (IAMCEST), angina inestable e infarto del miocardio sin onda Q, que frecuentemente evoluciona a IAM con onda Q o transmural.

Angina de pecho

Es el síntoma capital de la insuficiencia coronaria. El dolor coronario "típico" o angina típica de esfuerzo, tiene tres características principales: la aparición o desencadenante, localización y desaparición o cese. Se desencadena generalmente por el esfuerzo físico, estados emocionales o después de comidas copiosas. El dolor es retroesternal o en la región precordial, habitualmente opresivo, "con sensación de peso sobre el pecho"; el paciente coloca la mano apretada "el puño" en el centro del pecho, como tratando de agarrarse el esternón (signo de Levine). Se puede irradiar a uno o ambos brazos, al cuello (como opresión faríngea), mandíbula, dientes, oídos, hombros y muñecas; Puede asociarse con palidez cutánea, diaforesis, náuseas, vómitos y palpitaciones; suele durar menos de 10 minutos (generalmente 5 minutos) y cede con el reposo o con el uso de nitratos por vía sublingual. La denominada angina atípica o "angor atípico" se refiere al dolor que presenta solo dos de las características distintivas y el dolor torácico no anginoso cuando cumple solo una o ninguna de las características.

El dolor coronario debe diferenciarse de la "neurosis cardíaca" en pacientes ansiosos y duelo por parientes con infarto cardiao reciente, otras patologías cardiovasculares son la pericarditis y la disección de la aorta torácica; además, enfermedades gastrointestinales como espasmo esofágico, dolor osteomuscular o neuritis herpética **(TABLA 155)**.

TABLA 155. Diagnóstico diferencial del dolor torácico. Adaptado de Rev Esp Cardiol. 2021; 74.

Cardíaco	Pulmonar	Vascular	Gastrointestinal	Caja torácica	Otros
Miopericarditis[a]	Embolia pulmonar[a]	Disección de la aorta torácica[a]	Esofagitis, reflujo o espasmo[a]	Trastornos osteomusculares[a]	Trastornos de ansiedad[a]
Miocardiopatías[ab]	Neumotórax (a tensión)[a]	Aneurisma aórtico sintomático	Úlcera péptica, gastritis	Traumatismo torácico	Herpes zóster
Taquiarritmias[a]	Bronquitis, neumonía	Ictus	Pancreatitis aguda	Daño o inflamación muscular	Anemia
Insuficiencia cardíaca aguda[a]	Pleuritis		Colecistitis aguda	Costocondritis "síndrome de Tietze"	
Urgencia hipertensiva[a]				Afecciones de la columna cervical	
Estenosis valvular aórtica[a]					
Síndrome de takotsubo[a]					
Espasmo coronario[a]					
Traumatismo cardíaco[a]					

[a] Diagnóstico diferencial más frecuente y/o importante.
[b] La miocardiopatía dilatada, hipertrófica o restrictiva puede causar angina o malestar torácico.

Las diferentes variedades clínicas de la insuficiencia coronaria dependen de ciertos factores fisiopatológicos como el grado de obstrucción y/o el espasmo coronario; de tal manera, que la angina puede ser estable, inestable y vasoespástica. La fase final está representada por el infarto del miocardio, que puede ser silente, presentarse con muerte súbita o con características y complicaciones variadas. Las principales formas de presentación de los síntomas de la cardiopatía isquémica son: la angina estable, angina inestable, angina vasoespástica o de Prinzmetal y el infarto agudo del miocardio.

Angina estable. Se caracteriza por aparecer con una actividad física constante y predecible, los ataques no aumentan en frecuencia y las causas precipitantes, la duración y la facilidad para aliviarse son las mismas. Generalmente dura menos de 10 minutos, puede cursar con moderadas descargas adrenérgicas y calma con el reposo y/o los vasodilatadores. Puede permanecer sin modificaciones por meses o años, evolucionar a la forma inestable (con o sin infarto del miocardio) o desaparecer totalmente.

Angina inestable. Es un síndrome isquémico agudo, que se define como isquemia miocárdica en reposo o con mínimo esfuerzo en ausencia de daño agudo o necrosis de cardiomiocitos. El dolor puede ocurrir por primera vez, ser precedida por una angina estable que cambia de patrón, progresar rápidamente o aparecer luego de un infarto agudo del miocardio. La angina puede aumentar en frecuencia, aparecer en reposo o con el frío, suele durar más de 20 minutos y frecuentemente no se alivia con el reposo o los vasodilatadores. La clasificación clínica de Braunwald es muy útil para el estudio de este tipo de angina y toma en cuenta diferentes variables: severidad definida en números romanos I, II, III; circunstancias clínicas A, B, C; intensidad del tratamiento en números arábigos y cambios electrocardiográficos **(TABLA 156)**.

TABLA 156. Clasificación Braunwald de angina inestable.

	Severidad	Circunstancias clínicas		
		A	**B**	**C**
		Se desarrolla en presencia de una enfermedad no cardíaca que intensifica la isquemia miocárdica (angina inestable secundaria)	Se desarrolla en ausencia de una enfermedad extracardíaca (angina inestable primaria)	Se desarrolla dentro de las dos semanas después de un IM agudo (angina inestable postinfarto)
I	Angina grave de reciente comienzo o angina acelerada sin dolor en reposo	IA	IB	IC
II	Angina de reposo dentro del último mes pero no dentro de las 48 horas precedentes (angina de reposo, subaguda)	IIA	IIB	IIC
III	Angina de reposo dentro de las últimas 48 horas (angina de reposo, aguda)	IIIA	IIIB	IIIC

Angina vasoespástica o de Prinzmetal. Fue descrita inicialmente en 1959 por Prinzmetal; se caracteriza por un dolor coronario en reposo y rara vez se presenta durante el ejercicio; es de intensidad variable, duración menor de 20 minutos, de aparición circadiana (preferiblemente en la madrugada; despierta al paciente) y se puede documentar una elevación transitoria del segmento ST durante el dolor. En la angiografía coronaria no se observa una estenosis fija y grave. Típicamente ocurre un vasoespasmo en una estenosis coronaria que no es importante o crítica.

Infarto agudo del miocardio. El dolor puede aparecer durante el reposo, con la actividad o con el estrés; es de aparición insidiosa o súbita, con mayor frecuencia en horas de la madrugada o primeras horas de la mañana, intenso, con sensación de muerte inminente, pueden asociarse: palidez, diaforesis profusa, náuseas y vómitos, con duración mayor de 30 minutos. Desde el punto de vista clínico, función ventricular, es útil la estratificación pronóstica del riesgo de muerte precoz asociado al síndrome coronario agudo de acuerdo a Killip y Kimball **(TABLA 157)**.

TABLA 157. Clasificación de Killip y Kimball en el síndrome coronario agudo.

Clase funcional	Signos clínicos	Mortalidad (%)
Clase I	Ausencia de signos de insuficiencia ventricular izquierda	6
Clase II	Estertores en bases pulmonares, tercer ruido cardíaco	17
Clase III	Edema agudo de pulmón	38
Clase IV	Shock cardiogénico	81

Recientemente y a la luz de los avances médicos e intervencionistas se han logrado reducir las altas tasas de mortalidad asociadas a los estadios III y VI, con una **reducción absoluta del riesgo** en el grupo de pacientes Killip III del 19,4% y Killip IV 46,1%.

DIAGNÓSTICO

Inicialmente se debe definir el diagnóstico y el tipo de síndrome coronario agudo con una historia y examen físico detallada y breve; hacer un electrocardiograma a los diez minutos del contacto con el paciente; y simultáneamente solicitar marcadores de daño miocárdico, como la troponina y creatina fosfocinasa. Estos dos exámenes nos permiten orientar la enfermedad. El electrocardiograma puede definir dos grupos de pacientes, de acuerdo con la elevación del segmento ST.

Pacientes con dolor torácico agudo y elevación persistente del segmento ST >20 min (IAMCEST). El síndrome coronario agudo con elevación del segmento ST generalmente refleja una oclusión coronaria aguda total o subtotal; la mayoría de estos pacientes generan un infarto del miocardio con elevación del segmento ST. En estos casos, el objetivo del tratamiento es la reperfusión inmediata a través de una intervención coronaria percutánea, si no es posible realizarla en un plazo adecuado, se impone el uso de fibrinolíticos.

Pacientes con dolor torácico agudo, pero sin elevación persistente del segmento ST (IAMSEST). Puede incluir la elevación transitoria del segmento ST, la depresión transitoria o persistente del segmento ST, inversión de las ondas T, ondas T planas o pseudonormalización de las ondas T; inclusive un ECG normal. Algunos de estos pacientes presentarán un infarto del miocardio sin elevación del segmento ST y otros, una isquemia miocárdica sin daño celular o una angina inestable.

Infarto del miocardio

Según la definición universal el infarto agudo del miocardio se refiere a la necrosis de cardiomiocitos en un contexto clínico consistente con isquemia miocárdica aguda y requiere cumplir una combinación de criterios, entre ellos, la detección de un aumento o disminución de un biomarcador cardíaco, preferiblemente troponina cardíaca de alta sensibilidad (hs-cTn, en inglés) con al menos un valor por encima del percentil 99 del límite superior de lo normal; y al menos uno de los siguientes parámetros: síntomas de isquemia miocárdica, nuevos cambios indicativos de isquemia en el ECG, aparición de ondas Q patológicas, evidencia por imágenes (ecocardiograma y RM) que revelan pérdida de miocardio viable o una nueva anomalía regional en la motilidad de la pared, coherente con un patrón de etiología isquémica; por último, la detección de un trombo coronario mediante la angiografía coronaria y algunas veces las necropsias.

Electrocardiograma. La **isquemia** en el ECG se observa en la onda T: como ondas T simétricas, si son negativas representan isquemia subepicárdica y positivas acuminadas isquemia subendocárdica. Las ondas de **lesión** se observan en el segmento ST. Cuando la lesión es epicárdica se produce una elevación del segmento ST y subendocárdica depresión de este segmento. La **necrosis** se presenta con pérdida de los potenciales eléctricos en la zona de necrosis, se ven ondas Q con una amplitud mayor de 40 milisegundos de duración y una profundidad superior al 25% del tamaño de la onda R adyacente.

Las derivaciones del ECG revelan generalmente la **pared del corazón afectada**. Las derivaciones que orientan a la pared ventricular comprometida, son las siguientes: pared inferior (DII, DIII y aVF); pared septal (V_1 y V_2); pared anterior (V_1, V_2, V_3 y V_4); pared lateral (V_5 y V_6); pared lateral alta (DI y aVL); pared posterior (V_1 y V_2 como imagen invertida o V_7, V_8 y V_9), y ventrículo derecho (V_3R y V_4R). Las alteraciones electrocardiográficas pueden acompañarse de cambios recíprocos o "imagen en espejo": un desnivel positivo de una cara comprometida se acompaña de un desnivel negativo en derivaciones opuestas al sitio del infarto; por ej., un desnivel positivo del segmento ST de las derivaciones inferiores se acompaña de un desnivel negativo en las derivaciones lateral alta.

Biomarcadores. La necrosis del miocardio libera diferentes componentes celulares al torrente sanguíneo; su seguimiento en el tiempo es de mucho valor para determinar la presencia de necrosis, su extensión, la mejoría, la recurrencia de infartos y para aquellos pacientes en los cuales las manifestaciones clínicas y electrocardiográficas no son claramente diagnósticas. Los biomarcadores complementan la evaluación clínica y electrocardiográfica para el diagnóstico, la estratificación del riesgo y el tratamiento de los pacientes con sospecha de un síndrome coronario agudo sin elevación del segmento ST (SCASEST). La determinación de un biomarcador de daño miocárdico, preferiblemente troponinas de alta sensibilidad, es obligatoria en todos los pacientes con sospecha de SCASEST. Las troponinas cardíacas son biomarcadores de daño miocárdico más sensibles y específicos que la creatina fosfocinasa (CK), su isoenzima miocárdica (CK-MB) o la mioglobina. En un paciente con síntomas sugestivos de isquemia miocárdica, la elevación dinámica de troponinas cardíacas por encima del percentil 99 de individuos sanos indica infarto del miocardio. En los pacientes con IM, las concentraciones de troponina aumentan rápidamente tras la aparición de los síntomas (normalmente durante la primera hora si se emplean determinaciones de alta sensibilidad) y permanecen elevadas durante un tiempo variable que podría llegar a 14 días.

Troponinas/creatina-fosfocinasa (CK). La troponina I (cTnI) y troponina T (cTnT) son proteínas constituyentes del componente contráctil del miocardio, altamente específicas de su necrosis, y pueden elevarse desde la primera hora de inicio del dolor, la cTnI persiste por 7 a 10 días y la cTnT hasta por 14 días. La mioglobina se eleva precozmente (<3 horas) pero es menos específica del miocardio. La creatina-fosfocinasa de origen miocárdico (CK-MB) comienza a elevarse a las 4-6 horas de haber ocurrido la necrosis miocárdica, con un pico máximo a las 18-24 horas y duración hasta 72 horas; se considera una elevación significativa cuando se duplica su valor normal en un resultado inicial o cuando hay una elevación del 50% entre dos muestras con un intervalo de 4 a 12 horas. Los avances tecnológicos han mejorado la determinación de troponinas cardíacas I o T de alta sensibilidad, han aumentado la capacidad de detección y cuantificación del daño; lo que aumenta la precisión diagnóstica del infarto en el momento de la presentación, comparada con la determinación convencional de troponina, particularmente en los pacientes que se presentan poco tiempo después de la aparición de los síntomas, y permiten confirmar o descartar rápidamente el infarto del miocardio.

Adicionalmente es importante definir el riesgo cardiovascular acerca de la probabilidad de muerte o de isquemia recurrente; para esto se pueden considerar las ciertas características generales, factores de riesgo cardiovascular, comorbilidades, la forma de presentación y tener una idea básica o utilizar alguno de los puntajes que se han desarrollado para esto y que demuestran ser mejores que el análisis clínico individual. La utilización del puntaje GRACE (*Global Registry of Acute Coronary Events*) y/o el TIMI (*Thrombolysis in Myocardial infarction*), permiten definir el nivel de riesgo así como el tipo de estudio y el tratamiento. En la **TABLAS 158 y 159**, se muestra los parámetros que se utilizan para el cálculo de ambas puntuaciones. Para el puntaje en GRACE 2.0 se utiliza un programa especialmente diseñado que define el riesgo de muerte desde la estadía hospitalaria, 6 meses, 1 y 3 años; así como la probabilidad de un nuevo IAM al año. El puntaje de TIMI utiliza 7 parámetros, todos con valor de un punto; es de más fácil cálculo, y evalúa la probabilidad de muerte, IAM o revascularización de urgencia hasta los 14 días. Separan los pacientes en tres categorías de riesgo de acuerdo a su puntaje: riesgo bajo, intermedio y alto, resultados que influyen en la conducta posterior.

En el síndrome coronario crónico la historia clínica detallada y el examen físico, son los elementos clave para el diagnóstico de la angina. Antes de considerar la realización de pruebas diagnósticas, se debe evaluar el estado de salud, las comorbilidades y la calidad de vida del paciente. Si la revascularización no es una opción probable o aceptable, se reducen las pruebas diagnósticas a un mínimo clínicamente aceptable y se instaura un tratamiento farmacológico adecuado, que puede incluir antiaginosos, aun cuando no se haya demostrado definitivamente el diagnóstico de enfermedad coronaria.

Las pruebas de primera línea para pacientes con sospecha de enfermedad coronaria incluyen la bioquímica sanguínea, hemograma completo, pruebas de la función renal y el perfil lipídico. El ECG en reposo puede mostrar trastornos de la repolarización ventricular, ondas Q patológicas o alteraciones de la conducción; y en algunos pacientes, se debe hacer una radiografía de tórax,

TABLA 158. Escala de Grace.

Antecedentes			Hallazgos al ingreso			Hallazgos durante el ingreso		
1	Edad (años)	Puntos	4	FC al ingreso (lat/min)	Puntos	7	Creatinina sérica al ingreso (mg/dL)	Puntos
	≤29	0		≤49,9	0		0-0,39	1
	30-39	0		50-69,9	3		0,4-0,79	3
	40-49	18		70-89,9	9		0,8-1,19	5
	50-59	36		90-109,9	14		1,2-1,59	7
	60-69	55		110-149,9	23		1,6-1,99	9
	70-79	73		150-199,0	35		2-3,99	15
	80-89	91		≥200	43		≥4	20
	≥90	100	5	PAS al ingreso (mm Hg)	24			15
2	Antecedentes de fallo cardíaco	24		≤79,9	22	8	Elevación de enzimas o marcadores	14
3	Antecedentes de IAM	12		80-99,0	22	9	Sin revascularización percutánea	
				100-119,9	14			
				120-139,9	10			
				140-159,9	4			
				160-199,9				
				≥200				
			6	Descenso del ST				

TABLA 159. Escala de TIMI.

Historia	Puntos
Edad ≥65 años	1
3 o más factores de riesgo	1
Enfermedad coronaria conocida	1
Aspirina los últimos 7 días	1
Desviación del ST >0,5 mm	1
Angina en las últimas 24 horas	1
Elevación de biomarcadores	1

Puntaje/Riesgo	% Muerte, IM	% Muerte, IM, revascularización
0/1 Bajo	3	5
2	3	8
3 Moderado	3	13
4	7	20
5	12	26
6/7 Alto	19	41

monitoreo electrocardiográfico ambulatorio y ecocardiografía en reposo. La ecocardiografía proporciona información importante sobre la función y la anatomía cardíaca, la fracción de eyección del ventrículo izquierdo (FEVI) que puede ser normal o estar disminuida, revelar anomalías en la movilidad regional de la pared del VI en un territorio circunscrito de distribución de una arteria coronaria; además, es una herramienta importante para descartar otras causas del dolor de pecho como valvulopatías, insuficiencia cardíaca y miocardiopatías. Para los pacientes con sospecha de enfermedad coronaria, se puede considerar la resonancia magnética cardíaca (RMC) cuando el ecocardiograma no sea concluyente. Esta prueba proporciona información de modo similar al ecocardiograma, pero además, el uso de realce tardío con gadolinio puede revelar un patrón típico de tejido cicatricial en pacientes que han sufrido un IM.

Luego debe hacerse una evaluación de la probabilidad *pretest* y clínica de la presencia de enfermedad coronaria, para la elección de las pruebas más apropiadas. Si el diagnóstico es incierto, se puede considerar el uso de pruebas de imagen funcional para detección de isquemia miocárdica. En caso de pacientes con una probabilidad clínica alta de enfermedad coronaria, síntomas que no responden al tratamiento farmacológico o con angina típica a niveles bajos de esfuerzo y una evaluación de ecocardiografía y ECG de esfuerzo (prueba de esfuerzo) que indican un riesgo alto de eventos, se debe proceder directamente a realizar una coronariografía sin hacer otras pruebas. Para otros pacientes en los que no se puede descartar una enfermedad coronaria con la evaluación clínica, se recomienda realizar pruebas como angiografía por tomografía (angio-TC), RMC de estrés o ecocardiografía de estrés o, gammagrafía por emisión monofotónica (SPECT) y gammagrafía por emisión de positrones (PET), entre otros.

Prueba de esfuerzo. Consiste en someter al paciente a un ejercicio lento y progresivo por etapas, en una cinta rodante "sinfín" con el objeto de aumentar paulatinamente el consumo de oxígeno por el miocardio. La limitación del flujo sanguíneo en la enfermedad coronaria condiciona un desbalance entre la oferta y demanda de oxígeno al miocardio, hecho que genera manifestaciones clínicas y electrocardiográficas de isquemia. El aumento de la frecuencia cardíaca y la tensión arterial como respuestas al ejercicio, son parámetros fáciles de medir y guardan una relación muy estrecha con el consumo miocárdico de oxígeno. Es un método efectivo para detectar la isquemia residual y evaluar el grado de disfunción ventricular. Tiene una especificidad en hombres del 80% al 95% y una sensibilidad del 40%-70% según los cambios observados en el segmento ST; en mujeres, se reporta una sensibilidad del 61% y una especificidad promedio del 70%, lo que se interpreta, que al menos un 30% de los ECG de esfuerzo en mujeres, son falsos positivos. Está indicado en pacientes con dolor torácico en estudio, personas asintomáticas con ECG en reposo anormal, para detectar posibles arritmias cardíacas con el esfuerzo y, en pacientes hipertensos para evaluar la respuesta tensional con el ejercicio. Es de mucha utilidad en la evaluación de la capacidad funcional de pacientes que han sufrido recientemente un IM y antes de la rehabilitación cardíaca. Se puede hacer al tercer día del infarto no complicado y antes del egreso en los complicados con el objetivo de evaluar el riesgo residual. Una prueba anormal se asocia a mayor incidencia de reinfarto y muerte súbita. Las contraindicaciones de la prueba de esfuerzo son IM complicado, angina inestable, hipertensión arterial sistémica no controlada, miocarditis activa, insuficiencia cardíaca descompensada, estenosis aórtica grave sintomática, arritmias importantes no controladas, bloqueo AV completo, endocarditis infecciosa y, muy importante, la discapacidad física y/o anatómica del paciente.

Ecocardiograma. La ecocardiografía transtorácica es de gran utilidad para estimar la magnitud del daño de la pared ventricular y ciertas complicaciones: aneurismas ventriculares, trombos intracavitarios, perforación del tabique interventricular y ruptura o disfunción de los músculos papilares y/o de las cuerdas tendinosas. El ecocardiograma de estrés puede realizarse con ejercicio o con fármacos como dobutamina, dipiridamol, adenosina y el trifosfato de adenosina, y son útiles para detectar isquemia regional que se expresa con anormalidades segmentarias de la motilidad de la pared ventricular.

Angiografía coronaria por tomografía (angio-TC). La angiografía por tomografía permite realizar una valoración anatómica no invasiva de la luz y la pared arterial, con una alta precisión para detectar estenosis coronarias obstructivas; se utiliza un medio de contraste intravenoso. Sin embargo, no todas las estenosis, un 50%-90% por estimación visual tienen necesariamente relevancia funcional, es decir, no siempre generan isquemia miocádica. Dada la limitación que presenta la valoración anatómica de las obstrucciones coronarias, en cuanto a su repercusión funcional, la angio-TC coronaria ha desarrollado herramientas para poder determinar el impacto fisiológico de las estenosis coronarias. Se han propuesto dos enfoques: 1. Gradiente de atenuación transluminal y opacificación coronaria corregida y 2. La reserva fraccional de flujo coronario (*FFR* en inglés) derivada de la angio-TC coronaria (FFR-TC). Las primeras son técnicas sencillas que utilizan datos de la angio-TC de rutina y no requieren ningún procesamiento posterior ni *software* adicional; se basan en el concepto de que el tiempo de tránsito de contraste debe ser diferente entre los vasos con lesiones significativas o sin ellas. La FFR-TC, se obtiene con un posprocesamiento de los datos obtenidos de la angio-TC mediante un *software* que estima la relación entre el flujo y la presión basada en la dinámica de los fluidos.

Radionúclidos. El desarrollo de las técnicas isotópicas ha ido estableciendo varias técnicas en la cardiopatía isquémica. El pirofosfato de tecnecio-99m ($99^{m}Tc$) y los anticuerpos antimiosina marcados con indio-111 (^{111}In) se emplean para el diagnóstico del infarto agudo del miocardio cuando existen dudas desde el punto de vista clínico, electrocardiográfico y los biomarcadores. Las dos exploraciones que en la clínica desempeñan un papel fundamental en el diagnóstico y pronóstico de la cardiopatía isquémica en fase crónica, son la gammagrafía de perfusión miocárdica planar, tomográfica de emisión monofotónica (SPECT en inglés: *single photon emission computed tomography*) y la ventriculografía isotópica. La ^{123}I-metilbencilguanidina se utiliza para el estudio de la inervación miocárdica. El metabolismo miocárdico se puede estudiar con ^{18}F-fluorodesoxiglucosa y ácidos grasos marcados con carbono-11 (^{11}C), mediante la tomografía por emisión de positrones (PET en inglés *positron emission tomography*) y tiene interés en el diagnóstico de la viabilidad miocárdica. El talio-201 (^{201}TI) y los compuestos tecneciados, que son los trazadores más utilizados en el estudio de la perfusión miocárdica, también pueden ser útiles, con una metodología apropiada, para el diagnóstico del miocardio viable. Son procedimientos no invasivos, altamente sensibles y específicos.

Angiografía coronaria. Con este procedimiento se pueden evaluar la gravedad y extensión de la obstrucción coronaria, estado contráctil del ventrículo, anormalidades segmentarias de la pared y condiciones hemodinámicas del paciente. Es de gran valor para estudiar los siguientes tipos de pacientes: con angina inestable que no respondan al tratamiento médico, una prueba de esfuerzo positiva, en la angina (estable, grave o incapacitante), cuando se sospeche angina de Prinzmetal, que existan antecedentes de revascularización previa, arritmias ventriculares malignas, dolor torácico atípico de etiología no aclarada por otros métodos, antecedentes de infarto del miocardio complicado (*shock*, regurgitación mitral; o insuficiencia cardíaca con fracción de eyección menor de 50%) y, en pacientes jóvenes con antecedentes de infarto o angina. Un aumento del volumen sistólico y diastólico después del infarto se asocia a mayor mortalidad.

TRATAMIENTO

Síndrome coronario agudo

Los pacientes con síndrome coronario agudo y elevación del segmento ST se deben tratar lo antes posible con una terapia de reperfusión, y los que no presentan elevación del segmento ST deben ser ingresados a la unidad de cuidados coronarios para el manejo oportuno de las arritmias ventriculares y así disminuir la mortalidad intrahospitalaria por IMA. Se recomiendan las siguientes medidas:

- **Oxígeno**. Cuando el paciente presenta una saturación de oxígeno menor de 90%; se recomienda el uso del dispositivo que permita el aporte de oxígeno requerido.
- **Antiagregantes plaquetarios**. Se inicia el ácido acetil salicílico (ASA) a una dosis de carga de 300 mg VO, seguida de un mantenimiento de 75 mg al día; adicionalmente un inhibidor potente del P2Y12 (prasugrel, ticagrelor o clopidogrel), que es el tratamiento estándar recomendado para los pacientes con SCASEST. El prasugrel para pacientes no tratados previamente con un inhibidor del P2Y12 que se someten a intervención coronaria percutánea, se indica una dosis de carga de 60 mg, seguida de 10 mg al día; el ticagrelor independientemente de la estrategia de tratamiento (invasiva o conservadora), se emplea una dosis de 90 mg 2 veces al día o clopidogrel con dosis de 75 mg al día; este último fármaco es menos potente y solo se debe usar cuando el prasugrel o el ticagrelor estén contraindicados, no estén disponibles o no se toleren por un riesgo hemorrágico excesivamente alto.
- Heparina no fraccionada o heparina de bajo peso molecular como la enoxaparina a dosis de 1 mg/kg/cada 12 horas SC.
- **Nitroglicerina o mononitrato de isosorbide**. Se usa en los pacientes con dolor torácico por vía sublingual, 0,4 mg o 5 mg respectivamente, cada 5 minutos hasta por tres dosis; luego se evalúa el uso endovenoso en caso de dolor torácico persistente, hipertensión arterial o signos de insuficiencia cardíaca izquierda.
- **Morfina**. Si persiste el dolor isquémico se administran dosis crecientes de 1 a 4 mg a intervalos de 15-30 minutos hasta aliviar el dolor. Esta contribuye a controlar la activación simpática y mejorar la condición hemodinámica, particularmente en pacientes con edema pulmonar.
- **Bloqueadores β**. Si el paciente no presenta signos evidentes de insuficiencia cardíaca pueden administrarse preferiblemente por vía oral y en casos seleccionados por vía intravenosa.
- **Estatinas**. Se recomienda iniciarlas precozmente, con dosis altas (atorvastatina 80 mg o su equivalente) en todos los pacientes que ingresen por un síndrome coronario agudo, en ausencia de contraindicaciones; estos reducen la mortalidad, la necesidad de revascularización, isquemia recurrente y la enfermedad cerebrovascular.

En el SCACEST la **intervención coronaria percutánea primaria** con implante de *stents*, idealmente de última generación, es el tratamiento de reperfusión preferido en las primeras 12 horas tras el inicio de los síntomas, siempre que se pueda realizar rápidamente (preferiblemente 120 min desde el diagnóstico) y por un equipo con amplia experiencia. Si la estrategia de reperfusión es la fibrinólisis intravenosa, el objetivo es inyectar el bolo de fibrinolítico en los primeros 10 minutos tras el diagnóstico. Los fibrinolíticos más utilizados son la estreptocinasa (1.500.000 U en una hora), alteplasa (activador tisular del plasminógeno recombinante rt-PA) 100 mg en

90 min; tenecteplasa (TNK-tPA) 0,53 mg/kg en bolo y reteplasa (rPA) dos dosis de 5 a 10 U IV lentamente en dos minutos, separados 30 minutos. Se debe usar heparina y AAS antes y después de la reteplasa para reducir el riesgo de nueva trombosis. Tras la administración de fibrinolíticos, los pacientes deben ser trasladados lo antes posible a un centro para intervención coronaria percutánea. Está esta intervención de rescate está indicada en caso de fracaso de la fibrinólisis (resolución del segmento ST <50% a los 60-90 min de la administración de fibrinolíticos), o cuando haya inestabilidad hemodinámica o eléctrica, empeoramiento de la isquemia o dolor torácico persistente; la intervención coronaria percutánea temprana está indicada tras el éxito de la fibrinólisis (preferiblemente de 2 a 24 horas tras la fibrinólisis).

En ausencia de elevación del segmento ST, está indicada la intervención coronaria percutánea primaria para pacientes con sospecha de síntomas de isquemia en curso, o compatibles con IAM y al menos uno de los siguientes criterios: inestabilidad hemodinámica o *shock* cardiogénico, dolor torácico recurrente o refractario al tratamiento médico, arritmias potencialmente mortales o parada cardíaca, complicaciones mecánicas del infarto agudo, insuficiencia cardíaca aguda, cambios dinámicos del segmento ST o de la onda T, especialmente con elevación intermitente del segmento ST.

Los pacientes que por alguna razón específica (por ej., un retraso excesivo o no reciben tratamiento de reperfusión en las primeras 12 h, deben someterse a evaluación clínica para descartar la inestabilidad clínica, hemodinámica o eléctrica. La intervención coronaria percutánea primaria es la estrategia indicada si hay signos o síntomas de isquemia miocárdica en curso, insuficiencia cardíaca, inestabilidad hemodinámica o arritmias potencialmente mortales, y se debe considerar para pacientes estables y asintomáticos en las primeras 12-48 h desde el inicio de los síntomas. Después de ello, se debe considerar una prueba no invasiva para detectar isquemia miocárdica residual o viabilidad e indicar una estrategia invasiva tardía o proceder con una coronariografía electiva. Luego de la estrategia de reperfusión el paciente debe permanecer entre 24 y 72 horas bajo monitorización, idealmente en una unidad de cuidados coronarios. Si no hay complicaciones se recomienda la deambulación temprana (24 horas), en un programa de rehabilitación cardíaca.

Síndrome coronario crónico

Los pacientes que presentan angina de pecho estable deben ser bien estudiados; la gran mayoría en forma ambulatoria para decidir si deben ser tratados conservadoramente con terapia médica o ser susceptibles de recibir un tratamiento invasivo vascular, ya sea angioplastia, endoprótesis o cirugía aortocoronaria. El objetivo del tratamiento es reducir los síntomas de angina y la isquemia inducida por el ejercicio y prevenir nuevos eventos cardiovasculares, lo que mejora el pronóstico con el tratamiento farmacológico e intervenciones apropiadas; además del control de los factores de riesgo, que incluye modificaciones en el estilo de vida: abandono del tabaquismo, la actividad física recomendada, dieta y peso saludables. Cada aumento de 1 mL/kg/min en el consumo pico de oxígeno durante el ejercicio se asocia con una reducción del 14%-17% del riesgo de muerte cardiovascular y por cualquier causa en mujeres y hombres. Para los pacientes con síndrome coronario crónico, se recomienda realizar 30-60 min de actividad aeróbica de intensidad moderada al menos 5 veces por semana. La implementación de un estilo de vida saludable, combinada con un tratamiento adecuado de prevención secundaria, reduce el riesgo de posteriores eventos cardiovasculares y la mortalidad.

La vacunación anual contra la influenza puede mejorar la prevención del infarto agudo del miocardio y cambiar el pronóstico, al reducir los casos de insuficiencia cardíaca y la mortalidad cardiovascular en adultos mayores de 65 años.

TRATAMIENTO FARMACOLÓGICO

Fármacos antiisquémicos

1. **Nitratos de acción rápida.** Como terapia de primera línea, proporcionan alivio inmediato de los síntomas de angina una vez que ha comenzado el episodio o antes de que el posible síntoma ocurra, ya que por su mecanismo de acción son donadores de óxido nítrico, inducen vasodilatación venosa y arterial y reducción de la precarga.
2. **Nitratos de acción prolongada.** No son eficaces de manera continua ya que producen tolerancia (taquifilaxia), inducen deterioro de la función endotelial y suelen ser el tratamiento para pacientes con angina de esfuerzo que persiste a pesar de tratamiento óptimo, administrados una o dos veces al día de forma variable.
3. **Bloqueadores β.** Reducen la frecuencia cardíaca, la contractilidad, conducción auriculoventricular (AV) y latidos ectópicos. Aumentan la perfusión de zonas isquémicas al prolongar la diástole y aumentar la resistencia vascular en zonas sin isquemia. Son medicamentos de primera línea en pacientes con IM previo, y alcanzan una reducción del 30% del riesgo de muerte cardiovascular e IM. Esos fármacos reducen el número de episodios de angina y el consumo de nitroglicerina, aumentan la tolerancia al ejercicio (prolongan el tiempo de ejercicio hasta la aparición de angina, deprimen el segmento ST 1 mm y disminuyen el tiempo total de ejercicio); además, suprimen las arritmias y los episodios de angina que se generan en las horas que preceden y siguen al despertar, su efectividad es superior a la de los nitratos y similar a los calcioantagonistas; además aumenta su efectividad cuando se asocian.
4. **Calcioantagonistas.** Son fármacos que producen la inhibición selectiva del canal de calcio de tipo L que se abre en las células del músculo liso vascular y el músculo miocárdico, por lo que generan vasodilatación y reducción de la resistencia vascular periférica; razón por lo que se mantienen como terapia de primera línea. Los no dihidropiridínicos tienen distintos puntos de enlace en los canales de calcio y reducen la frecuencia cardíaca por inhibición nodal; el diltiazem y verapamilo producen un efecto antianginoso similar a los bloqueadores β. Los dihidropiridínicos tienen mayor selectividad vascular; entre los más usados está el amlodipino, nifedipino y felodipino.
5. **Ivabradina.** Es un inhibidor de los canales nodales I_f, lo que genera una reducción de la frecuencia sinusal. Se administra para el tratamiento de la angina estable crónica en pacientes con intolerancia a los bloqueadores β o control inadecuado de la frecuencia cardíaca luego del uso de ellos, y que mantengan una frecuencia cardíaca mayor de 60 pm con ritmo sinusal. Su eficacia es similar a las de atenolol o amlodipino en pacientes con cardiopatía crónica estable; la adición de 7,5 mg de ivabradina dos veces al día al tratamiento con atenolol mejora el control de la frecuencia cardíaca y los síntomas anginosos.

6. **Nicorandil.** Es un nitrato derivado de la nicotinamida, que produce vasorelajación por estímulo de los canales de potasio sensibles a ATP (K_{ATP}) en el músculo liso vascular.
7. **Trimetazidina.** Es un modulador metabólico, que produce inhibición de la β-oxidación de ácidos grasos y estabiliza el endotelio, por lo que disminuye los episodios de angina por el ejercicio.
8. **Ranolazina.** Es un inhibidor selectivo de la corriente tardía de sodio; produce mejoría de la isquemia miocárdica inducida por el esfuerzo; además en pacientes diabéticos se ha observado disminución del porcentaje de la hemoglobina glicosilada.

FÁRMACOS PARA PREVENCIÓN DE EVENTOS ISQUÉMICOS

1. **Ácido acetilsalicílico (AAS).** Produce la acetilación irreversible de la ciclooxigenasa-1 (COX-1) como resultado se inhibe la generación plaquetaria de tromboxano A_2, lo que reduce la activación y agregación plaquetaria, cuando se administra a dosis bajas de 75 a 100 mg al día. Está indicada en todos los pacientes con cardiopatía isquémica, como prevención secundaria, pero se desaconseja su uso en prevención primaria.
2. **Inhibidores de P2Y$_{12}$.** Inhiben la activación plaquetaria y la formación de trombos. El clopidogrel y el prasugrel son profármacos de la tienopiridina que bloquean irreversiblemente el P2Y$_{12}$ mediante metabolitos activos. El ticagrelor es un inhibidor reversible del receptor del P2Y$_{12}$, que no requiere activación metabólica. El tratamiento antiagregante doble, que incluye la aspirina, puede ser beneficioso para algunos pacientes seleccionados con alto riesgo de eventos isquémicos tras el infarto del miocardio o el intervencionismo coronario.
3. **Estatinas.** Son inhibidores de la *hidroximetilglutaril CoA reductasa*, que disminuyen las concentraciones de colesterol endógeno, pero además tienen otras acciones biológicas pleiotrópicas, como efecto antiinflamatorio e inmunomodulador y actividad antioxidante, entre otras. En los pacientes que tienen un riesgo muy alto de eventos cardiovasculares, se debe valorar el tratamiento con estatinas, independientemente de las cifras de LDL-C.
4. **Inhibidores de la enzima convertidora de angiotensina (IECA) o antagonistas de los receptores de angiotensina II (ARA-II).** Su uso está recomendado para el tratamiento de los pacientes con cardiopatía isquémica estable, con hipertensión arterial, fracción de eyección del ventrículo izquierdo (FEVI) menor o igual a 35%, diabetes mellitus y/o enfermedad renal crónica. El tratamiento reduce la mortalidad total y la incidencia de IM, ictus e insuficiencia cardíaca.
5. **Antagonistas de la aldosterona (espironolactona o eplerenona).** Se usan para el tratamiento de pacientes con IM previo, sin afección renal significativa o hiperpotasemia, con función sistólica global del ventrículo izquierdo deprimida, con fracción de eyección igual o menor a 35%. Estos pacientes con cardiopatía isquémica, con disfunción ventricular sistólica deben recibir en conjunto el antagonista de aldosterona, dosis máximas toleradas de un IECA o ARA-II y un bloqueador β.

Medidas preventivas. El control de los factores de riesgo modificables ha llevado a una reducción significativa en la incidencia del infarto miocárdico y sus recurrencias; como son el control riguroso de la hipertensión arterial, la glucemia, los triglicéridos y el LDL-C, alimentación sana y combatir la obesidad. Estimular al paciente para que cumpla las medidas de prevención secundaria y los controles médicos por la consulta externa. Estos pacientes deben ser incorporados a un programa de rehabilitación cardíaca y acondicionamiento físico con ejercicios supervisados progresivos. Promover su participación en actividades que modifiquen positivamente la autoestima y la integración y cooperación del grupo familiar. A las 3-4 semanas, si no hay contraindicaciones ni complicaciones, es importante el reintegro al trabajo y labores habituales

Bibliografía

Arnett, Donna K., et al. 2019 ACC/AHA guideline on the primary prevention of cardiovascular disease: a report of the American College of Cardiology/American Heart Association Task Force on Clinical Practice Guidelines. Circulation. 2019; 140.11: e596-e646.

Capodanno, Davide, et al. ACC/AHA versus ESC guidelines on dual antiplatelet therapy: JACC guideline comparison. Journal of the American College of Cardiology. 2018; 72(23 Pt A): 2915-2931.

Collet J-P, Thiele H, Barbato E, Barthélémy O, et al. 2020 ESC guidelines for the management of acute coronary syndromes in patients presenting without persistent ST-segment elevation: the task force for the management of acute coronary syndromes in patients presenting without persistent ST-segment elevation of the European society of cardiology (ESC). Eur Heart J. 2020; 42: 1289-367.

Chang, Hyuk-Jae, et al. Coronary atherosclerotic precursors of acute coronary syndromes. Journal of the American College of Cardiology. 2018; 71(22): 2511-2522.

Ibanez B, James S, Agewall S, et al. 2017 ESC guidelines for the management of acute myocardial infarction in patients presenting with ST-segment elevation; the task force for the management of acute myocardial infarction in patients presenting with ST-segment elevation of the European Society of Cardiology (ESC) Eur Heart J [Internet]. 2018; 39(2): 119-177.

Jubin J, et al. Guidelines in review: Comparison of ESC and ACC/AHA guidelines for the diagnosis and management of patients with stable coronary artery disease. Journal of Nuclear Cardiology. 2018; 25(2): 509-515.

Khan, Safi U., et al. Dual antiplatelet therapy after percutaneous coronary intervention and drug-eluting stents: a systematic review and network meta-analysis. Circulation. 2020; 142(15): 1425-1436.

Kimura, Kazuo, et al. JCS 2018 guideline on diagnosis and treatment of acute coronary syndrome. Circulation Journal. 2019; 83(5): 1085-1196.

Kofoed KF, Kelbæk H, Hansen PR, et al. Early versus standard care invasive examination and treatment of patients with non-ST-segment elevation acute coronary syndrome: VERDICT randomized controlled trial. Circulation. 2018; 138: 2741-2750.

Knuuti, Juhani, and Valeriu Revenco. 2019 ESC Guidelines for the diagnosis and management of chronic coronary syndromes. European heart journal. 2020; 41(5): 407-477.

Lawton J, Tamis-Holland J, et al. 2021 ACC/AHA/SCAI Guideline for Coronary Artery Revascularization. J Am Coll Cardiol. 2022 Jan, 79(2): e21-e129.

Libby, Peter, et al. Reassessing the mechanisms of acute coronary syndromes: the "vulnerable plaque" and superficial erosion. Circulation research. 2019; 124(1): 150-160.

Visseren, Frank LJ, et al. 2021 ESC Guidelines on cardiovascular disease prevention in clinical practice: Developed by the Task Force for cardiovascular disease prevention in clinical practice with representatives of the European Society of Cardiology and 12 medical societies With the special contribution of the European Association of Preventive Cardiology (EAPC). Eur Heart J. 2021; 42(34): 3227-3337.

Sharma, Sanjay, et al. 2020 ESC Guidelines on sports cardiology and exercise in patients with cardiovascular disease. Eur Heart J. 2021 Jan 1; 42(1): 17-96. doi: 10.1093/eurheartj/ehaa605.

World Health Organization (WHO). Cardiovascular diseases 2021. https://www.who.int/health-topics/cardiovascular-diseases.

CAPÍTULO 123
ENFERMEDAD DE CHAGAS
(MIOCARDIOPATÍA CHAGÁSICA)

ÁLVARO JIMÉNEZ-BENITEZ, OLGA VIVAS, ANA PIÑA-BUENO

INTRODUCCIÓN

La enfermedad de Chagas o tripanosomiasis americana es una zoonosis endémica en el continente americano desde el Rio Bravo (sur de EE. UU.) hasta la parte meridional de Argentina y Chile. Es más frecuente en zonas rurales y suburbanas, donde existen mayores posibilidades de contacto entre el hombre y el vector, fundamentalmente por la existencia de vivienda humana precaria "ranchos y chozas". La infección estimada es más alta en Bolivia (6,1%), seguida de Argentina (3,6%) y Paraguay (2,1%); mientras que el mayor número de personas que viven con la enfermedad de Chagas, el 42% de todos los casos, reside en Brasil (alrededor de 1,2 millones de personas) y Argentina (1,5 millones). Se cree que casi 1,2 millones de personas en estos países tienen miocardiopatía chagásica. La migración internacional ha traído la infección por *T. cruzi* a países fuera de las áreas tradicionalmente endémicas. Se estima que 300.000 inmigrantes infectados viven en los Estados Unidos y al menos 42.000 infectados viven en España. Se han notificado residentes infectados en Suiza, Francia, Italia, Canadá, Australia y Japón.

La enfermedad de Chagas es producida por *Trypanosoma cruzi*, protozoario cuya forma infectante llamada tripomastigote mide de 16 a 22 µ de largo por 3 µ de ancho; posee un flagelo, una membrana ondulante y se puede encontrar en la sangre del hombre, en los reservorios y en el tubo digestivo del vector. Cuando el protozoario invade al organismo, especialmente el tejido muscular (esquelético, miocárdico y tubo digestivo), pierde el flagelo y la membrana ondulante para convertirse en la forma amastigotes, que mide de 3 a 5 µ y se dispone en los tejidos bajo la forma de nidos o pseudoquistes identificables con la tinción de hematoxilina-eosina. Esta forma también se puede localizar en el tubo digestivo, cerebro, placenta y testículos.

La enfermedad es transmitida por insectos vectores de la familia *Reduviidae*, cuyo representante en Venezuela es el *Rhodnius prolixus*. Este habita en zonas que van desde el nivel del mar hasta los 1.700 m de altitud. El redúvido se infesta de tripanosomas al chupar la sangre del hombre y animales vertebrados parasitados (perros, gatos, cerdos, armadillos, marsupiales, murciélagos, monos y roedores). *T. cruzi* se multiplica en el tubo digestivo de los redúvidos, allí sufre ciertas transformaciones y es expulsado en las heces. Cuando el insecto pica al hombre para alimentarse, también defeca y a través del orificio producido por la picadura o de lesiones previas en la piel o mucosas, el parásito invade al organismo por vía linfática y hematógena. También el hombre se puede infectar (trasmisión no vectorial) por transfusiones sanguíneas, a través de la placenta (forma connatal), por ingestión de alimentos, accidentalmente en el laboratorio y a través de trasplantes de órganos contaminados.

El término enfermedad de Chagas se usa para la enfermedad general. La miocardiopatía chagásica engloba todos los casos de enfermedad de Chagas con afectación cardíaca, definida por la presencia de al menos una anomalía electrocardiográfica típica en aquellos pacientes que tienen pruebas serológicas positivas para *T. cruzi*. La miocardiopatía chagásica dilatada se refiere al patrón hemodinámico de la miocardiopatía chagásica que se caracteriza por agrandamiento del ventrículo izquierdo con deterioro de la función sistólica segmentaria o global, independientemente de los hallazgos electrocardiográficos.

La enfermedad de Chagas se puede presentar en forma aguda y crónica. La enfermedad aguda, es una reacción inmunológica generalizada, que se caracteriza por linfadenopatías generalizadas y hepatoesplenomegalia. La parasitemia de alto grado y el parasitismo tisular directo intenso pueden resultar en inflamación del corazón, tracto gastrointestinal (principalmente esófago y colon), meninges y, SNC y periférico. Puede ocurrir cardiomegalia global (involucra las cuatro cámaras cardíacas) y derrame pericárdico. La miocarditis suele ser difusa con necrosis de miocitos, edema intersticial, dilatación vascular e infiltración mononuclear y polimorfonuclear. El proceso inflamatorio puede extenderse al endocardio, que tiende a generar una trombosis mural; afecta al sistema de conducción, así como a los ganglios neuronales intramurales y extracardíacos; se han descrito vasculitis y microangiopatía con trombosis microvascular. Las muestras histológicas durante la afectación cardíaca aguda se caracterizan por un gran número de formas de amastigotes en las miofibras, generan pseudoquistes que finalmente se rompen. La necrosis de los miocitos ocurre localmente y en sitios alejados por la multiplicación del parásito.

La característica patológica de la miocardiopatía chagásica crónica es *sui géneris*. La autopsia, típicamente revela cardiomegalia y aumento de la masa cardíaca, adelgazamiento de las paredes ventriculares y lesiones aneurismáticas en varias regiones de ambos ventrículos. En pacientes que fallecen después del inicio de la insuficiencia cardíaca, es común el agrandamiento del hígado, congestión sistémica y pulmonar. La trombosis mural intracardíaca es un hallazgo frecuente; y hasta el 50% de los pacientes que mueren con esta miocardiopatía tienen evidencia de eventos embólicos. El examen histológico demuestra miocarditis focal, leve y crónica. Los infiltrados de células mononucleares dispersos rodean a los miocitos que experimentan varias etapas de degeneración y necrosis, y las técnicas inmunohistoquímicas dirigidas a los anticuerpos *anti-T. cruzi* o los métodos de reacción en cadena de la polimerasa (PCR) para detectar fragmentos genómicos, generalmente se correlacionan con los focos inflamatorios. La fibrosis cardíaca es un hallazgo prominente, disperso por difusión y que involucra tanto al miocardio como al sistema de conducción. Los cambios microvasculares incluyen edema intersticial, agregación de plaquetas intravasculares, engrosamiento de la membrana basal vascular y despoblación neuronal cardíaca importante.

La patogenia de la cardiopatía chagásica crónica es compleja y no se conoce por completo. Dos mecanismos probablemente están implicados: la respuesta inmunitaria impulsada por los parásitos y la autorreactividad desencadenada por la infección; estas inician y provocan una miocarditis tanto aguda como crónica, y dos mecanismos secundarios: trastornos neurogénicos y trastornos microvasculares coronarios, que son responsables de las alteraciones cardíacas asociadas. Es probable que las diferencias patogénicas en las cepas de *T. cruzi* y la susceptibilidad del huésped también desempeñen un papel en el patrón clínico y la gravedad de la enfermedad.

MANIFESTACIONES CLÍNICAS

Fase aguda. Esta fase se inicia en el momento de adquirir la infección y dura entre 30-90 días. La mayor incidencia de esta fase aguda se registra en personas menores de 14 años y generalmente es asintomática. Un 10% de los pacientes presenta manifestaciones clínicas inespecíficas: síndrome febril prolongado, edema generalizado, irritabilidad, somnolencia y anorexia. En esta fase se puede observar el *complejo oftalmoganglionar* o "signo de Romaña", debido a la inoculación accidental de *T. cruzi*; consiste en edema palpebral eritematoso uni o bilateral, conjuntivitis, dacrioadenitis y linfadenopatías preauriculares; y el *chagoma de inoculación*, que es un nódulo subcutáneo eritematoso no ulcerado con linfadenopatías satélites; ambos sitios se deben a la inoculación directa de *T. cruzi* por a través del rascado por la picadura. El periodo de incubación de la enfermedad dura entre 1 y 2 semanas y las lesiones cutáneas pueden permanecer hasta 2 meses. Una vez infectado el paciente, el parásito pasa a la sangre y puede producir manifestaciones cardiovasculares, gastrointestinales y neurológicas. Se presume que alrededor de un 10% de niños y adolescentes, sobre todo desnutridos o inmunodeprimidos, fallece en la fase aguda de la enfermedad por insuficiencia cardíaca sin determinarse el diagnóstico. Se ha comprobado por biopsia miocárdica que *T. cruzi* invade siempre el miocardio, pero la aparición de manifestaciones clínicas depende de factores aún no establecidos, aunque se ha relacionado con mecanismos inmunitarios. En estos pacientes puede ocurrir pancarditis aguda, indistinguible de otras etiologías, que lleva a la insuficiencia cardíaca en un tercio de los pacientes; esta se caracteriza por disnea, tos, fiebre prolongada, taquicardia, cardiomegalia, soplos por dilatación de los anillos valvulares, edema generalizado, edema agudo del pulmón y, eventualmente, taponamiento cardíaco. El ECG puede revelar fibrilación auricular, complejos QRS de bajo voltaje, inversión o aplanamiento de la onda T y prolongación del intervalo QT; en esta fase son raros los bloqueos de ramas y las arritmias ventriculares. Las manifestaciones gastrointestinales consisten en disfagia, diarrea y hepatoesplenomegalia. Finalmente, el compromiso neurológico está dado por convulsiones, síndromes extrapiramidales y meningoencefalitis; en pacientes con sida son frecuentes los abscesos cerebrales.

Fase indeterminada. Después de la fase aguda de la infección, la mayoría de los pacientes pasan a una forma crónica indeterminada (latente o asintomática); definida por una serología *anti-T. cruzi* positiva y, ausencia de signos o síntomas físicos de la enfermedad, con ECG y radiografías de tórax, esófago y colon normales. La enfermedad de Chagas indeterminada progresa a una patología clínicamente manifiesta, comúnmente miocardiopatía dilatada, con una tasa de 1,85% a 7% anual.

Fase crónica. Es la más ampliamente estudiada y aparece en cualquier momento de la fase latente, por lo general 10 a 20 años después de la infección aguda. Esta forma afecta un 30% de los pacientes y entran en una fase clínica evidente que puede comprometer el corazón (miocardiopatía chagásica), sistema digestivo y el SNC. Es frecuente el megaesófago por lesión del plexo mientérico, que cursa con (disfagia y dolor torácico) y el megacolon (dolor abdominal, estreñimiento, obstrucción y vólvulo intestinal).

MIOCARDIOPATÍA CHAGÁSICA

La miocardiopatía chagásica es la manifestación clínica más importante de la enfermedad de Chagas, y la que origina la mayor morbilidad y mortalidad. Aunque generalmente se clasifica con un patrón hemodinámico de miocardiopatía dilatada, la distribución predominante típica del ventrículo izquierdo y la afectación del nódulo sinusal y del sistema de conducción eléctrica, distinguen la miocardiopatía Chagásica de otras miocardiopatías. Las manifestaciones clínicas se caracterizan por anomalías en la conducción eléctrica, disfunción contráctil del miocardio, arritmias o tromboembolismo. En la mayoría de los estudios, la muerte súbita es la causa general de muerte más común (55%-60 %), seguida de la insuficiencia cardíaca crónica (25%-30%) y eventos tromboembólicos (10%-15%). Las principales manifestaciones cardíacas de la miocardiopatía chagásica son: las arritmias, la insuficiencia cardíaca y las embolias.

Arritmias cardíacas. La cardiopatía chagásica se considera una miocardiopatía arritmogénica, caracterizada por arritmias auriculares y ventriculares, y una amplia variedad de anomalías del sistema de conducción. La gravedad de las alteraciones eléctricas varía desde el hallazgo incidental de bradicardia sinusal, hasta aleraciones de la conducción detectadas con el ECG (por ej., bloqueo de rama derecha del haz de His, bloqueos auriculoventriculares) y arritmias auriculares (fibrilación auricular) o ventriculares graves (taquicardia ventricular no sostenida o sostenida, complejos ventriculares monomórficos o polimórficos). Estas arritmias son detectadas por el Holter o provocadas mediante una prueba de esfuerzo; que puede generar síncope y muerte súbita. Los principales sustratos arritmogénicos ventriculares en la cardiopatía chagásica son las lesiones miocárdicas necróticas y fibróticas.

Insuficiencia cardíaca crónica. La insuficiencia cardíaca de origen chagásico es causada por una miocardiopatía dilatada progresiva. Las anomalías regionales del movimiento de la pared suelen preceder a la disminución de la función global del ventrículo izquierdo. Las anomalías de la función sistólica y diastólica coexisten con síntomas cardinales relacionados con la congestión pulmonar. En algunos pacientes, la insuficiencia cardíaca del ventrículo derecho puede ser más prominente que la insuficiencia sistólica del lado izquierdo y puede ser un indicio para el diagnóstico de cardiopatía chagásica crónica como la causa etiológica de la insuficiencia cardíaca. La insuficiencia cardíaca derecha aislada no es frecuente y la disfunción del ventrículo derecho suele asociarse a disfunción del ventrículo izquierdo en los estadios avanzados de la miocardiopatía. La miocardiopatía chagásica conlleva un mal pronóstico en comparación con otras formas de miocardiopatía, como la miocardiopatía hipertensiva, cardiopatía isquémica y la miocardiopatía dilatada idiopática.

Tromboembolismo. La enfermedad de Chagas es una de las principales causas de enfermedad cerebrovascular en Latinoamérica; incluye hasta un 20% de los pacientes con accidente cerebrovascular, en áreas endémicas de Chagas con serología positiva para para *T. cruzi*. Los factores de riesgo identificados incluyen aneurisma apical, trombos en el ventrículo izquierdo, dilatación auricular grave, disfunción sistólica del ventrículo izquierdo, edad avanzada y la fibrilación auricular.

Clasificación de la miocardiopatía chagásica

Para el estudio de la fase crónica de la enfermedad de Chagas, Carrasco et al., ha propuesto una clasificación, modificada de Puigbo (1968) y Kuschnir (1981), que incluye la biopsia miocárdica y, la clasifica en los siguientes subgrupos:

- **Subgrupo 0.** Pacientes asintomáticos con serología positiva y el resto de los exámenes negativos, incluyendo la biopsia miocárdica; se le llama "infección chagásica sin cardiopatía" y son considerados libres de enfermedad.
- **Subrupo I A.** Pacientes asintomáticos con serología positiva, ECG normal, función ventricular normal y la biopsia revela "daño miocárdico subcelular".
- **Subgrupo IB.** Pacientes asintomáticos con serología positiva, ECG normal, la biopsia miocárdica es anormal y el ventriculograma revela discinesias segmentarias a predominio apical, expresión de un "daño miocárdico segmentario".
- **Subgrupo II.** Pacientes sintomáticos (50%) con serología positiva y anormaliades de la biopsia miocárdica, ventriculograma y electrocardiograma. Cursan con cardiomegalia, arritmias ventriculares complejas, bloqueo completo de ramas, bloqueos de la subdivisión anterior de la rama izquierda del haz de His, y zonas eléctricamente inactivas (patrón de pseudoinfarto), expresión de daño miocárdico avanzado.
- **Subgrupo III.** Pacientes con clínica de insuficiencia cardíaca crónica, serología positiva y arritmias ventriculares complejas, como manifestación de una "miocardiopatía crónica en fase final".

Clasificación por estadios de la miocardiopatía chagásica crónica

Esta se clasifica en cinco estadios de acuerdo la gravedad y, según la American Heart Association y el American College of Cardiology para el diagnóstico y tratamiento de la insuficiencia cardíaca:

- **Estadio A** (forma indeterminada). Pacientes con riesgos de desarrollar insuficiencia cardíaca. Tienen serología positiva, sin cardiopatía estructural, ausencia de síntomas de insuficiencia cardíaca y electrocardiograma normal.
- **Estadio B1.** Pacientes con cardiopatía estructural, evidencia de alteraciones electrocardiográficas o ecocardiográficas, pero con función ventricular global normal, sin síntomas ni signos previos o actuales de insuficiencia cardíaca.
- **Estadio B2.** Pacientes con cardiopatia estructural, caracterizada por disfunción ventricular sin síntomas ni signos previos o actuales de insuficiencia cardíaca.
- **Estadio C.** Pacientes con disfunción ventricular y síntomas o signos de insuficiencia cardíaca (NYHA I,II,III, o IV).
- **Estadio D.** Pacientes con síntomas refractarios de insuficiencia cardíaca a pesar de un tratamiento médico óptimo.

En la miocardiopatía chagásica, a diferencia de la no-chagásica, predominan el bloqueo de la rama derecha del haz de His, las arritmias ventriculares complejas, el mayor compromiso segmentario ventricular izquierdo y la muerte súbita, además de una mayor mortalidad con similar compromiso miocárdico, entre las dos entidades. La sobrevida de la miocardiopatía chagásica disminuye notablemente cuando existe una fracción de eyección del ventrículo izquierdo (FEVI) por debajo del 30%, disfunción diastólica, arritmias ventriculares complejas, taquicardia sinusal mayor de 90/min y una cardiomegalia radiológica (relación cardiotorácica mayor del 50%).

Es digno de mencionar la existencia de una miocardiopatía crónica, endémica en la zona rural venezolana, semejante a la chagásica, estudiada y publicada por patólogos alemanes/venezolanos en la década de los cincuenta del siglo XX. Estudiada desde 1985 al 2002 por Novoa-Montero D. et al. mediante estudios epidemiológicos y por Dávila-Spinetti D. et al. con estudios clínicos.

DIAGNÓSTICO

La demostración del parásito constituye el diagnóstico de certeza de la infección. Sin embargo, solo es posible detectar eficientemente la forma circulante de *Trypanosoma cruzi* durante la fase aguda de la infección. En etapas posteriores, el diagnóstico de laboratorio se basa en la detección de anticuerpos específicos. A continuación se describen los exámenes necesarios para el diagnóstico de la enfermedad:

1. **Demostración directa en fresco del parásito en la sangre con técnica de gota fresca y gota gruesa**, como en el caso de la malaria, o teñida con Giemsa, hemocultivos en el medio de NNN y el xenodiagnóstico, sobre todo en la fase aguda. Es de hacer notar que en la miocardiopatía chagásica crónica, difícilmente se aisla *T. cruzi*, aunque estudios han demostrado parásitos miocárdicos escasos en una gran número de pacientes.

2. **Exámenes serológicos.** Útiles para identificar anticuerpos IgG específicos, y los más usados son fijación del complemento (Machado-Guerreiro), análisis de precipitación radioinmune (*Chagas RIPA, radioimmune precipitation assay*), muy sensible y específico para detectar anticuerpos contra *T. Cruzi* y, el *Ortho T. Cruzi* ELISA (*Test System, Ortho-Clinical Diagnostics, Raritan, NJ*). Actualmente, el método más sensible para identificar la existencia de parásitos circulantes en la fase aguda, o tisulares, es la PCR, que detecta el ADN de *T. Cruzi* pero que no está disponible en los laboratorios clínicos. Estas pruebas aparecen positivas tres meses después de la infección; el hecho de que sean positivas expresa que hubo contacto con el protozoario pero no necesariamente la existencia de la enfermedad.

3. **Biopsia endomiocárdica septal.** Es la "prueba de oro" para determinar el daño miocárdico precoz y la presencia de "nidos" de amastigotes. La enfermedad evoluciona desde una transformación progresiva de un infiltrada agudo con predominio de neutrófilos, necrosis miofibrilar y escasa fibrosis; hasta la clásica miocardiopatía crónica terminal con infiltrados plasmo-linfohistiocitarios, fibrosis abundante y degeneración miofibrilar.

4. **Ecocardiograma/Doppler.** Permite detectar anormalidades de la función ventricular diastólica del ventrículo izquierdo en el 40% de los pacientes del grupo IB. Los hallazgos ecocardiográficos más comunes en la enfermedad de Chagas crónica son: anormalidades segmentarias del movimiento de la pared ventricular; hipoquinesia, acinesia o discinesia,

comúnmente en la pared apical e inferolateral. Los aneurismas ventriculares, típicamente se ubican en el ápice; además, disfunción sistólica y diastólica del ventrículo izquierdo, disfunción del ventrículo derecho, trombos murales, principalmente en el ápice, insuficiencias valvulares (mitral, tricuspídea).

5. **Angiografía radioisotópica.** Es el método no invasivo más sensible para detectar alteraciones precoces de la función ventricular.

TRATAMIENTO

Actualmente no existe un tratamiento ideal para esta enfermedad; sin embargo, en la fase aguda, los antiparasitarios pueden aliviar las manifestaciones clínicas, negativizar la parasitemia y la serología. En la fase crónica, el CDC 2006, recomendó benznidazol o nifurtimox para adultos menores de 50 años de edad con una infección indefinida y prolongada por *T. Cruzi*.

Benznidazol. Es un derivado del nitroimidazol recomendado actualmente por la OMS como primera línea para la enfermedad de Chagas. Es relativamente efectivo en la fase aguda y crónica reciente de la enfermedad. Con este fármaco se logra una desaparición de la parasitemia y mejoría clínica en el 95% de los pacientes, aunque se ha demostrado persistencia del parásito en la biopsia miocárdica. Los efectos adversos son náuseas, fiebre, púrpura, polineuritis periférica, leucopenia, trombocitopenia y aumento de las aminotransferasas. Se debe evitar la ingesta alcohólica durante su uso y está contraindicado en hepatopatías, nefropatías, embarazo y cuando existen alteraciones neurológicas o hematológicas. La dosis es de 5 mg/kg VO diarios divididos en dos tomas por 60 días (es prudente comenzar con la mitad de la dosis). Si el xenodiagnostico continúa positivo se debe hacer una cura de 4 semanas más. Al iniciar, a las 3 semanas y al finalizar el tratamiento se recomienda hacer los siguientes exámenes de laboratorio: hemograma completo, urea y creatinina, aminotransferasas y pruebas de embarazo en mujeres en edad gestacional.

Nifurtimox. Es un nitrofurazolidínico tripanocida contra las formas tripomastigote y amastigote de *T. cruzi*. Los efectos adversos son insomnio, cefalea, convulsiones, síntomas gastrointestinales, toxicidad hepática, dermatitis y neuropatía periférica. La dosis inicial es de 5 mg/kg VO diarios dividida en cuatro tomas; se aumentan 2 mg/kg cada dos semanas hasta llegar a una dosis de 12-15 mg/kg diarios por 8 a 22 semanas; también 8 a 10 mg/kg VO diarios repartidos en 4 tomas por 90 a 120 días.

Otras medidas terapéuticas:

1. Vasodilatadores si el estrés sistólico final del ventrículo izquierdo esta aumentado.
2. Amiodarona para arritmias ventriculares complejas.
3. Marcapasos-desfibriladores definitivos para bloqueo auriculoventricular completo.
4. Medidas sintomáticas: digoxina, diuréticos, corticoesteroides en casos seleccionados, carnitina y pericardiocentesis terapéutica.

El tratamiento quirúrgico consiste en resección de los aneurismas ventriculares (aneurismectomía) cuando se asocia a arritmias ventriculares complejas refractarias al tratamiento médico, y trasplante cardíaco para grupos avanzados. Se debe recordar que, el posoperatorio inmediato de los pacientes trasplantados puede desencadenarse una miocardiopatía aguda, por lo que se recomienda el uso de tripanocidas.

Para el control endémico de la enfermedad de Chagas se ha insistido en las medidas profilácticas, la ruptura de la cadena de transmisión se logra al destruir los vectores (fumigación con insecticidas) control de los reservorios naturales; así como, mejorar o eliminar los ranchos campesinos construidos con paredes de barro (bahareque) y techo de paja o palma, hábitat de los triatomideos infectados. Es importante resaltar la serología sistemática en las transfusions de hemoderivados.

Bibliografía

Acquatella H. Echocardiography in chagas heart disease. Circulation. 2007; 115: 1124-1131.

Bern C. Evaluation and treatment of chagas disease in the United States: a systematic review. JAMA: 2007; 298: 2171-2177.

Carrasco-Guerra HA, Bellera-G J, Dipaolo A, Navarro A, Durán D, Molina C, Parada H. Evaluación clínica y factores pronósticos en la miocardiopatía chagásica crónica. Avances Cardiol. 1998; 18(5): 147-152.

Carrasco HA, Palacios-Pru E, Dagert de Scorza C, et al. Clinical, histochemical, and ultrastructural correlation in septal endomyocardial biopsies from chronic chagasic patients: detection of early miocardial damage. Am Heart J. 1987; 113: 716-724.

Chagas disease in Latin America: an epidemiological update based on 2010 estimates. Wkly Epidemiol Rec. 2015; 90: 33-43.

Dávila DF, Donis JH, Torres A, Gotteberg CF, Ramoni-Perazzi P, Arata de Bellabarba G. Beta-adrenergic blockers in chronic systolic heart failure secondary to Chagas' disease. Intern J Cardiol. 2008; 128: 1-4.

Gascon J, Bern C, Pinazo MJ. Chagas disease in Spain, the United States and other non-endemic countries. Acta Trop. 2010; 115: 22-27.

Inglessis I, Carrasco-G HA, Añez N, Fuenmayor C, Parada H, Pacheco JA y Carrasco-V HR. Seguimiento clínico, parasitológico e histopatológico de pacientes chagásicos agudos tratados con benznidazol. Arch NST Cardiol Méx. 1998; 68: 405-410.

Köberle F. Chagas' disease and chagas' syndromes: the pathology of American trypanosomiasis. Adv Parasitol. 1968; 6: 63-116.

Marin-Neto JA, Cunha-Neto E, Maciel BC, Simões MV. Pathogenesis of chronic chagas heart disease. Circulation. 2007; 115: 1109-1123.

Molina HA, Milei J, Rimoldi MT, Gonzalez Cappa SM, Storino RA. Histopathology of the heart conducting system in experimental chagas disease in mice. Trans R Soc Trop Med Hyg. 1988; 82: 241-246.

Novoa-Montero D. Chagas disease and chronic myocardiopathy: an epidemiologic study of four Venezuelan rural communities. Tesis Doctoral. The Johns Hopkins School of Hygiene and Public Health. Baltimore, 1983. Consejo de Publicaciones de la Universidad de los Andes, Mérida, 1985.

Pereira Nunes MC, Beaton A, Acquatella H. Chagas cardiomyopathy: an update of current clinical knowledge and management a scientific statement from the American Heart Association. Circulation. 2018; 138: e169-e209.

Rassi A, Rassi A, Little W, et al. Development and validation of a risk score for predicting death in chagas heart disease. N Engl J Med. 2006; 355: 799-808.

Rassi A Jr. Chagas disease. Lancet. 2010; 375: 1388-1394.

Ribeiro AL, Marcolino MS, Prineas RJ, Lima-Costa MF. Electrocardiographic abnormalities in elderly chagas disease patients: 10-year follow-up of the Bambui Cohort Study of Aging. J Am Heart Assoc. 2014.

Ribeiro AL, Nunes MP, Teixeira MM, Rocha MO. Diagnosis and management of chagas disease and cardiomyopathy. Nat Rev Cardiol. 2012; 9: 576-589.

Sartori Am. Manifestations of chagas disease (American tripanosomiasis) in patiets with HIV/AIDS. Ann Trop Med Parasitol. 2007 Jan; 101(1): 31-50. doi: 10.1179/136485907X154629.

Viotti R, Vigliano C, Lococo B, et al. Long term cardiac outcomes of treating chronic chagas disease with benznidazole versus no treatment: a nonrandomized trial. Ann Intern Med. 2006; 144: 724-734.

Yancy CW, Jessup M, Bozkurt B, et al. 2013 ACCF/AHA guideline for the management of heart failure: a report of the American College of Cardiology Foundation/American Heart Association Task Force on Practice Guidelines. Circulation. 2013; 128: e240-e327.

CAPÍTULO 124
INSUFICIENCIA CARDÍACA CRÓNICA

JENNIFER K SEDAN-JAIMES, DAYANA STOJAKOVIC-S

INTRODUCCIÓN

El síndrome de insuficiencia cardíaca crónica (SICC) se debe a una anomalía cardíaca estructural o funcional del corazón que genera una elevación de las presiones intracardíacas y un gasto cardiaco insuficiente en reposo o durante el ejercicio. Es un síndrome complejo, que además de las anormalidades de la función ventricular sistólica y/o diastólica se suma el componente neurohormonal (neuroendocrino) y retención hidrosalina; condiciones que impactan significativamente en la disminución de la sobrevida, número de hospitalizaciones y descompensaciones. Este síndrome, que se debe a trastornos cardíacos pueden involucrar el pericardio, miocardio, endocardio, válvulas (mitral, tricúspide, aórtica y/o pulmonar) y sus grandes vasos; además, compromiso extracardíaco (pulmón, riñón, hígado y glándula tiroides); además, alteraciones metabólicas, vasculares y sanguíneas.

El espectro clínico es extremadamente amplio, ya que los pacientes pueden cursar con un corazón de tamaño normal o mínimo aumento y función sistólica comprometida; hasta una marcada dilatación del ventrículo izquierdo con modesto compromiso de la función sistólica. La identificación de la etiología de la disfunción cardíaca es fundamental para su diagnóstico, ya que el daño específico determina el tratamiento.

La incidencia y prevalencia del SICC ha cambiado actualmente; en los registros de los países desarrollados se describe que la incidencia ajustada por edad de la insuficiencia cardíaca está disminuyendo, lo cual refleja una mejor atención de las enfermedades cardiovasculares. Sin embargo, la incidencia mundial está en aumento, en parte, debido al envejecimiento de la población que ha logrado mayor sobrevida. La incidencia es dos veces mayor en pacientes hipertensos y cinco veces mayor con antecedente de infarto del miocardio. Una vez que han aparecido las manifestaciones de insuficiencia cardíaca, la tasa de mortalidad es de 10%; 22% y 42% a los 30 días, un año y cinco años tras el diagnóstico; y la tasa de hospitalizaciones es de 25% después del primer mes. En los estudios clínicos se incluyen únicamente casos de insuficiencia cardíaca reconocida o diagnosticada; razón por lo que la prevalencia real podría ser más alta; esta aumenta con la edad: desde 1% en menores de 55 años a más del 10% en mayores de 70 años; y es un 25% mayor en la etnia negra. El *Long-Term Registry* de la ESC realizado en el contexto ambulatorio indica que el 60% de los pacientes tienen una ICC con fracción de eyección (FE) reducida (IC-FEr), 24% ligeramente reducida y 16% conservada y; más del 50% de estos pacientes son mujeres.

Según la terminología actual, la ICC se divide en tres fenotipos, basados en la medición de la fracción de eyección del ventrículo izquierdo (FEVI):

1. **FEVI reducida (IC-FEr):** definida como un FE menor o igual a 40%.
2. **FEVI ligeramente reducida (IC-FElr):** con FE entre 41% a 49%.
3. **FEVI conservada (IC-FEc):** con FE mayor o igual a 50%; con hallazgos de anomalías cardíacas estructurales o funcionales compatibles con disfunción diastólica y altas presiones de llenado del VI, que incluyen concentraciones elevadas de péptidos natriuréticos.

La IC también puede estar causada por disfunción del ventrículo derecho (VD); su mecánica y función se alteran en presencia de sobrecarga de presión o de volumen. Aunque la etiología principal de esta, es la hipertensión pulmonar inducida por la disfunción del VI, existen otras causas, como el infarto de miocardio derecho, la miocardiopatía arritmogénica del VD y las valvulopatías.

La **insuficiencia cardíaca crónica** es la forma más frecuente de falla cardíaca y su evolución natural genera mecanismos compensadores y la aparición de signos y síntomas típicos. En presencia de una alteración de la contractilidad miocárdica o una sobrecarga hemodinámica del ventrículo izquierdo se ponen en marcha tres mecanismos adaptativos:

1. Mecanismo de Frank-Starling, con aumento de la precarga.
2. Activación neurohormonal y del sistema nervioso simpático (SNS) con liberación de catecolaminas y neurohormonas capaces de mantener la presión arterial media y la perfusión de órganos vitales.
3. Remodelado miocárdico con o sin dilatación de las cámaras cardíacas.

La presión arterial sistémica y los líquidos corporales son controlados básicamente por el simpático, el sistema renina-angiotensina-aldosterona (SRAA) y los péptidos natriuréticos. Estos sistemas actúan de forma concertada para mantener la homeostasis corporal, de manera que bajo condiciones que provocan una disminución abrupta de los líquidos corporales y/o de la presión arterial, los sistemas (SNS y SRAA) se activan y los péptidos natriuréticos se inactivan para restablecer la normalidad.

La activación neuroendocrina es temprana y selectiva, particularmente en los pacientes con insuficiencia cardíaca sistólica. El gasto cardíaco debe mantenerse gracias a un aumento del volumen diastólico final del ventrículo izquierdo (precarga), elevación concomitante de la presión diastólica y aumento de la presión capilar pulmonar, con la aparición de disnea.

En el SICC la activación del SNS genera la estimulación de la contractilidad, taquicardia, retención de sodio, liberación de renina y vasoconstricción sistémica; y la activación del SRAA aumenta la angiotensina II, endotelinas y vasopresina. La elevación de angiotensina II desencadena la hipertrofia, fibrosis, apoptosis de los miocitos, aumento de la resistencia periférica y liberación de aldosterona, con la consecuente retención de agua y sodio; factores que fomentan la fibrosis y el empeoramiento del remodelado. Estos mecanismos son "compensadores" al principio, pero establecen un círculo vicioso que perpetúa el remodelado y la falla cardíaca debido a la intensa vasoconstricción, incremento de la poscarga, mayor retención de sodio y agua, trastornos electrolíticos y arritmias. La activación de ambos sistemas afecta de manera negativa los pulmones, hígado, riñones, músculos, vasos sanguíneos y médula ósea, lo que conduce a las diferentes manifestaciones clínicas del síndrome. Los mecanismos inflamatorios también contribuyen a la fisiopatología, con aumento del FNT y diversas citocinas que producen hipertrofia de los miocitos, apoptosis, desacoplamiento de los receptores β del miocardio, remodelación de la matriz extracelular y empeoramiento del remodelado.

A continuación se describen los estadios de este síndrome, según la Asociación Americana del Corazón y el Colegio Americano de Cardiología (AHA/ACC); estos son útiles para tratar y establecer el pronóstico de la enfermedad.

- **Estadio A.** Factores de riesgo para desarrollar IC, pero sin cardiopatía estructural ni signos o síntomas de IC.
- **Estadio B.** Cardiopatía estructural establecida, pero sin signos o síntomas de IC.
- **Estadio C.** Cardiopatía estructural acompañada de signos y síntomas de IC.
- **Estadio D.** IC refractaria, que requiere la intervención especializada.

Las enfermedades que en nuestro medio representan un mayor riesgo para el SICC son la hipertensión arterial esencial, enfermedad coronaria, cardiopatía chagásica, anormalidades de las válvulas cardíacas, diabetes mellitus, obesidad y las miocardiopatías dilatadas idiopáticas. Todas ellas tienen en común el carácter estructural y funcional; este mecanismo adaptativo es denominado **proceso de remodelación cardíaca**, mediante el cual, factores mecánicos, neurohormonales y genéticos alteran la forma, tamaño y la función cardíaca, que lleva a la hipertrofia, pérdida de miocitos y fibrosis. Este proceso puede ser desencadenado por un accidente isquémico (infarto), inflamatorio e infeccioso (miocarditis viral o parasitaria) y por aumento de la poscarga (hipertensión arterial). De igual manera, la sobrecarga de volumen, o de presión, dan lugar al mecanismo de remodelación excéntrica o concéntrica respectivamente. Los pacientes hipertensos que inicialmente tienen remodelado concéntrico pueden evolucionar al remodelado excéntrico. A continuación se describen someramente las causas más frecuentes del SICC.

Hipertensión arterial sistémica. Es la causa más frecuente de ICC. Generalmente, en los pacientes mayores de 65 años predomina el patrón morfológico de *hipertrofia ventricular concéntrica* (aumento de espesor de la pared ventricular con tamaño normal de las cavidades ventriculares). En estos pacientes, la función ventricular sistólica puede estar conservada y la diastólica es anormal; de manera que existe un trastorno de relajación ventricular conocida como **insuficiencia cardíaca diastólica.** La ICC aumenta según la gravedad de la HTA, duración y el avance de la edad. Las manifestaciones de IC están determinadas por un aumento de la presión diastólica ventricular izquierda y la retención hidrosalina. Estas características estructurales y funcionales del paciente hipertenso con manifestaciones de IC se deben clasificar con el estudio ecocardiográfico **(FIG. 132)**.

Enfermedad coronaria. La cardiopatía isquémica crónica es la segunda causa del SICC y un ejemplo de disfunción sistólica y diastólica. La obstrucción aguda o crónica de las coronarias principales afecta la perfusión del miocardio y provoca necrosis y fibrosis. Una lesión del miocardio mayor del 20% inicia un proceso adaptativo de *remodelación cardíaca*, cuyo resultado

FIG. 132. Adaptación morfológica del corazón a la hipertensión arterial esencial. **A** ventrículo izquierdo con paredes y cavidad de tamaño normal. **B** patrón de hipertrofia ventricular concéntrica, con paredes engrosadas y cavidad ventricular de tamaño normal (*insuficiencia cardíaca diastólica*). **C** ventrículo de morfología excéntrica con paredes adelgazadas y cavidad con tendencia a la forma esférica (*insuficiencia cardíaca sistólica*).

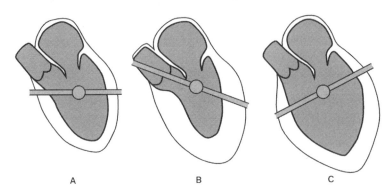

final es la dilatación de las cavidades ventriculares, adelgazamiento de su pared, depresión de la función ventricular sistólica y aparición de IC. Inicialmente se produce pérdida de miocardio contráctil y secundariamente sustitución de tejido normal por tejido fibroso, que reduce de la distensibilidad del ventrículo izquierdo y su relajación.

Miocardiopatía chagásica. Esta cardiopatía afecta ambos sexos y aparece en general después de un período de latencia en la cuarta a quinta década de la vida. Se caracteriza por ser de evolución lenta y progresiva; aproximadamente el 10%-30% de los pacientes afectados (serología positiva para *Tripanosoma cruzi*) puede llegar al SICC. En estos pacientes, la alteración estructural cardíaca es inicialmente localizada (fibrosis segmentaria y aneurisma apical). Por mecanismos no bien conocidos se instala un proceso de remodelación cardíaca gradual, semejante a las otras cardiopatías, que lleva a la dilatación progresiva de las cavidades cardíacas con adelgazamiento de sus paredes y depresión de la función ventricular sistólica (insuficiencia cardíaca sistólica); además, se generan trombos murales y daño del sistema de conducción (bloqueos de la rama derecha del haz de His, de la subdivisión anterior de la rama izquierda o bloqueo auriculoventricular completo). Una vez instalada la IC, la morbimortalidad es mayor cuando se compara con la mortalidad provocada por otras enfermedades cardíacas. Los mecanismos fisiopatológicos responsables de la progresión de la enfermedad cardíaca chagásica hasta la IC y la muerte, no difieren de los mecanismos ya descritos para las enfermedades cardíacas no chagásicas (remodelación cardíaca y activación neuroendocrina). Se acepta que los pacientes con IC de etiología chagásica deben ser manejados con las mismas estrategias terapéuticas de los enfermos no chagásicos.

Enfermedades de las válvulas cardíacas. Las válvulas cardíacas pueden ser afectadas por procesos degenerativos o inflamatorios. La alteración estructural de la válvula puede limitar su cierre adecuado (insuficiencia) o su apertura (estenosis), lo cual conduce al proceso de remodelación cardíaca antes descrito, que puede llevar al compromiso de la función miocárdica (sistólica o diastólica) con la consiguiente aparición de IC. Las valvulopatías caracterizadas por una mayor sobrecarga de presión, como la estenosis aórtica, conducen a un proceso de remodelado e hipertrofia concéntrica y al compromiso precoz de la función diastólica; a medida que la enfermedad progresa, se genera la dilatación de la cavidad ventricular, evoluciona al patrón excéntrico con depresión de la función sistólica del ventrículo izquierdo. Por el contrario, las valvulopatías que cursan fundamentalmente con sobrecarga de volumen, como la insuficiencia aórtica, determinan la aparición de hipertrofia excéntrica predominante con dilatación de las cámaras y posterior depresión de la función sistólica ventricular.

Miocardiopatías dilatadas. Abarca las enfermedades miocárdicas, caracterizadas por dilatación ventricular y disminución de la contractilidad en ausencia de condiciones anormales de carga como la hipertensión o enfermedades valvulares. Su pronóstico es pobre con una mortalidad del 25% durante el primer año y de 50% a los 5 años. Cursa con grados diversos de compromiso de la función sistólica y/o diastólica del VI.

MANIFESTACIONES CLÍNICAS

Cuando el paciente ingresa con un cuadro de ICC descompensada pueden estar presentes síntomas y signos de congestión periférica y central por retención hidrosalina y el consiguiente aumento de la presión intraventricular izquierda. La presencia de intolerancia al decúbito supino, ingurgitación yugular a 45° e hipotermia de las extremidades, permiten clasificar al paciente como *predominantemente congestivo* "húmedo" (presión precapilar pulmonar elevada e hipervolemia) o *predominantemente con hipoperfusión tisular* "seco" (gasto cardíaco bajo). A continuación se describe la Clasificación funcional de la New York Heart Association basada en la gravedad de los síntomas y la actividad física.

- I. Sin limitación para la actividad física ordinaria, no existe disnea.
- II. Limitación ligera para la actividad física ordinaria. Cómodo en reposo pero la actividad física normal causa disnea excesiva o fatiga.
- III. Limitación marcada de la actividad física, inferior a la ordinaria. Aun no hay síntomas en reposo.
- IV. Disnea para mínimos esfuerzos. Puede haber síntomas en reposo.

Aunque hay relación entre la gravedad de los síntomas y la supervivencia, estos no se relacionan directamente más con la función ventricular. Los pacientes pueden encontrarse en estadio III o IV aun conservando una función sistólica del VI casi normal (por ej., IC diastólica) o ser bastante oligosintomáticos aun con fracción de eyección muy baja. Los pacientes con síntomas leves siguen teniendo alto riesgo de mortalidad. Las manifestaciones cardinales de ICC se describen a continuación.

- **Disnea de esfuerzo.** Este síntoma empeora con el avance de la enfermedad y se presenta cada vez con menores esfuerzos; comúnmente se asocia a hipertensión venocapilar pulmonar, reducción de la capacidad vital, aumento del trabajo respiratorio debido a altas presiones intrapleurales, incremento en la resistencia de la vía aérea y alteraciones de la ventilación-perfusión. Esto se asocia a disminución de la perfusión de los músculos respiratorios, que incrementa el trabajo respiratorio y exagera la disnea.
- **Ortopnea.** Es la disnea que se presenta en decúbito supino; ocurre por la desviación del *pool* sanguíneo de las extremidades inferiores y del abdomen; así como al desplazamiento de la

sangre al compartimiento intratorácico. Eso ocasiona que el corazón insuficiente no pueda manejar el súbito aumento del volumen sanguíneo, se eleve la presión capilar pulmonar, genere edema intersticial, disminuya la distensibilidad pulmonar y aparezca la disnea.

- **Disnea paroxística nocturna.** A diferencia de la ortopnea, se presenta durante el sueño, con sensación de disnea súbita, ansiedad y agitación; acompañada usualmente de broncoespasmo, debido a congestión bronquial y compresión de la vía aérea por el edema intersticial. Su mecanismo es similar al de la ortopnea por la expansión del volumen intratorácico, sumado a la depresión del centro respiratorio durante el sueño.
- **Reducción de la tolerancia al ejercicio, debilidad y fatiga.** Esto se debe a la disnea *per se* y a la disminución de la perfusión de los músculos (por la disminución del gasto cardíaco), así como al metabolismo anormal del músculo esquelético y la vasodilatación. También puede producirse por excesiva depleción de sodio e hipovolemia.
- **Síntomas urológicos.** La mayor actividad, redistribución del flujo sanguíneo renal y el edema periférico ocurre durante el día; por el contrario, la mayor formación de orina se genera en la noche. En estadios avanzados de la IC puede haber oliguria.
- **Síntomas cerebrales:** confusión, ansiedad e insomnio.
- **Síntomas debido a falla cardíaca derecha:** hepatomegalia congestiva dolorosa, náuseas y distensión abdominal por congestión esplácnica, gastrointestinal e inadecuada perfusión intestinal.

DIAGNÓSTICO

Los criterios diagnósticos del SICC se dividen en dos categorías: los mayores, por tener más especificidad y sensibilidad para el diagnóstico del síndrome, y los menores por estar presentes en otras patologías. Se ha establecido que dos criterios mayores, o uno mayor y dos menores, permiten con razonable certeza hacer el diagnóstico del síndrome **(TABLA 160)**.

Los síntomas y signos por sí solos son insuficientes para establecer el diagnóstico de ICC. El criterio de ICC es más probable en pacientes con antecedentes de infarto del miocardio, hipertensión arterial, enfermedad coronaria, diabetes mellitus, consumo excesivo de alcohol, enfermedad renal crónica, quimioterapia cardiotóxica y pacientes con historia familiar de mio-

TABLA 160. Criterios diagnósticos de Framingham del SICC.

Criterios mayores	Criterios menores
Disnea paroxística nocturna	Disnea de esfuerzo
Cardiomegalia	Tos nocturna
Tercer ruido cardíaco	Taquicardia sinusal (mayor de 120 pm)
Ingurgitación yugular	Edema periférico
Reflujo hepatoyugular positivo	Hepatomegalia
Estertores crepitantes bilaterales	Derrame pleural
Disminución > de 4,5 kg de peso en 5 días con el tratamiento	Disminución de la capacidad vital en más de 1/3 del máximo
PVC mayor de 16 cm H_2O	
Péptido cerebral natriurético superior a 100 pg/mL	

cardiopatía o muerte súbita. Los siguientes procedimientos diagnósticos están recomendados para la evaluación de pacientes con sospecha de ICC.

1. **Electrocardiograma (ECG).** Un ECG normal orienta poco al diagnóstico de IC. Sin embargo, este puede revelar anomalías como fibrilación auricular, ondas Q, hipertrofia del VI y complejo QRS ancho; los cuales aumentan la probabilidad del diagnóstico de ICC y pueden guiar el tratamiento.
2. **Péptidos natriuréticos (PN).** El péptido natriurético cerebral (BNP), o de su prohormona NT-pro-BNP, que es secretada por los ventrículos cardíacos, se elevan en la insuficiencia cardíaca. Se deben solicitar siempre que sea posible. Hacen **poco probable el diagnóstico de IC** concentraciones plasmáticas de péptido natriurético cerebral (BNP) <35 pg/mL; la fracción aminoterminal del propéptido natriurético cerebral (NT-proBNP) <125 pg/mL o de la región media del propéptido natriurético auricular (MR-proANP) <40 pmol/L.
3. **Exámenes de rutina.** La determinación de urea, electrólitos, creatinina, hemograma completo, pruebas de la función hepática y tiroidea; ayudan a diferenciar la IC de otras entidades, obtener información pronóstica y guiar el posible tratamiento.
4. **Ecocardiografía.** Es un examen clave para la evaluación de la función cardíaca. Además de evaluar la FEVI; ofrece información sobre otros parámetros, como la dimensión de las cámaras, hipertrofia VI excéntrica o concéntrica, anomalías en la movilidad regional de la pared (que podrían indicar enfermedad coronaria subyacente, síndrome de *takotsubo* o miocarditis), función del ventrículo derecho, hipertensión pulmonar, función de las válvulas y marcadores de la función diastólica.
5. **Radiografía de tórax.** Está recomendada para investigar otras posibles causas de la disnea (por ej., enfermedad pulmonar o del mediastino). También puede proporcionar evidencia para apoyar el diagnóstico de IC (por ej., congestión pulmonar o cardiomegalia).

TRATAMIENTO

La historia natural del paciente con el SICC es la recurrencia o agravamiento de los síntomas congestivos por causas multifactoriales: no adherencia al tratamiento, arritmias cardíacas, infarto del miocardio, infecciones respiratorias y comorbilidades; estas descompensaciones aumentan la morbimortalidad en los tres meses posteriores al egreso hospitalario. Los objetivos de la terapia son aliviar los síntomas, evitar el reingreso hospitalario, mejorar la calidad de vida y la supervivencia. En la actualidad se recomienda el tratamiento farmacológico del SICC según el estadio en que se encuentre el paciente. En el estadio A, la conducta se basa en controlar los factores de riesgo que pueden contribuir al daño cardíaco; en el B, la terapéutica está dirigida a preservar la función ventricular sistólica, disminuir el proceso de remodelación cardíaca y reducir la morbimortalidad; para cuyo fin se utilizan los bloqueadores β, IECA y ARA-II; la administración aislada o simultánea y progresiva tienen efecto sinérgico. Todos los pacientes, sin contraindicaciones absolutas y disminución de la fracción de eyección del VI deben recibir bloqueadores β y IECA (tengan o no antecedentes de cardiopatía isquémica); porque disminuyen la morbimortalidad y enlentecen el proceso de remodelado. Para los estadios C y D con síntomas congestivos periféricos y centrales; se agregan diuréticos de asa y antagonistas de los receptores de aldosterona (mineralocorticoide) y, en casos avanzados, vasodilatadores directos y la combinación de sacubitrilo-valsartán **(TABLA 161)**.

TABLA 161. Medicamentos utilizados en la insuficiencia cardíaca.

Medicamento	Dosis incial mg	Número de dosis diarias	Dosis máxima mg
Bloqueadores β			
Carvedilol	3,12	2	50
Bisoprolol	1,25	1	10
Nevibolol	1,25	1	10
Metoprolol	12,5 – 25	1	200
Inhibidores de la enzima convertidora de angiotensina (IECA)			
Captopril	6,25-50	2-3	150
Enalapril	2,5 a 20	2	40
Lisinopril	2,5-5	1	40
Ramipril	2,5	1-2	10
Trandolapril	1	1	4
Perindopril	2	1	8-16
Quinapril	5-20	2	40
Antagonistas de los receptores de angiotensina II (ARA-II)			
Valsartán	40-160	2	320
Candesantán	4	1	32
Losartán	50	1-2	150
Diuréticos			
Furosemida	20-40 VO o IV	3-4	240
Bumetanida	0,5-1 VO o IV	1-2	10
Espironolactona	12,5-25	1	50
Eplerenona	25	1	50
Vasodilatadores orales			
Hidralazina	37,5	3	225
Dinitrato de isosorbide	20	3	120
Inhibidor de la neprelisina y del receptor de la angiotensina II (INRA)			
Sacubritilo-valsartán	49-51	2 c/12 h	97-103
Inhibidores del cotransportador de sodio-glucosa T2			
Dapaglifozina	10	c/12 h	10
Empaglifozina	10	c/12 h	10
Otros farmacos			
Ivabradina	5	c/12 h	15
Digoxina	62,5 µg	1	250

Bloqueadores β. Estos medicamentos contrarrestan la activación neuroendocrina y disminuyen la actividad del SNS, con lo cual se logra disminuir la morbimortalidad, reducir la frecuencia de arritmias ventriculares potencialmente letales y la incidencia de muerte súbita; por lo que mejoran la calidad de vida. Se usan los bloqueadores β selectivos como el metoprolol y los de tercera generación de liberación sostenida (bisoprolol, carvedilol y nevibolol). Siempre se debe comenzar con dosis mínimas y una *titulación cautelosa y ascendente* hasta alcanzar las dosis máximas toleradas por el paciente. Deben comenzarse inicialmente, incluso en el enfermo hospitalizado.

Inhibidores de la enzima convertidora de la angiotensina (IECA). Disminuyen la activación neuroendocrina y los niveles neurohormonales; reducen los efectos deletéreos de la angiotensina II y del SRAA; lo cual favorece la acción vasodilatadora de las bradiquininas. Han demostrado disminuir la morbimortalidad, mejorar los síntomas, el desempeño cardíaco e inclusive revertir el remodelado. Constituyen, junto a los bloqueadores β, la terapia de primera línea en el tratamiento del SICC.

ARA-II. Representan una excelente alternativa cuando hay intolerancia a los IECA y no debe asociarlos a estos; se recomienda su uso para disminuir la morbimortalidad del paciente hipertenso que desarrolla el SICC; aunque no representan la terapia de primera línea, han demostrado reducción de la mortalidad y las hospitalizaciones.

Antagonistas de los receptores de aldosterona (espironolactona y eplerenona). Disminuyen los efectos deletéreos de la aldosterona y por tanto la activación neurohormonal (fibrosis y empeoramiento del remodelado). Han demostrado disminuir la morbimortalidad y están recomendados para los pacientes con IC en estadio II a IV de la NYHA con FEVI menor de 40%; usualmente se combinan con IECA y bloqueadores β. Debe vigilarse la creatinina y el potasio sérico, ya que están contraindicados si la creatinina está por encima de 2,5 mg/dL y el K sobre 5 mEq/L.

Diuréticos. Es el tratamiento fundamental para pacientes hipervolémicos porque disminuyen los líquidos corporales; sin embargo, deben usarse con cautela porque incrementan la mortalidad intrahospitalaria y a los 3 meses del egreso. Deben usarse las dosis justas que permitan resolver los signos de retención hidrosalina, evitar cantidades excesivas que puedan conducir a hipotensión, azoemia, depleción de potasio y magnesio; factores que aumentan el riesgo de arritmias ventriculares y muerte. Los diuréticos de asa (furosemida, bumetanida) como terapia de mantenimiento deben tener el objetivo fundamental, que es mantener un peso seco estable, es decir, que desaparezcan los signos de congestión y retención hidrosalina, y alcanzar el estado de euvolemia con la mínima dosis posible.

Vasodilatadores directos. Al reducir la precarga y poscarga, logran aumentar el gasto cardíaco y reducir las presiones de llenado ventricular. Los nitratos son vasodilatadores venosos predominantes con acción vasodilatadora coronaria y sobre las arterias epicárdicas; por esta razón mejoran la función sistólica y diastólica, con reducción del consumo de oxígeno; esto los hace útiles en el manejo de la isquemia miocárdica. La hidralazina es un vasodilatador arterial que produce disminución de la poscarga, aunque puede producir taquicardia por la activación simpática refleja. La combinación de dinitrato de isosorbide e hidralazina solo está justificada en pacientes de etnia negra que persisten sintomáticos (NYHA III o IV) a pesar de recibir IECA, bloqueadores β y antagonistas de los receptores de aldosterona; o cuando no se puedan administrar IECA o ARA-II por intolerancia, hipotensión arterial marcada o insuficiencia renal. De manera que en la actualidad no está justificada esta combinación en pacientes que toleren los IECA/ARA-II, tampoco sustituyen a los fármacos que modifican la activación neurohormonal, debido a que no disminuyen la morbimortalidad y su uso se acompaña de alta incidencia de efectos adversos. Su prescripción ha disminuido notablemente por el advenimiento de nuevos fármacos con excelente nivel de evidencia.

Ivabradina. Es un inhibidor de la corriente I_f del nodo sinusal y su único efecto es disminuir la frecuencia cardíaca en pacientes con ritmo sinusal. Se ha estudiado en pacientes con FEVI menor de 35%, con terapia clásica para IC (diuréticos, IECA, bloqueadores β y antagonistas de los receptores de aldosterona) y que persistan con frecuencia cardíaca mayor de 70 pm. Reduce las hospitalizaciones por IC, mejora la función del VI y la calidad de vida. Se puede considerar para reducir el riesgo de hospitalización por IC en este contexto o en pacientes que no puedan tolerar los bloqueadores β, pero que reciban IECA y antagonistas de la aldosterona. Solo está aprobado su uso por la Sociedad Europea de Cardiología.

Sacubitrilo-valsartán (INRA). El sacubitrilo es un ihibidor de la neprilisina (enzima que reduce la degradación de los péptidos natriuréticos) y el valsartán (antagonista del receptor de la angiotensina II). El estudio PARADIGM-HF demostró la superioridad del sacubitrilo asociado al valsartán para reducir las hospitalizaciones por empeoramiento de la IC, la mortalidad cardiovascular y por cualquier causa en pacientes ambulatorios con IC-FEr (FEVI menor o igual a 35%); con valores plasmáticos de péptido natriurético aumentados y una TFGe mayor o igual a 30 mL/min/1,73 m². Los beneficios adicionales del sacubitrilo-valsartán han sido mejoría de los síntomas, la calidad de vida, reducción de los requerimientos de insulina en los diabéticos, mejoría de la TFGe, menor hiperpotasemia y menos necesidad de diuréticos de asa. La hipotensión sintomática es más frecuente en los pacientes tratados con sacubitrilo-valsartán que con IECA, pero se obtienen beneficios clínicos adicionales. Por lo tanto, se recomienda sustituir un IECA o ARA-II por sacubitrilo-valsartán para los pacientes ambulatorios que permanezcan sintomáticos a pesar de un tratamiento médico óptimo. Los pacientes que empiezan el tratamiento con sacubitrilo-valsartán deben tener una presión arterial adecuada y una TFGe mayor o igual a 30 mL/min/1,73 m².

Gliflozinas (dapagliflozina-empagliflozina). Son inhibidores del cotransportador de sodio-glucosa tipo 2 (SGLT2); tienen propiedades diuréticas y natriuréticas que ofrecen beneficios adicionales para reducir la congestión y el uso de diuréticos de asa en pacientes con ICC. Los estudios DAPA-HF (dapagliflozina) y EMPEROR-Reduced (empagliflozina) demostraron efectos beneficiosos a largo plazo; mejoría de los síntomas de IC, la calidad de vida, la capacidad funcional y menor mortalidad cardiovascular en pacientes con fracción de eyección reducida (IC-FEr), FEVI de 40% y NYHA II-IV y con tratamiento médico óptimo.

En líneas generales se recomienda la combinación de dapagliflozina o empagliflozina, con el tratamiento óptimo, INRA/IECA, bloqueadores β y un antagonistas de los receptores de aldosterona, para los pacientes diabéticos con IC-FEr.

Para la **insuficiencia cardíaca diastólica** no existe tratamiento que disminuya la morbimortalidad en pacientes con FEVI conservada. Se utilizan los diuréticos para aliviar los síntomas de retención hidrosalina, el edema y la disnea. El tratamiento de la enfermedad de base mejora el pronóstico y disminuye las hospitalizaciones (HTA, isquemia cardíaca con revascularización y el control de la frecuencia ventricular en pacientes con fibrilación auricular).

Algunos individuos pueden tener IC por un problema que se resuelve por completo (por ej., miocardiopatía inducida por alcohol, hipertiroidismo, miocarditis viral, síndrome de *takotsubo*, miocardiopatía periparto o taquimiocardiopatía). Otros pacientes con disfunción sistólica del VI pueden recuperar sustancial o completamente la función sistólica tras recibir tratamiento farmacológico y con dispositivos.

Tratamiento no farmacológico de la ICC

Terapia de resincronización cardíaca. A medida que avanza la IC, el complejo QRS se ensancha y se ensombrece el pronóstico. Los trastornos de conducción, especialmente el bloqueo de la rama izquierda y la disincronía auriculoventricular, aumentan en pacientes con ICC moderada a grave. Estos trastornos de conducción provocan disincronía o "contracción no coordinada" intraventricular e interventricular (la pared lateral del ventrículo izquierdo se activa tardíamente respecto al *septum* y la contracción ventricular derecha se produce antes que la izquierda). Este trastorno hace que se reduzca la fracción de eyección, disminuya la eficiencia mecánico-energética y aparezca disfunción valvular mitral.

Con la *terapia de resincronización cardíaca* se intenta compensar estas alteraciones mediante la estimulación con electrodos en la aurícula derecha, ventrículo derecho y pared lateral del VI. Esto permite la programación de un adecuado intervalo auriculoventricular y la estimulación biventricular, que mejora la función contráctil, disminuye la regurgitación mitral secundaria y el remodelado ventricular; factores que optimizan la FEVI, aumentan la presión arterial y permiten ajustar las dosis de los fármacos con acción sobre la activación neurohormonal. En pacientes con ICC clase funcional III/IV de la NYHA, FEVI menor de 35%, persistencia de síntomas y QRS anchos, reducen la tasa de rehospitalización, mejora de la capacidad funcional, aumento de la distancia caminada y del consumo pico de oxígeno. Las indicaciones actuales de la resincronización cardíaca son: pacientes con ICC clase funcional III-IV de la NYA, con ritmo sinusal, que persistan sintomáticos, con una FEVI menor de 35%, bloqueo de rama izquierda del haz de His y un QRS mayor de 150 milisegundos.

En la última actualización de la Guía ESC 2021 sobre el diagnóstico y tratamiento de la insuficiencia cardíaca aguda y crónica la Sociedad Europea de Cardiología y Heart Failure Association (HFA) describen los mensajes claves en esta patología los cuales se resumen a continuación:

1. Los pacientes con IC se clasifican según su FEVI. Se incluye el término de ligeramente reducida (IC-FElr).
2. La determinación de péptidos natriuréticos y la ecocardiografía tienen un papel fundamental en el diagnóstico de la IC.
3. La piedra angular del tratamiento de los pacientes con IC-FEr son: los IECA, inhibidores de la neprilisina y antagonistas del receptor de la angiotensina (INRA), bloqueadores β,

antagonistas de los receptores de aldosterona, inhibidores del cotransportador de sodio-glucosa tipo 2 (SGLT2).
4. Se puede considerar la administración de IECA/INRA, bloqueadores β y antagonistas de los receptores de aldosterona para los pacientes con IC-FElr.
5. Se recomienda la colocación de un desfibrilador automático implantable para pacientes seleccionados con IC-FEr de etiología isquémica, aunque; se debe considerar la etiología no isquémica.
6. Se recomienda la terapia de resincronización cardíaca con marcapasos o desfibrilador para los pacientes con IC-FEr en ritmo sinusal y bloqueo completo de rama izquierda mayor a 150 ms, aunque se debe considerar valores de 130 a 149 ms.
7. Las terapias avanzadas para la IC (trasplante cardíaco y la asistencia circulatoria mecánica) pueden ser adecuadas para pacientes seleccionados.
8. El diagnóstico de IC-FEr requiere la evidencia objetiva de anomalías cardíacas estructurales o funcionales, además de concentración de péptidos natriuréticos elevados compatibles con disfunción diastólica del VI y presiones elevadas de llenado del VI. Se recomienda una prueba de estrés diastólico cuando estos marcadores no sean concluyentes.
9. Hasta la fecha, no se ha demostrado que ningún tratamiento reduzca la morbimortalidad de los pacientes con IC-FEc.
10. Se recomienda incluir a los pacientes con IC en un programa multidisciplinario de atención especializada.
11. Para los pacientes que puedan, se recomienda la actividad física para mejorar la capacidad de ejercicio, la calidad de vida y reducir las hospitalizaciones por IC.
12. Para evaluar la indicación de trasplante cardíaco, se debe derivar a los pacientes con IC avanzada refractaria a tratamiento farmacológico o con dispositivos que no tengan contraindicaciones absolutas. Se puede considerar también la asistencia circulatoria mecánica como puente al trasplante o como terapia definitiva para pacientes seleccionados.
13. Se debe vigilar estrechamente los pacientes hospitalizados por IC para descartar signos de congestión persistente. El tratamiento oral se debe optimizar antes del alta.
14. Se recomienda que los pacientes con DM2 reciban tratamiento con ISGLT2.
15. Para los pacientes sintomáticos con FEVI <45% o recientemente hospitalizados por IC con FEVI igual o menor de 50% y déficit de hierro, se recomienda el despistaje periódico de la anemia y el déficit de hierro y, se debe considerar la administración intravenosa de un suplemento de hierro carboximaltosa.

Bibliografía

Arrigo M, Huber LC, Winnik S, Mikulicic F, et al. Right ventricular failure: pathophysiology, diagnosis and treatment. Card Fail Rev. 2019; 5: 140-146.

Bozkurt B, Coats AJS, Tsutsui H, Abdelhamid CM, Adamopoulos S, Albert N, Anker SD. Universal definition and classification of heart failure: a report of the Heart Failure Society of America, Heart Failure Association of the European Society of Cardiology, Japanese Heart Failure Society and Writing Committee of the Universal Definition of Heart Failure: Endorsed by the Canadian Heart Failure Society, Heart Failure Association of India Cardiac Society of Australia and New Zealand, and Chinese Heart Failure Association. Eur J Heart Fail. 2021; 23: 352-380.

Conrad N, Judge A, Tran J, Mohseni H, Hedgecott D, et al. Temporal trends and patterns in heart failure incidence: a population-based study of 4 million individuals. Lancet. 2018; 391: 572-580.

Disease GBD, Injury Incidence. Prevalence. Collaborators. Global, regional, and national incidence, prevalence, and years lived with disability for 354 diseases and injuries for 195 countries and territories, 1990-2017: a systematic analysis for the Global Burden of Disease Study 2017. Lancet. 2018; 392: 1789-1858.

Gayat E, Arrigo M, Littnerova S, Sato N, Parenica J, Ishihara S, Spin, et al. Networ. Heart failure oral therapies at discharge are associated with better outcome in acute heart failure: a propensity-score matched study. Eur J Heart Fail. 2018; 20: 345-354.

Galderisi M, Cosyns B, Edvardsen T, Cardim N, Delgado V, et al. EACVI Scientific Documents Committee Standardization of adult transthoracic echocardiography reporting in agreement with recent chamber quantification, diastolic function, and heart valve disease recommendations: an expert consensus document of the European Association of Cardiovascular Imaging. Eur Heart J Cardiovasc Imaging. 2017; 18: 1301-1310.

Ibanez B, James S, Agewall S, Antunes MJ, Bucciarelli-Ducci C, Bueno H, Caforio ALP, et al. ESC Scientific Document Group 2017 ESC Guidelines for the management of acute myocardial infarction in patients presenting with ST-segment elevation: The Task Force for the management of acute myocardial infarction in patients presenting with ST-segment elevation of the European Society of Cardiology (ESC). Eur Heart J. 2018; 39: 119-177.

Lam CSP, Voors AA, Piotr P, McMurray JJV, Solomon SD. Time to rename the middle child of heart failure: heart failure with mildly reduced ejection fraction. Eur Heart J. 2020; 41: 2353-2355.

Velazquez EJ, Morrow DA, DeVore AD, Duffy CI, Ambrosy AP, et al. PIONEER-HF Investigators. Angiotensin-neprilysin inhibition in acute decompensated heart failure. N Engl J Med. 2019; 380: 539-548.

Virani SS, Alonso A, Benjamin EJ, Bittencourt MS, Callaway CW, et al. American Heart Association Council on Epidemiology and Prevention Statistics Committee and Stroke Statistics Subcommittee Heart disease and stroke statistics-2020 update: a report from the American Heart Association. Circulation. 2020; 141: e596.

Williams B, Mancia G, Spiering W, Agabiti Rosei E, Azizi M, et al. ESC Scientific Document Group 2018 ESC/ESH Guidelines for the management of arterial hypertension. Eur Heart J. 2018; 39: 3021-3104.

CAPÍTULO 125
FIEBRE REUMÁTICA AGUDA

JOSÉ AGUSTÍN CARABALLO-SIERRA

INTRODUCCIÓN

La fiebre reumática es una enfermedad inflamatoria no supurativa y aséptica que ocurre como una complicación tardía (3 a 6 semanas) después de una infección faríngea por *Streptococcus pyogenes*, único representante β-hemolítico del grupo A (GAS). Solo un 3% de los pacientes con amigdalofaringitis por este germen desarrolla fiebre reumática por predisposición genética y bajas condiciones socioeconómicas. Curiosamente, la enfermedad casi no se describe en infecciones cutáneas por estreptoccos, de manera que son consideradas cepas no reumatogénicas. La incidencia anual en países en vías de desarrollo es de 150 casos por 100.000 habitantes, y en los desarrollados < de 1 por 100.000. La incidencia de la fiebre reumática está relacionada con los factores que incrementan la posibilidad de faringitis por cepas estreptocócicas muy virulentas, sobre una susceptibilidad genética, edad joven, mayor altitud y humedad, hacinamiento y condiciones socioeconómicas precarias.

Después de la infección faríngea por GAS, los neutrófilos, macrófagos y células dendríticas fagocitan estas bacterias, y presentan sus antígenos a los linfocitos T y B; de esta manera se genera la producción de anticuerpos (IgM e IgG), en particular por la activación de las células TCD4+. En individuos susceptibles, la respuesta del huésped contra GAS desencadena una reacción autoinmune contra ciertos tejidos del individuo: válvulas cardíacas, membrana sinovial, ganglios basales y piel; que es mediada tanto por anticuerpos específicos contra *Streptococcus* spp. como por los linfocitos T activados, a través de un proceso llamado mimetismo molecular. Este mecanismo se basa en el intercambio de anticuerpos o epítopos de las células B y T, contra el huésped y el microorganismo. De tal manera que, la infección genera anticuerpos contra GAS para eliminar la infección del huésped; pero también contra antígenos del paciente localizados en ciertos órganos, y la consiguiente formación de complejos inmunes en el corazón, articulaciones, cerebro y piel.

La importancia de la fiebre reumática radica en el compromiso cardíaco; en la etapa aguda puede ser mortal por insuficiencia cardíaca o taponamiento cardíaco, y en la crónica por la temida incapacidad residual por deformación y cicatrización de las válvulas, que da origen a la llamada cardiopatía o valvulopatía reumática, superada solo por la cardiopatía isquémica e hipertensiva. En los países en desarrollo, la cardiopatía reumática ocupa hasta el 60% de las enfermedades cardiovasculares.

La fiebre reumática ataca frecuentemente entre los 5 y 15 años de edad, aunque se ve hasta los 40 años y, puede recurrir como consecuencia de nuevos brotes de infección por *Streptococcus pyogenes*. La recurrencia es del 10% al 50%, sobre todo en los primeros 5 años después del primer episodio y en los que han quedado con secuelas de valvulopatía reumática.

MANIFESTACIONES CLÍNICAS

El cuadro amigdalofaríngeo puede ser o no sintomático, y ocurre varios días o semanas antes de aparecer las primeras manifestaciones de la fiebre reumática y, 45% a 74% de estos no refiere historia de faringitis. En la enfermedad se describen los denominados criterios mayores de Jones (modificados), que incluyen poliartritis migratoria, carditis, corea de Sydenham, eritema marginado y nódulos subcutáneos. Los criterios menores son poliartralgias, fiebre (≥38,5 °C), VSG ≥60 mm/hora y/o PCR de ≥3,0 mg/dL y ECG con intervalo PR prolongado, después de tener en cuenta la variabilidad de la edad (a menos que la carditis sea un criterio importante). Dos manifestaciones mayores o una mayor y dos menores indican alta probabilidad de fiebre reumática. El 75% de las manifestaciones de la fiebre reumática ceden antes de las 6 semanas y el 90% antes de los 3 meses. El 5% permanece más de 6 meses e incluyen variedades graves y rebeldes de carditis reumática o corea de Sydenham prolongada. La fiebre reumática se confunde frecuentemente con otras enfermedades que se pueden iniciar con poliartritis aguda como la artritis reactiva, gonocócica y reumatoide juvenil.

Poliartritis migratoria aguda. Ocurre en un 80% de los pacientes y el comienzo suele ser brusco, pero a veces insidioso. Cursa con fiebre moderada; no es raro que solo exista una febrícula con epistaxis. Usualmente afecta las grandes articulaciones de las extremidades y puede ser o no simétrica. Se inicia en las rodillas y puede seguir el orden siguiente: tobillos, codos, muñecas, caderas, pies, hombros y manos. Es raro el compromiso esternoclavicular, temporomaxilar y columna vertebral. Generalmente compromete dos articulaciones y es migratoria, es decir, que el compromiso inflamatorio desaparece casi por completo para aparecer a los días en otra articulación. La inflamación simultánea de varias articulaciones (no migratoria) es rara y orienta más bien a una artritis reactiva postestreptocócica, que obviamente no es considerada fiebre reumática. Las articulaciones pueden presentar desde discretos signos de inflamación con edema, dolor y calor, hasta una inflamación grave con derrame, pero no deja secuelas, de ahí el aforismo de que la fiebre reumática "lame las articulaciones y muerde el corazón".

Carditis reumática. Es más frecuente en el primer ataque y en personas jóvenes, predomina en mujeres con relación 2:1. Es la manifestación más temible de la fiebre reumática y ocurre en el 50% de los pacientes; en una gran mayoría puede pasar desapercibida y el daño valvular solo se detecta con el ecocardiograma. La gravedad puede oscilar desde un proceso asintomático hasta un cuadro de curso fatal. Aunque puede afectar todas las capas del corazón (pancarditis reumática), básicamente compromete el endocardio valvular, en el que se produce una valvulitis verrugosa con edema y deformidad de la válvula. La adhesión de las comisuras valvulares y cuerdas tendinosas conduce a grados variables de insuficiencia o estenosis. El orden del compromiso valvular es mitral, aórtico, tricúspide y raras veces pulmonar. La estenosis mitral es más frecuente en el sexo femenino y la insuficiencia aórtica en el masculino.

La carditis reumática puede cursar con palpitaciones, dolor precordial y disnea si se complica con insuficiencia cardíaca. Histológicamente se produce degeneración fibrinoide del miocardio con la presencia de granulomas denominados *cuerpos de Aschoff*. En casos leves se produce taquicardia en ausencia de fiebre. En presentaciones graves, signos de insuficiencia cardíaca global con cardiomegalia y un primer ruido disminuido debido al bloqueo AV de primer grado. El soplo más frecuente durante la etapa aguda es el clásico de regurgitación mitral, generalmente holosistólico. También puede oírse el soplo mesodiastólico de Carey-Coombs por estenosis relativa de la válvula mitral, relacionada con la cámara ventricular dilatada y el gran flujo de sangre que pasa de la aurícula al ventrículo izquierdo. En esta etapa, el soplo menos frecuente es el de la insuficiencia aórtica. La estenosis mitral y aórtica son por lo general manifestaciones tardías de lesión valvular, que aparecen meses o años después de la crisis inicial o de ataques repetidos. La pericarditis aguda se caracteriza por dolor precordial y frote pericárdico con derrame serofibrinoso. Pocas veces produce taponamiento cardíaco de evolución fatal. El ecocardiograma es la prueba de oro para el diagnóstico de la carditis reumática (valvulitis, pericarditis y fracción de eyección disminuida); sobre todo en ausencia de otros hallazgos clínicos.

Corea de Sydenham. Llamada "mal de San Vito", es más frecuente en el sexo femenino y se debe al compromiso del núcleo caudado del cerebro. Suele ser de evolución progresiva, aunque a veces es una manifestación tardía (hasta meses) de la fiebre reumática. Se observan muecas, movimientos involuntarios bruscos de predominio proximal, no intencionales, en manos y pies; desaparecen con el sueño y se exacerban con la ansiedad. Se acompaña frecuentemente de inestabilidad emocional, nerviosismo, agitación y debilidad muscular, que a veces simula una parálisis muscular.

Nódulos subcutáneos. Se observan en un 5% de los pacientes y aparecen a 2 a 3 semanas de iniciada la enfermedad. Son nódulos móviles, duros, indoloros, de 0,5-2 cm de diámetro, que se localizan en las superficies extensoras de las articulaciones de las muñecas o codos y tendones de manos y pies, bordes de la rótula y parte posterior del cuero cabelludo.

Eritema marginado. Se presenta en < de 5% de estos pacientes. Por lo general ocurre en las primeras etapas de la fiebre reumática; a veces persiste o reincide más tarde, aun después de haber desaparecido las demás manifestaciones de la enfermedad. Es un exantema serpiginoso, ligeramente elevado, de 1 a 3 cm de extensión, se borra a la presión, no pruriginoso, rojo débil y con el centro pálido. Se distribuye en el tronco y parte proximal de las extremidades, pero nunca en la cara.

DIAGNÓSTICO

Los exámenes paraclínicos empleados en el diagnóstico de la fiebre reumática son los siguientes:

Pruebas generales. Aislamiento y cultivo de estreptococo β-hemolítico del grupo A proveniente de la garganta, aumento de la VSG, proteína C reactiva y fórmula blanca. El electrocardiograma revela prolongación del espacio PR como expresión de bloqueo de primer grado, extrasístoles ventriculares y bigeminismo. El ecocardiograma detecta soplos mitrales y aórticos no audibles clínicamente hasta en un 50% de los pacientes; es muy importante el seguimiento de estos pacientes al mes y cada 3 meses para detectar el compromiso valvular permanente.

Títulos de antiestreptolisinas (ASLO). Evidencia la infección estreptocócica en un 80% de los pacientes. Se considera positivo si es mayor de 250 U Todd en el adulto; sobre todo, cuando se producen títulos crecientes a las 2 y 4 semanas. Si la infección estreptocócica ha ocurrido varias semanas antes, es posible encontrar los títulos normales. Puede elevarse en la artritis reumatoide e inclusive en niños normales.

Otros anticuerpos. Existen otros anticuerpos que evidencian infección estreptocócica; son costosos y de difícil determinación, como la antihialuronidasa (AH), antidesoxirribonucleasa B (anti-DNasaB), anti-estreptocinasa (ASK) y la antiestreptozima (ASTZ), la anti-DNAasa y la prueba rápida de antígeno estreptocócico.

TRATAMIENTO

Todos los pacientes con fiebre reumática aguda deben tener reposo relativo hasta que desaparezcan los síntomas de artritis, corea o insuficiencia cardíaca. Se deben usar antibióticos, antiinflamatorios, anticonvulsivantes y corticoesteroides. En caso de insuficiencia cardíaca: digitálicos, inhibidores de la ECA y diuréticos.

Antibióticos. Es necesario indicarlos para erradicar GAS, desencadenante de la infección faríngea. Se usa una dosis de penicilina G benzatínica 1,2 millones U IM. Como alternativas la penicilina V (fenoximetilpenicilina) 500 mg c/12 h VO o amoxicilina 500 mg c/12 h VO ambas por 10 días. En caso de alergia a la penicilina: cefalexina 500 mg c/12 h VO por 10 días; o la azitromicina 500 mg VO el primer día; luego 250 mg/día por 4 días.

Antiinflamatorios. Se emplean para la artritis, artralgias y fiebre; se usan los AINE como el naproxeno 500 a 1.000 mg VO dos veces diarias o el ibuprofeno 400 mg c/12 h VO por 1 semana; luego, si persiste la clínica, se disminuye la dosis a la mitad y se continua por otra semana. La aspirina se ha usado a la dosis de 4-8 g VO/día; pero los efectos adversos han limitado su uso. Generalmente los síntomas agudos de la fiebre reumática disminuyen progresivamente y desaparecen en dos semanas

Anticonvulsivantes. Se usan para la corea de Sydenham; se inicia con carbamazepina 200 mg c/12 h VO o valproato, 250 c/12 h VO. Estos medicamentos se pueden aumentar progresivamente hasta controlar los movimientos y, por un período de 2 a 3 semanas.

Corticoesteroides. Se usan solo en la corea refractaria y la carditis reumática con insuficiencia cardíaca. Se emplea la prednisona a la dosis de 1-2 mg/kg/día por 7 días; luego, se reduce gradualmente.

Prevención secundaria

Todo paciente con el antecedente de fiebre reumática debe recibir antibióticos periódicamente para evitar recidivas clínicas o bacteriológicas.

Fiebre reumática sin carditis. Se indica tratamiento por 5 años o hasta los 21 años (el lapso que sea más largo). Se usa la penicilina G benzatínica 1,2 millones U IM cada 3-4 semanas o penicilina V 250 mg c/12 h VO. En caso de alergia a la penicilina, la azitromicina 250 mg/día VO o, la eritromicina 250 mg c/12 h VO.

Fiebre reumática con carditis, sin daño valvular (confirmado por clínica y ecocardiografía). Se indica el mismo tratamiento de la fiebre reumática sin carditis por 10 años o hasta los 21 años (el lapso que sea más largo).

Fiebre reumática con daño valvular residual moderado. Los antibióticos se indican por 10 años después del episodio más reciente de fiebre reumática o hasta los 35 años de edad (el lapso que sea mayor). Si la valvulopatía es grave y el nivel socioeconómico bajo, hasta los 40 años (American Heart Association 2020. Clasificación IC).

Bibliografía

ACC/AHA. Guideline for the management of valvular disease. 2021: e25-197.

Beggs S, Peterson G & Tompson A. Antibiotic use for the prevention and treatment of rheumatic fever and rheumatic heart disease in children. Report of the 2nd meeting of World Health Organization's Subcomittee of the Expert Committee of the selection and use of essential medicines. Geneva, september, 2008.

Carapetis JR. La cruda realidad de la cardiopatía reumática. Eur Heart J. 2015; 36: 1070-1073.

García-Müller MR. Fiebre reumática. Endocarditis infecciosa y pericaditis. Universidad de Los Andes. Consejo de Publicaciones. Mérida, Venezuela, 1996.

Gewitz MH, et al. Revisión de los criterios de Jones para el diagnóstico de fiebre reumática aguda en la era de la ecocardiografía Doppler: declaración científica de la American Heart Association. Circulación. 2015; 131: 1806-1818.

Kotby A. Rheumatic fever in the new millennium. Pediatrics. 2008; 121: S95.

Kumar RK, Antunes MJ, Beaton A, Vuyisile MM, et al. Contemporary diagnosis and management of rheumatic heart disease: implications for closing the gap: a scientific statement from the American Heart Association. Circulation. 2020; 142: e337-e357.

Miyake CH Y, Gauvreau K, Tani Ll Y, et al. Characteristics of children discharged from hospitals in the United Status in 2000 with the diagnosis of acute rheumatic fever. Pediatrics. 2007; 120: 503-508.

National Heart Foundation of Australia. Diagnosis and management of acute rheumatic fever and rheumatic heart disease in Australia: Complete evidence-based review and guideline. Melbourne, National Heart Foundation of Australia. 2006.

Nishimura RA, Otto CM, Bonow RO, Blase A, Carabello BA, et al. 2014 AHA/ACC Guideline for the management of pacientes con valvular heart disease: un informe del American College of Cardiology / American Heart Association Task Force on Practice Guidelines. Circulación. 2014 10 de junio; 129(23): e521-643.

Paar JA, et al. Prevalence of rheumatic heart disease in children and young adults in Nicaragua. Am J Cardiol. 2010; 105: 1809.

Steer AC, Carapetis JR. Acute rheumatic fever and rheumatic heart disease in indigenous populations. Pediatric Clin N Am. 2009; 56: 1401.

CAPÍTULO 126
ENDOCARDITIS INFECCIOSA

MARISOL SANDOVAL DE MORA, ROSA MARÍA KHALIL-BITAR

INTRODUCCIÓN

La endocarditis infecciosa es una enfermedad causada por la proliferación de microorganismos en la superficie endocárdica del corazón. La infección generalmente involucra las válvulas cardíacas (nativas o protésicas) o un dispositivo cardíaco permanente; con frecuencia compromete una o varias válvulas y ocasionalmente el endocardio mural, tabique interventricular o cuerdas tendinosas. El daño característico es la *vegetación*, compuesta por un conglomerado de plaquetas, fibrina, células inflamatorias y microorganismos. Un proceso similar puede involucrar las fístulas arteriovenosas, conducto arterioso persistente o coartación de la aorta. Puede ser causada por cualquier microorganismo (bacterias, hongos, clamidias, ricketsias, micoplasma), pero la gran mayoría de los casos es debida a estreptococos y estafilococos. El primero ataca mayormente válvulas previamente lesionadas y tiene una evolución subaguda; por el contrario, el segundo, particularmente *Staphylococcus aureus*, germen más virulento, compromete válvulas sanas (nativas) y se desarrolla una endocarditis de curso agudo y fulminante.

A pesar que la endocarditis infecciosa es más común en adultos mayores, con una relación masculino/femenino 3:1; también puede afectar a personas jóvenes, generalmente en los países en vía de desarrollo y con una población socioeconómica desfavorecida; particularmente en grupos con ciertos factores de riesgo, como el uso de drogas intravenosas; por esta condición aumentó considerablemente del año 2000 al 2013, con predominio en personas de 15 a 34 años. Otros factores de riesgo incluyen las valvulopatías degenerativas, válvulas protésicas, catéteres permanentes, dispositivos cardíaco implantados, diabetes mellitus, inmunosupresión y la cardiopatía por enfermedad coronaria. La valvulopatía reumática sigue siendo el factor de riesgo predisponente más importante en el mundo subdesarrollo, mientras que en los países desarrollados es menos común y continúa en descenso. Médicos notables como William Osler y Emanuel Libman hicieron importantes contribuciones a la comprensión de la enfermedad; es fundamental para el tratamiento de la endocarditis infecciosa un enfoque multidisciplinario que incluya medicina interna, cardiología, cirugía cardiotorácica, neurología y enfermedades infecciosas

El daño inicial del endocardio se produce por la turbulencia del flujo sanguíneo generada a través de lesiones estenóticas o insuficientes o de una comunicación anormal entre la circulación sistémica y pulmonar; también se explica por el *efecto Venturi* creado en las zonas vecinas de baja presión, y se facilita por muchos factores como, la presencia de catéteres o material protésico intracardiaco. En el endotelio lesionado se depositan plaquetas, fibrina y eritrocitos, y da así, origen a una endocarditis trombótica abacteriana (vegetación estéril); susceptible de colonización durante episodios de bacteriemias transitorias, principalmente por gérmenes con gran afinidad por el endotelio; por ej., aquellos con receptores de fibronectina para la superficie de la lesión fibrinoplaquetaria, como los estreptococos bucales, que producen sustancias, como el dextrano (*S. viridans)*, adhesina de superficie tipo FimA (*S. viridans* y *enterococo*) y mucoide (*S. aureus*). Las bacterias, dentro de esa malla fibrinoplaquetaria, quedan protegidas del sistema inmune del huésped, se multiplican libremente y generan una bacteriemia continua que produce antigenemia persistente y respuesta inmunológica. Además, estas vegetaciones pueden ser masas friables y móviles, que al desprenderse causan embolias que generan obstrucción arterial con isquemia e infartos.

No siempre se logra identificar la puerta de entrada del germen; sin embargo, la mayoría son productos de bacteriemias que se producen durante las actividades ordinarias (cepillado dental, defecación y relacioes sexuales) o, como consecuencia de procedimientos odontológicos que generan bacteriemias usualmente por *Streptococcus viridans*. Por otra parte, la instrumentación gastrointestinal y genitourinaria desencadena bacteriemias por estreptococos del grupo D, como *S. bovis* y los enterococos, como *S. faecalis, S. faecium, S. durans* y *S. avium* y, con menos frecuencia, gérmenes gramnegativos, en particular *Enterobacter aerogenes* y *E. coli*. Finalmente, las afecciones cutáneas, el uso de catéteres intravenosos y el cateterismo cardíaco son causas importantes de endocarditis bacteriana aguda *por Staphylococcus aureus* y *epidermidis*. En líneas generales, los gérmenes más frecuentemente aislados en la endocarditis infecciosa son, en orden decreciente: *Streptococcus viridans, Streptococcus bovis, Enterococcus, Staphylococcus* (*aureus y epidermidis*), el grupo de los gramnegativos HACEK de crecimiento difícil y lento (*Haemophilus aphrophilus, Aggregatibacter actinomycetemcomitans,* anteriormente conocido como *Actinobacilus, Cardiobacterium hominis, Eikenella corrodens* y *Kingella kingae*), gérmenes gramnegativos y los hongos. El 60% de la endocarditis bacteriana subaguda es causado por el grupo de *Streptococcus viridans*, mientras que *Staphylococcus epidermidis* es el más frecuente en pacientes con prótesis valvulares.

Las válvulas más comprometidas son la mitral, aórtica, tricúspide y pulmonar; en drogadictos es muy común la endocarditis del lado derecho del corazón por *Staphylococcus, Pseudomonas aeruginosa, E. coli* y *Candida albicans*. Los pacientes actualmente considerados de más alto riesgo son los portadores de prótesis valvulares, dispositivos intracardiacos, antecedente de endocarditis infecciosa y/o cardiopatía congénita cianógena. Les siguen en frecuencia algún tipo de valvulopatía (reumática, válvula aórtica bicúspide y el prolapso de válvula mitral), persistencia del conducto arterioso, comunicación interventricular, coartación de la aorta, marcapasos definitivos, drogadictos y el síndrome de Marfan (con insuficiencia de la válvula aórtica). También se incluyen, pacientes en hemodiálisis y comorbilidades (diabetes mellitus e infección por virus de la inmunodeficiencia adquirida); de manera que un porcentaje apreciable de casos son de adquisición nosocomial.

La endocarditis bacteriana aguda afecta válvulas indemnes, a menudo la aórtica y tricuspídea, particularmente en drogadictos y pacientes con catéteres endovenosos. El germen usualmente involucrado es *Staphylococcus aureus*; sin embargo, cualquier infección a distancia puede hacer siembras en válvulas sanas, por ej., *Streptococcus pneumoniae, Haemophilus influenzae,* estreptococos del grupo A, *Neisseria meningitidis* y *gonorrhoeae, Pseudomonas, Salmonellas,* hongos (*Histoplasma capsulatum, Candida albicans* y *Aspergillus*), *Brucellas* y *Listeria monocytogenes.*

Los microorganismos causales de endocarditis de válvula protésica dependen de si es temprana (<2 meses después de la implantación) o tardía (>2 meses). Sin embargo, en caso de que el germen causal sea estafilococo coagulasa-negativa, el punto de división debe ser de 12 meses. La de tipo temprano se debe a gérmenes intrahospitalarios, especialmente *Staphylococcus epidermidis* y, la tardía a gérmenes adquiridos en la comunidad, por lo tanto, parecidos a la infección de válvula natural.

MANIFESTACIONES CLÍNICAS

La endocarditis infecciosa se presenta frecuentemente como un síndrome febril prolongado con soplos cardíacos, embolias, anemia normocítica normocrómica y esplenomegalia. Puede ocurrir a cualquier edad, pero hoy día es más común en adultos mayores (promedio de 50 años); a pesar del uso generalizado de estos criterios para el diagnóstico de endocarditis infecciosa, existen limitaciones considerables y una proporción sustancial de pacientes se incluye en la categoría de *endocarditis infecciosa posible*. Además, la presencia de válvulas protésicas reduce la sensibilidad de los criterios de Duke, probablemente relacionados con los desafíos de identificar la endocarditis en válvulas protésicas por imágenes. Los avances significativos con el uso de la TC y la PET-TC, han mejorado la precisión diagnóstica de la endocarditis infecciosa sobre todo en aquellos lugares donde ha habido una reducción significativa de la valvulopatía reumática. Clásicamente se describen la forma clínica aguda y la subaguda.

Endocarditis infecciosa aguda. Se inicia de manera abrupta, es de evolución rápida (días a semanas), cursa con fiebre elevada, dolor lumbar, soplos notables, signos de insuficiencia cardíaca fulminante y fenómenos embólicos. Por lo general es precedida por una infección supurativa a distancia, frecuentemente por *Staphylococcus aureus, Streptococcus pyogenes* o *Streptococcus pneumoniae.*

Endocarditis infecciosa subaguda. Frecuentemente no se precisa la fecha de inicio y la evolución es insidiosa, gradual e indolente (semanas a meses). Usualmente existe el antecedente de una lesión valvular previa y de procedimientos invasivos generadores de bacteriemia. El germen causal en la mayoría de los casos es *Streptococcus viridans*, y las manifestaciones clínicas más destacadas son:

1. **Manifestaciones inespecíficas**: anorexia, pérdida de peso, debilidad, fatiga, fiebre vespertina, diaforesis nocturna, hematuria, lumbalgia, mialgias, artralgias y alteraciones mentales.
2. **Manifestaciones cardíacas**: soplos cardíacos nuevos o cambiantes; con características auscultatorias de regurgitación; se presentan en un 85% de los pacientes en el curso de la enfermedad. Puede ocurrir también insuficiencia cardíaca izquierda o derecha, en un 30% a 40% de los pacientes.

3. **Manifestaciones extracardíacas:** Tradicionalmente descritas en la endocarditis bacteriana subaguda, pero actualmente no se ven con la frecuencia del pasado, lo cual se explica en parte por el uso indiscriminado y precoz de antibióticos. Los hallazgos más frecuentes son hepatoesplenomegalia dolorosa y manifestaciones periféricas que se han relacionado con microembolias y fenómenos vasculíticos, como petequias cutaneomucosas, hemorragias en astilla en el lecho ungueal, manchas de Roth (hemorragias en llama con centro pálido, en el fondo de ojo), nódulos de Osler (pápulas subcutáneas dolorosas, purpúricas o eritematosas, en pulpejos de los dedos, manos y pies) y finalmente, las manchas de Janeway (lesiones maculopapulares subcutáneas, eritematosas no dolorosas que pueden ulcerarse, y que están ubicadas en las regiones tenar, hipotenar y en la yema de los dedos).

Las complicaciones observadas en la endocarditis infecciosa son las siguientes:

1. **Embolias.** Constituyen una de las complicaciones más frecuentes de la endocarditis. Pueden observarse embolias pulmonares en la endocarditis de las válvulas tricúspide y pulmonar o embolia sistémica en la endocarditis izquierda: hemiplejías, amaurosis, infartos (mesentérico, renal, esplénico y de miembros inferiores), abscesos esplénicos y meningoencefalitis.
2. **Complicaciones cardíacas.** Ocurren alteraciones inherentes al aparato valvular como ruptura de las cuerdas tendinosas con insuficiencia mitral, oclusión valvular por grandes vegetaciones y erosión del anillo aórtico con insuficiencia de la válvula, que lleva a falla cardíaca aguda. Es posible encontrar arritmias cardíacas por isquemia o abscesos miocárdicos, aneurismas ventriculares, aneurismas micóticos, miocarditis y pericarditis. Las embolias de las arterias coronarias por fragmentos de vegetaciones pueden causar infarto agudo del miocardio.
3. **Complicaciones renales.** Glomerulonefritis proliferativa aguda por depósitos de complejos inmunes, microabscesos, infartos renales e insuficiencia renal aguda.
4. **Complicaciones neurológicas.** Se presentan en un 40% de los pacientes con endocarditis infecciosa. El espectro de manifestaciones incluye síntomas inespecíficos como cefalea, confusión mental, temblor fino, nerviosismo e insomnio. Además, signos de meningitis (aséptica o purulenta) y de microabscesos cerebrales comúnmente debidos a endocarditis por *Staphylococcus aureus*. Las complicaciones más graves son *ictus* isquémicos por cardioembolia y las hemorragias cerebrales por ruptura de aneurismas micóticos. Tales aneurismas son consecuencia de embolismo séptico intraluminal o al *vasa vasorum*, y la extensión de la infección a toda la pared del vaso.

DIAGNÓSTICO

El diagnóstico de la endocarditis infecciosa debe ser considerado en un paciente con la tríada clásica de fiebre, anemia y soplo cardíaco, especialmente si el soplo persiste después de controlar la fiebre y corregir la anemia; también es conocida la triada de Osler, que incluye fiebre, soplos y hemiplejía. Como las manifestaciones clínicas de la endocarditis son tan numerosas e inespecíficas, el diagnóstico diferencial es muy amplio. El espectro de condiciones que pueden semejar la endocarditis va desde sepsis, enfermedades infecciosas diversas y fiebre de origen desconocido hasta enfermedades autoinmunes, mixoma auricular, vasculitis, glomerulonefritis, *ictus* y neoplasias (especialmente linfomas). En cuanto a los exámenes auxiliares para el diagnóstico se incluyen: hemocultivos, ecocardiografía, imagenología, cateterismo cardíaco y laboratorio.

Hemocultivos. Es el examen más importante para el diagnóstico de la endocarditis infecciosa; que puede ser positivo hasta en un 95% de los pacientes debido a las bacteriemias continuas (>30 minutos de duración). Se recomienda tomar 3 a 5 muestras de sangre, especialmente si el paciente ha estado recibiendo antibióticos. Cada una de las muestras debe ser tomada en pareja (una para aerobios y otra para anaerobios) en un tiempo de 1 a 1,5 horas, en diferentes sitios de venipuntura o por lo menos 2 (preferiblemente 3) o, en menos tiempo si el cuadro clínico es agudo. Si los cultivos permanecen negativos después de 48-72 horas se deben obtener tres hemocultivos adicionales. La cantidad de sangre debe ser un 10% del medio de transporte. La endocarditis clínica con hemocultivos persistentemente negativos ocurre en el 5% al 20% de los pacientes; la mayoría de estos se debe al uso previo de antibióticos, técnicas inapropiadas en la toma de la muestra y a las limitaciones de los centros asistenciales, en cuanto al laboratorio microbiológico, acondicionado y funcional las 24 horas del día; el resto de los casos se debe a endocarditis producida por microorganismos poco frecuentes que ameritan procedimientos y medios de cultivo especiales, como los gérmenes anaeróbicos, el grupo HACEK (*Haemophilus, Aggregatibacter,* antes *Actinobacillus, Cardiobacterium hominis, Eikenella, Kingella*), *Brucella* spp., *Neisserias,* estreptococos (dependientes de la vitamina B_6), *Difteroides, Corynebacterium, Tropheryma whipplei,* Candidas, *Histoplasma capsulatum* y *Aspergillus*. Si el paciente ha estado recibiendo antibióticos, se recomienda suspenderlos durante 3 días, tomar nuevas muestras de sangre y procesarlas en anaerobiosis como aerobiosis; mantener los cultivos hasta por 3 semanas, hacer subcultivos y coloraciones de Gram periódicamente y utilizar técnicas especiales (medios enriquecidos). Además, son importantes los estudios serológicos, particularmente para *Bartonella, C. burnetii* y Brucellas.

Ecocardiograma. El ecocardiograma transtorácico puede descubrir hasta un 65% las vegetaciones valvulares mayores de 2 mm de diámetro. Además, es útil para valorar la función cardíaca y cualquier anormalidad ocurrida en el transcurso de la enfermedad; como cambios hemodinámicos, ruptura del tabique interventricular, disfunción ventricular e insuficiencia de las válvulas. La ecocardiografía transesofágica es superior e identifica mejor las vegetaciones con una sensibilidad del 95%, sobre todo cuando la ecocardiografía transtorácica es negativa y, es el método óptimo para el diagnóstico de endocarditis de válvulas protésicas, identificar abscesos miocárdicos, perforación valvular o fístulas intracardíacas. Las pautas de 2017 establecen que la repetición de la ecocardiografía puede ser apropiada para evaluar los cambios después de la terapia con antibióticos, incluso cuando no se anticipan cambios con la antibioticoterapia.

La ecocardiografía transtorácica es la piedra angular en el diagnóstico de la endocarditis infecciosa, debe hacerse en todos los casos con sospecha de endocarditis. En drogadictos que usan la vía intravenosa, con sospecha de endocarditis del lado derecho (válvula tricúspide y el tracto de salida del ventrículo derecho), la ecocardiografía transtorácica es tan útil como la transesofágica en la detección de vegetaciones. La ecografía transesofágica intraoperatoria se usa ampliamente en los quirófanos de cirugía cardíaca y es valiosa para los pacientes que se someten a una cirugía de endocarditis infecciosa. Las modalidades de diagnóstico por imágenes alternativas están desempeñando un papel cada vez más importante en el diagnóstico y tratamiento de la endocarditis infecciosa. Una modalidad particularmente útil es la TC multicorte cardíaca.

Tomografía computarizada multicorte. Tiene una precisión diagnóstica similar para detectar la presencia de vegetaciones valvulares en comparación con la ecocardiografía transesofágica; aunque la TC frecuentemente pasa por alto las vegetaciones pequeñas (<4 mm). Una ventaja de la TC sobre la ecocardiografía es la detección de la extensión perivalvular de la infección, los pseudoaneurismas y proporciona información anatómica más precisa y una resolución espacial superior.

Resonancia magnética. Permite el diagnóstico temprano de endocarditis y es útil en la detección de eventos embólicos cerebrales (lesiones cerebrales asintomáticas), lo que adiciona un criterio menor en los criterios de Duke modificados.

Electrocardiograma. Puede mostrar infartos miocárdicos (por embolia coronaria) y alteraciones de la conducción (por extensión miocárdica de la infección) debido a miocarditis focal o abscesos localizados cerca del sistema de conducción.

Radiografía de tórax. En oportunidades puede revelar crecimiento de cavidades o infartos pulmonares sépticos propios de la endocarditis de cavidades derechas.

Cateterismo cardíaco. Se hace cuando hay que demostrar aneurismas, presencia de cortocircuitos intracardiacos, obstrucción de las arterias coronarias, así como para evaluar la magnitud de la enfermedad valvular.

Otros exámenes de laboratorio. Por lo general estos pacientes cursan con anemia normocítica normocrómica, aumento de la VSG/PCR y leucocitosis con neutrofilia. Sin embargo, en la forma subaguda puede haber leucopenia, hematuria microscópica (hasta en un 50% de los pacientes) y proteinuria como consecuencia de una glomerulonefritis o de embolismo renal. Además, alteraciones inmunológicas como aumento de inmunoglobulinas IgG e IgM, presencia de crioglobulinas y macroglobulinas, positividad del factor reumatoide (en 50% de los pacientes), presencia de complejos inmunes circulantes y, por último, disminución del complemento hemolítico (CH50 y C3). Los anticuerpos antiácido teicoico se observan en la endocarditis producida por estafilococos.

Actualmente se usan los criterios del 2017 en la obtención de imágenes multimodal de las valvulopatías, para el diagnóstico de la endocarditis infecciosa. La integración de los hallazgos clínicos, microbiológicos y exámenes auxiliares ha llevado a la creación de criterios diagnóstico de endocarditis infecciosa (criterios de Duke, modificados). El diagnóstico de endocarditis se establece con **dos criterios mayores, un criterio mayor y tres menores, o cinco criterios menores.** El diagnóstico de endocarditis es rechazado si se establece un diagnóstico alternativo, si los síntomas desaparecen y no recurren luego de 4 días o menos de terapia antibiótica o si la cirugía o la autopsia no revela evidencia histológica de endocarditis. Es importante mencionar que estos criterios tienen una alta especificidad, pero el juicio clínico sigue siendo sumamente importante, independientemente de cualquier escala diagnóstica.

Criterios de Duke para el diagnóstico de endocarditis infecciosa (modificados)

Criterios mayores (principales):

1. **Hemocultivos positivos:**
    - Hemocultivos positivos (microorganismos típicos) en dos tomas separadas para:
        - *S. viridans, S. bovis* o el grupo HACEK.
        - *S. aureus* o *Enterococcus* adquiridos en la comunidad, en ausencia de un foco primario.
        - Hemocultivo positivo para *Coxiella Burnetti* o un título de anticuerpo IgG de fase I >1:800.
    - Microorganismos observados en endocarditis, con hemocultivo persistentemente positivo:
        - Dos hemocultivos positivos tomados con 12 horas de intervalo.
        - Tres o la mayoría de cuatro hemocultivos positivos tomados con 1 hora de intervalo.
2. **Evidencia de compromiso endocárdico:**
    - Ecocardiograma alterado: masas móviles u oscilantes en la línea de cierre de las válvulas, presencia de vegetaciones, abscesos o dehiscencia parcial de una prótesis valvular.
    - Insuficiencia valvular nueva.

Criterios menores:

1. **Factores predisponentes:** valvulopatías y drogadicción (inyección intravenosa de drogas ilícitas).
2. Fiebre > de 38 ºC.
3. **Fenómenos vasculares:** embolias arteriales, infartos cerebrales, infartos pulmonares sépticos, aneurismas micóticos, hemorragias conjuntivales, lesiones de Janeway.
4. **Fenómenos inmunológicos:** glomerulonefritis, nódulos de Osler, manchas de Roth, factor reumatoide.
5. **Hemocultivo positivo aislado** que no cumple con los criterios mayores antes señalados o con evidencia serológica de infección activa por microorganismos que suelen causar endocarditis.
6. **Ecocardiograma** con alteraciones compatibles con endocarditis que no cumplen con los criterios mayores mencionados.

TRATAMIENTO

Antes de iniciar el tratamiento antimicrobiano se deben obtener las respectivas muestras para hemocultivo seguidas del uso de antibióticos bactericidas, altas dosis y por tiempo prolongado. La infección es difícil de combatir, pues los microorganismos se encuentran protegidos dentro de una malla fibrinoplaquetaria densa, generalmente localizados en la cúspide de las válvulas (áreas relativamente avasculares), que limita los mecanismos de defensa celulares (fagocitarios), humorales y la concentración del antibiótico; además, la población microbiana es muy alta y generalmente en estado de hibernación. Se recomienda la vía intravenosa porque permite concentraciones séricas altas, estables y adecuadas. Se debe evitar el uso de catéteres centrales por la posibilidad de contaminación secundaria.

La duración del tratamiento de la endocarditis en válvulas naturales es de 2 a 6 semanas; el tiempo más corto se usa para endocarditis no complicada por estreptococo penicilina-sensible, y con el uso combinado de un betalactámico más un aminoglucósido. La duración más larga, generalmente se reserva para endocarditis por enterococo y estafilococos. El tratamiento para válvulas artificiales (protésicas) es de 6 a 8 semanas dependiendo del microorganismo que causa la infección y de la respuesta del paciente. La mayor efectividad del tratamiento con antibióticos se logra establecer con ciertas pruebas de laboratorio poco disponibles en la mayoría de los hospitales como la determinación de las concentraciones séricas del antibiótico, las concentraciones inhibitorias mínimas y las concentraciones bactericidas mínimas. Aunque, la utilidad de estas ha sido considerada poco reproducible. La ineficacia del tratamiento y la persistencia de hemocultivos positivos sugieren resistencia del microorganismo, presencia de abscesos, inadecuada selección del antibiótico, dosis insuficientes o intervalos muy prolongados entre las dosis. El criterio de curación más aceptado es la ausencia de fiebre; sin embargo, se debe tener en cuenta que la persistencia de hipertermia puede ser ocasionada por otras causas (tromboflebitis, embolias estériles o efecto adverso de los medicamentos).

Tratamiento antimicrobiano

La puerta de entrada puede sugerir el agente etiológico y por tanto el tratamiento empírico. La elección del antibiótico depende del germen aislado y la sensibilidad al antibiograma. Se recomiendan los siguientes esquemas terapéuticos de acuerdo al microorganismo.

***Streptococcus viridans* (pacientes no complicados).** Se emplea la penicilina G cristalina, 12 a 18 millones o ceftriaxona durante 4 semanas. Es de hacer notar que *Streptococcus bovis* responde satisfactoriamente a la penicilina G cristalina como única terapia. En pacientes gravemente enfermos (complicados con abscesos intracardíacos, fenómenos vasculíticos y compromiso del estado general) se debe combinar la penicilina con gentamicina por sus efectos sinérgicos durante dos semanas. Pacientes alérgicos a los betalactámicos o que no respondan prontamente a las medicaciones anteriores, se debe usar la vancomicina por 4 semanas (no exceder de 2 g IV/día, para evitar tromboflebitis, ototoxicidad y nefrotoxicidad). Las dosis de la gentamicina y vancomicina son semejantes para todas las endocarditis. Otra alternativa que puede ser usada en este tipo de endocarditis son las cefalosporinas de primera generación: cefazolina, 6 g IV/día, sobre todo si hay resistencia a la penicilina (CIM, 0,1 a 0,5 µg/mL); también combinada con gentamicina. En casos de resistencia absoluta de *S. viridans* a penicilina (CIM >0,5 µg/mL), la dosis de este antibiótico debe ser mayor (18-30 millones diarias); igualmente asociado al aminoglucósido. Este mismo esquema se recomienda para *Streptococcus bovis*.

***Enterococcus*.** Se emplea la penicilina G cristalina, 18 a 24 millones IV/día durante 4 semanas si tiene menos de 3 meses de evolución y, 6 semanas si es mayor de 3 meses; se asocia la gentamicina durante 4-6 semanas. La penicilina se puede sustituir por la ampicilina 12 g IV/día, más gentamicina, ambas durante 4 a 6 semanas. Dada la preocupación por su efecto nefrotóxico, algunos prefieren asociarla por menos tiempo (2 a 3 semanas), particularmente en pacientes de edad avanzada y cuando no se dispone de la medición de niveles séricos del medicamento. En pacientes alérgicos a los betalactámicos o que no respondan prontamente a la penicilina se indica vancomicina a la dosis habitual más gentamicina, ambas durante 4 semanas; aunque la vancomicina no parece ser mejor en estos casos Cuando se identifica resistencia a los aminoglucósidos (gentamicina y estreptomicina) es preferible la ampicilina (sola o con sulbactam) en infusión continua u otras opciones como el imipenem o la ciprofloxacino. Recientemente se ha reportado evolución favorable mediante el uso combinado de ampicilina (12 g/día) más ceftriaxona contra *Enterococcus faecalis*.

Staphylococcus aureus y epidermidis. En pacientes con válvulas naturales se usan las penicilinas resistentes a la *betalactamasa* como la oxacilina a la dosis de 12 g IV/día durante 4 a 6 semanas. La asociación con gentamicina no ha demostrado mayor beneficio y aumenta la posibilidad de nefropatía, por lo cual, su uso es opcional. Si existe alergia a la penicilina se sustituye por la cefazolina a la dosis de 6 g/IV/día por 4-6 semanas. Para estafilococos resistentes a meticilina o alergia a la penicilina se emplea vancomicina a la dosis habitual por 4 a 6 semanas, o bien linezolid, que es superior a la vancomicina en muchos casos de estafilococos sensibles y resistentes. En pacientes con prótesis valvulares; a la oxacilina se asocia rifampicina, 300 mg c/8 h; ambas durante 6 a 8 semanas, más gentamicina a la dosis convencional por 2 semanas. Para estafilococos resistentes a meticilina o alergia a la penicilina se emplean tres antibióticos: vancomicina más rifampicina a la dosis habitual por 6-8 semanas, más gentamicina por 2 semanas.

Streptococcus pneumoniae y Streptococcus del grupo A. Se indica la penicilina G cristalina, 24 millones c/día, asociada a gentamicina, ambas durante 4-6 semanas. Como alternativa puede usarse ceftriaxona, y en caso de cepas resistentes, vancomicina durante 4 semanas.

Gérmenes gramnegativos. Se emplea la asociación de aminoglucósidos (amikacina o tobramicina) más una cefalosporina de tercera generación como la ceftriaxona o una penicilina de espectro extendido (ticarcilina o piperacilina) o bien un carbapenémico (imipenem durante 4 a 6 semanas). La elección de estos antibióticos, en todo caso depende del cultivo y antibiograma. Para *Pseudomonas* siempre se emplea la gentamicina o preferiblemente tobramicina asociada a una de las penicilinas antipseudomónicas: dosis total diaria dividida c/4 h: carbenicilina, ticarcilina, piperacilina-tazobactam, azlocilina o mezlocilina. También pueden usarse cefalosporinas antipseudomónicas como ceftazidima, cefoperazona y cefepima, o bien meropenem, todos ellos durante 6 semanas.

Grupo HACEK. Se usa la ceftriaxona por 4 semanas o ampicilina más gentamicina durante 4 semanas. Si por alguna razón no se pueden utilizar esos antibióticos, se tratan según la sensibilidad, que podría ser levofloxacino, por 4 semanas, guiados por el antibiograma.

Tratamiento para pacientes con hemocultivo negativo

Cuando existe la sospecha de una endocarditis bacteriana aguda se recomiendan las penicilinas penicilinasa-resistentes más gentamicina. Si existe alergia a la penicilina se sugiere vancomicina a la dosis habitual, asociada al aminoglucósido. En caso de una endocarditis subaguda se usa la penicilina G cristalina más la gentamicina o la combinación de vancomicina y gentamicina.

Staphylococcus aureus debe sospecharse en casos de drogadicción intravenosa, uso de catéteres vasculares, infección crónica de la piel, diabetes mellitus (insulinodependiente), trasplante de órganos sólidos, pacientes quemados y obviamente en prótesis valvulares; en quienes además del tratamiento antiestafilocócico (oxacilina o vancomicina) se asocia gentamicina y rifampicina.

Tratamiento quirúrgico

Es una indicación mayor de tratamiento quirúrgico cuando una insuficiencia cardíaca congestiva refractaria es causada por disfunción valvular de reciente y súbita aparición o agravada por la endocarditis. La cirugía permite restaurar la estabilidad hemodinámica.

Bibliografía

Baddour L, Chair F, Wilson W, et al. Infective endocarditis in adults: diagnosis, antimicrobial therapy and management of complications. A scientific statement for healthcare professionals from the Am Heart Association. Circulation. 2015; 132(15): 1435-1486.

Cahill T, Prendergast B. Infective endocarditis. Lancet. 2016; 387: 882-93.

Cahill T, Prendergast B. Infective endocarditis. Published online. Department of Cardiology, Oxford University Hospitals, Oxford, UK; Department of Cardiology, St Thomas Hospital, London. 2015; S0140-6736(15)00067-7. Lancet. 2016; 382: 387: 882-893.

Chambers H, Bayer A. Native-valve infective endocarditis. Download from NEJM at Carleton University on August 5, 2020. New Engl J Med. 2020; 383(6): 567-576.

Cuervo G, Escrihuela-Vidal F, Gudiol C, Carratalá J. Current challenges in the management of infective endocarditis. Frontiers in Medicine. 2021; 8: 641243.

Fernández-Hidalgo N, Almirante B, Gavaldà J, Gurgui M, Peña C, de Alarcón A, et al. Ampicillin plus ceftriaxone is as effective as ampicillin plus gentamicin for treating enterococcus faecalis infective endocarditis. Clin Infec Dis. 2013; 56(9): 1261-1268.

Fowler V, Scheld WM, Bayer AS. Endocarditis e infecciones intravasculares. En: Mandell-Bennett-Dolin. Enfermedades infecciosas, principios y práctica. 7ª edición. España: Elsevier; 2012: 1069-1078.

Hubers S, DeSimone D, Gersh B, DPhil M. Infective endocarditis. A contemporary review. Mayo clin Proc. 2020; 95: 982-997.

Mulder B. ESC Guidelines for the management of infective endocarditis. The task force for the management of infective endocarditis European Society of Cardiology (ESC). Eur Heart J. 2015; 36(44): 3075-3128.

Murdoch DR. Clinical presentation, etiology, and outcome of infective endocarditis in the 21st century. Arch Intern Med. 2009; 169: 463-467.

Sabe M, Shrestha N, Menon V. Contemporary drug treatment of infective endocarditis. 1ª ed. Am J Cardiovasc Drug. 2013; 13(4): 251-258.

Thuny F, Grisoli D, Collart F, Habib G, Raoult D. Management of infective endocarditis: challenges and perspectives. Lancet. 2012; 379(9819): 965-975.

Wang A, Gaca J, Chu V. Management considerations in infective endocarditis. A review. JAMA Review. 2018; 320(1): 72-83.

CAPÍTULO 127
ARRITMIAS CARDÍACAS

ABDEL A. FUENMAYOR A., CARLOS GUILLERMO CÁRDENAS-DÁVILA

Las arritmias cardíacas constituyen un grupo de alteraciones de la regularidad del latido cardíaco que por lo general producen síntomas; en muchos casos generan alteraciones hemodinámicas y en otros son la expresión de un daño estructural del corazón. En este capítulo se describen solo las arritmias que por su frecuencia de aparición y/o riesgos para el paciente representan una necesidad y un conocimiento imprescindible para el médico en ejercicio. Después de mencionar las causas más frecuentes de cada arritmia se presenta un trazado electrocardiográfico, se discuten las características que permiten hacer el diagnóstico y se dan las normas terapéuticas generales con especial énfasis en el tratamiento de las situaciones de emergencia. El tratamiento antiarrítmico puede hacerse por medios farmacológicos, cirugía, ablación con catéter o por dispositivos implantables. Cabe destacar que los fármacos antiarrítmicos *per se* son capaces de producir arritmias (efecto proarrítmico) y que su empleo conlleva un análisis cuidadoso de la relación riesgo/beneficio y el conocimiento de las dosis, efectos adversos, contraindicaciones e interacciones.

En los trazados, salvo que se especifique lo contrario, la velocidad de barrido del papel es de 25 mm/seg (1 mm = 0,04 seg). Si se quiere calcular la frecuencia cardíaca en latidos por minuto, hay que determinar cuántas veces cabe el ciclo cardíaco (se mide por el intervalo de una onda R a la siguiente) en un minuto, es decir, hay que dividir el intervalo de 60 segundos (un minuto) entre el intervalo R-R (contado en segundos) y se obtiene la frecuencia cardíaca. Por ej., R-R 6 cuadros grandes (6 x 0,2 = 1,2); 60 ÷ 1,2 = 50 latidos por min **(FIG. 133)**.

Para diagnosticar una arritmia es imprescindible conocer las características del *ritmo sinusal normal*, es decir, el proveniente del marcapaso natural dominante que es el nódulo sinusal. En el electrocardiograma (ECG), el ritmo sinusal debe cumplir los siguientes criterios: 1. Cada complejo QRS debe ir precedido de una onda P positiva en DI y en las derivaciones que miran la cara inferior (II, III, AVF). 2. El intervalo PR debe ser regular y medir de 0,16 a 0,20 **(FIG. 133)**. Se debe mencionar que la frecuencia cardíaca se modifica por múltiples variables fisiológicas (respiración, ejercicio, reposo, sueño o vigilia); esta variación es muy frecuente y se denomina *arritmia sinusal*. En estos casos se observan variaciones en el intervalo P-P y R-R pero se conservan los otros criterios que definen el ritmo sinusal **(FIG. 134)**.

FIG. 133. Muestra complejos QRS estrechos precedidos por ondas P positivas en derivaciones D1, DII, DIII y AVF. El intervalo PR es normal. En la parte superior hay 2 líneas de números, la de más arriba muestra el valor de frecuencia cardíaca en latidos por minuto correspondiente al intervalo R-R. En la fila de abajo se muestra el intervalo R-R en milisegundos.

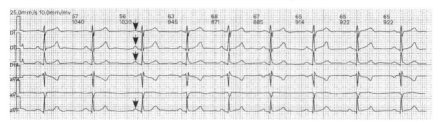

FIG. 134. Se muestra un trazado de ritmo sinusal con marcadas oscilaciones de los intervalos R-R (fila de números inferior) que corresponden a arritmia sinusal.

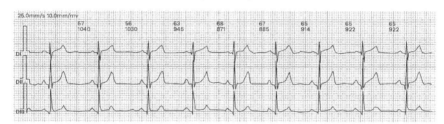

Taquicardia sinusal. Se caracteriza por una frecuencia cardíaca que oscila entre 100 y 160 latidos por minuto en el adulto. El ECG revela ondas P positivas en las derivaciones I, II, III y AVF que preceden a cada complejo QRS y tienen un intervalo PR normal **(FIG. 135)**. Generalmente, la taquicardia sinusal es una respuesta fisiológica a varios factores como la fiebre, el estrés, el hipertiroidismo, la anemia y la insuficiencia cardíaca. Es importante recordar que en el paciente con cardiopatía isquémica, un aumento desmedido de la frecuencia cardíaca puede empeorar la isquemia miocárdica por un incremento del consumo miocárdico de oxígeno.

FIG. 135. Muestra un ritmo sinusal con un intervalo R-R menor de 0,6 segundos que indica la presencia de taquicardia sinusal

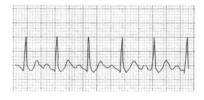

La taquicardia sinusal, generalmente no amerita tratamiento y se corrige al controlar la causa desencadenante. Cuando ocurren en el curso de un infarto del miocardio se deben corregir los desequilibrios hemodinámicos y, si es necesario, utilizar bloqueadores β para disminuir la frecuencia cardíaca, como el carvedilol, 3,125 a 25 mg c/12 h o bisoprolol, 1,25 a 10 mg/día. Una alternativa es la ivabradina, que solo modifica la frecuencia cardíaca por antagonismo con la corriente I_f, que regula la frecuencia de despolarización del nodo sinusal y, a diferencia de otros medicamentos, no tiene efectos cardiovasculares y la dosis en el adulto es de 5 a 7,5 mg VO dos veces diarias (no está disponible para uso intravenoso).

Bradicardia sinusal. En esta condición, la frecuencia cardíaca en reposo es menor de 60 latidos por minuto. El ECG muestra ondas P positivas en las derivaciones II, III y AVF, que preceden a cada complejo QRS y tienen un intervalo PR normal. Usualmente, la bradicardia sinusal es debida a un aumento del tono vagal, como ocurre en atletas y personas de edad avanzada. También puede aparecer como manifestación de reflejos vagales en el infarto del miocardio de la cara inferior y en el síncope neurocardiogénico. En otros casos se produce por alteración del automatismo del nodo sinusal, como ocurre en el *síndrome del nodo sinusal enfermo*. En este síndrome pueden alternar una bradicardia importante con taquicardia y, usualmente, fibrilación auricular. Algunos medicamentos como la amiodarona, bloqueadores β y calcioantagonistas no dihidropiridínicos pueden producir bradicardia sintomática, en cuyo caso debe sopesarse su uso. Las manifestaciones clínicas de la bradicardia sinusal son mareo, desvanecimiento y debilidad **(FIG. 136)**.

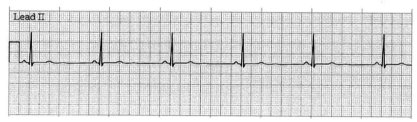

FIG. 136. Muestra un ritmo sinusal con un intervalor R-R de 1,28 segundos (47 latidos por minuto) que indica la presencia de bradicardia sinusal

Si el paciente está asintomático, aunque tenga bradicardia sinusal, no amerita tratamiento. En caso de que aparezcan manifestaciones clínicas o si el enfermo está hemodinámicamente inestable (hipotensión arterial, insuficiencia cardíaca o síncope), se puede usar cualquiera de los siguientes medicamentos:

1. Atropina, 0,04 mg/kg IV hasta un máximo de 2 mg. Recordemos que la acción de la atropina sobre la frecuencia cardíaca dura alrededor de 30 minutos.
2. Isoproterenol de 1 a 3 mg IV por minuto. Administrar el goteo según la respuesta de la frecuencia cardíaca. También pueden usarse otros simpaticomiméticos (efedrina, etc).
3. Si no hay respuesta adecuada a estos medicamentos, se debe implantar un marcapaso transitorio.

Síndrome del nodo sinusal enfermo. El síndrome de nodo sinusal enfermo engloba trastornos electrofisiológicos de varios tipos, dentro de los cuales se encuentran alteraciones del automatismo del nodo sinusal y la conducción de los impulsos eléctricos a diferentes niveles anatómicos. Este síndrome es una causa común de consulta en pacientes mayores de 60 años y una razón frecuente para implantar un marcapaso cardíaco definitivo. Las manifestaciones más frecuentes son bradicardia sinusal, pausas sinusales y fibrilación auricular. La bradicardia sinusal se describió antes. Las pausas sinusales son períodos de asistolia auricular de más de 2,5 segundos y habitualmente acarrean disminución de la perfusión cerebral que puede producir mareos y/o síncope. Las pausas sinusales pueden producirse porque el nodo sinusal tiene su automatismo alterado y no produce el impulso, o porque dicho impulso no pasa desde el nodo sinusal al tejido auricular circundante (bloqueo sinoauricular). Los antiarrítmicos, en general, son capaces de producir o de agravar disfunción del nodo sinusal **(FIG. 137)**.

FIG. 137. El ritmo sinusal se ve interrumpido por una pausa de 4 segundos seguida de bradicardia sinusal.

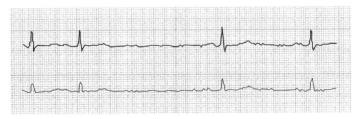

Latidos prematuros supraventriculares. La actividad cardíaca normal está controlada en forma predominante por las células del nodo sinusal, que son las células automáticas con mayor frecuencia de descarga. Sin embargo, hay en las aurículas (y en los ventrículos) otras células capaces de exhibir automatismo y que ocasionalmente manifiestan su actividad por despolarizaciones cardíacas cuyas características difieren en mayor o menor grado de las producidas por el nodo sinusal. Cuando se originan por encima del haz de His, el ECG muestra las extrasístoles supraventriculares como complejos QRS usualmente estrechos que pueden o no estar precedidos por una onda P. Si el latido prematuro ocurre muy temprano puede no estar seguido de complejo QRS o ir seguido por un QRS ancho. El QRS se hace ancho por inscribirse durante el período refractario relativo de los tejidos en el que ocurre conducción aberrante (conducción con retraso e inscripción lenta). En los latidos supraventriculares prematuros que se originan en zonas vecinas al haz de His, la onda P puede quedar inmersa dentro del QRS o, inclusive, inscribirse después del QRS. El examen cuidadoso del ECG, usualmente revela que la onda P del latido prematuro tiene una forma diferente a la onda P sinusal **(FIG. 50)**. Los latidos supraventriculares prematuros aparecen en situaciones como estrés, uso excesivo de café, alcohol, tabaco, estimulantes simpaticomiméticos (pseudoefedrina, adrenalina, cocaína), trastornos electrolíticos e insuficiencia respiratoria. También pueden producirse extrasístoles supraventriculares por la actividad de focos ectópicos con automatismo anormal, que acompañan a diversas cardiopatías estructurales **(FIG. 138)**.

FIG. 138. Se encuentran dos despolarizaciones auriculares con ondas P adelantadas, que corresponden a latidos supraventriculares prematuros.

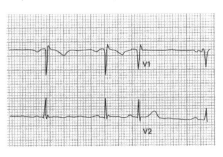

Si las extrasístoles supraventriculares son poco frecuentes no requieren tratamiento; al explicar al paciente que no implican riesgo, generalmente se resuelve la situación. Si son muy frecuentes y molestan al paciente, o si generan taquicardia supraventricular, se debe tratar la causa desencadenante y hay que emplear alguno de los medicamentos que se enumeran a continuación hasta obtener una respuesta adecuada:

1. Propranolol, 10 a 40 mg VO cada 6 horas.
2. Carvedilol, 3,125 a 25 mg cada 12 horas.
3. Bisoprolol, 1,25 a 10 mg una vez al día.
4. Verapamil, 40 a 80 mg VO cada 8 horas.
5. Diltiazem, 60 a 90 mg VO cada 8 horas.

Taquicardia paroxística supraventricular. Es frecuente en adultos jóvenes y niños, aunque puede observarse en cualquier edad. En el corazón normal solo existe una vía de comunicación eléctrica entre las aurículas y los ventrículos que es el nodo aurículoventricular (AV). En la mayoría de los pacientes con taquicardias supraventriculares existe más de una vía, y las que son accesorias tienen propiedades electrofisiológicas (velocidad de conducción y duración del período refractario) diferentes a las de la vía normal. El mecanismo fisiopatológico de la mayoría de estas taquicardias es la reentrada (ver el siguiente párrafo). Las formas más frecuentemente observadas son las que se deben a la presencia de una doble vía nodal AV (taquicardia por reentrada nodal AV) y la causada por la existencia de fascículos musculares accesorios, ubicados en el anillo AV (síndrome de Wolff-Parkinson-White) **(FIG. 139)**.

FIG. 139. Se muestran diagramas del corazón ilustrando la condición normal y la presencia de un fascículo accesorio izquierdo que permite una taquicardia por reentrada (ver texto). En la porción inferior se muestra un diagrama de escalera que grafica la conducción de los impulsos en condición normal (primeras 3 flechas grises de izquierda a derecha), seguida por una extrasístole supraventricular (4ª flecha gris) que dispara una taquicardia por reentrada en el nodo AV. La reentrada se ilustra en el diagrama triangular.

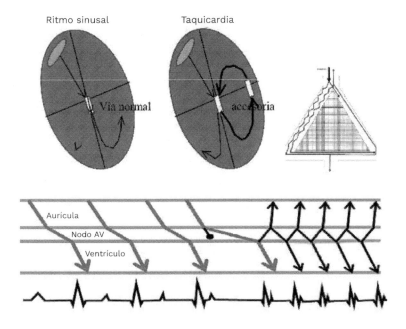

La taquicardia supraventricular paroxística por reentrada ocurre porque un estímulo prematuro llega a las dos vías (la normal y la accesoria) y encuentra a la accesoria en período refractario absoluto (aún no está repolarizada y no conduce impulsos) y a la normal en período refractario relativo (parcialmente repolarizada y conduce impulsos pero lo hace con lentitud). El impulso se conduce lentamente por la vía normal (que aún no ha recuperado completamente la velocidad de conducción) y cuando termina de atravesarla, la vía accesoria ya se ha recuperado. Esto permite que el impulso ascienda por la vía accesoria y vuelva a llegar adelantado al punto de origen de la vía normal. En este momento vuelve a descender por la vía normal cerrando así un circuito reentrante. En este circuito, la despolarización auricular ocurre simultáneamente con la ventricular (no se visualizan las ondas P) o puede suceder después de la despolarización ventricular (se muestran como ondas P que siguen al complejo QRS **(FIG. 140)**. Cuando en un adulto se encuentra una taquicardia regular de QRS estrecho y las ondas P no son visibles, el diagnóstico más probable es de taquicardia por reentrada nodal AV **(FIG. 141)**.

FIG. 140. Taquicardia de QRS estrecho, regular, sin ondas P visibles, que sugiere el diagnóstico de taquicardia por reentrada nodal AV. El intervalo R-R es de 300 mseg. La flecha señala una muesca terminal del QRS en V_1 que corresponde a la onda P conducida en forma retrógrada. Las líneas verticales miden el intervalo R-R. Si durante una taquicardia supraventricular regular, las ondas P siguen al QRS, el diagnóstico más probable es taquicardia de reentrada AV por un fascículo accesorio.

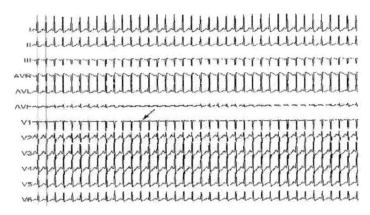

FIG. 141. Registro a 50 mm/seg. La figura muestra una taquicardia regular de QRS estrecho con ondas P negativas que siguen al QRS, se inscriben en el segmento ST y están señaladas por flechas.

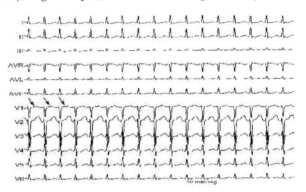

Tratamiento de la taquicardia supraventricular regular. Cuando hay *inestabilidad hemodinámica* (hipotensión arterial o deterioro del sensorio con pulso palpable), debe procederse de inmediato a efectuar la cardioversión eléctrica (descarga sincronizada con el QRS). Los desfibriladores tienen un interruptor que permite seleccionar el modo de descarga para que sea sincrónica con el complejo QRS. Hay que conectar los electrodos de monitoreo del desfibrilador al paciente y/o tener aplicadas las paletas contra el tórax para poder registrar el QRS. Si la descarga no se aplica sincronizada con el QRS, podría ocurrir en el período hiperexcitable (punto de máximo voltaje de la onda T) e inducir fibrilación ventricular. Se debe selecciona una energía de descarga inicial de 50 Joules.

Para hacer la cardioversión, previamente hay que sedar al paciente con uno de los siguientes fármacos (dosis para adultos): diazepam, 10 mg IV lentamente (no se debe diluir porque se precipita); midazolam, 5 a 15 mg, diluidos, IV, lentamente; pentobarbital, 5 a 7 mg/kg en bolo durante 2 minutos, o propofol, 0,5 a 2 mg/kg (bolo de 20 mg cada 10 segundos hasta lograr la sedación (el paciente no responde al llamado). No deben mezclarse los fármacos por el peligro de depresión respiratoria y es necesario disponer de personal entrenado y un equipo de intubación endotraqueal por la posibilidad de producir apnea por depresión del centro respiratorio.

Si el enfermo está hemodinámicamente estable (presión arterial sistólica mayor de 90 mm Hg) deben efectuarse estímulos vagales como la maniobra de Valsalva (pujar contra la glotis cerrada) o el masaje del seno carotídeo (auscultar las carótidas antes de hacer el masaje y no hacerlo en ambos senos al mismo tiempo). Si con las maniobras vagales no se logra terminar la arritmia, se puede administrar cualquiera de los siguientes medicamentos:

- **Adenosina.** Tiene un alto porcentaje de conversión al ritmo sinusal y una acción muy breve. Se puede emplear en pacientes con el síndrome de Wolff-Parkinson-White que presenten taquicardia paroxística supraventricular de QRS estrecho y en los enfermos con taquicardia por reentrada nodal. La dosis es de 6 mg IV en bolo; de no responder, 12 mg IV en bolo cada 5 a 10 minutos hasta un total de 30 mg. La droga puede producir bloqueo AV transitorio y se debe tener precaución en pacientes asmáticos y con EPOC porque puede inducir broncoespasmo.
- **Verapamil**: 0,07 a 0,15 mg/kg diluidos, IV, administrados en 2 a 3 minutos; se puede repetir a los 10 minutos si no hay repuesta (no exceder 10 mg como dosis total de emergencia).
- **Diltiazem**: 0,25 mg/kg IV en 10 minutos. De mantenimiento, 5 a 15 mg IV por hora. Los calcioantagonistas no dihidropiridínicos como el verapamil y el diltiazem están contraindicados en niños menores de 2 años de edad porque pueden ocasionar muerte por asistolia.
- **Propranolol**: 1 mg IV por minuto, y no sobrepasar la dosis total de 0,1 mg/kg.
- **Esmolol**: 500 µg/kg en 1 minuto; de mantenimiento, si es necesario, 50-200 µg kg IV por minuto.

El tratamiento definitivo de elección para este tipo de taquicardia se logra con la ablación. Con este procedimiento, el electrofisiólogo, por medio de catéteres, radiología y equipos especiales de registro, ubica con precisión el fascículo accesorio y lo elimina con la aplicación de radiofrecuencia. La probabilidad de lograr cura definitiva con ablación supera el 95% y la probabilidad de complicaciones (no letales) es de 1,5%.

Aleteo o flutter auricular. Esta arritmia puede presentarse en pacientes sin cardiopatía estructural aparente o en el contexto de enfermedad pulmonar crónica, valvulopatías, enfermedad coronaria, hipertensión arterial, embolismo pulmonar e hipertiroidismo. Es muy importante recordar que el *flutter* auricular determina un incremento del riesgo de embolismo semejante a la fibrilación auricular y deben tenerse presentes las mismas consideraciones para el tratamiento con anticoagulantes (ver más adelante en fibrilación auricular). El *flutter* es una arritmia reentrante que gira en la aurícula derecha y pasa por el tabique interauricular, la porción anterior a la *crista terminalis*, la pared lateral y el istmo cavotricuspídeo. En el istmo se produce el retraso del impulso para, nuevamente, ascender por el tabique **(FIG. 142)**. El *flutter* es una arritmia muy estable y se presenta con una frecuencia auricular de 250 a 350 por minuto y una respuesta ventricular que puede ser regular o variable. La actividad auricular, al ser continua, produce en el ECG un trazado cuya forma recuerda el borde de la hoja de una sierra. No hay línea isoeléctrica entre una despolarización auricular y la siguiente **(FIG. 143)**.

FIG. 142. En la pieza anatómica se muestra una vista posterior del corazón con la aurícula derecha abierta y se ve el anillo tricuspídeo. La elipse negra dibujada marca la forma de giro del *flutter* que puede ser horario o antihorario. **AI** = Aurícula izquierda. **FO** = Fosa oval. **VCS** = Vena cava superior. **OD** = Orejuela auricular derecha. **OSC** = Ostium del seno coronario. **TRIC** = Valva tricuspídea. **ICT** = Istmo cavotricuspídeo.

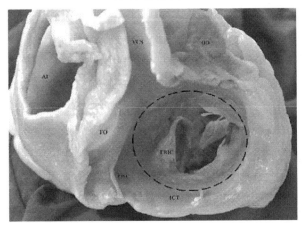

FIG. 143. Se muestran las derivaciones estándar del ECG en un paciente con *flutter* tipo I. Las despolarizaciones auriculares (señaladas con flechas en DIII) superan en número al de los complejos QRS. En DIII se identifica más claramente el patrón de ondas de *flutter* (ondas F), regulares y con apariencia de borde de hoja de sierra.

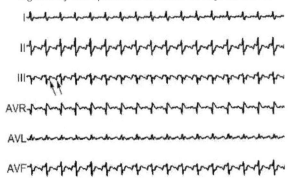

Tratamiento del flutter auricular. Si el paciente tiene inestabilidad hemodinámica (presión sistólica <90 mm Hg) debe efectuarse cardioversión eléctrica (ver antes) iniciando con dosis bajas de energía (50 Joules), que se puede incrementar en descargas sucesivas hasta lograr la reversión al ritmo sinusal. En el paciente hemodinámicamente estable, el tratamiento está dirigido al control de la respuesta ventricular hasta que se pueda proceder a revertir al ritmo sinusal. Para lograr el control de la respuesta ventricular se puede usar alguno de los siguientes medicamentos:

- **Calcioantagonistas no dihidropiridínicos:** verapamil, 40 a 80 mg VO cada 8 horas, o diltiazem, 60 a 90 mg VO cada 8 horas. Es importante destacar que estos medicamentos pueden tener un efecto inotrópico negativo y su uso puede estar contraindicado en pacientes con insuficiencia cardíaca o disfunción ventricular sistólica.
- **Bloqueadores β:** bisoprolol, 1,25 a 10 mg una vez al día, o carvedilol, 3,125 a 25 mg cada 12 horas.

En caso de optar por tratamiento con antiarrítmicos con miras a convertir el *flutter* a ritmo sinusal, se puede intentar el uso de antiarrítmicos del grupo I o del grupo III. En Venezuela, actualmente, solo hay propafenona (del grupo I) y amiodarona (del grupo III).

- **Propafenona.** No debe utilizarse en pacientes que sufren de disfunción ventricular o de hipertrofia ventricular significativa. Se usa una dosis de carga de 450 a 600 mg VO seguida de 150 mg cada 8 o 6 horas (no está disponible para uso parenteral).
- **Amiodarona.** Se utilizan de 2 a 5 mg kg IV como dosis inicial, seguido por una infusión de 1 mg/min en 6 horas y, luego, se reduce a 0,5 mg/min en las siguientes 18 horas. La administración de amiodarona oral amerita impregnación: inicialmente se administran 200 mg cada 8 horas por 2 semanas, luego, 200 mg cada 12 horas por 2 semanas más, y después, 200 mg diarios. Se recomienda el uso de protectores gástricos del tipo de los inhibidores de bomba de protones y debe seguirse cuidadosamente al paciente para detectar la posible aparición de efectos adversos mayores (hepatotoxicidad, fibrosis pulmonar, hipo o hipertiroidismo, pigmentación cutánea).

Lamentablemente, los fármacos antiarrítmicos son poco eficaces para revertir el *flutter* al ritmo sinusal o para impedir que vuelva a aparecer. En el caso de las taquicardias supraventriculares regulares, el tratamiento de elección es la ablación. Por medio de catéteres especiales se pueden hacer aplicaciones de radiofrecuencia que interrumpan la conducción de los impulsos en el istmo cavotricuspídeo. La ablación es altamente eficaz y logra la cura definitiva en más del 85% de los casos.

Fibrilación auricular. La fibrilación auricular (FA) es la arritmia que genera más hospitalizaciones y gastos en atención de salud; su prevalencia aumenta con la edad de la población, la obesidad y la apnea del sueño o puede aparecer en pacientes sin cardiopatía demostrable (FA solitaria). Las patologías frecuentemente asociadas con la FA son hipertensión arterial, valvulopatías, cardiopatía ateroesclerótica, EPOC, hipertiroidismo, embolismo pulmonar e ingesta copiosa de alcohol ("síndrome del corazón del día festivo"). Muchos episodios de esta arritmia terminan en forma espontánea en menos de 7 días (FA paroxística), especialmente cuando se producen en pacientes sin cardiopatía estructural. Con el paso del tiempo, la arritmia se repite cada vez más hasta que se queda en forma continua (FA permanente). La FA es una arritmia caótica que tiene una frecuencia auricular de 350 a 600 por minuto o más y una respuesta ventricular variable e irregular **(FIG. 144)**. Si la FA es de comienzo brusco y tiene una respuesta ventricular rápida, puede haber compromiso hemodinámico, especialmente en los pacientes con cardiopatía subyacente (estenosis mitral y aórtica o, cardiopatía hipertrófica).

La fibrilación auricular (FA) incrementa la posibilidad de formación de coágulos en las aurículas, especialmente en la orejuela auricular izquierda, y aumenta significativamente el riesgo de sufrir embolias. El sitio donde con mayor frecuencia van los émbolos es al SNC. El ictus cerebrovascular (ACV) embólico asociado con la FA, tiene una mortalidad elevada (más de 20% en algunos estudios) y altas tasas de incapacidad residual.

Debido a la alta posibilidad de generar embolias sistémicas, tanto con la cardioversión eléctrica como farmacológica, antes de intentar la conversión al ritmo sinusal es imperativa la anticoagulación del paciente. De hecho, cuando la aurícula está fibrilando, el flujo es lento y la presión es baja, pero cuando recupera el ritmo sinusal se restablecen el movimiento y los cambios físicos de presión, de manera que los trombos formados pueden desprenderse y producir embolias. Es imprescindible conocer el tiempo de evolución de la arritmia; si no hay certeza de la fecha de inicio (recordar que la fibrilación auricular puede ser asintomática) se debe proceder a controlar la frecuencia ventricular (que sea menor de 90 por minuto en reposo) con fármacos que enlentezcan la conducción AV (bloqueadores β, calcioantagonistas no dihidropiridínicos o digoxina) y administrar anticoagulantes orales por un tiempo mínimo de 6 a 8 semanas antes de intentar la cardioversión. Si con la cardioversión se logra el ritmo sinusal, el paciente debe continuar con los anticoagulantes orales por un mínimo de 3 semanas; en muchos pacientes con alto riesgo de tromboembolismo, la anticoagulación oral debe ser indefinida. Otra forma de decidir si se puede efectuar la cardioversión de inmediato es hacer un ecocardiograma transesofágico que permita determinar si hay trombos auriculares (el ecocardiograma transtorácico no tiene buena sensibilidad para detectar estos trombos). Si se descarta la existencia de trombos se puede proceder a la cardioversión y mantener la anticoagulación por un mínimo de 3 semanas más.

FIG. 144. ECG de paciente con fibrilación auricular. Muestra un ritmo irregular sin ondas P identificables y con una actividad irregular en la línea de base. La frecuencia ventricular y los intervalos entre los QRS son variables.

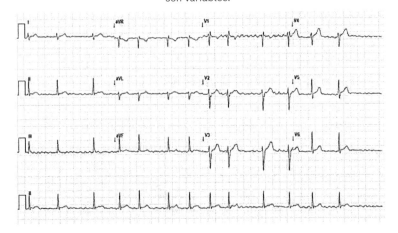

Un modo sencillo de decidir si el paciente debe recibir anticoagulantes orales en forma permanente es estimar el riesgo de tromboembolismo. En los pacientes con fibrilación auricular de origen no valvular se aplica la escala CHA_2DS_2VASc **(TABLA 162)**. Cada aspecto tiene una puntuación que debe sumarse. Cuando el paciente tiene 2 o más puntos, en ausencia de contraindicaciones mayores (sangrado activo, tumores del SNC, coagulopatía, hemorragia intracraneal reciente), debe recibir anticoagulación oral en forma permanente.

TABLA 162. Escala CHA_2DS_2VASC.

Hallazgo	Puntuación
Insuficiencia cardíaca o FE <40%	1
Hipertensión arterial	1
Edad ≥75 años	2
Diabetes mellitus	1
ACV o embolismo previo	2
Enfermedad vascular (coronarias, periférica y/o placa aórtica)	1
Edad de 65 a 74 años	1
Sexo femenino	1

Durante muchos años se ha usado la warfarina, cuyo efecto debe controlarse con el INR entre 2 y 3. Recientemente se han introducido nuevos anticoagulantes orales: inhibidores directos de trombina (dabigatran) o inhibidores directos del factor X activado (rivaroxabán, apixabán, edoxabán, entre otros). Estos anticoagulantes no requieren del INR para ajustar dosis y han mostrado un efecto más uniforme, menos interacciones medicamentosas y alimentarias, así como menor tasa de sangrado intracraneal que la warfarina. Estos anticoagulantes no deben administrarse a pacientes con prótesis valvulares cardíacas porque hay un riesgo incrementado de sangrado y embolismo en comparación con la warfarina.

Si el paciente con FA está hemodinámicamente estable se puede intentar, primero, el control de la respuesta ventricular con digitálicos, calcioantagonistas no-dihidropiridínicos (verapamil, diltiazem) o bloqueadores β. Es importante destacar que estos fármacos no son eficaces para convertir la FA a ritmo sinusal. Los digitálicos han caído en desuso porque solo tienen un efecto discreto parasimpáticomimético que disminuye la respuesta ventricular; sin embargo, la digoxina sigue utilizándose con otros fármacos para el control de la frecuencia ventricular en pacientes con insuficiencia cardíaca. Los antiarrítmicos (amiodarona y la propafenona) son los más eficaces para la conversión farmacológica de la FA al ritmo sinusal.

En términos generales es poco probable lograr la reversión al ritmo sinusal cuando el paciente tiene aurículas muy dilatadas (más de 4,5 cm en el ecocardiograma) o la fibrilación auricular ha estado presente por tiempo prolongado. Cuando las condiciones del paciente determinan la necesidad de efectuar cardioversión a corto plazo debe efectuarse un ecocardiograma transesofágico para descartar la existencia de trombos intracavitarios y administrar heparina intravenosa (70 a 100 UI/kg). Si el enfermo está comprometido hemodinámicamente hay que considerar la cardioversión eléctrica de emergencia. El paciente debe estar bajo el efecto de fármacos antiarrítmicos que permitan mantener el ritmo sinusal. Deben utilizarse dosis altas de energía (150 o 200 Joules) al inicio. Si no se logra la reversión al ritmo sinusal con el primer intento, se puede repetir una dosis máxima de energía (360 Joules de corriente monofásica en la mayoría de los desfibriladores disponibles o 200 Joules en los desfibriladores bifásicos).

Taquicardia auricular. Estas taquicardias son producidas por focos ectópicos en las aurículas que descargan a alta frecuencia. El ECG de los pacientes con taquicardia auricular muestra una o más ondas P precediendo al complejo QRS y pueden conducirse en relación A:V 1:1, 2:1 o más, y en modo fijo o variable al ventrículo. La morfología de la onda P es usualmente diferente a la onda P que se produce con la activación sinusal normal, sin embargo, las diferencias morfológicas pueden ser muy sutiles y no discernibles si el foco ectópico se encuentra en las vecindades del nodo sinusal **(FIG. 145)**.

FIG. 145. ECG de paciente con taquicardia auricular. No se visualizan ondas P claramente discernibles en derivaciones estándar. Sin embargo, en las precordiales V1 y V2 se ven ondas P con una frecuencia elevada (188 ppm) con conducción 2:1 e intervalo R-R variable.

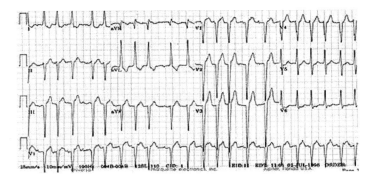

Las taquicardias auriculares se producen usualmente por automatismo anormal o actividad disparada y en muchos casos son de difícil manejo farmacológico. Pueden emplearse bloqueadores β, calcionatangonistas, antiarrítmicos de grupo I o de grupo III. En el manejo de las taquicardias auriculares, la cardioversión tiene poca utilidad porque como el mecanismo fisiopatológico es usualmente el de automatismo anormal, la arritmia solo se detiene transitoriamente en el momento de la cardioversión y reaparece al cabo de pocos latidos sinusales. El tratamiento definitivo de la taquicardia auricular requiere a menudo una ablación para eliminar el foco ectópico que produce la taquicardia.

Taquicardiomiopatía. En 1962, G. Whipple y colaboradores describieron en un modelo experimental la aparición de insuficiencia cardíaca congestiva como consecuencia de la estimulación cardíaca a alta frecuencia. A partir de entonces se reconoce que las arritmias (supraventriculares y ventriculares) que producen incremento de la frecuencia cardíaca en forma sostenida, pueden producir dilatación cardíaca, disminución de la función sistólica e insuficiencia cardíaca. A esta forma de cardiopatía dilatada se la llama taquicardiomiopatía **(FIG. 146)**. En esta patología, la prioridad del tratamiento es disminuir la frecuencia ventricular y/o eliminar la arritmia que la causa. La gran mayoría de los pacientes que la sufren logra recuperarse completamente al controlar o eliminar la arritmia. Es muy importante considerar esta posibilidad diagnóstica en los pacientes que se presentan con insuficiencia cardíaca y frecuencia cardíaca elevada, ya que

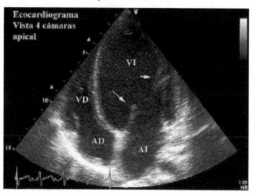

FIG. 146. Se presenta el ecocardiograma de un paciente con taquicardia auricular incesante, que desarrolló taquicardiomiopatía. La flecha más larga señala la valva septal de la válvula mitral. La flecha más corta, un músculo papilar. AI = Aurícula izquierda. AD = Aurícula derecha. VI = Ventrículo izquierdo. VD = Ventrículo derecho. El VI muestra marcada dilatación y tendencia a la esfericidad. Fracción de eyección 0,20.

los que sufren de taquicardiomiopatía y no responden a los fármacos antiarrítmicos disponibles, muchos de ellos pueden ser curados al eliminar por ablación el foco o circuito responsable de la aparición de la arritmia que genera la taquicardiomiopatía.

Hemos tenido oportunidad de tratar pacientes (muchos de ellos niños) recluidos en cama con insuficiencia cardíaca congestiva, sin respuesta a su tratamiento convencional, y que a la semana de haber sido sometidos a ablación del foco arrítmico se han restablecido completamente y con una función cardíaca normal.

Latidos prematuros ventriculares (LPV). Al igual que los latidos prematuros supraventriculares, pueden ocurrir despolarizaciones prematuras en los ventrículos. Las extrasístoles que se originan por debajo del haz de His se llaman ventriculares. En el contexto del infarto agudo del miocardio, los latidos ventriculares prematuros son expresión de formas anormales de automatismo o reentrada y pueden actuar como disparadores de circuitos de reentrada. Se ha demostrado que solo las extrasístoles que se observan en la cardiopatía estructural (isquemia o miocardiopatía dilatada) incrementan el riesgo de sufrir muerte súbita **(FIG. 147)**.

FIG. 147. ECG de 12 derivaciones simultáneas. Se observan extrasístoles ventriculares. Los QRS son anchos, aberrantes y no tiene onda P que los preceda. La onda T es opuesta a la polaridad dominante del QRS y este va seguido por una pausa compensadora.

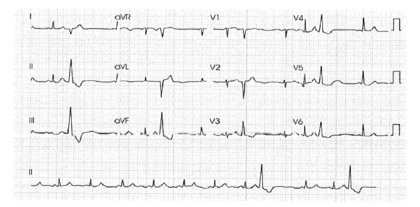

El tratamiento de las extrasístoles ventriculares con antiarrímicos puede dar origen a nuevas arritmias como efecto adverso del fármaco antiarrítmico, por lo que la recomendación general es NO administrar antiarrímicos para el tratamiento de los latidos ventriculares prematuros en el infarto del miocardio o en ausencia de cardiopatía estructural. En caso de que el paciente tenga síntomas molestos puede prescribirse un betabloqueante y siempre se recomienda su evaluación por un electrofisiólogo para un análisis cuidadoso del riesgo de muerte súbita y escoger el tratamiento más adecuado y de menor riesgo.

Taquicardia ventricular (TV). Es un ritmo originado en el ventrículo, con una frecuencia >100 latidos por minuto (LPM), que se inscribe con un complejo QRS ancho. Es considerada una arritmia grave, ya que produce una profunda alteración de la mecánica ventricular y además puede transformarse en fibrilación ventricular, esta es el equivalente de un paro cardíaco, ya que el corazón no tiene contracción mecánica eficaz y no hay expulsión de sangre. La taquicardia y fibrilación ventricular son complicaciones frecuentes del infarto del miocardio en la fase aguda, la cardiopatía isquémica crónica, las miocardiopatías dilatadas, las cardiopatías arritmogénicas hereditarias y las cardiopatías congénitas. En el ECG se encuentran complejos QRS anchos, aberrantes, sin onda P visible o con ondas P, cuyo número es menor que el de los complejos QRS (disociación V-A). Un grupo relativamente pequeño de pacientes presenta taquicardia ventricular sin cardiopatía estructural asociada **(FIG. 148)**.

FIG. 148. Se aprecia una taquicardia de QRS ancho, regular, con complejos positivos en la derivación AVR. En el trazado AVR pueden verse algunas ondas P (señaladas con flechas negras) con menor frecuencia que los complejos QRS (disociación V-A).

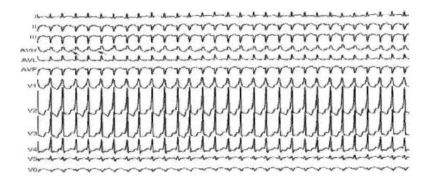

Una taquicardia ventricular regular de QRS ancho se debe distinguir de la taquicardia supraventricular conducida con aberrancia (bloqueo de rama). Resulta muy útil el interrogatorio del enfermo, ya que si tiene el antecedente de ser portador de cardiopatía isquémica o miocardiopatía dilatada, el diagnóstico más probable es taquicardia ventricular. En el diagnóstico diferencial, la derivación AVR del ECG resulta de gran utilidad. En efecto, AVR "mira" al corazón desde el hombro derecho. Si el complejo QRS es positivo en la derivación AVR, la activación debe estar viajando desde los ventrículos hacia las aurículas. En la misma derivación AVR, la presencia de complejos QRS positivos o negativos de inscripción inicial lenta, apunta fuertemente al diagnóstico de taquicardia ventricular. La presencia de ondas P con menor frecuencia que el de los complejos QRS (disociación V-A) es un signo 100% específico para el diagnóstico de TV **(FIG. 149)**.

FIG. 149. El trazado es característico de la fibrilación ventricular. Se muestran 3 derivaciones simultáneas del ECG con un ritmo irregular, caótico, sin actividad auricular reconocible y con una frecuencia ventricular muy elevada (incontable). En el momento marcado por la flecha se produce una descarga adecuada de un desfibrilador que el paciente tiene implantado y pasa a un ritmo controlado por marcapasos.

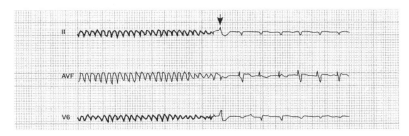

Tratamiento de la TV. Si el paciente con TV se presenta con colapso hemodinámico y pulso perceptible, debe ser sometido a cardioversión inmediata con sedación profunda y descarga de 100 Joules sincronizada con el QRS. Si el enfermo tiene colapso hemodinámico y no se percibe pulso, debe procederse de inmediato a desfibrilar al paciente (200 Joules bifásico o 360 Joules monofásico) con reanimación cardiopulmonar hasta estabilizarlo.

Si no hay colapso hemodinámico, la primera opción terapéutica es la administración de amiodarona, 5 mg por kg IV en bolo, que debe seguirse de una infusión de 1 mg por minuto las siguientes 6 horas y luego 0,5 mg por minuto por 48 horas. Dado el gran riesgo de "paro cardíaco", el paciente debe estar en UCI, adecuadamente monitorizado, con buen acceso venoso y garantizar la disponibilidad de un desfibrilador. El tratamiento a largo plazo, generalmente implica la instalación de un desfibrilador automático implantable, generalmente asociado a la amiodarona. En algunos casos es necesaria la ablación del foco arritmogénico por catéter.

Fibrilación ventricular (FV). La fibrilación ventricular se presenta como una arritmia primaria o como una evolución de la TV no tratada. El ECG muestra un trazado irregular, muy rápido, de complejos con forma cambiante; no se reconocen ondas P ni actividad ventricular organizada o regular **(FIG. 149)**. La conducta a seguir se describe en las normas del paro cardíaco y reanimación cardiopulmonar, pero hay que hacer énfasis en que la prioridad fundamental es efectuar reanimación temprana y desfibrilación inmediata. Si el paciente sobrevive y la arritmia ocurre fuera de la fase aguda de un infarto, la mayor parte de las veces debe ser sometido cuanto antes al implante de un desfibrilador automático.

Bloqueo auriculoventricular (AV) de primer grado. Se presenta en sujetos normales y en patologías como infarto del miocardio con isquemia del nodo AV, miocarditis y con el uso de fármacos que enlentecen la conducción AV (digitálicos, bloqueadores β y calcioantagonistas no dihidropiridínicos). La característica electrocardiográfica es la presencia de ritmo sinusal y un intervalo PR prolongado y constante mayor de 0,20 seg **(FIG. 150)**.

En la mayoría de los casos no requiere tratamiento. Una posible excepción son los pacientes que presenten intervalo PR muy prolongado (mayor de 0,36 seg), sufran de asincronía aurículoventricular y puedan requerir el implante de marcapasos.

FIG. 150. Bloqueo AV de 1er grado. El trazado muestra un ritmo regular con P positiva que precede a QRS y un intervalo PR constante y prolongado de 0,36 seg.

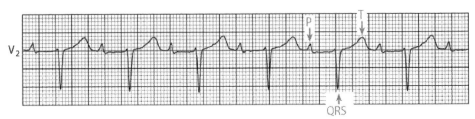

Bloqueo AV de segundo grado. Se presentan dos modalidades, Mobitz tipo I (fenómeno de Wenckebach) y Mobitz tipo II.

Bloqueo AV de segundo grado Mobitz tipo I (fenómeno de Wenckebach). El ECG muestra un alargamiento progresivo del PR hasta producirse la falla de la conducción de una onda P **(FIG. 151)**. En la mayor parte de los casos, el bloqueo Mobitz I obedece a un fenómeno fisiológico normal que ocurre a frecuencias cardíacas elevadas. También puede ser resultado de un tono parasimpático elevado. La mayoría de los bloqueos Mobitz I son supradivisionales (el sitio de bloqueo es proximal al haz de His) y cursa con complejos QRS estrechos. No requiere tratamiento, a no ser que se presente bradicardia sintomática. Para ser considerada sintomática la bradicardia debe corroborarse que los síntomas (mareos, debilidad, síncope) solo están presentes cuando hay bradicardia.

FIG. 151. Bloqueo AV de 2º grado Mobitz tipo1. El trazado muestra un intervalo PR que se prolonga progresivamente hasta que falla la conducción de una onda P (fenómeno de Weckenbach).

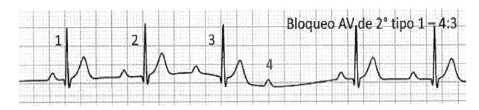

Mobitz tipo II. En esta forma de bloqueo, el ECG muestra ondas P bloqueadas sin modificación del intervalo PR **(FIG. 152)**. En muchos casos, el complejo QRS es ancho porque este tipo de bloqueo es generalmente infradivisional y expresión de enfermedad cardíaca estructural. Con frecuencia, estos pacientes manifiestan síntomas y/o progresan a un bloqueo AV avanzado. Es necesario mantener la observación estricta del enfermo y el registro permanente del ritmo cardíaco. Dado que la mayoría de estos bloqueos es infradivisional, la atropina y el isoproterenol tienen poco o ningún efecto. El tratamiento de elección es implantar un marcapaso cardíaco.

Bloqueo AV de tercer grado o completo. Es el bloqueo AV de peor pronóstico, particularmente cuando se presenta en el curso de un infarto del miocardio de la cara anterior. Puede conducir a hipotensión arterial, asistolia ventricular con ataques de Stokes-Adams e insuficiencia cardíaca congestiva. Muchos de estos pacientes se presentan en el contexto de bajas frecuencias

FIG. 152. Bloqueo AV de segundo grado tipo Mobitz II. El trazado muestra un intervalo PR normal y constante; las ondas P (D1) tienen el doble de la frecuencia que los complejos QRS y no se prolonga el intervalo PR.

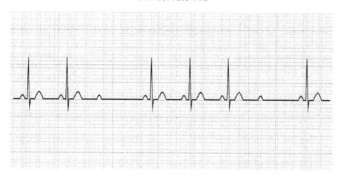

y fallecen en forma súbita por taquicardia ventricular polimórfica que degenera en fibrilación ventricular. Esto indica que el médico no debe descuidarse ante un paciente con bloqueo AV avanzado que luce asintomático.

La mayor parte de los bloqueos AV de tercer grado es infradivisional y cursa con QRS ancho y frecuencias ventriculares bajas (menor de 45 LPM). El bloqueo AV de tercer grado puede ser también supradivisional; en este caso, el QRS es estrecho. El bloqueo AV de tercer grado supradivisional se observa más en niños (bloqueo AV congénito), en pacientes con accidentes coronarios agudos que cursan con isquemia del nodo AV o como consecuencia del efecto de fármacos que enlentecen la conducción AV. Estos enfermos requieren el implante de marcapaso cardíaco a la mayor brevedad posible, el cual no debe retrasarse por una aparente "estabilidad del enfermo" **(FIG. 153)**.

FIG. 153. Bloqueo AV de 3er grado. Las aurículas (ondas P) llevan un ritmo y una frecuencia (mayor) diferente a la de los ventrículos. Los complejos QRS son anchos y la frecuencia está en el orden de 38 latidos por minuto. El intervalo R-R es bastante regular.

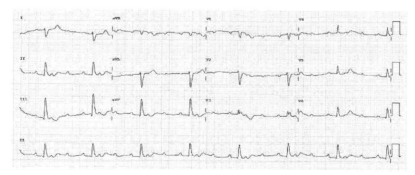

Bloqueos de rama. El haz de His se bifurca en una *rama derecha* (que corre por el endocardio del lado derecho del *septum* interventricular y se va subdividiendo para originar la red de Purkinje) y una *rama izquierda* (que pasa al endocardio izquierdo del *septum* interventricular alto). Rápidamente se divide en una red anterior (hemirrama o fascículo izquierdo anterior) y otra posterior (hemirrama o fascículo izquierdo posterior). La rama derecha es más superficial que la izquierda y se lesiona con facilidad durante instalación de catéteres o en situaciones que incrementan la presión del ventrículo derecho (estenosis pulmonar, comunicación interauricular, hipertensión pulmonar, embolismo pulmonar). La rama izquierda también puede bloquearse por efecto de enfermedad cardíaca, generalmente por hipertrofia ventricular izquierda (enfermedad coronaria, hipertensión arterial o estenosis aórtica). Los bloqueos de rama pueden ser de una rama (derecha o izquierda) o combinarse, es decir, el bloqueo de una hemirrama izquierda con la rama derecha, lo cual es conocido como bloqueo bifascicular. El bloqueo de rama izquierda también se considera bifascicular, dado que la rama izquierda se divide en dos fascículos. Cuando se presenta un bloqueo bifascicular en el curso de un infarto del miocardio, es posible que termine en un bloqueo AV completo, por lo que generalmente amerita el uso de un marcapaso transitorio.

Bloqueo avanzado de rama derecha del haz de His (BARDHH). Cursa con un QRS prolongado y con forma de letra "M" en la derivación V_1 y V_2 **(FIG. 154)**. El diagnóstico de BARDHH asociado a una desviación del eje eléctrico del QRS hacia la izquierda (mayor de -30º), hace el diagnóstico de bloqueo bifascicular porque delata la presencia asociada de bloqueo de la hemirrama izquierda anterior **(FIG. 155)**.

FIG. 154. El trazado muestra un bloqueo avanzado de rama derecha. Destaca la presencia de un QRS ancho con imagen a modo de letra "M" en V_1 y V_2.

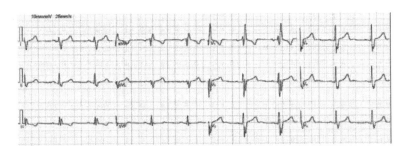

FIG. 155. Bloqueo avanzado de rama derecha más hemibloqueo izquierdo anterior (bloqueo bifascicular). El trazado muestra un bloqueo avanzado de rama derecha asociado a una marcada desviación del eje eléctrico a la izquierda (-120º). Destaca la presencia de un QRS ancho con imagen a modo de letra "M" en V_2 y V_3.

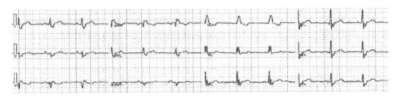

Bloqueo avanzado de rama izquierda del haz de His (BARIHH). Cursa con un QRS prolongado y con forma de letra "M" en las derivaciones V_5 y V_6 **(FIG. 156)**. Recordemos que la presencia de BARIHH implica el diagnóstico de bloqueo bifascicular, y que si ocurre en el contexto de un infarto del miocardio agudo, debe procederse a la implantación de un marcapaso cardíaco transitorio por la posibilidad de progresión a bloqueo AV de tercer grado.

FIG. 156. Bloqueo avanzado de rama izquierda. El QRS es ancho y tiene forma de letra M en las derivaciones V_5 y V_6.

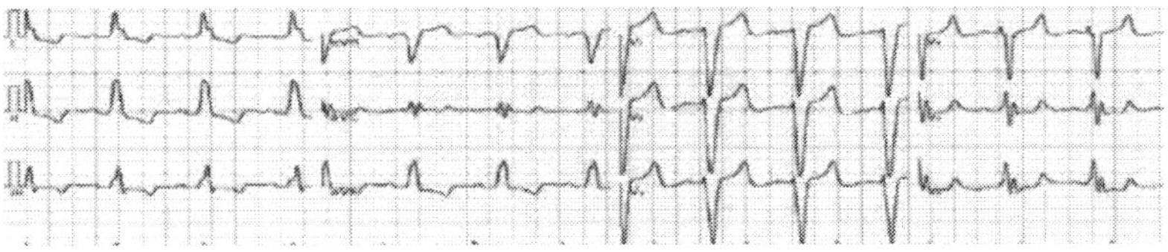

Los bloqueos de rama no tienen indicación terapéutica específica, a excepción del tratamiento preventivo con marcapaso cardíaco transitorio, cuando se producen en el contexto del infarto del miocardio agudo.

Indicaciones para el uso del marcapaso transitorio en el infarto agudo del miocardio, complicado con arritmias

1. Bradicardia sinusal que no responda a la administración de atropina y produzca síntomas, particularmente cuando se asocia a signos de bajo gasto cardíaco.
2. Bloqueo AV de segundo grado tipo Mobitz II.
3. Bloqueo bifasicular que aparece en el curso del infarto o de rama izquierda del haz de His.
3. Bloqueo AV completo.
4. Estimulación para tratamiento de taquiarritmias.

Resincronización cardíaca. La presencia de BARIHH con QRS 150 mseg que se presenta en pacientes con insuficiencia cardíaca y disminución de la función ventricular sistólica expresada en una fracción de eyección ≤0,35, constituye una indicación formal para el implante de dispositivos especiales de estimulación denominados terapia de resincronización cardíaca.

Bibliografía

Fuenmayor AJ; González-Cerrada N; Valencia J. Taquicardiomiopatía en niños: una causa de insuficiencia cardíaca que debe tenerse en cuenta. Revista Iberoamericana de Arritmología. 2009; 1: 64.

ACC/AHA/HRS 2008 Guidelines for Device-Based Therapy of Cardiac Rhythm Abnormalities: Executive Summary. A Report of the American College of Cardiology/American Heart Association Task Force on Practice Guidelines (Writing Committee to Revise the ACC/AHA/ NASPE 2002 Guideline Update for Implantation of Cardiac Pacemakers and Antiarrhythmia Devices). Heart Rhythm Journal. 2008; 5: 934-955.

American Heart Association Guidelines for Cardiopulmonary Resuscitation and Emergency Cardiovascular Care. Circulation. 2005; 112: IV-58-IV-66.

Blomström-Lundqvist C, © 2003 by the American College of Cardiology Foundation, the American Heart Association, Inc., and the European Society of Cardiology Scheinman MM, Aliot EM, Alpert JS, Calkins H, Camm AJ, Campbell WB, Haines DE, Kuck KH, Lerman BB, Miller DD, Shaeffer CW, Stevenson WG, Tomaselli GF. ACC/AHA/ESC guidelines for the management of patients with supraventricular arrhythmias: a report of the American College of Cardiology/American Heart Association Task Force on Practice Guidelines and the European Society of Cardiology Committee for Practice Guidelines (Writing Committee to Develop Guidelines for the Management of Patients With Supraventricular Arrhythmias. 2003. Ame Coll Card Web Site. Available at: http://www.acc.org/clinical/guidelines/arrhythmias/sva_index.pdf.

Focused Update of ESC Guidelines on device therapy in heart failure. European Heart Journal. 2010; 31: 2677-2687.

Fuster V, Rydén LE, Cannom DS, Crijns HJ, Curtis AB, Ellenbogen KA, Halperin JL, Le Heuzey J-Y, Kay GN, Lowe JE, Olsson SB, Prystowsky EN, Tamargo JL, Wann S, Smith SC Jr, Jacobs AK, Adams CD, Anderson JL, Antman EM, Hunt SA, Nishimura R, Ornato JP, Page RL, Riegel B, Priori SG, Blanc J-J, Budaj A, Camm AJ, Dean V, Deckers JW, Despres C, Dickstein K, Lekakis J, McGregor K, Metra M, Morais J, Osterspey A, Zamorano. JL. ACC/AHA/ESC 2006. Guidelines for the management of patients with atrial fibrillation—executive summary: a report of the American College of Cardiology/American Heart Association Task Force on Practice Guidelines and the European Society of Cardiology Committee for Practice Guidelines (Writing Committee to Revise the 2001 Guidelines for the Management of Patients With Atrial Fibrillation). Circulation. 2006; 114: 700-752. Published online before print August 2, 2006. DOI: 10/1161/Circulation AHA.106.177031.

Goldberger JJ, Cain ME, Hohnloser SH, Kadish AH, Knight BP, Lauer MS, Maron BJ, Page RL, Passman R, Siscovick D, Stevenson WG, Zipes DP. American Heart Association/American College of Cardiology Foundation/Heart Rhythm Society Scientific statement on noninvasive risk stratification techniques for identifying patients at risk for sudden cardiac death: a scientific statement from the American Heart Association Council on Clinical Cardiology Committee on Electrocardiography and Arrhythmias and Council on Epidemiology and Prevention. Heart Rhythm. 2008; 5(10): e1-e21.

Hugh Calkins, MD, FHRS; Josep Brugada, MD, FESC; Douglas L. Packer, MD, FHRS; Riccardo Cappato, MD, FESC; Shih-Ann Chen, MD, FHRS; Harry J.G. Crijns, MD, FESC; Ralph J. Damiano, Jr., MD; D. Wyn Davies, MD, FHRS; David E. Haines, MD, FHRS; Michel Haissaguerre, MD; Yoshito Iesaka, MD; Warren Jackman, MD, FHRS; Pierre Jais, MD; Hans Kottkamp, MD; Karl Heinz Kuck, MD, FESC; Bruce D. Lindsay, MD FHRS; Francis E. Marchlinski, MD; Patrick M. McCarthy, MD; J. Lluis Mont, MD, FESC; Fred Morady, MD; Koonlawee Nademanee, MD; Andrea Natale, MD, FHRS; Carlo Pappone, MD, PhD; Eric Prystowsky, MD, FHRS; Antonio Raviele, MD, FESC; Jeremy N. Ruskin, MD; Richard J. Shemin, MD. HRS/EHRA/ECAS Expert Consensus Statement on Catheter and Surgical Ablation of Atrial Fibrillation: Recommendations for Personnel, Policy, Procedures and Follow-Up. A report of the Heart Rhythm Society (HRS) Task Force on Catheter and Surgical Ablation of Atrial Fibrillation. Heart Rhythm. 2007; 4: 816-861.

Huikuri HV, Castellanos A, Myerburg RJ. Sudden death due to cardiac arrhythmias. N Eng J Med. 2001; 345(20): 1473-1482.

Wann LS, Curtis AB, January CT, Ellenbogen KA, Lowe JE, Estes NAM 3rd, Page RL, Ezekowitz MD, Slotwiner DJ, Jackman WM, Stevenson WG, Tracy CM, writing on behalf of the 2006 ACC/AHA/ESC Guidelines for the Management of Patients With Atrial Fibrillation Writing Committee. 2011 ACCF/AHA/HRS focused update on the management of patients with atrial fibrillation (updating the 2006 guideline): a report of the American College of Cardiology Foundation/American Heart Association Task Force on Practice Guidelines. Circulation. 2011; 123: 104-123.

Whipple GH, Scheffield IT, Woodman EG, Theiophilis C, Fiedman S. Reversible congestive heart failure due to chronic rapid stimulation of the normal heart. Proc N Engl Cardiovasc Soc. 1962; 20: 39-40.

CAPÍTULO 128
PERICARDITIS

LILIAN JOSÉ AGUIRRE-BETANCOURT

INTRODUCCIÓN

La pericarditis es la forma más común de enfermedad pericárdica; se refiere a la inflamación de las capas del pericardio, como resultado de una variedad de estímulos (infecciosos, autoinmunes, físicos e idiopáticos, entre otros), que desencadenan una respuesta inmunitaria estereotipada; caracterizada por dolor torácico asociado a menudo con cambios electrocardiográficos peculiares y, en ocasiones, acompañado de un gran derrame pericárdico. Puede presentarse de forma aislada o ser manifestación pericárdica de un trastorno sistémico (LES, artritis reumatoide o fiebre reumática). La inflamación pericárdica consiste en edema, engrosamiento de la capa parietal y producción de fluidos. La mayoría de los casos son autolimitados, pero ocasionalmente pueden ser recurrentes o crónicos. Las complicaciones más frecuentes de la pericarditis son el taponamiento cardíaco por un derrame pericárdico masivo o de instalación brusca, arritmias ventriculares o supraventriculares (por compromiso del miocardio) y pericarditis constrictiva crónica.

El pericardio consta de tres capas: un saco fibroseroso de pared doble, uno fibroso y el seroso que cubre el corazón y los grandes vasos. El pericardio fibroso es muy inflexible y protege al corazón de un llenado brusco, y actúa como una barrera ante inflamaciones, infecciones o procesos tumorales. El **pericardio seroso** constituye la capa interna, que está formado por dos capas: la capa visceral o epicardio, unida íntimamente al corazón y a la grasa epicárdica; esta capa se repliega sobre sí misma y da lugar a la capa parietal que se encuentra unida al pericardio fibroso. La cavidad pericárdica, como tal, se encuentra entre las dos hojas de la capa serosa y, en condiciones normales, contiene aproximadamente 20-25 mL de un líquido seroso que actúa como lubricante (película de líquido) que permite el movimiento cardíaco sin fricciones. El pericardio puede estar afectado por todas las categorías de enfermedades, que incluyen las infecciosas, autoinmunitarias, neoplásicas, iatrogénicas, traumáticas y metabólicas **(TABLA 163)**.

MANIFESTACIONES CLÍNICAS

Pueden presentarse síntomas y signos adicionales según la etiología subyacente o de la enfermedad sistémica (es decir, manifestaciones clínicas de infección sistémica como fiebre y leucocitosis; enfermedad inflamatoria o autoinmunitaria sistémica o cáncer). Seguidamente se hará una descripción de las diferentes formas de presentarse la pericarditis.

TABLA 163. Causas etiológicas de la pericarditis (Adaptado de Adler E. Guía ESC, 2015).

Causas infecciosas	
Virus (comunes)	Enterovirus (coxsackievirus, ecovirus), herpesvirus (EBV, CMV, HHV-6), adenovirus, parvovirus B19 (posible solapamiento con otros agentes etiológicos virales de miocarditis)
Bacterias	*Mycobacterium tuberculosis*, *Coxiella burnetii*, *Borrelia burgdorferi*; raramente *Pneumococcus*, *Meningococcus*, *Gonococcus*, *Streptococcus* spp., *Staphylococcus* spp., *Haemophilus*, *Chlamydia*, *Mycoplasma*, *Legionella* spp., *Leptospira*, *Listeria*, *Providencia stuartii*
Hongos (raras)	*Histoplasma* spp.,(frecuente en pacientes inmunocompetentes), *Aspergillus* spp., *Blastomyces* spp., *Candida* spp. (frecuentes en pacientes inmunocomprometidos)
Parásitos (muy raras)	*Echinococcus* spp., *Toxoplasma* spp.
Causas no infecciosas	
Autoinmunitarias (frecuentes)	Enfermedades sistémicas autoinmunitarias y autoinflamatorias (lupus eritematoso sistémico, síndrome de Sjögren, artritis reumatoide, esclerosis sistémica), vasculitis sistémica (granulomatosis con poliangitis (enfermedad de Wegener), granulomatosis eosinofílica con poliangitis (antes síndrome de Churg-Strauss), enfermedad de Horton, arteritis de Takayasu, síndrome de Behçet), sarcoidosis, fiebre mediterránea familiar, enfermedad inflamatoria intestinal, enfermedad de Still
Neoplásicas	Tumores primarios (infrecuentes, el principal es el mesotelioma del pericardio). Tumores secundarios metastásicos (frecuentes, sobre todo cáncer de pulmón, mama y linfoma)
Metabólica	Uremia, mixedema, gota, anorexia nerviosa
Traumática y yatrogénica	Inicio precoz (infrecuente): daño directo (herida torácica penetrante, perforación esofágica); daño indirecto (herida torácica no penetrante, daño por radiación) Inicio tardío: síndromes de daño pericárdico (frecuentes) como el síndrome tras infarto del miocardio, síndrome tras pericardiotomía, síndrome postraumático, incluido el traumatismo yatrogénico (por ej., intervención coronaria percutánea, implante de marcapasos y ablación con radiofrecuencia)
Inducida por fármacos (infrecuentes)	Lupus inducido por fármacos (procainamida, hidralazina, metildopa, isoniazida, fenitoína); fármacos antineoplásicos (a menudo asociados a miocarcardiopatía): doxorubicina, daunorubicina, pericarditis por hipersensibilidad con eosinofilia; amiodarona, metisergida, mesalazina, clozapina, minoxidil, dantroleno, practolol, fenilbutazona, tiazidas, estreptomicina, tiouracilo, estreptocinasa, ácido p-aminosalicílico, sulfamidas, ciclosporina, bromocriptina, algunas vacunas, GM-CSF, fármacos anti-TNF
Otras frecuentes	Amiloidosis, disección aórtica, hipertensión arterial pulmonar e insuficiencia cardíaca congestiva
Otras infrecuentes	Ausencia congénita parcial y completa del pericardio

CMV: citomegalovirus; EBV: virus de Epstein-Barr; GM-CSF: factor estimulador de colonias: granulocitos y macrófagos; HHV: herpesvirus humano; TNF: factor de necrosis tumoral.

Pericarditis aguda. Se caracteriza por un dolor retroesternal de inicio súbito; aunque puede ser sordo o pulsátil; se alivia al sentarse (sedestación) e inclinarse hacia delante, aumenta con la inspiración, la tos y el hipo (pleurítico) y se puede irradiar a los hombros. Concomitantemente fiebre, escalofríos, fatiga y debilidad. La disnea aparece cuando existe un derrame importante. El hallazgo físico sobresaliente es el frote pericárdico, que frecuentemente se confunde con un frote pleural. Es semejante al ruido que origina el "mecate de la hamaca en la alcayata"; como un chirrido, es sincrónico con los movimientos cardíacos, puede tener uno o varios componentes, que corresponden a la contracción y relajación del corazón; se modifica con los movimientos respiratorios, se oye mejor con la membrana del estetoscopio fuertemente aplicada en el borde esternal izquierdo en su tercio inferior, y no se irradia; aumenta de intensidad en la posición sentada, en espiración y en el decúbito lateral izquierdo y, persiste aunque se interrumpa la respiración (apnea); a diferencia del frote pleural que se manifiesta con los movimientos respiratorios. Cuando hay derrame importante, los ruidos cardíacos son débiles y aumenta el área de percusión de la matidez cardíaca. La **pericarditis aguda idiopática** generalmente tiene un buen pronóstico y es muy bajo el riesgo de taponamiento cardíaco (<2%), constricción crónica (<0,5%) o muerte hospitalaria (1,1%).

Pericarditis recurrente. La pericarditis recurrente generalmente es un trastorno autoinmune y no viral; predomina en el sexo femenino y se presenta hasta en un 30% después de una pericarditis aguda. Es necesario para el diagnóstico un intervalo libre de síntomas de 4 a 6 semanas y evidencia de una nueva inflamación pericárdica. Está relacionado con recurrencias anteriores y con el uso inicial inapropiado de corticoesteroides. La pericarditis tuberculosa, purulenta, neoplásica y autoinmune se han asociado con un alto riesgo de "pericarditis recurrente" (57%), pericarditis constrictiva crónica (8%) y taponamiento cardíaco hasta un 50%; particularmente en derrames malignos.

Pericarditis constrictiva crónica. Se observa frecuentemente como consecuencia de cualquier pericarditis, pero predomina la etiología tuberculosa, piógena, hemopericardio (traumático y cirugía cardíaca), metástasis, enfermedades autoinmunitarias, micóticas e idiopática. Se forma un tejido de granulación con un pericardio rígido, fibroso, engrosado, y a veces calcificado, que limita el llenado ventricular, lo que genera signos y síntomas de insuficiencia cardíaca de predominio derecho. Los pacientes pueden referir disnea, cansancio, edemas periféricos y aumento del perímetro abdominal por ascitis o edema de la pared abdominal. Puede tener una presentación clínica atípica y larvada, que es posible confundir inicialmente con un trastorno hepático primario.

En la exploración física destaca la presencia de signos de congestión venosa, hepatomegalia, ingurgitación yugular, derrame pleural y ascitis. Puede observarse típicamente el signo de Kussmaul, que consiste en la ausencia de descenso de la ingurgitación yugular con la inspiración o aumento paradójico de la presión venosa yugular durante la inspiración. Es característica la aparición de un golpe "*knock*" pericárdico a la auscultación en la protodiástole, que puede confundirse con un tercer ruido. Se debe hacer el diagnóstico diferencial con la miocardiopatía restrictiva, hipertensión pulmonar, insuficiencia cardíaca derecha, infarto del ventrículo derecho y valvulopatía tricuspídea.

El tratamiento consiste en compensar al paciente con reposo en cama, dieta hiposódica y digitálicos en caso de disfunción miocárdica o taquiarritmias supraventriculares. Los diuréticos deben usarse con prudencia para evitar una hipovolemia deletérea. Lo más importante y definitivo es la pericardiectomía con decorticación amplia y biopsia para definir la etiología; esta tiene una mortalidad del 5% al 10%.

Taponamiento cardíaco. El taponamiento cardíaco es una compresión progresiva (lenta o rápida) del corazón, que pone en peligro la vida del paciente. Se debe a la acumulación pericárdica de líquido, pus, sangre o gas como consecuencia de múltiples patologías. Se caracteriza por la *tríada de Beck*: hipotensión arterial, ruidos cardíacos hipofonéticos e ingurgitación yugular, sin descenso de la onda "Y" del pulso venoso yugular. El taponamiento depende más de la velocidad de aparición del líquido que de la cantidad. Puede ocurrir por la aparición súbita de 200 mL de sangre (hemopericardio) o la presencia paulatina de 2.000 mL (mixedema). El taponamiento puede ocasionar un estado de *shock* con agitación psicomotriz, palidez con cianosis distal, taquicardia, extremidades frías y húmedas; además, *pulso paradójico* (disminución de la tensión arterial sistólica, más de 10 mm en la inspiración); cuando es > de 10 mm se puede detectar un pulso arterial disminuido durante la inspiración. Curiosamente, el pulso paradójico se observa poco en la *pericarditis constrictiva* porque el pericardio rígido no permite los cambios de presión que ejercen los movimientos respiratorios sobre las cámaras cardíacas. El tratamiento del taponamiento cardíaco incluye el drenaje del líquido pericárdico, preferiblemente mediante pericardiocentesis con aguja, usando una guía fluoroscópica o ecocardiográfica, y debe realizarse urgentemente en pacientes inestables. Como alternativa, el drenaje puede ser quirúrgico (pericardiectomía), sobre todo en algunas situaciones agudas como la pericarditis purulenta o en el hemopericardio traumático.

DIAGNÓSTICO

El diagnóstico clínico de la pericarditis aguda puede hacerse con los siguientes criterios: dolor torácico (>85%-90%) y el frote pericárdico (33%), derrame pericárdico (hasta 60% de los casos, generalmente leve, demostrado con el ecocardiograma) y cambios típicos en el electrocardiograma (hasta 60% de los casos) con elevación generalizada del segmento ST o depresión PR en la fase aguda. Los cambios en el ECG implican inflamación del epicardio, ya que el pericardio parietal *per se* es eléctricamente inerte. La elevación de los marcadores de inflamatorios como la PCR, VSG y leucocitosis son hallazgos comunes de la pericarditis y son de ayuda para monitorizar la actividad la enfermedad y la eficacia del tratamiento. Los pacientes con miocarditis concomitante pueden presentar elevación de marcadores de daño miocárdico (como creatina fosfocinasa y troponinas **(TABLA 164)**.

Electrocardiograma. Los hallazgos más notables de acuerdo a la expresión clínica, son:
1. **Pericarditis aguda**: elevación cóncava del segmento ST en casi todas las derivaciones "signo de la bandera" y depresión de la onda T.
2. **Taponamiento cardíaco**: complejos QRS de bajo voltaje y alternancia eléctrica (QRS de diferente amplitud en forma alterna).

TABLA 164. Criterios diagnósticos de pericarditis. Adaptado de Adler E, Charron P. Guía ESC 2015.

Pericarditis	Definición y criterios diagnósticos

Aguda	Síndrome pericárdico inflamatorio que se debe diagnosticar con al menos dos de los siguientes criterios:
	1. Dolor torácico pericardítico
	2. Frote pericárdico
	3. Elevación difusa del segmento ST de nueva aparición o depresión PR en el ECG
	4. Derrame pericárdico (nuevo o empeoramiento)
	Hallazgos adicionales de apoyo:
	  – Elevación de marcadores de inflamación (PCR, VSG y conteo leucocitario)
	  – Evidencia de inflamación pericárdica por imagen (TC, RM)

Incesante	Pericarditis > 4-6 semanas pero < 3 meses sin remisión
Recurrente	Recurrencia de pericarditis después de un primer episodio documentado de pericarditis aguda e intervalo libre de síntomas de 4-6 semanas o más*
Crónica	Pericarditis > 3 meses

*Normalmente en un plazo de 18-24 meses, pero no se ha establecido un límite superior del tiempo preciso.

3. **Pericarditis constrictiva crónica**: aplanamiento difuso e inversión de la onda T y fibrilación auricular.

Ecocardiografía Doppler bidimensional transtorácica. Es el estudio más sensible para el diagnóstico de patologías del pericardio; se puede detectar el grosor del pericardio, presencia de líquido entre sus hojas, y disminución de su movimiento y aumento del movimiento del corazón dentro del saco pericárdico "corazón en vaivén". Es útil para detectar la cuantía del líquido y predecir un eventual taponamiento cardíaco en la evolución de una pericarditis aguda. La ecocardiografía con Doppler hemodinámico es de gran valor en la pericarditis constrictiva crónica

TC y RM torácicas. Revelan la magnitud y localización exacta del líquido, derrames tabicados, engrosamiento y calcificación del pericardio y presencia de tumores. Permiten diferenciar la miocardiopatía restrictiva de la pericarditis constrictiva crónica.

TRATAMIENTO

Se describirán algunas de las pericarditis más frecuentes observadas en la práctica clínica y su tratamiento específico.

Pericarditis aguda vírica. En la mayoría de los casos no se puede establecer la etiología viral, por lo que generalmente se le denomina "idiopática". Es más frecuente en el sexo masculino y en la tercera o cuarta década de la vida. Se le atribuye a virus ECHO, coxsackie, adenovirus, VIH, influenza, parotiditis, varicella-zóster y EBV. Aparece después de 10 a 15 días de una infección de las vías respiratorias alta o baja, asociada neumonitis y derrame pleural. Es de curso autolimitado, el taponamiento es raro y a veces es recidivante, por probables mecanismos inmunitarios. Se indica cualquier antiinflamatorio no esteroideo, para el alivio del dolor en la fase aguda: ibuprofeno 600 a 800 mg VO c/8 h; indometacina 50 mg c/8; el ketorolaco se puede utilizar por vía parenteral en caso de dolor acentuado e intolerancia oral, por un máximo de 5 días. Se prefiere la aspirina de 750 a 1.000 mg 3 veces al día en pacientes con enfermedad coronaria concomitante. La colchicina por su efeto antiinflamatorio se recomienda a la dosificación ajustada al peso, además, asociada a la aspirina.

Pericarditis y COVID-19. La patogenia de la pericarditis aguda y la miopericarditis en pacientes con COVID-19 aún no se comprende bien. La desregulación del sistema inmunitario es clave en la patogenia de la infección por SARS-CoV-2, lo que conduce a una producción excesiva de citocinas proinflamatorias, lo que da lugar a lo que se ha denominado "tormenta de citocinas". Esta respuesta inflamatoria aumentada puede desempeñar un papel en las diferentes presentaciones cardiovasculares asociadas con COVID-19, incluidas la pericarditis y la miopericarditis. En general, la COVID-19 probablemente comparte los mismos mecanismos fisiopatológicos que se observan en otras infecciones víricas (Journal of Cardiovascular Medicine, 2021: 22-9).

Pericarditis piógena (purulenta). Es ocasionada por gérmenes piógenos como estafilococos, neumococos, estreptococos, gramnegativos (*E. coli, Proteus, Pseudomonas y Haemophilus*) y anaerobios *Bacteroides fragilis, Peptostreptococcus, Clostridium, Fusobacterium, Bifidobacterium* y *Actinomyces* spp. Se origina por sepsis, focos en órganos vecinos (pulmones, endocardio, pleura), perforación esofágica, cirugía cardiotorácica y heridas punzo penetrantes del tórax. Tiene una mortalidad alrededor del 50%. En caso de obtenerse el líquido pericárdico es recomendable la coloración de Gram y el cultivo (bacterias, BK, hongos). Se debe usar la oxacilina para estafilococos sensibles a la penicilina; cuando es MRSA, se emplea la vancomicina o linezolid; en todo caso, ante el desconocimiento del germen se impone el uso empírico de antibióticos de amplio espectro como cefalosporinas de tercera generación, carbapenémicos, piperacilina/tazobactam y vancomicina. El drenaje quirúrgico es recomendable si a los pocos días no hay respuesta al tratamiento.

Pericarditis tuberculosa. Es una de las causas más frecuentes de pericarditis constrictiva crónica; puede ocurrir aun en ausencia de lesiones pulmonares y provenir generalmente de ganglios mediastinales afectados. Actualmente es obligatorio descartar el sida por la asociación frecuente de estas dos patologías. El cuadro clínico se puede presentar en forma aguda, aunque generalmente es insidioso; el derrame pericárdico es frecuente y generalmente evoluciona a una pericarditis constrictiva. En el 90% de los pacientes el PPD es positivo y en el 50% de ellos se puede identificar el BK en el líquido pericárdico mediante la coloración de Ziehl-Neelsen, cultivo o inoculación en el cobayo. Es útil cuantificar la *desaminasa de adenosina* (ADA); niveles >30 UI/L hablan en favor de pericarditis tuberculosa con una sensibilidad cerca del 100%; asimismo, el interferón gamma producido por linfocitos T (IGRA) > de 0,90 UI/mL, sugiere la enfermedad (VR= <0,20 UI/mL). También es útil la reacción en cadena de la polimerasa. El tratamiento se debe iniciar lo más pronto posible para evitar la progresión a la pericarditis constrictiva crónica, que culmina muchas veces en una pericardiectomía. El tratamiento ideal es la cura triple (ver tuberculosis).

Pericarditis asociada a la fiebre reumática. Se presenta frecuentemente como parte de la pancarditis reumática; raramente se complica con taponamiento cardíaco. El tratamiento consiste en reposo en cama, aspirina y antibióticos para erradicar *Streptococcus* β-hemolítico del grupo A de las vías respiratorias superiores, con penicilina V o penicilina benzatínica. Cuando no hay respuesta a la aspirina se indica la prednisona, 50 a 60 mg VO diarios por 6 semanas; es conveniente una reducción progresiva antes de la suspensión total. Las manifestaciones de la pericarditis remiten generalmente a la semana de iniciado el tratamiento, pero la taquicardia, la fiebre y el aumento de la VSG se prolongan por más tiempo para normalizarse. Se debe recordar el carácter recidivante de la fiebre reumática, por lo que es necesario tratar todas las faringoamigdalitis aguda con penicilina, además del tratamiento profiláctico, en caso de valvulopatía reumática (ver fiebre reumática).

Pericarditis asociada al infarto del miocardio. Se presenta en un 7% a 15% de los pacientes con infarto del miocardio, aparece al segundo día del hecho, es leve y dura poco. Sin embargo, existe una forma de pericarditis que se presentan en el 4% de los pacientes con infartos y ocurren alrededor de la tercera o cuarta semana del infarto; se conoce como **síndrome de Dressler**; que se caracteriza por dolor precordial, fiebre, malestar general y artralgias; a veces se acompaña de pleuritis y neumonitis. La pericarditis puede ser fibrinosa o con derrame pericárdico y en ciertas ocasiones sanguinolento; y eventualmente puede evolucionar al taponamiento cardíaco o presentar recidivas. Por lo general se resuelve en 2 a 4 semanas con reposo y AINE COX-1 como el ibuprofeno, 400 mg VO c/12 h o naproxeno, 500 mg VO c/12 h; como alternativa, los COX-2 como el mexolicam, 15 mg/día VO. No es recomendable el uso de aspirina por sus propiedades antiagregantes, ni los anticoagulantes (heparina y/o warfarina) por la posibilidad de hemopericardio y taponamiento cardíaco. En los casos graves se debe recurrir a la prednisona, 60 mg VO diarios, por una a dos semanas, y luego, reducción gradual de 5 a 10 mg cada 3 días hasta la suspensión total. En caso de taponamiento se debe hacer la pericardiocentesis, y en pacientes graves y recidivantes, la pericardiectomía.

Pericarditis urémica. Es una complicación de la enfermedad renal crónica; ocurre en el 20% de los pacientes y es de etiología multifactorial. Puede ser de dos tipos (pericarditis urémica y la relacionada con la diálisis). **Pericarditis urémica.** Es la clásica o típica pericarditis que ocurre en pacientes que nunca han requerido diálisis; representa el 90% de los casos y cursa con derrame pericárdico seroso. Responde a la hemodiálisis, la indometacina o los corticoesteroides. **Pericarditis relacionada con la diálisis.** Aparece en pacientes bajo diálisis peritoneal o hemodiálisis continua. Pueden evolucionar al taponamiento cardíaco en un 10%, a una pericarditis subaguda 10% y a una pericarditis constrictiva crónica 5%. Solo un 10%-40% responde a la hemodiálisis intensa y muy poco a la indometacina y a los corticoesteroides. Cuando ocurre un taponamiento cardíaco se recomienda la pericardiocentesis continua mediante un catéter o el drenaje quirúrgico.

Pericarditis autoinmune. Es una complicación usual del lupus eritematoso sistémico; es recidivante y se puede acompañar de pleuritis (poliserositis). Para establecer el diagnóstico deben buscarse criterios de enfermedad lúpica. El tratamiento se basa en prednisona, 60 mg VO diarios; disminución progresiva y mantenimiento prolongado. El líquido de la pericarditis en la artritis reumatoide se destaca por el alto contenido de colesterol.

Pericarditis traumática. Es debida a traumatismos contusos o penetrantes del tórax con posible lesión del pericardio o miocardio. Se producen hemorragias dentro del saco pericárdico con pericarditis y eventual taponamiento cardíaco. También se han observado pericarditis en intervenciones cardíacas "síndrome pospericardiectomía", particularmente cuando se usan anticoagulantes. Para el tratamiento, en caso de no presentar infección, se emplean los AINE y/o los corticoesteroides. En casos de hemopericardio con taponamiento cardíaco se impone la pericardiocentesis; la extracción de sangre, aun en cantidades pequeñas como 50 mL, puede salvar la vida del paciente.

Pericarditis mixedematosa. Se trata de un derrame pericárdico de instalación lenta que puede llegar a ser voluminoso. Los síntomas asociados al hipotiroidismo deberían ser suficientes para hacer el diagnóstico, que se confirma con la disminución de las T_4 y T_3 libres y el aumento de la TSH. El tratamiento se hace con hormona tiroidea (levotiroxina) en forma gradual; se debe comenzar con 25 µg VO diarios y aumentar progresivamente a 50 µg, hasta alcanzar una dosis total diaria de 100 a 200 µg en dos meses.

Pericarditis micótica. Se puede presentar en la histoplasmosis, coccidioidomicosis, blastomicosis, nocardiosis y la candidiasis. En pacientes con sida es frecuente el *Cryptococcus neoformans*. Para el diagnóstico es importante obtener muestras de líquido o tejido pericárdico para estudios histológicos, coloreados con Grocott y el cultivo en medio de Sabouraud. También es de valiosa ayuda la determinación de títulos crecientes de fijación del complemento en el suero. El tratamiento es a base de antifúngicos parenterales (ver micosis sistémicas).

Otros tipos de pericarditis. El uso de medicamentos como la hidralazina y procainamida produce un cuadro semejante al LES, con una pericarditis que revierte al suspenderlos. Los carcinomas del pulmón y mama, linfomas, leucemias y mesoteliomas primarios pueden invadir el pericardio y producir taponamiento cardíaco que amerita pericardiocentesis y pericardiectomía. El líquido puede mostrar citología positiva y aumento de la LDH. Las radiaciones pueden ocasionar una pericarditis aguda fibrinosa que se observa en la radioterapia del tórax para cáncer (mama, tiroides, pulmón y mediastino) a la dosis total de 40 gray (Gy). Ocurre precozmente o aparece varios años después de la radiación; puede evolucionar al taponamiento cardíaco o a la pericarditis constrictiva crónica. El pronóstico es reservado por ser una miocardiopatía debida a fibrosis miocárdica, y el tratamiento más relevante consiste en la pericardiectomía.

Bibliografía

AdLer E, Charron P. Guía ESC 2015 sobre el diagnóstico y tratamiento de las enfermedades del pericardio. Rev Esp Cardiol. 2015; 68(12): 1226-1146. Disponible en versión electrónica: www.revespcardiol.org).

Andreis A, Imazio M. Pericarditis recurrente: una actualización sobre el diagnóstico y manejo. Sociedad Italiana de Medicina Interna (SIMI). 2021; 16: 551-558. https:// doi.org/10.1007/s11739-021-02639-6).

Cartón P, López M. El pericardio: anatomía, patología y técnicas de imagen. SERAM. Sociedad Española de Radiología Médica. 2020. 35 Congreso Nacional. Disponible en http://www.seram.es).

Chiabrando J, Bonaventura A, Vecchié A, et al. Management of acute and recurrent pericarditis. J Am Coll Cardiol. 2020; 75(1): 76-92. http://www.acc.org/jacc-journals-cme.

Imazio M, Cecchi E, Demichelis B, et al. Indicators of poor prognosis of acute pericarditis. Circulation. 2007; 115: 2739-2744.

Imazio M, Brucato A, Trinchero R, et al. Diagnosis and management of pericardial diseases. Nat Rev Cardiol. 2009; 6: 743-751.

Khandaker MH, et al. Pericardial disease. Diagnosis and management. Mayo Clin Proc. 2010; 85: 572-593.

Koster N, Narmi A, Anand K. Bacterial pericarditis. Am J Med. 2009; 122(5): e1-e2.

Leoncini G, Iurilli L, Queirolo A, Catrambone G. Primary and secondary purulent pericarditis in otherwise healthy adults. Interact Cardiovasc Thorac Surg. 2006; 5: 652-654.

Maisch B, Seferovic PM, Ristic AD, et al. Guidelines on the diagnosis and management of pericardial diseases executive summary. The task force on the diagnosis and management of pericardial diseases of the European Society of Cardiology. Eur Heart J. 2004; 25: 587-610.

Mayosi BM, Burgess LJ. Tuberculous pericarditis. Circulation. 2005; 112: 3608-3616.

Sandoval D, Vásquez M, Murillo J. Abordaje de pericarditis aguda y recurrente. Revista Médica Sinergia. 2020 agosto; 5(8): e418. http://revistamedicasinergia.com.

CAPÍTULO 129
TROMBOSIS VENOSA PROFUNDA DE LOS MIEMBROS INFERIORES

FRANCIS MARIEL SUÁREZ-PÉREZ

INTRODUCCIÓN

En los miembros inferiores, el sistema venoso profundo comprende la vena ilíaca externa, femoral común, femoral superficial, femoral profunda, poplítea, tronco venoso tibioperoneo, tibiales y plexos venosos de los músculos gastrocnemios y sóleo (pantorrilla). El sistema venoso superficial está formado por las venas safenas: externa e interna. La trombosis venosa profunda (TVP), puede ser *proximal* (abarca las venas ilíaca externa y femoral común) y *distal* por debajo de la vena poplítea; esta consiste en la formación de un coágulo o trombo en estas venas, que obstruyen parcial o totalmente su luz, no incluye la inflamación de su pared y es potencialmente fatal. Mientras que la *tromboflebitis* es una inflamación y trombosis de una vena, generalmente superficial, de curso benigno y autolimitada; es producida por agentes infecciosos o no infecciosos (traumáticos o yatrogénicos) y en el 90% de los casos ocurre en pacientes con várices superficiales (extraaponeuróticas).

La incidencia de TVP es baja en la segunda y tercera década de la vida, aumenta considerablemente con la edad y es rara en niños. Es una causa frecuente de ausentismo laboral y ocasiona costos médicos elevados. Es infrecuente en ambos miembros, y cuando ocurre, sugiere un probable estado de hipercoagulabilidad, como una neoplasia subyacente y en la mayoría de ellos sin los factores de riesgo reconocidos. La evolución de una tromboflebitis superficial a TVP ocurre en menos del 10% de los casos, razón por la que estos pacientes se deben evaluar periódicamente y confirmarlos con el eco-Doppler venoso para detectar la posible propagación hacia las venas profundas. La TVP, mundialmente es una de las principales causas de muerte, sobre todo en pacientes con antecedente de postramiento, daño medular espinal, trauma mayor, cirugía ortopédica y tromboembolismo pulmonar (TEP).

Más del 90% del TEP se debe a una TVP distal; sin embargo, solo un 10% de estas causan un TEP. Mientras que, un 50% de las TVP proximales sin tratamiento generan un TEP en un periodo de 3 meses. En EE.UU. se presentan 348.558 hospitalizaciones cada año por TVP y, las tasas de recurrencia alcanzan el 14%. Se estima que existen 8.000 casos de TVP secundarios a COVID2 con una letalidad del 10%. En Venezuela, en la maternidad Concepción Palacios, en 40 años, de 1.328.878 pacientes admitidos, 975 presentaron TVP y 116 TEP en el año 2021.

De acuerdo con la triada de Virchow, la trombosis venosa profunda ocurre por la combinación de tres factores: estasis sanguíneo, anormalidad en la pared venosa e hipercoagulabilidad. A continuación, se describen los factores predisponentes más frecuentes de la TVP en miembros inferiores (TVPMI).

Estasis sanguíneo. Es más frecuente en la edad avanzada, obesidad, embarazo, insuficiencia venosa/ várices, inmovilización prolongada (viajes en automóvil o avión), posoperatorio, politraumatismos graves, quemaduras, insuficiencia cardíaca crónica, infarto del miocardio, arritmias cardíacas (fibrilación auricular), valvulopatías (estenosis e insuficiencia mitral), catéteres centrales y antecedentes de TVP.

Anormalidad de la pared. Patologías que cursan con inflamación o proliferación del endotelio, como ocurre en los traumatismos, quemaduras, sepsis y vasculitis. **Trombofilias.** Incluyen los estados de hipercoagulabilidad adquiridos y congénitos. En estas patologías se evidencia un desbalance hemostático entre los factores procoagulantes y anticoagulantes. La causa más común de trombofilia familiar es la mutación de factor V Leiden, que origina resistencia a la proteína C activada; está presente en el 5% de la población europea y virtualmente ausente en África y Asia. Las trombofilias deberían ser investigadas en casos de antecedentes familiares, trombosis idiopática recurrente, TVP en menores de 45 años, existencia concomitante de trombosis venosa y arterial, asociación de trombosis y abortos a repetición, sitios inusuales de trombosis y necrosis de piel relacionadas al uso de cumarínicos.

MANIFESTACIONES CLÍNICAS

El compromiso unilateral de las venas proximales suele cursar con pesadez, discreto aumento de la temperatura, dolor profundo y edema de la pierna que se alivian con el decúbito y/o la elevación del miembro; resalta la presencia de pulsos arteriles distales. La trombosis de las venas poplíteas y distales de la pantorrilla produce edema y dolor solo en la zona de los músculos gemelos; 20% a 30% de esta, puede progresar por encima de la vena poplítea. El aumento exagerado del volumen del miembro incrementa la presión, que puede llevar a comprimir los tejidos, vasos y nervios, que ocasionan un **síndrome compartamental agudo**. Sin embargo, un 50% de estos pacientes pueden ser asintomáticos y progresar a la insuficiencia venosa crónica.

El clásico signo de Homans (dolor en la pantorrilla con la dorsiflexión del pie) es poco específico y puede ser positivo en muchas enfermedades con las cuales es necesario establecer el diagnóstico diferencial; tener en cuenta que la TVP en miembros inferiores, puede coexistir con estas enfermedades:

1. Quiste de Baker en el hueco poplíteo (hernia de la cápsula articular con salida del líquido sinovial).
2. Traumatismos con desgarro muscular o hematomas de la pantorrilla.
3. Edema linfático (linfedema).
4. Compresión venosa extrínseca por tumores o lesiones ocupantes de espacio abdominopélvicos.
5. Erisipela o celulitis con linfagitis.
6. Hernia discal lumbar con dolor lumbociático.

7. Síndrome de compartimiento muscular, miositis y fístulas arteriovenosas.

Wells et al., han planteado el grado de probabilidad diagnóstica con base en una escala de puntuación. Se clasifica en baja, intermedia o de alta probabilidad clínica (TABLA 165).

TABLA 165. Probabilidades diagnósticas de TVPMI (Wells).

Características clínicas	
Malignidad activa (quimioterapia actual durante los últimos 6 meses o tratamiento paliativo)	1
Parálisis, paresia o inmovilización ortopédica en miembros inferiores	1
Postración en cama por más de 3 días o cirugías dentro de las 4 semanas pasadas	1
Sensibilidad localizada a lo largo de una vena profunda	1
Edema de toda la pierna	1
Edema unilateral de la pantorrilla mayor de 3 cm de diferencia con respecto a la contralateral	1
Edema que deja fóvea	1
Venas superficiales adversos	1
Diagnóstico alternativo tan o más probable que la TVP	<2

La interpretación de la puntuación de riesgo (probabilidad de TVP): ≥ 3 puntos: riesgo elevado (75%); 1 a 2 puntos: riesgo intermedio (17%) y <1 punto: riesgo bajo (3%).

A pesar de que la escala Wells es un método de diagnóstico con baja especificidad, es un abordaje rápido y apropiado en pacientes con clínica sospechosa, al asignar un puntaje en base a los síntomas y factores de riesgo asociados a la enfermedad.

Las complicaciones más trascendentales de la TVP son las siguientes:

1. **Embolismo pulmonar.** En un 50% e hipertensión pulmonar por TEP recurrente 2%-4%.
2. **Síndrome postrombótico.** Se caracteriza por trombos remanentes e insuficiencia de las válvulas venosas; ocurre alrededor de un 60% en la trombosis iliofemorales.
3. **Complicaciones clínicas especiales.** *Flegmasia alba dolens, flegmasía cerulea dolens* y la gangrena venosa.

DIAGNÓSTICO

Para el abordaje de un paciente con un evento trombótico, como la TVPMI es estrictamente necesario una historia clínica centrada en factores de riesgo para desarrollar eventos trombóticos y un examen físico completo; ya que alrededor del 70% de los pacientes son asintomático y más de un 50% de ellos simula un cuadro por otras patologías. La alta tasa de morbilidad se debe a su carácter recurrente, a la presencia del síndrome postrombótico y que solo un 50% de los pacientes con sospecha de la enfermedad son positivos con los diferentes métodos diagnósticos.

Los procedimientos empleados para el diagnóstico de la TVP son el dímero D, el ultrasonido venoso o eco-Doppler-color, la venografía con tomográfica computarizada, y la venografía con resonancia magnética. La pletismografía de impedancia, la flebografía con medio de contraste y la flebografía isotópica han sido han sido desplazados por los nuevos procedimientos, dada su versatilidad e inocuidad.

A continuación, se describen los métodos y procedimientos diagnósticos:

Dímero D. Es producto de la degradación de la fibrina, a partir de la degradación de un coágulo sanguíneo secundario al proceso de fibrinolisis; presenta una sensibilidad del 94%-96% y puede permanecer elevado en pacientes con TVP hasta por una semana luego de su diagnóstico. Es importante tener presente que otras patologías asociadas pueden elevar el dímero D; por ej., las quemaduras, el embarazo, cáncer y la enfermedad renal crónica.

Tiempos de coagulación. Se deben hacer con el fin de detectar condiciones de hipercoagulabilidad como la deficiencia del factor III y de la proteína C, entre otras (ver estados de hipercoagulabilidad).

Eco-Doppler-color. Posee una sensibilidad del 96% y una especificidad 98%. Tiene buena aceptación por parte del paciente, posibilidad de repetirlo ante la duda diagnóstica o durante el seguimiento, disponibilidad en los servicios de urgencias, posibilidad de desplazarlo a unidades de cuidados intensivos, así como capacidad para diagnosticar otras patologías y ser operado e interpretado, no solo por personal médico, sino por técnicos especialistas. Es un procedimiento no invasivo y fácil de hacer que permite visualizar el trombo por ultrasonido en tiempo real y evaluar el flujo venoso mediante el Doppler; particularmente en el sector venoso proximal, es decir por encima de la rodilla (venas femorales, poplíteas y grandes venas proximales de los músculos gastrocnemios y sóleo), tiene un valor predictivo del 95%, con sensibilidad mayor del 95% y especificidad del 97%; y a nivel distal, por debajo de la rodilla la sensibilidad cae significativamente hasta el 70% a 80%. El procedimiento se basa en la dificultad de colapsar la vena mediante su compresión; si el vaso es totalmente compresible y desaparece el flujo (signo del guiño), se concluye que es permeable, pero si las venas no son compresibles por la gran distensión pasiva ocasionada por un trombo agudo, se considera el diagnóstico de TVP.

El signo más directo y confiable es la imposibilidad del colapso completo de la pared venosa cuando se comprime con el transductor en proyección transversal, así como la visualización directa del trombo intraluminal, de aspecto homogéneo y de baja ecogenicidad.

Se pueden producir falsos positivos en situaciones en las que existe una gran hipertensión venosa por insuficiencia cardíaca congestiva, hipertensión portal con ascitis, compresiones extrínsecas intraabdominales, obesidad y edema subcutáneo. Asimismo, en la exploración de los segmentos medios y distales del plexo gastronemio y sóleo resulta imposible asegurar la colapsabilidad de todas y cada una de las venas sóleo gemelares. A pesar del extraordinario valor de esta prueba, tiene los siguientes inconvenientes:

1. Difícil diferenciar las venas superficiales de las profundas, venas adversos dilatadas, venas de las pantorrillas y estructuras no vasculares.
2. Dificultad para la detección de trombosis en las venas de la pantorrilla, en el canal del aductor y en la vena femoral superficial accesoria.
3. Inadecuado en el embarazo por la incapacidad para comprimir la vena femoral y mantener una posición prolongada de la paciente.

4. Produce falsos positivos en la insuficiencia cardíaca congestiva, en la insuficiencia venosa y en la compresión venosa extrínseca por tumores pélvicos.

Venografía con TC. Esta venografía tiene una sensibilidad por encima del 90% y especificidad del 95% para la TVP proximal, y puede mostrar TVP en el 30%-50% de los pacientes con TEP; este hallazgo en pacientes con sospecha de TEP es suficiente para iniciar la anticoagulación sin necesidad de pruebas adicionales. Al combinar la venorafía-TC con la angio-TC de tórax, tiene una sensibilidad hasta del 90% y una especificidad de 95% para TEP.

Resonancia magnética nuclear. Este estudio tiene múltiples ventajas, como su alta definición de lectura y generar imágenes del interior del cuerpo, incluso con vista tridimensional; se utiliza en los casos de trombosis venosa profunda en lugares anatómicos inusuales como en venas ilíacas o mujeres embarazadas.

Venografía con RM. La venografía con RM y medio de contraste tiene una precisión diagnóstica similar al eco-Doppler. Es útil en pacientes con sospecha de trombosis de la vena cava superior e inferior y venas pélvicas, así como en embarazadas, alérgicos al yodo y cuando existen trombos distales.

TRATAMIENTO

La anticoagulación es la principal terapia de la TVP. El objetivo de los anticoagulantes es prevenir la extensión del trombo, su recurrencia y el TEP. Si la sospecha clínica es alta y hay algun retraso en las pruebas que confirmen el diagnóstico, debe iniciarse el tratamiento de inmediato. La TVP, particularmente la proximal, debe ser tratada pronta y enérgicamente debido a la alta posibilidad de extensión del trombo y el TEP masivo, que es de alta mortalidad. El tratamiento de elección son los anticoagulantes tradicionales, los nuevos anticoagulantes orales (inhibidores del factor Xa) como rivaroxabán, apixabán, edoxabán y parenterales como las heparinas y el fondaparinux. Además existen los inhibidores directos de la trombina orales: dabigatran y parenteales: argabotrán, bivalirudina, desirudina; y finalmente los agentes trombolíticos. En las fases iniciales se usa la heparina y/o los trombolíticos, y posteriormente la warfarina sódica por 3 a 6 meses; según la respuesta del paciente o la gravedad de la enfermedad. Cuando hay embolismo pulmonar se debe prolongar por 9 a 12 meses. Otras alternativas de tratamiento incluyen los filtros en la vena cava inferior y la trombectomía. La información sobre la prescripción de los anticoagulantes a largo plazo debe incluir la administración, monitorización de rutina, evitar dosis inapropiadas, ajustar las dosis y su interacción con fármacos y alimentos (ver terapia antitrombótica).

Trombolisis. Está indicada en TVP proximal de gran tamaño, embolia pulmonar con inestabilidad hemodinámica (presión arterial sistólica <90 mm Hg) y en casos refractarios a la anticoagulación. El uso de los agentes trombolíticos para la lisis de los trombos venosos y la recanalización inmediata de la obstrucción vascular es una alternativa para los pacientes con TVP. No han tenido popularidad, dada la versatilidad y eficacia de los anticoagulantes, comparada con los riesgos de sangrado y el alto costo de los trombolíticos. Los más usados son la estreptocinasa y el activador del plasminógeno tisular. Existe una mayor frecuencia de sangrado

(2,9 veces) en el grupo de pacientes tratados con estreptocinasa que con heparina; pero posee las siguientes ventajas sobre esta:

1. Disminución rápida de los síntomas agudos.
2. Prevención inmediata del embolismo pulmonar.
3. Prevención notable del síndrome postrombótico debido a la lisis inmeiata del coágulo y a la preservación de las válvulas venosas. La lisis del coágulo es del 20% a 70% con trombolíticos y de 0% a 28% con la heparina. Los trombolíticos se reservan para pacientes con TVP ileofemoral masiva con riesgo de gangrena secundaria a la oclusión venosa. Los mejores resultados se obtienen con el uso precoz, en los primeros 3 días y sin antecedentes de trombosis previas. Una vez terminados los trombolíticos, se debe continuar con heparina y warfarina a la dosis convencional.

Los trombolíticos aplicados por catéter instalado cerca del trombo ha sido propuesta en pacientes con TVP ileofemoral oclusiva con la finalidad de remover rápidamente el trombo y restaurar el drenaje venoso. El catéter es insertado en la vena poplítea o tibial posterior a través de una venopunción guiada por ultrasonido. El trombolitico más usado es el tPA y se asocia con sangrado local y sistémico, por lo cual debe reservarse esencialmente para salvar el miembro en casos aislados. La HBPM se usa comúnmente, seguida de anticoagulantes orales por 3 a 6 meses a partir de la fecha de inicio. Las opciones de tratamiento postrombolítico es la anticoagulación con warfarina o nuevos anticoagulantes orales: dabigatran, rivaroxaban, los cuales no tienen interacción con los con los fármacos y alimentos.

Trombectomía venosa. Se emplea en pacientes con TVP proximal que cumplan con las siguientes características: menores de 40 años de edad, trombosis postraumática, posoperatoria o posparto (*flegmasia cerulea dolens*). Se complica comúnmente con la formación recurrente de trombos y un alto porcentaje de pacientes requiere dilatación secundaria, reintervención y anticoagulación por largo plazo.

Tratamiento endovascular. Es una modalidad menos invasiva y puede hacerse transcutánea. Este método tiene una alta tasa de éxito; las complicaciones son muy limitadas, se emplea poco tiempo y el paciente regresa a la función diaria normal casi inmediatamente después del procedimiento. Se logra una permeabilidad hasta del 90%, rápida mejoría en cuanto a la calidad de vida y menos enfermedad venosa crónica. En la última década, la colocación de *stents* endovenosos percutáneos ha sido considerada para el tratamiento de la obstrucción del flujo venoso en las extremidades inferiores, y puede conducir a una alta tasa de permeabilidad y baja tasa de reestenosis.

Prevención

Las recomendaciones para prevenir los fenómenos tromboembólicos están basadas en el riesgo que confiere cada patología en particular. La clasificación de riesgo en pacientes que ameritan tratamiento médico o quirúrgico se resume a continuación:

Riesgo bajo. Paciente menor de 40 años sin factores de riesgo, trauma o enfermedad médica menor y cirugía menor no complicada.

Riesgo intermedio. Paciente mayor de 40 años sin factores de riesgo y una cirugía mayor.

Riesgo moderado. Edad mayor de 40 años con factores de riesgo como enfermedad cardiopulmonar (insuficiencia cardíaca, EPOC), cáncer o enfermedad inflamatoria intestinal, trauma mayor o quemaduras

Riesgo alto. Paciente mayor de 40 años para cirugía mayor, con antecedentes de infarto del miocardio, insuficiencia cardíaca crónica, ACV, inmovilización prolongada, parálisis y postración, obesidad, várices o uso de estrógeno

Muy alto riesgo. Paciente mayor de 40 años, cirugía mayor con antecedentes de TVP o TEP previos, trombofilia, enfermedad maligna, cirugía ortopédica (fractura de cadera), ACV o lesión medular, parálisis de miembros inferiores, insuficiencia cardíaca crónica o *shock*.

Los métodos preventivos pueden ser físicos y farmacológicos; los físicos están dirigidos a combatir la estasis venosa como movilización precoz, compresión neumática intermitente y medias de compresión decreciente, desde el pie hasta la cintura, que provoque aumento de la velocidad del retorno venoso. Su indicación relevante es cuando los anticoagulantes están contraindicados (cirugía intracraneal con riesgo hemorrágico, trombocitopenia y hemofilia). Es importante resaltar las medidas profilácticas para evitar la TVP en todo procedimiento que implique reposo prolongado en cama y para lo cual es conveniente tomar en cuenta las siguientes medidas:

1. **Deambulación precoz y fisioterapia**: movimientos y masajes de las piernas y ejercicios respiratorios.
2. **Medias elásticas de alta presión** (30-40 mm Hg) hasta la rodilla, durante al menos dos años. Evitan hasta un 50% el síndrome postrombótico, se debe descartar que no haya obstrucción arterial o venosa proximal permanente.
3. **HBPM por vía subcutánea.** Se ha demostrado que pequeñas cantidades por tiempo prolongado, son capaces de activar el inhibidor natural anti-Xa (ATT), hecho que evita la formación del trombo. El uso profiláctico de HBPM es efectivo en la prevención de trombosis con mínima incidencia de efectos adversos. Las dosis de la enoxoparina para riesgo moderado 40 mg SC 2 horas antes de la intervención y cada 24 horas durante 7 a 10 días; riesgo alto, 40 mg SC 12 horas antes de la intervención y cada 24 horas durante 10 a 14 días, y si el riesgo persistente, hasta por 21 días. A continuación se resumen las recomendaciones terapéuticas en base a situaciones clínicas **(TABLA 166)**.

Trombosis y COVID-19. En la actualidad, se hace necesario tomar en cuenta la prevención en pacientes con COVID-19, debido al aumento de la enfermedad tromboembólica venosa. La infección del virus SARS-CoV2 genera citocinas que llevan un estado proinflamatorio, procoagulante, aumento de la formación de trombina y; disminución de la fibrinólisis y de los mecanismos anticoagulantes. Los niveles elevados de dímero D es un hallazgo común en pacientes con esta enfermedad. En esta condición se recomienda que los pacientes hospitalizados, tengan o no factores de riesgo protrombótico, reciban profilaxis antitrombótica. En los pacientes ambulatorios, se recomienda la tromboprofilaxis con heparina de bajo peso molecular. En la TVP del paciente con COVID-19, tanto hospitalizado o ambulatorio, debe iniciarse HBPM a dosis terapéuticas. Fondaparinux también se ha utilizado en pacientes hospitalizados. Este fármaco puede reducir el riesgo de tromboembolia pulmonar en 64% y 53%.

TABLA 166. Recomendaciones terapéuticas en base a situaciones clínicas.

Situaciones clínicas	Recomendaciones terapéuticas
Cirugía general en pacientes de bajo riesgo	Movilización precoz
Cirugía general en pacientes de moderado y alto riesgo	Medias de compresión elástica. HBPM SC 2 horas antes de la cirugía y diariamente en el posoperatorio
Cirugía general en pacientes de muy alto riesgo con múltiples factores de riesgo	HBPM más compresión neumática intermitente
Cirugía de reemplazo total de cadera (mínimo 10 a 14 días, se sugiere hasta 35 días)	HBPM o fondaparinux más compresión neumática intermitente
Cirugía de reemplazo total de rodilla (mínimo 10 a 14 días, se sugiere hasta 35 días)	Elegir: HBPM, fondaparinux, rivaroxabán o dabigatrán o compresión neumática intermitente
Paciente para cirugía intracraneal	Medias elásticas, compresión neumática intermitente intraoperatoria
Paciente con trauma de columna vertebral agudo	Profilaxis mecánica, preferible compresión neumática intermitente
Patologías médicas con factores de riesgo para TVP, especialmente con insuficiencia cardíaca crónica o infección respiratoria baja	HBPM

Bibliografía

Ageno W, Becattini C, Brighton T, et al. Cardiovascular risk factors and venous thromboembolism: a meta-analysis. Circulation. 2008; 117: 93-99.

Consenso Venezolano. Enfermedad tromboembólica venosa. Med Intern. 2001; 17(3): 135-158.

Crowther MA, Ginsberg JS, Julian J, et al. A comparison of two intensities of warfarin for the prevention of recurrent thrombosis in patients with the antiphospholipid antibody syndrome. N Engl J Med. 2003; 349: 1133-1138.

Dentali F, Donketis JD, Gianni M, et al. Meta-analysis: anticoagulant prophylaxis to prevent symptomatic thromboembolism in hospitalized medical patients. Ann Intern Med. 2007; 146: 278-288.

García-Fajardo J, Bolaño-Vaillant S, Dosouto-Infante V, Flores-Ramírez I, Pascual- Díaz J. Ecografía Doppler en el diagnóstico de trombosis venosa profunda de miembros inferiores. Multimed. 2020; 24: 1028-4818.

Guyalt GH, Norris SL, Elie A, Mark C, Gutterman DD. Schulman S. American College of Chest Physicians Anti thrombotic Therapy and Prevention of Thrombosis Panel. Antithrombotic therapy and Prevention of Thrombosis, 9th ed: American College of Chest Physicians Evidence-Based Clinical Practice Guidelines. Chest. 2012; 141(2): 53S-70S.

Mora-Sandino V, Villalobos-Vega E. Approach of deep vein thrombosis in lower limbs. Revista Médica Sinergia. 2020; 5: 2215-5279.

Moeini M, Zafarghandi MR , Shahbandari M, Sayarifard A, Taghavi M, Salimi J. Venoplasty and venous stenting in patients with chronic venous insufficiency in the lower extremities. J Tehran Univ Heart Cen. 2016; 11: 175-177.

Nichols KM, Henkin S, Creager MA. Venous thromboembolism associated with pregnancy. J Am Coll Cardiol. 2020; 376: 2128-2141.

Renner E, Barnes GD. Antithrombotic management of venous thromboembolism. J Am Coll Cardiol. 2020; 76: 2142-2154.

Reynoso-Trujeque I. Trombosis venosa profunda como complicación en pacientes con SARS-Cov-2 (COVID-19). 2020; 3(8): 224-230.

San Norberto E, Alonso N, Arroyo A, Haro J, et al. Management of venous thromboembolic disease in the era COVID-19. Recommendations of the spanish phlebology and lymphology chapter of the SEACV. Angiología. 2020; 72: 186-197.

Lujan M, Campagno M. Utilidad del Doppler color en la patología venosa de los miembros inferiores. Revista Síntesis. 2017; Vol. IV. Num. 1.

Spencer FA, Lessard D, Emery C, et al. Venous thromboembolism in the outpatient setting. Arch Intern Med. 2007; 167: 1471.

CAPÍTULO 130
TROMBOEMBOLISMO PULMONAR

ADRIANNA BETTIOL M, FRANCIS MARIEL SUÁREZ-PÉREZ

INTRODUCCIÓN

El tromboembolismo pulmonar (TEP) es una urgencia cardiovascular relativamente común que consiste en el alojamiento de un coágulo sanguíneo en una rama de la arteria pulmonar con la consiguiente obstrucción del flujo sanguíneo al parénquima pulmonar. Constituye una causa frecuente de muerte súbita, al extremo de que los estudios *post mortem* arrojan una prevalencia que varía entre el 16% y 20%. En Estados Unidos, esta enfermedad ocurre en 139 personas por 100.000 habitantes (un total de 500.000 a 600.000 personas al año con 150.000 a 200.000 muertes anuales).

Aproximadamente el 90% de los émbolos pulmonares proviene de las venas profundas de los miembros inferiores y la pelvis; la mayor parte de los casos fatales se originan en las venas proximales (iliofemorales). Otros émbolos provienen de la vena cava inferior, de los miembros superiores y de los denominados "émbolos sépticos" que se desprenden de las venas pélvicas y del corazón derecho por la endocarditis bacteriana. Es importante resaltar que solo el 50% de los pacientes con TEP tiene manifestaciones clínicas y ecográficas de trombosis venosa profunda de los miembros inferiores, posiblemente porque los trombos se desplazan de las venas de las extremidades inferiores a las ilíacas y luego al pulmón. Otras causas menos frecuentes de embolismo pulmonar son la embolia grasosa observada los primeros días en fracturas de huesos largos (tibia, fémur), la embolia de líquido amniótico que se produce durante el parto natural o una operación cesárea, y la embolia gaseosa descrita en los buzos y submarinistas. Aunque el TEP puede ocurrir en pacientes sin ningún factor predisponente identificable (TEP idiopático o no provocado), normalmente es posible identificar uno o más factores predisponentes (TEP secundario), que son los mismos factores que predisponen a la trombosis venosa profunda de los miembros inferiores (TVPMI).

MANIFESTACIONES CLÍNICAS

En el 90% de los casos se sospecha de un TEP por la presencia de síntomas clínicos como disnea, cianosis, dolor torácico y síncope. Se presenta con hipotensión o *shock* en un 5%-10% de los casos y un 50% de los pacientes sin hipotensión tiene evidencia ecocardiográfica de disfunción ventricular derecha, que obviamente se asocia a un peor pronóstico. Cuando ocurre un TEP agudo, las principales consecuencias son hemodinámicas y respiratorias. Los émbolos grandes o múltiples pueden aumentar abruptamente la resistencia vascular pulmonar hasta un nivel de sobrecarga del ventrículo derecho; la tensión sobre la pared ventricular comprime la arteria coronaria derecha que desencadena isquemia y necrosis miocárdica. Al mismo tiempo, el tabique interventricular se desplaza hacia el ventrículo izquierdo, lo comprime y limita el llenado diastólico que genera caída del gasto cardíaco, hipotensión arterial sistémica y mayor isquemia miocárdica, que puede culminar en un colapso circulatorio, síncope y muerte. En los enfermos que sobreviven al episodio embólico agudo, los sensores sistémicos activan el sistema simpático que produce estimulación inotrópica y cronotrópica del corazón; estos mecanismos incrementan la fuerza de Frank-Starling que lleva al aumento de la presión arterial pulmonar que contribuye a restablecer el flujo pulmonar en reposo, el llenado ventricular izquierdo y el gasto cardíaco, lo cual, junto a la vasoconstricción periférica, estabiliza la presión arterial. La obstrucción mecánica produce alteraciones del patrón de perfusión-ventilación pulmonar que provoca una redistribución pasiva del flujo sanguíneo pulmonar. El infarto pulmonar ocurre en menos del 10% de los pacientes con embolia pulmonar se debe a émbolos distales y de menor tamaño que ocasionan hemorragia pulmonar alveolar y origina hemoptisis, dolor pleurítico y derrame pleural.

Una pequeña proporción de pacientes con TEP (2%-4%) desarrolla embolias pulmonares recurrentes que producen obstrucción vascular progresiva al extremo de causar hipertensión pulmonar tromboembólica crónica (grupo IV de Dana Point). Se inicia con síntomas intermitentes que se producen cuando resulta afectado más del 60% de la circulación pulmonar, como intolerancia al ejercicio y disnea; además fatiga, dolor torácico, síncopes recurrentes durante el ejercicio o al toser, hemoptisis y vértigo. La evolución de la hipertensión pulmonar es episódica con períodos asintomáticos o leves; denominados "luna de miel". El tratamiento definitivo es la tromboendarterectomía pulmonar, que solo se practica en centros especializados.

El TEP de *alto riesgo* es una urgencia que pone en riesgo la vida del paciente y requiere el diagnóstico y terapéutica inmediata, ya que presenta una mortalidad a corto plazo mayor del 15%. El TEP de *no alto riesgo* puede clasificarse a su vez en TEP *de riesgo intermedio* cuando al menos hay un marcador positivo de hipertensión del ventrículo derecho con daño miocárdico, con una mortalidad entre 3%-15%, y en TEP de *bajo riesgo* cuando no hay disfunción del ventrículo derecho ni daño del miocardio; tiene una mortalidad <1%.

DIAGNÓSTICO

La sospecha de un embolismo pulmonar siempre debe estar presente en la mente del médico; la disnea, taquipnea, presíncope o síncope, hemoptisis y taquicardia inexplicable en pacientes de alto riesgo son altamente sugestivas; son frecuentes las "crisis de angustia nocturna" en enfermos encamados. La inestabilidad hemodinámica es una forma rara pero importante de presentación clínica, ya que indica TEP central o extenso con reserva hemodinámica gravemente reducida. En algunos casos, el TEP puede ser asintomático o detectarse de manera incidental durante el diagnóstico de otra enfermedad. Ante la poca sensibilidad y especificidad de los síntomas individuales, signos y pruebas diagnósticas basales, se han desarrollado diversas reglas explícitas de predicción clínica para el TEP. Se cuenta con la Escala de Ginebra, basada en variables clínicas y una de las más usadas; la escala canadiense de Wells, ampliamente validada con esquema de tres niveles, probabilidad clínica baja, moderada o alta, y un esquema de dos niveles: TEP probable o improbable (TABLA 167).

TABLA 167. Reglas de predicción clínica para el TEP: Score de Ginebra y Score de Wells.

Score de Ginebra		Score de Wells	
Variable	Puntos	Variable	Puntos
Factores predisponentes:		Factores predisponentes:	
Edad >65 años	1	TVP o TEP previo	1,5
TVP o TEP previo	3	Cirugía reciente o inmovilización	1,5
Cirugía o fractura de un mes o menos	2	Cáncer	1
Malignidad activa	2	Malignidad	1
Síntomas:		Síntomas:	
Dolor unilateral en extremidades Inferiores	3	Hemoptisis	1
Hemoptisis	2		
Signos clínicos:		Signos clínicos:	
Frecuencia cardíaca		Frecuencia cardíaca	
75-94 lat/min		>100 lat/min	1,5
≥95 lat/min	3	Signos clínicos de TVP	3
Dolor a la palpación en trayectos venosos en extremidades inferiores y edema unilateral	5 4	Juicio clínico Otros diagnósticos menos probables que TEP	3
Probabilidad clínica:	Total	Probabilidad clínica (3 niveles):	Total
Baja	0-3	Baja	0-1
Intermedia	4-10	Intermedia	2-6
Alta	≥11	Alta	≥7
		Probabilidad clínica (2 niveles):	
		TEP improbable	0-4
		TEP probable	>4
Score de Ginebra. Interpretación de la puntuación de riesgo (probabilidad clínica de TEP) <0-3 puntos indica baja probabilidad de TEP (8%) 4-10 puntos indica probabilidad intermedia de TEP (28%) ≥11 puntos indica alta probabilidad de TEP (74%)			
Score de Wells. Interpretación de la puntuación de riesgo (probabilidad de TEP) >6 puntos: riesgo elevado (78,4%) + 2 a 6 puntos: riesgo intermedio (27,8%) <2 puntos: riesgo bajo (3,4%)			

Los exámenes que pueden contribuir a confirmar el diagnóstico de un TEP son las pruebas de laboratorio, radiografía de tórax, electrocardiograma, ecocardiografía, angio-TC pulmonar, gammagrafía pulmonar de ventilación-perfusión, angiografía por RM, angiografía pulmonar convencional y los procedimientos empleados para el diagnóstico de la TVPMI. Los exámenes de laboratorio son poco específicos, pero contribuyen a orientar el diagnóstico, como el dímero D y los gases arteriales.

Dímero D. Es un producto derivado de la degradación o clivaje de la fibrina por la plasmina en la sangre. Aparece durante la formación del trombo y su vida media es de 4 a 6 horas. La fibrinólisis continua del trombo aumenta los niveles de dímero D y permanecen por una semana, por lo que se presume que los falsos negativos se observan en el paciente estudiado más allá de una semana. El aumento de los niveles de dímero D, sobre todo en la fase aguda, es un indicador sensitivo de la fibrinólisis de un trombo; valores por encima de 500 ng/mL (VR= 220-740 ng/mL) por el método ELISA tienen una sensibilidad >95% y una especificidad del 40% para TEP, por lo que puede utilizarse para inclusión de pacientes con probabilidad baja o moderada. En la emergencia, un dímero D <500 ng/mL, en un 95% excluye un TEP. Falsos positivos de dímero D se observan en infarto cardíaco, septicemia, CID, neumonías, cáncer, postoperatorio y embarazo. Hay múltiples métodos para medir el dímero D: ELISA, turbidimetría, inmunofiltración, aglutinación en látex y aglutinación de eritrocitos. La mejor sensibilidad la poseen el ELISA convencional (≥95%), turbidimetría (98%) y aglutinación en látex 76%; sin embargo, su especificidad no es suficientemente deseable.

Gases arteriales. Se puede observar hipoxemia, aunque una PaO_2 normal no excluye la enfermedad; el descenso del O_2 arterial se atribuye al *shunt* de derecha a izquierda, atelectasias, alteración en la ventilación/perfusión y a disminución de la capacidad de difusión alveolocapilar. La hiperventilación que se produce como respuesta a la hipoxemia conduce a una reducción de la $PaCO_2$ y a una moderada alcalosis respiratoria.

Radiografía de tórax. Comúnmente utilizada en la evaluación inicial de los pacientes con dolor torácico y disnea, no es la prueba adecuada para el diagnóstico o exclusión del TEP por su baja sensibilidad y especificidad. La mayoría de los pacientes que cursa con TEP presenta una radiografía de tórax normal; sin embargo, es posible observar anormalidades inespecíficas como atelectasias, infiltrados en el parénquima, elevación del diafragma, cardiomegalia y derrame pleural de poca cuantía. Se describe el signo de Westermark (área focal de avasculatura u oligoemia), el signo de Fleischer (arteria pulmonar prominente) y la joroba de Hampton (opacidad en forma de cuña periférica con base pleural); ninguno de los cuales tiene suficiente precisión diagnóstica para confirmar o excluir TEP.

Electrocardiograma. Aunque no es específico, puede ser de ayuda con un 20% de alteraciones, dados por hallazgos de sobrecarga ventricular derecha importante S en DI, Q en D III o T negativa en DIII, V_1 a V_4; recordemos "S1, Q3, T3". También taquicardia sinusal, bloqueo completo o incompleto de la rama derecha del haz de His.

Ecocardiografía. La ecocardiografía es útil en pacientes críticos con sospecha de TEP, en estado de *shock* o hipotensión; la ausencia de signos ecocardiográficos de sobrecarga o disfunción del ventrículo derecho, prácticamente excluye el TEP como causa de deterioro hemodinámico. Puede presentarse hipoquinesia de la pared libre del ventrículo derecho con movimiento normal de su ápice. El principal papel de la ecocardiografía en el TEP es la estratificación pronóstica de las categorías de riesgo intermedio o bajo (no alto riesgo).

Angio-TC pulmonar (angiografía pulmonar por tomografía computarizada APTC). En el TEP, la TC pulmonar con medio de contraste endovenoso es el principal estudio de imágenes para el diagnóstico de la enfermedad, y tiene una sensibilidad de alrededor de un 70% y una especificidad del 90%. La TC espiral de múltiples detectores (TCMD) de alta resolución (< de 1 mm) tiene gran calidad de opacificación arterial y se ha convertido en el método de elección para visualizar la vasculatura pulmonar en la práctica clínica; porque permite ver defectos de llenado intraarterial, oclusión brusca de los vasos, oligoemia o avascularidad segmentaria (pequeños vasos periféricos) con una sensibilidad del 83% y una especificidad del 96% PIOPED-II (*Progressive Investigation of Pulmonary Embolism Diagnosis*). Varios estudios han proporcionado evidencia a favor de la APTC como prueba de imagen independiente para excluir el TEP. Los datos disponibles sugieren que un resultado de APTC negativo es un criterio adecuado para la exclusión de embolismo pulmonar en pacientes con probabilidad clínica baja o intermedia de TEP. Por otro lado, sigue siendo controversial, si los pacientes con una APTC negativa y alta probabilidad clínica deben ser investigados a fondo. Además, la TCMD permite diagnosticar el crecimiento del ventrículo derecho y su alta correlación con la mortalidad (cinco veces mayor) en los siguientes 30 días.

Gammagrafía pulmonar. La gammagrafía pulmonar ventilación/perfusión es un procedimiento de segunda opción para el diagnóstico del TEP. La gammagrafía por perfusión adquiere valor cuando la radiografía del tórax es normal, ya que una imagen hipocaptante en un segmento pulmonar "radiológicamente normal" es evidencia presuntiva de oclusión de la arteria de esa área. De igual manera, una gammagrafía normal podría excluir la existencia de TEP. La gammagrafía por ventilación con Xenón-133 (133mXe) o Tecnecio 99m (99mTc) complementa el estudio de perfusión, de manera que en presencia de un embolismo pulmonar, la gammagrafía de perfusión es anormal y la de ventilación normal, mientras que la gammagrafía de perfusión y ventilación anormal descarta el embolismo pulmonar y se orienta más hacia un proceso del parénquima pulmonar (neumonía, neoplasia o atelectasia).

Angiografía por RM (angio-MR). Para esta técnica se usa gadolinio y es una alternativa en aquellos pacientes con alergia al contraste yodado endovenoso y mujeres embarazadas. La sensibilidad y especificidad de la angio-RM con la técnica adecuada es de 78% y 99% respectivamente; permite visualizar trombos de grandes arterias pero no es fiable para la embolia pulmonar segmentaria.

Angiografía pulmonar convencional. La angiografía pulmonar convencional con contraste yodado fue de gran utilidad en el pasado, ya que es una técnica invasiva y no exenta de riesgos; hoy día se hace solo para la trombólisis directa de la arteria pulmonar en el TEP masivo, en la embolectomía con fragmentación percutánea con catéter y en la tromboendarterectomía del TEP crónico.

A fin de facilitar la aproximación diagnóstica de los pacientes con sospecha de TEP de alto riesgo y no alto riesgo, se han ideado algoritmos diagnósticos como el de la Sociedad Europea de Cardiología, 2008 **(FIG. 157)**.

FIG. 157. Aproximación diagnóstica del tromboembolismo pulmonar (PE).

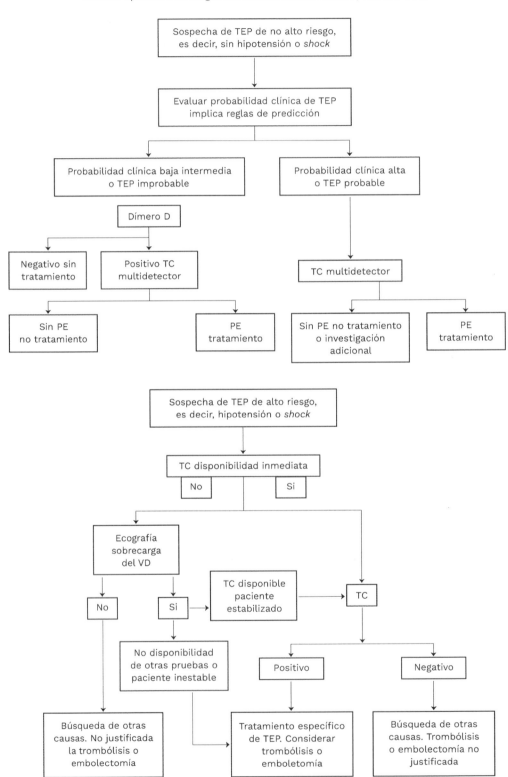

TRATAMIENTO

La mortalidad del TEP cuando no es tratado adecuadamente es del 30%. Debe llevarse a cabo un soporte respiratorio y hemodinámico en los pacientes con sospecha de TEP o confirmado, que presenten hipotensión arterial o *shock*. El tratamiento trombolítico es de primera elección en pacientes con TEP masivo de alto riesgo que se presentan con hipotensión arterial persistente o *shock* cardiogénico, con muy pocas contraindicaciones absolutas (ACV hemorrágico en cualquier momento, ACV isquémico en los últimos seis meses, lesión en el SNC, politraumatismo mayor, cirugía o traumatismo craneal reciente, hemorragia digestiva en el último mes, trastorno hemorrágico conocido). Estos medicamentos disuelven gran parte de los trombos en las arterias pulmonares, previenen la liberación de serotonina que exacerba la hipertensión pulmonar y disuelven los trombos de las venas ilíacas y periféricas disminuyendo así, la posibilidad de recurrencias de TEP; se pueden usar hasta 14 días después de la trombosis. La ACCP, recomienda que el tratamiento trombolítico ideal es el rt-PA 100 mg IV en dos horas. También se ha usado un régimen acelerado de estreptocinasa en infusión endovenosa en 2 horas (Grado 1B). Una vez administrados los trombolíticos se deben iniciar la heparina y la warfarina a la dosis convencional (ver capítulo sobre los antitrombóticos).

El tratamiento anticoagulante desempeña un papel crucial en el manejo de los pacientes con TEP y persigue prevenir tanto la muerte como los episodios recurrentes con una tasa mínima de complicaciones hemorrágicas. La anticoagulación rápida solo se consigue con los anticoagulantes parenterales como la HNF endovenosa, las HBPM subcutáneas o el fondaparinux subcutáneo (Grado 1A). Se debe considerar el tratamiento anticoagulante en pacientes con sospecha de TEP mientras se espera la confirmación diagnóstica definitiva. La HNF se prefiere en forma de bolo de 80 U/kg, seguido de una infusión continua de 18 U/kg/h; este régimen es la opción preferida en el TEP de alto riesgo, con inestabilidad hemodinámica, en los pacientes que presentan alta posibilidad de hemorragias (el efecto anticoagulante se puede revertir con rapidez) y pacientes con insuficiencia renal grave (la HNF no se elimina por los riñones). También se pueden usar las HBPM (enoxoparina, dalteparina y tinzaparina) en TEP de bajo riesgo. Deben administrarse con cuidado en pacientes con insuficiencia renal con ajuste de dosis; no se recomiendan en el TEP de alto riesgo con inestabilidad hemodinámica.

Régimen y tiempo de anticoagulación después de un TEP. La duración de la terapia anticoagulante siempre debe ser al menos por 3 meses. En todo paciente se debe evaluar el riesgo estimado a largo plazo de recurrencia:

- **Bajo riesgo (<3% por año):** primer episodio de TEP en el contexto de un factor de riesgo tansitorio mayor o reversible.
- **Intermedio (3%-8% por año):** primer episodio de TEP en el contexto de un factor de riesgo transitorio no mayor o reversible, ausencia de neoplasia o ausencia de un factor de riesgo identificable.
- **Alto riesgo (>10% por año):** TEP en el contexto de cancer activo, TEP recurrente sin factores de riesgo asociados y TEP en pacientes con sindrome antifosfolipídico o en pacientes con bajo riesgo se recomienda anticoagulación por 3 meses (recomendación I) o, se recomienda tratamiento con warfarina de manera indefinida en pacientes con sindrome antifosfolipídico

(recomendación I) No se recomienda usar los nuevos anticoagulantes orales (NACO) para dicha entidad. Se recomienda anticoagulación oral indefinida a pacientes con TEV no relacionado con un factor de riesgo transitorio mayor o reversible (recomendación I) o, puede considerarse anticoagulación extendida o indefinida en pacientes con riesgo intermedio de recurrencia (recomendación I) o la terapia de anticoagulación extendida con NACO, que podría considerarse con dosis ajustadas de apixabán y ribaroxabán (recomedación IIb).

Embolectomía y fragmentación percutánea con catéter. Esta es una técnica que puede considerarse una alternativa al tratamiento quirúrgico en los pacientes con TEP masivo agudo de alto riesgo cuando la trombólisis está absolutamente contraindicada o ha fallado.

Tromboendarterectomía pulmonar. Consiste en la extracción de trombos grandes de las arterias pulmonares principales; está indicada en los TEP recurrentes que desarrollan hipertensión pulmonar e insuficiencia cardíaca derecha. Se practica electivamente bajo circulación extracorpórea, en centros muy especializados, y tiene una mortalidad operatoria del 25% a 50%.

Bibliografía

Eikelboom JW, Weitz JI. Update on anti-thrombotic therapy. New anticoagulants. Circulation. 2010; 121: 1523-1532.

Einstein Investigators. Oral rivaroxaban for syntomatic venous thromboembolism. N Eng J Med. 2010; 363: 2499-2510.

Essien EO, Rali P, Mathai SC. Pulmonary embolism. Med Clin North Am. 2019; 103(3): 549-564.

Franco A, Escribano J, Vicente N. Pulmonary thromboembolism in patients with COVID-19. Computer tomography pulmonary angiography: preliminary results. JONNPR. 2020, vol. 5 no. 6. Madrid European Heart Journal, Guidelines for the diagnosis and management of acute pulmonary embolism developed in collaboration with the European Respiratory Society (ERS).

García-Lledó A, Palacio-Salgado M del, Álvarez-Sanz C, et al. Tromboembolismo pulmonar durante la pandemia por SARS-CoV-2: características clínicas y radiológicas. European Heart Journal. 2020 41: 543-603. doi:10.1093/eurheartj/ehz405.

Hunt JH, Bull TM. Clinical review of pulmonary embolism: diagnosis, prognosis and treatment. Med Clin N Am. 2011; 95: 1203-1222.

Jonathan DP, Adam SC. Management of acute pulmonary embolism. JAMA. 2020; 324(6): 597-598.

Kearon, C, et al. Antitrhombotic therapy for venous tromboembolic disease: American College of Chest Physicians Evidence-Based Clinical Practice Guidelines (8th Edition). Chest. 2008; 133: 454S-545S.

Kucher N, Gokdhaber SZ. Management of massive pulmonary embolism. Circulation. 2005; 112: e28.

Kucher N, Boeksteger P, Müller OJ, et al. Randomized, controlled trial of ultrasound-assisted catheter-directed thrombolysis for acute intermediate risk pulmonary embolism. Circulation. 2014; 129: 479-486. https://doi.org/10.1161/CIRCULATIONAHA.113.005544.

Le Gal G, Righini M, Roy PM, Sanchez O, Aujesky D, et al. Prediction of pulmonary embolism in the emergency departamento:the revised Geneva score. Ann Intern Med. 2006; 144: 165-71.

Magaña M, Bercovitch R, Fedullo P. Diagnostic approach to deep venous thrombosis and pulmonary embolism in the critical care setting. Crit Care Clin. 2011; 27: 841-867.

Martínez LCR, Chelsea MMcC, Masso-Maldonado S, Lee LS. Current management of acute pulmonary embolism. Ann Thorac Cardiovasc Surg. 2020 Apr 20; 26(2): 65-71.

Martínez-Chamorro E, Revilla-Ostolaza TY, Pérez Núñez M, et al. Tromboembolismo pulmonar en pacientes con COVID-19: estudio de prevalencia en un hospital terciario Pulmonary embolisms in patients with COVID-19: a prevalence study in a tertiary hospital. Radiología. 2021 January-February; 63(1): 13-21.

Morris TA. Natural history of venous thromboembolism. Crit Care Clin. 2011; 27: 869-884.

Stein PD, Matta F. Epidemiology and incidence: the score of the problem and risk factors for development of venous thromboembolism. Crit Care Clin. 2011; 27: 907-932.

Schulman S, et al. Dabigatran versus warfarin in the treatment of acute venous thromboembolism. N Eng J Med. 2009; 361: 2342-52.

Tapson VF. Acute pulmonary embolism. N Eng J Med. 2008; 358: 1037-52.

Tapson, V. Treatment of pulmonary embolism: anticoagulation, thrombolytic therapy, and complication of therapy. Crit Care Clin. 2011; 27: 825-839.

The Task Force for the diagnosis and management of acute pulmonary embolism of the European Society of Cardiology (ESC). 2019 ESC Guidelines for the diagnosis and management of acute pulmonary embolism developed in collaboration with the European Respiratory Society (ERS). European Heart Journal. 2020; 41: 543-603.

Uresandi F, Monreal M, Gracía-Bragado F, Domenech P, Lecumberri R, Escribano P, et al. Consenso nacional sobre el diagnóstico, estratificación de riesgo y tratamiento de los pacientes con tromboembolismo pulmonar. Arch Bronconeumol. 2013. https://doi.org/10.1016/j.arbres.2013.07.008.

CAPÍTULO 131
ENFERMEDAD ARTERIAL PERIFÉRICA

MARIENN RODRÍGUEZ-FUENTES, CARLOS GUILLERMO CÁRDENAS D,
NELSY C. GONZÁLEZ

INTRODUCCIÓN

La enfermedad arterial periférica (EAP) es aquella que compromete las arterias desde la aorta abdominal hasta las extremidades inferiores y abarca las arterias renales y mesentéricas; sin embargo, los lineamientos europeos incluyen las arterias carótidas, vertebrales y extremidades superiores, sin hacer énfasis en la aorta ni en las arterias coronarias. En este capítulo se hace hincapié en la enfermedad arterial periférica de miembros inferiores. La oclusión de las arterias periféricas es producida por múltiples factores; sin embargo, un 90% se debe a la ateroesclerosis que incluye los mismos factores de riesgo de la enfermedad cardiovascular: edad avanzada, diabetes mellitus, hipertensión arterial, dislipidemia y tabaquismo; este último es considerado el factor más consistente en el desarrollo de la enfermedad arterial periférica y es dosis dependiente. Existe el consenso de que los pacientes con enfermedad arterial coronaria requieren una evaluación vascular periférica por sus implicaciones pronósticas y terapéuticas. La gravedad de los síntomas depende del grado de estrechez, aunque algunos pacientes pueden permanecer asintomáticos durante gran parte de su vida. Las manifestaciones agudas están relacionadas con trombosis, embolismo u oclusión de una arteria principal.

MANIFESTACIONES CLÍNICAS

Es importante hacer hincapié que la piedra angular de la evaluación vascular es una buena historia clínica. Es muy frecuente que esta enfermedad sea asintomática en sus comienzos; sin embargo, cuando se compromete el flujo sanguíneo en las extremidades inferiores, con el caminar se puede presentar dolor en la pantorrilla, fatiga, calambres y *claudicación intermitente* (dolor en las piernas durante el movimiento, típicamente al caminar), que desaparece con el reposo; al progresar la enfermedad, el dolor también ocurre en la posición de pie o la inactividad. En los cuadros graves, la isquemia puede provocar gangrena y heridas de difícil cicatrización. En la extremidad superior puede haber dolor con la actividad del brazo, asociado a mareo y vértigo transitorio; debido al síndrome del "*robo de la subclavia*" ipsilateral; este se debe a la estenosis de la subclavia antes de la emergencia de la arteria vertebral, de manera que la irrigación del miembro superior se logra gracias al flujo arterial retrógrado del tronco vertebrobasilar **(FIG. 158)**. El compromiso de las arterias mesentéricas ocasiona "angina abdominal" caracterizada por dolor posprandial, diarrea y pérdida de peso. La disfunción eréctil es una manifestación frecuente por compromiso de las arterias pudendas.

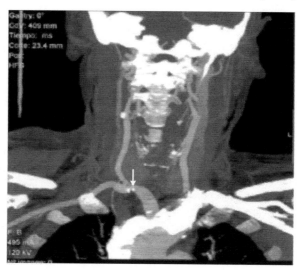

FIG. 158. Estenosis de la arteria subclavia derecha, inmediata al nacimiento de la arteria carótida común (flecha).

Las ateropatías obstructivas son complejas y difíciles de ordenar, sin embargo, existe una clasificación por estadios de Fontaine y categorías de Rutherford, muy útiles en la práctica clínica **(TABLA 168)**.

TABLA 168. Clasificación de Fontaine y Rutherford. Adaptado de Norgren L. Int Angiol. 2007; 26(2): 81-157.

Fontaine		Rutherford		
Estadio	Clínica	Grado	Categoría	Clínica
I	Asintomático	0	0	Asintomático
IIa	Claudicación leve	I	1	Claudicación leve
IIb	Claudicación moderada a grave	I	2	Claudicación moderada
		I	3	Claudicación grave
III	Dolor isquémico en reposo	II	4	Dolor isquémico en reposo
IV	Úlceras	III	5	Pérdida menor de tejidos
	Gangrena	IV	6	Úlcera o gangrena

La enfermedad arterial periférica puede presentarse según su etiopatogenia en trombosis sobre una arteria previamente lesionada, embolia de origen cardiovascular sobre una arteria normal, vasculitis y por agresión física. Una clasificación simplificada agrupa las ateropatías obstructivas en la siguiente descripción **(TABLA 169)**.

TABLA 169. Clasificación etiopatológica de las ateropatías obstructivas.

Ateropatías degenerativas con trombosis arterial aguda
    Ateroesclerosis obliterante
    Displasia fibromuscular
    Ateroesclerosis de Mönckeberg

Obstrucción arterial aguda por embolia de origen cardiovascular
    Arritmias cardíacas, particularmente la fibrilación auricular
    Valvulopatías y prótesis valvulares
    Miocardiopatías y aneurismas ventriculares
    Mixoma auricular
    Aneurismas y ateromas de la aorta
    Infarto del miocardio con trombos parietales

Ateropatías inflamatorias (vasculitis)
    Tromboangitis obliterante (Enfermedad de Buerger)
    Enfermedades del tejido conectivo
    Arteritis de Takayasu
    COVID-19

Ateropatías por agresión física
    Traumatismos con o sin fracturas óseas
    Medicamentos: noradrenalina, dopamina y los derivados del cornezuelo de centeno
    Cateterismo arterial, inyecciones intraarteriales y trombosis en puentes arteriales

El consenso de la Intersociedad Transatlántica para el Tratamiento de la ateropatía periférica establece una clasificación basada en las letras A, B, C y D para los pacientes con enfermedad ilíaca y femoropoplítea:

Tipo A
- Estenosis unilateral o bilateral de la arteria ilíaca común.
- Estenosis unilateral o bilateral por lesión corta (<3 cm) y única de la arteria ilíaca externa.

Tipo B
- Estenosis corta (<3 cm) de la aorta infrarrenal.
- Oclusión unilateral de la arteria ilíaca común.
- Estenosis única o múltiple que involucra en total 3-10 cm de la arteria ilíaca externa y no compromete la arteria femoral común.
- Oclusión unilateral de la arteria ilíaca externa que no involucra el origen de la arteria ilíaca interna o la arteria femoral común.

Tipo C
- Oclusión bilateral de la arteria ilíaca común.
- Estenosis bilateral de 3-10 cm de longitud de la arteria ilíaca externa que no se extiende a la arteria femoral común.
- Estenosis unilateral de la arteria ilíaca externa que se extiende a la arteria femoral común.
- Oclusión unilateral de la arteria ilíaca externa que involucra el origen de la arteria ilíaca interna y la arteria femoral común.
- Oclusión por placa muy calcificada unilateral de la arteria ilíaca externa con o sin compromiso de la arteria ilíaca interna y/o arteria femoral común.

Tipo D
- Oclusión aortoilíaca infrarrenal.
- Enfermedad difusa que involucra la aorta y ambas arterias ilíacas que amerita tratamiento.
- Estenosis difusa y múltiple que compromete las arterias: ilíaca común, ilíaca externa y femoral común.
- Oclusión unilateral de ambas: arteria ilíaca común e ilíaca externa.
- Oclusión bilateral de la arteria ilíaca externa.

La estenosis de la arteria ilíaca en pacientes con aneurisma de la aorta abdominal que requieren tratamiento, no es susceptible de endoprótesis o tiene lesiones que requieren reparación quirúrgica de la aorta o las ilíacas.

Esta clasificación, aunque tiene algunos años, permanece vigente y se acopla al avance de la tecnológica para el tratamiento de estos pacientes. Las lesiones tipo A y B ofrecen buenos resultados con los métodos endovasculares, a menos que se requiera una revascularización quirúrgica para resolver otras lesiones asociadas en la misma área anatómica. En las lesiones tipo C se han demostrado resultados superiores a largo plazo con la revascularización abierta, comparada con la endovascular, que solo se utiliza en pacientes con alto riesgo para soportar una reparación abierta. En las lesiones tipo D se reserva como tratamiento de primera elección la reparación abierta, ya que no se observan buenos resultados con los métodos endovasculares.

La revascularización abierta ofrece diferentes técnicas quirúrgicas para la isquemia de miembros inferiores. La corrección con *bypass* representa el abordaje más común para tratar la enfermedad oclusiva difusa; se funda en crear nuevos conductos a través de rutas anatómicas o extraanatómicas; en algunas circunstancias se hace endarterectomía local con o sin restauración con parches. Existen diferentes materiales de injerto como venas o arterias autólogas, con mejores opciones, pero no siempre disponibles, por lo que se deben considerar las prótesis sintéticas como sustitutos; los injertos con venas safenas han demostrado mayor tasa de éxitos que las prótesis de materiales sintéticos. Los homoinjertos (procedentes de humanos) representan la tercera opción para la sustitución vascular, especialmente en el caso de complicaciones infecciosas. En los pacientes con extensa necrosis o gangrena y en los que no puedan caminar, se debe evaluar la amputación primaria como posible opción y última etapa quirúrgica para resolver isquemias irreversibles de miembros inferiores, porque permite salvar la vida del paciente, seguida de la rehabilitación y prótesis. La reconstrucción de la piel es útil para cubrir grandes áreas de tejido lesionado.

DIAGNÓSTICO

La evaluación clínica exhaustiva de estos pacientes es obligatoria y hay que insistir en la palpación ordinaria de los pulsos arteriales en las regiones habituales para el diagnóstico precoz de las ateropatías obstructivas. Hay que observar la palidez de la piel, el llenado capilar, la temperatura, las lesiones cutáneas, la ausencia de vello, el estado de las uñas, la presencia de soplos vasculares; además se puede producir palidez de la piel con la elevación del miembro y rubor con el declive. Las técnicas básicas no invasivas usadas para evaluar la circulación de un miembro son: índice tobillo-brazo, prueba de claudicación de los miembros inferiores, ultrasonido Doppler, angiotomografía multidetector (angio-TC) y la angiorresonancia.

Índice tobillo-brazo (ITB). El ITB es el primer paso diagnóstico tras el examen clínico (recomendación IC). Se usa para evaluar la magnitud del flujo arterial en los miembros inferiores y ha demostrado ser un predictor de morbimortalidad cardiovascular. Para calcularlo se toma como referencia la presión arterial sistólica de la arteria braquial mediante palpación o Doppler y se compara con la presión arterial sistólica de la arteria tibial posterior o dorsal del pie; luego, se divide la presión arterial sistólica registrada en el tobillo sobre la tensión de la arteria braquial. El valor normal es 1,00 a 1,40, el límite, 0,91 a 0,99 y el anormal ≤0,90; este último orienta a la obstrucción arterial de los miembros inferiores. Un índice mayor a 1,40 indica arterias no compresibles, es decir, que hay ateroesclerosis importante de la pared con disminución de la *compliance* arterial, pero sin ocasionar estenosis. Esta prueba está indicada como de primera línea para la búsqueda y el diagnóstico de la enfermedad arterial periférica de miembros inferiores; con una sensibilidad del 75% y una especificidad del 86% para el diagnóstico, cuando el ITB es <0,90.

Prueba de la claudicación de los miembros inferiores. Se utiliza para cuantificar el grado de incapacidad funcional debido al déficit de circulación arterial de los miembros inferiores y por lo general se relaciona con los valores del índice tobillo-brazo antes y después del ejercicio. Se lleva a cabo en una banda sin fin (*treadmill*); se hace caminar al paciente a una velocidad de 3,2 km/hora con una inclinación de 10%; debe ser supervisada para observar los síntomas durante la marcha. Esta prueba de esfuerzo es una excelente herramienta para obtener información funcional, fundamentalmente sobre la aparición de síntomas y la distancia máxima recorrida. Es útil en pacientes con índice tobillo-brazo límite, **en reposo** y síntomas sugestivos de isquemia. Ayuda también a distinguir la claudicación vascular de la neurógena, ya que la vascular se caracteriza por la disminución de la presión de la pierna después del ejercicio; un descenso de la presión mayor del 20%, inmediatamente después del ejercicio, confirma el origen arterial de los síntomas. En la claudicación neurógena, por el contrario, la presión de la pierna permanece estable o aumenta. La prueba de esfuerzo estandarizada también evalúa el seguimiento (eficacia de la rehabilitación con el ejercicio, tratamientos farmacológicos y la revascularización). Si no se tolera la prueba por 5 minutos, se debe continuar con la exploración diagnóstica convencional.

Ultrasonido dúplex. Es el principal método de imagen para el diagnóstico; permite la evaluación vascular de las diferentes ramas y es a menudo el primer estudio solicitado tras la evaluación clínica. Es un método ampliamente disponible para la selección y diagnóstico de las lesiones vasculares. Inicialmente, a través de sus modalidades Doppler continuo se identifican y cuantifican las estenosis graves por las velocidades sistólicas pico. Asimismo, es posible la evaluación anatómica a través de la exploración en modo B, Doppler pulsado, color y Doppler *power*, con los cuales se pueden detectar y localizar lesiones vasculares y cuantificar su extensión y gravedad. También es útil el ultrasonido para la medición del espesor íntima-media, que ha sido estudiado (sobre todo en las arterias carótidas) y validado como un marcador de carga ateroesclerótica; además, se ha establecido como un predictor de morbilidad cardiovascular. No es un método ideal para evaluar obstrucciones en grandes arterias (aortoilíaca), arterias distales, ni en individuos con limitaciones técnicas como la obesidad importante y anasarca.

Angiotomografía (angio-TC). Es un examen de imagen robusto y eficaz que ha superado totalmente a la angiografía invasiva convencional para el diagnóstico y se considera la exploración de referencia de las arterias periféricas. La angio-TC se ha convertido en la exploración de primera línea para el diagnóstico definitivo de la enfermedad arterial periférica; puede revelar con certeza la extensión, naturaleza y calidad de la circulación adversa; inclusive, ofrece mayor información, que la angiografía invasiva tradicional, sobre el diámetro arterial, longitud de la oclusión, la ubicación precisa de las calcificaciones (central o periférica) y su cuantificación exacta. El incremento en la cantidad de calcio en las arterias de los miembros inferiores se ha relacionado con mayor gravedad de la enfermedad, amputación y mortalidad. Con este procedimiento es posible medir el diámetro medio del segmento afectado y su relación con la arteria en el segmento previo y siguiente a la oclusión, que en general es de menor calibre. Un diámetro menor de 5 mm puede deberse a un proceso trombótico o fibroesclerótico, que en última instancia podría complicar los procedimientos de recanalización. Un ejemplo ilustrativo es la patología aortoilíaca o síndrome de Leriche **(FIG. 159)**.

FIG. 159. IA. Angiotomografía en reconstrucción 3D. Se observa la oclusión en el segmento aortoilíaco, que incluye el segmento proximal de ambas arterias ilíacas comunes (flechas). **IB.** Placas calcificadas distribuidas en forma dispersa. **IC.** Circulación adversa hipertófica, dilatada, con flujo distal en miembros inferiores.

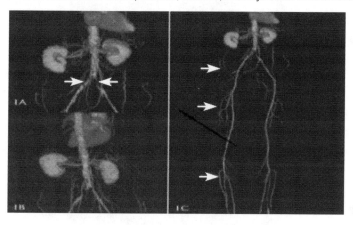

Angiografía por RM (Angiorresonancia). Es una alternativa diagnóstica que facilita la evaluación del árbol arterial con el empleo del medio de contraste gadolinio Ha demostrado ser precisa para la detección de estenosis vascular de los miembros inferiores; sin embargo, no detecta las características de las placas calcificadas y existe el riesgo latente de *fibrosis sistémica nefrógena*; esta ocurre en pacientes con enfermedad renal terminal, inclusive bajo diálisis; tiene una incidencia del 3% al 7% en enfermos con filtración glomerular <30 mL/min y no tiene predilección por género, raza o edad. Cursa con edema de miembros inferiores, lesiones cutáneas simétricas, particularmente en las extremidades y el tronco, pero raramente en la cara; se caracteriza por edema, eritema, placas eritematosas de color café, pápulas y nódulos acompañados de prurito, dolor y rubor; la fibrosis generalizada es el desenlace final, puede afectar múltiples órganos y desencadenar falla multiorgánica. En estos pacientes es posible hacer el estudio sin gadolinio a través de *secuencias sincronizadas* con el latido cardíaco y excelentes resultados en la obtención de imágenes. Las contraindicaciones absolutas de la angiorresonancia incluyen: algunos implantes cocleares, clips o boinas utilizados para los aneurismas o vasos sanguíneos, en especial dentro de las primeras 6 semanas postimplantados, algunos desfibriladores y marcapasos cardíacos (los más antiguos), estimuladores del nervio vago y durante el primer trimestre del embarazo **(FIG. 160 y 161)**.

FIG. 160. Proyección coronal de una angiorresonancia de la aorta abdominal, que incluye el segmento proximal de las arterias femorales comunes. Se observa la luz de los segmentos con múltiples irregularidades (flecha) que no condicionan estenosis significativa.

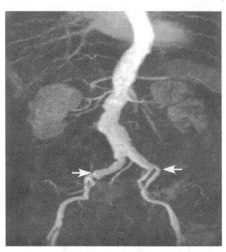

FIG. 161. Angiorresonancia. Proyección coronal en MIP (máxima intensidad de proyección). Se observa la oclusión de la aorta a nivel de la bifurcación aortoilíaca (flecha) con gran desarrollo de circulación adversa.

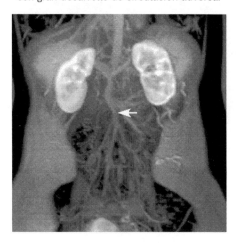

Arteriografía convencional con medio de contraste. La angiografía por sustracción digital fue el *estándar de oro* para el estudio de la imagen vascular; sin embargo, por ser invasiva y con múltiples riesgos ha sido sustituida por las otras técnicas de diagnóstico más eficaces y no invasivas. Actualmente se usa para procedimientos endovasculares y farmacológicos.

TROMBOSIS ARTERIAL AGUDA

La trombosis arterial aguda también denominada trombosis pseudoembólica, se desarrolla por lo general en personas de edad avanzada y en segmentos arteriales previamente afectados por ateroesclerosis. Es común el antecedente de isquemia crónica de las extremidades, claudicación intermitente y trastornos tróficos de la piel; las manifestaciones clínicas son similares a la embolia arterial. En esta trombosis, la isquemia puede mejorar mediante la embolectomía, como en la embolia arterial aguda, pero con relativa frecuencia se produce la retrombosis que desencadena un cuadro dramático que termina en amputación. Lamentablemente, en algunos pacientes, ni las pruebas funcionales ni el examen arteriográfico en esta trombosis nos ofrecen la información suficiente. La evolución de la isquemia y el estado general del paciente orientan unas veces al uso de anticoagulantes por tiempo indefinido y otras, a la cirugía arterial directa, bien sea desobstructiva, derivativa con puentes o la combinación de ambas.

EMBOLIA ARTERIAL

Aproximadamente el 80% de los émbolos de las extremidades se origina de trombos sanguíneos provenientes del corazón como consecuencia de insuficiencia cardíaca crónica, arritmias (fibrilación auricular), aneurismas ventriculares, valvulopatías (estenosis mitral), prótesis valvulares, mixoma auricular, endocarditis, placas de ateroma o aneurismas de los grandes troncos arteriales (ateroembolias); recientemente ocurre por el daño endotelial que se genera luego de la infeccion por COVID-19; aunque la obstrucción arterial ocurre generalmente en un vaso relativamente normal. Las manifestaciones clínicas se caracterizan por la presencia de dolor súbito acentuado en el territorio isquémico; la extremidad afectada se torna fría, pálida y luego cianótica. Con el transcurrir de las horas, de no practicarse una intervención de urgencia puede haber impotencia funcional del miembro, hipoestesia e, incluso, anestesia (signos de mal pronóstico). Cuando la embolia ocurre en una arteria previamente lesionada por ateroesclerosis grave, la existencia de adversos hace que el cuadro de embolia no sea tan aparatoso.

El tratamiento de una embolia arterial consiste en las siguientes alternativas, en orden de prioridad: trombolisis intraarterial, embolectomía con el catéter de Fogarty, anticoagulación inmediata con heparina no fraccionada en infusión continua o heparina de bajo peso molecular seguida de anticoagulantes orales y la intervención quirúrgica. La embolectomía se debe hacer en las primeras 8 horas y ofrece resultados excelentes para la recanalización de la arteria, aunque cualquiera que sea el tiempo transcurrido se debe intentar la extracción del émbolo, con la salvedad de que después de las 72 horas empeora el pronóstico. Este procedimiento está indicado y es más efectivo en las grandes arterias, y tan útil en los miembros inferiores como en los superiores. El uso indefinido de los anticoagulantes orales depende de la persistencia de la fuente embolígena.

Existe una condición en la cual pequeños coágulos de fibrina, plaquetas y colesterol provenientes de lesiones ateroescleróticas proximales, aneurismas o, después de procedimientos intraarteriales, obstruyen los pequeños vasos de los músculos y la piel de manera que los pulsos distales permanecen palpables. Clínicamente puede presentarse un ictus, insuficiencia renal aguda o una isquemia de una extremidad y se conoce como **ateroembolia** o embolia de colesterol. La obstrucción vascular digital puede causar el síndrome de los "dedos azules", especialmente en los pies. Los pacientes se quejan de dolor agudo, hay palidez y *livedo reticularis* en el sitio de la embolia y puede evolucionar a necrosis y gangrena de los dedos. El tratamiento es poco satisfactorio; aunque se ha sugerido el uso de estatinas.

TRATAMIENTO

El tratamiento de la enfermedad arterial periférica puede dividirse en tres aspectos fundamentales: medidas generales, tratamiento farmacológico y la cirugía.

Medidas generales

Cese del hábito tabáquico (recomendación IB). Existe un claro beneficio en el abandono del tabaco sobre todo en pacientes con enfermedad cerebrovascular y enfermedad arterial periférica de miembros inferiores. El riesgo de muerte, infarto del miocardio y amputación son sustancialmente mayores en pacientes que continúan fumando. Asimismo, las tasas de éxito en la permeabilidad del vaso luego de la revascularización quirúrgica o percutánea, son más bajas en las personas que continúan con el hábito tabáquico, además, también disminuye el tiempo de ejercicio en ausencia de síntomas. En este sentido, se recomienda incrementar los esfuerzos para lograr la abstención de fumar, ya sea con farmacoterapia o ingresando a un programa de "suspensión del hábito".

Ejercicio. Se debe insistir en caminatas diarias progresivas supervisadas (recomendación **IA**) hasta presentar la claudicación, alternando con periodos de reposo de 1 a 2 minutos o hasta que desaparezca el dolor. Se debe insistir en caminatas de 30 min/día. La bicicleta y natación son excelentes alternativas. De no poder realizar ejercicio supervisado, se recomienda y se debe insistir en ejecutarlo igualmente (recomendación **IC**).

Disminución de peso en los obesos. Lo ideal es mantener un índice de masa corporal menor de 25 kg/m^2 mediante una dieta saludable e hipocalórica. Adicionalmente se recomienda, para estos pacientes hábitos de vida saludables y control de la ingesta de sal (menos de 2 g/día).

Control de las dislipidemias (recomendación IA). Se debe reducir la concentración sérica de colesterol LDL por debajo de 1,8 mmol/L (<70 mg/dL) en todos los pacientes con enfermedad arterial periférica de miembros inferiores o disminuirlo en un 50% o más cuando los valores iniciales estén 70 y 135 mg/dL. En pacientes con enfermedad arterial (cualquier estado de gravedad y/o sintomatología), se ha demostrado que el tratamiento con estatinas reduce la mortalidad por todas las causas y los eventos cardiovasculares.

Terapia antihipertensiva (recomendación IA). Hacerla según los lineamientos establecidos, con disminución de la presión arterial por debajo de 140/90 mm Hg o por debajo de 130/85 mm Hg en pacientes diabéticos; la disminución de la presión arterial sistólica reduce los eventos cardiovasculares. Se debe evitar que la presión sistólica disminuya por debajo de 110-120 mm Hg, ya que se ha demostrado una relación directa entre estas cifras y los eventos cardiovasculares en pacientes con enfermedad arterial periférica de miembros inferiores. En todo caso los pacientes ancianos y frágiles deben alcanzar estos valores, solo cuando los toleren bien y no haya hipotensión ortostática.

Los diuréticos, bloqueadores β, calcioantagonistas, inhibidores de la enzima convertidora de la angiotensina (IECA) y antagonistas del receptor de la angiotensina II (ARA-II) son adecuados como tratamiento antihipertensivo, tanto con monoterapia como en combinación. En sujetos con hipertensión arterial, se prefiere el uso de calcioantagonistas o IECA/ARA-II debido a su capacidad para dilatar las arterias periféricas; además los IECA y los ARA-II reducen significativamente los eventos cardiovasculares en pacientes con enfermedad arterial periférica de miembros inferiores. Es importante mencionar que los bloqueadores β no están absolutamente contraindicados y no interfieren con la capacidad de caminata (en el caso de claudicación leve a moderada), la aparición de síntomas o la claudicación.

Posición adecuada en la cama. Elevar la cabecera entre 15 a 20 grados de la horizontal o descender los miembros afectados unos 20 a 30 grados por debajo de la cama, con el objetivo de fomentar la irrigación del miembro afectado. Evitar esta medida cuando exista edema del miembro comprometido.

Cuidados locales. Para evitar úlceras o gangrenas se debe poner atención al aseo (recorte de las uñas, uso de cremas hidratantes), evitar temperaturas extremas con el uso de medias gruesas, usar calzado holgado, acolchonado y protector.

Tratamiento de las úlceras o gangrena

- Cultivo y antibiograma de las secreciones para identificar y tratar adecuadamente las infecciones con antibióticos orales o parenterales.
- Limpieza local con agua tibia o solución salina normal y emplear luego soluciones antisépticas y astringentes; bien sea permanganato de potasio, agua de manzanilla o ácido bórico. Para cerrar la cura se han empleado antimicrobianos locales como rifampicina, bacitracina o nitrofurazona.
- Utilizar el desbridamiento quirúrgico cuando exista material necrótico.

Tratamiento farmacológico

Analgésicos. Se debe iniciar con analgésicos comunes e ir aumentando la potencia progresivamente hasta los opiáceos.

Trombolíticos intraarteriales. En general se emplea la estreptocinasa y el activador del plasminogeno tisular recombinante (rt-PA); este último es más efectivo y con menos efectos adversos, pero su alto costo dificulta la utilización masiva. Estas medicaciones actúan con más efectividad por la vía intraarterial mediante un catéter que llegue a la intimidad del trombo. Se han empleado en la trombosis arterial, aun de larga evolución, preferiblemente dentro de las dos primeras semanas. Sin embargo, el mayor éxito se ha logrado en la embolia arterial, sobre todo en las primeras 6 a 12 horas de iniciado el evento. Al usar estos agentes se debe continuar con la anticoagulación tradicional: heparina por dos a tres días y luego antiagregantes y/o anticoagulantes orales; particularmente si existe una fuente embolígena, por el tiempo que el paciente lo amerite.

En caso de tratarse de una trombosis sobre una arteria lesionada, luego de recanalizarse con trombolíticos se debe resolver definitivamente con angioplastia o cirugía de revascularización. La dosis recomendada de los trombolíticos por vía intraarterial son las siguientes:

- **Estreptocinasa**: 1.000 a 2.000 U cada 2, 3, 5 minutos con avances progresivos del catéter dentro del trombo; posteriormente se deja una infusión continua por la misma vía de 5.000 a 10.000 U/hora por 3 horas y simultáneamente se mantiene una infusión endovenosa continua de heparina 1.020 U/hora y se inicia de inmediato un anticoagulante oral.
- **Activador del plasminógeno tisular (rt-PA)**: 0,05 a 0,1 mg/kg por hora (duración 6 horas).

- **Urocinasa:** 3.000 U cada tres minutos por tres dosis.

Pentoxifilina. Es un medicamento que actúa sobre la reología del eritrocito (hemorreológico), análogo químico de la metilxantina, e inhibidor de la *fosfodiesterasa*. Mejora la circulación al disminuir la viscosidad de la sangre y aumentar la deformidad de los eritrocitos; además, disminuye la agregabilidad plaquetaria. La dosis es de 400 mg VO dos o tres veces diarias. En los procesos agudos se usan 400 mg diluidos en 250 mL de solución dextrosa al 5% IV c/8 horas.

Cilostazol. Es un inhibidor de la *fosfodiesterasa 3*. Se asocia con una mejoría absoluta de la caminata comparado con la pentoxifilina; incrementa la distancia máxima recorrida en un promedio de 36 m con dosis de 50 mg VO día; y a casi el doble (70 m) con dosis de 100 mg/día e inclusive ha mejorado la deambulación (distancia máxima) en un 75% con la administración de 100 mg dos veces al día. Por lo cual, mejora la calidad de vida y también retarda la claudicación. Debido a sus propiedades farmacológicas debe evitarse en la insuficiencia cardíaca. Los efectos secundarios más frecuentes son: cefalea, diarrea, mareos y palpitaciones. También tiene efectos antiplaquetarios, por lo tanto, se debe usar con precaución cuando se combine con otros fármacos anticoagulantes o antiagregantes plaquetarios.

Sulodexida. Es un glucosaminoglicano de origen natural que posee una leve actividad anticoagulante menor que la heparina con efecto antitrombótico para el tratamiento de patologías vasculares con riesgo de trombosis. La dosis es de 250-500 LSU c/12 h VO o 600 LSU/día IM o IV. Se recomienda iniciar la terapia parenteral por 15 a 20 días; luego VO por 30 o 40 días.

Carnitina y L-propionil carnitina. Estos medicamentos son propensos a tener su efecto sobre el metabolismo del músculo isquémico donde aumenta la concentración de **óxido nítrico** para generar vasodilatación; hecho que mejora la distancia recorrida y la calidad de vida. Las dosis oscilan entre 500-1.500 mg VO tres veces al día.

Antiagregantes plaquetarios (recomendación IA). El ácido acetil salicílico (AAS) o clopidrogrel se deben usar en todos los pacientes sintomáticos con enfermedad arterial periférica de miembros inferiores. Se emplean como medicamentos de mantenimiento para impedir futuros accidentes. El AAS a dosis bajas, 81 a 150 mg VO diarios, ha demostrado ser suficiente para prevenir la agregación plaquetaria y, por consiguiente, la obstrucción arterial. El clopidogrel ha incrementado de forma significativa los beneficios en reducción anual de incidencia combinada de muerte cardiovascular, infarto del miocardio no fatal y accidente cerebrovascular no fatal; particularmente cuando se compara con el AAS. El clopidogrel a la dosis de 75 mg VO diarios, es el antiagregante plaquetario de elección para los pacientes con enfermedad arterial periférica de miembros inferiores. La combinación de ambos antiagregantes plaquetarios no ha demostrado mejoría sustancial e incrementa los riesgos de sangrado. Actualmente se recomiendan durante al menos 1 mes tras la intervención, independientemente del tipo de *stent* (metálico frente a fármaco activo).

Anticoagulantes orales (ACO). Estos deben mantenerse como monoterapia y cuando haya una indicación importante (por ej., fibrilación auricular paroxística, persistente o permanente con escala CHA2DS2-VASC mayor a 2 puntos; válvulas mecánicas; historia de trombosis venosa profunda recurrente o de aparición reciente y embolia pulmonar). Recordar que la enfermedad arterial de miembros inferiores suma 1 punto en la escala CHA2DS2-VASC. Tras la revascularización endovascular, se debe considerar el tratamiento con AAS y clopidogrel, además del anticoagulante, al menos por un mes y, que el riesgo de sangrado sea bajo comparado con el riesgo de oclusión del stent/injerto y, solo con anticoagulantes orales cuando el riesgo de sangrado sea alto comparado con el riesgo de oclusión del *stent*/injerto. Se puede considerar el tratamiento con anticoagulante oral y un antiagregante plaquetario por más de un mes para los pacientes con riesgo isquémico alto o cuando hay otra indicación importante de antiagregación plaqueteria única a largo plazo.

La combinación de rivaroxabán 2,5 mg VO dos veces al día junto con AAS ha demostrado que disminuye significativamente la incidencia de eventos adversos cardiovasculares y las complicaciones relacionadas, según el ensayo clínico COMPASS (Cardiovascular Outcomes for People Using Anticoagulation Strategies 2018); por lo cual esta combinación puede considerarse una terapia importante para pacientes con enfermedad arterial periférica.

Tratamiento quirúrgico de revascularización. Es necesario cuando el tratamiento médico ha fallado, la ateropatía limita la calidad de vida, impide la actividad física o, existe inminencia de *shock* séptico y la vida del paciente peligra por la persistencia de la gangrena. Los procedimientos empleados son la angioplastia percutánea transluminal, la tromboembolectomía, los puentes (*bypass*) y la amputación del segmento comprometido.

Angioplastia percutánea transluminal. Es un procedimiento de baja mortalidad, económico y de pocas complicaciones, particularmente en casos bien seleccionados, con lesiones cortas y preferentemente únicas; además, se pueden utilizar las endoprótesis (*stent*) intraarteriales. La cirugía de la arteria (revascularización abierta) se deja para casos de lesiones múltiples y/o fracaso de la angioplastia.

Trombectomía. Es una técnica útil para la desobstrucción de las grandes arterias (aorta, femorales y humerales), aunque cualquier arteria puede de ser intervenida y debe ir seguida de anticoagulación con heparina en infusión. Se practica una sección proximal de la pared arterial y se remueven los trombos con el catéter de Fogarty. En casos de embolia o trombosis aguda debe acompañarse de un estudio angiográfico o ultrasonido Doppler después de la tromboembolectomía para planificar algún otro procedimiento: angioplastia, tromboendarterectomía, arterioplastia con puente de safena autóloga o materiales sintéticos.

Puentes (*bypass*) arteriales. Se practican sobre el sitio de la obstrucción; los más empleados son las derivaciones aortofemoral, femorofemoral, femoropoplítea y axilofemoral. Pueden usarse segmentos de vena safena, dacrón, politetrafluoroetileno o teflón. Recordar que se debe seguir con antiagregantes plaquetarios (para autoinjertos y prótesis arteriales de gran calibre) o anticoagulantes orales por tiempo indefinido; estos últimos solo para pacientes con malos lechos arteriales distales y con un alto riesgo de reobstrucción arterial. Este procedimiento proporciona una mejoría significativa en el estado de salud y calidad de vida a largo plazo.

Amputación. Cuando la isquemia no se ha podido resolver con las medidas anteriores y la necrosis e infección del miembro ponen en peligro la vida del paciente, hay que recurrir a la amputación del segmento comprometido. Las indicaciones son las siguientes:

- Imposibilidad de hacer la reconstrucción quirúrgica vascular o si al practicarla es imposible corregir la irrigación del miembro.

- Dolor isquémico en reposo, gangrena e infección importante que no ceden con el tratamiento médico. El nivel de amputación de un miembro depende de varios factores: el sitio de la obstrucción determinado por la clínica y los exámenes complementarios, la presencia de gangrena, los signos clínicos de inadecuada circulación adversa y el estado general del paciente. Es importante señalar que el sangrado que ocurre en el sitio de la incisión durante el acto quirúrgico es un buen hallazgo de irrigación sanguínea y, por tanto, útil para corroborar el nivel de la amputación. En la práctica se usan 4 niveles de amputación: digital, transmetatarsiana, infrapatelar (por debajo de la rodilla) y por encima de la rodilla. No debe olvidarse la rehabilitación del paciente; inclusive, en el postoperatorio inmediato es conveniente iniciar con movimientos suaves del muñón. El adiestramiento protésico debe comenzar lo antes posible para promover la deambulación con muletas e implantación de prótesis.

Bibliografía

Aboyans V, Ricco JB, Baterlink ML, Bjorcka M, Brodmann M, et al. 2017 ESC Guidelines on the diagnosis and treatment of peripheral arterial diseases, in collaboration with the European Society for Vascular Surgery (ESVS). European Heart Journal. 2018; 39: 763-821.

ACCF/AHA/ACR/SCAI/SIR/STS/SVM/SVN/SVS 2012. Key data elements and definitions for peripheral atherosclerotic vascular disease. Circulation. 2012; 125: 395-467.

Anand SS, Caron F, Eikelboom JW, Bosch J, Dyal L, et al. Major adverse limb events and mortality in patients with peripheral artery disease. The COMPASS Trial. J Am Coll Cardiol. 2018; 71: 2306-2315.

Anderson JL, Halperin JL, Albert NM. Management of patients with peripheral artery disease (Compilation of 2005 and 2011 ACCF/AHA Guideline Recommendations). JACC. 2013; 61(14): 1555-70.

Gerhard-Herman M, Gornik H, Barrett C, Barshes N, Corriere M, et al. 2016 AHA/ACC Guideline on the management of patients with lower extremity peripheral artery disease: executive summary. Circulation. 2017; 135: e686-e725.

Gordon Y, Partovi S, Müller-Eschner M, et al. Dynamic contrast-enhanced magnetic resonance imaging: fundamentals and application to the evaluation of the peripheral perfusion. Cardiovasc Diagn Ther. 2014; 4(2): 147-164.

Guidelines on the diagnosis and treatment of peripheral artery diseases. Document covering atherosclerotic disease of extracranial carotid and vertebral, mesenteric, renal, upper and lower extremity arteries. The task force on the diagnosis and treatment of peripheral artery diseases of the European Society of Cardiology. European Heart J. 2011; 32: 2851-2906.

Huang CH-L, Wu I, Wu YW, et al. Association of lower extremity arterial calcification with amputation and mortality in patients with symptomatic peripheral artery disease. PLoS One. 2014; 9(2): e90201.

NICE Guidance. Cilostazol, naftidrofuryl oxalate, pentoxifylline and inositol nicotinate for the treatment of intermittent claudication in people with peripheral arterial disease. National Institute for Health Care Excellence. Mayo 25, 2011. www.nice.org.uk/guidance/ta223.Ohana M, El Ghannudi S, Girsowicz E, et al. Detailed cross-sectional study of 60 superficial femoral artery occlusions: morphological quantitative analysis can lead to a new classification. Cardiovasc Diag Therp. 2014; 4(2): 71-79.

Pulli R, Dorigo W, Guidotti A, et al. The role of infrainguinal bypass surgery in the endovascular era. Ann Vasc Dis. 2014; 7(1): 7-10.

Simpson EL, Kearns B, Matthew D Stevenson MD, et al. Enhancements to angioplasty for peripheral arterial occlusive disease: systematic review, cost-effectiveness assessment and expected value of information analysis. Health technology assessment. 2014; 18(10): 1366-5278.

Thierfelder KM, Meimarakis G, Nikolaou K, et al. Non-contrast-enhanced MR angiography at 3 Tesla in patients with advanced peripheral arterial occlusive disease. PLoS One. 2014; 9(3) e91078. doi: 10.1371/journal.pone.0091078.

CAPÍTULO 132
TERAPIA ANTITROMBÓTICA

CESAR ANTONIO OCHOA-MELENDEZ

INTRODUCCIÓN

La prevalencia de enfermedades tromboembólicas vasculares oclusivas, agudas y crónicas se ha incrementado notablemente en las últimas décadas como consecuencia de múltiples factores: incremento del promedio de vida, aumento en la incidencia de la hipertensión arterial sistémica, diabetes mellitus, hiperlipidemias, cáncer, tabaquismo, uso excesivo de corticoesteroides, anticonceptivos orales y recientemente la infección por coronavirus SARS-CoV-2 (COVID-19).

Desde hace más de 150 años, Virchow propuso que los desórdenes trombóticos estaban asociados a una triada de anormalidades: alteraciones de la pared vascular (endotelio/endocardio), anormalidades del flujo sanguíneo (turbulencia sanguínea, ateromas de la pared vascular) y alteraciones de los componentes de la sangre (plaquetas, factores de coagulación y mecanismos de fibrinólisis). Se considera que la patogenia de la ateroesclerosis involucra mecanismos de inmunidad celular y humoral como los principales factores responsables de la disfunción endotelial, además de las alteraciones de la hemostasia primaria y secundaria.

Los antitrombóticos son agentes químicos que combaten los mediadores causantes del coágulo sanguíneo. Los desórdenes tromboembólicos requieren un pronto y efectivo tratamiento con medicamentos antitrombóticos a dosis terapéuticas. Aunque estos fármacos son efectivos y útiles para la prevención y tratamiento de estas alteraciones, pueden estar asociadas con la ocurrencia de hemorragias. De manera que, la identificación de pacientes con alto riesgo de sangrado, es muy importante para la selección y duración de la terapia antitrombótica.

Se describirán además los trombolíticos, agentes que a diferencia de los antiagregantes plaquetarios y anticoagulantes tienen la capacidad de disolver los coágulos ya formados, ayudando a restablecer el flujo sanguíneo de una manera total o parcial. En esta sección también incluye el tratamiento antitrombótico asociado a la enfermedad por coronavirus 2 (COVID-19), la cual está relacionada además de síntomas como cefalea, malestar general, hipertermia, diarrea, anosmia, disgeusia y neumonía entre otras, presenta alteraciones importantes en la coagulación, asociadas a complicaciones graves y alta mortalidad. Esta revisión comprende los aspectos más importantes de la farmacocinética, farmacodinamia, indicaciones y efectos adversos de estos fármacos.

ANTIAGREGANTES PLAQUETARIOS

Los antiagregantes plaquetarios son agentes terapéuticos que antagonizan, inhiben o afectan los mecanismos de activación, degranulación y agregación plaquetaria; lo que evita la consiguiente formación de trombos en el interior de los vasos sanguíneos. Se clasifican en inhibidores enzimáticos y de los receptores.

Inhibidores enzimáticos

- Inhibidores de la *ciclooxigenasa* (inhiben la síntesis de tromboxano A_2 TXA_2: ácido acetilsalicílico (aspirina), triflusal A_2 A_2.
- Inhibidores de *fosfodiesterasa*: dipiridamol, cilostazol, triflusal.
- Inhibidores de receptores.
- Inhibidores de los receptores de adenosindifosfato (ADP) subtipo P2Y12: tienopiridinas (ticlopidina, clopidogrel, prasugrel) y no tienopiridinas (ticagrelor, cangrelor, elinogrel).
- Antagonistas de los receptores de la glicoproteína IIb/IIIa: eptifibatide, tirofibán, abciximab.

Aspirina. La aspirina induce un defecto funcional a largo plazo en las plaquetas, que puede ser detectado clínicamente como una prolongación en el tiempo de sangría. Este efecto se debe a la inactivación irreversible de la enzima *prostaglandina H-sintasa* (PG), la cual es responsable de la formación de PGH2, el precursor del TXA_2. En las plaquetas humanas, el TXA_2 induce una agregación irreversible.

La aspirina a dosis bajas (menos de 1 g) inhibe la *PGH-sintasa 1* (COX-1) responsable en las plaquetas de la conversión del ácido araquidónico a tromboxano A_2 (TxA_2), sustancia que favorece la agregación plaquetaria y produce vasoconstricción. A dosis más altas (más de 1 g) inhibe la *PGH-sintasa 2* (COX-2) que favorece la conversión del ácido araquidónico a prostaciclina o prostaglandina I2 (PGI2), potente vasodilatador e inhibidor de la agregación plaquetaria. Esto puede explicar, al menos en parte, las diferentes dosis necesarias para obtener el efecto analgésico y antiinflamatorio en comparación con el efecto antiplaquetario del fármaco. De manera que, la prevención del infarto del miocardio y de los accidentes cerebrovasculares isquémicos por parte de la aspirina se debe fundamentalmente a la inactivación permanente de la COX-1 plaquetaria. Primero, que el efecto antitrombótico de la aspirina se satura a dosis que se encuentran en el rango de 75 a 100 mg, tal como cabría esperar de los estudios hechos en humanos sobre la inactivación de la COX-1 plaquetaria. Segundo, que, a pesar de tener una vida media en la circulación humana de aproximadamente 20 min, el efecto antitrombótico de la aspirina se puede observar con intervalos de dosis de 24 a 48 h, lo que refleja la naturaleza permanente de la inactivación de la COX-1 plaquetaria y la duración de la supresión del TXA_2 tras la administración oral en humanos. Al menos 2 mecanismos diferentes dependientes de la COX-1 contribuyen al riesgo aumentado de hemorragias del tracto gastrointestinal superior, asociadas al tratamiento con aspirina: la inhibición de la función plaquetaria mediada por el TXA_2 y el deterioro de la citoprotección mediada por la PGE2 en la mucosa gastrointestinal. Mientras que el primero de estos efectos no depende de la dosis, al menos en dosis diarias superiores a 30 mg, el segundo efecto es claramente dosis-dependiente.

La aspirina se absorbe rápidamente por el tubo digestivo, la concentración pico se alcanza en 15-20 minutos y su acción es efectiva a la hora; el efecto antiagregante dura 7-10 días (promedio de vida de las plaquetas), y al suspenderlo, luego de 5 días, el 50% de las plaquetas funciona normalmente. Entre sus efectos adversos más frecuentes se citan la hemorragia gastrointestinal, dispepsias, síndrome de Reye en niños, *tinnitus* y asma. La dosis oral de carga es de 150-300 mg o 75-250 mg por vía intravenosa, seguida de dosis oral de mantenimiento de 75-100 mg 1 vez al día. La aspirina tiene hoy día indicaciones precisas: cardiopatía isquémica, enfermedad cerebrovascular y enfermedad arterial obstructiva periférica.

Triflusal. Es un agente antiplaquetario estructuralmente relacionado con la aspirina que ejerce su efecto antitrombótico semejante a ella; además, aumenta la síntesis de óxido nítrico en los neutrófilos, por lo cual tiene un potencial efecto vasodilatador. No debe ser administrado a pacientes con hipersensibilidad a los salicilatos. La eficacia de la aspirina (325 mg/día), comparada con triflusal (600 mg/día), es idéntica en la prevención del ictus isquémico no fatal, infarto agudo del miocardio no fatal o muerte vascular, con la ventaja de que el triflusal tiene una tasa significativamente más baja de complicaciones hemorrágicas.

Dipiridamol. Es un derivado pirimidopirimidina con propiedades vasodilatadoras y antiagregantes. Inhibe la actividad de la *adenosina desaminasa* y la *fosfodiesterasa*, lo cual causa una acumulación de adenosina, nucleótidos de adenina y AMP cíclico; estos mediadores inhiben entonces la agregación plaquetaria y la posterior formación del trombo arterial. Además, inhibe la recaptación celular de adenosina en las plaquetas, glóbulos rojos y células endoteliales. Se une fuertemente a las proteínas plasmáticas (91%-99%), sobre todo a la albúmina y también a la alfa-1-ácido glicoproteína. Es metabolizado en el hígado y se excreta por la bilis, básicamente como monoglucurónido. La vida media es de aproximadamente 10 a 12 horas. Entre sus usos descritos, reduce la hipertensión pulmonar y la proliferación de músculo liso, inhibe la formación de citocinas proinflamatorias, aumenta la perfusión miocárdica y mejora el no-*reflow* coronario, así como la función ventricular izquierda y; disminuye la trombina y receptores en las plaquetas en pacientes con accidente cerebrovascular. Es utilizado para las pruebas de estrés miocárdico como alternativa a la inducida por el ejercicio. Para los adultos se recomienda una dosificación de 3-4 comprimidos (tabletas de 25,50 y 75 mg), repartidos en diferentes tomas durante el transcurso del día. La dosis diaria máxima es de 600 mg.

Cilostazol. Es un derivado quinolinona potente inhibidor de la *fosfodiesterasa III* y además inhibe la captación de adenosina dando como resultado un aumento de los niveles de AMPc. El cilostazol inhibe por tanto la agregación plaquetaria, tiene efecto antitrombótico, relaja el músculo liso e inhibe su mitogénesis y migración. Está contraindicado en pacientes con insuficiencia cardíaca crónica clase III-IV. Disminuye los triglicéridos y aumenta discretamente el HDL-colesterol. Se metaboliza en el hígado y tiene una vida media de 10-13 horas. Su principal uso es en la claudicación intermitente para prevenir eventos trombóticos en pacientes con enfermedad arterial periférica y mejorar su capacidad para el ejercicio además disminuye la reestenosis del *stent* de las arterias periféricas y coronarias. La dosis más utilizada es de 50-200 mg/día, vía oral. Entre los efectos adversos más comunes están las arritmias cardíacas, hemorragias, cefalea y la intolerancia gastrointestinal.

Ticlopidina. Fue la primera tienopiridina disponible y ampliamente usada. Se ha demostrado que la ticlopidina reduce la frecuencia de ictus isquémico, angina inestable, infarto del miocardio, trombosis de los puentes aortocoronarios y del *stent* coronario. Cayó en desuso debido a la aparición de nuevos antiagregantes plaquetarios y por sus amplios efectos adversos como púrpura trombocitopénica trombótica, síndrome urémico hemolítico, diarrea, exantema, anemia aplásica, aumento del colesterol y triglicéridos. La dosis de ticlopidina es de 250 mg VO dos veces diarias.

Clopidogrel. Es una tienopiridina de segunda generación. Es un profármaco que inhibe irreversiblemente la agregación plaquetaria al inhibir la unión del ADP a su receptor plaquetario (P2Y12) y la activación subsiguiente del complejo GPIIb-IIIa mediada por ADP. Su acción se inicia dos horas de la administración oral, se transforma en un metabolito inactivo y representa cerca del 85% del compuesto y en un metabolito activo que es el 15% y, se une reversiblemente a las proteínas plasmáticas en un 98%. La administración con alimentos no modifica significativamente la biodisponibilidad. La absorción es por lo menos del 50% y la vida media del principal metabolito circulante es de 8 horas, su eliminación es del 50% por la orina y 46% por las heces en un intervalo de 120 horas después de la administración del fármaco. Su vida media es de 8 horas y la función plaquetaria retorna a la normalidad a los 7 días después de la última dosis. Su principal ventaja con relación a las ticlopidinas es la mínima incidencia de trombocitopenia o anemia aplásica. La dosis de carga es de 300 mg o 600 mg VO y la de mantenimiento es de 75 mg/día VO. El clopidogrel ha demostrado disminuir el riesgo de eventos vasculares tales como angina refractaria, enfermedad cerebrovascular isquémica, infarto del miocardio y muerte súbita. Además, su uso es extenso en situaciones de síndromes coronarios agudos, síndromes coronarios crónicos, enfermedad vascular cerebral y periférica, posrevascularización y colocación de *stent* y en uso simultáneo con anticoagulantes orales y parenterales.

Prasugrel. Representa la tercera generación de las tienopiridinas. Inhibe la activación y la agregación plaquetaria en forma irreversible mediante el bloqueo de los receptores P2Y12 del ADP presente en la superficie de las plaquetas. Es un profármaco con metabolitos inactivos y activos, semejante al clopidogrel. Tiene un inicio de acción más rápido, es más potente que el clopidogrel y produce una inhibición plaquetaria más constante. Se absorbe rápidamente por el tubo digestivo y alcanza la concentración máxima a los 30 minutos de ser administrado. La absorción no se ve afectada por los alimentos. Tiene una vida media de 4 horas y la excreción renal es la principal vía de eliminación. Requiere una dosis de carga de 60 mg VO seguida de 10mg/día. En menores de 60 kg o mayores de 75 años, la dosis de mantenimiento debe ser de 5 mg/día. La agregación plaquetaria regresa gradualmente a los valores basales de cinco a nueve días luego de su interrupción. Su principal indicación es en pacientes con infarto del miocardio sin elevación y con elevación del segmento ST, que van a ser sometidos a intervención coronaria percutánea (ICP) y colocación de *stent*. Ha demostrado ser superior al clopidogrel en la reducción de muerte cardiovascular, IM, ictus cerebral y la trombosis de los *stent*.

Ticagrelor. Este fármaco pertenece a la clase ciclopentil-triazolopirimidina, inhibidor directo reversible del receptor P2Y12, de manera que bloquea la agregación plaquetaria inducida por ADP de una manera no competitiva, probablemente a través de un mecanismo alostérico. También aumenta los niveles de adenosina endógena locales mediante la inhibición del transportador equilibrativo de nucleósido-1 (ENT-1). El fármaco tiene un inicio de acción rápido, no requiere conversión hepática a metabolito activo y en 30 minutos logra un nivel de inhibición plaquetaria superior a la obtenida con una dosis de carga de clopidogrel, por lo que se considera más efectivo. La vida media es de 6 a 12 horas, su eliminación es 30% renal y 70% por el tubo digestivo y el tiempo de recuperación plaquetaria, al cesar su uso es de 3 a 5 días. Hay que tener en cuenta que puede producir disnea, bradicardia, elevación de creatinina y de ácido úrico. El ticagrelor está indicado para la prevención de eventos trombóticos en pacientes con síndrome coronario agudo o infarto del miocardio sin elevación o con elevación del segmento ST en donde este planteada una estrategia de ICP o de tratamiento médico conservador; también para reducir el riesgo de enfermedad cerebrovascuar isquémica aguda o ataque isquémico transitorio (AIT). El efecto máximo inhibidor se logra a las 2 horas después de una carga de 180 mg. La dosis de mantenimiento de 90 mg dos veces diarias.

Cangrelor. Es un antagonista directo, selectivo y reversible de los receptores plaquetarios P2Y12 que bloquea la activación y la agregación plaquetarias inducidas por ADP. Está indicado para la reducción de eventos cardiovasculares trombóticos en pacientes con enfermedad arterial coronaria que se someten a ICP que no han recibido un inhibidor oral de P2Y12 antes del procedimiento y en quienes el tratamiento oral con inhibidores de P2Y12 no es posible o deseable. La vía de administración es intravenosa antes de comenzar la ICP, en un bolo de 30 μg/kg seguido inmediatamente de una perfusión intravenosa de 4 μg/kg/min. La biodisponibilidad es completa e inmediata después de su administración por vía intravenosa. Tras su administración se observa inhibición plaquetaria en el plazo de dos minutos y se mantiene de forma constante durante toda la perfusión. La función plaquetaria vuelve a valores normales en el plazo de una hora después de finalizar la misma.

Elinogrel. Es un fármaco que ejerce una acción directa y reversible sobre la agregación plaquetaria mediante la inhibición del receptor P2Y12. Se puede administrar por vía intravenosa y por vía oral. Su formulación oral tiene una vida media de doce horas y intravenosa de 50 minutos. La formulación intravenosa ejerce la inhibición plaquetaria máxima a los 20 minutos, con recuperación de la totalidad de la función plaquetaria luego de dos horas. Cuando la administración es oral la agregación plaquetaria retorna transcurridas 8 a 24 horas. Como efectos adversos más frecuentes se citan la disnea, elevación de las enzimas hepáticas y alteraciones gastrointestinales. Tiene su principal indicación en pacientes con síndrome coronario agudo que van a ser sometidos a ICP.

Tirofibán. Es un antagonista reversible de la agregación plaquetaria de estructura química no peptídica. Su mecanismo de acción se desarrolla en la membrana plaquetaria donde bloquea el receptor GP IIb/IIIa al disminuir los fenómenos de agregación. Además, previene la unión del fibrinógeno al receptor plaquetario GP IIa/IIb, que logra con ello un bloqueo en la unión cruzada de las plaquetas. Se emplea solamente por vía intravenosa en un bolo de 25 μg/kg durante 3 min seguido de infusión de 0,15 μg/kg/min durante un máximo de 18 horas, se elimina del plasma en gran parte por excreción renal. Tiene una vida media de 2 horas.

Eptifibatida. Es una desintegrina natural del veneno de serpiente que inhibe reversiblemente el receptor de plaquetas de glucoproteína IIb/IIIa, por lo que es un fármaco antiplaquetario. Se puede usar en algunos casos de síndrome coronario agudo principalmente sin elevación del ST y en el intervencionismo coronario percutáneo. Se administra por vía intravenosa y la dosis es diferente en pacientes diagnosticados de síndrome coronario agudo y en pacientes sometidos a ICP. En pacientes con síndrome coronario, se administra inmediatamente después del diagnóstico a una dosis de carga de 180 μg/kg IV, seguida de una infusión continua de 2 μg/kg/min. La infusión se continúa hasta 72 horas. Antes de esta intervención, se administra como una dosis de carga de 180 μg/kg IV, seguida de una infusión continua de 2 μg/kg/min con otro bolo IV de 180 μg/kg (régimen de doble bolo) administrado 10 minutos después del primero. El estado posterior a la intervención, continúa con la infusión de eptifibatida hasta 18 horas. Tiene una vida media de 2 a 2,5 horas y se elimina por vía renal.

Abciximab. Es un fragmento de anticuerpo Fab que inhibe de manera reversible y dependiente de la dosis la agregación plaquetaria y la adhesión de leucocitos al unirse a los receptores de glicoproteína (GP) IIb/IIIa, vitronectina y Mac-1; además previene la unión del fibrinógeno, factor de von Willebrand y otras moléculas que promueven la agregación durante la formación del coágulo. Se usa en cardiología para el tratamiento de la angina inestable y como terapia complementaria de una ICP. Se administra por vía intravenosa y la dosis es de 0,25 mg/kg en bolo, más infusión de 0,125 μg/kg/min durante 12 horas. La vida media es de 30 minutos El uso actual de los inhibidores de la GPIIb/IIIa son escasos, no se puede recomendar la administración sistemática de estos fármacos. No obstante, pueden considerarse para situaciones de rescate, en caso de complicaciones trombóticas y para las intervenciones coronarias percutáneas de riesgo alto y complicadas (no-*reflow*) en pacientes que no recibieron tratamiento previo con inhibidores del P2Y12.

ANTICOAGULANTES

Son un grupo de sustancias de distinta naturaleza química relacionados por su efecto biológico que intervienen en la coagulación de la sangre originando un efecto antitrombótico o prohemorrágico por afectación primordialmente de la cascada y los factores de coagulación. Se clasifican en los siguientes grupos:

- **Heparinas.**
- No fraccionada.
- Fraccionada o de bajo peso molecular (HBPM): enoxaparina, dalteparina, nadroparina, tinzaparina y fraxiparina.
- **Anticoagulantes orales antagonistas de la vitamina K** (antagonistas de la vitamina K).
- Warfarina, acenocumarol.
- **Anticoagulantes orales nuevos no antagonistas de la vitamina K** (NACO).
- Rivaroxabán, dabigatrán, edoxabán y apixabán.
- **Inhibidores directos (parenterales) del factor Xa**.
- Fondaparinux, Idraparinux.
- **Inhibidores directos (parenterales) de la trombina**.
- Bivalirudina, argatrobán.

Anticoagulantes en desarrollo. Milvexian en un anticoagulante específico para el factor XIa; abelacimab un anticuerpo monoclonal que se una al factor XI y el osocimab es un anticuerpo monoclonal que se une l sitio activo del factor XIa y evita que active al factor IX.

Heparina no fraccionada

La heparina no fraccionada (HNF). Es el ácido glucosaminoglicano; polisacárido sulfatado con un peso molecular 15.000 kDa que ejerce su acción anticoagulante indirecta al aumentar la actividad de la antitrombina (inhibidor natural de la trombina). La HNF se une eficientemente a la antitrombina para inactivar la trombina (factor II activado) y los factores de la coagulación XII, XI, X, IX y VIII activados. Tiene una vida media de 1-2 horas, la biodisponibilidad depende de la vía de administración y la excreción es por vía renal. Previene la propagación del coágulo, pero no desintegra el trombo ya formado. Sus efectos secundarios más importantes son sangrado y trombocitopenia precoz benigna no inmune; afortunadamente, esta última no llega a niveles críticos en la mayoría de los pacientes y es reversible al suspender el medicamento. Sin embargo, se ha observado una trombocitopenia inmune mediada por anticuerpos IgG contra el complejo plaquetario (Factor 4-heparina) que induce la agregación plaquetaria *in vivo*. Otros efectos adversos son hipersensibilidad cutánea local, necrosis de la piel en el sitio de inyección subcutánea, anafilaxis, hipoaldosteronismo, hiperpotasemia y, elevación de las aminotransferasas. Si el tratamiento es prolongado se ha observado alopecia y osteoporosis con fracturas patológicas. La HNF se debe administrar con dosis ajustada hasta alcanzar una prolongación del tiempo de tromboplastina parcial activado (TTPa). La efectividad de la anticoagulación se controla con el TTPa, 4 a 6 horas posterior al inicio, este se debe llevar a un valor de 50 a 70 segundos, o a una relación paciente/control de 1,5 a 2,5, que corresponde a una actividad antiXa de 0,3-0,7 UI/mL. Se debe sospechar resistencia a la heparina en pacientes que requieren más de 40.000 UI/día; esto se puede deber a un déficit congénito de antitrombina, unión de la heparina a los glóbulos blancos, células endoteliales y proteínas reactantes de fase aguda; altas concentraciones de factor VIII o incremento de la eliminación renal. La heparina se emplea con seguridad en el embarazo y lactancia. Se ha usado en diferentes modalidades (intermitente y continua), las dos con resultados satisfactorios; sin embargo, con el uso intermitente se presentan más hemorragias. El sangrado por el exceso de heparina se controla con la suspensión inmediata y la administración de sulfato de protamina (derivado del esperma de peces), 1 mg IV neutraliza 100 U de heparina. La heparina se ha utilizado ampliamente para la prevención y el tratamiento de la trombosis venosa, el tratamiento del tromboembolismo, la coagulación intravascular diseminada (CID), la prevención de la coagulación en diálisis artificial y circulación extracorpórea, síndromes coronarios con y sin elevación del segmento ST y en el intervencionismo coronario percutáneo.

Heparina intermitente. Se inicia con un bolo de 10.000 a 15.000 U IV para aprovechar sus efectos antiplaquetarios y activar la fibrinólisis endógena. Después se continúa con 4.000 a 5.000 U intravenosa o subcutánea cada 4 a 6 horas según la respuesta del paciente. El TTPa se controla antes del inicio del medicamento, a las 6 horas de la primera dosis y se repite las veces que sea necesario para llegar al valor ideal; una vez establecida la dosis se puede controlar el

TTPa diariamente en la mañana. Actualmente, esta vía de administración está en desuso por lo poco práctica y la mayor incidencia de sangrado.

Heparina por infusión continua. En una persona promedio (peso, talla y edad) se aplica un bolo de 5.000 a 10.000 U IV y luego un promedio de 1.250 U cada hora (12-18 U/kg/hora). Se debe hacer un control del PTTa a las 6 horas y repetirlo hasta alcanzar un nivel terapéutico óptimo. Es la vía más recomendada debido a que mantiene niveles séricos más estables y ocasiona menos sangrados.

Heparinas fraccionadas

Enoxaparina. Fue la primera heparina de bajo peso molecular (HBPM) liberada en EE.UU. Inhibe el factor Xa y la trombina al aumentar la tasa de inhibición de las *proteasas* de coagulación que se activan por la antitrombina, generalmente no aumenta el tiempo de protrombina o el TTPa, por lo que no tiene utilidad su medición. Biodisponibilidad: 92%, inicio de acción de 3-5 horas y duración de 12 horas. Tiene un metabolismo hepático y eliminación renal. Vida media: 4,5 horas. Se utiliza en el embarazo, en la profilaxis y tratamiento de la trombosis venosa profunda y el embolismo pulmonar, en síndromes coronarios agudos sin elevación y con elevación del ST, así como en el intervencionismo coronario percutáneo. Su administración puede ser subcutánea o intravenosa de 20 mg a 200 mg diarios según el caso y el peso corporal del paciente. En la sobredosificación se administra protamina IV lentamente; 1 mg de protamina neutraliza el efecto anticoagulante de 100 UI (1 mg) de enoxaparina sódica, en un lapso de 8 horas. Tras las 8 horas o, si es requiere una segunda dosis de protamina; se administrar una infusión de 0,5 mg protamina por 100 UI (1 mg) de enoxaparina. Después de 12 horas, no es necesario protamina.

Dalteparina. Es una HBPM con muchas similitudes con la enoxaparina, pero con un programa de dosificación diferente. Biodisponibilidad de 87%; distribución en adultos Vd: 40-60 mL/kg, eliminación vida media de 3 horas. Está aprobado para su administración subcutánea en la profilaxis de TVP, complicaciones isquémicas en síndrome coronario agudo sin elevación del ST. Excepto en la sobredosis, el uso de PT o TTPa no tiene utilidad. Uso profiláctico para trombosis venosa profunda: 2.500 a 5.000 U SC día. Como terapéutica 100 U/kg SC cada 12 horas, y para adultos mayores de 75 años, disminuir la dosis en un 25%, sin sobrepasar las 10.000 U cada 12 horas.

Nadroparina. Es una HBPM que retarda la generación de trombina y neutraliza la trombina ya formada. Frente a la heparina estándar tiene mayor actividad, menor interacción con las plaquetas, y a las dosis habituales no modifica significativamente las pruebas de la coagulación. Además, su menor unión a las células endoteliales contribuye a prolongar su vida media y la actividad anti-Xa plasmática. Se usa como profilaxis de la trombosis venosa profunda, profilaxis del ictus isquémico, tratamiento de la trombosis venosa profunda, prevención de episodios tromboembólicos durante la hemodiálisis Se puede administrar en forma subcutánea e intravenosa. La dosis es de 0,1 mL/10 kg peso cada 12 horas.

Tinzaparina. Es una HBPM efectiva en la prevención y tratamiento de la trombosis venosa profunda y/o el embolismo pulmonar, así como en la prevención de la coagulación en el sistema extracorpóreo en los circuitos de hemodiálisis, en pacientes sin riesgo hemorrágico conocido. Es la única obtenida por despolimerización enzimática, lo que le confiere un elevado control y consistencia en la distribución de las cadenas de polisacáridos y el grado de sulfatación. Esto se traduce en la clínica, en una mayor inhibición del factor IIa (trombina) y una razón más bajo anti-Xa/anti-IIa; una mayor liberación del factor de inhibición de proliferación tisular, eliminación tanto por aclaramiento renal como por el sistema reticuloendotelial, y una neutralización más eficiente por el sulfato de protamina. La dosis es de 175 U/kg SC una vez al día.

Warfarina. Es un derivado de la hidroxicoumarina que inhibe la síntesis hepática de los factores de la coagulación dependientes de la vitamina K (II, VII, IX y X), involucrados en la transformación de protrombina a trombina, y su acción se basa en inhibir la carboxilación de estos factores en su porción N terminal. Interfiere además con la actividad de las proteínas C y S (anticoagulantes naturales), por lo que puede inducir fenómenos procoagulantes durante 36-48 horas después de administrar la primera dosis. Tiene una absorción gastrointestinal del 90%; el pico de acción anticoagulante ocurre después de los tres días de iniciado el tratamiento tras reducir los factores procoagulantes biológicamente activos, en especial la protrombina o factor II. La mayor actividad terapéutica ocurre al sexto día y coincide con la depleción de los factores II, IX y X (el factor VII tiene una vida media de solo 7 horas), por cuya razón, en pacientes con fenómenos trombóticos agudos y de alto riesgo de eventos embólicos se recomienda el inicio concomitante de heparina hasta obtener un rango de anticoagulación adecuado con la warfarina. La unión a las proteínas plasmáticas es superior al 90% y debido a que solo la fracción libre es biológicamente activa, todo fármaco capaz de ocupar la albúmina y desplazar la warfarina potencia en forma considerable sus propiedades anticoagulantes. De igual manera, todos aquellos medicamentos con metabolismo a través del citocromo p450 tienen efectos en la concentración plasmática por incremento o disminución de su metabolismo, por consiguiente, existe una interacción importante con fármacos de uso rutinario. Está contraindicada en el embarazo y lactancia; cruza la membrana placentaria y origina efectos hemorrágicos y teratogénicos en el neonato, desprendimiento prematuro de placenta, por cuya razón se debe evitar en el primer trimestre del embarazo y en las últimas 6 semanas.

La dosis de inicio recomendada es de 5 mg/día VO, con cuya dosis se garantiza un adecuado rango de anticoagulación en la mayoría de los pacientes; no se recomiendan dosis mayores por el riesgo de producir un estado de hipercoagulabilidad transitoria debido a la disminución brusca y simultánea de las proteínas C y S. El control se hace con el INR (razón internacional normalizada); esta se obtiene con el tiempo de protrombina y la sensibilidad de la tromboplastina usada para el tiempo de protrombina (TP). El INR se debe hacer regularmente hasta conseguir el rango ideal y luego mensual o bimensual. En caso de sobredosis el antídoto es la vitamina K. Se indica en la profilaxis y tratamiento de la trombosis venosa y embolia pulmonar, profilaxis y tratamiento de complicaciones embólicas sistémicas (por ej., accidente cerebrovascular), la fibrilación auricular, la cual puede ser de origen valvular o no valvular, profilaxis y tratamiento de las complicaciones tromboembólicas asociadas con el reemplazo de válvulas cardíacas biológicas o mecánicas, reducción del riesgo de muerte, infarto del miocardio recurrente y eventos tromboembólicos (por ej., accidente cerebrovascular, embolización sistémica), después de un infarto de miocardio, enfermedad valvular reumática con cualquiera de los siguientes criterios:

diámetro auricular >55 mm, trombo auricular izquierdo, fibrilación auricular, embolia sistémica previa, accidente cerebrovascular criptogénico y foramen oval permeable con trombosis venosa profundaa, accidente cerebrovascular cardioembólico o ictus isquémico transitorio, disfunción sistólica del ventrículo iquierdo, síndrome de anticuerpos antifosfolipídicos con tromboembolismo arterial o venoso previo.

Acenocumarol. Es un anticoagulante similar a la warfarina que impide la formación en el hígado de los factores activos de la coagulación II, VII, IX y X y de la proteína C, mediante inhibición de la gamma carboxilación de las proteínas precursoras mediada por la vitamina K. Presenta una vida media de 10 a 24 horas. Su biodisponibilidad es del 60%, se une a las proteínas plasmáticas en un 98% y su eliminación es predominantemente renal. Su dosis de mantenimiento es de 1 a 8 mg/día VO. Su acción se controla por el INR el cual debería estar entre 2 y 3 en la mayoría de los casos y se alcanza alrededor de las 72 horas de iniciado el tratamiento. Su antídoto es la vitamina K y sus indicaciones son similares a los de la warfarina. Las principales ventajas, en comparación con la warfarina, son inicio más rápido de la actividad anticoagulante, vida media más corta, mejor estabilidad del tiempo de protrombina, rápida reversión con dosis de vitamina K relativamente menores y menor dependencia de la enzima CYP2C9 para su metabolismo.

Rivaroxabán. Es un inhibidor directo del factor Xa, altamente selectivo que no inhibe la trombina ni tiene efectos sobre las plaquetas. Ha demostrado ser tan efectivo como las HBPM y warfarina para prevenir eventos trombóticos y las complicaciones hemorrágicas son comparables. Se administra vía oral, su absorción intestinal es rápida (alcanza la concentración máxima en 2-4 horas), con una alta biodisponibilidad (80%-100%); su farmacocinética es lineal, la unión a proteínas plasmáticas es de hasta 95% y la semivida de eliminación está entre 7 y 11 horas. De la dosis administrada, un tercio se elimina inalterado por los riñones y los dos restantes se metabolizan mediante CYP3A4, CYP2J2, sus metabolitos resultantes son inactivos. No amerita monitorización de la anticoagulación y carece de antídoto. Su uso ha sido aprobado en la profilaxis y tratamiento de la trombosis venosa profunda y embolismo pulmonar, en la profilaxis de embolismo cerebral o sistémico en la fibrilación auricular no valvular, en combinación con aspirina, para reducir el riesgo de eventos cardiovasculares mayores (muerte cardiovascular, infarto del miocardio y accidente cerebrovascular) en pacientes con enfermedad coronaria crónica. Recientemente se aprobó su uso junto a la aspirina en el tratamiento de la enfermedad arterial periférica de miembros inferiores, tanto estable como luego de la revascularización.

Dabigatrán. Es un profármaco oralmente absorbible, fue el primer inhibidor directo de la trombina, activo por vía oral, a la cual inhibe en forma selectiva. Inhibe la trombina libre, la trombina unida a fibrina y la agregación plaquetaria inducida por la trombina. Su vida media es de 14 a 17 horas, se une a las proteínas plasmáticas en un 35% y la eliminación es 80% renal, por lo tanto, puede ser dializable.

El antídoto usado para una intoxicación por dabigatrán es idarucizumab; se trata de un fragmento de un anticuerpo monoclonal humanizado. Se usa para la prevención y tratamiento de la trombosis venosa profunda de los miembros inferiores y el embolismo pulmonar, la prevención de embolia cerebral o sistémica en la fibrilación auricular no valvular y la prevención de eventos trombóticos en pacientes con fibrilación auricular sometidos al intervencionismo coronario percutáneo. La dosis es de 110 mg VO c/12 h o de 150 mg c/12 h; dependiendo de la indicación, de la edad del paciente y la función renal. Su uso está restringido cuando se tiene una depuración de creatinina < de 30 mL/min.

Apixabán. Es un potente inhibidor oral reversible, directo y altamente selectivo del factor Xa. No requiere la antitrombina para su actividad antitrombótica. Inhibe el factor Xa libre y ligado al coágulo, y la actividad *protrombinasa*. No tiene efectos directos sobre la agregación plaquetaria, sino que inhibe indirectamente la agregación plaquetaria inducida por la trombina. Al inhibir el factor Xa, previene tanto la formación de trombina como la generación de trombos. Indicado en la prevención y tratamiento del tromboembolismo venoso y la embolia pulmonar, prevención de ictus y de la embolia sistémica en adultos con fibrilación auricular no valvular. Su concentración máxima en plasma es de 3-4 horas, se une a las proteínas en un 87%; vida media: 5-6 h, excreción urinaria un 25% y no es dializable. Se usa para la prevención y tratamiento de la trombosis venosa profunda de miembros inferiores y del embolismo pulmonar, la prevención de embolia cerebral o sistémica en la fibrilación auricular no valvular y la prevención de eventos trombóticos en pacientes con fibrilación auricular con o sin síndromes coronarios agudos, sometidos a intervencionismo coronario percutáneo o a tratamiento médico conservador. La dosis es de 2,5 a 10 mg c/12 h VO, tiene un antídoto, llamado andexanet alfa, agente de reversión específico de los antagonistas del factor X activado, solo ha sido estudiado en casos de hemorragia aguda; su experiencia de empleo en la práctica clínica es muy limitada.

Edoxabán. Es un anticoagulante que inhibe del factor Xa y la activación plaquetaria al bloquear de forma selectiva y reversible el sitio activo de FXa sin requerir un cofactor para su actividad, inhibe el FXa libre, la actividad de *protrombinasa* y la agregación plaquetaria inducida por trombina. Biodisponibilidad: 62%, se une a las proteínas en un 55%, la vida media: 10-14 horas, se excreta principalmente como fármaco inalterado en la orina y es dializable. La dosis es de 30 a 60 mg VO una vez al día. Indicado para reducir el riesgo de accidente cerebrovascular y embolia sistémica asociados con la fibrilación auricular no valvular y para la prevención y tratamiento de la trombosis venosa profunda y la embolia pulmonar en pacientes que han sido tratados inicialmente con un anticoagulante parenteral durante 5-10 días.

Fondaparinux. Es un anticoagulante inhibidor directo parenteral del factor Xa. Al contrario de los inhibidores directos de la trombina, ejerce su efecto a través de la antitrombina, y al contrario que la heparina es un inhibidor selectivo del factor Xa. Es un análogo sintético de la pentasacárido AT, tiene una actividad específica anti-Xa mayor que las HBPM y no causa trombocitopenia. Biodisponibilidad: 100%, unión a las proteínas: 94% (antitrombina), vida media: 17-21 horas, es dializable y su excreción es por la vía renal. Se usa en la prevención y tratamiento de la trombosis venosa profunda/embolia pulmonar aguda y es una alternativa en los casos de trombocitopenia inducida por heparina. No es necesario el monitoreo de la anticoagulación ni existe un antídoto. La dosis va de 2,5 a 10 mg/día SC.

Idraparinux. Tiene una estructura química similar y el mismo método de acción que el fondaparinux, pero con una vida media de eliminación de cinco a seis veces más larga (un aumento de 17 horas para fondaparinux a 80 horas del idraparinux); lo que significa que el medicamento solo debe inyectarse una vez a la semana.

Bivalirudina. Anticoagulante Inhibidor directo de la trombina libre y unida a coágulos y la agregación plaquetaria inducida por trombina Es un análogo sintético de la hirudina. Vida media de 25 min, el efecto dura cerca de 1 hora después de descontinuar la infusión. Se une mínimamente a las proteínas su excreción es renal, se administra en forma intravenosa y la biodisponibilidad es completa e inmediata. Se puede usar como alternativa en la trombocitopenia inducida por heparina y en el intervencionismo coronario percutáneo incluidos los pacientes con infarto de miocardio con o sin elevación del segmento ST. La dosis en bolo de 0,75 a 1 mg/kg; seguido de una infusión de 1,75 mg a 2,5 mg/kg/hora durante 4 horas, luego infusión de 0,2 mg/kg/hora durante 14-20 horas.

Argatrobán. Es un anticoagulante inhibidor directo de la trombina derivado de la arginina y se une selectivamente al sitio activo de la trombina. Es altamente selectivo e inhibe la trombina libre y la asociada al coágulo y no hay interferencia por los anticuerpos inducidos por la heparina. Se metaboliza en el hígado, se excreta por las heces, se une en un 54% a las proteínas plasmáticas y tiene una media de 45 minutos. Se puede utilizar en pacientes con insuficiencia renal. Se administra a la dosis de 2,5 a 10 µg/kg/min IV y se monitoriza por el TTP. Esta indicado en trombocitopenia inducida por heparina, e intervencionismo coronario percutáneo.

TROMBOLÍTICOS

La fibrinólisis consiste en la degradación de las redes de fibrina formadas en el proceso de coagulación sanguínea; lo que evita la formación de trombos. El sistema fibrinolítico es importante para mantener la fluidez de la sangre, particularmente en los vasos pequeños. Es decir que el tratamiento fibrinolítico tiene como finalidad potenciar la trombólisis, restaurando así el flujo de un vaso, ya sea arterial o venoso y ocluido por un trombo. Los fármacos trombolíticos o fibrinolíticos tienen la propiedad de activar la transformación del plasminógeno (proenzima inactiva) a plasmina (enzima proteolítica), potente fibrinolítico natural con propiedades de lisar la fibrina y, en menor grado, el fibrinógeno circulante para diluir el coágulo formado. El plasminógeno unido a la fibrina es más susceptible de activarse a plasmina que el circulante en el plasma. La plasmina en su forma activa es la encargada de la degradación de las redes de fibrina, que pasarán a ser fibrinopéptidos solubles tras la fibrinólisis. Estos productos de degradación de la fibrina, como el dímero-D, son eliminados normalmente por proteasas en los macrófagos del hígado y el riñón.

Los casos que ameriten fibrinólisis, debe hacerse en menos de 10 minutos tras el diagnóstico de un infarto agudo del miocardio con elevación del segmento ST (IMCEST) y debe derivarse de inmediato el paciente a un centro con intervención coronaria percutánea (ICP) primaria. Si pasados 60-90 minutos desde el bolo del fibrinolítico y no hay criterios de reperfusión, se debe hacer inmediatamente una "ICP de rescate". En caso de que haya criterios de reperfusión, está indicada una coronariografía (más ICP del vaso responsable, si procede) entre 2 y 24 h tras el bolo de fibrinolítico.

Los trombolíticos se clasifican en tres generaciones: **1ª generación**: estreptocinasa y urocinasa; **2ª generación**: alteplasa o activador tisular del plasminógeno recombinante (rtPA) y anistreplasa o APSAC, y **3ª generación**: reteplasa (r-PA) y tenecteplasa (TNK-tPA).

Estreptocinasa. Es una proteína no enzimática que activa indirectamente el plasminógeno; se obtiene del *Streptococcus β-hemolítico* del grupo C y se combina con el plasminógeno circulante para formar un complejo intermedio; posteriormente origina una enzima lítica o plasmina activa, que lisa directamente la fibrina y el fibrinógeno. Al tratarse de un fibrinolítico no específico, no solo se encarga de activar el plasminógeno unido a la fibrina, sino también al plasmático, induciendo hiperplasminemia; además, también provoca depleción del fibrinógeno circulante y de los factores V y VIII de la coagulación con aumento concomitante de los productos de degradación del fibrinógeno en plasma. Se ha descrito también una disminución en los niveles de antitrombina, antiplasmina y alfa1-macroglobulina tras el tratamiento con estreptocinasa. Posee un efecto trombolítico sistémico y su vida media es de 20 minutos. Tiene el inconveniente de los efectos antigénicos además que la plasmina estimula la conversión de precalicreína en calicreína, que produce liberación de cininas originado reacciones alérgicas, exantema, fiebre, escalofríos, vómitos, hipotensión y anafilaxia. Los títulos de anticuerpos anti-SK aumentan rápidamente a los 5-6 días de su administración, alcanzan concentraciones máximas varias semanas después (títulos de 50-100 veces superiores a los basales), y se normalizan a los 4-6 meses, por lo que una nueva administración de estreptocinasa durante este periodo no es sugerida. Se administra en IMCEST a la dosis de 1.500.000 UI IV en 30 a 60 minutos. En trombosis vebosa profunda, embolia pulmonar, trombosis o embolia arterial, una dosis de carga de 250.000 UI por 30 minutos, luego mantener una infusión de 100.000 UI por hora durante 24 a 72 horas.

Urocinasa. La urocinasa es una enzima extraída de la orina humana, capaz de activar fisiológicamente el plasminógeno hemático transformándolo en plasmina, enzima específica para la lisis de los coágulos de fibrina y en menor medida el fibrinógeno y otras proteínas procoagulantes. Tiene la propiedad de no ser antigénica ni pirógena, y se puede usar las veces que sean necesarias. Se caracteriza por su elevada tolerabilidad y una toxicidad irrelevante. Tiene una semivida de 9-16 minutos, distinta según el modo de administración. Es significativamente más larga cuando se administra por infusión (16 minutos) que, tras una inyección intravenosa única (9 minutos). Indicado en tromboembolismo arterial periférico, trombosis venosa profunda, embolia pulmonar aguda masiva o con inestabilidad hemodinámica, trombosis de *shunts* arterio-venosos, trombosis coronarias, derrames pleurales metaneumónicos y empiemas complicados. La forma usual de administración es por infusión intravenosa continua. La dosis para embolismo pulmonar es de 4.400 UI/kg IV como dosis de ataque en 10 minutos, seguida por 4.400 UI/kg/hora durante 12 horas.

Activador del plasminógeno tisular recombinante (rt-PA) Alteplasa. Fibrinolítico producido endógenamente por muchos tejidos, que obviamente incluye el endotelio vascular. Como enzima, cataliza la conversión de plasminógeno a plasmina, aunque no existe una activación eficiente del plasminógeno a nivel plasmático. El rt-PA activa el plasminógeno unido a la fibrina en la superficie del coágulo, enseguida, la plasmina se escinde del plasminógeno afiliado al coágulo y rompe las moléculas de fibrina, que disuelve el coágulo. Su vida media es de 5 a 10 minutos, no es antigénico y el ácido epsilonaminocaproico puede actuar como antídoto. Es empleado en medicina para el tratamiento del IMCEST, tromboembolismo pulmonar, el ictus isquémico y en la trombosis arterial. En el infarto del miocardio se usa un bolo intravenoso de 15 mg; seguido de una infusión de 50 mg en 30 minutos y se continua con 35 mg durante 60 minutos hasta completar la dosis máxima de 100 mg en hora y media. En el embolismo pulmonar 10 mg en bolo intravenoso en 1-2 minutos, se continua con una infusión intravenosa de 90 mg durante 2 horas. En el ictus isquémico se debe aplicar dentro de las 3 primeras horas a partir del inicio de la sintomatología; 0,9 mg/kg (máximo 90 mg) en infusión intravenosa durante 60 minutos, administrando el 10% de la dosis en un bolo inicial. En la trombosis y tromboembolia arterial se administran 0,05 a 0,1 mg/kg/hora mediante infusión intraarterial transcatéter durante 1 a 8 horas o hasta la lisis del trombo. Alteplasa fue la primera forma altamente purificada de un activador del plasminógeno humano tipo tisular (rt-PA), obtenido mediante ingeniería genética por la técnica del ADN recombinante.

Anistreplasa (APSAC). Es una combinación acilada del activador del plasminógeno más estreptocinasa. Es una proteína natural, aunque también se obtiene por el método del ADN recombinante. Tiene predilección por la fibrina del coágulo y una sobrevida de 100 minutos. Es altamente antigénica como la estreptocinasa. Las indicaciones más importantes de los trombolíticos son en infarto del miocardio, ictus isquémico agudo, trombosis venosa profunda de los miembros inferiores, trombosis arterial y embolia pulmonar.

Reteplasa (r-PA). El activador de plasminógeno recombinante (r-PA), es un agente trombolítico derivado del activador tisular del plasminógeno humano. Su mecanismo de acción es similar a la de alteplasa, pero difiere en las propiedades farmacocinéticas y farmacodinámicas, como por ej., una vida media más prolongada (15 minutos). Tienen menor afinidad por la fibrina que la alteplasa, lo que permite enlazar con el trombo repetidamente y aumentar su potencial fibrinolítico. Se ha demostrado que, en concentraciones equipotentes, el r-PA y el rt-PA tienen la misma eficacia para lisar trombos; sin embargo, el r-PA es menos eficaz en lisar trombos ricos en plaquetas y antiguos, lo que sugiere que el r-PA preserva más los trombos hemostásicos y, por tanto, puede producir menos hemorragia que este. Finalmente, el r-PA tiene muy poca actividad antigénica, una vida media de la reteplasa es de 13-16 min, la trombólisis coronaria ocurre en 30 min, alcanza la respuesta máxima a los 30-90 min. Excreción: orina y heces. En el IMCEST la reteplasa se administra 10 unidades en bolo intravenoso; luego de 30 minutos una segunda dosis de 10 unidades en bolo intravenoso.

Tenecteplasa (TNK-t-PA). Se origina a través de un análisis funcional de alta resolución de la secuencia de proteínas de alteplasa. Este agente trombolítico de tercera generación se produjo mediante tecnología recombinante de ADN en células de ovario de hámster chino. En trombos plaquetarios, el inhibidor 1 del activador del plasminógeno se encuentra en altas concentraciones y tiene un papel preponderante en el fracaso terapéutico de los agentes trombolíticos y en los eventos de recurrencia; tenecteplasa se modificó para reducir su interacción con este inhibidor y así obtener mayor eficacia fibrinolítica. Su fibrino-especificidad, expresada como la proporción de su actividad catalítica en presencia de fibrina, comparado con el fibrinógeno fue 15 veces mayor que con alteplasa. Vida media de 20 a 25 min y, a diferencia de la estreptocinasa no tiene antigenicidad, se metaboliza principalmente en el hígado y en líneas generales se administra 30 a 50 mg intravenoso en bolos de acuerdo con el peso del paciente.

TRATAMIENTO ANTITROMBÓTICO EN SITUACIONES ESPECIALES

Fibrilación auricular (FA). Los anticoagulantes orales nuevos no antagonistas de la vitamina K (NACO) están aprobados (relación eficacia/seguridad mejorada) para prevenir el accidente cerebrovascular en pacientes con FA de origen no valvular; en ausencia de prótesis valvular mecánica o de estenosis mitral de moderada a grave (generalmente de origen reumático). Su uso es aceptable en la estenosis valvular aórtica, regurgitación valvular mitral, implante de válvula aórtica transcatéter e implante de válvula biológica quirúrgica (luego de tres meses). Apixabán 5 mg o 2,5 mg dos veces diarias, si reúne dos de los tres criterios: peso ≤60 kg, edad ≥80 años, creatinina sérica ≥1,5 mg/dL. Dabigatrán 150 mg o 110 mg dos veces diarias. Edoxabán 30 a 60 mg/día o 30 mg/día si el peso ≤60 kg o ClCr 15-49 mL/min. Rivaroxabán 20 mg/día o 15 mg/día si ClCr ≤15-49 mL/min. En la prótesis de válvulas mecánicas, aun sin fibrilación auricular, se recomienda la warfarina hasta alcanzar un INR entre 2,5 y 3,5 en la prótesis mitral y, de 2 a 3 en la prótesis aórtica.

Fibrilación auricular y síndrome coronario crónico. Es preferible el uso de un NACO frente a un antagonista de la vitamina K. Se recomienda tratamiento a largo plazo con un tiempo en rango terapéutico >70% para pacientes con FA y una puntuación CHA2DS2-VASC igual o mayor a 2 en varones e igual o mayor a 3 en mujeres. Para FA después de una ICP debe considerarse el tratamiento anticoagulante oral a largo plazo (con un NACO o un antagonista de la vitamina K y un tiempo en rango terapéutico >70%) con una puntuación CHA2DS2-VASC igual o mayor a 1 en varones e igual o mayor a 2 en mujeres. Se recomienda el uso de un NACO en lugar de un antagonista de la vitamina K, combinado con un antiagregante plaquetario: apixabán 5 mg/cada 12 h; dabigatrán 150 mg/cada 12 h, edoxabán 60 mg/día o rivaroxabán 20 mg/día.

Síndrome coronario agudo sin elevación del segmento ST (manejo médico en intervención coronaria percutánea). **Aspirina**, dosis de carga 150-300 mg VO o 75-250 mg IV y dosis de mantenimiento 75-100 mg/día. Si no es posible la ingestión de aspirina oral, se indica clopidogrel dosis de carga de 300-600 mg VO, seguido de una dosis de mantenimiento de 75 mg/día, sin ajuste de dosis en pacientes con ERC. **Prasugrel**, dosis de carga de 60 mg VO, seguido de un dosis de mantenimiento de 10 mg/día; en pacientes con peso corporal <60 kg y ≥75 años se recomienda una dosis de mantenimiento de 5 mg/día y no hay ajuste de la dosis en pacientes con ERC; un accidente cerebrovascular previo es contraindicación para prasugrel. **Ticagrelor**, dosis de carga 180 mg VO, seguido de una dosis de mantenimiento de 90 mg dos veces al día y sin ajuste de dosis específica en pacientes con ERC. **Cangrelor**, se usa un bolo de 30 µg/kg, seguido de una infusión de 4 µg/kg/min durante al menos 2 horas o durante el procedimiento (lo que sea más largo). Abciximab bolo de 0,25 mg/kg y 0,125 µg/kg/min en infusión (máximo 10 µg/min) durante 12 horas. Eptifibatide doble bolo de 180 µg/kg (administrado a intervalos de 10 minutos) seguido de una infusión de 2,0 µg/kg/min durante un máximo de 18 horas. **Tirofibán**, bolo de 25 µg/kg durante 3 minutos, seguido de una infusión de 0,15 µg/kg/minuto durante un máximo de 18 horas. **Heparina no fraccionada**, bolo de 70-100 U/kg, seguido de una infusión intravenosa hasta el procedimiento invasivo. **Inhibidores de GP IIb/IIIa**, bolo de 50-70 U/kg. **Enoxaparina**, un bolo de 0,5 mg/kg antes de la ICP. **Bivalirudina**, bolo de 0,75 mg/kg seguido de infusión intravenosa de 1,75 mg/kg/hora, durante un máximo de 4 horas después del procedimiento. **Fondaparinux**, 2,5 mg/día por vía subcutánea (solo antes de la ICP).

Síndrome coronario agudo con elevación del segmento ST. El tratamiento farmacológico durante la ICP primaria (tratamiento de elección), la recomendación más fuerte es utilizar heparina no fraccionada (enoxaparina y bivalirudina se considera como alternativas con menor fuerza de recomendación). La terapia antiagregante recomienda de primera línea a los inhibidores potentes del P2Y12 (prasugrel y ticagrelor); el clopidogrel se reserva cuando estos están contraindicados o no disponibles. También se puede utilizar el cangrelor intravenoso (inhibidor del P2Y12) cuando no se haya administrado previamente prasugrel, ticagrelor o clopidogrel. Los inhibidores del receptor de la glucoproteína plaquetaria IIb/IIIa solo se consideran como terapia de rescate en casos de ausencia de reperfusión (*no-reflow*) o complicaciones trombóticas; no se considera su uso como pretratamiento en la ICP.

Síndrome coronario crónico y ritmo sinusal. Debe considerarse la adición de un segundo antitrombótico a la aspirina para la prevención secundaria a largo plazo en pacientes con riesgo alto o moderado de eventos isquémicos y sin riesgo hemorrágico alto.

Prevención a largo plazo de la trombosis venosa profunda y embolismo pulmonar recurrente. Apixabán 2,5 mg dos veces al día; dabigatrán 150 mg dos veces al día; edoxabán 60 mg/día o, rivaroxabán 10 mg/día.

Prevención del tromboembolismo venoso después de la cirugía ortopédica mayor. Apixabán 2,5 mg dos veces al día; dabigatrán 220 mg/día/150 mg/día; edoxabán 30 mg/día o rivaroxabán 10 mg/día.

Enfermedad por coronavirus y trombosis. El coronavirus causante del "Síndrome Respiratorio Agudo Grave por coronavirus 2" (SARS-CoV-2), es un virus que infecta las células endoteliales vasculares a través de la enzima convertidora de la angiotensina II (ECA II), el receptor de la angiotensina II. Casi el 20% de los pacientes, la infección origina neumonía y trombosis microvascular, venosa o arterial. El mecanismo de la trombosis se debe posiblemente a una respuesta proinflamatoria masiva; las células proinflamatorias, citocinas y quimiocinas no solo activan el sistema de coagulación, sino que también atenúan el mecanismo anticoagulante, lo que amplifica el círculo vicioso de la coagulación vascular y la trombosis. Estas situaciones incluyen inflamación endotelial, activación del complemento, generación de trombina y complicaciones trombóticas plaquetarias/leucocitarias. La Sociedad Internacional de Trombosis y Hemostasia (ISTH) presentó una guía para el tratamiento de la coagulopatía en pacientes con COVID-19 (2020): recomienda la administración profiláctica de HBPM en todos los pacientes con COVID-19 que requieran hospitalización, excepto que exista sangrado activo o una contraindicación (recuento de plaquetas <25 x 10^9/L). La terapia con heparina no fraccionada o heparina de bajo peso molecular reduce el agotamiento de los sustratos de la coagulación en pacientes con disfunción grave de la coagulación, cuando los productos de degradación de fibrina/fibrinógeno y el dímero D (o ambos) muestran ≥10 µg/mL y/o ≥5 µg/mL, respectivamente.

Bibliografía

Bedjaoui A, Allal K, Lounes MS, Belhadi CE, Mekarnia A, Sediki S. Abciximab intracoronario o intravenoso después de trombectomía por aspiración en pacientes con STEMI sometidos a intervención coronaria percutánea primaria. Cardiovasc J Afr. 2019; 30: 45-51.

Campuzano-Maya. Inhibidores de los receptores P2Y12. Escenario de acción, farmacología, aplicación clínica y limitaciones de uso. Medicina y Laboratorio. 2017; 23: 13-44.

ESC 2020. Comentarios a la guía sobre el tratamiento del síndrome coronario agudo sin elevación del segmento ST. Informe de Posicionamiento Terapéutico de cangrelor para la reducción de acontecimientos cardiovasculares trombóticos en pacientes adultos con enfermedad arterial coronaria que se someten a intervención coronaria percutánea IPT, 21/2019. VI.

Guías para anticoagulación y trombolisis del tromboembolismo venoso, infarto con elevación del ST, cardioembolismo cerebral y del infarto cerebral agudo. Arch Cardiol Mex. 2017; 87(supl 1): 1-66. DOI: 10.1016/S1131-3587(10)70026-1.

Guidelines for the management of acute coronary syndromes in patients presenting without persistent ST-segment elevation: The Task Force for the management of acute coronary syndromes in patients presenting without persistent ST-segment elevation of the European Society of Cardiology. ESC. 2020.

Guía ESC 2019 sobre el diagnóstico y tratamiento de los síndromes coronarios crónicos. Revista Española de Cardiología. 2020; 73(6): 495.e1-495.

Le T, William L, Hwang WL, Muralidhar V, White JA, Scott-Moore M. First Aid for the Basic Sciences: Organ Systems (3rd ed. McGrawHill, Philadelphia). 2017: 318.

Moraleda-Jiménez JM. Pregrado de hematología (4ª ed.), Luzán 5. 2017: 656.

Morales-Ponce FJ, Lozano-Cid FJ, Martínez-Romero P, González-Pérez P, Sánchez-Brotons JA. Tenecteplasa intracoronaria versus abciximab como tratamiento adyuvante durante la intervención coronaria percutánea primaria en pacientes con infarto de miocardio anterior. EuroIntervention. 2019; 14(16): 1668-1675.

Ouellette DR. Chief Editor: Zab Mosenifar. Review Updates on Anticoagulation and Laboratory Tools for Therapy Monitoring of Heparin, Vitamin K Antagonists and Direct Oral Anticoagulants Osamu Kumano 1,2, Kohei Akatsuchi 3 and Jean 2021. MedScape Updated. 2020; Sep 18.

Sbrana F, Pasanisi EM, Dal Pino B, F Bigazzi F, Sampietro T. Valor diagnóstico de la reserva de flujo coronario mediante eco-dipiridamol en la hipercolesterolemia homocigota familiar. Rev Esp Cardiol. 2021; 74: 347-9. DOI: 10.1016/j.recesp.2020.12.00.

CAPÍTULO 133
CALCIOANTAGONISTAS

JOSÉ AGUSTÍN CARABALLO-SIERRA, MARCOS L. TROCCOLI-H.

INTRODUCCIÓN

Los calcioantagonistas o "bloqueadores de los canales del calcio" (canales tipo L), tienen la propiedad de inhibir la entrada del ión calcio a la célula, necesario para la interacción de la actina y miosina en la contracción del miocárdico y el músculo liso vascular; además, bloquean la liberación de insulina por el páncreas. Estos fármacos, al actuar sobre las células musculares lisas de las arteriolas, provocan vasodilatación arterial periférica y coronaria; igualmente, su acción sobre las células miocárdicas y el sistema de conducción (nódulo sinusal y auriculoventricular) producen inotropismo y cronotropismo negativos, respectivamente. Estos medicamentos pueden ser divididos en tres clases principales: dihidropiridinas, no-dihidropiridinas (incluyen las fenilalquilaminas y benzotiazepinas) y las difenilpiperazinas.

Dihidropiridinas. Se identifican por el sufijo *pino*. Son potentes vasodilatadores con un efecto directo relativamente pequeño sobre el corazón. La vasodilatación arteriolar puede provocar taquicardia refleja y desencadenar una angina de pecho en pacientes con enfermedad coronaria. La taquicardia se ha reducido con las nuevas moléculas de acción prolongada para ser usadas una vez al día en mg, con un inicio de acción lenta y vida media-larga como el amlodipino: 2,5-10, bamidipino: 10-20, felodipino: 2,5-20, isradipino: 2,5-5, lacidipino 2-6, lercanidipino: 5-20 y manidipino: 10-20.

Otros agentes lipofílicos, con vida media corta son el nicardipino: 60-120 c/8-12h, nifedipino: 30-120 c/12-24h; nisoldipino: 10-40 c/12-24h y nitrendipino: 10-40 c/12-24h. Otro calcioantagonista de este grupo y que tiene una gran afinidad por los vasos cerebrales es el nimodipino, útil en los pacientes con hemorragia subaracnoidea por ruptura de aneurismas cerebrales; su mecanismo de acción se basa en la liberación del vasoespasmo que genera el componente isquémico, hecho que ensombrece el pronóstico de estos pacientes.

Se recomienda iniciar el uso de las dihidropiridinas con dosis bajas, especialmente en ancianos, e incrementarlo progresivamente. Los efectos adversos incluye mareos, cefalea, "bochorno" o fogaje facial, edema en miembros inferiores, estreñimiento e hiperplasia gingival. El edema en los miembros inferiores, probablemente es causado por una acción directa sobre la microcirculación local y la circulación linfática, y no refleja necesariamente una retención intravascular de sodio y líquidos, ya que no responde prontamente a los diuréticos.

Las dihidropiridinas de acción corta no deben ser usadas para tratar la hipertensión arterial debido a que ocasionan una caída brusca de la presión arterial con una activación simpática refleja, lo cual puede precipitar una isquemia miocárdica, infarto, ictus cerebral y muerte.

No-dihidropiridinas. Incluye el verapamilo una fenilalquilaminas y el diltiazem una benzotiazepina, que son relativamente cardioselectivas. Tienen un efecto inhibitorio del nodo sinusal y auriculoventricular, deprimen la fracción de eyección del ventrículo izquierdo, el automatismo, la conducción y liberan el espasmo coronario con mínimo efecto vasodilatador periférico; además reducen la frecuencia cardíaca en la fibrilación auricular crónica y, pueden revertir el *flütter* auricular y la taquicardia supraventricular paroxística.

Verapamilo. Las tabletas de liberación convencional (no sostenida) se usa en dosis de 40-160 mg c/8h y las de liberación prolongada 120-480 mg c/12-24 h. Las contraindicaciones para su uso son el síndrome de nodo sinusal enfermo, bloqueos aurículoventriculares de 2° y 3° grado, tensión sistólica <90 mm Hg, disfunción acentuada del ventrículo izquierdo, pacientes con *flütter* o fibrilación auricular y un tracto accesorio, insuficiencia cardíaca crónica, taquicardia ventricular y *shock* cardiogénico. Su uso debe ser evitado en ancianos que reciben digoxina. Los efectos adversos más frecuentes incluyen estreñimiento, náuseas, rinitis, "bochorno", cefalea, mareos, fatiga, parestesia, edema periférico, bloqueos AV, bradicardia, hipotensión arterial, empeoramiento del gasto cardíaco y, se debe tener precaución en la falla hepática y renal.

Diltiazem. Tienen propiedades intermedias entre las dihidropiridinas y el verapamilo. Su efecto cronotrópico negativo previene la taquicardia refleja en respuesta a la vasodilatación inducida por estos fármacos. Se usan como antihipertensivos y en el tratamiento de la angina de pecho. El diltiazem se emplea a la dosis de 120 mg c/8-24 h. Los efectos adversos más comunes incluyen cefalea, mareos, astenia, bochorno, náuseas, exantema, edema, bradicardia y bloqueo AV de 1er grado. Las contraindicaciones son semejantes a las señaladas para el verapamil.

Difenilpiperazinas. Se usan en ciertas alteraciones neurológicas, su uso es controversial, no están aprobadas por la FDA y se deben emplear por corto tiempo. Se debe vigilar la posible aparición de parkinsonismo, sobrepeso, somnolencia o depresión. La **flunarizina** se emplea en la profilaxis de la cefalea vascular (migraña) y el vértigo en la enfermedad de Ménière; la dosis es de 5-10 mg VO/noche. La **cinnarizina** se ha empleado en síntomas relacionados con la insuficiencia vascular cerebral; la dosis es de 75 mg una o dos veces al día.

A continuación se describen las situaciones clínicas en las cuales resultan útiles los calcioantagonistas:

Angina de pecho. Los calcioantagonistas son útiles en la insuficiencia coronaria: angina dE Prinzmetal, isquemia miocárdica silente y angina estable e inestable. El medicamento de elección es el diltiazem; sin embargo, cuando coexiste insuficiencia coronaria con hipertensión arterial se recomiendan las dihidropiridinas. Cuando se asocian arritmias supraventriculares se sugiere el verapamilo.

Hipertensión arterial. Los calcioantagonistas tienen múltiples ventajas como antihipertensivos: escasa o ninguna reducción del flujo sanguíneo cerebral, producen discreta o nula hipotensión ortostática y tienen una gran compatibilidad con otros medicamentos antihipertensivos.

En pacientes con insuficiencia renal y proteinuria las dihidropiridinas son menos protectoras renales que los inhibidores de la enzima convertidora de angiotensina y de los antagonistas de los receptores de angiotensina II, sin embargo son buenos coadyuvantes para alcanzar un buen control de la tensión arterial. Los medicamentos de elección son las dihidropiridinas por su gran acción vasodilatadora y el escaso efecto sobre la contractilidad y conductibilidad miocárdica.

Arritmias cardíacas. El más indicado es el verapamilo de acción prolongada. Deprime la conducción de los nódulos sinusal y auriculoventricular. Se debe evitar en la insuficiencia cardíaca y bloqueos auriculoventriculares o asociarlo a otros agentes con efecto inotrópico negativo como los bloqueadores β. Se emplea en la taquicardia supraventricular paroxística (taquicardia auricular paroxística y taquicardia nodal), además, en la fibrilación auricular y el aleteo (*flutter*) auricular con respuesta ventricular rápida. La dosis del verapamilo en condiciones de emergencia es de 5 a 10 mg IV en 2 a 3 minutos, que se puede repetir a los 30 minutos si no hay respuesta. Para la prevención de las arritmias supraventriculares recidivantes 80 a 120 mg VO/día, repartidas en 2 tomas.

Hemorragia subaracnoidea. Cuando la hemorragia se debe a ruptura de un aneurisma intracraneal, el vasoespasmo que se genera debe tratarse de inmediato. El más empleado es una dihidropiridina liposoluble, el nimodipino, el cual atraviesa la barrera hematoencefálica. Actúa electivamente en la vasodilatación de la circulación cerebral y no disminuye la tensión arterial, la frecuencia cardíaca ni la contractilidad del miocardio. Es notable la mejoría del déficit neurológico por el espasmo arterial secundario a un aneurisma cerebral accidentado, además de ser es útil en los infartos cerebrales o encefalopatía hipóxica por paro cardíaco, al impedir el efecto nocivo del calcio en el interior de la célula nerviosa. El nimodipino se administra por vía central a la dosis de 1 mg/h (15 µg/kg) por dos horas; si no ocurre hipotensión arterial, se duplica la dosis. Si el paciente pesa menos de 70 kg o existe hipotensión arterial se inicia con 0,5 mg/h (7,5 µg/kg). Se mantiene esta dosis hasta la estabilización del paciente por 14 días y luego 60 mg cada/4 h VO y no exceder de 21 días.

Fenómeno de Raynaud. Se han usado el amLodipino y nifedipino. Es recomendable iniciar con dosis bajas para mejorar los síntomas, sin producir hipotensión arterial.

Otros usos. En la miocardiopatía hipertrófica se han empleado el verapamilo 480 mg/día o el diltiazem 360 mg/día (evitar la combinación con bloqueadores β). En la hipertensión pulmonar los más usados son el nifedipino y el diltiazem a dosis altas.

Bibliografía

Allhat collaborative research Group: Major outcomes in high-risk hypertensive patients randomized to angiotensin converting enzyme inhibitor or calcium channel blocker vs diuretic. JAMA. 2002; 288: 2981-2997.

Dahlof B, Sever P, Poulter N, et al. Prevention of cardiovascular events with antihypertensive régimen of amLodipine adding perindopril as required vs atenolol adding bendroflumethiazide as required. Lancet. 2005; 366: 895-906.

Das JM, Zito PM. Nimodipine. In: StatPearls [Internet]. Treasure Island (FL): StatPearls Publishing; 2022 Jan.

Jamerson K, Weber M, Bakris G, et al. Benazepril plus amLodipine or hydrochlorothiazide for hypertension in high-risk patients. N Engl J Med. 2008; 359: 2417-2428.

Julius S, Kjeldsen S, Weber M, et al. Outcomes in hypertensive patients at high cardiovascular risk treated with regimens based on valsartan or amlodipine. Lancet. 2004; 363: 2022-2031.

Maciejewska M, Sikora M, Cezary Maciejewski C, Alda-Malicka, et al. Raynaud's phenomenon with focus on systemic sclerosis. J Clin Med. 2022 Apr 28; 11(9): 2490. doi: 10.3390/jcm11092490.

McKeever RG; Richard J. Hamilton RJ. Calcium channel blockers. StatPearls [Internet]. July 11, 2022.

Weber M, Materson B. Hypertension guidelines: a major reappraisal critically examines the available evidence. J Clin Hyperten. 2010; 12: 229.

CAPÍTULO 134
CARDIOPATÍA EN EL EMBARAZO

VIRGINIA SALAZAR-MATOS, ANDREA ALEJANDRA BONELLI-NATERA

INTRODUCCIÓN

Los progresos en el diagnóstico y tratamiento de las enfermedades cardíacas congénitas durante la infancia y adolescencia han determinado que una cantidad creciente de pacientes llegue a la edad reproductiva. En la actualidad, las pacientes embarazadas con cardiopatías congénitas igualan a las gestantes con enfermedades cardíacas adquiridas.

Los cambios hormonales, la relajación del músculo liso, la formación de la placenta y la circulación fetal determinan un incremento del volumen sanguíneo materno, que se inicia en la 5ª semana de la gestación y alcanza alrededor de un 50% al final del embarazo; este aumento es mayor en los embarazos múltiples. La resistencia vascular sistémica y la presión arterial disminuyen y, la frecuencia cardíaca en reposo aumenta de 10 a 20 latidos/min. El resultado final es un aumento en un 30% a 50% del gasto cardíaco, logrado principalmente por incremento del volumen latido. Durante el trabajo de parto y el periodo expulsivo se produce otro aumento del gasto cardíaco, se eleva la presión arterial e incrementa el consumo de oxígeno; particularmente durante las contracciones uterinas. El gasto cardíaco se eleva nuevamente durante el posparto inmediato debido a la sangre adicional que alcanza la circulación materna por la contracción uterina, hecho que determina finalmente un aumento significativo de la precarga, que explica porqué las pacientes con riesgo cardiovascular desarrollan a menudo insuficiencia cardíaca y edema pulmonar en ese momento.

La prevalencia de las enfermedades cardíacas entre la población gestante depende de su origen. En los países occidentales, la cardiopatía congénita materna es la más frecuente; mientras que, las cardiopatías de origen reumático son más prevalentes en los países en vías de desarrollo. En los últimos años, ha habido una tendencia al aumento de la prevalencia de cardiopatías en la población gestante debido al retraso en la maternidad y a la creciente prevalencia de los factores de riesgo cardiovascular (diabetes mellitus, hipertensión arterial y obesidad).

Existen diferentes clasificaciones pronósticas para valorar el riesgo de complicaciones maternas en la gestación de mujeres con patología cardíaca. La clasificación de riesgo modificada de la OMS es la que mejor; se correlaciona con las complicaciones maternas durante la gestación y es la que se recomienda para valorar el riesgo del embarazo. Incluye todos los factores de riesgo cardiovasculares maternos conocidos, incluidas las cardiopatías de base y cualquier otra comorbilidad. Se divide en cuatro grupos de riesgo, de menor a mayor riesgo de morbimortalidad materna. Una clase IV supone un riesgo extremadamente alto de mortalidad materna o morbilidad grave; razón por lo cual el embarazo, está contraindicado. Si ocurre un embarazo, se debe plantear la interrupción del mismo.

Idealmente, las pacientes con cardiopatías congénitas deberían ser asesoradas antes del embarazo, ya que son menos capaces de soportar las condiciones sobreagregadas de este y, por consiguiente, mayor riesgo de complicaciones materno-fetales. En líneas generales, en pacientes con enfermedades cardíacas preexistentes, el pronóstico materno-fetal se relaciona directamente con los siguientes factores:

Estado funcional. El índice de mortalidad materna es de 0,5% en las clases funcionales I y II (según la clasificación de la New York Heart Association-NYHA); pero se eleva a 7%, en la III y IV.

Tipo de lesión cardíaca. Las lesiones obstructivas presentan mayor incidencia de insuficiencia cardíaca (30%) y las cardiopatías cianógenas son las de peor pronóstico. Los hijos de estas madres, generalmente son pretérmino, con limitaciones en el crecimiento intrauterino o fallecen por el SDRA. La presencia de hipertensión pulmonar como en el síndrome de Eisenmenger, es especialmente preocupante, porque el índice de mortalidad materna llega hasta el 50%. Otras cardiopatías de alto riesgo de mortalidad maternofetal son la estenosis aórtica grave, el síndrome de Marfan con afectación de la raíz aórtica y las cardiopatías clase funcional III y IV.

Cirugía correctiva paliativa. La cirugía correctiva previa es responsable de la reducción significativa de complicaciones cardiovasculares durante la gestación. La tetralogía de Fallot no tratada tiene un riesgo de mortalidad materna de 4% y fetal 30%, y si se hace corrección quirúrgica completa, la mortalidad es igual al de la población obstétrica general. Sin embargo, la cirugía paliativa con disfunción cardíaca residual presenta riesgo de complicaciones.

Factores de riesgo adicionales. Las pacientes con antecedentes de insuficiencia cardíaca o arritmias tienen mayor probabilidad de descompensarse durante el embarazo. Las portadoras de válvulas protésicas poseen mayor riesgo de hemorragias, complicaciones tromboembólicas, insuficiencia cardíaca y endocarditis infecciosa. El uso de medicamentos teratogénicos como warfarina, IECA o ARA-II, o los que produzcan alteraciones del crecimiento fetal, como los bloqueadores β y diuréticos, interfieren con el curso normal del embarazo.

Riesgo de recurrencia de la cardiopatía congénita en la descendencia. En la mayoría de las cardiopatías congénitas hay riesgo de recurrencia del 3% al 5% en una paciente de primer grado. Sin embargo, el riesgo de recurrencia de la tetralogía de Fallot es del 13% y en el síndrome de Marfan hasta de un 50%.

EXPECTATIVA DE VIDA DE LA MADRE Y SU CAPACIDAD PARA CUIDAR AL NIÑO

CARDIOPATÍAS CONGÉNITAS DE ALTO RIESGO

Toda paciente en clase funcional III o IV durante el embarazo es de alto riesgo, independientemente de su condición basal; debido al déficit de la reserva cardiovascular. A continuación se describen las condiciones de alto riesgo como la hipertensión pulmonar, obstrucción grave del tracto de salida del ventrículo izquierdo y las enfermedades cardíacas cianógenas.

Hipertensión pulmonar primaria. La enfermedad vascular pulmonar grave con defecto septal (síndrome de Eisenmenger) o sin él, es asumida ampliamente como la condición que acarrea el mayor riesgo de mortalidad materna (30% a 50%). Esto se debe principalmente al incremento de la resistencia vascular pulmonar por la trombosis y necrosis fibrinoide de las arteriolas pulmonares, que rápidamente se exacerban durante el período peri y posparto y puede conducir a resultados fatales incluso en quienes previamente presentan poca o ninguna discapacidad. En el síndrome de Eisenmenger, el *shunt* de derecha a izquierda aumenta durante el embarazo debido a la vasodilatación sistémica y la sobrecarga del ventrículo derecho; además, disminuye el flujo sanguíneo pulmonar, aumenta la cianosis y la muerte súbita puede llegar hasta un 70%. En este síndrome se debe indicar profilaxis contra trombosis por cursar con eritrocitosis secundaria e hiperviscosidad sanguínea.

Obstrucción grave del tracto de salida del ventrículo izquierdo. La resistencia del tracto de salida del ventrículo izquierdo, por estenosis de la válvula aórtica, es incapaz de soportar el aumento del gasto cardíaco producido durante el embarazo, hecho que genera frecuentemente falla cardíaca, aumento de la presión capilar pulmonar y edema pulmonar. La valvulotomía con balón puede mejorar las embarazadas sintomáticas que no logran compensarse con tratamiento médico, y debe hacerse preferiblemente durante el segundo trimestre de la gestación. Este procedimiento está contraindicado si la válvula está calcificada o si hay regurgitación significante; en cuyos casos la cirugía es la alternativa de elección. El *bypass* cardiopulmonar puede conducir a una mortalidad fetal del 20%, por lo que se debe hacer el esfuerzo por continuar y mantener el embarazo hasta que el feto sea viable y el parto se produzca por cesárea, antes de recurrir a la cirugía cardíaca.

Enfermedad cardíaca cianógena. En la mayoría de estas condiciones, la mortalidad materna está alrededor del 2%, con alto riesgo de complicaciones como endocarditis infecciosa, arritmias e insuficiencia cardíaca (30%). El pronóstico fetal es también muy pobre debido al riesgo incrementado de abortos espontáneos (50%), partos pretérmino (30%-50%) y recién nacidos con bajo peso por hipoxia materna.

TRATAMIENTO

El embarazo no es recomendado en pacientes con cardiopatías de alto riesgo. Si la gestación ocurre se debe advertir sobre el riesgo materno, termine o no el embarazo (mortalidad 8%-35% y morbilidad 50%). La cesárea electiva debe ser recomendada en las embarazadas con cardiopatías congénitas de alto riesgo. A pesar que el gasto cardíaco aumenta con la anestesia (general o epidural), el incremento es menor (30%) que durante un parto espontáneo (50%). A continuación se describen las conductas a seguir con estas pacientes.

1. Restringir la actividad física e indicar reposo en cama, si presenta síntomas de insuficiencia cardíaca.
2. Administrar oxígeno en caso de hipoxia. En cardiopatías cianógenas graves es muy importante el monitoreo de la saturación de oxígeno.
3. Hospitalizar a la gestante al final del segundo trimestre de la gestación.
4. Administrar heparina no fraccionada o heparina de bajo peso molecular como profilaxis de tromboembolismo, particularmente en pacientes cianóticas.

5. Monitoreo hemodinámico invasivo durante el parto o cesárea en pacientes con hipertensión pulmonar importante, síndrome de Marfan con afectación aórtica, estenosis aórtica o mitral grave, lesiones cianógenas no corregidas o pacientes en clase funcional III y IV.

CARDIOPATÍAS DE BAJO RIESGO

Las pacientes con *shunts* pequeños a moderados sin hipertensión arterial pulmonar o regurgitación valvular leve a moderada, se benefician de la disminución de la resistencia vascular periférica que ocurre durante el embarazo. Las enfermas con obstrucción del tracto de salida del ventrículo izquierdo de leve a moderada también toleran bien el embarazo, así como las que presentan obstrucción del tracto de salida del ventrículo derecho (estenosis pulmonar) de moderada a grave; estas, rara vez necesitan intervención durante el embarazo.

La mayoría de las pacientes que tienen cirugía cardíaca previa sin prótesis valvular puede tolerar bien el embarazo; sin embargo, pueden quedar defectos residuales (2% a 50%), por lo que necesitan ser evaluadas clínicamente y con ecocardiograma durante la gestación. Las embarazadas con cardiopatías de bajo riesgo deben ser evaluadas desde el punto de vista cardiovascular cada trimestre y, la detección de enfermedad cardíaca congénita en el feto se logra con la ecocardiografía fetal (a la semana 20 de gestación).

Comunicación interauricular (CIA). El defecto del *ostium secundum* es el más frecuente y responsable del 40% de todos los casos de cardiopatía congénita, en adultos mayores de 40 años. La mayoría de los defectos del tabique interauricular son aislados, sin embargo, en un 20% a 30% se encuentra además, prolapso de la válvula mitral. Generalmente, la CIA conduce a una sobrecarga progresiva de volumen del ventrículo derecho, bien tolerada por pacientes entre 20 a 40 años; sin embargo, es frecuente que por la hipervolemia asociada al embarazo se descubra una CIA, hasta ese momento oculta. Las pacientes con CIA toleran por lo general bien el embarazo si no sobreviene hipertensión pulmonar. La CIA no complicada no requiere profilaxis antibiótica contra endocarditis bacteriana.

Comunicación interventricular (CIV). Las pacientes con CIV, por lo general toleran bien el embarazo, sobre todo si el defecto es pequeño y aislado. Los defectos moderados no complicados solo requieren profilaxis antibiótica para la endocarditis bacteriana, durante el parto. Los defectos grandes no corregidos predisponen al desarrollo de insuficiencia cardíaca y arritmias con un riesgo de mortalidad materna de 5,5%.

Persistencia del conducto arterioso. Representa el 5% a 10% de las cardiopatías congénitas. Las pacientes con esta patología no corregida y *shunt* importante de izquierda a derecha, a menudo desarrollan insuficiencia cardíaca e hipertensión pulmonar durante la infancia o la edad adulta temprana, así como un riesgo aumentado de muerte durante el embarazo. Las mujeres adultas con persistencia del conducto arterioso de escasa magnitud toleran bien el embarazo y ameritan tratamiento profiláctico contra endocarditis durante el trabajo de parto.

Estenosis valvular pulmonar. La obstrucción del tracto de salida del ventrículo derecho tiende a ser bien tolerada durante el embarazo, a pesar de que la sobrecarga de volumen gestacional impone una adicional sobrecarga de presión al ventrículo derecho. Cuando la estenosis es grave, el embarazo puede precipitar insuficiencia cardíaca derecha, arritmia auricular o regurgitación tricuspídea, en cuyos casos, la valvulotomía con balón es una opción.

Tetralogía de Fallot. El embarazo en pacientes con tetralogía de Fallot corregida favorece el riesgo de complicaciones maternas y fetales vinculadas directamente al grado de cianosis materna. El riesgo de complicaciones es mayor cuando la saturación de oxígeno es menor de 85%. El aumento del volumen sanguíneo y del retorno venoso a la aurícula derecha con la caída de la resistencia vascular sistémica, aumenta el *shunt* de derecha a izquierda y la cianosis, por lo cual es necesario un estricto control de la presión arterial y gases arteriales durante el parto. El riesgo del embarazo en pacientes con esta cardiopatía corregida depende de su estado hemodinámico. Todos los pacientes con tetralogía de Fallot deben recibir asesoramiento genético preconcepcional para evaluar el síndrome de deleción 22q11 a través de hibridización fluorescente *in situ*. En ausencia de ésta, el riesgo de defecto en el feto es de 4%.

Coartación aórtica. Es una cardiopatía congénita poco frecuente (9%) durante la gestación. Idealmente debe ser corregida antes del embarazo. El tratamiento de la hipertensión arterial es difícil en embarazadas con esta alteración cardíaca y la ruptura aórtica es la causa más común de muerte. El aumento del volumen sanguíneo y el gasto cardíaco son las mayores causas de riesgo de disección aórtica durante el embarazo. La corrección quirúrgica es rara vez indicada durante el embarazo, a menos que la hipertensión arterial sistólica no sea controlada y la insuficiencia cardíaca esté presente.

Arritmias cardíacas asociadas a cardiopatías congénitas. Debido a los cambios hemodinámicos, hormonales y emocionales del embarazo, la incidencia de arritmias, supraventriculares y ventriculares se incrementa en las pacientes con cardiopatías congénitas y se pueden desarrollar en más de un 80% de los casos. Además, los cambios fisiológicos del embarazo pueden alterar la absorción, excreción y concentración plasmática efectiva de todos los fármacos antiarrítmicos. La digoxina es usualmente la primera droga prescrita para prevenir episodios de arritmias, pero en ocasiones es poco efectiva. La quinidina, el verapamilo y los bloqueadores β han sido usados en tratamientos a largo plazo de arritmias ventriculares y supraventriculares sin evidencia de efectos teratogénicos en fetos. La amiodarona es un excelente antiarrítmico que solo debe ser usado cuando otras terapias han fracasado. Los episodios de taquicardia sostenida o *flutter* auricular, que son los más comunes del adulto con cardiopatías congénitas, generalmente no son bien tolerados, ya que causan hipoperfusión fetal, por lo cual es recomendable la cardioversión de emergencia para restaurar el ritmo sinusal. Si la taquicardia es hemodinámicamente bien tolerada se puede intentar con medicamentos.

Síndrome de Marfan. Es un desorden del tejido conectivo relacionado con el déficit de *fibrilina-1*. Es de carácter hereditario autosómico dominante, afecta principalmente los ojos, huesos y corazón. El 80% de los pacientes con este síndrome presenta compromiso cardíaco: prolapso de la válvula mitral y su regurgitación, arritmias, aneurisma y disección aórtica; esta última es la causa más común de muerte. El embarazo en estas pacientes es de alto riesgo, puesto que la frecuencia de disección aórtica es mayor, principalmente en el último trimestre o en el posparto inmediato. Si el diámetro de la raíz aórtica es mayor de 4 cm, el riesgo de disección en el embarazo es del 10%, y si es mayor de 4,5 cm se debe indicar cesárea. La disección aguda de la aorta ascendente es una emergencia quirúrgica.

Cardiopatías valvulares adquiridas. La enfermedad valvular cardíaca reumática es el mayor problema de salud pública de los países en vías de desarrollo.

Enfermedad valvular cardíaca regurgitante. La regurgitación aórtica y mitral grave en mujeres jóvenes es frecuentemente de origen reumático. El pronóstico del embarazo en jóvenes con prolapso de la válvula mitral es excelente, a menos que la regurgitación sea acentuada y pobremente tolerada. El aumento del volumen sanguíneo y del gasto cardíaco durante el embarazo puede elevar la sobrecarga de volumen sobre el ventrículo izquierdo e incrementar la regurgitación; sin embargo, existe una compensación por la disminución de la resistencia vascular periférica que reduce la fracción regurgitante. En la insuficiencia aórtica, el acortamiento de la diástole como consecuencia de la taquicardia contribuye también a reducir el volumen regurgitante. Esto explica por qué el embarazo es frecuentemente bien tolerado en pacientes con insuficiencia valvular, aunque sea grave; y pueden desarrollarla progresivamente, por lo general en el tercer trimestre de la gestación. El parto vaginal es seguro en la mayoría de las pacientes. La cirugía cardíaca debe ser evitada por el riesgo fetal y solo considerarla en casos de insuficiencia cardíaca refractaria al tratamiento médico. En estas pacientes se deben administrar vasodilatadores (nitratos o calcioantagonistas dihidropiridínicos) para reducir la poscarga, a menos que la presión arterial sea muy baja. Los IECA y ARA-II están contraindicados durante el embarazo. El monitoreo hemodinámico solo es necesario en casos muy graves. Se debe emplear la profilaxis antibiótica para endocarditis infecciosa en todos los casos, con excepción del prolapso de la válvula mitral sin insuficiencia.

Enfermedad valvular cardíaca con estenosis. El incremento del gasto cardíaco a través de una válvula estenosada puede determinar un aumento sostenido en el gradiente de presión transvalvular y el embarazo ser pobremente tolerado en pacientes con estenosis aórtica o mitral grave. El comienzo del empeoramiento funcional ocurre frecuentemente en el segundo trimestre de la gestación.

Estenosis mitral. Es la enfermedad valvular más frecuente en las embarazadas y su origen es generalmente reumático. El gradiente transmitral aumenta particularmente en el segundo y tercer trimestre; y la taquicardia, al acortar la diástole, contribuye a un mayor aumento de la presión en la aurícula izquierda. En pacientes con un área de la válvula mitral menor de 1,5 cm^2, el embarazo genera riesgo de insuficiencia cardíaca, edema pulmonar, arritmias auriculares (fibrilación o *fltter*) y retardo del crecimiento intrauterino por el bajo gasto. El tratamiento con bloqueadores β debe ser iniciado en pacientes sintomáticos o con elevada presión arterial pulmonar (>50 mm Hg). La elección de agentes selectivos como el atenolol o metoprolol, baja el riesgo de interacción con las contracciones uterinas. Los diuréticos se agregan si los signos de congestión pulmonar persisten. Si las manifestaciones clínicas no mejoran, se debe liberar la estenosis. El riesgo de muerte fetal durante la cirugía del corazón abierta es de alrededor 20%-30%, por cuya razón, la valvulotomía mitral cerrada (valvulotomía percutánea con balón) es considerada el procedimiento de elección durante el embarazo, porque es segura para la madre a pesar de implicar un riesgo de mortalidad fetal de 2%-12%. La intervención quirúrgica se recomienda si es posible antes del embarazo en pacientes con área valvular <1 cm^2.

Estenosis aórtica. Es menos frecuente que la estenosis mitral en el embarazo. La mayoría de los casos es congénita y reumática. El parto es seguro cuando la tolerancia funcional es buena. En los casos graves con signos de insuficiencia cardíaca, el índice de mortalidad materna es cerca del 17% como consecuencia de la disminución del volumen minuto, isquemia miocárdica o cerebral y muerte súbita; particularmente al final del embarazo o en el parto. En estos casos, la valvulotomía aórtica percutánea con balón debe ser intentada durante la gestación para evitar el reemplazo valvular aórtico.

Prótesis valvular. La tolerancia hemodinámica del embarazo y el parto es generalmente buena en estas pacientes; el problema es la necesidad de terapia anticoagulante en pacientes con prótesis mecánica. En general se recomienda que la reparación valvular se haga en lo posible antes de la concepción y considerar para eso los sustitutos biológicas (prótesis biológica).

Los cumarínicos atraviesan la placenta y aumentan el riesgo de abortos, embriopatías y prematuridad. Los efectos teratogénicos de la warfarina (**embriopatía por warfarina**) se observan hasta en un 30% con la exposición al fármaco entre la 6ª y 9ª semana de la gestación. Se describe hipoplasia nasal, anormalidades esqueléticas (*condrodisplasia punctata*) y múltiples alteraciones del SNC. La exposición en el segundo y tercer trimestre de gestación se asocia también con aumento del riesgo de defectos del SNC y hemorragia fetal durante el parto (2%-5%).

El anticoagulante de elección durante el embarazo es la heparina, la cual no atraviesa la placenta, sin embargo, el ajuste de su dosis es difícil y aumenta considerablemente el riesgo de eventos tromboembólicos para la madre. Por este motivo se ha intentado el uso de warfarina durante el segundo y tercer trimestre de la gestación cuando sus efectos teratogénicos son menores. Durante el segundo y tercer trimestre y hasta la semana 36ª, los antagonistas de la vitamina K siguen siendo recomendados en pacientes que necesitan bajas dosis (warfarina <5 mg/día o acenocoumarol <2 mg/día). Las heparinas de bajo peso molecular se han empleado exitosamente durante la gestación y su administración supera en ventajas a las heparinas no fraccionadas. La eficacia de las heparinas de bajo peso molecular se ha demostrado en embarazadas con tromboembolismo venoso y pacientes con prótesis valvular. El parto vaginal con anestesia epidural es seguro en pacientes con prótesis valvular. En mujeres anticoaguladas, la heparina debe retirarse 4 horas antes de la cesárea, o al empezar el trabajo de parto, y reanudarse 6 a 12 horas después. En pacientes de alto riesgo con endocarditis infecciosa previa o prótesis valvular, la profilaxis antibiótica debe ser indicada al comenzar el trabajo de parto, durante este y en el posparto. La lactancia no está contraindicada en las pacientes anticoaguladas. La heparina no es secretada en la leche materna y la cantidad de warfarina es muy baja.

Enfermedad coronaria. Es poco común en el embarazo y cuando se presenta, la mortalidad materna alcanza 35%-45%. Estas embarazadas pueden desarrollar angina de pecho durante el embarazo y necesitan tratamiento para mantener un adecuado flujo coronario y preservar el embarazo. Este consiste en oxigenoterapia, alivio del dolor con morfina, vasodilatadores y bloqueadores β. La angioplastia coronaria inmediata e implantación de *stent* pueden considerarse. Los trombolíticos no deben ser administrados en el embarazo.

Miocardiopatía periparto. Es una forma de miocardiopatía dilatada en pacientes previamente sanas que ocurre en el período periparto. Generalmente se desarrolla en el último mes de gestación o dentro de los cinco primeros meses del posparto, aunque el momento más frecuente de presentación es en los primeros días del posparto. Se produce una disfunción sistólica ventricular izquierda inexplicable que debe confirmarse por ecocardiografía. Las pacientes que la desarrollan, usualmente se presentan con insuficiencia cardíaca y, con menos frecuencia, con eventos tromboembólicos o arritmias. La falla cardíaca puede ser fulminante y ameritar inotrópicos, asistencia ventricular y trasplante cardíaco. La mortalidad materna varía de un 25% a 50%, y la fetal, entre un 10% y 30%. Los casos menos graves necesitan terapia convencional para la insuficiencia cardíaca y los anticoagulantes son importantes debido al riesgo de tromboembolismo sistémico. Del porcentaje de pacientes que se recupera, un 50% tiene recurrencia en los embarazos subsecuentes. La biopsia cardíaca muestra usualmente miocarditis aguda de etiopatogenia desconocida, posiblemente por reacción autoinmune por el feto (ajeno), por cuya razón la terapia inmunosupresora con inmunoglobulina IV se ha intentado con aparente beneficio. Otras causas que podrían estar implicadas son la vírica, isquémica o infiltración por amiloide.

Endocarditis infecciosa. Es rara en el embarazo y se puede presentar en un 0,1% durante el parto. Los antibióticos deben ser seleccionados para asegurar la vida de la madre, pero sobre todo para evitar el daño fetal. La necesidad de tratamiento quirúrgico debe hacerse, y se tiene que tomar en cuenta el riesgo de la pérdida fetal, pero su elección no debe ser demorada; la indicación es por regurgitación valvular aguda, obstrucción pulmonar con *shunt* o si el paciente se encuentra en estado séptico por *S. aureus*, y que no responde al tratamiento médico. La profilaxis con antibióticos es la misma que en la no embarazada. La incidencia de bacteremia después del parto normal es entre 0%-5% y de un 20% durante la cesárea.

Arritmias. Tanto los latidos ectópicos, como las arritmias sostenidas son frecuentes durante el embarazo. En general, su tratamiento es igual a la no embarazada, pero tan conservadora como sea posible, reservando el tratamiento definitivo, hasta después del parto. La cardioversión eléctrica no está contraindicada y debe ser aplicada en cualquier taquicardia sostenida que cause inestabilidad hemodinámica y atente contra la seguridad maternofetal. Los bloqueadores β selectivos son la primera elección para la profilaxis. El verapamilo es efectivo pero tiende a causar bradicardia fetal. Si un antiarrítmico clase III se hace necesario, la amiodarona es preferible al sotalol, sin embargo, su uso prolongado puede causar hipotiroidismo neonatal (9%) y bocio e hipertiroidismo materno, por lo que solo debe ser indicado cuando otras terapias han fracasado. El marcapaso externo se usa para aliviar la bradicardia sintomática, puede ser implantado en cualquier etapa del embarazo con el uso de la ecografía.

El tratamiento de las complicaciones de las cardiopatías durante el embarazo es el habitual al de las pacientes no embarazadas; se deben tener en cuenta las contraindicaciones conocidas de determinados fármacos durante el embarazo y siempre balanceando la relación beneficio materno/riesgo fetal. Asimismo, en el caso de una complicación cardíaca, debe plantearse o reevaluar la interrupción del embarazo, que dependerá principalmente de la edad gestacional y del riesgo maternofetal. Cuando se prevé un riesgo de parto prematuro; entre las 24 y 34 semanas de gestación debe plantearse la maduración pulmonar fetal y, la neuroprofilaxis si <32 semanas. En relación a la cardioversión, esta se puede hacer si existe inestabilidad hemodinámica.

Bibliografía

Adamson-Dawn L, Nelson-Piercy C. Managing palpitations and arrhythmias during pregnancy. Heart. 2007; 93: 1630-1636.

Chan WS, Anand S, Ginberg JS. Anticoagulation of pregnancy women with mechanical heart valves: a systematic review of the literature. Arch Intern Med. 2000; 160: 191-6.

Cossío-Aranda JE, Gaspar-Hernández J, Juanico-Enriquez A, Rodríguez-Rosales F. Pregnancy in teenagers with heart disease. Arch Cardiol Mex. 2020; 90(1): 81-85.

Elkayam U, Tummale PP, Rao K, et al. Maternal and fetal outcome of subsequent pregnancies in women with peripartum cardiomyopathy. N Eng J Med. 2001; 344: 1567-71.

Elkayam U, Goland S, Pieper PG, Silverside CK. High-risk cardiac disease in pregnancy. Part I. J Am Coll Cardiol. 2016 Jul 26; 68(4): 396-410.

Hameed A, Karaalf IS, Tummale PP, et al. The effect of valvular Herat disease on maternal and fetal outcome during pregnancy. J Am Coll Cardiol. 2001; 37: 893-9.

Jindal Ravi, Kaur Bajwa S, et al. Pregnancy in cardiac disease: clinical, obstetric and anaesthetic concerns. Sri Lanka Journal of Obstetrics and Gynaecology. 2011; 33: 174-182.

Knypinski J, Wolfe DS. Maternal mortality due to cardiac disease in pregnancy. Clin Obstet Gynecol. 2020 Dec; 63(4): 799-807.

Martin S, Arafeh J. Cardiac disease in pregnancy. AACN Adv Crit Care. 2018; 29(3): 295-302.

Otto CM, Nishimura RA, Bonow RO. 2020 ACC/AHA Guideline for the Management of Patients With Valvular Heart Disease: A Report of the American College of Cardiology/American Heart Association Joint Committee on Clinical Practice Guidelines. Originally published 17 Dec 2020https://doi.org/10.1161/CIR.923. Circulation. 2021; 143: e72-e227.

Pearson GD, Veille JC. Peripartum cardiomyopathy: Nacional Heart, Lung and Blood Institute and Office of Rare disease workshop recommendations and review. JAMA. 2000; 283: 1183-8.

Tan HL, Lie KI. Treatment of tachyarrythmias during pregnancy and lactation. Eur Heart J. 2001: 22; 458-64.

The Task Force on the Management of cardiovascular disease of the European Society of Cardiology (ESC). ESC Guidelines on the management of Cardiovascular Disease during pregnancy. European Heart J. 2018; 32: 3167-3242.

Warnes CA, et al. ACC/AHA Guidelines for the management of adults with congenital heart disease. Circulation. 2008; 118: e714.

CAPÍTULO 135
MIOCARDIOPATÍAS

MARLYN PEÑALVER, MAURICIO RONDÓN, MARCOS TROCCOLI H,
NELSY COROMOTO GONZÁLEZ

INTRODUCCIÓN

Las miocardiopatías son enfermedades que afectan al músculo cardíaco en forma exclusiva o como parte de una enfermedad sistémica. Hoy día se acepta el término *miocardiopatía* como un grupo heterogéneo de enfermedades del miocardio, asociadas usualmente a disfunción mecánica y eléctrica, que cursan con hipertrofia o dilatación ventricular. Para su diagnóstico es necesario descartar previamente las miocardiopatías como consecuencia de hipertensión arterial sistémica o pulmonar, la enfermedad coronaria, las valvulopatías y las cardiopatías congénitas. Como se puede apreciar, las miocardiopatías son patologías de *exclusión diagnóstica*.

La OMS clasifica las miocardiopatías en dos grandes grupos: *miocardiopatías primarias*, o enfermedades intrínsecas del miocardio, en las que el único órgano afectado es el corazón, y las *miocardiopatías secundarias o de causas específicas,* que incluyen afectación del músculo cardíaco como parte de enfermedades sistémicas.

CLASIFICACIÓN DE LAS MIOCARDIOPATÍAS
Miocardiopatías primarias
Genéticas:
- Miocardiopatía hipertrófica.
- Displasia arritmogénica del ventrículo derecho.
- Ventrículo izquierdo no compacto (esponjoso).
- Canalopatías (iónicas): síndrome de QT largo y QT corto, síndrome de Brugada, taquicardia ventricular polimórfica catecolaminérgica y el síndrome de fibrilación ventricular idiopática.
- Miopatías mitocondriales.
- Defectos de conducción.
- Enfermedades por depósito de glucógeno.

Adquiridas: miocarditis (inflamatoria), asociada al estrés (*tako-tsubo*), alcohol, periparto, inducida por taquicardia e hijos de madres diabéticas insulinodependientes.

Mixtas (genética y adquirida):
- Miocardiopatía dilatada.
- Miocardiopatía restrictiva.

Miocardiopatías secundarias

- **Infiltrativas**: amiloidosis, enfermedad de Gaucher, síndrome de Hurler.
- **Depósito**: hemocromatosis, enfermedad de Fabry.
- **Tóxicas**: fármacos, metales pesados.
- **Endomiocárdicas**: fibrosis endomiocárdica, síndrome hipereosinofílico.
- **Inflamatorias**: sarcoidosis.
- **Endocrinas**: diabetes mellitus tipo 2, hipertiroidismo, feocromocitoma.
- **Nutricional**: *beriberi*, pelagra.
- **Autoinmune**: lupus eritematoso sistémico, esclerosis sistémica, artritis reumatoide.
- **Alteraciones electrolíticas**: deficiencia de potasio, fosfato y magnesio.
- **Radio y quimioterapia para el cáncer**: antraciclinas (doxorrubicina).

Alrededor de un 30% de los pacientes con miocardiopatías no se puede demostrar su etiopatogenia y la generación del daño miocárdico crónico y progresivo; razón por la que actualmente, para identificarlas, se insiste en los estudios de defectos genético-familiares e imagenológicos. Entre los más estudiados están las alteraciones de la sarcómera, disco Z y citoesqueleto, desmosoma, membrana nuclear y acoplamiento de excitación-contracción. En las miocardiopatías restrictivas se buscan las enfermedades de depósito (glucógeno, PRKAG2 defectuosa). Por su frecuencia e importancia clínica, en este capítulo se describen básicamente las miocardiopatías dilatadas, restrictivas, hipertróficas, displasia arritmogénica del ventrículo derecho, síndrome de Brugada, miocardiopatía por estrés (*takotsubo*), alcohólica, periparto y secundarias a la terapia del cáncer.

MIOCARDIOPATÍAS DILATADAS

Es la variedad más frecuente de las miocardiopatías en general y representa más del 90% de los casos, con una tasa de mortalidad alta y una mediana de supervivencia de 1,7 años para los hombres y de 3,2 años para las mujeres. Es una enfermedad progresiva y costosa, con una discapacidad y morbilidad de las más altas. Desde el punto de vista etiológico se clasifica en dos grandes grupos, isquémica y no isquémica; recordar que las arterias coronarias angiográficamente normales no son suficientes para excluir la cardiopatía isquémica como causa subyacente. La RM cardíaca con técnica de reforzamiento tardío es útil para determinar si la disfunción del ventrículo izquierdo es de origen isquémico; la mayoría de los pacientes con miocardiopatía dilatada por infarto previo muestra reforzamiento tardío por fibrosis, esta compromete el endocardio (aunque puede afectar todo el grosor de la pared) y sigue la distribución de una arteria coronaria.

La miocardiopatía dilatada no isquémica puede ser primaria o secundaria a otras patologías. La primaria incluye la mayoría de este grupo; sin embargo, se deben investigar las secundarias, potencialmente reversibles. Las causas secundarias más comunes se enumeran a continuación.

1. **Enfermedades inflamatorias.** Pueden ser de etiología infecciosa y no infecciosa:
   - **Infecciosas (miocarditis)**: virus (coxsackie, adenovirus, echovirus, influenza, VIH y SARS-CoV-2); bacterias (difteria), rickettsia (fiebre Q), espiroquetas (*Borrelia burgdorferi* en la enfermedad de Lyme), micobacterias, hongos, parasitosis (toxoplasmosis, tripanosomiasis, esquistosomiasis, triquinosis). Una vez que los virus penetran por la vía respiratoria o gastrointestinal, se acoplan a ciertos receptores específicos, por ej., coxsackie-adenovirus en el corazón. Las proteasas del virus degradan la proteína *distrofina* de la membrana del miocito, que ocasionan lisis y daño del miocardio. Por su parte, los productos antigénicos generan una respuesta inmune en el paciente para "contener" el virus, pero lamentablemente inducen la producción de linfocitos T citotóxicos, citocinas y anticuerpos inespecíficos que atacan y destruyen las proteínas de la célula miocárdica. Aunado a esto se asocian factores genéticos que directa o indirectamente favorecen la aparición de la miocardiopatía.
   - **No infecciosas**: miocardiopatía periparto, enfermedades autoinmunes (lupus eritematoso sistémico, polimiositis-dermatomiositis, esclerosis sistémica, miocarditis de células gigantes), rechazo de trasplante cardíaco, sarcoidosis.
2. **Tóxicas**: miocardiopatías por alcohol, cocaína, anfetaminas, cobalto, plomo, mercurio, monóxido de carbono, fenotiazinas, cloroquina, antineoplásicos (doxorrubicina, trastuzumab, bleomicina, 5-fluoracilo, interferón, radiación) y fármacos antirretrovirales (zidovudina, didanosina, zalzitabina).
3. **Metabólicas**: deficiencias nutricionales (tiamina, selenio, carnitina); alteraciones electrolíticas (hipocalcemia, hipofosfatemia, uremia); patologías endocrinas (hipertiroidismo, feocromocitoma, diabetes mellitus, enfermedad de Cushing); patologías del músculo estriado (enfermedad de Duchenne y Becker) y hemocromatosis.

Fisiopatológicamente, la miocardiopatía dilatada se caracteriza en los casos avanzados por disfunción contráctil sistólica y dilatación ventricular, generalmente izquierda, aunque puede ser biventricular y raras veces solo del ventrículo derecho. La dilatación ventricular es generalmente acentuada y la cámara cardíaca adopta una forma anormal esférica, en lugar de la ovoide, hecho este que disminuye la función sistólica por pérdida de la disposición espiral de las fibras miocárdicas. Las paredes del corazón se adelgazan, aunque la masa ventricular izquierda aumenta debido a que se produce una hipertrofia excéntrica producto del remodelado adverso cardíaco. La dilatación cardíaca puede causar una distensión del anillo mitral que produce insuficiencia mitral, de manera que parte de la eyección ventricular se desvía hacia la aurícula izquierda.

Las manifestaciones clínicas consisten en una fase inicial asintomática y una etapa avanzada con un cuadro clínico clásico de insuficiencia cardíaca crónica (ICC): disnea progresiva, edema, ingurgitación yugular, hepatomegalia, ritmo de galope, soplos de insuficiencia tricuspídea y mitral por dilatación de los anillos valvulares y tendencia a la hipotensión arterial sistémica. Una vez instalada la ICC, la sobrevida no supera el 50% a los 5 años. En estos pacientes es frecuente la trombosis venosa de los miembros inferiores que puede generar un tromboembolismo pulmonar (TEP). Las arritmias se observan en etapas avanzadas cuando ya existe un daño miocárdico importante. Las causas frecuentes de muerte son ICC refractaria al tratamiento médico, embolia pulmonar y muerte súbita por arritmias cardíacas o por bloqueo aurículoventricular completo. El diagnóstico de las miocardiopatías dilatadas se orienta por los hallazgos del electrocardiograma, la radiografía del tórax, el ecocardiograma, los estudios de imagen cardiovascular no invasiva y la biopsia miocárdica.

Electrocardiograma. Puede mostrar una taquicardia sinusal y trastornos difusos e inespecíficos de la repolarización (segmento ST y onda T), además, fibrilación auricular crónica, arritmias supraventriculares y ventriculares complejas, bloqueo de la rama izquierda del haz de His, bloqueo AV completo y criterios de hipertrofia ventricular. Es necesario identificar las arritmias y controlar la respuesta al tratamiento mediante la monitorización electrocardiográfica ambulatoria con el uso del *Holter*.

Tele-radiografía de tórax (posteroanterior de pie). Evidencia una cardiomegalia que al principio ocurre a expensas del ventrículo izquierdo y luego se hace global, acompañada de hipertensión venosa capilar pulmonar.

Ecocardiograma bidimensional y ultrasonido Doppler. Confirma el diagnóstico al verificar la dilatación de las cavidades ventriculares y la disminución de la fracción de eyección por la hipoquinesia global, usualmente <45%; además permite la visualización de trombos intracavitarios, patología valvular estructural o derrame pericárdico. Es frecuente encontrar asociada una disfunción diastólica. El grosor de las paredes del ventrículo izquierdo suele estar disminuido o normal. El ultrasonido Doppler permite estimar la gravedad de la insuficiencia mitral y tricuspídea de tipo funcional. En casos seleccionados, si hay dudas acerca de una alteración de la movilidad regional, se hace un ecocardiograma de estrés con dobutamina, el cual contribuye además a excluir una enfermedad coronaria.

Estudios de imagen cardiovascular no invasiva. La imagen no invasiva desempeña un papel importante en el diagnóstico, tratamiento y pronóstico de los pacientes con miocardiopatías. Las guías del American College of Cardiology (ACC) resaltan la necesidad preliminar de averiguar la fracción de eyección, estructura del ventrículo izquierdo y alteraciones de otras áreas (pericardio, válvulas y el ventrículo derecho), que podrían ser la causa o contribuir a esta patología. La resonancia magnética cardíaca permite estudiar las características morfológica y funcional de las estructuras cardíacas; además, con la administración de gadolinio se valora la presencia de reforzamiento tardío (RT) y su distribución. La TC multicorte permite descartar con excelente precisión la etiología isquémica de la miocardiopatía, por su posibilidad para estudiar la anatomía de las arterias coronarias.

La RM para el diagnóstico de miocarditis, que secundariamente genera miocardiopatía dilatada, se basa en los siguientes hallazgos (criterios de Lake-Louis) **(FIG. 162)**.

1. Áreas hiperintensas en la secuencia T2.
2. Reforzamiento temprano (incremento en la acumulación de gadolinio en el miocardio durante la fase temprana).
3. Reforzamiento tardío que clásicamente afecta el subepicardio. Este puede tener distribución difusa o focal y el segmento más frecuentemente afectado es el inferolateral.

FIG. 162. Paciente masculino de 35 años de edad que presenta dolor torácico, enzimas cardíacas elevadas y trastornos de cinesia regional en el ecocardiograma transtorácico; coronarias normales. A: Realce tardío subepicárdico de la cara ínferolateral en 4 cámaras. B: Los mismos hallazgos en eje corto.

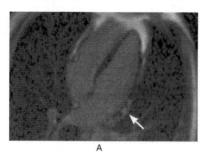
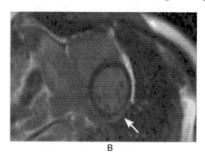

A   B

Si los tres criterios están presentes en la RM, se diagnóstica daño miocárdico y/o fibrosis causada por inflamación del miocardio. El realce tardío persistente después de 4 semanas de iniciados los síntomas, es predictor del estado funcional y clínico del paciente.

Biopsia del miocardio. Existe el consenso de que la biopsia endomiocárdica no debe emplearse sistemáticamente en la miocardiopatía dilatada. Aunque el riesgo en manos expertas es bajo.

La información anatomopatología es de poca utilidad clínica por no observase hallazgos específicos y no contribuir a un tratamiento en particular. En líneas generales existe una destrucción progresiva de las miofibrillas, fibrosis, alteración de tipo degenerativo de las organelas subcelulares y, en ocasiones, infiltración de células mononucleares como expresión de miocarditis.

TRATAMIENTO

El tratamiento es básicamente sintomático debido a que en la mayoría de los enfermos se desconoce el agente etiológico; no obstante, en pacientes isquémicos, el tratamiento específico está dirigido a la resolución de ese problema. Se deben tratar la insuficiencia cardíaca, las arritmias y los fenómenos tromboembólicos (ver capítulos específicos). Los antiarrítmicos solo se usan cuando aparecen arritmias ventriculares complejas, deterioro hemodinámico o síncopes; es de hacer notar que estos medicamentos no prolongan la vida del paciente y muchos de ellos tienen propiedades proarrítmicas o inotrópicas negativas que agravan la insuficiencia cardíaca. El antiarrítmico más recomendable es la amiodarona, cuyo efecto se inicia a las dos semanas de haberlo comenzado y la acción dura 6 meses después de suspenderlo; la dosis inicial es de 400 a 800 mg VO diarios por una semana y luego 200 mg VO diarios 5 veces a la semana. Cuando se produce bloqueo AV completo o el síndrome del nódulo sinusal enfermo asociado a descompensación hemodinámica, es necesario el implante de un marcapasos definitivo. Cuando se presentan arritmias ventriculares complejas que ponen en peligro la vida del paciente se prefiere implantar un desfibrilador. Los medicamentos inmunosupresores y los corticoesteroides se indican cuando la clínica, los estudios de imagen y la biopsia revelan una miocarditis aguda, en general, los corticoesteroides son útiles en la miocardiopatía por sarcoidosis. Los quelantes se emplean para la hemocromatosis y los agentes metabólicos específicos en casos de deficiencia de carnitina, tiamina o fosfato. En centros especializados se ha empleado el trasplante cardíaco, que es el tratamiento de elección en los pacientes en fase terminal, ya que prolonga la sobrevida en más de 70% a los 5 años. También se usa la cardiomioplastia, que consiste en insertar parte del músculo dorsal ancho alrededor del ventrículo izquierdo y la resección de zonas posteriores del ventrículo izquierdo (operación de Batista) con el objetivo de optimizar la relación masa contráctil-volumen del ventrículo izquierdo.

MIOCARDIOPATÍAS RESTRICTIVAS

Es la menos frecuente de las miocardiopatías; puede ser primaria (idiopática o familiar) o por amiloidosis; esta última es la causa principal de las miocardiopatías restrictivas; a menudo es primaria por el depósito de sustancia amiloide; la *proteína transtirretina* (ATTR) produce una de las formas más frecuentes de amiloidosis cardíaca, puede ser adquirida en adultos mayores o puede verse desde el nacimiento por herencia. Se ubica sobre todo alrededor del sistema de conducción y las arterias coronarias. Otra causa importante de miocardiopatía fibrótica es debida a la radiación del tórax por cáncer de mama, pulmón y linfomas. Una entidad rara en nuestro medio es la fibrosis endomiocárdica, relativamente frecuente en algunas regiones del África ecuatorial y norte del Brasil.

La característica histopatológica de la miocardiopatía restrictiva es inespecífica, con áreas de fibrosis intersticial distribuidas irregularmente. Fisiopatológicamente se presenta rigidez con dificultad del llenado ventricular, presión diastólica ventricular izquierda elevada y volumen diastólico reducido de ambos ventrículos. No se produce hipertrofia ni dilatación cardíaca y se confunde clínicamente con la pericarditis constrictiva. El volumen de ambos ventrículos es normal o disminuido y hay dilatación biauricular; las válvulas auriculoventriculares y la función sistólica están conservadas.

Se pueden producir manifestaciones de insuficiencia cardíaca izquierda o derecha según el predominio del daño miocárdico o subendocárdico; y comparada con las otras miocardiopatías, no es constante la cardiomegalia. Puede haber manifestaciones de insuficiencia mitral y/o tricuspídea por compromiso fibrótico de los músculos papilares que, de hecho, son de naturaleza endomiocárdica. Inicialmente, los pacientes se presentan con signos de insuficiencia cardíaca derecha e ingurgitación yugular, que aumenta durante la inspiración (signo de Kussmaul), con un descenso profundo del seno "y" del pulso venoso. El apex no está desplazado ni es hiperdinámico o sostenido como en las otras miocardiopatías. A la auscultación, el componente pulmonar del segundo ruido puede estar aumentado por hipertensión pulmonar. Si el ritmo cardíaco es sinusal se puede auscultar un cuarto ruido con ritmo de galope.

El **electrocardiograma** es casi siempre anormal pero muy inespecífico, puede revelar voltajes bajos, dilatación auricular, arritmias auriculares, poca o ninguna evidencia de hipertrofia ventricular izquierda, bloqueo de rama a predominio izquierdo y bloqueo AV. Los pacientes con amiloidosis presentan con frecuencia arritmias ventriculares o supraventriculares que pueden causar muerte súbita o deterioro hemodinámico grave. El **ecocardiograma** puede mostrar engrosamiento endomiocárdico, grandes dilataciones auriculares, cavidades ventriculares no dilatadas, disfunción diastólica, función sistólica normal o ligeramente disminuida (30%-50%) con espesor de la pared normal en los casos idiopáticos y aumentado en los procesos infiltrativos. El pericardio suele ser normal, aunque pueden detectarse pequeños derrames. La **biopsia** presenta en el interior del miocardio infiltración total o parcial de sustancias extrañas como amiloide, glucógeno b, nódulos por sarcoidosis, fibrosis del endocardio y; en el endomiocardio subyacente, infiltrados eosinofílicos, como ocurre en la fibrosis endomiocárdica.

La RM es extremadamente útil en la identificación de amiloidosis cardíaca; aproximadamente un 75% de estos pacientes presenta un patrón de realce tardío; el más frecuente es el subendocárdico, aunque puede ser transmural global, y los segmentos más involucrados son los medioventriculares. Otra característica es que resulta difícil anular la intensidad de señal del miocardio normal debido a grados menores de depósito de amiloide. El realce tardío se encuentra inclusive en pacientes que aún no se les ha manifestado el engrosamiento de la pared, de manera que se puede identificar el compromiso cardíaco antes de presentarse las anormalidades morfológicas. La extensión transmural del realce tardío se correlaciona significativamente con el volumen telediastólico y telesistólico del ventrículo izquierdo. Los segmentos con extensión transmural mayor de 50% presentan trastornos de la motilidad segmentaria. La presencia de realce tardío es predictora de mortalidad

La **sarcoidosis** es una enfermedad granulomatosa multisistémica de causa desconocida que afecta el corazón en un 20%-30% de los casos y presenta mayor incidencia en ciertas etnias, como la japonesa (más del 50%). La característica histopatológica de la sarcoidosis cardíaca incluye infiltrados del miocardio en parches, con tres etapas sucesivas: edema, formación de granulomas con células epitelioides, no caseificados y fibrosis; que deja como secuelas cicatrices posinflamatorias. La clínica se inicia con un cuadro restrictivo y en etapas avanzadas se expresa con manifestaciones de dilatación. Las técnicas de imagen cardiovascular pueden mostrar características de la sarcoidosis cardíaca como adelgazamiento parietal, dilatación de los ventrículos izquierdo/derecho, disfunción sistólica y derrame pericárdico. Si el compromiso cardíaco se presenta posterior a una sarcoidosis con manifestaciones generales, el diagnóstico es relativamente fácil, pero si ocurre una falla cardíaca en el contexto de una manifestación aislada de la enfermedad constituye realmente un desafío. Los granulomas reemplazan las porciones de la pared miocárdica y frecuentemente ocurre muerte súbita, por lo que su detección precoz es necesaria. La RM puede identificar los 3 estadios histopatológicos comentados anteriormente, es posible hacer secuencias especiales para identificar edema, la nitidez de las imágenes y la posibilidad de cubrir todo el corazón, incluyendo el ápex o todo el VD para no dejar pasar ninguna área en donde se podría encontrar granulomas y; por supuesto, la secuencia de realce tardío con gadolinio muestra un incremento de la señal en el corazón afectado por esta enfermedad. Las secuencias en T1 muestran imágenes hipointensas, en T2 áreas hiperintensas, y en las secuencias de realce tardío, captación del contraste por su componente fibrótico. La resonancia magnética cardíaca y la TC multicorte cardiovascular, además de demostrar la existencia del compromiso miocárdico, descartan un pericardio engrosado en la pericarditis constrictiva, lo cual evita la toracotomía exploradora para establecer el diagnóstico diferencial de ambas entidades **(FIG. 163)**.

TRATAMIENTO

En líneas generales no existe terapéutica específica para este tipo de miocardiopatía. El manejo es complejo debido a la asociación entre congestión sistémica y presiones arteriales bajas, así

FIG. 163. Vista en eje corto de una secuencia de reforzamiento tardío por RMC. Se observa el compromiso transmural difuso del miocardio con dificultad para anular la intensidad de señal del miocardio normal.
A: Tercio basal del ventrículo izquierdo. **B:** Tercio medio. Observe los músculos papilares (flecha).

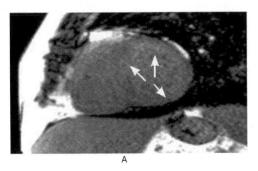

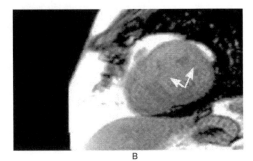

A   B

como también el balance entre el riesgo tromboembólico y el sangrado; además, la fragilidad del paciente y el mal pronóstico que suele tener. Los diuréticos representan la primera línea de tratamiento en la amiloidosis cardíaca con insuficiencia cardíaca congestiva, para la mejoría de la congestión sistémica y pulmonar. Los bloqueadores β no son bien tolerados en estos pacientes, debido a que pueden disminuir el gasto cardíaco y producir alteraciones en la conducción eléctrica. Los IECA y ARA II deben usarse de forma limitada porque están asociados a disfunción autonómica con hipotensión ortostática. Recientemente se ha aprobado el uso de la digoxina a dosis bajas (0,25 mg/día o menos), con monitorización de la función renal y niveles séricos. Los vasoconstrictores periféricos pueden ser utilizados para mantener la presión arterial en pacientes sintomáticos por hipotensión; el más utilizado es el midodrine por su efecto agonista α-1. La piridostigmina también es utilizada por su efecto anticolinérgico en la hipotensión postural (ortostática neurogénica). La fludrocortisona puede ayudar en algunos casos que no responden al midodrine, pero aumenta la retención hídrica. Los fármacos antiarrítmicos en general no son bien toleradas, sin embargo, la amiodorona es la más usada en el caso de aparecer fibrilación auricular, presente en el 44% de estos pacientes. Las arritmias ventriculares pueden ser frecuentes incluyendo la taquicardia ventricular sostenida y no sostenida. Esto representa un factor pronóstico importante por muerte súbita. Los anticoagulantes son ampliamente usados porque los pacientes con amiloidosis cardíaca presentan alta frecuencia de trombos intracavitarios, aun estando en ritmo sinusal y con función sistólica conservada; debido a la disfunción auricular que conllevan a eventos embólicos con aumento de la mortalidad. En la fase aguda de la enfermedad endomiocárdica, la infiltración eosinofílica puede responder a los inmunosupresores como la azatioprina, a la dosis de 2 mg/kg VO diarios. En la etapa crónica se ha intentado con éxito la resección de las capas fibróticas endomiocárdicas (endomiocardiectomía); el reemplazo de la válvula mitral es a veces necesario. La ablación en los pacientes con fibrilación auricular puede estar indicado en casos seleccionados, que es más efectiva en las etapas tempranas de la enfermedad. Tienen alta prevalencia de enfermedades del sistema de conducción, incluyendo el bloqueo AV de alto grado y disfunción del nodo sinusal, por lo que es frecuente la necesidad de colocación de marcapasos y desfibriladores implantables; sin embargo, esto no reduce la mortalidad, siendo las causas más comunes de muerte, la asistolia y disociación electromecánica.

MIOCARDIOPATÍA HIPERTRÓFICA

Es una miocardiopatía primaria de origen genético transmitida en forma autosómica dominante. Tiene igual prevalencia entre hombres y mujeres. Hasta el momento se conocen 11 genes sarcoméricos, con 400 mutaciones en cada uno de ellos, que pueden causar la enfermedad. Más del 80% de las mutaciones se localizan en la cadena pesada de la miosina B, en la proteína C que se liga a la miosina o, en la troponina T cardíaca. El estudio genético de los pacientes con fenotipo positivo y de sus familiares, incluyendo 3 generaciones, es obligatorio. Entre el 5% y 10% de los familiares jóvenes pueden tener un fenotipo positivo en el primer control y otro 3% a 5% se evidenciará antes de los 18 años. Se recomienda, en individuos con genotipo positivo y fenotipo negativo, hacer seguimiento con electrocardiograma y ecocardiograma, cada 1 a 2 años en adolescentes y de 3 a 5 años en adultos.

La miocardiopatía hipertrófica se detecta fundamentalmente durante la segunda a tercera década de la vida; se caracteriza por un engrosamiento excesivo de la pared, particularmente del ventrículo izquierdo, que usualmente afecta de manera predominante el *septum* interventricular, lo que ocasiona una hipertrofia septal asimétrica; el ventrículo derecho puede estar afectado en un 20% de los pacientes. En esta entidad, la hipertrofia ocurre en ausencia de una poscarga aumentada como la observada en la hipertensión arterial o la estenosis aórtica; además hay ausencia de otras enfermedades cardíacas, sistémicas o metabólicas capaces de producirla. La hipertrofia involucra con frecuencia la parte superior del *septum* y además se produce una alteración de la alineación de las fibras musculares del miocardio, que crea una actividad eléctrica anormal con arritmias, como la fibrilación auricular (esta representa un marcador de enfermedad avanzada). Esta miocardiopatía es la principal causa de muerte súbita de origen cardíaco en jóvenes, aun cuando la hipertrofia no sea importante. Es relativamente isquémica, pues se produce enfermedad de vasos pequeños; y la angiogénesis no puede llenar los requerimientos del miocardio hipertrófico. Fisiopatológicamente se produce también una disminución de la distensibilidad ventricular como consecuencia de la hipertrofia; de tal manera que el llenado diastólico se dificulta.

La miocardiopatía hipertrófica puede ser obstructiva y no obstructiva según afecte o no la base del *septum* interventricular y cause obstrucción del tracto de salida del ventrículo izquierdo; esta última se presenta en un 25% de los casos y tradicionalmente ha recibido el nombre de *miocardiopatía hipertrófica asimétrica obstructiva o estenosis subaórtica hipertrófica idiopática*. La obstrucción del tracto de salida es causada por el contacto entre la valva anterior de la válvula mitral y el *septum* interventricular durante la sístole ventricular. Muchos pacientes que no presentan la obstrucción al flujo en reposo lo hacen durante situaciones fisiológicas o ejercicio que reducen el volumen sistólico final del ventrículo izquierdo o factores que aumentan la contractilidad ventricular izquierda como la maniobra de Valsalva, inhalación de nitrito de amilo o administración endovenosa de agentes inotrópicos. Esta fisiopatología facilita que el gasto cardiaco se reduzca drásticamente y produzca síncopes e insuficiencia cardíaca. La hipertrofia muscular condiciona un exceso en la demanda de oxígeno con isquemia relativa del miocardio, particularmente con el ejercicio, que ocasiona un angor de esfuerzo típico.

El examen físico revela un pulso arterial con doble impulso (pulso *bisferiens*), el primero de ascenso normal o rápido, un descenso después y finalmente un segundo impulso menos amplio, hecho que lo diferencia de la estenosis aórtica, en la cual el segundo impulso es mayor que el primero. El ápex se encuentra desplazado hacia abajo y a la izquierda, es sostenido y da una sensación de doble latido sistólico; este fenómeno se debe a que en la segunda mitad de la sístole, la obstrucción se hace más acentuada y se reduce el flujo de sangre hacia la aorta, de manera que ocurre una fase rápida y otra lenta. A la auscultación, el primer ruido es normal, se oye un soplo mesosistólico de eyección aórtica en el borde esternal izquierdo (aumenta con las maniobras que disminuyen el volumen ventricular, como la maniobra de Valsalva o ponerse de pie desde la posición en cuclillas, y disminuye al aumentar el volumen ventricular, como la posición de cuclillas o aumentar la resistencia periférica al apretar los puños). A veces se acompaña de un soplo holosistólico de regurgitación mitral. Es frecuente auscultar un cuarto ruido prominente.

El ECG es anormal en el 75% y 95% de los pacientes con fenotipo positivo; confirma la hipertrofia ventricular izquierda y se observan ondas Q en las derivaciones septales izquierdas (V_1-V_3) indicativas de hipertrofia septal; además, alteraciones de la repolarización (segmento ST y onda T). En el ECG de 12 derivaciones puede aparecer un patrón de Wolff-Parkinson-White; presente en algunos genotipos de esta miocardiopatía. El Holter de ritmo de 24 o 48 horas ayuda en la estratificación del paciente, con lo que se puede establecer la densidad horaria de arritmias ventriculares o documentar arritmias paroxísticas ventriculares y supraventriculares. La presencia de taquicardia ventricular no sostenida es un factor pronóstico para muerte súbita, con mayor significancia si son frecuentes (más o igual a 3), largas (más o igual a 10 latidos) o rápidas (más o igual a 200 latidos por minuto). Además identifica si el paciente tiene periodos de fibrilación auricular, presente en más del 50% de los pacientes con miocardiopatía hipertrófica.

La radiografía de tórax revela discreta cardiomegalia a expensas del ventrículo izquierdo y la aurícula izquierda.

El ecocardiograma es la imagen primaria para la confirmación del diagnóstico y seguimiento; hay hipertrofia del ventrículo izquierdo, mucho mayor en el *septum* que en la cara posterior y se confirma por un grosor telediastólico ≥15 mm en algún segmento del ventrículo, o 13-14 mm en un familiar del paciente con diagnóstico de miocardiopatía hipertrófica. Típicamente se observa un movimiento sistólico anterior de la válvula mitral con un contacto de la valva anterior con el *septum* interventricular durante la sístole, causado por efecto Venturi debido a la hipertrofia y usualmente asociado a regurgitación mitral, cuya gravedad está en relación con el grado de obstrucción del tracto de salida del ventrículo izquierdo. Las maniobras de provocación como las de Valsalva, durante el ecocardiograma de reposo, deben hacerse en pacientes con sospecha de obstrucción dinámica del tracto de salida del ventrículo izquierdo. El ecocardiograma de esfuerzo debe utilizarse en pacientes con gradiente pico <50 mm Hg en reposo o con maniobras de provocación, para evaluar la presencia de obstrucción dinámica del tracto de salida del ventrículo izquierdo. El descenso de la presión arterial durante el ecocardiograma de esfuerzo, 20 mm Hg por debajo del valor pico o la ausencia de elevación de la presión arterial, menor a 20 mm Hg del valor de reposo, representa un factor de riesgo independiente para muerte súbita. La mayoría de los pacientes con miocardiopatía hipertrófica presenta evidencia ecocardiográfica de disfunción diastólica y dilatación de la aurícula izquierda. Pueden existir otras características que son parte del fenotipo, aunque no exclusivas, como hipertrofia e inserción apical de los músculos papilares o inserción anómala directa en la valva anterior mitral (sin cuerdas tendinosas), aneurisma apical, criptas miocárdicas o puentes miocárdicos. El ecocardiograma transesofágico está indicado, si existen dudas sobre la anatomía de la válvula mitral, el mecanismo de producción de la insuficiencia mitral o sospecha de alguna causa alternativa de obstrucción del tracto de salida del ventrículo, como membrana subaórtica o estenosis valvular aórtica.

La resonancia magnética cardíaca tiene alta resolución espacial que permite definir la ubicación exacta de la hipertrofia y precisa el sitio y grado de la hipertrofia (grosor de cada segmento). Está indicada en pacientes con sospecha de miocardiopatía hipertrófica basada en síntomas cardíacos, electrocardiograma de 12 derivaciones o con historia familiar de enfermedad cardíaca hereditaria, en quienes el ecocardiograma es no concluyente. Un espesor de la pared mayor de 30 mm es indicador de mal pronóstico. La resonancia magnética cardíaca también evalúa las anormalidades del músculo papilar que se ha asociado con la obstrucción en la vía de salida del ventrículo izquierdo, independientemente del espesor de pared. Con la secuencia de realce tardío se identifican zonas de fibrosis (depósito de colágeno) que existen no solo en la miocardiopatía hipertrófica grave, sino también (aunque con menos frecuencia) en regiones con espesor de pared normal. El patrón de realce tardío característico es intramiocárdico con parches en el *septum* interventricular, principalmente en los sitios de unión con el ventrículo derecho; también puede ubicarse en el ápex, en la variante apical de la enfermedad. La presencia de zonas extensas ocupando múltiples segmentos con realce tardío incrementa el riesgo de arritmias ventriculares, algunos estudios refieren que un 15% o más de masa miocárdica con realce tardío representa un aumento significativo de riesgo para muerte súbita **(FIG. 164)**.

El cateterismo cardíaco es raramente requerido para el diagnóstico; sin embargo, este puede utilizarse en caso de no poder definir la obstrucción dinámica del tracto de salida del ventrículo izquierdo con las técnicas no invasivas. Además, hacer la diferenciación con la estenosis de la válvula aórtica, medir presiones intracardiacas y excluir una enfermedad coronaria coexistente, en los pacientes con dolor torácico.

FIG. 164. Miocardiopatía hipertrófica. Vista apical de 4 cámaras: **A:** Se observa incremento en el grosor de pared del *septum* interventricular. **B:** Secuencia de inversión recuperación. Se puede observar realce tardío característico en parches.

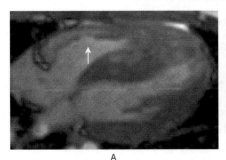
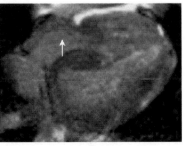

A   B

La biopsia del miocardio demuestra una hipertrofia miofibrilar, zonas de fibrosis y una curiosa disposición de las fibras en forma de "remolino". No obstante, en la actualidad, estos procedimientos cardiovasculares invasivos quedan solo para la terapéutica, debido a que son sustituidos por métodos de imagen cardiovascular con gran precisión para el diagnóstico de estas entidades. El tratamiento de la miocardiopatía hipertrófica se basa en disminuir la fuerza de contracción del ventrículo izquierdo y mejorar su llenado con el objeto de reducir o eliminar la obstrucción y normalizar la circulación venosa capilar pulmonar. Es importante que los pacientes eviten los deportes competitivos y ejercicios físicos intensos. Los bloqueadores β sin efecto α son de primera línea en el tratamiento, deben indicarse a la dosis máxima tolerada por el paciente. Los calcioantagonistas se indican en caso de intolerancia a los bloqueadores β. Ambos son efectivos para controlar los síntomas en un 50% de los pacientes; pero no reducen la elevada incidencia de muerte súbita. La disopiramida y la ablación con alcohol son el siguiente paso en el tratamiento. La amiodarona, antiarrítmico con efecto inotrópico negativo débil, es útil en pacientes con arritmias supraventriculares, especialmente la fibrilación auricular. Los medicamentos más usados en esta patología son el propranolol, 160-320 mg VO día; como alternativa, el verapamilo, 480 mg VO día, o el diltiazem, 360 mg/día. No se recomienda la combinación de bloqueadores β y calcioantagonistas no dihidropiridínicos por la posibilidad de producir bradicardia y, eventualmente edema pulmonar. Otros de los factores para considerar es retirar los medicamentos que pueden provocar obstrucción del tracto de salida del ventrículo izquierdo como los vaodilatodores puros, IECA y ARA-II, al igual que altas dosis de diuréticos. La hipotensión aguda en pacientes con miocardiopatía obstructiva constituye una urgencia médica; debe tratarse rápidamente con maximizar la precarga y la poscarga sin incrementar la contractilidad. Se deben usar vasoconstrictores endovenosos como la fenilefrina en conjunto con bloqueadores β. Si el paciente presenta insuficiencia cardíaca se recomienda tratarlo en la forma usual, pero hay que tener cuidado con los diuréticos y digitálicos, ya que estos agentes disminuyen el volumen sistólico del ventrículo izquierdo y aumentan la obstrucción.

El implante de desfibriladores como medida preventiva de muerte súbita es útil en los pacientes con miocardiopatía hipertrófica que presenten dos o más de los siguientes factores de riesgo: hipertrofias marcadas (grosor de la pared del ventrículo izquierdo >30 mm), aneurisma apical, fracción de eyección menor de 50%, síncope inexplicado, respuesta hipotensora al ejercicio y taquicardia ventricular no sostenida, demostrada por *Holter* o con una prueba de esfuerzo. Realce tardío del gadolinio mayor de 15% de la masa del ventrículo izquierdo Antecedentes familiares de muerte súbita cardíaca en menores de 50 años. La implantación de marcapasos secuenciales en los pacientes sintomáticos refractarios al tratamiento médico constituye una alternativa terapéutica, especialmente en aquellos con gradientes intraventriculares importantes.

La *ablación septal* es una técnica que consiste en crear un "infarto septal controlado" con la inyección de etanol en una arteria septal, es en definitiva una miomectomía química percutánea. Su utilidad es solo para pacientes refractarios al tratamiento convencional, debe practicarse en centros con alta experiencia y su utilidad se debe confirmar con un seguimiento continuo.

Se debe practicar una miomectomía (técnica de Morrow) en la parte superior del tabique o prótesis de la válvula mitral (la primera ofrece mejores resultados porque alivia la obstrucción) en pacientes que no responden al tratamiento médico óptimo, quienes presentan una condición asociada como hipertensión pulmonar grave o progresiva, dilatación de la aurícula izquierda, con al menos un episodio de fibrilación auricular, pacientes con baja capacidad funcional por obstrucción del tracto de salida del ventrículo izquierdo, adultos jóvenes con gradientes elevados en reposo (>100 mm Hg) o, pacientes con enfermedad coronaria significativa, estenosis válvular aórtica o variaciones anatómicas como puentes miacárdicos, inserciones anómales o deformidades de la válvula mitral.

DISPLASIA ARRITMOGÉNICA DEL VENTRÍCULO DERECHO

En esta patología se observa una tendencia familiar. Se caracteriza por reemplazo progresivo de tejido fibroadiposo del ventrículo derecho originando arritmias y muerte súbita en personas jóvenes relativamente sanas. La resonancia magnética cardíaca, a través de criterios estandarizados en las diferentes secuencias y los estudios electrofisiológicos, son esenciales para el diagnóstico. La biopsia endomiocárdica puede contribuir en casos no diagnosticados por los métodos no invasivos.

SÍNDROME DE BRUGADA

Es un tipo de miocardiopatía primaria de origen genético que es considerada una canalopatía, de la cual se han descrito formas familiares autosómicas dominantes y también casos esporádicos. Fue descrita en 1992 y se asocia a muerte súbita de origen cardíaco en personas jóvenes. El síndrome se identifica por un patrón electrocardiográfico consistente en un bloqueo de la rama derecha del haz de His y una elevación del segmento ST en las derivaciones precordiales anteriores (V_1V_3). El patrón electrocardiográfico característico puede desaparecer tras la administración de bloqueadores de los canales de sodio como la procainamida y flecainida.

MIOCARDIOPATÍA POR ESTRÉS (*TAKOTSUBO*)

Es una entidad clínica descrita en Japón, caracterizada por una disfunción sistólica ventricular izquierda aguda, temporal y reversible, de los segmentos apicales, en ausencia de enfermedad coronaria. Se asocia a un profundo estrés físico o psicológico, con la consecuente liberación de catecolaminas y aumento de citocinas proinflamatorias sistémicas que pueden peristir al menos 5 meses, lo que sugiere un estado de inflamación crónica de bajo grado. Típicamente afecta a mujeres posmenopáusicas e involucra especialmente la porción distal del ventrículo izquierdo con un "balonamiento" apical e hipercontractilidad basal que toma la forma de un cántaro de cuello angosto (*takotsubo*) que está presente en el 75% de los casos; y un 25% de los pacientes presenta trastornos de la contractilidad en los segmentos medios. Actualmente la teoría más aceptada es la cardiotoxicidad inducida por catecolaminas y disfunción microvascular. La sobrestimulación del sistema adrenérgico, afecta la microvasculatura, genera vasoespasmo coronario y anormalidades en el metabolismo del miocardio; condiciones que han sido relacionadas con la etiología de esta enfermedad. La sobrecarga de catecolaminas liberadas por el sistema nervioso simpático produce una sobrecarga intracelular de calcio y disfunción cardíaca, a través de los receptores adrenérgicos β1. Hay cuatro criterios diagnósticos dados por la *Mayo Clinic*:

1. Hipoquinesia, aquinesia o discinesia temporal, segmentaria del ventrículo izquierdo, apical o de otros segmentos, que compromete más de un territorio coronario.
2. Ausencia de enfermedad coronaria significativa.
3. Cambios agudos en el ECG, elevación del ST o inversión de la onda T, semejantes al infarto del miocárdio y elevación significativa de las troponinas séricas.
4. Ausencia de feocromocitoma o miocarditis.

Pueden presentarse QT prolongado y diversas arritmias como taquicardia ventricular, fibrilación auricular y *torsade de pointes*. En un estudio Kosuge et al. encontró la combinación de depresión del segmento ST en aVR y ausencia de elevación del segmento ST en V_1 que puede revelar la presencia de miocardiopatía *takotsubo* con 91% de sensibilidad, 96% de especificidad y 96% de valor predictivo positivo. Otra característica electrocardiográfica de la miocardiopatía por estrés es la ausencia de cambios recíprocos, típicamente visualizados en el síndrome coronario agudo. Las enzimas cardíacas suelen estar elevadas, sin embargo, los niveles más altos de troponina son menores a 1 ng/mL en la mayoría de los casos. El BNP y el Pro-BNP están frecuentemente elevados; 3 a 4 veces más que en el síndrome coronario agudo. El aumento de estos marcadores no está relacionado con la congestión pulmonar o hipertensión venocapilar, pero sí se asocian con una fracción de eyección del ventrículo izquierdo (FEVI) reducida y niveles plasmáticos de catecolaminas elevados.

La resonancia magnética cardíaca revela las alteraciones segmentarias típicas de la motilidad del ventrículo izquierdo y, la ausencia de realce descarta la etiología isquémica. La coronariografía juega un papel importante en el diagnóstico de la miocardiopatía por estrés. Puede demostrar de forma más fidedigna, la presencia de arterias coronarias normales o ateroesclerosis no significativa.

La biopsia miocárdica también puede utilizarse, si no está contraindicada. Muestra infiltración linfocítica mononuclear, leucocitos, macrófagos, fibrosis miocárdica y bandas contráctiles con coagulación necrótica; más frecuentes que en la obstrucción arterial coronaria.

MIOCARDIOPATÍA ALCOHÓLICA

El alcohol directamente y el acetaldehído, su metabolito primario, afectan la fibra miocárdica con una reducción progresiva en su contractilidad. Representa un tercio de las miocardiopatías dilatadas, que conlleva a episodios frecuentes de insuficiencia cardíaca y arritmias. El etanol induce miocitolisis, apoptosis y necrosis con mecanismos de reparación que causan hipertrofia y fibrosis intersticial. La presentación clínica inicia, generalmente después de 10 años de consumo moderado (7 kg etanol/kg de peso = 60 tragos por mes en hombres y 5 kg etanol/kg de peso = 43 tragos por mes, en mujeres). Sin embargo, hay suceptibilidad personal a este efecto que crea una gran variabilidad. El desarrollo de la enfermedad es el resultado entre la dosis y la predisposición individual.

El consumo leve de alcohol aumenta las HDL y disminuye la tensión arterial, pero su ingesta excesiva puede afectar el corazón por toxicidad sobre los miocitos, inflamación y fibrosis; además, indirectamente, el abuso del alcohol puede causar hipertensión arterial y deficiencia de vitamina B_1, ambos deletéreos para el miocardio. La miocardiopatía por alcohol no requiere que el consumo sea prolongado, ya que un solo día de ingestión exagerada en no bebedores puede ser suficiente para causar fibrilación auricular (corazón festivo o *Holiday heart syndrome*) o insuficiencia cardíaca en pacientes con daño estructural. Para el diagnóstico es necesario un alto índice de sospecha, los síntomas suelen ser insidiosos y el paciente niega frecuentemente su calidad de consumidor excesivo de alcohol, debido al estigma social. Actualmente hay evidencia de que la miocardiopatía alcohólica puede desarrollarse en ausencia de malnutrición proteica o calórica, sin embargo, los factores nutricionales pueden empeorar el curso natural de la enfermedad. Es común la deficiencia de tiamina, selenio (enfermedad de Keshan) y alteración de electrólitos. El tratamiento incluye suplementos de vitamina B_1, reposición de electrólitos y la abstinencia completa del consumo alcohólico, la cual suele ser muy difícil; pero si se logra, la mejoría de la disfunción ventricular izquierda suele ser muy satisfactoria. El pronóstico depende del grado de persistencia de consumo. La mortalidad es alrededor del 10% de pacientes/año con persistencia de alto consumo, debido a la progresión de la insuficiencia cardíaca y arritmias malignas. El trasplante cardíaco es la estrategia final en los estados terminales de miocardiopatía alcohólica, pero está limitada a pacientes que pueden permanecer en abstinencia absoluta.

MIOCARDIOPATÍA PERIPARTO

Se caracteriza por una disfunción sistólica global del ventrículo izquierdo que se presenta en el último mes del embarazo o en los primeros 5 meses del posparto. Tiene alta incidencia en mujeres afroamericanas, embarazos en edades avanzadas, desórdenes hipertensivos en el embarazo, y en embarazos múltiples. Los síntomas suelen ser indistinguibles de los típicos síntomas del embarazo en los últimos meses, lo que puede retrasar el diagnóstico. Puede presentarse de formas variables, que van desde recuperación completa hasta la muerte. La causa es desconocida, pero se sospechan mecanismos de deficiencias nutricionales, miocarditis vírica, procesos autoinmunes y tóxicos relacionados con el embarazo y el feto. Actualmente se consideran nuevos mecanismos etiológicos relacionados con la acción de la prolactina, hormona con propiedades vasculotóxicas y proapoptóticas. Además, se han identificado factores genéticos que condicionan toxicidad vascular por activación de la 16-kDa prolactina.

Entre los factores de riesgo se incluyen episodios similares previos, obesidad y desnutrición; especialmente si hay hábitos alcohólicos y tabáquicos. Clínicamente hay manifestaciones de insuficiencia cardíaca y el ecocardiograma revela la disfunción sistólica del ventrículo izquierdo con una fracción de eyección deprimida <45% y con cavidad dilatada o normal. Puede haber dilatación del ventrículo derecho, insuficiencia tricuspídea y/o mitral, hipertensión pulmonar y dilatación auricular izquierda o biauricular. Pueden presentarse trombos intracardíacos. Los valores de BNP y Pro-BNP se encuentran marcadamente elevados. En la RM, los hallazgos característicos son incremento de los volúmenes ventriculares y disfunción sistólica; en las imágenes ponderadas en T2 se observan zonas hiperintensas (indicativas de edema miocárdico). Generalmente no se utiliza gadolinio en el embarazo, pero si se logra hacer, no hay realce tardío y en caso de encontrarse, su patrón es inespecífico. La biopsia endomiocárdica solo está indicada si hay sospecha de otro diagnóstico, como miocarditis de células gigantes. Muchos casos van de leves a moderados y autolimitados, pero puede repetirse en los próximos embarazos. Está asociada a eventos adversos que incluyen daño cerebral, *shock* cardiopulmonar, edema pulmonar, complicaciones tromboembólicas y soporte circulatorio mecánico. La tasa de recuperación de la función ventricular es de 35%-72%. El tratamiento es el mismo de la insuficiencia cardíaca, pero hay que tener en cuenta que durante el embarazo, los IECA están contraindicados. La anticoagulación debe ser indicada cuando la FEVI es < o igual al 35%, debido la incidencia elevada de eventos tromboembólicos en esta enfermedad, aunado al estado de hipercoagulabiidad propio del embarazo; debe indicarse en el embarazo tardío, hasta 6 a 8 semanas posterior al parto y utilizar heparinas de bajo peso molecular, porque no cruzan la barrera placentaria. La warfarina esta contraindicada en el embarazo, excepto en las valvulopatías, porque cruza la barrera placentaria. La nitroglicerina endovenosa se puede utilizar en los casos de insuficiencia cardíaca aguda descompensada. Existe un tratamiento experimental con bromocriptina, agonista de la dopamina e inhibidor de la liberación de prolactina, inicialmente utilizado para la supresión de la lactancia; se ha limitado su uso por la asociación con infarto del miocardio y eventos trombóticos.

MIOCARDIOPATÍA POR TERAPIA DEL CÁNCER

La cardiotoxicidad es la toxicidad cardiovascular derivada de los tratamientos onco-hematológicos. Varios agentes usados en el tratamiento del cáncer han sido implicados como causantes de miocardiopatía. El más frecuente es la doxorrubicina (adriamicina); otros involucrados son la ciclofosfamida, trastuzumab (anticuerpo monoclonal) y las radiaciones. La toxicidad de la doxorrubicina se manifiesta como una miocardiopatía dilatada y disfunción sistólica global; se presenta inmediatamente después del tratamiento o tras un período de latencia de 2-3 años, esta última es de peor pronóstico. El determinante más notable de cardiotoxicidad es la cantidad total administrada, y la mayor peligrosidad ocurre con una dosis >400 mg/m^2 de superficie corporal o cliclos de radioterapia >30 Grey o >2 Grey diarios. El deterioro del ventrículo izquierdo es gradual, por lo que el seguimiento periódico de estos pacientes se debe hacer por ecocardiografía. Se sugiere suspender el tratamiento si la fracción de eyección del ventrículo izquierdo disminuye a <45% o si sufre una disminución >20% del basal, aunque permanezca por encima de 45%. El *strain* longitudinal global del ventrículo izquierdo puede detectar disfunción temprana subclínica, por lo que es utilizado como marcador diagnóstico y pronóstico de cardiotoxicidad. Si se produce una miocardiopatía dilatada, es irreversible.

Bibliografía

Adam R, Coriu D, Jurcut R. Progress and challenges in the treatment of cardiac amyloidosis: a review of the literature. ESC Heart Failure. 2021; 8(4): 2380-2396.

Austin BA, Tang W, Rodriguez R, et al. Delayed hyper-enhancement magnetic resonance imaging provides incremental diagnostic and prognostic utility in suspected cardiac amyloidosis. J Am Coll Cardiol Img. 2009; 2: 1369-77.

Cummings KW, Bhalla S, Javidan-Nejad C, et al. A pattern-based approach to assessment of delayed enhancement in nonischemic cardiomyopathy at MR imaging. Radiographics. 2009; 29: 89-103.

Davis M R, Arany Z, McNamara DM, et al. Peripartum cardiomyopathy. JACC stata of the art review. JAMA Coll Cardiol. 2020; 75(2): 207-221.

Fernández-Solá J. The effects of ethanol on the heart: alcoholic cardiomyopathy. Nutrients. 2020; 12(2): 572-583.

González-López E, López-Sainz A, García-Pavia P. Diagnosis and treatment of transthyretin cardiac amyloidosis. Progress and Hope Rev Esp Cardiol. 2017; 70(11): 991-1004.

Karamitsos TD, Francis JM, Myerson S, et al. The role of cardiovascular magnetic resonance imaging in heart failure. J Am Coll Cardiol. 2009; 54: 1407-24.

Kumar S, Van Ness G, Bender A, et al. Standardized goal-directed Valsalva maneuver for assessment of inducible left ventricular outflow tract obstruction in hypertrophic cardiomyopathy. J Am Soc Echocardiogr. 2018; 31: 791-8.

Laraudogoitia E, Diez I. Miocarditis y miocardiopatías. Rev Esp Cardiol. 2006; 6(Supl E): 21-9.

Maron BJ, Towbin JA, Thiene G, et al. Contemporary and classification of the cardiomyopathies: sn American Heart Association Scientific Statement from the Council on Clinical Cardiology, Heart Failure and trasplantation Committee. Circulation. 2006; 13: 1807-1816.

McCrohon JA, Moon JC, Prasad SK, et al. Differentiation of heart failure related to dilated cardiomyopathy and coronary artery disease using gadolinium-enhanced cardiovascular magnetic resonance. Circulation. 2003; 108: 54-9.

Melacini P, Basso C, Angelini A, et al. Clinicopathological profiles og progressive heart fairlure in hypertrophic cardiomyopathy. Eur Heart J. 2010; 31: 2111-23.

Mouquet F, Lions C, de Groote P, et al. Characterization of peripartum cardiomyopathy by cardiac magnetic resonance imaging. Eur Radiol. 2008; 18(12): 2765-9.

Nagueh SF, Bierig SM, Budoff MJ, et al. American Society of Echocardiography clinical recommendations for multimodality cardiovascular imaging of patients with hypertrophic cardiomyopathy. J Am Soc Echocardiogr. 2011; 24: 473-98.

Oikonomou EK, Kokkimidis DG, Kampaktsis PN, et al. Assesment of pronostic value of left ventricular global longitudinal strain for early prediction of chemotherapy-induced cardiotoxicity: a systematic review and meta-analysis. JAMA Cardiol. 2019; 4(10): 1007-1018.

Ommen S, Mital S, Burke M, et al. Guideline for diagnosis and treatment of patiens with hypertrophic cardiomyopathy. A report of the American College of Cardiology / American Heart Association Joint Commitee on clinical practice guideline. Circulation. 2020; 25: e558-e631.

Perugini E, Rapezzi C, Piva T, et al. Non-invasive evaluation of the myocardial substrate of cardiac amyloidosis by gadolinium cardiac magnetic resonance. Heart. 2006; 92: 343-349.

Reant P, Dufour M, Peyrou J, et al. Upright treadmill vs.semi-supine bicycle exercise echocardiography to provoke obstruction in symptomatic hypertrophic cardiomyopathy: a pilot study. Eur Heart J Cardiovasc Imaging. 2018; 19: 31-8.

Renz DM, Röttgen R, Habedank D, et al. New insights into peripartum cardiomyopathy using cardiac magnetic resonance imaging. Rofo. 2011; 183(9): 834-841.

Scally C, Abbas H, Ahearn T, et al. Myocardial and sistemic inflammation in acute stress-induced (Takotsubo) cardimyopathy. Circulation. 2019; 139(13): 1581-1592.

Shah DJ, Judd RM, Kim RJ. Myocardial viability. In: Edelman RR, Hesselink JR, Zlatkin MB, Crues JV editors. Clinical magnetic resonance imaging. 3rd edition. New York: Elsevier. 2006.

Todiere G, Aquaro GD, Piaggi P, et al. Progression of myocardial fibrosis assessed with cardiac magnetic resonance in hypertrophic cardiomyopathy. J Am Coll Cardiol. 2012; 60: 922-9.

Towbin JA, Vatta M. Genetis and genomics of dilated cardiomyopathy, in Cardiovascular Genetis and Genomics, American Heart Association Clinical Series, D Rodin (ed). Oxford, Wiley-Blackwell, 2009.

Yeh ET. Bickford CL. Cardiovascular complications of cancer therapy: Incidence, pathogenesis, diagnosis and management. J Am Coll Cardiol. 2009; 53: 223-229.

Zulkifli Amin H, Zulkifli Amin L, Pradipta A. Takotsubo cardiomyopathy: a brief review. J Med Life. 2020; 13(1): 3-7.

ANEXOS

Antibióticos/antimicóticos/antivirales

Tipo	Vía de administración	Dosis	Intervalo de indicación horas (h)
Aciclovir	IV	10 mg/kg	8
	VO	200 mg	4
Amikacina	IV	7,5 mg	12
Amoxicilina	IV/VO	0,5-1 g	8-12
Amoxicilina-clavulánico	VO	500-875 mg	8-12
Ampicilina	IV	1-2 g	4-6
Ampicilina-sulbactam	IV	1,5-3 g	6
Anfotericina B lipídica Anfotericina B liposomal	IV	3-5 mg/kg	24
Anidulafungina	IV	*200 mg 100 mg	En 24 h c/24 h
Azitromicina	IV/VO	500 mg	24
Aztreonam	IV	1-2 g	6-8
Caspofungina	IV	*70 mg luego 50 mg	En 24 h c/12 h
Cefadroxilo	VO	0,5-2 g	12
Cefalexina	VO	0,25-1 g	6-8
Cefazolina	IV/IM	0,5-2 g	8-12
Cefepima	IV	1-2 g	8
Cefixima	VO	400 mg	24
Cefoperazona	IV	1-2 g	12
Cefotaxima	IV	1-2 g	4-6
Cefotetan	IV	2-3 g	12
Cefoxitina	IV/IM	1-3 g	6-8
Cefradina	VO	0,5-1 g	6
Ceftazidima-avibactam	IV	1-2 g	8
Ceftibuten	VO	400 mg	24
Ceftizoxima	IV/IM	1-3	8-12
Ceftriaxona	IV	1-2 g	12-24
Cefuroxima	VO	750-1.500 mg	8-12
Cepodoxima	VO	100-400 mg	12
Ciprofloxacino	IV/VO	500-750 (VO) 200-400 mg (IV)	12 12
Claritromicina	IV/VO	250-500 mg	12
Clindamicina	IV	300-900 mg	6-8
	VO	150-400 mg	6-8
Cloxacilina/dicloxacilina	IV/VO	0,5-2 g	4-6
Daptomicina	IV	350-500 mg	24
Doripenem	IV	0,5-1 g	8
Doxiciclina	VO	100 mg	12
Eritromicina	VO	250-1.000 mg	8
Ertapenem	IV/IM	1 g	24
Fluconazol	IV VO	200-400 mg	24
Fosfomicina	VO	3 g	72

Ganciclovir	IV	5 mg/kg	12 al inicio y 24 h de mantenimiento
Gentamicina/tobramicina	IV	5-7 mg/kg	Divididos c/8 h
Imipenen	IV	500 mg	6
Itraconazol	IV VO	200 mg 200-400 mg	c/12 h por 2 días; luego 200 mg c/24 h por 7 días; finalmente 400 mg c/24 h
Levofloxacino	IV/VO	500-750 mg	24
Linezolida	IV/VO	600 mg	12
Lomefloxacino	VO	400 mg	24
Mandelato de metenamina	VO	1 g	6
Meropenem	IV	1-2 g	8
Metronidazol	IV/VO	500 mg	6
Micafungina	IV	100-150 mg	c/24 h
Minociclina	VO	100 mg	12
Moxifloxacino	IV/VO	400 mg	24
Nitrofurantoína	VO	100 mg	6
Norfloxacino	VO	400 mg	12
Ofloxacino	IV/VO	200-400	12
Oxacilina/Nafcilina	IV/VO	0,5-2 g	4-6
Penicilina cristalina	IV	4-6 millones	4-6
Penicilina benzatínica	IM	600.000-1.200.000 U	semanal
Penicilina G procaínica	IM	400.000-800.000	24
Penicilina V	VO	250-500	6
Piperacilina-tazobactatam	IV	4/0,5	4-6
Polimixina E (colistina)	IV	5 mg kg (dosis de carga)	Seguida de 2,5 mg x (1,5 x CrCl + 30) cada 12 h
Polimixina B	IV		2,5-3 mg/kg dividida en dos dosis IV diarias
Posaconazol	VO	200 mg c/6 h	7 días Luego 400 mg c/12 h
Rifampicina	VO	300	12
Rifaximina	VO	200 mg	8
Teicoplanina	IV/IM	6 mg/kg	12-24
Telitromicina	VO	800	24
Tetraciclina	VO	250-500	6
Tigeciclina	IV	100 mg 50 mg	Inicial 12
Trimetoprim-sulfametoxazol**	IV/VO	80/400 160/800 mg	12
Valaciclovir	VO	500 mg	12
Valganciclovir	VO	450	12
Vancomicina	IV lentamente	500 mg	6
Voriconazol	VO	*400 mg (6 mg/kg) 200 mg (4 mg/kg)	c/12 h c/12 h

* Dosis de carga. Fuente: The Sanford Guide to Antimicrobial Therapy 2022. Todos los antibióticos requieren ajuste según la función renal, excepto: azitromicicina, ceftriaxona, moxifloxacino, clindamicina, linezolid y metronidazol. **P. jirovecii: (SMX 800 mg/TMP 160 mg) VO dos veces al día; 8-10 mg por kg (componente TMP) IV por día, dividido c/6, 8 o 12 h. Para shigelosis: 2,5 mg por kg IV c/6 h.

ABREVIATURAS

AAF	Anticuerpos antifosfolipídicos		AV	Auriculoventricular
AAS	Ácido acetil salicílico		AVP	Arginina-vasopresina
ACC	American College of Cardiology			
ACO	Anticoagulantes orales		BCG	Bacilo de Calmette-Guérin
ACR	American College of Rheumatology		BK	Bacilo de Koch
ACTH	Hormona adrenocorticotropa		BLEE	β-lactamasas de espectro extendido
ACV	Accidente cerebrovascular		BNP	Péptido natriurético cerebral
ADA	Adenosina desaminasa		BUN	Nitrógeno ureico en sangre
ADH	Hormona antidiurética (vasopresina)			
ADN	Ácido desoxirribonucleico		C°	Grados centígrados
AFB	Anfotericina B		C3, C4	Complemento C3, C4
Ag	Antígeno		Ca^{++}	Calcio sérico ionizado
AgHBe	Antígeno e del virus de la hepatitis B		Calcitriol	$1,25(OH)_2D_3$
AgHBs	Antígeno de superficie del virus de la hepatitis B		Cap	Capítulo
			CDC	Centers for Disease Control and Prevention
AHA	American Heart Association		CEA	Antígeno carcinoembrionario
AINE	Antiinflamatorio no esteroideo		cGy	Centigray
AIT	Accidente isquémico transitorio		CFU	Unidad formadora de colonias
ALAT	Alanino aminotransferasa (GPT)		CH50	Complemento hemolítico total
AM	Anticuerpos antimitocondriales		CHA_2DS_2-VASC	Insuficiencia cardíaca, hipertensión, edad ≥75 (doble), 65-74 (mujer), diabetes, ictus (doble), enfermedad vascular
AMPc	Adenosina monofosfato cíclico			
ANA	Anticuerpos antinucleares			
ANCA	Anticuerpos anticitoplasma de los neutrófilos		CIA	Comunicación interauricular
			CID	Coagulación intravascular diseminada
Anti-ADN	Anti ácido desoxirribonucleico		CIM	Concentración inhibitoria mínima
Anti-ENA	Antiantígenos extraíbles del núcleo		CIV	Comunicación interventricular
Anti-FNTα	Antifactor de necrosis tumoral α		CK-MB	Creatina-cinasa (isoenzima MB)
Anti-HBc	Anticuerpos IgG e IgM anti-c (antígeno central "core") contra el virus de la hepatitis B		CK-MM	Creatina-cinasa (isoenzima MM)
			CK-T	Creatina-cinasa total
Anti-HBe	Anticuerpo anti-e (nucleocápsida) del virus de la hepatitis B		Cl	Cloro
			cm	Centímetro
Anti-HBsAg	Anticuerpo contra el antígeno de superficie del virus de la hepatitis B		Cm	Curio
			CMHC	Concentración media de hemoglobina corpuscular
Anti-LKM	Anticuerpos contra microsomas hepáticos-renales			
			CMV	Citomegalovirus
Anti-PCC	Antipéptidos citrulinados cíclicos		CO	Monóxido de carbono
Anti-RNP	Anticuerpos anti-ribonucleoproteínas		CO_2	Dióxido de carbono (anhídrido carbónico)
Anti-TNFα	Anticuerpo contra el factor de necrosis tumoral α		tCO_2	Concentración total de dióxido de carbono
			COVID-19	Enfermedad por coronavirus 2019
Anti-VHA	Anticuerpos IgG e IgM contra el virus de la hepatitis A		CPAP	Presión positiva continua en la vía aérea
			CPRE	Colangiopancreatografía retrógrada endoscópica
Anti-VHC	Anticuerpo contra el virus de la hepatitis C			
anti-VHD	Anticuerpos contra el virus de la hepatitis D		CREST	Síndrome de calcinosis-Raynaud-disfunción esofágica-esclerodactilia-telangiectasias
anti-VHE	Anticuerpo contra el virus de la hepatitis E			
Apo	Apolipoproteína		CRH	Hormona estimulante de la secreción de ACTH
AR	Artritis reumatoide		CSF	Factores estimulantes de colonias
ARA-II	Antagonistas de los receptores de la angiotensina II			
			DDAVP	Desmopresina (1-desamino-8-d-arginina-vasopresina)
ARH_2	Antagonistas de los receptores H_2 de la histamina			
			DHEA	Deshidroepiandrosterona
ARNm	Ácido ribonucleico mensajero		dL	Decilitros (100 mL)
ASAT	Aspartato aminotransferasa (GOT)		DLCO	Capacidad de transferencia pulmonar del monóxido de carbono
ASLO o ASO	Antiestreptolisina O			
AT	Antitrombina		DM1	Diabetes mellitus tipo 1
AT $α_1$	$α_1$-antitripsina		DM2	Diabetes mellitus tipo 2
ATP	Adenosina trifosfato		DSM-V-TR	Sistema de clasificación de las enfermedades mentales 5th edition revisada

ABREVIATURAS

ECA	Enzima convertidora de la angiotensina	HAD	Hormona antidiurética
ECG	Electrocardiograma	HAP	Hipertensión arterial pulmonar
ECV	Enfermedad cardiovascular	Hb	Hemoglobina
ECVI	Evento cerebrovascular isquémico	HbA_{1c}	Hemoglobina glicosilada
EDS	Endoscopia digestiva superior	HB-ADN polimerasa	ADN polimerasa del virus de la hepatitis B
EEG	Electroencefalograma		
ELISA	Prueba de inmunoabsorción ligada a enzima (inmunoanálisis enzimático) *enzyme-linked immuno-absorbent assay*	HBcAg	Antígeno c (central o core) del virus de la hepatitis B
		HBeAg	Antígeno e (nucleocápsida) del virus de la hepatitis B
EMA	Agencia europea de medicamentos		
ENA	Antígeno extraíble del núcleo	HBsAg	Antígeno de superficie del virus de la hepatitis B
EPO	Eritropoyetina		
EPOC	Enfermedad pulmonar obstructiva crónica	HBPM	Heparinas de bajo peso molecular
		HCG	Gonadotropina coriónica humana
FA	Fosfatasa alcalina o fibrilación auricular	HCl	Ácido clorhídrico
FAME	Fármacos antirreumáticos modificadores de la enfermedad	HCM	Hemoglobina corpuscular media
		HCO_3^-	Ión bicarbonato
FC	Frecuencia cardíaca	H_2CO_3	Ácido carbónico
FDA	Administración de Alimentos y Medicamentos de Estados Unidos (*Food and Drug Administration*)	HDL-c	Colesterol de la lipoproteína de densidad alta
		HDS	Hemorragia digestiva superior
		HELLP	*Hemolysis, elevated liver enzymes and low platelets*
FE	Fracción de eyección		
sxFEF 25%-75%	Flujo espirado entre el 25% y 75% de la FVC	Hg	Mercurio
		5-HIA	Ácido 5-hidroxindolacético
FENA	Fracción de excreción de sodio	HLA	Antígeno del leucocito humano; complejo principal de histocompatibilidad humano (*human leucocyte antigen*)
FEV_1	Volumen espiratorio forzado en el primer segundo		
FEVI	Fracción de eyección del ventrículo izquierdo		
FGe	Filtración glomerular estimada	Hto	Hematocrito
FiO_2	Fracción de oxígeno inspirado	Hz	Herzio (ciclos/segundo)
FISH	Hibridación *in situ* con fluorescencia		
FNT	Factor de necrosis tumoral	IBP	Inhibidores de la bomba de protones
FOD	Fiebre de origen desconocido	ICC	Insuficiencia cardíaca congestiva/crónica
FSH	Hormona folículoestimulante	IC-FEc	Insuficiencia cardíaca con fracción de eyección conservada
FTA-ABS	Prueba fluorescente de absorción de anticuerpos antitreponémicos (*Fluorescent Treponema Antibody-Absorption Test*)	IC-FELr	Insuficiencia cardíaca con fracción de eyección ligeramente reducida
		ICFEr	Insuficiencia cardíaca con fracción de eyección reducida
FV	Fibrilación ventricular		
		ICP	Intervención coronaria percutánea
g	Gramo	IDL-c	Colesterol de la lipoproteína de densidad intermedia
GABA	Ácido gammaaminobutírico		
G-CSF	Factor estimulante de colonias granulocíticas	IECA	Inhibidor de la enzima convertidora de la angiotensina
g/dL	Gramos por decilitro		
γ-GTP	γ-glutamil-transpeptidasa	IF	Inmunofluorescencia
GI	Gastrointestinal	IFD	Inmunofluoresencia directa
GLP-1	Pétido similar al glucagón de tipo 1	IFI	Inmunofluoresencia indirecta
GOT	Transaminasa glutámico oxalacética (ASAT)	IFN	Interferón
G-6-PD	Glucosa-6-fosfato-deshidrogenasa	Ig	Inmunoglobulinas (IgG, IgA, IgM, IgD, IgE)
GPI	Glucoproteína I (plaquetas)	IGRA	Prueba de liberación de interferón γ
GPIIb-IIIa	Glucoproteína IIb-IIIa (plaquetas)	IIR	Índice de insuficiencia renal
GPIa-IIa	Glucoproteína Ia-IIa (plaquetas)	IL	Interleucina
GPT	Transaminasa glutámico pirúvica (ALAT)	IM	Infarto del miocardio/vía intramuscular
Gy	Gray (unidad de radiación)	IMAO	Inhibidores de la monoaminooxidasa
		IMC	Índice de masa corporal
h	Hora	IMCEST	Infarto del miocardio con elevación del segmento ST
H+	Hidrogeniones		
HAAg	Antígeno del virus de la hepatitis A	IMSEST	Infarto del miocardio sin elevación del segmento ST
HACEK	*Haemophilus aphrophilus, Aggregatibacter actinomycetemcomitans* (antes *Actinobacilus*), *Cardiobacterium hominis, Eikenella corrodens y Kingella kingae.*		
		INR	Razón internacional normalizada
		INRA	Inhibidor de la neprilisina y del receptor de la angiotensina

IPPB	Respiración con presión positiva inspiratoria	Na⁺	Sodio
IRA	Insuficiencia renal aguda	NAC	Neumonía adquirida en la comunidad
IRMA	radioinmunoanálisis (análisis inmunorradiométrico)	NaCl	Cloruro de sodio
		NACO	Nuevos anticoagulantes orales
ISRS	Inhibidores selectivos de la recaptación de serotonina	NAV	Neumonía asociada a ventilación
		ng	Nanogramo = milimicrogramo
ITU	Infección del tracto urinario	NH_4	Ión amonio
IV	Vía intravenosa	NK	Células asesinas naturales (*natural killer*)
		nm	Nanómetro = milimicra
J	Joules	nmol	Nanomol
		NN	Neumonía nosocomial
K	Potasio	NTA	Necrosis tubular aguda
Kcal	Kilocaloría (caloría alimenticia)	NT-proBNP	porción N terminal del pro-péptido natriurético cerebral
KCl	Cloruro de potasio		
kg	Kilogramo		
		O_2	Oxígeno
L	Litro	OMS	Organización Mundial de la Salud
LABA	Agonista β2 adrenérgico de acción prolongada	ORL	Otorrinolaringología
LAMA	Anticolinérgicos de acción prolongada		
LATS	Estimulante tiroideo de acción prolongada (*long-acting thyroid stimulator*)	PA	Presión arterial
		PAAF	Punción-aspitativa con aguja fina
LBA	Lavado broncoalveolar	$PaCO_2$	Presión arterial de dióxido de carbono
LCR	Líquido cefalorraquídeo	PAI	Inhibidor del activador del plasminógeno
LDH	Deshidrogenasa láctica	PaO_2	Presión arterial de oxígeno
LDL-c	Colesterol de la lipoproteína de densidad baja	PAS	Ácido peryódico de Schiff
LEC	Lupus eritematoso cutáneo	PCAP	Presión en cuña de la arteria pulmonar
LECC	Lupus eritematoso cutáneo crónico	PCR	Proteína C reactiva/reacción en cadena de la polimerasa
LECS	Lupus eritematoso cutáneo subagudo		
LES	Lupus eritematoso sistémico	PEEP	Presión positiva al final de la espiración
LLA	Leucemia linfoide aguda	PET	Tomografía por emisión de positrones
LLC	Leucemia linfocítica crónica	pg	Picogramo = micromicrogramo
LMC	Leucemia mieloide crónica	PG	Prostaglandinas (E2, D2, F2a, E1)
		pH	Concentración de iones de hidrógeno
MALT	Tejido linfoide asociado a mucosa (*mucosal associated lymphoid tissue*)	⁹⁹mTc (PYP)	Pirofosfato de tecnecio
		PMN	Leucocito polimorfonuclear
m^2	Metro cuadrado	POEMS	Polineuropatía, organomegalia, endocrinopatía, banda monoclonal y alteraciones cutáneas
MBG	Membrana basal glomerular		
µCi	Microcurio	PPD	Tuberculina (*purified protein derivative*)
MDR	Resistencia a múltiples fármacos	ppm	Partes por millón
MEN	Síndrome de neoplasia endocrina múltiple	PA	Presión arterial
mEq/L	Miliequivalentes por litro	PTH	Hormona paratiroidea
mg	Miligramo	PUVA	Psoralenos y luz ultravioleta
Mg	Magnesio	PVC	Presión venosa central
µg	Microgramo		
min	Minuto	RCP	Reanimación cardiopulmonar
mL	Mililitro	RDW	Amplitud de distribución eritrocitaria (*red cell distribution width*)
mm	Milímetro		
mm Hg	Milímetros de mercurio	RIA	Radioinmunoanálisis
mm^3	Milímetro cúbico	RM	Resonancia nuclear magnética
MO	Médula ósea	RNA	Ácido ribonucleico
MPO	Mieloperoxidasa	RPPI	Respiración con presión positiva intermitente
mOsmol/kg	Miliosmol por kg (osmolalidad)		
mOsmol/L	Miliosmol por litro (osmolaridad)	rt-PA	Activador tisular del plasminógeno recombinante
mRNA	RNA mensajero		
MR-proANP	Péptido natriurético pro-auricular de la región media	SaO_2	Saturación arterial de oxígeno por gasometría
SARM (MRSA)	*Staphylococcus aureus* resistente a la meticilina	SARS-CoV-2	Síndrome respiratorio agudo grave por coronavirus tipo 2
MDR	Resistentes a más de un fármaco	SAV	Soporte avanzado de vida

ABREVIATURAS

SC	Vía subcutánea	U/L	Unidades por litro
SCA	Síndrome coronario agudo	U/mL	Unidades por mililitro
SDRA	Síndrome del distrés respiratorio agudo	uOs	Osmolaridad urinaria
seg	Segundo		
sida	Síndrome de inmunodeficiencia adquirida	VCM	Volumen corpuscular medio
SK	Estreptocinasa	VDRL	*Venereal Diseases Research Laboratory*
SMF	Sistema mononuclear fagocítico	VHA	Virus de hepatitis A
SNC	Sistema nervioso central	VHB	Virus de hepatitis B
SOS	Si es necesario (Lat. *si opus sit*)	VHC	Virus de hepatitis C
SPECT	Tomografía computarizada por emisión de fotón único	VHD	Virus de hepatitis D
		VHE	Virus de hepatitis E
SpO$_2$	Saturación de oxígeno capilar periférico por el oxímetro de pulso	VIH	Virus de la inmunodeficiencia humana
		VLDL	Lipoproteínas de muy baja densidad
SSA	Anticuerpos anti-Ro	VMA	Ácido vainillimandélico
SSB	Anticuerpos anti-La	VN	Valores normales
Stem cel	Célula madre	VO	Vía oral
		VPH	Papilomavirus humano
TA	Presión arterial	VR	Valores de referencia
TAAN	Prueba de amplificación de ácidos nucleicos	VSG	Velocidad de sedimentación globular
^{201}Tl	Talio-201	VVZ	Virus de la varicela-zóster
TB	Tuberculosis		
TBG	Tiroglobulina o globulina transportadora de tiroxina	XDR	Extremadamente resistente a múltiples fármacos
T$_3$	Triyodotironina		
T$_3$L	T$_3$ libre		
T$_4$	Tiroxina		
T$_4$L	T$_4$ Libre		
TC	Tomografía axial computarizada		
TCD	Túbulo contorneado distal		
TCP	Túbulo contorneado proximal		
TEP	Tromboembolismo pulmonar		
TGF	Factor transformador del crecimiento		
TIBC	Capacidad total de captación de hierro		
TIPS	Derivación portosistémica intrahepática transyugular		
TMP-SMX	Trimetoprim-sulfametoxazol		
TnC	Troponina C		
TNF	Factor de necrosis tumoral		
TnI	Troponina I		
TnT	Troponina T		
TP	Tiempo de protrombina		
TOP	Trombopoyetina		
TORCH	Prueba de toxoplasmosis, rubéola, citomegalovirus y herpes simple		
TRH	Hormona liberadora de tirotropina		
TRM	Traumatismo raquimedular		
TSH	Hormona estimulante de la tiroides		
TT	Tiempo de trombina		
TTPa	Tiempo de tromboplastina parcial activado		
TV	Taquicardia ventricular		
TVPMI	Trombosis venosa profunda de miembros inferiores		
TVSP	Taquicardia ventricular sin pulso		
TXA$_2$	Tromboxano A$_2$		
U	Unidades		
UCI	Unidad de cuidados intensivos		
UFC	Unidades formadoras de colonias		
UI	Unidades internacionales		

ÍNDICE ALFABÉTICO

A
Absceso hepático amebiano, 251
   diagnóstico, 253
   drenaje, 255
   manifestaciones clínicas, 252
   tratamiento, 254
Abciximab, 1470
Acalasia, 282
Acamprosato, 452
Acarbosa, 629
Aceite de pescado, 615
Acenocumarol, 1474
Aciclovir, 902, 928
Ácido,
   fíbrico (derivados), 614
   fólico
      deficiencia, 28
      metabolismo, 25
      pruebas, 28
   nicotínico, 614
   valproico, 396
Acitretina, 1039, 1016
Acné, 1011
   antiandrógenos, 671
   manifestaciones clínicas, 1011
   tratamiento, 1015
ACTH,
   prueba de estimulación, 579
   tumores productores, 566
Actinomicetoma, 1055
Activador del plasminógeno tisular, 1477
Adenoma (s)
   basófilos de la hipófisis, 571
   suprarrenal hiperfuncionante, 572
   tóxico, tiroideo, 527
Adenosina, 1411
Adrenal, crisis aguda, 582
Adrenalina (epinefrina), 711, 716
Aducanumab, 474
Aflicción corporal, trastorno, 510
Agomelatina, 484
Agonistas
   adrenérgicos β_2, de acción
      corta, 1284
      prolongada 1285
   serotoninérgicos, 332
   5HT4 (procinéticos), 314
Agorafobia, 503
Albendazol, 945
Alcohol,
   abstinencia, 443
   amnesia, 444
   delirium, 443
   demencia, 468
   dependencia, 440
   intoxicación, 442
   psicosis, 444
Aleteo o flúter auricular, 1412
Alfabomba, 232
Algodistrofia, 1241
Alopurinol, 1255
Alquitrán de hulla, 1037
Amantadina, 435
Amenorreas, 658
   alteraciones cromosómicas, 662

   anormalidades extragonadales, 663
   aplasia de los conductos müllerianos, 663
   categorías 659
   diagnóstico, 659, 667
   disgenesia gonadal, 662
   enfermedades crónicas, 667
   hipergonadotrópicas, 668
   hiperplasia adrenal congénita, 664
   hipogonadotrópicas, 666
   normogonadotrópicas, 668
   otras causas, 666
   pospíldora, 666
   primarias, 659
   secundarias, 665
   tratamiento, 668
Amebiasis intestinal, 943
   formas clínicas, 944
   tratamiento, 944
Amikacina, 963
Amiloidosis secundaria, 1156
Amilorida, 1351
Aminoglucósidos, 958
   dosis, 962
   indicaciones, 961
   nefrotoxicidad, 960
   ototoxicidad, 960
   propiedades farmacológicas, 958
Aminopenicilinas, 971
Aminosalicilatos, 352
Aminosidina, 865
Amiodarona, 1413
Amitriptilina, 483
Amnesia disociativa, 515
Anabolizantes, 58
Anaerobios, infecciones, 739, 976
Análogos,
   vitamina D3, 1037
   incretinas, 629
   nucleósidos, 914
   purinas, 96
Anakinra, 1257
Andrógenos, terapia, 58, 681
Anemia drepanocítica, 36
   diagnóstico, 38
   manifestaciones clínicas, 37
   tratamiento, 38
Anemia ferropénica, 16
   absorción del hierro, 17
   causas, 18
   diagnóstico, 20
   manifestaciones clínicas, 19
   tratamiento, 22
Anemia hemolítica, 31
   adquirida, 32
   autoinmune, 41
   clasificación, 32
   diagnóstico, 26
   hereditaria, 31
   manifestaciones clínicas, 26
   microangiopática, 262
Anemia megaloblástica, 23
   carencia de ácido fólico, 24
   carencia de vitamina B_{12}, 24
   diagnóstico, 26
   manifestaciones clínicas, 26

ÍNDICE ALFABÉTICO

tratamiento, 28
Anfenicoles, 984
Anfotericina B, 864
Angina de pecho, 1354
    clasificación (Brandwal), 1356
    diagnóstico diferencial, 1355
    estable/inestable, 1356
    Prinzmetal, 1356
Angina abdominal, 1453
Angina de Ludwig, 741
Angiografía pulmonar convencional, 1458
Angioplastia percutánea, 1463
Angiorresonancia periférica, 1457
Angiorresonancia pulmonar, 1447
Angiotomografía de miembros inferiores, 1456
Angiotomografía pulmonar, 1447
Anistreplasa, 1478
Anorexígenos, 600
Ansiedad, 501
Ansiolíticos, 506
Antagonistas
    angiotensina II, 1350, 1366
    H_2 de la histamina, 296
    5HT, 314
    5HT3, 318
    NMDA, 474
    vitamina K, 1473
Antiácidos, 296
Antiagregantes plaquetarios, 1466
Antiandrógenos, 1016
Antiarrítmicos, (ver arritmias)
Antibióticos tópicos, 1015
Anticoagulantes, 1463, 1470
    nuevos, 1269, 1479
Anticolinérgicos, 435
    acción
        corta, 1284
        prolongada (LAMA), 1285
Anticonceptivos orales, 675
Anticonvulsivantes, 485
Anticuerpos,
    anti-β2-GP1, 1266
    anticardiolipina, 1266
    anticoagulante lúpico, 1266
    antifosfolipídicos, 1177, 1264
    antiplaquetarios, 1178
Antidepresivos, 481
    anticonvulsivantes, 485
    atípicos, 482, 484
    clasificación, 481
    comunes, 486
    dosis, 486
    efectos adversos, 482
    ISRS, 483
    otros, 484
    tricíclicos, 482
Antiespasmódicos, 316
Antiestreptolisinas O, 1393
Antidiarreicos, 318
Antifosfolipídico, síndrome, 1177, 1264
    catastrófico, 1271
        manifestaciones clínicas, 1272
        tratamiento, 272
Antihelmínticos, 944
Antiinflamatorios
    no esteroideos, 245
    tópicos, 1015
Antiisquémicos, 1365

Antimaláricos, 1080
Antimicrobianos, 970
Antiprotozoarios, 942
Antipsicóticos,
    atípicos, 496
    dosis, 498
Antirresortivos, fármacos, 1204
Antitrombina, deficiencia, 1262
Antitrombóticos, 1465
Antivirales, (enfermedades), 209, 269, 922, 930
Antralina, 1037
Antraquinonas, 330
Ántrax, 1061
Apixabán, 1475
Aplasia medular, 47
    clasificación, 48
    diagnóstico, 49
    manifestaciones clínicas, 49
    tratamiento, 56
    trasplante, 56
Apomorfina, 434
Apoproteínas, 603
Argatrobán, 1476
Aripiprazol, 497
Arritmias cardíacas, 1405
Arteritis,
    células gigantes, 1216
    Takayasu, 1215
Artritis
    fiebre reumática, 1391
    lupus eritematoso sistémico, 1172
    reactiva, 731
    tofácea aguda/crónica, 1253
    tuberculosa, 816
Artritis reumatoide, 1151
    amiloidosis, 1156
    cirugía, 1163
    clinimetría, 1158
    columna, 1155
    compromiso extraarticular, 1155
    diagnóstico, 1157
    embarazo, 1157
    fármacos biológicos, 1161
    fisioterapia, 1163
    imagenología, 1159
    manifestaciones clínicas, 1153
    manos, 1154
    nódulos reumatoides, 1155
    pulmones, 1155
    tratamiento, 1161
    ultrasonido articular, 1160
    vasculitis, 1156
Ascaridiasis, 946
Ascitis, 224
    bomba automatizada, 232
    diagnóstico, 226
    maligna, 227
    manifestaciones clínicas, 225
    quilosa, 227
    tratamiento, 230
Asma, 1281
    atopia, 1282
    diagnóstico, 1283
    fisiopatología, 1281
    manifestaciones clínicas, 1283
    predisposición genética, 1281
    tratamiento, 1284
Aspart, 634

Aspergilosis, 886
  tratamiento, 887
Aspirina, 1466
Audit, cuestionario, 450
Aztreonam, 972

B
Balsalazida, 353
Balthazar, criterios, 244
Bazedoxifeno, 1206
Bendamustina, 96
Benzbromarona, 1256
Benzimidazoles, 944
Benznidazol, 1374
Benzodiazepinas, 505
Betalactámicos, 970
Biguanidas, 627
Bipolar, trastornos, 480
Bisosfonatos, 111, 560
Bivalirudina, 1476
Blastocystis hominis, 951
Bloqueadores adrenérgicos
  α y β, 1351
Bloqueo
  aurículoventricular
    Mobitz tipo I (Wenckebach), 1420
    Mobitz tipo II, 1420
    primer grado, 1419
    segundo grado, 1419
    tercer grado (completo), 1420
  ramas, 1421
Bocio
  difuso tóxico, 522
  multinodular tóxico, 527
  simple, 541
    cirugía, 543
    clasificación, 542
    diagnóstico, 542
    tratamiento, 542
Bortezomib, 115
Bosutinib, 80
Bradicardia sinusal, 1407
Brentuximab, 126
Broncodilatadores, 1284
Bronquitis crónica, 1288
Brucelosis, 804
  diagnóstico, 805
  manifestaciones clínicas, 805
  tratamiento, 807
Bupropión, 484

C
C46T, mutación, 1263
Calcio, 1208
Calcioantagonistas, 1482
  angina de pecho, 1483
  arritmias cardíacas, 1484
  dihidropiridinas, 1482
  hemorragia subaracnoidea, 1484
  hipertensión arterial, 1483
  no-dihidropiridinas, 1483
Calcipotrieno, 1037
Calcitonina, 559, 1205
Calprotectina, 344
Canakinumab, 1257
Canal raquídeo, estenosis, 1230
Candidiasis, 882
  balanitis, 1051

diagnóstico, 883
formas clínicas, 1051
intertrigo, 1051
oral, 1051
perionixis, 1051
tratamiento, 883
vaginal, 1051
Cangrelor, 1469
Carbamazepina, 396, 485
Carbapenémicos, 973
Carbonato de litio, 485
Carboxipenicilinas, 971
Cardíaca, resincronización, 1423
Cardiopatía isquémica, 1353
  manifestaciones clínicas, 1354
Cardiovector desfibrilador, 1388, 1411, 1506
Carditis reumática aguda, 1391
Cascada de la coagulación, 1260
Cefaleas, 358
  "banderas rojas", 359
  clasificación, 360
  diagnóstico, 368
  hemicránea paroxística crónica, 378
  lesiones estructurales, 368
  manifestaciones clínicas, 358
  migrañas, 370
    tratamiento, 379
  neuralgia del trigémino, 361, 367
  primarias, 375
  profilaxis, 375
  racimo, 378
  secundarias, 362
  sunct, 361
  tensional, 376
  tratamiento, 375
Cefalosporinas, 954, 971
  clasificación, 955
  efectos adversos, 957
  farmacocinética, 955
  indicaciones, 955
  propiedades farmacológicas, 955
Chancro blando, 900
Charcot, triada, 235
Chlamydias, infección
  psittaci, 1327
  trachomatis, 898
Choque tóxico
  estafilocócico, 722
  estreptocócico, 732
  tratamiento, 707, 711, 714, 716
  vasopresores, 715, 716
Choque, estado (*shock*), 705
  anafiláctico, 715
  antibióticos, 712
  cardiogénico, 713
  diagnóstico, 710
  etiopatogenia, 709
  hipovolémico, 706
  manifestaciones clínicas, 715
  patogenia, 709
  prevención, 713
  séptico, 707
Celulitis, 1059
Cetoacidosis diabética, 641
Ciclosporina, 1039, 1180
Cidofovir, 932
Cilostazol, 1462, 1467
Cimetidina, 297

ÍNDICE ALFABÉTICO

Ciproterona, 1016
Cirrosis hepática, 214
   compensada, 214
   diagnóstico, 215
   disfunción de órganos, 217
   embarazo, 266
   manifestaciones clínicas, 219
   tratamiento, 221
   várices esofágicas, 221
Cisticercosis, 949
Citomegalovirus, 931
Claritromicina, 975
Claudicación intermitente, 1452, 1456
Clindamicina, 743
   indicaciones, 744
   propiedades farmacológicas, 743
Clofazimina, 838
Clonazepam, 397
Clonidina, 1351
Clopidogrel, 1468
Cloroquina, 846, 1080
Clostridium difficile, diarrea, 309
Clozapina, 497
Coagulación, 161
Coccidioidomicosis, 880
   diagnóstico, 881
   tratamiento, 881
Colangiopancreatografía retrógrada endoscópica, 237
Colangitis
   aguda, 235
   biliar primaria, 217
   esclerosante primaria, 218
Colchicina, 1254
Colecistitis aguda, 235
Coledocolitiasis, 235
Colestasis intrahepática, embarazo, 263
Cólico biliar, 235
Colitis ulcerosa, 349
   cirugía, 355
   diagnóstico, 350
   farmacoterapia, 352
   inmunomoduladores, 353
   manifestaciones clínicas, 349
   tratamiento, 351
Columna
   neoplasias, 1230
   osteomielitis, 1229
Coma
   hipoglicémico, 646
   hipotiroideo, 538
Concentrado de glóbulos rojos, 195
Condilomas acuminados, 904
Cor pulmonale crónico, 871, 1297
Corea
   Huntington, 470
   Sydenham, 1392
Coriorretinitis por toxoplasma, 853
Corticoesteroides, usos
   anemia hemolítica, 42
   artritis reumatoide, 1161
   asma, 1285
   cefaleas, 380
   colitis ulcerosa, 353
   EPOC, 1295
   glomerulonefritis rápidamente progresiva, 1097
   gota, 1255
   hiperparatiroidismo, 559
   inhalados, 1285
   leucemia linfocítica crónica, 95
   lupus eritematoso,
      cutáneo, 1170
      sistémico, 1179
   meningitis, 792
   miastenia gravis, 418
   miopatía inflamatoria, 1197
   psoriasis, tópicos, 1036
   púrpura trombocitopénica inmune, 155
   síndrome nefrótico, 1123
   toxoplasmosis, 856
Cortisol sérico, 579
Craneofaringioma, 665
Crioprecipitado, 200
Criptococosis, 885
   formas clínicas, 885
   tratamiento, 886
Criptosporidiosis, 691
Crisis,
   aplásica 32
   colinérgica, 419
   drepanocítica, 38
   hemolítica, 32
   megaloblástica, 32
   miasténica, 419
   suprarrenal aguda, 582-583
   tirotóxica, 530
Cromoblastomicosis, 1054
Crotamitón, 1022
COVID-19, trombosis, 1440, 1480

D

Dabigatrán, 1474
Dalteparina, 1472
Danazol, 58, 157
Dapsona, 838
Dasatinib, 80
Dedo en gatillo, 1236
Defecografía, 326
Deficiencia,
   disacaridasa, 313
   glucosa-6-fosfato deshidrogenasa, 43
   piruvatocinasa, 44
   proteína C, 1261
   proteína S, 1262
Degeneración cerebelosa alcohólica, 448
Demencias, 454
   alcohólica, 468
   Alzheimer, 462
   Creutzfeldt-Jakob (priones), 467
   cuerpos de Lewy, 466
   cuidador, 475
   diagnóstico diferencial, 455
   examen mental abreviado, 459
   farmacoterapia, 472, 473
   frontotemporal (complejo de Pick), 465
   hidrocefalia normotensiva, 470
   Huntington, 470
   manifestaciones clínicas, 455
   olvido, diferencias, 458
   Parkinson, 469
   sida (trastorno neurocognitivo), 470
   tratamiento, 472, 473
   vascular, 464
Dengue, 918
Denosumab, 116
Densitometría ósea, 1201
   indicaciones, 1202

Depresión mayor, 478
    criterios, 478
    episodio
        maníaco, 479
        hipomaníaco, 479
    postesquizofrénica, 493
    trastornos
        bipolares, 480
        distímico, 480
    tratamiento, 481
Derivación portosistémica intrahepática transyugular (TIPSS), 232
Dermatomiositis, 1192
    diagnóstico, 1195
    farmacoterapia, 1197
    manifestaciones clínicas, 1192
    tratamiento, 1196
Derrame pleural, 1306
    biomarcadores, 1314
    biopsia, 1316
    causas, 1307
    citología, 1315
    citomorfológico, 1313
    diagnóstico, 1311
    exudado, 1307
    fibrinolíticos, 1320
    imagenología, 1312
    manifestaciones clínicas, 1311
    microbiológicas, 1315
    paraneumónico, 1318
    pleurodesis, 1319
    TB pleural, 1317
    toracocentesis, 1319
    toracosopia, 1316
    trasudado, 1309
    tratamiento, 1318
    ultrasonido, 1312
Dermatofítides, 1044
Dermatofitosis, 1043
Desarrollo gonadal, anormalidades, 662
Desatinib, 80
Desmopresina (DDAV), 177, 588
Detemir, 635
Diabetes insípida, 587
    diagnóstico, 588
    farmacoterapia, 590
    manifestaciones clínicas, 588
    tratamiento, 589
Diabetes mellitus, 618
    cirugía metabólica, 640
    clasificación, 619
    coma, 642
    complicaciones,
        cardiovasculares, 654
        enfermedad coronaria, 654
        hipertensión arterial, 655
    diagnóstico, 621
    dieta, 625
    disfunción eréctil, 653
    educación del paciente, 624
    embarazo, 653
    enfermedad renal, 650
    frágil, 637
    gestacional, 620
    hipoglucemiantes no insulínicos, 627
    insulinas, 630
    macroangiopatía, 620
    manifestaciones clínicas, 620
    microangiopatía, 620
    neuropatía, 652
    pie diabético, 646
    prediabetes, 619
    retinopatía, 649
    tipo 1 y 2, 619
    tolerancia oral a la glucosa, 622
    tratamiento, 622
    úlceras en miembros inferiores, 647
Diálisis en insuficiencia renal, 1117
    hemodiálisis, 1117
    complicaciones, 1118
    peritoneal, 1119
Diarreas, 303
    agudas, 305
    bacterias invasivas, 306
    Balantidium coli, 309
    Blastocystis hominis, 309
    Campylobacter jejuni, 307
    Clostridium difficile, 309
    crónicas, 310
    diagnóstico, 304
    enterotoxinas, 308
    Escherichia coli, 308
    inflamatorias, 303
    insuficiencia pancreática, 311
    intestino irritable, 318
    mecanismos, 303
    osmótica, 304
    protozoarios, 309
    salmonellas, 307
    secretora, 303
    shigellas, 306
    Staphylococcus aureus, 308
    subagudas, 310
    Vibrio cholerae, 308
    víricas, 305
    Yersinia enterocolítica, 307
Dibenzodiazepinas, 496
Dicloroacetamidas, 942
Dietilpropión, 600
Difenhidramina, 435
Difenilhidantoína, 396
Digitálicos, 1415
Dímero D, 1446
Dipiridamol, 1467
Disbetalipoproteinemia familiar (tipo III), 606
Disentería amebiana, 254
Disfunción eréctil, 653
Disgenesia gonadal, 662
Dislipidemias, 603
    clasificación, 604
    diagnóstico, 607
    dieta, 608
    farmacoterapia, 611
    tipo IV, 606
    tratamiento, 608
Displasia
    arritmogénica del ventrículo derecho, 1507
    conductos müllerianos, 663
Distimias, 480
Distrés corporal, trastorno, 509
Disulfirán, 452
Diuréticos,
    ahorradores de potasio, 1351
    asa de Henle, 1351
Diverticulitis, 336
Diverticulosis del colon, 335

diagnóstico, 336
manifestaciones clínicas, 335
tratamiento, 338
Dobutamina, 711
Docusato, 331
Dolor somatomorfo, 510
Donepecilo, 473
Donovanosis, 902
Dopamina, 711
Dorsalgias puras, 1228
Dorsolumbalgias, 1228
"banderas rojas" 1231
cirugía, 1233
diagnóstico, 1231
etiopatogenia, 1227
farmacoterapia, 1232
medidas generales, 1332
osteomielitis, 1229
osteoporosis, 1228
tratamiento, 1232
Drepanocitosis, 36

E

Eclampsia, preeclampsia, 259, 1147
Eco-Doppler, 1129
Ecoendoscopia, 236, 283
Ectima,
gangrenoso, 1061
ulcerado, 730
Edoxabán, 1475
Efecto Somogyi, 637
Eliptocitosis, 34
Eltrombopag, 58
Embarazo, 1486
anticoagulación, 1492
arritmias, 1490, 1493
cardiopatías
alto riesgo, 1487
bajo riesgo, 1489
cianógena, 1488
coartación aórtica, 1490
comunicación
interauricular, 489
interventricular, 1489
conducto arterioso persistente, 1489
congénitas de alto riesgo, 1487
endocarditis infecciosa, 1493
enfermedad coronaria, 1492
estenosis valvular
aórtica, 1492
mitral, 1491
pulmonar, 1489
factores de riesgo, 1487
hipertensión pulmonar primaria, 1488
insuficiencia valvular
aórtica, 1488
mitral, 1491
miocardiopatía periparto, 1492
prótesis valvular, 1492
síndrome de Marfan, 1490
tetralogía de Fallot, 1490
tratamiento, 1488
cirrosis hepática, 266
hepatitis vírica, 267
Embolectomía pulmonar, 1450
Embolia arterial periférica, 1459
Emetina, 255
Enalapril, 1350

Encefalopatía,
hepática, 220, 222
urémica, 1112
Endocarditis infecciosa, 1395
aguda, 1397
cirugía, 1404
complicaciones, 1398
criterios de Duke, 1401
diagnóstico, 1398
ecocardiograma, 1399
enterococos, 1402
etiología, 1402
farmacoterapia, 1402
grupo HACEK, 1399
hemocultivo, 1399
manifestaciones clínicas, 1397
subaguda, 1397
TC multicorte, 1400
tratamiento, 1401
Enfermedad (es),
Addison, 578
diagnóstico, 578
Alzheimer, 462
anatomopatología, 461
criterios diagnósticos, 461
cuidador, 475
factores de riesgo, 460
manifestaciones clínicas, 461
antimembrana basal del glomérulo, 1224
arterial periférica, 1452
angiorresonancia, 1457
angiotomografía, 1456
arteriografía convencional, 1458
cirugía, 1463
clasificación, 1454
embolia, 1459
estadios, 1453
diagnóstico, 1455
etiopatogenia, 1452
farmacoterapia, 1461
manifestaciones clínicas, 1452
prueba de claudicación, 1456
trombolíticos, 1461
trombosis arterial aguda, 1458
tratamiento, 1460
ultrasonido dúplex, 1456
Behçet, 1223
Buerger, 1217
Celíaca, 312
Cerebrovascular isquémica, 401
angio-TC con contraste, 405
angiorresonancia, 406
clasificación, 402
fibrinolíticos, 408
diagnóstico, 403
imágenes, 403
perfusión por angio-TC, 406
tratamiento, 406
trombectomía, 409
tromboaspiración, 409
trombolisis intraarterial, 408
Citomegalovirus, 931
Coronavirus, 987
anticoagulación, 998
antivirales, 997
complicaciones, 992
diagnóstico, 993
factores de riesgo, 991

manifestaciones clínicas, 991
patogénesis, 988
pruebas, 993
respuesta inmunitaria, 990
transmisión, 987
tratamiento, 996
vacunas, 1000
Creutzfeldt-Jakob, 467
diagnóstico, 468
Crohn, 341
cirugía, 348
complicaciones, 343
diagnóstico, 344, 346
endoscopia, 345
farmacoterapia, 347
imágenes, 344
índice de actividad, 347
manifestaciones clínicas, 342
tratamiento, 346
Cushing, 566
Chagas, 1368
agudo, 1369
arritmias, 1371
cirugía, 1374
crónica, 1372
diagnóstico, 1373
fases, 1370
manifestaciones clínicas, 1370
miocardiopatía, 1371, 1372
tratamiento, 1374
Esófago, 273
acalasia, 282
Barrett, 280
cáncer, 282
divertículos, 275
esofagitis, 279
espasmo difuso, 284
hernia hiatal, 277
manifestaciones clínicas, 274
membranas/anillos, 276
reflujo gastroesofágico, 284
Glándulas paratiroides, 556
Graves-Basedow, 522
cirugía, 525
farmacoterapia, 524
I^{131}, 525
manifestaciones clínicas, 522
tratamiento, 523, 526
Hansen, 830
hemorrágicas, 161
hepáticas en el embarazo, 257
Huntington, 470
inflamatoria pélvica, 897
Kawasaki, 1219
Marchiafava-Bignami, 448
Nicolas y Favre, 902
Parkinson, 428, 469
cirugía, 436
demencia, 469
diagnóstico, 431
farmacoterapia, 432
manifestaciones clínicas, 429
parkinsonismo secundario, 430
tratamiento, 431
Pick, 465
Pott, 816
pulmonar obstructiva crónica, 1288
cirugía, 1297

diagnóstico, 1289
estratificación de gravedad, 1291
farmacoterapia, 1284, 1286
oxigenoterapia, 1297
tratamiento, 1284
vacunas, 1297
reflujo gastroesofágico, 284
renal crónica, 650, 1110
anemia, 1116
diabetes mellitus, 650
diálisis peritoneal, 1119
embarazo, 1116
estadios, 1115
hemodiálisis, 1117
manifestaciones clínicas, 1112
progresión, 651
sustitución renal, 1117
trasplante renal, 1119
tratamiento, 1115
Ritter, 722
úlcera péptica, 291
víricas, 917
von Willebrand, 174
diagnóstico, 176
manifestaciones clínicas, 175
tratamiento, 177
Wegener, 1220
Enfisema, 1288
Enoxaparina, 1472
Epicondilitis
lateral, 1237
medial, 1237
Epilepsia, 383
cirugía, 399
clasificación, 384, 387
crisis
atónicas, 386
ausencias, 386
generalizadas, 385
mioclónicas, 387
parciales, 384
tonicoclónicas, 386
diagnóstico, 392
diagnóstico diferencial, 390
electroencefalograma, 392
embarazo, 394
farmacoterapia, 396
manifestaciones clínicas, 384
tratamiento, 394
Eplerenona, 574
Eptifibatida, 1470
Erisipela, 730, 1060
Eritema,
marginado, 1392
multiforme, 1068
diagnóstico, 1071
manifestaciones clínicas, 1020
manifestaciones extracutáneas, 1070
tratamiento, 1072
nudoso, 836
Eritromicina, 976
Escabiosis, 1019
diagnóstico, 1021
manifestaciones clínicas, 1920
tratamiento, 1021
Escala,
Bristol, 325
CHA_2DS_2-VASC, 1415

EVA, 1159
Grace, 1360
mMRC, 1292
Timi, 1360
Escarlatina, 731
Esclerodermia, 1183
Esclerosis sistémica, 1183
   diagnóstico, 1189
   manifestaciones clínicas, 1184
      cardíaca, 1188
      cutánea, 1185
      gastrointestinal, 1188
      pulmonar, 1186
      otras, 1189
      renal, 1187
   patogenia, 1184
   tratamiento, 1190
Esferocitosis hereditaria, 34
Esofagitis eosinofílica, 279
Espiramicina, 855
Espirometría forzada, 1290
Espironolactona, 1351, 1385
Espondilodiscitis,
   anquilosante, 1229
   tuberculosa, 816
Esporotricosis, 1053
Esprue,
   celíaco, 312
   tropical, 311
Esquistosomiasis, 868
   ciclo del parásito, 869
   cirugía, 873
   diagnóstico, 871
   inmunopatología, 870
   manifestaciones clínicas, 870
   medidas preventivas, 873
   tratamiento, 872
Esquizofrénicos, trastornos, 488
   catatónica, 493
   depresión posesquizofrénica, 493
   diagnóstico, 489
   esquizofreniforme, 494
   etiología, 488
   farmacoterapia, 495
   formas clínicas, 492
   hebefrénica, 492
   indiferenciada, 493
   manifestaciones clínicas, 489
   paranoide, 492
   psicoterapia, 499
   residual, 493
   simple, 494
   tratamiento, 495
Estafilococos, infecciones, 719
Estatinas, 612
Esteroides anabolizantes, 1208
Estreñimiento, 322
   diagnóstico, 324
   manifestaciones clínicas, 323
   tratamiento, 318, 327
Estreptocinasa, 1477
Estreptococos, infecciones, 727
Estreptograminas, 984
Estreptomicina, 963
Estrógenos, 675, 1205
   agonistas, 1206
   antagonistas, 1206
Estroncio, 1207

Estrongiloidiasis, 948
Estruma ovárico, 529
Estupor disociativo, 518
Etanercept, 1040
Etosuximida, 396
Eumicetoma, 1056
Exenatida, 601
Exoftalmos, 523
Extragonadal, anormalidades, 663
Extrasístoles
   supraventriculares, 1408
   ventriculares, 1417
Exudado, 1307, 1308
Ezetimiba, 616

F
Factor V Leiden, mutación, 1263
Factor VIII, aumento, 1264
Factor XII, mutación C46T, 1263
Falla hepática aguda-crónica, 214
Faringitis estreptocócica, 729
Fascitis,
   necrosante, 732
   plantar, 1239
Febuxostat, 1255
Feminización testicular, 663
Fenilalquilaminas, 1483
Fenobarbital, 396
Fenómeno
   alba, 637
   Lucio, 836
   Raynaud, 1186
   Wenckebach, 1420
Fenotiazinas, 495
Fentermina, 600
Fibrilación,
   auricular, tratamiento, 1413, 1479
   ventricular, 1419
Fibromialgia, 1244
   diagnóstico (criterios), 1246
   farmacoterapia, 1248
   manifestaciones clínicas, 1244
   puntos dolorosos, 1245
   tratamiento, 1247
Fiebre amarilla, 917
Fiebre de origen desconocido, 684
   causas, 685
   diagnóstico, 686
   hematomas sépticos, 695
   infecciones, 685, 687
   medicamentos, 695
   simulada, 695
Fiebre Q, 1328
Fiebre reumática aguda, 1390
   diagnóstico, 1392
   manifestaciones clínicas, 1391
   prevención, 1393
   tratamiento, 1393
Fiebre tifoidea, 746
   diagnóstico, 747
   manifestaciones clínicas, 746
   tratamiento, 748
Filtración glomerular, 1103, 1114
Flegmasia
   alba dolens, 1436
   cerulea dolens, 1439
Flubendazol, 945
Fludarabina, 96

Flúor, 1209
Fluoxetina, 483
Fobia social, 502
Foliculitis, 1060
Fondaparinux, 1475
Formadores de hueso, 1204
Foscarnet, 791, 932
Fototerapia, 1038
FTA-ABS, prueba, 895
Fuga disociativa, 516
Furazolidona, 942
Fusariosis, 888
Furunculosis, 1061

G
Gabapentina, 397
Galantamina, 474
Gammagrafía pulmonar, 1447
Ganciclovir, 932
Gangrena
    Fournier, 741
    venosa, 1436
Gen de la protrombina, mutación, 1263
Gen del factor XII, mutación, 1263
Gentamicina, 733, 1513
Giardiasis, 943
Glargina, 635
Glicilciclina, 982
Gliflozinas, 1386
Glóbulos rojos, transfusión, 195
Glomerulonefritis
    membranoproliferativa, 1095
    postestreptocócica, 1094
Glucantime, 864
Glucopéptidos, 981
Glulisina, 634, 640
Gonocócica, infección, 895
Gota aguda, 1253
    manifestaciones clínicas, 1253
    tratamiento, 1254
Granuloma inguinal, 902
Granulomatosis
    eosinofílica con poliangitis (Churg-Strauss), 1221
    con poliangitis (de Wegener), 1220
Griseofulvina, 1046, 1047

H
HACEK, grupo, 1399
Helicobacter pylori, tratamiento, 298, 299
Helmintiasis, prevención, 952
Hematomas sépticos, 695
Hemofilia, 163
    clasificación, 164
    diagnóstico, 165
    manifestaciones clínicas, 164
    tratamiento, 166
Hemoglobina glucosilada (HbA$_{1c}$), 621, 623, 637
Hemoglobina, valores de referencia, 14
Hemoglobinopatía C, 41
Hemoglobinuria paroxística nocturna, 54
Heparinas, 1470
    bajo peso molecular, 1272
    dosis, 1471
    fraccionadas, 1472
    indicaciones, 1479
    no fraccionada, 1471
Hepatitis,
    alcohol, 222
    autoinmune, 219
    embarazo, 267
    vírica, 203,
Hepatitis por virus A, 204, 267
Hepatitis por virus B, 205, 268
    anictérica, 212
    crónica, 206
    diagnóstico, 207
    farmacoterapia, 207
    fulminante, 268
    inmunización pasiva, 208
    manifestaciones clínicas, 206
    patogenia, 205
    prevención, 208
    tratamiento, 207
Hepatitis
    virus C, 208, 269
        tratamiento, 209
    virus Delta, 209, 270
    virus E, 210, 270
    virus G, 211
Hernia discal, 1230
Hernia hiatal, 277
Herpes genital, 901
Herpes zóster, 928
Hidralazina, 1351, 1385
Hidroxicloroquina, 1080
Hidroxiquinoleínas, 942
Hierro
    absorción, 17
    dextrano, 23
    homeostasis, 17
Hígado, graso agudo del embarazo, 265
Hiperaldosteronismo, primario, 568, 570
Hiperandrogenismo, 585
Hipercalcemia, tratamiento, 559
Hipercalciuria idiopática, 1126
Hipercistinuria, 1127
Hipercoagulabilidad, estados, 1259
    clasificación, 1261
    diagnóstico, 1268
    patogenia, 1260
    secundarios, 1267
    tratamiento, 1269
    trombofilias adquiridas, 1264
Hipercolesterolemia familiar (IIa), 605
Hipercortisolismo, 569
Hiperemesis gravídica, 258
Hiperfunción corticosuprarrenal, 566
    cirugía, 571
    diagnóstico, 569
    manifestaciones clínicas, 567
    tratamiento, 571
Hiperhomocisteinemia, 1267
Hiperinsulinemia, 620
Hiperlipidemia familiar combinada (IIb), 605
Hiperosmolar, estado, 644
Hiperoxaluria, 1126
Hiperparatiroidismo, 556
    cirugía, 560
    diagnóstico, 557
    manifestaciones clínicas, 557
    secundario, 561
    terciario, 561
    tratamiento, 559
Hiperplasia adrenal congénita, 664
Hiperprolactinemia, 667
Hipertensión arterial, 1339

ÍNDICE ALFABÉTICO

bata blanca, 1345
clasificación, 1345
crisis hipertensiva, 1345
diagnóstico, 1343
diuréticos, 1351, 1385
emergencias/urgencias, 1345
enmascarada, 1345
etiología, 1340
exámenes paraclínicos, 1346
factores de riesgo, 1345
farmacoterapia, 1348
fondo de ojo, 1342
gestacional, 1147
ictus hemorrágico, 1346
maligna, 1345
manifestaciones clínicas, 1340
monitoreo ambulatorio, 1344
resistente, 1346
retinopatía hipertensiva, 1342
orientación terapéutica, 1351
secundaria, 1340
tratamiento no farmacológico, 1347
Hipertensión arterial pulmonar, 1176, 1488
Hipertensión portal, 220
Hipertiroideos, estados, 521
Hipertiroidismo,
   anestesia, 531
   apático, 528
   cirugía, 525
   crisis tirotóxica, 531
   embarazo, 528, 537
   enfermedad ocular, 526
   neonatal, 529
   otros, 529
   subclínico, 529
   tiroiditis, 528
   tirotoxicosis, 521
   tratamiento, 525
Hipertrigliceridemia familiar (TipoV), 606
Hiperuricemia, 1250
   artritis, 1253
   asintomática, 1251
   categorías clínicas, 1252
   causas, 1250
   cirugía, 1257
   diagnóstico, 1251
   enfermedad renal, 1251
   tratamiento, 1254
   uricosúricos, 1256
Hiperuricosuria, 1127
Hipoaldosteronismo, 583
Hipocitraturia, 1127
Hipoglucemia, 646
Hipoglucemiantes orales, 627
Hipogonadismo masculino, 677
   diagnóstico, 680
   hipogonadotrópico, 679
   manifestaciones clínicas, 680
   primario, 678
   secundario, 679
   tratamiento, 681
Hipomaníacos, episodios, 479
Hipoparatiroidismo, 562
   diagnóstico, 563
   manifestaciones clínicas, 562
   tratamiento, 563
Hipotiroidismo, 533
   adulto, 536

coma, 538
diagnóstico, 533
embarazo, 537
infantil, 536
manifestaciones clínicas, 533
neonatal, 535
periférico, 538
primario, 535
secundario, 538
subclínico, 537
terciario, 538
tratamiento, 539
Hirsutismo, 669
Histoplasmosis, 877
   diseminada, 878
   tratamiento, 878
Hymenolepis nana, 949

I

Ictericia obstructiva, 235
Idraparinux, 1475
Imatinib, 79
Impétigo, 730, 1058
Increttinas, 629
Índice tobillo-brazo, 1456
Infarto agudo del miocardio, 1357
   angiografía coronaria, 1362
   angio-TC coronaria, 1362
   angina inestable, 1356
   arritmias, 1362
   biomarcadores, 1358
   clasificación, 1357
   diagnóstico, 1357
   ecocardiograma, 1361
   electrocadiograma en reposo, 1358
   estratificación pronóstica, 1357
   intervención coronaria percutánea, 1363
   manifestaciones clínicas, 1357
   prevención 1366-1367
   prueba de esfuerzo, 1361
   radionúclidos, 1362
   riesgo de muerte, 1359
   segmento ST con o sin elevación, 1357
   tratamiento, 1363
   trombolíticos, 1363
   troponinas, 1359
Infecciones por
   anaerobios, 739
      orientación clínica, 741
      tratamiento, 742
   estafilococos, 719
      choque tóxico, 722
      diagnóstico, 723
      manifestaciones clínicas, 720
      patogenia, 719
      portador, 725
      tratamiento, 723
   estreptococos, 727
      agalactiae, 733
      anaerobios, 732
      artritis reactiva, 731
      cepas nefritógenas, 728
      clasificación, 727
      choque tóxico, 732
      diagnóstico, 729
      faringoamigdalitis, 728, 729
      manifestaciones clínica, 729
      piel, 1058

pneumoniae, 733
pyogenes, 731
tratamiento (ver patologías)
viridans, 733
pseudomonas, 735
diagnóstico, 736
manifestaciones clínicas, 736
tratamiento, 737
tracto urinario, 794
diagnóstico, 797
imágenes, 799
manifestaciones clínicas, 796
microorganismos, 796
patogenia, 794
predisponentes, 795
tracto urinario superior, 795
tratamiento, 800
urocultivo, 798
transmisión sexual, 890
Infliximab, 354
Influenza, 920
neumonía, 921
tratamiento, 921
vacuna, 922
Inhibidores
acetilcolinesterasa, 473
bomba de protones, 287
calcineurina, 1079
COMT, 434
cotransportador sodio-glucosa, 630
DPP-4, 629
enzima convertidora de angiotensina, 1350
fosfodiesterasa-3, 1462
fosfodiesterasa-4, 1039
fosfodiesterasa-5, 653
HMG-CoA reductasa, 612
lipasas, 242
monoaminoxidasa, 484
recaptación de serotonina, 483
receptores de las glicoproteínas IIb/IIIa, 1470
selectivos para la recaptación de serotonina (ISRS), 483
transcriptasa inversa, 76, 205
trombina, directo, 1415, 1438
Insuficiencia cardíaca crónica, 1377
causas, 1379
diagnóstico, criterios, 1382
diastólica, 1387
ecocardiografía, 1383
estadios, 1379
fisiopatología, 1379
fracción de eyección, 1378
hipertensión arterial, 1379
manifestaciones clínicas, 1381
mensajes claves, 1387
péptidos natriuréticos, 1383
resincronización cardíaca, 1387
tratamiento, 1383
Insuficiencia coronaria,
manifestaciones clínicas, 1354
Insuficiencia pancreática crónica, malabsorción, 311
Insuficiencia renal aguda, 1100
diagnóstico, 1102
etiología, 1100
estadios, 1102
manifestaciones clínicas, 1102
paraclínica, 1103
tratamiento, 1104

Insuficiencia suprarrenal, 577
aguda, 582
congénita, 581
crónica, 578
manifestaciones clínicas, 578
tratamiento, 583
yatrogénica, 585
Insulina (s), 630
análogos, 633, 635
acción rápida, 633, 635
alergia, 637
bomba de infusión, 639
concentradas, 636
duración prolongada, 635
esquemas, 638
factor de sensibilidad, 640
indicaciones, 632
intermedia, 635
lispro, 634
mezclas, 636
prolongada, 635
propiedades farmacológicas, 634
regímenes insulínicos, 637
Insulinización, 640
Intolerancia a la glucosa, 622
Intervención coronaria percutánea, 1363
Iodo, en el
adenoma tóxico, 528
bocio difuso tóxico, 525
bocio multinodular, 527
carcinoma tiroideo, 551
Isotretinoína, 1016
Isoxazolil-penicilinas, 724
Ivabradina, 1365, 1386
Ivermectina, 945

L

Lacosamida, 398
Lactulosa, 222, 330
Lamotrigina, 397
Larva *migrans* cutánea, 1027
Lasofoxifeno, 1206
Laxantes, 329, 331
Leishmaniasis tegumentaria, 1005
diagnóstico, 863
manifestaciones clínicas, 862
tratamiento, 864
Leishmaniasis visceral (Kala-Azar), 861
diagnóstico, 863
manifestaciones clínicas, 1005
tratamiento, 1009
Lenalidomida, 113, 117, 188
Lepra, 830
complicaciones, 835
diagnóstico, 837
lepromina, 837
manifestaciones clínicas, 831
tratamiento, 838
Leptospirosis, 809
diagnóstico, 811
manifestaciones clínicas, 810
tratamiento, 811
Lesinurad, 1256
Leucemias agudas, 63
clasificación,
FAB, 65
OMS, 66
criterios, 65

     morfológico, 65
     citoquímico, 66
     inmunofenotipo, 67
     citogenéticos, 69
     molecular, 69
     paraclínicos, 70
  diagnóstico, 64
  manifestaciones clínicas, 64
  pronóstico, 70
  tratamiento, 71
Leucemia mieloide crónica, 75
  crisis blástica, 76
  criterios
     citogenéticos, 76
     moleculares, 77
  diagnóstico, 75
  pronóstico, 77
  respuesta, 78
  remisión, 84
  tratamiento, 79
Leucemia linfocítica crónica, 87
  anormalidades cromosómicas, 90
  diagnóstico, 89
  manifestaciones clínicas, 88
  pronóstico, 91
  respuesta, 98
  trasplante, 97
  tratamiento, 93
Levetiracetam, 398
Levodopa, 433
Levosimendán, 715
Levotiroxina, 551, 1432
Lidocaína, 280, 1319
Lincosamidas, 976
Linezolida, 983
Linfogranuloma venéreo, 902
Linfoma de Hodgkin, 121
  clasificación, 123
  diagnóstico, 124
  estadios, 123
  factores de riesgo, 123
  manifestaciones clínicas, 122
  pronóstico, 130
  tratamiento, 125
Linfoma no Hodgkin, 135
  clasificación, 136
  diagnóstico, 139
  indolente, 137
  MALT, 137
  manifestaciones clínicas, 136
  pronóstico, 144
  trasplante, 148
  tratamiento, 145
Lipemia retinalis, 606
Lipoglucopéptidos, 983
Líquido ascítico, 227
Lispro, 634
Litiasis biliar, 234
  cirugía, 237
  diagnóstico, 236
  manifestaciones clínicas, 235
  tratamiento, 237
  ultrasonido, 236
Litiasis renal, 1125
  alteraciones metabólicas, 1126
  cólico renal, 1128, 1131
  diagnóstico, 1128
  dieta, 1132

  embarazo, 1134
  estruvita, 1127
  evaluación metabólica, 1129
  exámenes, 1130
  farmacoterapia, 1132
  génesis, 1125
  hipercalciuria, 1130, 1133
  hipercistinuria, 1127, 1131
  hiperoxaluria, 1130
  hipocitraturia, 1127
  hiperuricosuria, 1127
  imágenes, 1129
  infección urinaria crónica, 1127
  litotripsia extracorpórea, 1133
  manifestacioes clínicas, 1128
  nefrolitiasis por calcio, 1130
  recurrencias, 1133
  tratamiento, 1131
     intervencionista, 1133
Litio, indicaciones, 485
Lorcaserina, 600
Lumbalgias puras, 1229
Lumbociática y ciáticas, 1230
Lupus cutáneo, 1074
  diagnóstco, 1078
  embarazo, 1078
  fisiopatología, 1074
  manifestaciones clínicas, 1075
  medicamentos implicados, 1076
  tratamiento, 1079
Lupus eritematoso sistémico, 1165
  anticuerpos antifosfolipídico, 1177
  articular, 1172
  cardíaca, 1175
  criterios
     actividad, 1169
     clínicos, 1168
     inmunológicos, 1178
  cutáneo, 1170
  diagnóstico, 1178
  educación, 1307
  embarazo, 1176
  etiopatogenia, 1076
  farmacoterapia, 1179
  manifestaciones clínicas, 1167, 1176
  neonatal, 1277,
  neuropsiquiátricas, 1174
  por medicamentos, 1167
  pruebas, 1178
  pulmonar, 1175
  renal, 1172
  tratamiento, 1179
  trombocitopenia, 1177

M

Macroglobulinemia de Waldenström, 110
Macrólidos, 975
  indicaciones, 976
  propiedades farmacológicas, 975
Malaria, 842
  diagnóstico, 844
  embarazo, 847
  manifestaciones clínicas, 843
  quimioprofilaxis, 848
  tratamiento, 845
  vacunas, 849
Maníacos, episodios, 479
Manometría

esofágica, 286
anorrectal, 325
Marcapaso, indicaciones, 1388, 1423
Mebendazol, 945
Meglitinidas, 629
Melfalán, 113
Memantina, 474
Meningitis infecciosa, 784
    antibióticos, 790
    diagnóstico, 786
    líquido cefalorraquídeo, 788
    manifestaciones clínicas, 785
    tratamiento, 789
Menopausia, 672
    diagnóstico, 673
    manifestaciones clínicas, 673
    tratamiento, 674
6-mercaptopurias, 353
Mesalamina, 352
Metimazol, 524
Metirapona, prueba, 573, 579
Metotrexato, 354, 1039, 1081
Metrifonato, 474
Metronidazol, 742
Miastenia *gravis*, 414
    crisis,
        colinérgica, 419
        miasténica, 419
    diagnóstico, 416
    edrofonio, 416
    exámenes
        inmunológicos, 417
        electrofisiológicos, 417
    manifestaciones clínicas, 415
    pruebas, 416
    tratamiento, 417
Micetomas, 1055
Micofenolato de mofetilo, 1173
Micosis profundas, 876
Micosis superficiales, 1043
    diagnóstico, 1044
    formas clínicas, 1044
Mielinolisis pontina central, 448
Mieloma múltiple, 102
    clasificación internacional, 109
    COVID-19, 118
    diagnóstico, 104
    diagnóstico diferencial, 110
    estadios, 109
    manifestaciones clínicas, 103
    respuesta, 117
    tratamiento, 111
    trasplante, 117
Migrañas, 370
    criterios, 371
    profilaxis, 380
    tratamiento, 375
Milrinona, 715
Miltefosina, 865
Minoxidilo, 1351
Miocardiopatía (s),
    alcohólica, 450 , 1508
    antineoplásicos, 1497
    Brugada, 1507
    clasificación, 1495
        chagásica, 1371
            clasificación, 1372
            diagnóstico, 1373
            estadios, 1372
            farmacoterapia, 1374
            manifestaciones clínicas, 1371
    dilatada, 1496
    displasia arritmogénica, 1507
    estrés (takotsubo), 1507
    hipertrófica, 1503
    imagenología, 1498
    miocarditis, 1497
    periparto, 1509
    restrictiva, 1500
    sarcoidosis, 1501
    secundaria, 1496
    tratamiento, 1499, 1501
Miopatía inflamatoria, 1191
    alcohólica, 449
    autoinmune necrosante, 1193
    diagnóstico, 1189
    miositis con cuerpos de inclusión, 1194
    tratamiento, 1196
Mirtazapina, 483
Misoprostol, 298, 1189
Mitotano, 574
Mitramicina, 559
Mobitz tipo II, 1420
Molusco contagioso, 903
Monobactámicos, 972
Mononucleosis infecciosa, 935
    diagnóstico, 937
    manifestaciones clínicas, 936
    tratamiento, 938

N

Nadroparina, 1472
Naltrexona, 452
Necatoriasis (uncinariasis), 947
Necrosis tubular aguda, 1100
Nefazodona, 484
Nefritis intersticial, 1136
    causas, 1137
    diagnósticco, 1138
    etiopatogenia, 1136
    manifestaciones clínicas, 1138
    tratamiento, 1139
Nefropatías en el embarazo, 1145
    convulsiones, 1147
    diagnóstico, 1148
    hipertensión arterial
        crónica, 1147
        gestacional, 1147
    tratamiento, 1148
Nefropatías glomerulares, 1091
    causas, 1093
    diagnóstico, 1095
    farmacoterapia, 1097
    inmunoglobulina IgA, 1094
    manifestaciones clínicas, 1094
    mecanismos inmunológicos, 1092
    postestreptocócica, 1094
    tratamiento, 1096
Nematodos intestinales, 940, 941
Neomicina, 963
Netilmicina, 963
Neumonías, 1321
    adquirida en la comunidad, 1329
    anaerobios, 1326
    Chlamydophila pneumoniae, 1327
    Chlamydia psittaci, 1327

ÍNDICE ALFABÉTICO

Coxiella burnetti, 1328
diagnóstico, 1322
estimación de gravedad, 1323
etiología, 1325
fiebre Q, 1328
gramnegativos, 1327
graves, 1325
Haemophilus influenzae, 1326
intrahospitalaria, 1331
Klebsiella pneumoniae, 1326
Legionella pneumophila, 1328
manifestaciones clínicas, 1322
Mycoplasma pneumoniae, 1327
nosocomial, 1331
patogenia, 1321
Staphylococcus aureus, 1326
Streptococcus pneumoniae, 1325
tratamiento, 1329, 1330, 1332
ventilación mecánica, 1334
víricas, 1329
Neumocistosis, 883
Neurocisticercosis, 949
diagnóstico, 950
tratamiento, 951
Neuropatía diabética, 652
Neutropenia, 697
diagnóstico, 699
manifestaciones clínicas, 698
profilaxis, 703
tratamiento, 700
Niclosamida, 945
Nicorandil, 1366
Nifurtimox, 1374
Nilotinib, 80
Nimodipino, 1484
Nitazoxanida, 942
Nitratos, 1365
Nitrofuranos, 984
Nitroglicerina, 1363
Nitroimidazoles, 942, 983
Nivolumab, 127
Nódulos,
reumatoides, 1155
tiroideo no tóxico, 553
Noradrenalina, 711, 715, 999

O

Obesidad, 592
circunferencia abdominal, 598
cirugía, 601
consecuencias, 595
contextura corporal, 598
diagnóstico, 596
índice de masa corporal, 597
índice de obesidad, 597
farmacoterapia, 599
manifestaciones clínicas, 594
tratamiento, 598
Olanzapina, 497
Olecraneana, bursitis, 1238
Olsalazina, 353
Omalizumab, 1284
Omega 3, 615
Onicomicosis, 1049
Orina, examen, 798
Orlistat, 600
Osteodistrofia renal, 1113
Osteomielitis, S. aureus, 720

Osteoporosis, 1199
anticuerpos monoclonales, 1207
conclusiones, 1210
diagnóstico, 1200
farmacoterapia, 1204
hombre, 1209
manifestaciones clínicas, 1200
predisponentes, 1199
prevención, 1203
recomendaciones, 1210
tratamiento, 1203
Ovario,
involución prematura, 665
poliquístico, 667
resistente, 663
tumores, 664
Oxamniquina, 872
Oxcarbazepina, 397
Oxazolidinonas, 983
Oximetalona, 58
Oxiuriasis, 946

P

Pancreatitis aguda, 239
biliar, 236
cirugía, 248
clasificación, 241
complicaciones, 243
diagnóstico, 242
manifestaciones clínicas, 242
pronóstico, 243
tratamiento, 245
Pánico, trastorno, 502
Papiloma humano, virus, 904
Paracentesis, 231
Paracoccidioidomicosis, 878
Parasitosis intestinal, 940
Paratiroides glándulas, enfermedades, 556
Paratiroides, hormona peptídica, 558
Parkinsonismo secundario, 430
Paromomicina, 865
Parotiditis aguda, 922
Paroxetina, 483
Pasireotida, 572
Pediculosis, 1023
cabeza, 1023
cuerpo, 1025
pubis, 1024
tratamiento, 1025
Pegloticasa, 1257
Pelagra, 449
Pembrolizumab, 129
Pénfigo, 1062
diagnóstico, 1064
fármacos1063
foliáceo, 1063
herpetiforme, 1064
paraneoplásico, 1064
tratamiento, 1065
vulgar, 1063
Penicilinas, 971
antiestafilocócicas, 971
antipseudomónicas, 962, 1336
Pentamidina, 865
Pentoxifilina, 1462
Pericarditis, 1425
aguda (vírica), 1427, 1429
autoinmune, 1431

constrictiva crónica, 1427
COVID-19, 1430
criterios, 1429
diagnóstico, 1428
diálisis, relacionada, 1431
ecocardiograma, 1429
electrocardiograma, 1428
etiología, 1426
fiebre reumática, 1392
imágenes (TC, RM torácica), 1429
infarto del miocardio, 1431
lúpica, 1431
manifestaciones clínicas, 1425
micótica, 1432
mixedematosa, 1432
neoplasias, 1432
piógena, 1430
taponamiento cardíaco, 1428
tratamiento, 1429
traumática, 1431
tuberculosa, 1430
urémica, 1431
Peritonitis espontánea, 226
Permetrina, 1022
Pie de madura, 1055
Pie diabético, 646
Pielonefritis aguda, 797, 1143
Pielonefritis crónica, 1141
diagnóstico, 1142
manifestaciones clínicas, 1142
tratamiento, 1143
Piodermitis, 730
Piperacilina, 971
Piperazina, 945
Piperonilo, 1026
Pirantel, pamoato, 945
Piretrinas, 1026
Piribedil, 434
Pirimetamina, 855
Piruvatocinasa, déficit, 44
Pitiriasis versicolor, 1052
Plaquetas, concentrado, 196
Plasma fresco congelado, 198
Pleurodesis, 1319
Poliangitis microscópica, 1219
Poliarteritis nudosa, 1218
Polimialgia reumática, 1217
Polimiositis, 1193,
Polimixina, B y E, 984
Polineuropatía
alcohólica, 447
diabética, 652
Ponatinib, 81
Pneumocystis jirovesii, neumonía, 883
Pramipexol, 434
Prasugrel, 1468
Praziquantel, 872, 945
Prazosina, 1351
Prebióticos/probióticos, 319
Preeclampsia-eclampsia, 1145
diagnóstico, 1148
tratamiento, 1148
Primidona, 397
Probenecid, 1256
Progestágenos, 675
Propafenona, 1413
Prostatitis, 899
Proteína C, deficiencia, 1261

Proteína S, deficiencia, 1262
Protrombina G20210A, mutación, 1263
Pruebas,
aliento, 294
claudicación de los miembros inferiores, 1456
estimulación
ACTH, 579
CRH, 580
esfuerzo, 1361
índice tobillo-brazo, 1456
metirapona, 579
monofilamento, 648
pH esofágico, 286
progestágenos, 661
Pseudomonas, infecciones, 735
Psitacosis, 1327
Psoriasis, 1029
diagnóstico, 1035
formas clínicas, 1031
tratamiento, 1035
Puentes arteriales, 1463
Pulmón, cáncer, 1299
clasificación, 1300
estadios, 1303
diagnóstico, 1304
manifestaciones clínicas, 1300
manifestaciones endocrinas, 1302
metástasis, 1301
patogenia, 1299
síndromes paraneoplásicos, 1301
Punción lumbar, 369, 784, 787
Púrpura de Henoch-Schönlein, 1221
Púrpura trombocitopénica inmune, 150
diagnóstico, 154
manifestaciones clínicas, 153
respuesta, 159
tratamiento, 155

Q

Queratolíticos, 1015
Quetiapina, 496
Quinolonas, 977
efectos adversos, 978
indicaciones, 979
propiedades farmacológicas, 978

R

Radotinib, 81
Raloxifeno, 1206
Ranson, criterios, 244
Raynaud, fenómeno, 1186
Reacción de Jarisch-Herxheimer, 895
Reflujo gastroesofágico, 284
Renal, crisis por esclerodermia, 1187
Repaglinida, 629
Resinas fijadoras de ácidos biliares, 615
Resincronización cardíaca, 1423
Reteplasa, 1478
Reticulocitario, índice, 32
Retinoioides, 1081
Retinopatía
diabética, 649
hipertensiva, 1342
Reumatismo de partes blandas, 1234
listado, 1236
Reumatológicas, emergencias, 1271
Rifamicinas, 984
Rifampicina, 838

ÍNDICE ALFABÉTICO — 1533

Rilonacept, 1257
Risperidona, 497
Rituximab, 418-770
Ribavirina, 42, 1066, 1162
Rivaroxabán, 1474
Rivastigmina, 473
Romosozumab, 1207
Romiplostin, 157
Rosácea, 1014
Rubéola, 925
    vacuna, 926

S
Sacubitrilo-valsartán, 1386
Sales (de)
    calcio, 564
    ferrosas, 22
Sangre completa, 195
Sarampión, 923
    vacuna, 924
Secretagogos, 331
Selegilina, 434
Shunt
    peritoneo-venoso, 231
    portocavo, 232
Sida, 906
    antirretrovirales, 914
    categotía inmunológica, 912
    condición clínica, 910
    contagio, 907
    diagnóstico, 913
    embarazo, 908
    enfermedades oportunistas, 911
    estadios, 912
        avanzado, 909
        crónico, 908
        reciente, 908
    manifestaciones clínicas, 910
    tratamiento, 914
    trastorno neurocognitivo (demencia), 913
Sertralina, 483, 601
Sífilis, 891
    cardiovascular, 893
    diagnóstico, 894
    embarazo, 894
    fases, 891
    FTA-ABS, 895
    gomas, 893
    latente, 892
    meningovascular, 893
    neurosífilis, 893
    primaria, 891
    secundaria, 891
    terciaria, 892
    tratamiento, 895
    VDRL, 894
Sildenafilo, 653
Síndrome,
    abstinencia alcohólica, 443
    activación macrofágica, 1278
    adrenogenital, 681, 686
    anémico, 14
    anserino, 1239
    anticuerpos antifosfolipídico, 1177
    antifosfolipídico catastrófico, 1271
        manifestaciones clínicas, 1272
        tratamiento, 1272
    anti-Ro, 1277

    antisintetasa-miositis de superposición, 1193
    Asherman, 665
    Bernard-Horner, 1301
    Brugada, 1507
    cardiorrenal, 1105
    climatérico, 672
    Cogan, 1225
    cola de caballo, 1230
    coronario agudo, tratamiento, 1354, 1363
    coronario crónico, 1365
    choque tóxico estreptocócico, 732
    Churg-Strauss, 1221
    Cushing, 566
    dependencia alcohólica, 440
    depresivo, 478
    diarreico, 303
    doloroso,
        miofascial, 1242
        regional complejo, 1241
    Eaton-Lambert, 415, 1302
    endocrinos, 1302
    enfermo eutiroideo, 537
    fatiga crónica, 1242
    feminización testicular, 663
    Hakim-Adams, 470
    HELLP, 261
    hepatorrenal, 216, 1106, 1108
    hiperosmolar, 644
    inmunodeficiencia adquirida, 906
    insensibilidad a los andrógenos, 663
    intestino irritable, 314
        diagnóstico (Roma III), 315
        manifestaciones clínicas, 314
        tratamiento, 316
    Kallmann, 664
    Klinefelter, 679
    Klippel-Feil, 663
    Lemierre, 741
    malabsorción intestinal, 311
    mielodisplásico, 181
        clasificación, 182
        diagnóstico, 181
        estudios citogenéticos, 181
        inmunosupresores, 188
        IPSS, 184
        manifestaciones clínicas, 181
        médula ósea, 185
        pronóstico, 184
        quimioterapia, 190
        trasplante, 189
        tratamiento, 187
    nefrótico, 1121
        diagnóstico, 112
        manifestaciones clínicas, 1122
        tratamiento, 1122
    neuroléptico maligno, 496
    nodo sinusal enfermo, 1407
    ovario,
        poliquístico, 667
        resistente, 663
    Pancoast, 1301
    parkinsoniano, 428, 431
    piel escaldada, 722, 1059
    pinzamiento subacromial, 1238
    POEMS, 110
    preeclampsia-eclampsia, 259, 1145
    pulmón-riñón, 1273
        diagnóstico, 1274

tratamiento, 1275
quilomicronemia familiar (tipo I), 604
Reiter, 899
renocardíaco, 1106
resistencia a la insulina, 620
Rokitansky, 663
Sharp, 1183
Sheehan, 538, 666
Sjögren, 1156
trocantérico, 1239
túnel
    carpo, 1240
    crural, 1241
    Guyon, 1241
    tarso, 1241
Turner, 662
urémico hemolítico, 262
vasculítico, 1213
vena cava superior, 1301
Wernicke-korsakoff, 444
Zieve, 446
Síntomas somáticos, trastorno, 508
Sitagliptina, 631
Sorbitol, 330
Somatización, 508
Somogyj, efecto, 637
Streptococcus viridans, 733
Subsalicilato de bismuto, 298
Sucralfato, 298
Sulfasalazina, 352
Sulfato de magnesio, 260, 330, 564
Sulfinpirazona, 1256
Sulfonilureas, 628
Sulodexida, 1462

T
Tadalafilo, 653
Takotsubo, 1507
Talalgia plantar, 1239
Talasemias, 34
    α, 35
    β, 35
Talidomida, 114, 1081
Taponamiento cardíaco, 1428
Taquicardia,
    auricular, 1416
    paroxística supraventricular, 1409
    sinusal, 1406
    ventricular, 1418
Taquicardiomiopatía, 1416
Teicoplanina, 982
Tejido adiposo, 422
Temblor (es), 421
    alcohólico, 425
    endocrinopatías, 425
    esencial, 423
    intencional, 424, 425
    intoxicaciones, 425
    neuropatía periférica, 426
    postural, 423
    reposo (parkinsoniano), 423
    tipos, 422
    tratamiento, 424
Tendinopatía (tendinitis),
    bicipital, 1238
    De Quervain, 1237
    manguito de los rotadores, 1238
Tenecteplasa, 1478

Teniasis, 948
Terapia,
    antimicrobiana, 970
    antitrombótica, 1465
    hormonal sustitutiva, 674
Teriparatida, 1207
Testosterona, reemplazo, 681
Tetraciclinas, 980
    indicaciones, 981
    propiedades farmacológicas, 980
Tiabendazol, 945
Tiazidas, 1384, 1385
Tiazolidinedionas, 628
Tibolona, 1205
Ticagrelor, 1468
Ticlopidina, 1468
Tinzaparina, 1472
Tiñas,
    barba, 1007
    crural, 1047
    cuero cabelludo, 1046
    cuerpo, 1047
    incógnita, 1050
    manos, 1048
    negra, 1053
    pies, 1048
    uñas, 1049
    versicolor, 1052
Tionamidas, 524
Tirofibán, 1469
Tiroides, carcinoma, 550
    células de Hürthle, 553
    folicular, 552
    indiferenciado, 552
    linfomas, 553
    medular, 552
    papilar, 550
Tiroides nódulos no tóxicos, 553
Tiroiditis (de), 545
    aguda, 545
    De Quervain, 546
    Hashimoto, 548
    hipertiroidismo, 546, 548
    linfocítica silenciosa, 547
    pospartum, 547
    Riedel, 549
Tirotoxicosis, crisis, 521
Tobramicina, 963
Tofos extraarticulares, 1252
Tolerancia
    glucosa oral, 622
    insulina, 579
Topiramato, 398, 600
Toracocentesis, 1313, 1319
Tormenta tiroidea, 530
Toxina botulínica, 283
Toxoplasmosis, 851
    congénita, 853
    diagnóstico, 853
    inmunosuprimidos, 852
    manifestaciones clínicas, 852
    ocular, 853
    prevención, 859
    serología, 854
    tratamiento, 856
Transfusión, terapia, 194
Transmisión sexual, infecciones, 890
Trasplante de microbiota fecal, 334

ÍNDICE ALFABÉTICO — 1535

Trastorno (s)
afectivos, 477
bipolares, 480
depresión mayor, 478
distímico, 480
hipomaníaco, 479
maníaco, 479
sustancias, 504
tratamiento, 481
ansiedad, 501, 504
angustia, 501
clasificación, 501
enfermedades, 504
esquizoafectivo, 481
fobia social, 502
mutismo selectivo, 502
pánico, 502
separación, 502
tratamiento, 505
disociativos, 514
amnesia, 515
conversión, 518
despersonalización, 517
estupor, 518
fuga, 516
identidad, 516
motilidad/sensibilidad, 518
sustancias, 504
trance/posesión, 518,
tratamiento, 518
esquizofrénicos, 488
catatónica, 493
depresión posesquizofrénica, 493
desorganizada (hebefrénica), 492
farmacoterapia, 495
indiferenciada, 493
manifestaciones clínicas, 489, 490
paranoide,492
residual, 493
simple, 494
tratamiento, 495
esquizofreniforme, 494
Síntomas somáticos, 507
aflicción corporal, 510
distrés corporal, 509
dolor prolongado, 510
tratamiento, 512
Trastorno mental y del comportamiento debido al consumo de alcohol (alcoholismo crónico), 437
abstinencia, 443
alcohólicos anónimos, 441
amnésico, 444
complicaciones médicas, 445
amnesia, 444
ambliopía, 449
cardiovasculares, 449
delirium, 443
digestivas, 445
hematológicas, 445
hipotermia, 448
infecciones, 446
musculares, 440
pelagra, 449
polineuropatía, 447
SNC, 447-448
criterios de
abuso, 440
dependencia, 440

cuestionario AUDIT, 450
demencia, 444, 448
diagnóstico, 450
intoxicación aguda, 442
patrón nocivo, 439
tolerancia, 441
trastorno psicótico, 444
tratamiento, 452
Trastorno neurocognitivo mayor (ver demencias)
Trasudado, 1307
Trazodona, 484
Triamtereno, 574
Tricocefalosis, 947
Tricomoniasis, 900
Triflusal, 1467
Trimebutina, 317
Trihexifenidil, 435
Trimetazidina, 1366
Trimetoprim-sulfametoxasol, 965
efectos adversos, 966
indicaciones, 966
propiedades farmacológicas, 965
toxicidad, 966
Tripanosomiasis, 1368
Triptanes, 376
Trombectomías, 409, 1439, 1463
Tromboangitis obliterante, 1217
Tromboembolismo pulmonar, 1443
diagnóstico, 1444
exámenes, 1446
manifestaciones clínicas, 1443
predicción clínica, Ginebra/Wells, 1445,
tratamiento, 1449
tromboendarterectomía pulmonar, 1450
Trombofilias, 1261
adquiridas, 1264
hereditarias, 1261
Trombolíticos, 1476
embolia pulmonar, 1449
ictus isquémico agudo, 408
infarto del miocardio, 1364
trombosis arterial periférica, 1461
trombosis venosa profunda, 1438
Trombosis arterial aguda, 1458
Trombosis venosa profunda de los miembros inferiores, 1434
complicaciones,1436
COVID-19, 1440
diagnóstico, 1436
eco-Doppler, 1437
etiopatogenia, 1435
factores predisponentes, 1435
farmacoterapia, 1438
manifestaciones clínicas, 1435
prevención, 1438, 1440, 1441
probabilidad diagnóstica, 1436
tratamiento, 1439, 1440
trombectomía, 1438
trombolíticos, 1439
Tuberculosis, 813
articular, 816
bacteriología, 819, 823
contactos, 824
diagnóstico, 819
diseminada, 818
espondilodiscitis (Pott), 816
extrapulmonar, 815, 828
ganglionar, 816

gastrointestinal, 817
genital, 817
interacción de medicamentos, 827
latente, 814
manifestaciones clínicas, 814
meníngea, 817
miliar, 818
ósea, 816
pericarditis, 818
peritoneal, 817
pleural, 815
posprimaria, 814
primoinfección, 814
prueba cutánea, 820
pulmonar, 815
quimioprofilaxis, 820
reinfección, 81
renal, 816
resistente, 825
seguimiento, 824
sida, 826
tratamiento, 821
    efectos adversos, 823
    esquemas, 822

U

Úlcera,
    duodenal, 294
        cirugía, 300
        complicaciones, 300
        diagnóstico, 295
        dieta, 298
        manifestaciones clínicas, 294
        tratamiento, 295
    estrés, Curling/Cushing, 292
    gástrica, 292
        cirugía, 300
        diagnóstico, 293
        manifestaciones clínicas, 293
Ultrasonido duplex, 1456
Ureidopenicilinas, 971
Uretritis gonocócica, 895
Uretritis no gonocócica, 898
Uricolíticos, 1257
Uricostáticos, 1255
Uricosúricos, 1256
Urocinasa, 1477
Urocultivo, 798

V

Vacuna
    anti-influenza, 922
    anti-COVID-19, 1000
Vaginosis bacteriana, 900
Valaciclovir, 791, 902
Valganciclovir, 932
Valvulopatías en el embarazo, 1491
Vancomicina, 981
Varicela, 926
    tratamiento, 928
    vacuna, 928
Várices esofágicas, 221
Vardenafilo, 653
Vasculitis,
    clasificación, 1215
    complejos inmunes, 1225
    crioglobulinémica, 1225
    diagnóstico, 1276

IgA, asociada, 1221
leucocitoclástica cutánea, 1224
órgano específica, 1225
patogenia, 1213
sistema nervioso central, 1275
tratamiento,1277
urticariana hipocomplementémica, 1225
Vasodilatadores
    hipertensión arterial, 1350
    insuficiencia cardíaca, 1384
Vasocontrictores, 711
VDRL, 894
Vejiga neurógena, 795
Venlafaxina, 484
Vías
    aéreas (obstrucción), 717
    biliares,
        radiología, 237
        ultrasonido, 236
Vigabatrina, 398
Virilizantes, tumores, 664
Virus
    hepatotropos, 203
    papiloma humano, 904
Vitamina B_{12}
    déficit, 24
    diagnóstico, 27
    manifestaciones clínicas, 26
    metabolismo, 25
    tratamiento, 28
Vitamina D, 1208
Vulvovaginitis, 900

W

Warfarina sódica
    dosis, 1473
    embriopatía, 1492
    indicaciones, 1270, 1473
    necrosis cutánea, 1261
    vida media, 1473

X

Xantelasmas, 607
Xantomas tuberosos, 606, 607

Y

I^{131} radiactivo, 525, 527, 543, 551
Yodo, 541, 543

Z

Zanamivir, 921
Zigomicosis, 887
Ziprasidona, 497

Made in the USA
Middletown, DE
27 July 2024

57897543R00426